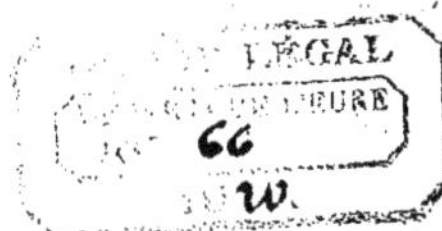

ENSEIGNEMENTS CHIRURGICAUX

DE

LA GRANDE GUERRE

(Front Occidental)

P^r ED. DELORME

Médecin Inspecteur général de l'Armée,
Ancien Président du Comité technique de Santé,
Ancien Président de la Société nationale de Chirurgie,
Président de l'Académie de Médecine.

LES
ENSEIGNEMENTS CHIRURGICAUX
DE
LA GRANDE GUERRE

(Front Occidental)

UNE PLANCHE ET 277 FIGURES

A. MALOINE ET FILS, ÉDITEURS
27, RUE DE L'ÉCOLE-DE-MÉDECINE, 27
PARIS, 1919

TRAVAUX DE L'AUTEUR AU COURS DE CETTE GUERRE

(1914-1918)

Blessures de guerre. Conseils aux Chirurgiens. Communication à l'Académie des Sciences, 10 août 1914. Tirages à part ordonnés par l'Institut et le Ministère de la Guerre (16.000 exempl^{res}).

Considérations générales sur le traitement des blessures de guerre. Communication à l'Académie des Sciences, 28 septembre 1914. Tirage à part ordonné par l'Institut.

Une mission de cinq jours à la citadelle de Blaye. Des blessures produites par l'armement français. Presse médicale, 8 octobre 1914.

Précis de chirurgie de guerre. Petit in-8°, 248 pages avec figures, Paris, Masson. 1914. Traduit en anglais sous le titre de *War Surgery* par le Dr H. DE MÉRIC, chirurgien de l'hôpital français de Londres. Londres, H.-K. Lewis, 1915.

Blessures des organes génitaux. Communication à l'Académie des Sciences et Presse médicale, 18 février 1915.

Des opérations applicables aux blessures des nerfs par les projectiles. Communication à l'Académie des Sciences, 18 janvier 1915.

Sur les traumatismes des nerfs par les projectiles et les opérations qu'ils réclament. Communication à l'Académie de Médecine, 19 janvier 1915.

Sur les blessures des nerfs par les projectiles et en particulier sur celles du sciatique. Communication à la Société de Chirurgie, 20 janvier 1915.

Sur les appareils de prothèse des amputés. Communication à l'Académie des Sciences, 29 mars 1915.

Sur la fréquence des troubles des organes des sens et en particulier de la vision dans les blessures de la tête par les projectiles. Communication à l'Académie, 30 mars 1915.

Sur le traitement des pseudarthroses du radius et du cubitus consécutives aux fractures par coups de feu. Greffe par dédoublement osseux. Communication à l'Académie de Médecine, 1er juin 1915.

Sur un mode nouveau d'autoplastie des tendons fléchisseurs des doigts. Communication à l'Académie des Sciences, 17 août 1915.

Sur la ligature de l'artère iliaque externe. Communication à l'Académie des Sciences, 6 septembre 1915.

Considérations sur les blessures de la main par les petits projectiles et les opérations complémentaires qu'elles réclament. Mémoire lu à l'Académie de Médecine, 14 septembre 1915. Planches.

Des raideurs articulaires et des ankyloses consécutives aux blessures de guerre. *Des rôles respectifs de la mécanothérapie et de la chirurgie orthopédique.* Mémoire lu à l'Académie de Médecine, 30 novembre 1915. Planches.

Des blessures du membre supérieur. Mémoire in *The Practitionner*. Londres, février 1916.

De la décalcification consécutive aux traumatismes de guerre. Mémoire illustré de 13 planches, in *Archives de Médecine et de Pharmacie militaires*, juillet 1916.

Des enseignements de la guerre germanique sur le front français, août 1914-août 1916. Des luttes. *Progrès médical.* 20 septembre 1916.

Des enseignements de la guerre germanique sur le front français. De la documentation. *Progrès médical,* 20 décembre 1916.

Des fractures par coup de feu et en particulier de leurs déplacements. Fractures du membre supérieur. Mémoire illustré de nombreuses figures, in *Archives de Médecine et de Pharmacie militaires*. décembre 1916.

Remarques sur les procédés actuels de discussion de la Société de Chirurgie. 15 novembre 1916. Vote de la Société. décembre 1916.

Des fractures par coup de feu et en particulier de leurs déplacements. Fractures du membre inférieur. Mémoire illustré de nombreuses figures, in *Archives de Médecine et de Pharmacie militaires*, février 1917.

Sur l'esquillotomie totale et les opérations complémentaires des fractures par coup de feu. *Bulletins de l'Académie de Médecine.* 27 mars 1917.

Sur les procédés opératoires applicables aux blessures des nerfs par les projectiles. Comptes rendus de l'Académie des Sciences, 2 avril 1917.

Sur le péricarde postéro-supérieur. Communication à l'Académie de Médecine, 1er mai 1917.

Décalcification dans les traumatismes par les armes de guerre. Communication à l'Académie de Médecine, 8 mai 1917.

Lettre rectificative à propos de l'article : « L'Œuvre de la Société de Chirurgie pendant la guerre », par le Dr BROCHIN (28 juin 1917), in *Bulletin médical*. 14 juillet 1917.

Protection thoraco-abdominale des combattants. Communication à l'Académie de Médecine, séance du 11 septembre 1917.

Chirurgie de guerre. Les fractures. *Déplacements. Esquilles. Décalcification. Raideurs articulaires consécutives.* Avec LV planches et 304 figures. 1 vol. 500 pages. L. Fournier, Paris, 1917. — Réunion de Mémoires honorés d'un *Prix Monthyon* de l'Académie des Sciences, 1917.

Rapport sur un mémoire de M. le Dr Paul Delbet intitulé Contribution à la chirurgie cardiaque. *Aperçus et remarques personnels. Bulletin de l'Académie de Médecine.* 18 sept. 1917.

Chirurgie des nerfs. Blessures par les projectiles. Sur la suture dans les cas de sections. *Progrès médical,* 16 février 1918.

Sur les résultats des traitements des blessures des nerfs par les projectiles. Sur l'extraction des corps étrangers de la poitrine. Sur l'esquillectomie totale primitive et le traitement des séquelles osseuses. Congrès français de Chirurgie, octobre 1918.

De la décortication pulmonaire dans les pleurésies traumatiques consécutives aux blessures de guerre. Communication à l'Académie de Médecine, 5 novembre 1918.

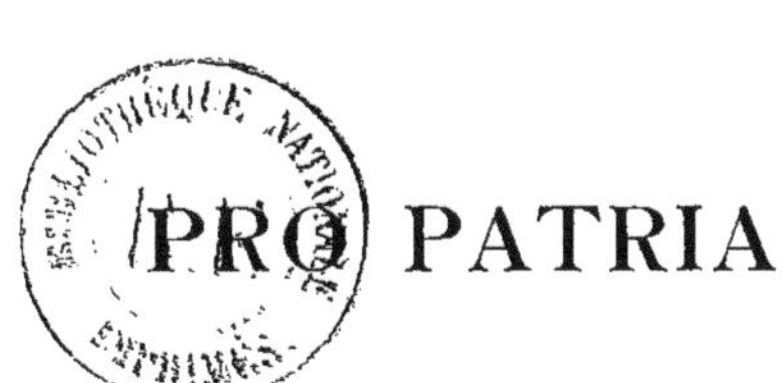

PRO PATRIA

Decus.

A LA MÉMOIRE

DES

MÉDECINS FRANÇAIS

TUÉS A L'ENNEMI

ET MORTS VICTIMES DE LEUR DÉVOUEMENT

AU COURS DE CETTE GUERRE

Honneur et tribut d'admiration.

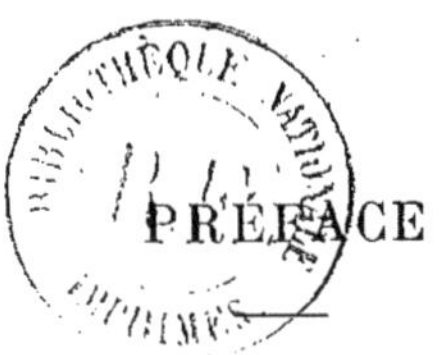

PRÉFACE

Quel sujet d'ordre chirurgical pourrait, à l'heure présente, rivaliser d'intérêt et d'opportunité avec celui des *Enseignements chirurgicaux de la grande guerre* ? Ne permet-il pas d'assurer la synthèse de ces problèmes si nombreux, si divers, qu'une lutte à la fois longue et des plus meurtrières a soulevés, éclaircis, solutionnés ? Ne fait-il pas entrevoir tous les progrès que l'après-guerre va avoir à poursuivre ? Ne fournit-il pas une occasion unique de rendre un hommage mérité au génie chirurgical français, en montrant ce qu'il a conquis, grâce à une continuité, à une intensité d'efforts incomparables, à son constant souci du mieux, à son initiative native ardemment sollicitée, à sa spontanéité, à la remarquable adaptation dont il a fait preuve au cours de situations inattendues, dramatiques et pressantes ? Et à côté de cet hommage qui est aussi la détermination précise d'une conquête scientifique nationale, les « Enseignements » n'amenaient-ils pas comme corollaire presque obligé, la recherche et l'énoncé de ce qui, après tant d'énergie, d'originalité dépensées, d'expérience recueillie, paraît valable et digne de figurer dans les pratiques et les traditions du Service de santé et de la chirurgie de guerre ?

C'était bien là une tâche faite pour séduire un auteur qui jusqu'aujourd'hui s'est attaché à l'étude de cette chirurgie, qui en a suivi les développements depuis son origine, qui par des travaux incessants a apporté une part contributive à l'éclaircissement de maints de ses problèmes les plus ardus et qui, dans des missions techniques hautes et continues a pu, au cours de cette guerre, accroître son expérience et constater les résultats des méthodes suivies.

Mais si l'œuvre était séduisante et si son utilité paraissait incontestable, le poids à soulever n'était-il pas sinon excessif, au moins de nature à faire bien réfléchir ? Combien d'années ne faudrait-il pas pour la mener à bien ? Au commencement de 1916, quand j'y songeai, j'étais déjà effrayé de l'extrême abondance de la documentation, dont le dépouillement s'imposait. La littérature médicale est, en temps ordinaire, particulièrement luxuriante : pendant cette guerre, sa floraison a dépassé de beaucoup celle de toutes les guerres antérieures. La durée de cette grande lutte, le champ d'expérience qu'elle a fourni, le caractère chirurgical prépondérant de l'observation, l'action intensive de tous les chirurgiens de carrière, la stabilité des fronts et les ressources des organisations propices aux recherches, enfin l'intérêt pris par les Sociétés savantes et la Presse à la diffusion des travaux de chirurgie de guerre, tout a contribué, chez nous, à grossir étonnemment l'apport des matériaux d'étude. Et abstraction faite de la somme des productions et du labeur matériel qu'elle présageait, combien l'utilisation de celles-ci se montrait délicate pour qui voulait à la fois conserver une forme synthétique, la plus profitable, et qui d'un autre côté sentait l'obligation de maintenir à chacun sa part contributive. Pour un averti, combien de ces productions très chères aux auteurs, ne représentaient en réalité que des redites et combien massive était souvent la gangue qui masquait l'originalité d'un aperçu, d'une vue, d'une pratique ?

Malgré l'ampleur, la durée, les difficultés de l'œuvre à accomplir, je n'hésitai pas à l'entreprendre. J'ose espérer qu'il me sera tenu compte des efforts et des grandes préoccupations qu'elle m'a imposés.

Deux plans se présentaient à mon esprit : celui d'un travail d'ensemble, complet, définitif ; celui d'une étude scindée en grandes périodes.

Le premier se montrait plus large, scientifiquement parlant moins difficile et plus tentant. Mais à l'heure où je commençai à m'orienter, au commencement de 1916, qui pouvait prévoir la fin de la guerre ? Ce qu'on savait c'est qu'elle durait, qu'on l'intensifiait. Dès lors à la trame fixée par une première rédaction, auraient donc

à se superposer des acquisitions successives se contrecarrant souvent,
changeant d'importance eu égard aux contingences et au temps ;
les premiers chapitres arrêtés auraient dû subir des remaniements
incessants, lassant l'auteur, et si le travail n'était pas fourni en bloc
mais progressivement, en raison des difficultés et des lenteurs
forcées de l'impression, inconnues jusque-là et pour les raisons que
l'on sait, c'étaient ou de cuisants regrets pour moi de n'avoir pu
modifier à temps des descriptions et des conclusions et la perspective d'un vieillissement des premiers chapitres.

Dès lors, je devais m'arrêter à une étude scindée. Je la conçus
s'étendant de août 1914 à août 1916, et devant se compléter dans
la suite. Le cadre devenait précis ; il embrassait une phase d'activité
militaire et chirurgicale importante, marquée par des perfectionnements nombreux ; à côté des acquisitions positives on voyait déjà
les aurores de celles que l'avenir ménageait ; d'un autre côté le
recul était suffisant pour juger l'œuvre accomplie. Mais là encore il
fallait bien établir mes limites. La guerre de 1914 avait multiplié
ses fronts ; la chirurgie des nations alliées s'était pénétrée, des
conférences interalliées, entre autres, en témoignaient. Je ne pouvais disposer d'assez de documents pour apprécier l'action sanitaire
et chirurgicale en dehors du front occidental, le plus important
d'ailleurs, et le sujet était déjà bien assez vaste pour que je ne
cherche pas à l'étendre davantage. Je me bornai donc à étudier les
Enseignements de la grande guerre sur le FRONT OCCIDENTAL, pendant une période de deux ans, de *août 1914 à août 1916*.

Mon étude comprendra deux volumes : le deuxième sera mis à
l'impression dès l'apparition du premier.

Le premier volume est consacré à des *généralités sur les traumatismes de guerre, sur leurs complications et sur les blessures des membres
en général.*

Il comprend XIII chapitres.

Dans le *premier* sont rappelés les *Evénements militaires* de la
période envisagée. Ce rappel était indispensable. En campagne,
l'exercice de la chirurgie, ses rendements sont le plus souvent étroitement liés à la forme de l'action militaire. Il y a donc intérêt à faire
saisir leurs rapports réciproques. S'ils avaient toujours été bien

connus, que d'appréciations erronées, que de fausses directives n'eût-on pas évité ? Qu'on jette un coup d'œil sur la carte donnée à la page 8 par exemple, et en un instant on se rendra compte des difficultés extrêmes du fonctionnement chirurgical de la gauche de nos armées et on fera justice de critiques imméritées dont les échos ne sont pas encore assez assourdis.

Le chapitre suivant est consacré à la *Documentation*.

Mon exposé n'a pas la sécheresse d'une bibliographie dont j'ai du reste, par ailleurs, reconnu l'utilité ; j'ai cherché à rendre le caractère, la physionomie générale des travaux ; je les ai opposés les uns aux autres, je les ai appréciés *pour les avoir lus*, et j'ai fait ressortir l'influence que les diverses sociétés savantes et les organes de la Presse avaient eue sur leur attraction et leur diffusion. C'est aussi bien la marche des progrès de la chirurgie de guerre que le fonctionnement spécialisé des sociétés scientifiques qui se trouve là consignés.

Je ne me dissimule pas que ce chapitre présente quelques lacunes malgré tout le soin que j'ai pris à les éviter : mais j'ai là une excuse dans la difficulté éprouvée, en pleine guerre, à posséder l'ensemble complet des documents publiés et je remarquerai que certains, du reste livrés ultérieurement, ont été antidatés, ce qui expose à des erreurs d'interprétation.

Dans un chapitre, je décris les *Engins vulnérants* employés par nos ennemis. Je devais me taire sur ceux que nous utilisions.

Le lecteur saisira tout l'intérêt du chapitre *relatif aux Secours*, à leurs caractères, à leurs rendements, à leurs perfectionnements ; après l'action nocive, l'action bienfaisante, récupératrice ; il aura à l'avoir parcouru, une idée précise des très grands efforts accomplis, lesquels ne l'ont en rien cédé comme importance, comme appropriation au but à poursuivre, comme rendement obtenu, à ceux effectués dans toutes nos armées et dans chacun de leurs services.

La description *des lésions des Parties molles produites par les projectiles* occupe un grand chapitre. Les phases successives qu'a subies le traitement des plaies y sont rappelées et la valeur des méthodes y est appréciée. Le lecteur n'oubliera pas que mon plan m'a forcé de m'arrêter à 1916 et que je n'ai pas là à empiéter sur les enseignements révélés dans la suite.

J'ai dans l'étude consacrée aux *Corps étrangers* montré tous les services que la radiologie avait rendus à la pratique de la chirurgie aux armées ; j'ai décrit les évolutions que ce mode d'exploration a subies, les grands progrès qu'il a réalisés. Elle a pour une grande part, grâce aux précisions qu'elle a apportées, contribué à étendre les limites de l'action chirurgicale.

Le chapitre de la *Gangrène gazeuse* dont les formes et la bactériologie ont été l'objet de recherches si importantes au cours de cette guerre, montre la gravité de cette complication qu'on croyait disparue et dont on a fini par limiter et prévenir l'extension grâce à une pratique appropriée.

La description des formes peu connues du *Tétanos*, les résultats fournis par tous les modes de traitement utilisés, occupent surtout le chapitre que j'ai ouvert à cette redoutable complication.

J'ai dans le chapitre relatif aux *blessures des Vaisseaux* résumé tout ce que cette guerre nous a appris sur cette question.

Les *blessures des Nerfs* sont de celles qui, de 1914 à 1916, ont le plus préoccupé et les neurologistes et les chirurgiens. Elles ont été l'objet de recherches cliniques très multipliées qui ont éclairé leur symptomatologie et ont donné lieu à des modes opératoires divers, opposés, discutés, renouvelés ou originaux. Les enseignements qui ressortent de leur étude laissent bien loin derrière eux ceux que les guerres antérieures nous avaient laissés.

Les *lésions des Os*, au cours de cette guerre, fixent au plus haut degré et l'attention et la sollicitude des chirurgiens de l'avant et de l'arrière. L'immobilisation des fracturés aux divers stades de leur exode, sollicite, en particulier, l'ingéniosité de ceux qui les soignent, pour la recherche de nouveaux appareils ou la transformation des anciens. La guerre de 1914 occupera dans la déligation chirurgicale une place importante. J'ai tenu à la faire ressortir. D'un autre côté, la radiologie nous a laissé sur les caractères anatomo-pathologiques des fractures des éclaircissements d'un haut intérêt qui se sont ajoutés à ceux que nous avait déjà fournis l'expérimentation ; elle les a corroborés. La description et le traitement des séquelles osseuses prendra place dans le second volume.

Les traitements anciens des *lésions des Articulations* ont été soumis à une nouvelle épreuve. A eux s'est ajouté une méthode thérapeutique originale qui déjà, en 1916, avait hautement affirmé sa bienfaisante action. Je consacre aux résultats des premiers et de la seconde les développements qu'ils semblaient devoir comporter.

Dans le *second volume* qui suivra de très près le premier, seront étudiés les traumatismes des régions, de la *tête*, de la *face*, du *cou*, de la *poitrine*, de l'*abdomen*, de la *colonne vertébrale*, des divers *segments des membres* dans leur portion diaphysaire ou articulaire, les *séquelles* et leurs traitements, les *mutilations volontaires*, les *congélations*, la *récupération des mutilés*, les modifications apportées aux *dispositions légales* concernant les blessés, etc.

A la différence d'un Traité complet de chirurgie de guerre qui doit également embrasser toutes les questions, suivant un cadre depuis longtemps établi, dans l'élaboration de cet ouvrage, si j'ai suivi ce cadre, j'ai conformé la direction de l'étude et ses développements à l'abondance de la documentation, à l'importance des discussions, à la nouveauté des recherches, et si souvent j'ai dû faire un retour au passé, ce n'a été que pour mettre mieux en évidence les acquisitions du présent.

Cet ouvrage a été préparé dans des conditions particulièrement difficiles ; des retards qu'il eût été si désirable d'éviter pour le bien de la rédaction ont été imposés par les circonstances de la guerre. Malgré les frais considérables qu'il a nécessités, j'ai trouvé en mes éditeurs MM. A. Maloine et fils, un concours dont je leur suis reconnaissant. Ils m'ont donné toute satisfaction pour le côté matériel de mon œuvre. Ils ont consenti à l'insertion d'un nombre considérable de figures presque toutes originales, que j'ai tenu à dessiner moi-même pour leur assurer plus de fidélité.

J'ai l'espoir que cet ouvrage écrit tout à l'honneur de la chirurgie française aura le succès qu'il me semble mériter.

Paris, le 4 février 1919.

ED. DELORME.

ENSEIGNEMENTS CHIRURGICAUX
DE LA GRANDE GUERRE

CHAPITRE PREMIER

LES LUTTES DU FRONT OCCIDENTAL

Aucune guerre des temps anciens et modernes ne ressemble à la guerre actuelle. Stratégiquement elle se distingue des autres par l'étendue extraordinaire des fronts, leur multiplicité, leur éloignement, une participation simultanée et particulièrement intensive des armées de terre et de mer et le nombre des puissances belligérantes. Elle a embrasé l'Europe, l'Asie, l'Afrique[1].

Elle a, dans la période que j'envisage, mis dès le début et continue à mettre en action des effectifs énormes, les masses viriles et choisies de quatre cent cinquante millions d'habitants.

Ce n'est plus une lutte de deux armées opposées ; celles-ci se sont multipliées d'une façon invraisemblable et si l'une d'elles vient à être détruite ou est paralysée, à sa perte n'est plus lié, irrémédiablement, comme autrefois, le sort d'un pays. La bataille ne fait que subir un temps d'arrêt. A l'abri de lignes de défense continues et solides, les pertes les plus cruelles se réparent, grâce au jeu de transports d'un front à l'autre, aux appels de dépôts sans cesse entretenus, à l'incorporation de classes nouvelles, malgré leur jeunesse et à la récupération d'éléments dédaignés jusqu'ici des armées de métier.

1. Ouvrages consultés : *Bulletin des Armées.* — Joseph REINACH. *La guerre sur le front occidental. Etude stratégique*, 1914-1915. E. Fasquelle 1916, p. 13. *Le plan allemand.* — Général von BERNHARDI. *L'Allemagne et la prochaine guerre*, 1913, Edition française Fayot et Cⁱᵉ, in : Le caractère de la prochaine guerre, p. 129. — HANOTAUX. *Histoire illustrée de la guerre de 1914.* — LIEUTENANT-COLONEL ROUSSET. *La guerre au jour le jour*, 1915. Taillandier. — Fr. CHARMES. *La guerre*, 1915. — Général MALETERRE, *opérations de la guerre.* — Commandant DE CIVRIEUX. *La bataille, celle d'autrefois et celle d'aujourd'hui*, Paris, Hachette, 1916. — G. JOLLIVET. *Six mois de guerre* 1 vol. ; *Trois mois de guerre, février, mars, avril* 1915. 1 *vol.* ; *Trois mois de guerre, mai juin. juillet* 1915, 1 vol. Hachette et Cⁱᵉ. — DANIEL BELLET et WILL DARVILLÉ. *La guerre moderne et ses nouveaux procédés*, Hachette et Cⁱᵉ. — TOUTEY. *Pourquoi la guerre et comment elle se fait*, Hachette et Cⁱᵉ. — Articles nombreux, écrits par des techniciens du front ou de l'arrière et le plus souvent très instructifs parus dans les numéros de la Presse quotidienne et surtout les périodiques de diffusion tels que le « *Je sais tout* », « *Science et vie* », la « *Lecture pour tous* », Paris. Hachette. Passim 1914, 1915, 1916, et l'*Illustration*, 1914, 1915, 1916...

Ce chapitre a pour base un article que j'ai fait paraître le 20 septembre 1916 dans le *Progrès Médical* sous le titre : *Des enseignements de la guerre Germanique sur le front français* (août 1914, août 1916), mais il a été en partie remanié.

Guerre de nations, effrayante quant à l'énormité des pertes, assimilable, à l'invasion des Huns, des Sarrazins, des Germains d'Othon, aux guerres Napoléonniennes, en les laissant bien derrière elle, elle marquera dans les siècles à venir, comme l'exemple le plus monstrueux, le témoignage le plus éclatant de l'aberration despotique de deux chefs d'État et de leurs peuples. Par son apparition, puis par sa durée, elle a déçu les rêves utopiques des humanistes et des pacifistes qui la croyaient impossible en raison du degré de perfectionnement extrême des agents vulnérants et des effectifs énormes engagés ; par ses saignées cruelles, elle aura, pour nombre d'années, anémié les principaux peuples de l'Europe et troublé leur progressif essor.

Des luttes antérieures avaient eu une durée que celle-ci semblait ne pouvoir atteindre, mais les effectifs en présence étaient alors réduits. Les batailles, d'ordinaire, se terminaient en un jour. La guerre de Mandchourie nous avait fourni, à Moukden, l'exemple d'une grande lutte de dix-huit jours. Celle des Flandres s'est prolongée cinq grandes semaines ; la guerre des tranchées n'a pas discontinué depuis septembre 1914 et la bataille sous Verdun, la plus grande qui fut jamais, a commencé en février 1916 et elle dure toujours.

Cette guerre industrialisée depuis près de quarante ans par l'Allemagne, a pris, dès le début, un caractère de puissance mécanique qu'elle conserve et qui la distingue des guerres antérieures. Elle se signale par l'abus inimaginable et tout particulièrement ruineux des gros projectiles d'artillerie. Les munitions d'artillerie de nos ennemis, en septembre 1914, commençaient déjà à s'épuiser, tant la dépense avait été excessive. Au cours de la guerre de 1870-71 « l'Allemagne n'a guère utilisé pour ses projectiles que 10 000 tonnes de fer et d'acier. Actuellement elle en dépense en un seul jour plus que pendant toute la durée de la guerre de 1870-71[1] ». Avec le développement et l'emploi constant de l'artillerie lourde, même sur les fronts de batailles rangées, des engins destinés jusqu'ici à la destruction des éléments les plus solides d'une défense fortifiée, préparent une attaque pendant des journées, bien au delà de la vision habituelle des buts, ou cherchent à prévenir des contre-attaques. L'artillerie lourde a apporté à nos adversaires un élément du terrorisme qu'ils ont érigé en système, mais là, leurs espoirs ont été déçus. Malgré l'ébranlement physique et moral que de pareilles masses de fer procurent, la muraille humaine résiste, la sublimité du sacrifice à la patrie la soutient lorsqu'elle a l'arme au pied et l'heure de la lutte est le signal joyeux d'une délivrance, l'excitant de l'héroïsme.

Faisant retour au groupement des phalanges macédonniennes et romaines, enfantins à côté des leurs, les Allemands, fidèles à leur conception de la puissance, ont dès le début agi sur leurs adversaires par masses énormes,

1. Extrait d'un *Rapport de l'association des métallurgistes allemands* cité par MAURICE BARRÈS, in Echo de Paris, 26 février 1918.

artificiellement excitées [1], maintenues en cohésion par une discipline de fer. Ils les ont poussées en vagues successives, les renouvellant sans le moindre souci du prix des vies humaines. Si l'avalanche n'était point arrêtée par des feux directs ou de barrage, elle déclanchait du côté de l'adversaire une résistance de forme et d'intensité semblables dont le triomphe ne pouvait s'acheter que par des pertes élevées, locales, rapides.

L'emploi successif de projectiles des plus massifs n'a point été le seul caractère distinctif que l'artillerie ait apporté à cette lutte. Elle a aussi développé à l'extrême l'apport de ses autres engins, aussi a-t-elle renversé la proportionnalité des blessures, telle que les guerres antérieures nous l'avaient enseignée, et que le Commandement comme le Service de santé l'escomptaient. Le cri « des munitions » que les oreilles faites pour le recueillir n'avait pas assez impressionnées au début de la guerre a, par sa force obsédante et l'incessante démonstration de son utilité, réveillé bientôt, étendu, multiplié les centres de l'industrie productrice des gros projectiles subdivisés, en France comme chez nos alliés, et l'impulsion a été à tel point généralisée qu'on peut admettre que jusqu'à la fin de la guerre, la majorité des traumatismes observés sera produite par eux.

Reprenant à l'arsenal barbare, odieux des anciens, plusieurs procédés désuets, qu'ils avaient eux-mêmes réprouvés solennellement dans des Congrès, appelant à leur secours, en les déviant de leurs buts, des applications récentes de la chimie industrielle, les Allemands ont eu bientôt recours à l'emploi de gaz suffocants, lacrymogènes, lancés par des appareils ou des projectiles, à des liquides enflammés, des liquides caustiques.

Nous verrons comment, après la bataille de la Marne, presque au début de cette guerre, s'est transformé le caractère des luttes. A la guerre de *manœuvre* a succédé la guerre d'usure, *des tranchées*, qui devait modifier à un si haut degré le fonctionnement du Service de santé. Je parlerai des difficultés que celui-ci a rencontrées au cours des premiers contacts.

La résistance organique des blessés est un facteur capital qui intervient puissamment pour faciliter leur guérison.

Dans la plupart de nos luttes antérieures, des ravitaillements insuffisants, tardifs, mal répartis, et des maladies épidémiques n'avaient que trop souvent paralysé les efforts de la chirurgie et contribué à augmenter les pertes. Une conception plus humaine de la valeur du capital humain, une compréhension plus haute de la solidarité, ont transformé de pernicieux usages, fait augmenter les rations de la troupe, les ont portées à un taux constamment réparateur et y ont fait ajouter l'excitant normal, le vin. La préoccupation de l'alimentation s'est traduite par la constitution d'un Sous-secrétariat d'État d'alimentation, et les erreurs momentanées qui eussent autrefois à peine

____

1. L'éther et l'alcool ont été souvent employés dans ce but.

attiré l'attention, ont soulevé des réclamations immédiates, écoutées des pouvoirs publics. En général, « le poilu » est resté en forme et en force, moralement, physiquement vaillant.

Les maladies épidémiques ont sévi, mais elles se sont montrées avec une fréquence atténuée sur le front occidental français, le seul qui m'arrêtera.

La variole a été pour ainsi dire inconnue à l'armée comme à l'arrière ; les fièvres éruptives ont été rares comme la dysenterie. Les infections typhoïdiques ont, au début surtout, donné d'assez lourds totaux de morbidité et de mortalité. Si la vaccination antityphoïdique n'a pas tenu, au point de vue préventif, toutes ses promesses, il semble qu'elle ait atténué une mortalité éberthienne d'ordinaire très lourde.

Des effectifs aussi considérables, l'intensité des luttes, la soudaineté d'une attaque inattendue ont imposé à tous les organismes de l'armée, pour remplir leurs obligations, une intensité d'efforts insoupçonnée qui se continue. L'énormité des pertes a créé au Service de santé des devoirs dont il a mesuré et soutenu tout le poids. Pour abriter et traiter un nombre aussi prodigieux de blessés, il a multiplié dans toutes les régions de l'arrière, les formations temporaires ou auxiliaires, qui ont hospitalisé des centaines et des centaines de mille blessés. Les Sociétés de secours, des formations bénévoles, lui ont prêté un concours des plus précieux. Les évacuations, par leur multiplicité, ont constitué une tâche des plus lourdes sur laquelle je reviendrai. Les médecins « de complément » qui ont rempli ses cadres se sont montrés sur le front, dignes de nos ancêtres les plus héroïques. Le Corps de santé militaire a subi, par le feu, des pertes presque égales à celles de l'infanterie, proportionnellement supérieures à celles de l'artillerie, de la cavalerie, du génie, de l'état-major. Les médecins auxiliaires et aide-majors surtout, ont écrit de leur sang une des plus belles pages de notre histoire, et les ordres du jour de l'armée ont opposé leur courage, leur dévouement, leur esprit de sacrifice, leur héroïsme, à ceux des plus vaillants et des plus dignes. Aucune guerre n'a autant mis à l'épreuve, comme à l'honneur, la corporation médicale. Ses pertes, difficilement réparables, seront de longtemps ressenties par le pays.

Pour apprécier la nature et l'étendue de la tâche d'un Service de santé, ses efforts, comme ses rendements, il faut avoir bien présent à l'esprit le caractère des luttes subies par les armées dont il dépend. Avant cette guerre, j'avais développé cette pensée en disant : « Dans une armée vaincue, quelle que soit la réserve d'activité et d'habileté de ses chirurgiens, la pratique de la chirurgie est limitée et toute d'occasion. La Convention de Genève en assurant la protection des blessés a même autorisé, comme règle, l'abandon de ceux de l'armée vaincue à l'ennemi.

« Dans une armée qui se replie ou évolue, pour être moins réduits, les

actes chirurgicaux ne peuvent être que partiels et incertains ; ils subissent
le contre-coup de l'impulsion vive ou lente des mouvements, à moins qu'on
ne porte résolument, grâce aux évacuations, l'axe du mouvement chirurgical très en arrière, là où les conditions de la lutte ne se font pas sentir.

« Le sort des armées se décide-t-il dans quelques grandes batailles, l'intensité excessive et la rapidité extrême de l'effort chirurgical soustraient à
son action partie d'un rendement que des pertes successives et moins brutales
lui eussent permis de fournir.

« Si, d'un autre côté, comme on s'accorde à le penser, l'inviolabilité des
fronts, l'indécision du combat moderne amène la lenteur des actes décisifs,
en fournissant cependant chaque jour des pertes sensibles, une sécurité relative rend plus facile et plus efficace, comme plus immédiate et plus complète,
l'action du Service de santé »[1].

Au cours de cette guerre, ces remarques ont été toujours d'actualité.

L'importance des effectifs engagés, la fréquence, l'intensité, la durée des
luttes, l'étendue des pertes, le rapprochement ou l'éloignement des combattants, éléments de gravité immédiate des blessures, les succès et les revers
sont des données dont la connaissance est capitale pour ceux qui tiennent
en main le barème des secours si délicat à manier.

De même la préférence accordée à certaines armes ou engins, l'importance
des combats, les distances éloignées ou rapprochées des combattants, la facilité ou la difficulté des secours immédiats et des évacuations sont à relever et
à retenir par les chirurgiens, qu'ils aient à traiter les blessures ou à apprécier les résultats obtenus.

Notre chirurgie est faite de grosses contingences qui la dominent. Dans la
même guerre, et celle-ci en offre un exemple éclatant, ses pratiques peuvent
se changer du tout au tout. Aussi, dire : il n'y a pas de chirurgie de guerre,
il n'y a qu'une chirurgie, c'est à mon sens un principe tout à fait erroné et
comme l'a très bien remarqué R. Le Fort, accusant la distinction, il n'y a
pas une chirurgie de guerre, il y a des chirurgies de guerre[2].

Dans une lutte comme la guerre actuelle, où toutes les prévisions ont été
renversées, pour toutes les armes comme pour tous les services, une appréciation portée, pour être juste, doit tenir compte de la surprise de l'attaque,
de la forme puissante, dominatrice qu'elle a prise dès le début, de l'âpreté
cruelle, féroce qu'elle a conservée, de la proportion extrême des effectifs et
des pertes. Cette lutte trace une histoire qu'aucun siècle n'a vécue. Pour
juger le tableau qu'elle déploie, il faut par la pensée, s'imposer un long recul
et, avant tout, envisager l'ensemble sans trop s'attacher aux détails et aux
erreurs momentanées.

1. E. Delorme. *Discours d'ouverture du XXVᵉ Congrès français de chirurgie*, 1912.
2. R. Le Fort. *Les aspects variés de la chirurgie de guerre*, in Presse médicale, 4 mai 1916.

Déclarée le 3 août 1914 par l'Allemagne, la guerre actuelle fit soutenir à la France, en août et septembre 1914, le choc des *trois quarts de l'armée allemande*. Celle-ci comptait 73 corps d'armée (25 de l'active, 33 de la réserve, 15 de landwehr). Elle en lança 51 sur le front franco-belge, ce qui représentait pour les uns *deux millions* d'hommes, pour d'autres, un million cinq cent mille combattants.

Au début, même avec l'adjonction des forces anglaises représentant cent cinquante mille hommes, la France ne pourra opposer à l'Allemagne que des effectifs de moitié moindres, exactement les 4/7, à la fin d'août, et dans l'incertitude de la ligne d'invasion, le généralissime Joffre aura encore à les concentrer à la fois sur le front lorrain-alsacien et sur celui du Nord-Est.

La concentration est achevée en France le 13 août, mais déjà dès le 4, la neutralité belge a été violée. L'admirable résistance de nos amis devenus nos alliés, a détruit à Liége la légende de l'invincibilité du colosse, permis la concentration régulière de l'armée française et le débarquement du corps anglais. Les restes de l'armée belge, son Roi-généralissime, partie de son peuple, 72.000 combattants, trouvent sur le sol français un accueil fraternel et de nouveaux champs de bataille.

L'invasion de la Belgique dévoile les intentions de l'ennemi. Les plus grosses forces françaises sont concentrées au nord de Verdun, en regard des troupes allemandes qui descendant la vallée de la Meuse, ont envahi le Luxembourg et se sont rassemblées vers Metz. La 1re armée (général de Castelnau), la 2e (général Dubail), occupent le front de l'Est.

Bataille des Frontières.

C'est sous ce nom qu'on a désigné la série des combats et des batailles qui, depuis le 7 août, jusqu'à la retraite générale du 24 août 1914, se sont succédés sur le front de la Lorraine, de l'Alsace et du Nord-Est.

Au Nord-Est où l'effort principal de l'ennemi se concentre, c'est le *centre* et l'*aile gauche* français qui supportent surtout le choc. Ce centre s'allonge entre le Luxembourg et les Ardennes ; au-dessus de Verdun sur la Chiers (3e armée, général Ruffey), sur la rive gauche de la Meuse jusqu'aux environs de Mézières (4e armée, général Langle de Cary). Il s'oppose aux 4e et 5e armées allemandes qui descendent par le Grand Duché de Luxembourg et le Luxembourg belge.

La gauche s'étend sur le territoire belge en flèche par rapport au centre, s'appuie sur Charleroi en liaison avec Namur ; elle est prolongée en avant de Maubeuge par l'armée anglaise qui s'étend de Condé à Mons. Elle a en face d'elle la droite allemande (von Kluck, 1re armée) portée de Bruxelles à Mons, de Namur sur Charleroi (Bulow, 3e armée).

Après une lutte dont je n'ai pas à rappeler ici toutes les péripéties (20 août) et dont les principales sont d'ailleurs présentes à la mémoire du plus grand nombre, malgré les plus vaillants efforts et leur mordant, la gauche et le centre français sont rompus.

Nos troupes se sont heurtées, comme à l'Est, à des positions puissamment fortifiées, méconnues, qui ont arrêté leur élan et leur ont imposé des pertes

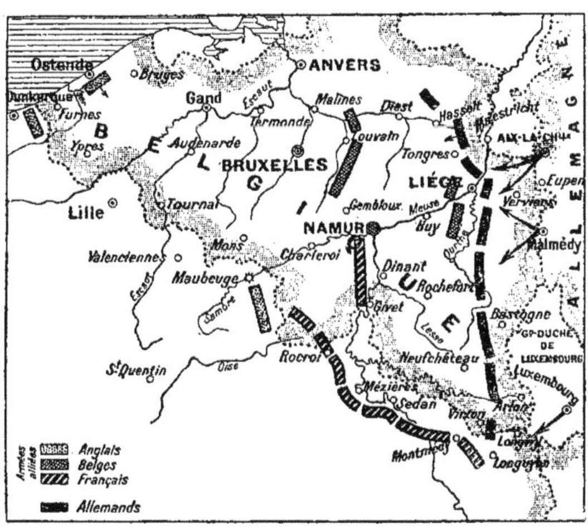

Fig. 1. — BATAILLE DES FRONTIÈRES.
Position des armées le 15 août 1914 (d'après JOLLIVET).

sanglantes (Neufchâteau, Paliseul) ; elles ont dû céder devant des armées très supérieures en nombre, dotées d'une artillerie lourde très nombreuse.

Le recul du centre a entraîné celui de la gauche et, malgré les journées épiques de Charleroi (22 et 23 août) perdu et repris cinq fois, les belles défenses de Franchet d'Esperey, les vaillants combats des troupes du maréchal French, la retraite est ordonnée le 24 août.

Les Allemands venaient de dévoiler là leurs préférences pour l'attaque en masses, en vagues successives, tactique réprouvée par leurs théoriciens, rendue nécessaire par le moral de la troupe. La densité de ces masses n'était-elle pas d'ailleurs impressionnante au dernier chef et telle qu'il semblait que rien ne pût lui résister ? Sur le front de Bruxelles à Namur, la ligne allemande avait une densité de 10 hommes par mètre de front et ces hommes étaient encadrés par la plus solide armature de sous-officiers d'élite qui soit. Nos pertes avaient été considérables, celles des Allemands bien plus élevées, malgré leur succès stratégique et la supériorité de leur artillerie lourde.

Sur un champ de bataille à peine conquis, sitôt repris par l'ennemi ; devant des positions que la vaillance la plus indomptable n'avait pu saisir ou qu'on avait dû abandonner, à l'annonce d'une retraite sonnée quatre jours après le début de la lutte, les premiers secours apportés aux blessés ne pou-

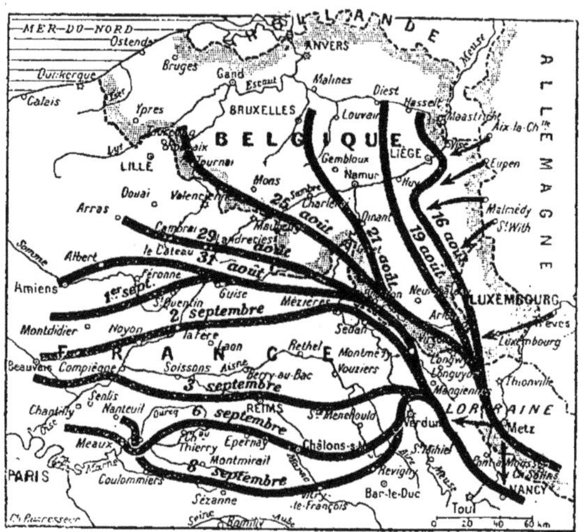

Fig. 2. — Retraite de Belgique et début de la bataille de la Marne.
Positions successives des fronts allemands du 16 août au 8 septembre 1914 (d'après Jollivet).

vaient qu'être élémentaires, les évacuations limitées et bien hâtives. Pendant la retraite qui va, à notre droite, s'effectuer en éventail de Verdun comme pivot à Nanteuil-le-Haudouin près de Meaux, comme limite excentrique, la pression de l'ennemi va rester violente et continue. Son moral s'est accru de son succès, la défaite rapide de l'armée française fait d'ailleurs partie de son plan ; il est entendu qu'on doit la vaincre pour se reporter au plus tôt contre les Russes. Dans des conditions aussi pressantes, les secours et l'évacuation des blessés deviendront encore plus difficultueux ; c'est dans l'ordre des choses, mais chacun des nôtres, s'il fait vite, fera de son mieux, car le moral de l'armée est conservé. La retraite est voulue, elle est stratégique et l'ordre est donné d'entraver à toute heure et partout la marche de l'ennemi jusqu'au moment où l'armée fera volte-face. On doit sur l'ordre du Généralissime « couvrir le mouvement de repli par des arrières-gardes laissées sur les coupures favorables du terrain de façon à utiliser tous les obstacles pour arrêter par des contre-attaques courtes et violentes dont l'élément principal sera l'artillerie, la marche de l'ennemi, tout au moins la retarder » [1]. Ce sera là une garantie des plus sérieuses pour la protection des blessés vis-à-vis d'un ennemi qui a la terreur sanguinaire pour système ; ce sera la principale, car les nécessités du ravitaillement de l'armée en hommes, en munitions, en vivres, doivent prendre le pas sur toutes les autres et quant au temps et à l'espace, l'efficacité de nos secours sera liée dans une large mesure à la vigueur et à la persistance de l'offensive de l'ennemi.

La retraite fut à la fois défensive et offensive. Sur certains points, les combats tournèrent à notre avantage et il ne tint pas à certains généraux de pouvoir les poursuivre. Entre Mézières et Sedan et de Sedan à Longwy, l'ennemi fut solidement contenu. Longwy résista vingt-trois jours ; à Signy-l'abbaye, à Buzancy, au passage de la Marne, entre Dun et Stenay, la résistance fut acharnée ; le repli se faisait pas à pas. La *bataille de Guise* fut une victoire. (Général Lanrezac.) Là deux corps d'armée allemands durent battre en retraite. C'est avec la mort dans l'âme que nos troupes s'éloignèrent du champ de bataille. Le combat de Villers-Cotterêts fut des plus rudes. C'était à l'aile gauche marchante (armée anglaise), que s'exerçait la plus grande poussée. A la bataille dite de *Cambrai*, elle éprouva des pertes terribles. « Son front magnifique » subit le bombardement de l'artillerie de *quatre* corps d'armée.

Le repli de l'armée du Nord-Est commandait celui des fronts de Lorraine et d'Alsace. Après la prise de Chateau-Salins, Dieuze, Sarrebourg, l'élan des troupes avait été arrêté à Morhange par des lignes fortifiées. Les cols des Vosges, le Donon, Mulhouse pris et repris, étaient abandonnés.

Mais, le 4 *septembre*, à l'armée du Nord-Est, la retraite s'arrêtait ; après dix jours de replis, l'offensive tant désirée était reprise et elle amenait la victoire.

Bataille de la Marne.

Avant la bataille de la Marne, les armées en présence comptaient des centaines de milliers d'hommes. Cette lutte titanesque en opposa *plus de deux millions*. Elle dura *cinq jours*, du 6 au 11 septembre 1914, s'étendit sur un *front de trois cents kilomètres*, allant de Meaux à Verdun et se prolongea à l'extrême droite par les actions concordantes du général de Castelnau sur le grand Couronné de Nancy et par celles du général Dubail sur la Meurthe et les Vosges.

Unique au point de vue stratégique, la bataille de la Marne englobe plus de vingt combats ou batailles dont plusieurs sont comparables, en réalité, à

1. *Instruction Générale publiée par le Bulletin des Armées.*

quelques-unes des plus terribles de tous les temps. (Batailles de l'Ourcq, de Sézanne, de la Fère-Champenoise, etc.)

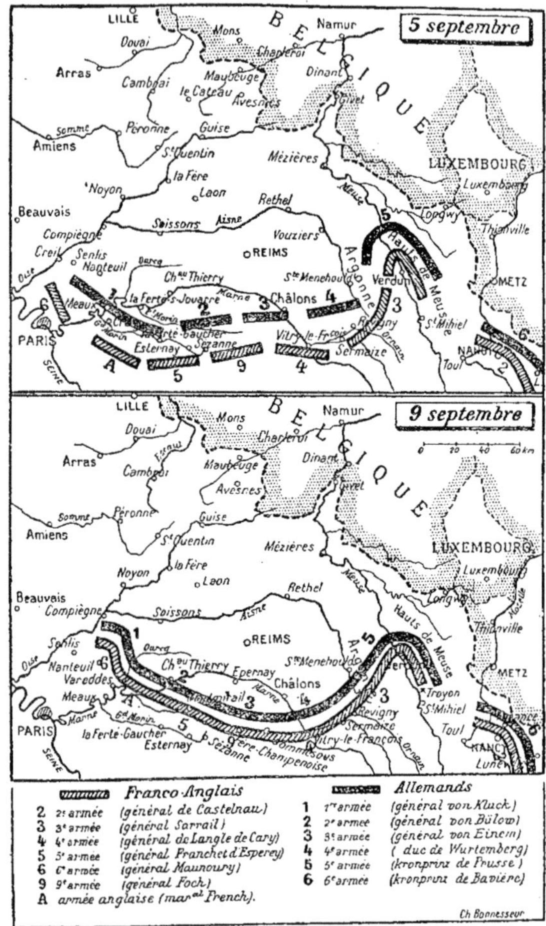

Fig. 3 et 4. — Bataille de la Marne.
Positions des armées à la date des 5 et 9 septembre (d'après Jollivet).

Des auteurs militaires des plus autorisés en ont fixé les péripéties; ils ont étudié les dispositions stratégiques qui en ont réglé l'ensemble et assuré le succès ; je n'ai qu'à extraire de leurs écrits ce qui peut servir à faire comprendre le rôle du Service de santé, regrettant que ma documentation n'ait pu être plus complète et plus riche.

De Nanteuil-le-Haudouin, au-dessus de Meaux, jusqu'aux abords de Verdun, à *cinq* armées françaises et à l'armée anglaise, s'opposent *cinq* armées allemandes : à l'armée du général Maunoury (6°) à l'extrême gauche, celle de von Kluck ; à celle du maréchal French et du général Franchet d'Esperey (5°) celle de von Bulow ; au centre, à celle du général Foch (9°) celle de von Hausen ; plus à droite, à celle de Langle de Carry (4°), celle du duc de Wurtemberg ; à notre droite enfin, à celle du général Sarrail (3°) celle du Kronprinz.

A *l'extrême gauche*, l'ennemi presse l'armée du général Maunoury. De nos troupes, certaines, qui ont dû suivre le grand cercle du repli depuis Charleroi ont marché à grande allure, sans repos ni trêve devant von Kluck qui parfois a fait 45 kilomètres en vingt-quatre heures. Cette *aile marchante* comme on l'a appelée, sera soumise à des actions violentes. L'adversaire portera sur elle une grande partie de son effort ; il cherchera à l'envelopper, puis à la trouer ; il la fera se replier, il l'inquiétera au point de la mettre dans une situation désespérée ; elle résistera toujours et finalement contribuera puissamment au retrait de l'ennemi.

Le 9 septembre, le moment est critique, cette armée épuisée par des pertes considérables lutte contre un adversaire dont les forces se renouvellent sans cesse et sont abondantes.

Comme renfort, un corps d'armée, le 4°, lui sera envoyé de près de Verdun ; le général Galliéni, en hâte, en partie sur les taxi-autos de Paris, la consolidera par 20.000 hommes, mais sa position restera tendue [1].

Le général Boëlle du 4° corps recevra l'ordre bref de tenir jusqu'au dernier homme sur ses positions ; il s'accrochera désespérément aux rares couverts d'une plaine, multipliera ses contre-attaques. Pendant deux jours ses troupes se battront sans arrêt ni repos, sans ravitaillement. Le 12, l'ennemi commençait sa retraite ; le 13, il était sur une ligne allant de Soissons à Compiègne.

Sur un front relativement peu étendu, les péripéties de la lutte furent incessantes, caractérisées par des attaques, des replis et des reprises, mais l'action resta toujours vive, féroce, terrible, aussi les pertes furent-elles cruelles des deux côtés.

Les combats de Marcilly, de Chambry, marquent dans la bataille de l'Ourcq. Ce sont des corps à corps furieux. La moitié des officiers et des soldats du 3° zouaves se feront tuer dans le cimetière de Chambry.

---

1. J. REINACH, DE CIVRIEUX, O. C.

L'armée du général Maunoury (extrême gauche) s'étendait de Nanteuil à Meaux ; celle du maréchal French prolongée par la 5ᵉ armée (gauche), était répartie des environs de Meaux à Esternay près de Sézanne. Les Anglais n'avaient cessé de combattre depuis le jour de leur concentration, ils avaient subi de très lourdes pertes: Ils battent brillamment les Allemands au passage des Morins, près de Lizy, à Vereddes, puis à la Ferté-sous-Jouarre ; le 9, ils sont près de Château-Thierry ayant gagné le terrain d'une façon régulièrement progressive pendant que l'armée voisine du général Franchet d'Esperet atteignait cette ville après des luttes acharnées à la forêt de Gault, à Soissy-sous-Bois, à Montmirail et sur le plateau de Vauchamps.

Le *centre* allemand a reçu l'ordre d'enfoncer le *centre* français. C'est sur lui, sur la 9ᵉ armée, qui s'étend d'Esternay à Sommepuis que portera le gros effort de l'ennemi. Avec trois corps d'armée, le général Foch, du 6 au 9 septembre, a à résister au Xᵉ corps allemand, à la garde prussienne, à trois corps d'armée saxons. L'effort se prolongera sur la 4ᵉ armée (général Langle de Carry), de Sommepuis à Sermaize, contre le duc de Wurtemberg.

La poussée est énorme à Gourgançon, à la Fère-Champenoise, à Sommesous pris et repris. Au château de Montdement, le feu est dit-on, effroyable ; les troupes d'Afrique soutiennent là, une lutte héroïque. Accablée par le nombre, l'armée du centre fléchit. Renforcée par le 10ᵉ corps de la 5ᵉ armée elle reprend l'offensive et, grâce à son indomptable résistance, à la géniale conception de son chef, elle s'attache au flanc de la garde prussienne, la refoule et la détruit en partie dans les marais de Saint-Gond. C'est l'*événement* décisif de la grande bataille ; il commande le repli de toute la horde envahissante. Le 12 septembre l'armée de Bulow était rejetée au delà d'Épernay.

Subissant les mêmes formidables pressions que la 9ᵉ, la 4ᵉ armée, composée de quatre corps d'armée, s'oppose aux cinq corps ennemis du duc de Wurtemberg. Pendant les quatorze jours de retraite qui avait précédé la bataille de la Marne, cette armée s'était battue six jours. Malgré sa fatigue et ses pertes, le 6 septembre elle résiste victorieusement à de terribles assauts, de Sermaize à Vitry-le-François.

Renforcée par le 15ᵉ corps, elle conduit ses attaques avec une suprême énergie et le 12 septembre refoule l'adversaire au delà de Châlons. Le 14, celui-ci s'était retiré au-dessus de Suippes et de Sainte-Menehould.

Les pertes des Allemands, au centre, avaient été extraordinairement élevées, les nôtres des plus lourdes. C'est que là se trouvait l'élite de l'armée prussienne et qu'elle y chercha son tombeau. Pendant quarante-huit heures, de part et d'autre, la lutte fut, dit-on, gigantesque, c'était un massacre de régiments opposés à des régiments. La plus sanglante des batailles locales fut celle de Sommesous. Deux régiments bretons du 11ᵉ corps culbutèrent à la baïonnette deux des plus fameux régiments de la vieille Prusse. Au com-

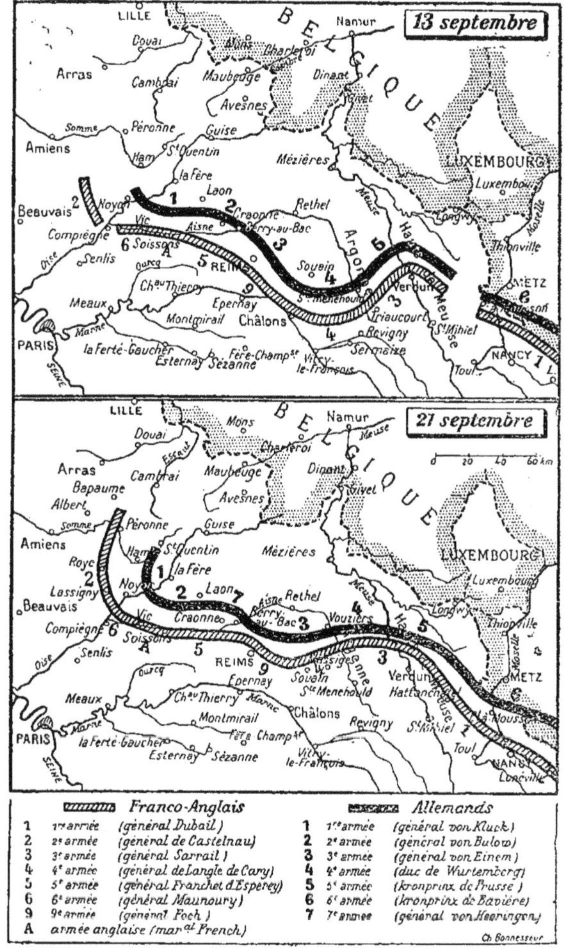

Fig. 5. — Bataille de la Marne.
Positions des armées à la date du 13 septembre (d'après Jollivet).

Fig. 6. — Bataille de l'Aisne.
Positions des armées à la date du 21 septembre (d'après Jollivet).

bat d'Esternay il y eut 8.000 Allemands tués. Sermaize, Montdement quatre fois pris et repris, furent le théâtre de chocs effroyables.

A *la droite*, la 3e armée, sous le commandement du général Sarrail, assurait en Argonne, contre le Kronprinz, d'heureuses opérations, de Revigny au delà de Clermont en Argonne et le forçait à se replier sur la ligne Varennes-Montfaucon. La bataille de Vaubecourt coûtait aux Allemands 7.000 hommes. Le fort de Troyon, illustré par une héroïque résistance, était dégagé.

Pendant que, fait unique dans les fastes de la guerre, à la bataille de la Marne, en soutenant sans faiblir, au cours d'une retraite, le choc de trois énormes masses allemandes venues concentriquement l'assaillir et en les refoulant sur une profondeur de 80 kilomètres, des troupes héroïques conquéraient une gloire immortelle, à l'*extrême aile droite* du front français. contre le Kronprinz de Bavière, le général de Castelnau, avec la 2e armée, défendait, dans une lutte inégale, le Grand Couronné de Nancy, prenait Champenoux, Amance et refoulait l'ennemi au delà de Pont-à-Mousson. Le général Dubail, avec la 1re armée, reprenait, sur les Bavarois, la ligne de la Mortagne et de la Meurthe, Saint-Dié, Lunéville.

Ainsi se terminait la plus formidable *bataille de manœuvres* que l'histoire ait enregistrée, cette infernale et colossale poussée d'une horde dévastatrice qui sans souci de ses pertes tombe sur son adversaire pour l'anéantir sous sa masse. On a dit que cette bataille avait donné plus de blessés que les principales luttes du Premier Empire et celles de 1870 réunies. C'était une exagération. Depuis on a porté le nombre des blessés français à 112.000, ce qui est déjà un chiffre formidable. En fait, elle a, d'un bloc, rempli de ses blessés la presque totalité de nos formations sanitaires. La brutalité des chocs, en fournissant, dans des espaces de temps courts, une proportion énorme de blessés, les vicissitudes des luttes à l'extrême gauche et au centre où elles ont atteint leur suprême âpreté, ont mis à la plus terrible des épreuves le Service de santé de l'avant, rendu des plus difficiles les secours immédiats, accru les tâches de tous nos éléments techniques au delà de toutes limites.

Dégager les champs de bataille d'une multitude inouïe de blessés qui dépassait toutes les prévisions, devenait nécessité impérieuse et l'on comprend que devant l'énormité d'une pareille entreprise ceux qui s'en étaient réservé la direction aient pu être débordés. Bien que l'armée ennemie fût en retraite, sa retraite n'était point une déroute ; il nous avait manqué malheureusement, ce qui pouvait la transformer ; la lutte ne subissait qu'un arrêt momentané, et des ravitaillements urgents et excessifs en munitions, en matériel, en hommes, en vivres, donnaient aux voies d'écoulement une suractivité qui cadrait mal avec les exigences de nos évacuations.

Qui ne se souvient des attaques que les évacuations des blessés de nos premières luttes et de la Marne en particulier, que l'organisation et le fonc-

tionnement des premiers secours ont attirées au Service de santé de l'armée ?
Certaine presse, chaque jour, lui versait à pleines colonnes les plus sanglants
reproches. Ils nous sont allés au cœur parce qu'immérités. Pour qui a pu
d'ailleurs en rechercher les mobiles et les points d'origine, il était évident
qu'ils n'étaient pas inspirés tous par des considérations scientifiques, humani-
taires ou sociales.

Que n'a-t-on pas dit, entre autres, au sujet de la vacuité relative des
hôpitaux de Paris au cours de ces évacuations? Pour ne m'arrêter qu'à ce
point, on ne voulait pas admettre que la raison militaire prescrivant qu'une
ville susceptible d'être investie n'accepte pas des hommes inutiles à sa défense
et dépensiers de ses ressources, puisse être opposée à des sacrifices d'argent,
tout louables soient-ils, au désir violent qu'avaient des Sociétés de dépenser
leur activité pour un noble but, aux avantages de remarquables installations,
au concours de chirurgiens de renom restés inoccupés.

Les formations sanitaires n'avaient qu'à attendre et quant aux techniciens
trop impatients, ils avaient à l'avant, grâce à leurs titres de médecins consultants ou tout au moins à l'arrière dans les régions tout proches, communiquant facilement avec Paris, dans des Centres bondés de blessés, tout ce qui
fallait pour dépenser leur activité, faire bénéficier des milliers de malheureux
de leur habileté. Leur ascendant moral et professionnel se seraient là, avec
une opportunité et une utilité incontestables, exercés dans une action soutenue pour compléter ou reprendre l'instruction chirurgicale d'un personnel
de fortune qui, malgré sa bonne volonté, manquait trop souvent d'idées et de
directions scientifiques. C'était un beau rôle à accomplir. Certains l'ont bien
compris.

Elles étaient bien venues les critiques ! Quand l'un de nos journalistes les
plus écoutés mais fort mal renseigné lançait pour atteindre le Service de
santé de l'avant des arguments impressionnants mais véritablement mes-
quins, quoique bien faits pour produire l'affolement des familles et discréditer
un service important; à l'avant, les éléments du Service de santé des régiments, des formations sanitaires, des groupes de brancardiers divisionnaires
rivalisaient de zèle, d'endurance et de courage pour relever les blessés, leur
donner les premiers soins, les protéger dans les circonstances les plus dramatiques et les plus périlleuses qui soient. Sublime était la conduite de certains d'entre eux, des plus méritoires celle des autres. A ce moment, le
médecin-divisionnaire Simonin et l'aide-major Sédillot défendaient au péril
de leur vie leurs blessés contre des barbares ivres de sang; le médecin-major
Mevel et son personnel qui n'avaient pas voulu abandonner 700 blessés à
l'ennemi étaient menacés d'être fusillés ; le médecin-aide-major Girard pris
entre les lignes des combattants disputait à ses camarades le périlleux
honneur de rester près de ses blessés et finissait par les ramener dans nos
lignes. Pour soustraire les leurs à un ennemi cruel qui foulait aux pieds le

respect dû à l'homme tombé, que ne faisaient-ils pas, ces médecins, pour les enlever au plus tôt? Gaillemin, pendant la retraite, à 80 mètres de l'ennemi, manquant de chevaux, attelait 30 hommes à une voiture et transportait ainsi 20 blessés à 5 kilomètres; de Marcellane à Pierrepont, les officiers d'une formation alternaient avec leurs infirmiers pour pousser les brouettes porte-brancards « chargées de blessés ». Les brancardiers de BEAUMELOU vont chercher les leurs dans un village à moitié occupé par l'ennemi; ceux de DENNERY retournent trois fois en recueillir sous la fusillade; les brancardiers du 42ᵉ régiment qui a perdu presque tous ses officiers rampent dans les tranchées pour ramasser les blessés et laissent 19 des leurs sur le terrain; les brancardiers de L'HEUREUX accomplissent leur tâche jusqu'à la dernière minute; ils restent constamment à l'extrême-arrière-garde, en contact par conséquent avec l'avant de l'ennemi; maintes fois ils sont pris sous les feux et ils laissent 153 d'entre eux sur le terrain; 153 sur 213! Et je pourrais continuer ces citations.

Avec des cantonnements journaliers, des abris qui ne pouvaient guère être autres que des granges, des maisons de villages bombardés, incendiés, avec des formations chaque jour déplacées, quelle ressource s'offrait donc autre que cette évacuation tant décriée? D'ailleurs les formations débordaient, il fallait les désencombrer à tout prix. Dans la nuit, après le combat elles se remplissaient en quelques heures. En une nuit, le médecin-major MIRAMOND DE LA ROQUETTE rassemble dans son ambulance 346 blessés. L'ambulance du médecin-major DURON en reçoit en une nuit 480, en une autre 450; celle du médecin-major ORSSAUD 455; BAIGNE chef d'ambulance en recueille 681; BAUR 680, dont 475 en six heures; GRIBORY 495, puis 410 en deux nuits; MÉRIEL en réunit 700 en une nuit, MAISONNET 700 en une fois; R. PICQUÉ en soigne de 500 à 700 par jour, GAUDIER DE LILLE en trouve 2.600 à Charleroi à Pouilly il en voit 1.000, 1.000 à Villeneuve; CHOYAU traite 2.200 blessés en six jours. La ville lorraine de Cirey en reçoit 2.000 et elle va être occupée par l'ennemi... Devant de telles affluences, la mesure s'impose : il faut évacuer, et sur des voies ferrées encombrées de trains de troupe, de ravitaillement, de munitions pouvait-on attendre l'arrivée privilégiée et, disons le mot vrai, désorganisatrice des *trains sanitaires?* On utilisait ce qu'on pouvait, le *train vide*. Aucun autre ne le pouvait remplacer. La marche d'un train sanitaire eût criminellement arrêté celle des autres. La raison militaire, celle qui devait seule dominer, imposait alors qu'on n'y consentisse pas. D'ailleurs le blessé de Bapaume qui s'était battu trois jours et était resté trois nuits sans sommeil, pouvait-il ne pas trouver douce la paille d'un wagon. Ceux qui ont interrogé de ces hommes au sujet de ces transports de fortune qui ont tant fait couler de mauvaise encre savent qu'ils ne leur imputaient pas tous les reproches dont on les a accablés.

Et que dire de la fatigue extrême de ce personnel médical surmené. Le médecin-major Haury qui, en une nuit, recueille 500 blessés avec ses brancardiers divisionnaires et qui les soigne à mesure qu'ils lui arrivent, reste quarante-huit heures sans repos et trente-six sans nourriture. Le médecin-major Choyau et ses médecins d'ambulance fonctionnent quatre jours et quatre nuits sans s'arrêter. Le médecin-major R. Picqué fait preuve d'une résistance exceptionnelle, stimulé qu'il est par le plus haut sentiment du devoir. Des ambulances doivent être relevées au bout de quelques jours tant leur personnel est épuisé. Et, au 1er novembre, c'est-à-dire au moment où ces critiques se continuent, on est obligé de prendre la mesure générale du remplacement de toutes les formations qui ont fonctionné depuis le début de la guerre. Leur personnel est à bout de force. C'est qu'à l'avant on se rendait compte de la lourdeur de la tâche, des obstacles et des périls auxquels elle exposait. Le médecin-major Bravet à Berry-au-Bac est « dans un enfer », il croyait ne jamais pouvoir en sortir. Et combien d'autres s'étaient trouvé dans cet enfer !

Mais si l'éclat de ces visions, de ces exemples de dévouement qui étaient communs à l'avant, n'avait pu pénétrer partout à l'arrière, cet arrière cependant ne pouvait méconnaître, en voyant les éléments de ces épouvantables épidémies de traumatisme du début, l'énormité de la tâche qu'elles imposaient au cours de replis d'armées comme on en avait jamais vues, après des pertes comme jamais on n'en avait subi. La présence seule de cette masse de blessés témoignait de cette énormité à qui voulait ouvrir les yeux. Mais la critique écœurante n'en continuait pas moins son œuvre dissociante, préparatoire parfois de simples satisfactions personnelles. Non le Service de santé n'avait point démérité. Ses éléments de métier, comme ses éléments nouveaux s'étaient confondus dans le même esprit de sacrifice ; les documents officiels l'affirment et ils avaient les uns et les autres ouvert, pour l'honneur du corps médical français, des pages admirables. Ces accusations, on les avait déjà entendues d'ailleurs et sans remonter bien loin, à propos de la campagne du Maroc. Notre camarade le Dr Granjux, toujours prêt à prendre notre défense, a puissamment contribué à les faire cesser. Sa courageuse initiative ne saurait être oubliée.

Mais puisque l'heure de la réparation pleine et entière n'est pas encore sonnée, il était opportun et il n'était qu'équitable d'opposer à des tableaux passionnés qui d'ailleurs, il faut le reconnaître, portent également la marque d'une vive émotion de circonstance, il n'était qu'équitable de leur opposer des situations plus conformes à la stricte vérité.

Bataille de manœuvre, la bataille de la Marne, comme celle des frontières n'apportait à nos traumatismes, pour ce qui était de leur aspect, rien de nouveau. Les blessures par balles restaient les plus nombreuses bien que la fréquence des lésions par les projectiles d'artillerie se soient quelque peu accrues.

Mais ce qui pouvait frapper des chirurgiens non avertis, c'était la proportion relativement élevée des coups de feu graves par balles, même des coups de feu des parties molles. On parla dès lors des *balles explosibles*, comme au début de chaque guerre. Pour les nôtres, l'acharnement de premiers combats expliquait ces traumatismes excessifs sans qu'ils aient songé recourir à cette interprétation surannée dont chaque guerre accentue la fausseté.

Ce qui était plus fait pour surprendre, surtout ceux que hantaient trop les descriptions trop optimistes des guerres balkaniques et ceux qui, parce que maîtres de leurs milieux, avaient fini par en ignorer l'existence, ce furent ces complications, le tétanos, la gangrène gazeuse, les phlegmons putrides et diffus, qui soudainement prirent un véritable caractère épidémique. Tout concordait à en faciliter l'apparition et à en aggraver la marche.

Les combats avaient été si multipliés, si acharnés, soumis à tant de remous de succès et de revers, que le Service de santé de l'extrême-avant n'avait pu, malgré tous ses efforts, assurer pleinement sa lourde tâche. L'installation des postes de secours avait été précaire, souvent impossible ; les blessés franchissaient d'eux-mêmes les limites d'un cordon sanitaire impuissant. Les ambulances, devant la masse des blessés qui s'y accumulaient en quelques heures, s'étaient vues débordées ; certaines n'avaient pu s'installer, d'autres avaient été bombardées ou faites prisonnières. Le précieux recours des ambulances immobilisées manquant, des grands blessés avaient dû subir l'évacuation des blessés petits et moyens et les uns et les autres, sans autre protection que des pansements hâtifs, imparfaits, déplacés, souillés, confiés aussitôt à la voie ferrée et subissant l'évacuation à grandes distance, sans les arrêts qu'eussent pu leur imposer des *cribles sanitaires* et que leur auraient ménagés, peut-être, les *évacuations par échelons* [1], tous ces blessés vinrent s'accumuler en bloc dans des formations sanitaires de l'arrière de valeur très inégale. Seul trouvait pleine satisfaction à cet exode à distance et à cette dispersion, un personnel secondaire qui, à cors et à cris, réclamait les éléments d'une sollicitude attendrie, impatiente plutôt qu'éclairée. Avec des soins aussi retardés, en pleine période d'infection, avec des secours chirurgicaux qui ne pouvaient être à la hauteur de besoins excessifs et de situations des plus graves, sur plus d'une centaine de mille blessés, la marche de maintes blessures ne pouvait qu'être compromise et leur pro-

---

1. Ed. Delorme. *La guerre des Balkans. Les évacuations, in* Bulletins de l'Académie de Médecine, 1912.
On sait qu'il n'entrait pas, au début de cette guerre, dans les attributions du Service de santé de régler la question si importante des évacuations. Profitant de l'expérience de la guerre des Balkans, j'avais donné des indications précises, en 1912, sur les mesures à prendre en cas de retraite et de pertes massives et fait ressortir tous les dangers qui peuvent résulter d'évacuations distantes de blessés n'ayant pas reçu de soins primitifs suffisants. Ceux qui se donneront la peine de lire mon Mémoire seront frappés de l'importance de mes remarques « préventives ». Il est d'à propos de le rappeler ici. Ils trouveront exprimées, pour la première fois, des opinions nettes et personnelles sur ces *cribles sanitaires* et ces *évacuations par échelons.*

nostic s'aggraver. L'effort fut énorme, des plus méritoires dans l'ensemble, mais les choses ne changèrent que lorsque la situation militaire se dessina en notre faveur, que la guerre des tranchées, succédant à la guerre de manœuvres, permit à nos formations de l'avant de fonctionner dans des conditions de facilité, de sécurité relatives et de confort bien faits pour assurer leurs succès, que la chirurgie fut « *reportée resolument à l'avant* ».

Dans mon article du *Progrès médical* cité, j'ajoutais : « Mais qu'on ne s'y trompe pas, car avec l'erreur pourraient se renouveler les mêmes conséquences. Tous les écrivains militaires s'accordent à reconnaître que la guerre actuelle de tranchées ne peut représenter qu'un état transitoire, que la décision appartiendra à la guerre de manœuvres. Il est d'une sage prudence d'en envisager dès lors franchement toutes les vicissitudes pour être prêts à à y parer : 1° Une lutte très incertaine, *a fortiori*, le repli imposent la constitution rapide, à la *distance de sécurité*, de *gros organismes sanitaires puissamment outillés en matériel et en personnel* pour exécuter, compléter ce que n'a pu assurer le service de l'extrême-avant ; 2° Dans des luttes moins incertaines, mais où les pertes sont terribles, *le personnel chirurgical emprunté à toute formation inoccupée, proche ou distante, doit se concentrer là où le labeur est accablant*, de même que sur un chantier d'industrie, s'accumule, à l'appel du contremaître ou de l'ingénieur, un personnel d'occasion pour fournir un coup d'épaule et comme dans un grand incendie, tout concours étranger est appelé pour renforcer une épuipe principale devenue insuffisante » [1].

On le voit, c'est une conception singulièrement étroite que celle qui, assimilant la plaie de guerre à la plaie commune, la regarde comme une effraction de tissus que la nature aidée dans son action par nos pansements va combler. La marche de la plaie de guerre est le plus souvent dominée par des contingences extrinsèques. Quand on l'étudie sur une masse d'hommes, elle a toute une histoire qui se lie étroitement à l'organisation en matériel, en personnel et au fonctionnement du Service de santé, aux vicissitudes des luttes, enfin à la valeur du terrain humain dont le critique médical a toujours, chez nous, tenu grand compte.

Nous venons de voir combien peu les conditions précaires du fonctionnement du Service de santé à l'avant lui ont permis d'obtenir l'application, la surveillance et le renouvellement des premiers pansements. On était allé au plus pressé ; le labeur était excessif. L'oubli, par un ennemi farouche, des principes élémentaires d'humanité accusait encore l'obligation de l'évacuation rapide. La protection chirurgicale des plaies était, par la force des choses, imparfaite.

Ce serait méconnaître la vérité que de faire ici une part trop large à la

1. Ed. Delorme. *Des enseignements de la guerre germanique sur le front français* (août 1914-août 1916). *Progrès médical*, septembre 1916.

substitution, réprouvée par plusieurs d'entre nous, d'un matériel dit aseptique à un matériel antiseptique. Le dernier, dans des conditions aussi déplorables, devait se montrer aussi insuffisant que le premier, mais à l'arrière, bientôt s'affirmèrent des préférences très marquées pour le dernier. La chose ne nous étonna pas; nous l'avions prévue.

Quant à la valeur du terrain humain, c'est un facteur qui pour n'avoir pas joué ici un rôle analogue à celui qu'on peut lui attribuer dans d'autres guerres, a eu sa part d'influence sur la marche de bien des blessures graves de cette période de début. Les combats pressants, la longue retraite souvent apportèrent les plus grands troubles aux ravitaillements en vivres, et les écrivains militaires et des médecins de l'armée nous ont dit déjà les fatigues excessives que nos héroïques soldats avaient éprouvées pendant tout un mois de marches, de contre marches et de luttes. Ils n'est pas douteux que fatigues et privations n'aient eu un retentissement momentané surtout sur les organismes les plus jeunes.

Quelque poignant que soit le tableau que nous venons de faire des difficultés générales éprouvées, liées surtout à la nature des opérations, à la retraite obligée qui a précédé la bataille de la Marne, à l'étendue incroyable des pertes, etc., il ne saurait faire oublier l'importance des services rendus dans chaque échelon, l'énergie, le sang-froid, le courage dépensés, l'abnégation, le dévouement déployés.

On eût pu croire que sous une rafale continue et excessive des projectiles, le relèvement des blessés serait presque impossible en première ligne et que les postes de secours rapprochés seraient intenables. Il en a été souvent ainsi, mais à force de courage et d'abnégation, les médecins des corps de troupe, les médecins-chefs de la compagnie des brancardiers, au mépris du danger, ont imposé aux prévisions les plus admissibles un très fréquent démenti. Le Commandement a consacré la belle conduite de maints médecins-majors qui ont prodigué des soins aux blessés sur la ligne de feu. On ne compte pas ceux qui, comme le médecin-major TARDOS, le 22 août, restent au contact immédiat de l'infanterie ennemie (*Officiel*). Les compagnies de brancardiers, les brancardiers régimentaires rendent des services inoubliables. Sur le terrain, dans des villages ou des fermes bombardés, incendiés, partiellement occupés par l'ennemi, ils assurent la recherche et l'évacuation des blessés. Combien ne pourrait-on pas en citer d'exemples [1]. Bien des fois des médecins aide-majors ou majors des corps de troupe, au moment où les derniers combattants quittaient une localité jusque-là défendue, ont assuré avec sang-froid l'évacuation des blessés qui s'y trouvaient, malgré un bom-

1. J'en ai cité dans mon article du *Progrès médical*. Je les ai empruntés à l'*Officiel*. Les livres d'or les ont multipliés en reproduisant les extraits officiels.

bardement intense. Certains n'ont pas cessé d'assurer ou de surveiller leur service alors qu'ils étaient eux-mêmes blessés [1].

Des ambulances sont bombardées; d'autres sont prises par l'ennemi; certaines ne se replient qu'en emmenant leurs blessés [2]. Un certain nombre de ces ambulances se consacre au *triage*, et cette disposition se montre heureuse. Les fonctionnements réguliers se constatent surtout après la bataille de la Marne, alors que s'offrent des conditions de sécurité relative.

Au début de cette guerre, on avait émis des doutes sur l'utilité des médecins divisionnaires; on croyait leur fonctionnement précaire et presque irréalisable, superflu d'ailleurs, étant donnée la présence des Directeurs du Service de santé des Corps d'armée. L'épreuve a été faite des services qu'ils ont rendus, concomitamment avec ces derniers, en déployant autant d'activité que de courage, soit en surveillant l'emplacement des ambulances, soit en contrôlant le rôle du Service de santé aux postes de secours, dans les zones battues par le feu ennemi ou aux premières lignes, soit en activant les évacuations. Des citations nous ont donné les noms de ceux qui ont assuré ce service dans les conditions les plus critiques. L'*Officiel* de janvier 1915, en particulier, en a réuni un nombre important. Il en est qui ont trouvé la mort ou ont été blessés; d'autres ont eu des chevaux tués sous eux; le plus grand nombre a fait preuve, à l'heure des batailles, d'une remarquable prévoyance et d'une grande énergie [3].

La guerre de 1914 avait surpris le Service de santé de l'armée en période de transformation : ambulances et hôpitaux de campagne antérieurement distincts comme personnel, comme matériel et comme destination devaient être uniformisés, rendus interchangeables. Dix corps d'armée seulement avaient leur organisation unifiée. Les brancardiers des ambulances divisionnaires avaient été, par le même Règlement de 1910, réunis en groupes de brancardiers divisionnaires fonctionnant le plus souvent pour les ambulances, mais sous des chefs distincts.

La bataille de la Marne, plus encore que ne l'avait fait la guerre des fron-

---

1. Tel, entre autres, le médecin aide-major Espagnon. En toutes circonstances, ce médecin avait fait preuve d'un dévouement au-dessus de tout éloge. Il a le pied gauche enlevé par un obus qui blesse un officier et un adjudant à ses côtés. Il a le courage et l'abnégation de faire donner des soins à ses camarades et de vérifier leur pansement avant de s'occuper de sa propre blessure. (*Officiel*, janvier 1915.)
Le médecin-major de 2e classe Perot de l'ambulance 1/6 de la • division d'infanterie, blessé le 20 septembre 1915 pendant un violent bombardement dans l'ambulance qu'il dirigeait, conserve la direction des secours, *donnant ses ordres, étendu sur un brancard,* maintenant le calme par son héroïque attitude (*Officiel*).
Je pourrais multiplier ces extraits.

2. L'ambulance du médecin-major Branthôme reçut 60 obus. Celle établie par le médecin-major Haury dans une église fut le point de mire des canons ennemis. Et combien d'autres eurent le même sort.

3. Voir, en particulier, dans l'*Officiel*, les citations de GALLAND, SIMONIN, GARRY, PATRIS DE BROE, DE VIVILLE, MOURET, MEYER, PICHON, IVERSENC, DE CASAUBON, PUISSAN, FASQUELLE, ALVERHNE, GUIBAL, SEBILLON, BASSÈRES, WATRIN, LASNET, BARATTE, etc.

tières, aurait pu servir d'épreuve démonstrative à ces transformations ambulancières, mais les replis incessants des deux grandes luttes ne permirent pas de poursuivre l'expérience dans des conditions favorables à la sûreté du jugement. Il semble, par contre, que l'organisation des brancardiers divisionnaires ait d'ores et déjà, là, accusé sa valeur; elle a, en tous cas, assuré l'armée et le pays d'un dévouement porté parfois jusqu'au degré extrême du sacrifice et, de leur côté, les brancardiers régimentaires se sont acquis une réputation de courage stoïque, d'abnégation soutenue qui les a assimilés aux plus héroïques de leurs camarades.

Comme pendant les guerres de la première République, des ecclésiastiques ont trouvé dans leur foi, un stimulant puissant pour braver les dangers qu'un feu continu apporte à l'accomplissement d'une tâche obscure mais des plus glorieuses.

L'utilité des brancardiers de corps a été plus contestée que celle des brancardiers divisionnaires, mais l'épreuve n'a été ni assez multipliée, ni assez diversifiée pour être démonstrative.

De l'Aisne à la Lys, Bataille des Flandres.

(Bataille de l'Yser, de Dixmude, d'Ypres.)[1]

La *bataille de la Marne* avait été une action engagée en *rase campagne*, une reprise d'offensive contre un ennemi qui n'avait pas eu le temps d'organiser de solides positions défensives.

La *bataille de l'Aisne* qui la suivit sans interruption (15 septembre) fut, au contraire, une *bataille défensive*, une lutte de positions naturellement fortes et dont la puissance avait été encore augmentée par l'ennemi. Sur le front nouveau allaient déjà apparaître des tranchées successives précédées de défenses accessoires empruntées à l'ancien arsenal de la défense des places, tranchées munies de mitrailleuses en caponnière, de fortins, le tout au loin appuyé par une artillerie lourde formidable et insouciante de la dépense d'une débauche de projectiles (fig. 6, page 13).

Du 16 au 24 puis le 28 septembre la lutte sur l'Aisne fut particulièrement vive et comme il devint bientôt manifeste que l'ennemi poursuivait l'enveloppement de la gauche française tout en fixant son centre, une armée commandée par le général de Castelnau s'établit fortement à Lassigny-Roye

---

1. Ch. Le Goffic. *Dixmude. Un chapitre de l'histoire des fusiliers marins.* Lire aussi le récit vif de ces batailles de Albert Houlgard. *Un anniversaire de la bataille des Flandres* (octobre, novembre 1914, in *Je sais tout,* Hachette 1915. De Civrieux, dans : *La bataille, celle d'autrefois et celle d'aujourd'hui.* Paris, Hachette. 1916, nous donne également une description captivante de cette bataille des Flandres. Le Lieutenant-Colonel Rousset dans *La guerre au jour le jour.* o. c., t. I. et Gaston Jollivet. *Six mois de guerre* (août 1914, février 1915), Hachette et Cie nous en donnent également des résumés.

(20 septembre) puis une autre sous les ordres du général de Maudhuy donna la main à Arras-Lens aux divisions de Dunkerque. Ainsi s'établit un immense front s'étendant de Belfort à la mer du Nord.

Pendant ce temps, les Allemands après un lourd effort des troupes de Metz sur notre droite à Saint-Mihiel (prise du fort dit le Camp des Romains), glissaient vers le Nord, cherchant à s'avancer sur Calais. Cette *Course à la mer* aboutit à la *Bataille des Flandres,* pendant que le calme se rétablissait sur le reste du front immobilisé.

Entre la Lys, c'est-à-dire d'Armentières à la mer, sont massés *quinze corps* d'armée allemands et *huit divisions* de cavalerie, auxquels s'opposent, de Nieuport jusqu'au près de Dixmude, sur l'Yser, l'armée Belge qui avait défendu Anvers, et des fusiliers marins français ; de Dixmude à Ypres des corps français (Général d'Urbal) ; près d'Ypres et au-dessous, l'armée anglaise.

Dans les *batailles de l'Yser, de Dixmude, d'Ypres,* la même tactique sera suivie. C'est le coup de bélier répété, la bataille furieuse, acharnée, sans cesse reprise sur le même point. Les Allemands lancent leurs unités par masses profondes, sans souci des pertes. Les contingents alliés ont déjà pris part à bien des batailles ; les contingents allemands sont frais, composés surtout d'adolescents volontaires, soudés par une inexorable discipline.

Nos troupes auront à soutenir d'abord un effroyable bombardement, puis quand l'ennemi les croira ébranlées, il lancera sur elles des effectifs denses que les obus, les fusillades, les mitrailleuses faucheront. L'attaque brisée se reformera ou se renouvellera avec de nouveaux contingents. Maintes fois la baïonnette terminera la lutte dans un pressant et très meurtrier corps à corps.

Des batailles de l'Yser, de Dixmude et d'Ypres je rappellerai très succinctement les péripéties. Du 17 au 21 octobre, l'effort est supporté surtout par les armées belge et française, près de Nieuport. Quinze assauts plus furieux les uns que les autres se succèdent. Nos fusiliers marins opposent aux Allemands une invincible résistance, et brisent momentanément le colossal élan ennemi. Du 24 au 27 l'offensive allemande augmente encore de violence ; le 30 son effort est vaincu. Dix fois les colonnes sont trouées, dix fois elles se reforment. Elles finissent par se fondre sous le feu des obus et des mitrailleuses. La rupture opportune des digues et l'ouverture des écluses de Nieuport, noient le terrain occupé par les Allemands ; ils laissent là des milliers des leurs et ceux qui atteignent les jetées sont décimés.

Le 3 novembre, dominés sur l'Yser ils bombardent Dixmude, puis se reportent sur Ypres, après avoir renouvelé leurs troupes. *Seize corps* d'armée, dant la garde et le XVe corps venu de Strasbourg s'opposent là avec acharnement à *dix corps* alliés éprouvés par de récents combats (général Foch). L'armée belge est épuisée, l'armée anglaise a subi des pertes effroyables et telles que le maréchal French parle de la refaire en seconde ligne. Le 30 octobre la situation est critique. Le 1er novembre « l'Empereur

Guillaume lance ses masses sur nos lignes, furieusement, en colonnes serrées par divisions, les fifres et les tambours en tête, les officiers à cheval comme pour la parade, les hommes alignés en chantant. Nos canons et ceux des Anglais les ont fauchés. Le soir il y avait devant nos lignes des dunes de cadavres ». (Zurlinden.) La lutte néanmoins se continue ; le 11 novembre, le front britannique est percé par la garde prussienne ; il se reprend après une charge à la baïonnette. « Ce fut un véritable holocauste » (*Times*). C'est le point culminant de la bataille ; le 15 l'accalmie était générale, les Allemands ne quittaient plus leurs tranchées.

Ils avaient perdu là 120.000 hommes (*Officiel*). Dans certaines tranchées de 1.200 mètres on a trouvé 2.000 de leurs cadavres[1]. On estime que 30.000 morts allemands restèrent aux rives occidentales de l'Yser, que 30.000 autres cadavres germaniques couvrirent le sol de la plaine et les rues des villages depuis les champs d'Ypres jusqu'aux rives de la Scarpe. Les fusiliers marins de l'amiral Ronarc'h opposés à la garde prussienne, de 6.000 étaient réduits à 2.000, mais ils avaient tué 10.000 ennemis[2]. Leurs charges à la baïonnette avaient été irrésistibles. A Dixmude l'amiral Ronarc'h n'a que 700 hommes à opposer à deux corps d'armée. Ils arrêtent les Allemands pendant plusieurs jours. Dixmude est pris par ces derniers, mais ils ne peuvent en déboucher. Devant de pareils chocs, dans les assauts d'un acharnement aussi sauvage, nos pertes, aujourd'hui imprécisées, n'avaient pu qu'être cruelles. Ce qu'on peut dire c'est qu'elles furent très inférieures à celles de notre adversaire.

Après de tels contacts, les blessures reçues à très courte distance devaient prendre presque toujours un caractère de haute gravité immédiate.

Particulièrement intensive et singulièrement difficile fut la tâche du Service de santé de première ligne sur ces champs de carnage agités par un perpétuel et inlassé mouvement de flux et de reflux.

Pendant que l'extrême droite de l'armée allemande multipliait ses attaques furieuses et vaines sur l'Yser, son extrême gauche renouvelait ses poussées précipitées et non moins coûteuses sur Arras et La Bassée. La route de Dunkerque et de Calais était aussi solidement barrée par le sud que par le nord. Des régiments entiers de l'ennemi avaient été sacrifiés sans pouvoir avancer. Pendant trois semaines les troupes françaises avaient supporté le poids principal de la bataille des Flandres et sans relâche, jour et nuit avaient été assaillies.

Après la bataille des Flandres commence la *lutte d'usure*, la guerre de tranchées, la lutte de positions.

1. *Bulletin des Armées.*

2. Ils avaient protégé la retraite des Belges venus d'Anvers, avant d'arriver à l'Yser. Vingt jours et vingt nuits ces 6.000 hommes avaient tenu tête à 50.000 Allemands. La fureur de nos ennemis fut au comble quand ils apprirent qu'ils n'avaient eu affaire qu'à des effectifs aussi restreints et qu'ils les opposèrent à la médiocrité de leur triomphe.

Guerre des tranchées.

C'est une véritable guerre de siège offensive et défensive, non plus circonscrite au périmètre d'une place forte, mais étendue à un front rectiligne,
continu, de plus de 500 kilomètres allant de Nieuport à Belfort. Les perfectionnements qu'elle a subie ne rappellent que de loin les souvenirs de la
guerre de Crimée, des Boërs, de Mandchourie.

Il n'est point inutile d'en retracer les procédés et le caractère.

En regard et près de l'ennemi, le retranchement ou fossé de la première
ligne a été établi en des points imposés. Deux, trois autres lignes *parallèles,*
parfois plus, inégalement distantes, ont été, par contre, tracées en des
endroits choisis. Les parois de ces fossés larges de 0^m,60 sont d'une hauteur
supérieure à la taille de l'homme (2 mètres et plus). Souvent une couver-
ture de fortune doublée de terre, un treillis de fer les recouvre. Leur fond est
simple; double il facilite l'écoulement des eaux.

De distance en distance sont des *saillants* ou des *rentrants* plus larges
armés de mitrailleuses. Comme les fossés, ils présentent, du côté de l'ennemi,
des meurtrières bouchées en partie par des sacs de terre, des plaques d'acier
ménageant les unes et les autres, des rainures étroites pour le fusil. Les
parois sont creusées d'*abris* plus ou moins profonds pour les officiers et la
troupe.

Les *parallèles* sont réunies par des *boyaux de communication* linéaires
ou sinueux; ces boyaux atteignent, d'autre part, des *points d'appui* (habitations, villages, bouquets de bois) ou se prolongent vers l'arrière pour servir
de voies d'accès ou de départ. C'est dans ces points d'appui que sont installés les *postes de secours.*

En avant des premières lignes, des fils de fer barbelés établis en profondeurs variables, parfois de 10 mètres et plus, élevés au-dessus du niveau du
sol, puis des chevaux de frise, des trous de loup, des chausses-trapes, procédés de défense anciens, créent de nombreux obstacles. Des *postes d'écoute*
entourés, eux aussi, de fils-de fer barbelés, abritent des avertisseurs, sortes
d'enfants perdus.

En général, les Allemands ont établi, dès l'origine, trois lignes de tranchées. La plus avancée est la *ligne de résistance;* la deuxième à 50 ou
100 mètres en arrière est la *ligne de repli,* aménagée comme la première; la
troisième, plus loin, est la *tranchée des contre-attaques.*

Certains points particulièrement précieux pour la défense sont l'objet de
travaux à tel point multipliés et perfectionnés, qu'ils constituent de véritables forteresses massives, souterraines, parfois munies de tourelles blindées,
pourvues d'une artillerie lourde formidable ou de nombreuses mitrailleuses,

défendues à l'extérieur par des fils barbelés. Leurs abris établis à 6, 8, 10 mètres au-dessous du sol représentent de véritables et sûres casemates (Labyrinthe, Bois Sabot, etc.)

D'autres appuis, puissamment fortifiés, moins redoutables cependant sont les *fortins*, les *blockaus*. Ils flanquent parfois les lignes de tranchées.

Des villages dont on se contentait naguère de créneler les murs et d'obstruer les rues, subissent alors, quand ils servent d'appuis, des transformations surtout souterraines, qui en rendent l'accès particulièrement redoutable. Les cours, les caves, des réduits abritent des pièces d'artillerie. De nouvelles voûtes épaisses de maçonnerie de béton, recouvrent celles des caves ; les soupiraux servent de bouches aux mitrailleuses qui enfilent les rues ou les barrent. Des ouvertures aménagées dans les murs des caves les font communiquer entre elles sur de grandes étendues, les transformant en couloirs de catacombes, les solidarisant pour la défense ou le repli et leur sol creusé à grande profondeur ménage aux occupants des abris relativement sûrs contre les gros projectiles. Le village de Vauquois était le modèle de ces villages fortifiés.

La guerre souterraine que ces fortifications diverses ont fait revivre, a fait reprendre à l'arme du génie des procédés anciens, les *galeries de sape*, galeries offensives, les *contre-sapes* défensives, galeries à tronçon d'abord unique, terminé par des diverticules, des fosses divergentes qu'on avance sous les tranchées de l'ennemi. Au fond des diverticules de ces galeries des *fourneaux de mines*, puissamment chargés d'explosifs, bouleversent, détruisent les tranchées, préparent d'énormes entonnoirs, vite occupés par l'adversaire qui prend pied sur la ligne de l'ennemi dont il n'est séparé que par des rangées cloisonnantes de sacs de terre.

Des canalisations creusées à pic (*camouflets*), bourrées d'explosifs, interrompent le travail de la sape ou de la contre-sape, en comblant leurs galeries.

Le tir du fusil ne peut guère atteindre les défenseurs de tranchées qu'au moment du déclenchement d'attaques. Des engins de *tir plongeant* remplacent la balle, c'est la *grenade* et ses dérivés, la *bombe*, le *crapouillaud*, son analogue allemand le *minenwerfer*, l'*obus torpille*. Ces projectiles sont lancés par-dessus les parapets ; au cours d'une attaque ils sont projetés directement dans les tranchées envahies.

Une attaque de vive force est généralement précédée d'une préparation longue par les gros projectiles de l'artillerie qui bouleversent les tranchées, en tuent les défenseurs. L'artillerie de campagne, avec ses projectiles explosifs, complète le balayage, fauche par des *tirs de barrage* l'espace compris entre la première et la deuxième ligne, voire les lignes successives pour s'opposer à l'arrivée de renforts. Le déclanchement de l'infanterie ne s'opère

que quand ces tirs préparatoires et protecteurs ont eu leur plein effet ;
l'arme blanche et la grenade sont alors ses armes. A mesure que l'attaque
progresse, les tranchées prises sont remises en état car la contre-attaque
suit d'ordinaire de près l'attaque et ses procédés sont identiques.

Bien surannée est donc devenue la formule acceptée naguère comme un
dogme : Quand deux troupes sont à 300 mètres de distance, l'une d'elles
lâche pied. *Dans la lutte des tranchées le combat corps à corps à courte
distance devient la règle, après une préparation formidable d'artillerie
l'emploi colossal d'explosifs.*

Depuis la bataille des Flandres, il n'est pas de jour où sur un front occupé
par les quatre-cinquièmes des forces allemandes, le canon n'ait fait entendre
sa voix, bouleversé des tranchées, tué ou blessé leurs défenseurs. Se sont
espacées, dans cette guerre d'usure, les emprises de positions importantes,
imposant des combats sanglants durant plusieurs jours, parfois des mois.
Enfin des luttes effrayantes, à but stratégique, portées sur des fronts plus ou
moins étendus (*Artois, Champagne, Argonne* et *Meuse*) ont été déclanchées
pour river l'adversaire et l'empêcher de porter ses troupes sur un autre
front menacé.

Les articles de la presse quotidienne, des récits de blessés, surtout les
Comptes rendus officiels détaillés, nous ont renseigné au jour le jour sur les
aspects de ces luttes. Ils en ont traduit la physionomie avec des détails bien
faits pour fixer notre intérêt de métier. Peu de ces prises de positions retran-
chées sont plus instructives que celles dont je crois devoir donner de très
courts et typiques résumés.

L'avance dans le bois d'Ailly.

La description de l'*Officiel* fait pressentir quels efforts de volonté furent
nécessaires aux combattants pour tenir plusieurs jours dans une pareille fournaise, dans des tranchées qui, *en une heure et demie reçurent une vingtaine
de mille obus de tous calibres ;* quelle impression, quel ébranlement profond
ce roulement de tonnerre continu devait laisser aux blessés. Elle fait ressortir, avec le courage calme des brancardiers, les difficultés et les retards
d'une relève et d'une évacuation pour lesquelles il fallut attendre une diminution dans l'intensité du bombardement et qui ne purent s'effectuer que sur
un terrain de toutes parts profondément bouleversé par les gros projectiles et
arrosé par la mitraille.

Sur la corne angulaire d'une croupe, les Allemands avaient organisé un retranchement très fort « le fortin » et dans le bois même, les tranchées s'étageaient en
trois lignes de feu communiquant avec l'arrière par les boyaux.

Notre artillerie, le 5 avril 1915, dirigea sur les défenses des gros obus d'artillerie lourde, des obus explosifs de 75, des torpilles aériennes lancées à courte distance, qui bouleversèrent les parapets. On voyait les cadavres, les armes, et la terre projetés au-dessus des tranchées au milieu de la fumée. Les arbres ébranchés, brisés, jonchaient le sol.

Les défenses accessoires qui protégeaient les tranchées étaient détruites ; la ligne des fils de fer hélicoïdaux aux arêtes vives, résistant aux plus fortes cisailles, étaient entamés en larges brèches par le 75. Ce bombardement, au dire des prisonniers, leur avait laissé une impression d'angoisse et de folle épouvante.

A midi, cinq fourneaux préparés sous le parapet et à proximité du fortin explosaient, *anéantissant la garnison de l'ouvrage* et provoquant la panique dans les tranchées voisines. C'était le signal de l'attaque.

Les fantassins sortent rapidement des tranchées ; en trois vagues successives ils abordent l'ennemi sans tirer un coup de fusil, la baïonnette en avant. Des équipes de bombardiers marchaient en tête, la musette pleine de grenades à main. Les combattants étaient également armés de « calendriers » petites boîtes d'explosifs fixées sur des raquettes de bois qu'on lance à la façon du diabolo ; des sapeurs du génie suivaient. Les tranchées sont prises à revers, leurs défenseurs écrasés à coup de grenades ou cloués à terre à coups de baïonnette. Les sections de mitrailleuses qui avaient suivi l'attaque se mettaient immédiatement en position dans les tranchées conquises.

Le lendemain, l'action est reprise. Sur l'un des secteurs de l'ouvrage, des compagnies après avoir enlevé trois lignes ennemies sont obligées de se replier ; l'artillerie adverse a réagi, une contre-attaque est arrêtée par nos canons. La nuit vint. Six compagnies allemandes étaient anéanties. Mais disposant alors de stocks considérables de munitions venues de Metz, l'ennemi cherche à reprendre par le canon ce qu'il n'a pu reconquérir à la baïonnette. En une heure et demie une vingtaine de mille obus de tous calibres, surtout de grosse artillerie, est lancée sur nos tranchées. C'était un roulement de tonnerre continu. Toute la colline disparut dans un nuage de fumée ; les communications furent coupées. A un moment le bombardement diminua d'intensité. On put évacuer les blessés et relever les troupes de première ligne. Une trentaine d'hommes étaient atteints de troubles nerveux. Les pertes avaient été sensibles, la proportion des blessures légères heureusement assez forte.

Le lendemain, dans l'un des deux secteurs, combat très âpre, lutte à coups de grenades dans les boyaux, combat individuel, corps à corps dans ces étroits cheminements. L'ennemi oppose une résistance acharnée. Ce point est évacué et un bombardement violent a raison de l'adversaire. Dans l'autre secteur, progrès. Les pertes de l'ennemi étaient importantes. Déjà la veille nous avions compté 200 cadavres. Dans la tranchée conquise le 6, nous trouvâmes des morts entassés sur trois rangs. Toute la garnison des ouvrages avait été anéantie.

Le 8, toute l'artillerie de la région de Saint-Mihiel concentre ses feux sur le terrain perdu. Pendant deux jours (7, 8) nous eûmes à repousser huit contre-attaques. Quelques-unes furent arrêtées à 20 mètres. Chaque contre-attaque était précédée d'une canonnade violente.

Du bois d'Ailly il ne reste plus aujourd'hui que quelques tronçons meurtris. C'est un champ de désolation nivelé par les obus. Pas un pouce de terrain qui n'ait été retourné par les explosifs... Dans cet enfer, sous une tempête de fer et de feu nos hommes se sont maintenus. Il n'y avait plus d'abris. Certaines tranchées étaient comblées, les boyaux de communication étaient coupés. Et cependant les agents de liaison passaient à travers la mitraille, les brancardiers passaient et transportaient les blessés.

Les obus tombaient sans trève. On voyait des hommes courir de place en place pour éviter les points battus. Ailleurs, ils s'étendaient au fond de la tranchée, sur le ventre, protégés par leurs sacs, serrés les uns contre les autres.

Le 10, nouvel assaut des lignes ennemies après une préparation d'artillerie. Le 23, le calme était reparu au bois d'Ailly [1].

Dans un étrange chaos les pierres, les cadavres et les arbres s'entremêlaient.

Prise de Vauquois.

La prise de Vauquois, en Argonne, c'est l'épidémie terrible de traumatismes graves, la lutte féroce, acharnée contre un ennemi puissamment retranché et dont les éléments engagés successivement ont du être tour à tour retirés du front à cause de l'importance de leurs pertes. Ce qui précise son degré de résistance, c'est le corps à corps, la guerre des rues. La mitrailleuse joue ici un grand rôle et elle lance tous ses projectiles dans la *zone dite explosible*. Ravitaillements et évacuations suivent les mêmes boyaux, la nuit, et non seulement se créent par la force des choses de mutuels obstacles, mais en opposent encore à la relève et au remplacement des effectifs.

Niché sur un éperon de 130 mètres, Vauquois était une position formidable ; tel qu'il était organisé, il représentait une véritable forteresse. Ses caves creusées dans le roc offraient à l'ennemi des abris à l'épreuve des projectiles de l'artillerie de campagne. Des couloirs souterrains avaient été construits par les Allemands entre ces caves qui constituaient un système défensif de premier ordre. Les rues avaient été excavées pour que les soupiraux devinssent des meurtrières à hauteur d'hommes.

Il fallut trois jours de combats acharnés pour prendre pied sur le plateau et dans la moitié du village. Dans une préparation formidable d'artillerie, les voûtes rocheuses des caves avaient été en partie effondrées, les gros projectiles avaient creusé dans leur sol des entonnoirs de quatre mètres de profondeur et de huit mètres de diamètre. Chaque cour, chaque maison ou du moins ce qui en restait dans ce village ruiné dut être conquis pied à pied. C'est une guerre de rues d'une âpreté féroce contre un ennemi très en force. Des contre-attaques nous font perdre notre avance. En deux jours, quatre fois nous sommes montés à l'assaut du Vauquois, quatre fois nous avons été refoulés par les feux d'écharpe des Allemands. Nous y avons subi des pertes sérieuses. A un moment donné les deux adversaires restent séparés l'un de l'autre par la rue du village qu'enfilent les mitrailleuses de l'ennemi ; d'autres mitrailleuses tirent par les soupiraux des caves. C'est la lutte à la mitraille à bout portant. La nuit du 28 février, les boyaux étaient encombrés par les évacuations et les ravitaillements.

Au bout de six jours, au prix de difficultés terribles, après de nombreuses attaques et contre-attaques furieuses, nous sommes en possession de Vauquois [2].

Les Éparges.

Quels souvenirs à la fois glorieux et tristes, n'évoque pas le nom des *Éparges*? Les pertes y furent considérables, supérieures à celles de maintes

---

1. Communiqué officiel. Reproduit in Jollivet, o. c., p. 47 et Lieutenant-colonel Rousset o., c., t. I, p. 519.

2. Passim in *Comment nous sommes entrés à Vauquois*. (Officiel) reproduit in Gaston Jollivet. *Trois mois de guerre, février, mars, avril 1915*, o. c., p. 20. Lieutenant-colonel Rousset. T. II. p. 636.

grandes batailles aux noms immortels. Cette lutte nous apporte aussi des enseignements importants.

Sur cette crête des Hauts-de-Meuse, en février comme en mars 1915, les combats présentèrent, dit-on, le même acharnement comme le même caractère tactique : préparation intense d'artillerie, assaut très prompt, commencé à 600 mètres des premières tranchées allemandes, c'est-à-dire dans la zone déjà grave des traumatismes du fusil ; corps à corps violent dans des attaques et contre-attaques répétées ; évacuations à découvert, obstacles singuliers qui sont apportés à l'exode des blessés par le détrempement du sol.

Le Communiqué officiel nous a décrit les combats d'avril qui nous ont mis en possession de cette position formidable. Il porte à 30.000 les pertes allemandes et estime les nôtres à la moitié.

Des torpilles aériennes, nous dit-il, pulvérisèrent parfois des rangs entiers des nôtres ; des galeries souterraines faisant communiquer des tranchées avec le réduit principal permirent à nos adversaires de tirer sur nous par derrière ; à découvert, par la force des choses, se faisaient nos attaques, l'arrivée des renforts, nos ravitaillements et nos évacuations tandis que les ravitaillements en hommes, en munitions et les évacuations de l'ennemi pouvaient s'effectuer dans des abris profonds, cavernes de catacombes. Seize batteries lourdes allemandes disséminées dans la plaine ne cessèrent de couvrir de leurs feux infernaux les boyaux et les places d'armes conquises.

Chose surprenante : les pluies continuelles avaient détrempé le sol au point de constituer « un redoutable obstacle ». Nous avons eu là des hommes non blessés noyés dans la boue ; quant aux blessés, beaucoup n'ont pu être sauvés à temps de la fondrière dans laquelle ils étaient tombés (*Rapport officiel*).

Opérations sur les divers fronts.

D'après les documents que nous possédons, celles d'*Artois*, d'*entre Oise et Aisne*, de *Champagne*, d'*Argonne*, de *Meuse*, d'*entre Meuse et Moselle*, de *Lorraine* et d'*Alsace*, de la *Somme* ont été, pour nous, les plus riches en renseignements sur les caractères des blessures.

Batailles d'Artois.

En 1915, les *batailles d'Artois* furent particulièrement prolongées, acharnées, meurtrières, en raison de la solidité des positions défensives, de la ténacité des deux adversaires, de l'effrayante dépense des projectiles, du nombre des combattants et de la nature de la lutte.

Vermelles, Carency, Neuville-Saint-Wast, Givenchy-en-Gohelle, Notre-Dame-de-Lorette, Le labyrinthe, Souchez sont des monceaux de ruines qui attestent l'intensité effrayante des actions et des réactions.

Le village de *Carency* était une véritable citadelle savamment organisée que défendait quatre lignes de tranchées. Elle avait résisté à des attaques pendant tout l'hiver de 1914-1915. Ses rues, ses maisons étaient fortifiées avec passages souterrains dans les caves. A Carency avaient été réunies toutes les variétés des pièces de l'artillerie de siège avec d'innombrables mitrailleuses. La prise demanda trois jours et trois nuits (9, 10, 11 mai 1915). La lutte y prit un caractère tout particulier de violence. Le *corps à corps fut habituel*.

A *la Targette* (la Neuville) « paquet de mitrailleuses et de lance-bombes » se développa une lutte épique dans les décombres et la fumée et ce fut morceaux par morceaux, maisons par maisons qu'on s'en empara (15 mai 1915).

A *la Neuville* chaque maison est un réduit fortifié, armé de mitrailleuses. Nombre de celles-ci sont installées dans des abris bétonnés. Tels de ces abris sont munis d'une grille enfermant à clef le mitrailleur. La conquête du village demanda cinq jours. Chaque groupe de maisons a du être assailli successivement et presque toujours par les caves en même temps que par les rues. Le cimetière, réduit que les Allemands semblent affectionner, était fortifié et il dut être enlevé sous les feux croisés de mitrailleuses.

Au Labyrinthe, ce fut encore la même *lutte corps à corps*. Cette position déjà très puissante par elle-même, avait été renforcée par un dédale de blockaus. d'abris, de tranchées, de boyaux inextricables. On eût pu la juger inexpugnable.

L'opération menée par 3 régiments, devait consister en un assaut bien préparé, vivement mené et dans la poursuite, *pas à pas* de l'adversaire, à l'intérieur des boyaux. De nombreuses batteries de 77, 150, 210, 280, 305 concentraient leurs feux sur nos troupes au départ. Dans une charge furieuse, des barricades et des fortins furent pris, d'autres nous arrêtèrent. Dans les boyaux, les éléments d'attaque à coups de grenade, tête nue, en bras de chemise, sous un soleil ardent, luttaient pied à pied contre les Allemands qui reconstruisaient à mesure leurs barricades démolies. La résistance fut aussi furieuse que l'attaque. La lutte dura plusieurs jours.

Les Allemands perdirent un régiment entier, on fit un millier de prisonniers, le reste trouva la mort; un autre régiment fut décimé. « Nos pertes se montèrent à 2.000 hommes dont beaucoup de blessés légers [1]. »

Sur le *Massif de Notre-Dame-de-Lorette*, on s'était battu sans arrêt depuis octobre 1914 jusqu'en avril 1915. Ce massif de 8 kilomètres représentait une position formidable constituée par cinq ou six lignes de tranchées renforcées de sacs à terre et couvertes de réseaux de fils de fer. Des tranchées étaient flanquées de mitrailleuses et tous les 100 mètres elles étaient renforcées par des fortins.

En avril 1915, les *parallèles des deux adversaires étaient presque au contact*.

Onze divisions allemandes y furent engagés. Trois régiments d'infanterie français et trois bataillons de chasseurs l'attaquèrent après un bombardement de 300.000 obus.

La lutte dura treize jours. Le second jour les assaillants restèrent à découvert. Le plateau dit l'*Officiel* étant un véritable charnier empuanté au dernier degré. Les nombreux cadavres de 1914, 1915 enterrés à fleur de terre, avaient été soulevés, émiettés par les obus. La lutte présenta là un caractère de violence inouïe.

1. *La conquête du Labyrinthe*, 30 mai, 19 juin, *in* JOLLIVET, o. c., p. 51.

A la Sucrerie et au moulin de Souchez, l'intensité et la continuité de notre feu ne permit pas aux Allemands d'enterrer leurs morts. Notre Rapport officiel dit que le sol et le sous-sol du moulin étaient pleins de cadavres qui, depuis plusieurs jours, attendaient la sépulture. On dut, en trois semaines, enterrer là 3 000 Allemands. Nos pertes avaient été quatre fois moindres que les leurs [1].

Batailles entre l'Oise et l'Aisne.

Entre l'Oise et l'Aisne, à *Quennevières* la lutte prit le caractère d'une soudaineté inouïe. Ce fut la bourrasque meurtrière.

Le saillant de *Quennevières* était organisé en fortin avec trois lignes de tranchées. De la tranchée de départ à celle de l'ennemi la distance n'était que de 150 mètres. Après la préparation d'artillerie habituelle, zouaves, tirailleurs, contingents bretons s'élancèrent impétueusement à la baïonnette contre l'ennemi. Le tir au fusil est *à bout portant.* En une heure et demie, montre en main, dit l'*Officiel,* 2.000 Allemands étaient hors de combat. D'un régiment prussien, le 86, il ne restait que 250 survivants. Les pertes totales de l'ennemi dépassèrent 3.000 hommes. Nous avions de notre côté 250 tués et 1.500 blessés. Les atteintes des nôtres étaient surtout dues à des tirs de barrage, celles par balles étaient peu nombreuses. Huit contre-attaques allemandes avaient été arrêtées par les tirs d'artillerie (6 juin 1915).
Même âpreté furieuse à *Touvent* ; sa double ligne de tranchées était défendue par un régiment (régiment badois n° 170) ; elle était minée en partie. « Ce régiment fut mis en totalité hors de combat. Tués ou prisonniers, aucun homme n'échappa : les réserves furent également en partie détruites. » [2]

Batailles de Champagne.

Sur le front de Champagne, d'une action plus ou moins continue et parfois réduite, de 1915 à 1916, émergent des luttes d'une rare intensité. *Perthes, Mesnil-les-Hurlus, Tahure, Suippes, Souain, La Courtine, Beauséjour, Maisons de Champagne,* villages ou fermes sont des localités qui ont marqué dans les Communiqués de 1914-15-16. Emergent plus encore les noms de celles qu'a englobés la *bataille dite de Champagne.*

Au *fortin de Beauséjour,* où des compagnies d'infanterie coloniale luttèrent, sur place, quinze heures de suite et où les nôtres eurent à refouler six contre-attaques de formations denses, notre feu anéantit en quelques instants la valeur d'un bataillon. Mais nos pertes furent sensibles. Le feu était à un moment donné infernal, les contre-attaques violentes, cependant la ténacité de nos hommes était telle qu'ils avaient déclaré à leurs officiers qu'ils mourraient tous sur place avec eux.
Les Allemands perdirent là 3.000 des leurs (*Officiel*). *Au début de l'action les tirailleurs des deux partis étaient à 15 mètres de distance* (février 1915).

1. JOLLIVET et LIEUTENANT-COLONEL ROUSSET, O. C.
2. JOLLIVET et LIEUTENANT-COLONEL ROUSSET, O. C.

A *Souain*, la lutte fut particulièrement âpre. L'enlèvement du *bois Sabot* est un combat épique, mais nous payons cher notre succès. La prise du bois Sabot est le fait le plus saillant des batailles de l'hiver 1914-15. Les Allemands eurent là 10.000 tués.

Cette position dominante, était puissamment pourvue de tranchées solidement armées. Aux attaques succédèrent des contre-attaques. Certains points étaient intenables. Dans un mouvement de repli, un blockaus est démasqué. C'est un ouvrage puissamment organisé avec mitrailleuses défilées. *On s'est battu une heure sur ses parapets ;* on a dû, la nuit, ronger à la pelle et à la pioche l'ouvrage allemand, sous un *feu à bout portant (Officiel)* [1].

Au *Bois Jaune brûlé* près de Mesnil-les-Hurlus, les deux adversaires se disputaient depuis septembre 1914 des parcelles de terrain. C'était un dédale de boyaux, de fils de fer, d'abris blindés recouverts de 4 mètres de terre et les parallèles n'étaient qu'à *60 ou 80 mètres de distance.*

La lutte déclanchée en mars 1915 se fit à coups de grenades, de baïonnette. Le terrain fut disputé, sans métaphore, pied à pied. Nous perdîmes là 300 tués. Des blessés furent achevés. L'ennemi perdit le tiers d'un régiment de la garde (LIEUTE-NANT-COLONEL ROUSSET).

A *Ville-sur-Tourbe*, l'attaque commença après l'explosion de mines qui laissèrent des entonnoirs d'une centaine de mètres dans leur largeur et dont certaines atteignaient les tranchées.

La commotion fut terrible.

Les assaillants s'attaquaient à coups de grenades dans les boyaux en s'abritant derrière des sacs à terre poussés de proche en proche. Certains de nos hommes s'allongeaient sur les parapets à plat ventre et lançaient des grenades par-dessus les barrages (*Officiel*).

C'était bien là la *lutte corps à corps.*

Bataille dite de Champagne. — Dans cette opération de stratégie distante qui se passa entre Suippes et Aisne, sur la ligne de *Tahure*, de la *ferme de Navarin*, de la *Butte du Mesnil*, de *Massiges*, nous furent opposés cinq corps d'armée allemands (25 septembre 1915).

De puissantes lignes de défense échelonnées sur une profondeur de 300 à 500 mètres et sur une étendue de 25 kilomètres constituées par des tranchées fortifiées, des labyrinthes, des fortins étaient l'objectif de nos troupes. Le 25 septembre un contingent formé de régiments de toute les régions de France, après une préparation d'artillerie formidable prit la première ligne de tranchées « en quelques minutes ». L'artillerie suivit les mouvements de l'infanterie comme en rase campagne.

Les 26 et 27, des villages, des fortins sont pris d'assaut ; la ligne n'est point rompue et pendant des mois on reparlera de Tahure et de Souain, mais l'ennemi éprouva des pertes énormes, bien supérieures aux nôtres. On dit (*Officiel*) que pendant les trois jours de bataille il avait perdu la valeur de trois corps d'armée.

Sur une partie de terrain conquis, on trouva 10.000 cadavres allemands. Deux régiments de la garde ont été à peu près anéantis. Un commandant de compagnie a déclaré que chaque rafale de notre artillerie abattait trente hommes par compagnie dans les tranchées allemandes. Des brancardiers divisionnaires capturés par nous, ont fait connaître que, pendant trois semaines, ils ont eu à transporter chaque nuit, pour leur seule division, 400 grands blessés (sans compter les blessés pouvant marcher). Le moral des prisonniers était très bas. Des cas de folie se sont produits. Etant données les résistances que nous avons rencontrées, nos pertes furent également élevées.

---

1. *Officiel. Notre action en Champagne, son but, son résultat,* et JOLLIVET, o. c., p. 4, 22, 26.

Ce fut un duel effréné d'artillerie suivi d'*assauts*, souvent de *corps à corps* et l'on sait ce que cela signifie au point de vue de la gravité des traumatismes. Les Allemands firent encore là usage des *gaz asphyxiants*.

Opérations de l'Argonne.

C'est en Argonne que l'ennemi montra le plus d'activité, à la fin de 1914 et au commencement de 1915. Les noms du *Bois de la Gruric*, du *Bois Saint-Hubert*, du *Four-de-Paris*, de la *Fontaine aux Charmes*, de *Bagatelle* sont présents à la mémoire de tous.

Opérations des Hauts de Meuse.

Ce sont la *défense des Eparges* et la *prise de Vauquois* que je viens de rappeler, les combats de la *forêt d'Apremont*, de la *tranchée de Calonne* où l'on se bat corps à corps qui ont pris le plus d'importance.

Opérations entre Meuse et Moselle.

Les combats du *Bois Le Prêtre* appelé le bois de la Mort par les Allemands sont restés légendaires (décembre 1914), de même que ceux du *bois Mort-Mare* et d'*Ailly* dont j'ai résumé la narration officielle.

Luttes sur le front de Lorraine, des Vosges et d'Alsace.

Sur le front fortifié de **Lorraine**, les combats de la *Forêt de Parroy* au nord-est de Lunéville, de *Veho, Reillon, Leintrey,* non loin d'Avricourt, se sont reproduits par intermittences.

Dans les **Vosges** les combats sous *Senonnes*, le *Ban de Sapt* (*La Fontenelle, Launois*) sont à rappeler.

A la *Fontenelle* (Ban de Sapt), la proximité des tranchées françaises et allemandes et la puissance des organisations défensives avait contraint les deux adversaires à recourir à la sape et à la mine. *Les tranchées adverses étaient à 20 mètres les unes des autres.* Toute tête qui s'élevait au-dessus de la tranchée était abattue par la mitrailleuse. La lutte s'entretenait dans les tranchées à coups de grenades et de pétards de mélinite. Finalement l'offensive se traduisit par une lutte d'homme à homme dans les tranchées. De chaque côté un combattant tirait pendant que ses camarades serrés à la file derrière lui, lui passaient un fusil approvisionné et lançaient des projectiles explosifs (LIEUTENANT-COLONEL ROUSSET).

En **Alsace** les luttes de l'*Hartmanswillerkopf*, de *Metzeral*, du *Linge*, de *Seppois*, etc., se sont sans cesse renouvelés en 1914-15-16.

En somme, après la bataille des Flandres, sur tout le front, qu'assiègent ou que défendent *cinquante-deux corps d'armée allemands*, c'est le combat presque journalier ou le guet armé ; c'est à certaines périodes, l'action à plus large envergure, mais revenant toujours au *bombardement intense*, à l'*assaut à l'arme blanche*, à la *ruée à coups de grenades à la main*, que cette action s'arrête à Notre-Dame-de-Lorette, au bois Le Prêtre ou à l'Harmantswiller-kopf.

La *bataille de l'Artois* prendra, au moment de l'offensive austro-allemande en Galicie, une grande envergure ; la *bataille de Champagne*, constituera le fait de guerre le plus considérable de cette période et méritera à bon droit tant par l'énergie, l'héroïsme déployé que par l'étendue formidable des pertes, le nom de bataille de géants, l'appellation ne désignera pas un fait d'armes unique comme les noms d'Austerlitz ou de Wagram, mais des actions multiples, plus ou moins considérables, prolongées, relevant de la même méthode de combattre, donnant lieu aux mêmes traumatismes d'artillerie, suivant la même proportionnalité. Carency, Ablain-Saint-Hilaire, Notre-Dame-de-Lorette, Souchez, Neuve-Chapelle en Artois, ressembleront, à notre point de vue, à Ville-sur-Tourbe, Souain, Tahure, Navarin, Mesnil-Beauséjour, comme ceux-ci, à la Grurie, Saint-Hubert, Bagatelle, au Four-de-Paris, à La Harazée en Argonne ; à Vauquois, Cheppy, Malancourt, aux Hauts-de-Meuse ; à l'Hartmantswiller et au Ban de Sapt, en Alsace et en Lorraine.

Considérations générales sur la guerre des tranchées. — La guerre des tranchées accusa de jour en jour la prédominence de l'emploi des projectiles d'artillerie de tous calibres. Des projectiles inconnus ou délaissés firent de nouvelles apparitions. Il s'en dépensa sur tous les fronts des Alliés en phénoménales proportions [1].

Aussi n'eut-on pas lieu de s'étonner si la proportion relative des blessures par les diverses armes, fut renversée et si celle de 80 p. 100 de plaies par balles fut remplacée par celle de 85 p. 100 de plaies par éclats d'obus et de grenades. Dans les 15 p. 100 restants, les blessures par balles de fusil et de mitrailleuses n'entrèrent même, d'après Bonnette, que pour 10 p. 100. Les explosions de mines, les effondrements des abris se révélèrent par une proportion de 3 à 4 p. 100 et les plaies par armes blanches par 0 ou 1 p. 100 [2].

Les grosses et petites « marmites », destructives des plus formidables obstacles, creusaient dans le sol des puits énormes, soulevaient des tonnes de

---

1. On s'étonnait déjà quand on supputait, au début, la prodigieuse consommation qui en était faite. En Champagne n'avions-nous pas tiré 100.000 obus en un jour ; n'avait-on pas compté que sur un front étendu, 180 obus avaient été lancés en une heure ou deux par mètre de tranchées ? Dans une attaque récente en Artois, nos alliés les Anglais n'avaient-ils pas en un jour dépensé plus de gros projectiles qu'ils n'en avaient usé pendant la campagne des Boërs ? Ces proportions furent bien vite et étonnamment dépassées.

2. Bonnette. *Notes de guerre. L'évolution de la chirurgie militaire*, in Progrès médical, n° 1, janvier 1916.

terre et de pierres, pulvérisaient tout ce qu'elles rencontraient. L'homme était un élément bien fragile devant pareil engin. Quand il échappait à leur action directe, il était soumis à la puissance de leur souffle, à l'intensité du bruit de leur explosion. Comme le sol, il subissait un violent ébranlement; il en résultait une commotion cérébro-médullaire momentanément paralysante ou persistante. Dans les comptes rendus officiels, on parlait parfois de l'hébétude, de la stupeur, des hallucinations des hommes peu après un bombardement intense et prolongé. On se demanda même comment à d'aussi infernales explosions, renouvelées pendant des jours et des jours, il pouvait y avoir une sorte d'accoutumance. Bien plus, on avait lieu d'être surpris du contraste singulier de sidérés et de ceux qui, sortis de la fournaise, songeaient à alimenter de leur gaîté gouailleuse l'*Écho des tranchées*, le *Courrier des gourbis*, le *Petit moniteur des Poilus*. En janvier 1916, le Front éditait 45 journaux !

L'obus à ailette se montra, paraît-il, au point de vue des effets de l'explosion, particulièrement effrayant.

Déjà avant cette guerre, l'obus explosif de campagne tendait de plus en plus à se substituer au schrapnel dont les effets destructifs visaient surtout le but humain. Dans cette guerre de siège, l'obus explosif devint dominant et il remplaça de plus en plus complètement l'obus à balle. A courte distance, les effets de ses fragments sont incontestablement plus nocifs que ne le sont ceux des balles rondes des schrapnels, mais ils perdent rapidement leur force vive.

Les projectiles explosibles lancés à la main, les grenades et leurs dérivés, ceux que lancent les mortiers, donnaient des éclats qui produisaient les effets des obus explosifs de l'artillerie de campagne, à courte distance. Avec les grenades, les blessures multiples devinrent fréquentes. On en compta plusieurs centaines chez certains blessés. J'ai vu des blessés dont le dos et les cuisses surtout étaient littéralement tatoués de leurs petits éclats.

La balle du fusil fut de plus en plus supplantée. Ses blessures devinrent relativement rares ; on en vit de moins en moins dans les formations sanitaires et celles qu'on observa étaient produites surtout par les balles de mitrailleuses, identiques, il est vrai, de forme et de qualités balistiques à la première. La mitrailleuse des lignes de tranchées, des saillants, des blockaus, devint une arme terrible et son emploi tendit de plus à s'étendre. Maniée par un seul homme, ne représente-t-elle pas, en effet, la valeur défensive de 13 fantassins ? Qui n'a lu que nos ennemis confiaient des défenses désespérées à des hommes qu'ils enchaînaient à leurs mitrailleuses ? Une mitrailleuse non détruite dans un retranchement par les explosifs pouvait compromettre et a compromis souvent le sort d'une attaque. Nous avons vu qu'à Vauquois la progression de nos troupes fut empêchée surtout par des mitrailleuses installées dans des caves et qui balayaient les assaillants engagés dans la rue principale de ce village.

Tirant à cinquante centimètres au-dessus du sol, la mitrailleuse fauche tout devant elle, multiplie au besoin ses coups sur le même point et les fixe en particulier sur les membres inférieurs et l'abdomen.

Tandis que les éclats des projectiles explosifs en général limitent leur action au but touché, la balle de la mitrailleuse, comme la balle du fusil d'ailleurs, a une puissance perforante toute autre. Ne sait-on pas depuis longtemps qu'elle peut traverser le corps de plusieurs hommes placés l'un derrière l'autre ? Lorsqu'elle prend donc d'affilée des colonnes d'infanterie se ruant à l'attaque, ses effets ne sont plus seulement proportionnels au nombre des balles tirées, mais multipliés surtout par le nombre de corps traversés. Bien plus sa puissance nocive, destructive des tissus, s'accroît dans ces atteintes rapidement successives. J'ai montré que les blessures de la balle augmentaient en général de dimensions avec sa progression. De diamètres plus ou moins faibles sur le premier homme traversé, les blessures sont déjà plus grandes sur le deuxième homme, et peuvent être énormes sur le troisième et le quatrième. C'est que la masse du projectile n'agit plus seule ; elle est secondée par les éléments divers (tissus, parcelles de vêtements, etc.) qu'elle rencontre, qu'elle projette et qui constituent autant de nouveaux projectiles ; les déviations sont encore ici à invoquer. La tactique allemande des formations en colonnes denses expose donc plus que la nôtre à une vulnérabilité générale sous l'action de projectiles de toutes sortes ; elle expose aussi plus à l'aggravation spéciale que j'ai eu ici en vue.

Tirée d'ordinaire à courte distance, la balle de la mitrailleuse a déjà tendance à produire des effets dits explosifs en raison de sa grande vitesse. La balle S allemande constituée non plus par un lingot unique comme la nôtre mais par un lingot encapuchonné par une enveloppe susceptible de se séparer et de se subdiviser, cette balle a toutes les qualités requises pour accentuer à ces distances de tir, des effets explosifs.

Les engins de l'artillerie, les balles des mitrailleuses et des fusils n'étaient pas les seuls agents de la défense et de l'attaque dans la guerre des tranchées. Les Allemands faisant retour à des procédés du moyen âge ont repris l'usage des gaz *suffocants, asphyxiants, lacrymatoires, du vitriolage, des jets de flamme*. Après les premières rafales d'artillerie sur les tranchées, l'action se compléta souvent par l'emploi de projectiles répandant des gaz lourds, asphyxiants, qui atteignaient les défenseurs dans leurs abris.

Nos adversaires ont la priorité comme l'odieux de l'emploi de pareils moyens. Pendant longtemps les Alliés ont hésité à répondre du tac au tac. Les comptes rendus officiels témoignent que notre première réserve n'est plus suivie.

La *guerre des mines*, les explosions des obus ont multiplié, avec les enfouissements, les asphyxies et les gros traumatismes cavitaires, les lésions plus ou moins graves (contusions, fractures), observées dans la pratique journalière. Ce cadre si restreint dans les guerres antérieures s'étendit singulièrement. Un chapitre presque nouveau, celui des commotions cérébromédullaires, s'est ouvert et rempli.

Autrefois pour se préserver la tête des projectiles et des débris lancés par eux, les sapeurs du génie étaient munis d'un casque de fer épais et lourd, du *pot en terre*. L'idée a été reprise et dans nos tranchées la tête a été protégée par un casque d'acier réduit presque à sa bombe. Auparavant, le sac servait souvent à la protection de la tête comme à celle de la poitrine ou de l'abdomen.

La substitution de la guerre de tranchées à la guerre de manœuvres a contribué à transformer les modes d'hospitalisation et de traitement des blessés. Elle a facilité *l'hospitalisation sur place* ou *à peu de distance des lignes*. La fréquence et l'apparition rapide de graves complications si étroitement liées à l'abus des projectiles d'artillerie, incitait à le faire. Je rappellerai ici que les postulatas que j'ai formulés dans une Communication faite à l'Académie des Sciences et dont les Généraux en chef des Armées et les Directeurs du Service de santé ont eu connaissance, n'ont pas été étrangers à un changement si important apporté à des traditions et à des principes contraires, trop immuables[1]. Je n'avais jamais cessé d'ailleurs, même pour la guerre de manœuvres, de réclamer dans une large mesure, l'hospitalisation des blessés graves à proximité du front, et dans une Communication Académique de 1912, je proposais également de substituer à l'évacuation massive, excessive, à grande distance, *l'évacuation par échelons*[2].

L'intensité et la continuité des luttes, sans arrêt, sans les accalmies consenties ou tolérées auxquelles les guerres antérieures nous avaient habitués, les rafales incessantes et meurtrières de l'artillerie, la succession si rapprochée des attaques et des contre-attaques apportèrent souvent dans la guerre des tranchées de très sérieuses difficultés au relèvement des blessés et multiplièrent ses dangers. Là encore le fonctionnement des premiers secours a ouvert de belles pages à l'héroïsme de nos médecins et des brancardiers. Dans l'offensive, ces dangers et ces difficultés ne s'atténuèrent guère, contrairement à ce qu'on pouvait supposer, parce que le terrain conquis étant le chemin que suivaient les réserves ou les renforts, l'ennemi y concentra ses feux. Ce terrain fut même plus dangereux que celui sur lequel les deux adversaires étaient aux prises puisque sur ce dernier, l'artillerie se taisait. Si les cheminements d'obstacles en obstacles, les séjours plus ou moins prolongés dans les excavations que creusaient les gros projectiles atténuaient les risques de combattants avisés, les brancardiers, les médecins ne pouvaient

<hr>

1. Ed. DELORME. *Considérations générales sur le traitement des blessures de guerre*. Extrait des *Comptes-rendus de l'Académie des Sciences*, 28 septembre 1914.

2. Ed. DELORME. *Guerre des Balkans*, Bull. Acad. Méd. 1912, o. c.

y recourir au même degré. A y rester, ils n'accomplissaient pas leur œuvre. Les excavations ne servirent qu'à des nids constitués de blessés.

Dans les tranchées, l'étroitesse des fosses, leur occupation par les défenseurs, rendirent long et difficultueux le cheminement des blessés ; les boyaux de communication avec l'arrière qui servaient aussi bien au ravitaillement en hommes, en munitions, qu'aux évacuations, étaient souvent encombrés. Le transport, par la force des choses, devint dès lors pénible, d'autant que la relève des blessés s'effectuait le plus souvent la nuit. A Vauquois, comme nous l'avons vu, l'encombrement de ces boyaux mit obstacle au cheminement des troupes et a grandement troublé leur action. Ceux qui, à l'arrière, se faisaient du fonctionnement du Service de santé à l'avant des conceptions qui concordaient avant tout avec leurs théories, méconnurent ces états de choses, et se troublèrent à l'idée des lenteurs du transport des blessés, faisant injure aux sentiments et aux actes de ceux qui, au prix de leur vie, s'évertuaient, en dépit des obstacles, et sans y parvenir toujours, à assurer un écoulement aussi rapide et régulier que possible.

Pour apprécier, comme il convient, les efforts que les nôtres ont fait pour remplir dignement leur tâche, aussi bien pendant la guerre si effrayante et si meurtrière des tranchées que pendant les batailles de manœuvre, on a une source d'information incomparable. Nulle en effet, n'est plus sûre ni d'appréciation plus haute ; c'est l'*Officiel*. Ses éloges, dans leur sécheresse voulue, dans leur répétition uniformément belle et sans trace d'hyperbole, uniformément glorieuse pour le Service de santé de l'avant, donnent l'impression d'une matière de solidité à toute épreuve, qu'on aurait choisie pour rendre impérissable un monument digne d'un pays. Ses centaines et centaines d'entre-filets formaient déjà un volume en 1916 et ils se continuaient. L'activité, le courage poussés souvent jusqu'à soulever l'admiration du Commandement, de tout un régiment ; le dévouement, l'esprit de sacrifice allant jusqu'au mépris constant de la mort, s'y affirmaient sans cesse. A côté de ceux qui tombaient sur le champ de bataille, et ils étaient nombreux, il y avait aussi, on le sentait là, comme l'a. si bien souligné JANICOT, la foule de ceux qui avaient fait souvent ce qu'il suffisait de faire pour avoir la même destinée, et dont la mort n'avait pas voulu [1]. Honneur à eux à tout jamais. Le magnifique Livre d'or qu'ils ont ouvert rejaillira non seulement sur la Médecine militaire, mais sur le Corps médical tout entier.

Sous la conduite de chefs qui payaient d'exemple, les jeunes générations médicales ont été incomparables au feu et leurs pertes si cruelles n'ont pas ralenti leur élan et leur abnégation. La belle conduite des médecins auxiliaires et des aides-majors des régiments et des groupes de brancardiers est là tout entière écrite avec celle de leurs médecins chefs.

---

1. *A la gloire de la Médecine militaire*. Légion d'honneur, Médaille militaire, citations à l'Ordre de l'Armée. *Bulletin médical*, 25 novembre 1915 et 3 juin 1916.

Que sous l'arrosage continu de la mitraille, ils dirigent leurs hommes la nuit, à la recherche des blessés tombés entre les lignes, qu'ils identifient les morts, qu'ils fassent assurer les inhumations ; que dans une sorte de geste provoquant, ils aillent jusqu'à cueillir des blessés contre la ligne des fils de fer barbelés, qu'ils poussent l'abnégation jusqu'à se dévouer à ramener le corps d'un chef, cher à sa troupe et soigneusement repéré ; sur le terrain sans relâche battu, sur un espace devenu désertique, où tout ombre et tout bruit sollicitent la rafale, la mort les guettait à chaque minute et cependant ils l'ont affrontée.

Dans des nids de blessés non protégés qui sont des trous d'obus et qui ne sauraient être autres, on nous a dit qu'il leur arrivait souvent de panser des blessés soumis, à côté d'eux, à de nouvelles blessures, que parfois, blessés eux-mêmes, ils continuaient leurs soins et ne demandaient d'assistance qu'après avoir terminé leur œuvre et assuré l'évacuation de leurs hommes. Dégagés des trous dans lesquels l'explosion de gros projectiles les avait enfouis, certains continuaient leurs pansements. Dans les excavations de mines à l'atmosphère presque irrespirable, comme dans les tranchées remplies de gaz suffocants, ils ranimaient des asphyxiés. Le rôle des brancardiers, si périlleux, ne peut être assuré d'une façon constante, qu'autant qu'il sont stimulés par l'exemple et l'exemple là ne leur fit pas défaut. Quand ils hésitaient, le médecin se dévouait seul. Plusieurs fois, la citation le rappelle, n'a-t-il pas quitté la tranchée pour ramener le blessé sur son dos ?

Au cours des attaques, ces jeunes médecins ont constitué communément des postes provisoires dans les tranchées bouleversées; ils y ont été parfois surpris, pris, ont été forcés de s'y défendre. Avec de pareils dévouements, ce qui paraît impossible est obtenu.

Dans ses citations officielles, le Commandement rend de fréquents hommages aux qualités de sang-froid, à l'activité, à l'endurance, au courage des médecins-chefs des groupes de brancardiers. Ce sera, pour un médecin, un honneur à nul autre pareil d'avoir, dans cette guerre, dirigé un groupe de brancardiers.

Les postes de secours mettent à la même épreuve le dévouement de ces médecins auxiliaires, aides-majors et celui de leurs chefs, les médecins-majors. Leurs postes principaux sont très souvent établis très près de la ligne et ne peuvent être protégés.

Dans les villages pris maisons par maisons, celle où s'est établi le poste de secours est bombardée comme les autres; un mur lui servant d'abri s'effondre. Le moral du médecin-major se communique alors à des blessés que l'ardeur de la lutte n'enivre plus et que le traumatisme cloue inertes et souvent inquiets, parce qu'il leur semble être complètement à la merci de tout ce qui peut les atteindre. Il faut les dégager au milieu de débris ; l'obus a rendu l'air irrespirable, il a parfois mis le feu au réduit ; il faut en chercher un autre, faire à quelques dizaines de mètres une première évacuation difficile et des plus périlleuses, car cet obus dont la chute a imposé l'évacuation n'est pas seul; il est suivi de l'explosion de nouveaux et semblables engins sur le même point et le bombardement recommencera peut-être sur le nouveau poste. Tel médecin-major, pendant quinze jours, maintiendra son poste de secours auprès du régiment dans un de ces villages bombardés et il devra le déplacer souvent parce qu'il sera incendié. Tout cela, l'*Officiel* nous le dit, nous le redit; c'est son texte que je recopie. Il fait ressortir sans cesse tout ce qu'il faut d'énergie et de grand sang-froid pour dominer de telles situations. Quand à l'arrière on reçoit un blessé, on ne peut se rendre compte de ce qui se mêle souvent de très dramatique à l'application d'un premier pansement, à la coaptation d'une fracture. Dans le lieu où le médecin-major les a assurés, souvent des projectiles sont tombés et ont fait de nouvelles victimes. Des obstacles extraordinaires, insurmontables, se sont donc souvent opposés à des premiers soins réguliers et puis que de difficultés ensuite ne se sont pas présentées au cours de l'exode[1]. L'exode du blessé de la rue est bien autrement simple et l'antisepsie ou l'asepsie bien faciles à appliquer quand on n'a à songer qu'à elles.

A la fin de l'hiver 1914 et dans les premiers mois de 1915 des congélations ont été fréquemment observées dans les tranchées. Elles ont donné, surtout à l'arrière, lieu à de nombreux travaux que j'apprécierai. Leur pathogénie a fait l'objet d'intéressantes recherches. C'est elle qui pouvait donner les aperçus les plus utiles pour sa prophylaxie.

Une constatation mérite d'être relevée. C'est l'excessive rareté des blessures à l'arme blanche observées dans les formations sanitaires, malgré la très grande part que nos *Communiqués* et les *Rapports officiels* font aux combats à la baïonnette. Insuffisance de la riposte, gravité extrême, quelle en est la raison, je ne saurais en décider? Toujours est-il que le médecin-major Bonnette nous dit qu'après dix mois de fonctionnement sur le front, son ambulance divisionnaire n'a pas reçu un seul cas de plaie par baïonnette, et que je n'en ai pas observé plus de trois ou quatre sur une centaine de mille blessés que j'ai vus pendant les dix-huit mois qu'ont duré mes inspections générales.

Les grandes luttes sur le front, telles que la bataille de l'Artois, la bataille de Champagne, la bataille de Verdun ont causé des pertes considérables que

---

1. Les opérations, dit l'*Officiel*, « étaient, à un moment donné, devenues terriblement dures. Suivant l'expression de l'un de leurs chefs les soldats étaient des blocs de boue. Des hommes engagés dans des boyaux auprès d'Ypres étaient à peu près incapables d'en sortir et s'enlisaient petit à petit jusqu'au moment où il fallait plusieurs hommes pour les dégager » (24 décembre au 4 janvier).
Dans la région d'Arras, il y a, dit l'*Officiel* du 7 janvier « 1 m, 30 de profondeur d'eau dans certaines tranchées et au bois de Berthonval entre Arras et Carency, nous sommes forcés d'évacuer, sans être attaqués, des boyaux où les hommes sont enlisés jusqu'aux épaules ». Les Flandres étaient un lac et les Vosges avaient trois pieds de neige.

pour des raisons diverses il est impossible, surtout pour nous, à l'heure actuelle, de préciser. Dans les combats entre Meuse et Moselle, de février à avril 1915 les Allemands ont perdu 30.000 hommes. La bataille de Champagne, dans son ensemble, a coûté, dit-on, aux Allemands 150.000 hommes soit 40 à 50 p. 100 des effectifs engagés [1].

Nos pertes ont été cruelles, au dire des rapports officiels, à Verdun où l'ennemi dans des offensives folles, faites sans souci de la fonte de ses effectifs, a vu près de 500.000 de ses combattants hors de combat. Sans doute un très grand nombre de blessés est récupérable, la saignée n'en est pas moins extraordinaire et telle qu'on ne lui trouverait pas d'analogies dans les guerres antérieures. Des batailles localisées, qui se perdent aujourd'hui dans l'ensemble des opérations, marquent par la proportion des morts et des blessés autant que des batailles qui ont autrefois décidé du sort des nations. A Neufchapelle, les Anglais ont eu 10.000 *tués*, les Allemands 15.000 et c'est un épisode. Il ne peut en être autrement étant donnés l'âpreté de la lutte, l'abus des projectiles d'artillerie, la tactique allemande de l'attaque et de la contre-attaque sans cesse renouvelées en colonnes denses.

Tel est le tableau très sommaire des principaux enseignements médico-chirurgicaux auxquels jusqu'ici a donné lieu la guerre de tranchées, mais j'aurai occasion d'y revenir et de le compléter.

Batailles sous Verdun.

D'après les prévisions et les prétentions de nos ennemis, elles devaient, après le bombardement, la destruction partielle et l'évacuation de la ville, durer cinq jours; elles se sont prolongées sans interruption de longs mois et quand finiront-elles? Pendant la période que j'envisage, l'ennemi y a épuisé ses forces, il s'y est vainement acharné ; Verdun était pour lui l'enjeu de la lutte sur le front occidental ; il devait être l'événement suivant le mot consacré. Il lui a coûté 500.000 hommes et il n'a pas été pris.

Il n'est personne qui depuis le 21 février 1916 n'ait suivi jour par jour les péripéties de la défense de cette place, sans exemple dans l'histoire. Tout a été dit sur elle et il n'entre ni dans mon rôle, ni dans mes moyens de parler comme il convient du courage indomptable, de la ténacité inlassable, de l'abnégation et de l'héroïsme des troupes qui l'ont gardée à la France.

Comme procédés de tactique, ça a été le grandiose, le colossal d'un genre bien connu, tant de fois éprouvé, brutalement, mécaniquement terrible : le bombardement continu, souvent exacerbé, avec les plus gros engins de l'artillerie, le déluge de projectiles, la destruction chaotique de tous

---

1. J. REINACH. *La guerre sur le front occidental*, o. c. p. 819.

obstacles, l'énervement, l'ébranlement momentané des hommes au bruit étourdissant de ce fracas, au souffle des gros obus qui parfois les soulèvent et les projettent paralysés, puis l'apathique abandon de soi avec les longues attentes sous ce feu effrayant, dans des obstacles précaires, souvent sans ravitaillement, parce que dans le champ battu, désertique, rien ne peut paraître ou bouger sans être détruit. Les communiqués disaient un jour que la trombe destructive était au paroxisme et le lendemain elle augmentait encore d'intensité.

Après ces terribles préparations c'étaient, surtout, avant les épouvantables désastres subis par l'ennemi, les attaques furibondes en masses énormes, en vagues successives, cibles marquées, uniques pour les rafales de nos obus, des balles de mitrailleuses, les feux de salve du fusil. Nos contre-attaques, tout précédées qu'elles étaient des tirs prolongés de l'artillerie et malgré l'impétuosité d'une lutte fréquente et irrésistible à l'arme blanche et le souci de l'atteinte du but avec le minimum de pertes en entraînèrent néanmoins de cruelles. Que la défense ou les attaques se localisent à Douaumont, à Vaux, à Thiaumont, au Mort-Homme, etc., c'était toujours sur le même mode qu'elles étaient poussées. Dans les périodes de calme relatif, c'étaient les prises d'éléments de tranchées, les tirs d'entretien.

Comme le remarque le lieutenant-colonel ROUSSET, par sa durée, par l'énormité des projectiles qui des deux côtés, ont bouleversé sans discontinuer le terrain, par les retranchements perfectionnés, par tout le matériel employé, la lutte sous Verdun a été la plus formidable « guerre de siège que l'on ait vue ». Et pourtant, jamais rencontre en rase campagne n'a dépassé la fureur de ces corps à corps où là deux armées fonçaient l'une sur l'autre, baïonnettes en avant, sans souci de la mitraille adverse, pour se disputer pied à pied quelques pouces de terrain (ROUSSET).

Ici encore, comme sur le reste du front, pendant cette guerre de tranchées, le balayage incessant du terrain, sans ces arrêts que les adversaires se sont jusqu'ici toujours accordés pour soigner leurs blessés et enterrer leurs morts, ce balayage a rendu particulièrement difficile et périlleux le relèvement des blessés. Les abris de fortune, les trous d'obus que, par leur réunion, ceux-ci transformaient en nids et vers lesquels ils se traînaient, étaient souvent inabordables pendant de longues heures du jour et les brancardiers, et les médecins, n'ont payé que trop souvent de leur vie les tentatives qu'ils ont fait pour leur prêter secours. La relève du champ de bataille, fut la grosse œuvre, l'œuvre méritoire et terrible. Une centaine de médecins, au prix de leur vie, en avaient marqué déjà les dangers, de février en août 1916.

Des traumatismes de projectiles d'artillerie reçus à des intervalles d'éclatement aussi rapprochés, souvent multipliés, les blessures par balles lancées à courte distance comportèrent un caractère de gravité immédiat et un pronostic définitif sur lesquels il n'est pas besoin d'insister.

Sous Verdun, on fit un fréquent usage des gaz asphyxiants et lacrymogènes.

Depuis la bataille de la Marne, mais surtout depuis la guerre des tranchées, l'action chirurgicale primitive, antérieurement réservée à l'arrière, s'est concentrée à l'avant. A Verdun, d'heureuses dispositions en ont fait porter tout le poids à des formations très actives, dès les premiers bombardements. Ce ne fut pas, sans doute, le secours sur le champ de bataille, conception irréalisable, mais le secours très proche et il a été d'autant plus précieux qu'il s'offrait dans des conditions de confort excellentes, d'activité et de compétence techniques incomparables. Ceux qui depuis le début de cette lutte terrible, le long des nuits surtout, parce que c'est durant les nuits que se faisaient les transports, ont assuré les soins particulièrement longs et délicats de tant de blessés graves ont fait preuve d'une endurance, d'un dévouement inlassables des plus dignes d'éloges, qui leur créent des titres à la reconnaissance du pays, de l'armée et du Service de santé qu'ils ont honoré. Les transports et les répartitions furent abrégés, facilités, dans toute la la limite du possible et les installations, du fait d'une stabilité relative, ont pu emprunter aux services hospitaliers partie des facilités et de la sécurité que donne, pour l'accomplissement et les succès des tâches opératoires, un matériel instrumental nombreux, renouvelé pour chaque opération et que complète un matériel de pansement irréprochable.

Les batailles sous Verdun, en 1916 ont ménagé à la chirurgie de guerre des chapitres nourris, riches de faits des plus précieux.

Bataille de la Somme.

Commencée le 1ᵉʳ juillet 1915, la bataille de la Somme a, une fois de plus, mêlé dans une belle confraternité d'armes, les contingents anglais et les troupes françaises. Dès le début elle affirma l'adoption d'une tactique nouvelle qui consistait à ruiner d'une façon plus complète encore qu'on ne l'avait fait jusqu'alors, les défenses de l'adversaire par une préparation d'artillerie continue et particulièrement intensive et à épargner les hommes. L'action de l'infanterie en vue de la prise d'un village ou d'une position ne devait plus se déclancher qu'après que toutes les tranchées, tous les obstacles de la défense, tous les abris les plus profonds des villages seraient détruits. A telle artillerie était dévolue la tâche de détruire les fils de fer, à telle autre les tranchées, à celle-ci d'assurer la ruine des constructions des villages et de leurs caves, à celle-là de battre les points de passage et de rassemblement. Les avions de bataille prenaient part à la lutte et renseignaient sur les résultats obtenus.

De leur côté, les Allemands restaient sur la Somme comme sur le reste du front fidèles à leur tactique habituelle d'attaques et de contre-attaques en rangs serrés qui entraîne la perte de plus de 50 p. 100 des effectifs engagés.

Le commandant de la 2ᵉ armée allemande reconnaissant « la supériorité momentanée de l'artillerie et de l'infanterie française » avait d'ailleurs imposé à ses officiers d'attacher encore moins d'importance que d'ordinaire aux pertes. « Il faut, avait-il dit dans son Ordre du jour du 3 juillet, que l'ennemi se creuse un chemin à travers un monceau de cadavres ». Ses exigences se sont réalisées. Pendant les quinze premiers jours de juillet chaque jour l'effectif d'une division nouvelle nous était opposé ; la répétition et la violence des contre-attaques sur notre front commandait un renouvellement très important, incessant de leurs troupes.

Alors que solidement accrochés à Verdun, les Allemands continuaient à s'y livrer à des assauts, nos troupes avançaient sur Péronne pendant que nos alliés les Anglais se portaient dans la direction de Bapaume.

Sur un front formidablement et depuis longtemps bien préparé pour la défense, notre progression s'effectua par bonds successifs après des rafales d'artillerie fantastiques sur une étendue limitée à 16 kilomètres. Les quinze premiers jours de juillet furent, nuit et jour, marqués par une lutte incessante. Au début les blessures furent peu nombreuses mais la ténacité de l'ennemi, la répétition et la furie de contre-attaques amenant souvent des corps à corps, l'usage incessant de la mitrailleuse à courte distance ne manquèrent pas d'accentuer bientôt et le nombre et la haute gravité des blessures. A Pozières que durent prendre les Anglais, les caves étaient toutes garnies de mitrailleuses.

En août 1916, les luttes se continuaient sur la totalité du front avec des alternatives et des intensités diverses, mais elles atteignaient leur plus haut degré d'intensité à Verdun et sur la Somme. Partout elles présentaient le même caractère. L'effort intensif, meurtrier, se localisait sur un front peu étendu, sous un feu d'artillerie qui devenait chaque jour de plus en plus intense. Sous l'arrosage incessant du champ de bataille et de ses abords, la relève des blessés présentait les mêmes grandes difficultés, la fréquence des corps à corps, les tirs d'artillerie, l'emploi de plus en plus fréquent des grenades, de la mitrailleuse, à des distances rapprochées, avait pour résultat non seulement d'accentuer les pertes mais d'aggraver le pronostic des blessures. La vue de nombreux blessés légers ne pouvait faire oublier l'extrême gravité de beaucoup d'autres traumatismes, qui ne réclamaient plus les mêmes soins.

CHAPITRE II

DE LA DOCUMENTATION CHIRURGICALE

Ses sources, ses caractères, sa valeur [1].

La guerre actuelle a donné naissance à une somme incomparable, extraordinaire de travaux de chirurgie de guerre, et celle fournie pendant la période que j'envisage, pour très abondante qu'elle fut n'était qu'une partie de la moisson, non seulement parce que l'épreuve se continuait, mais parce que le dur labeur journalier qui fixait l'activité de tant des nôtres ne leur avait pas laissé encore le loisir et la liberté de·pensée nécessaires pour mettre au point leurs observations et leurs recherches.

Il y avait lieu de s'attendre à semblable récolte. La proportion des traumatisés dépassait celle de toutes les guerres antérieures et même toutes les prévisions ; l'observation s'offrait non plus à un nombre limité de médecins et de chirurgiens, mais aux trois quarts des médecins et des chirurgiens de la France, à la pléiade de ses éléments d'avenir, comme à ses autorités muries par l'expérience et, chez les uns comme chez les autres, une haute compréhension du patriotisme stimulait l'ardeur des savants. D'un autre côté, la stabilité presque constante des fronts au cours de ces deux années, la solide, parfois la luxueuse installation des formations de l'arrière, les apports réguliers succédant aux poussées excessives du début constituaient autant de conditions favorables à l'étude patiente des faits et au contrôle des méthodes.

L'accueil réservé aux études de chirurgie de guerre par nos Sociétés savantes, l'initiative prise spontanément par les Journaux médicaux de leur réserver la presque totalité de leurs colonnes, la constitution des Sociétés médico-chirurgicales d'armées, véritables filles de la Société de médecine militaire française, l'institution, aux armées, de conférences présidées par les hauts chefs du Service de santé, tout cela était bien fait pour stimuler le zèle des chercheurs et faciliter l'apparition de travaux scientifiques.

Quelle qu'en soit la provenance, ceux-ci s'affirment, en général, par un

1. Ce chapitre a paru en partie dans le *Progrès médical* n° du 20 décembre 1916. Il a été repris et très complété ici.

réel mérite. Ils reflètent les qualités de notre race, la clarté, la conscience, la critique avisée et l'originalité ; la plupart a subi un rigoureux contrôle ; beaucoup fournis par des personnalités antérieurement spécialisées, appartenant à toutes les branches de la médecine, ont porté sur des points reconnus obscurs ou d'interprétation délicate que leur haute expérience leur a permis de solutionner.

Le caractère des recherches comme des publications a été influencé tout naturellement par les PHASES qu'ont subies les traumatismes.

1° Au début, après les premières batailles, après la période des soins élémentaires, des évacuations massives et distantes, l'apparition des graves complications força de concentrer l'attention sur les *pansements des plaies*, sur les avantages respectifs de l'antisepsie et de l'asepsie, sur les *évacuations* et le *fonctionnement du Service de santé* de l'avant, puis sur les *suppurations*, les *hémorragies* secondaires, les *anévrysmes*, le *tétanos*, la *gangrène gazeuse*, enfin sur le *débridement*. C'est l'ère d'éclosion de travaux nombreux. Quelques-uns, très originaux, marqueront lumineusement dans l'histoire de ces complications.

2° Après quelques mois de traitement des blessés à l'arrière, on est frappé par la fréquence des paralysies consécutives aux blessures des membres qui se comptent par milliers. Elles étonnent et fixent passionnément l'intérêt des chirurgiens et des neurologistes. L'étude des blessures des nerfs par les projectiles, jusque-là à peine ébauchée, devient dominante ; elle va fournir l'une des contributions les plus originales et les plus belles de l'effort scientifique au cours de cette guerre. Les publications sont incessantes ; aux faits succèdent les faits, puis avec des pratiques diverses plus généralisées, confiées aux mêmes mains, s'affirment quelques conclusions d'ensemble, mais comme les résultats des méthodes de traitement ne peuvent se montrer aussi rapides ni aussi convaincants que ceux réservés aux autres complications, telles l'hémorragie, la gangrène, le tétanos, l'observation se poursuit ; les travaux comme les discussions s'espacent et se prolongent. La constitution des Centres de neurologie et d'électrothérapie amène la spécialisation de l'étude des lésions et des troubles nerveux, sans parvenir encore à en faire disparaître jusqu'ici toutes les difficultés et les incertitudes. Puisse, à bref délai, l'avenir les solutionner. Quoi qu'il en soit, des précisions, des éclaircissements importants ont été déjà fournis et une légion de chercheurs désignés par leurs travaux antérieurs suit un sillon plein de promesses.

Grâce à la stabilité des fronts, à la proportion moins accaparante des blessés, aux progrès accomplis dans l'installation de certaines formations de l'avant et à une sécurité relative, sont remises à l'étude certaines questions, en première ligne celles du traitement des plaies de l'*abdomen* et des *fractures*. On ne saurait sans s'exposer à l'erreur oublier un instant, en consultant les travaux auxquelles elles donnent lieu que c'est de l'avant qui agit et t qui seul peut bien préciser les conditions de l'épreuve, que doit partir le jugement pour le traitement des blessures de l'abdomen.

Les phases des traumatismes cérébraux, mieux étudiées à l'avant pour les raisons que je viens de rappeler, ont fait naître de nouvelles visions. Leurs troubles consécutifs préoccupent les neuropathologistes comme l'avaient fait leur symptomatologie.

Le traitement des *plaies articulaires* subit aussi de profondes transformations.

3° Avec l'automne et l'hiver de 1914, apparaissent les *gelures;* de la bataille des Flandres, date l'emploi des *gaz asphyxiants et lacrymogènes.* La recherche et l'*extraction des corps étrangers,* d'abord et surtout réservées à l'arrière, puis confiées à l'avant, ont été le point de départ de travaux en nombre considérable qui remplissent des volumes. La précision de la recherche incite à les poursuivre dans tous les points du corps.

4° A mesure que les guérisons des plaies se multiplient, les *traitements consécutifs* prennent à l'arrière une importance extrême. On est émotionné par le nombre prodigieux des membres enraidis, des *ankylosés.* C'est alors que la chirurgie sent la responsabilité de ses inexcusables dédains pour des traitements longs et à tous points de vue moins brillants que ceux des affections abdominales qui accaparaient trop exclusivement son enseignement et sa pratique. Mon cri d'alarme de 1912 n'était que trop justifié. Elle ne veut pas encore admettre toute la part qui revient, dans ces tares, à des appareils qui, sans doute, simplifient sa tâche primitive mais compromettent la tâche consécutive. Quoiqu'il en soit, les résultats sont là ; ils ne sont que trop souvent regrettables. On sent l'impérieuse nécessité de diminuer rapidement le nombre et le degré des incapacités, d'atténuer les charges de l'Etat, de récupérer des hommes indispensables à une défense qui se prolonge. La mécanothérapie connaît ses plus beaux jours ; elle fournit à jet continu appareils et écrits. Elle ne se montre que palliative. Elle ne réalise pas les trop beaux espoirs qu'elle avait fait entrevoir.

La persistance des *ostéites* dans les fractures a fait reprendre des excisions primitives qu'on croyait condamnées. Les *ostéotrophies,* les *cicatrices,* les *rétractions musculaires,* les *sections tendineuses,* les *résections* sont l'objet d'intéressants et nombreux travaux.

La proportion malheureusement élevée des *amputations,* les unes imposées par des traumatismes des plus sévères, d'autres par des complications consécutives insuffisamment prévenues, ont forcé les chirurgiens à s'intéresser à une *prothèse* qui, de temps immémorial, avait été trop abandonnée à des exécutants, même pour la recherche des principes. Notre originalité a trouvé là matière à s'affirmer.

Il ne fallait pas songer à recueillir les amputés, les grands mutilés, les aveugles dans l'asile que Louis XIV leur avait ménagé. N'eût-il pas été désaffecté, cet asile, qu'il eût été insuffisant et puis, destiné à des mutilés célibataires appartenant à des armées de métier, il n'était plus acceptable pour ceux si nombreux d'une armée nationale qu'il y avait un intérêt capital à récupérer. La *rééducation des mutilés* s'est présentée dès lors sous forme d'un haut progrès social d'autant plus pressant à accomplir qu'il devenait évident que la rémunération de l'Etat ne pouvait compenser suffisamment les déficits fonctionnels. Le *choix d'appareils* permettant de reprendre l'ancien travail, l'éducation du membre sain, l'apprentissage de nouveaux métiers, etc., ont été l'objet de sollicitudes avisées. Jamais à la suite des guerres antérieures, la solidarité qui lie les infortunés à ceux que la fortune a favorisés ne s'est appliquée à la poursuite de ce beau but philanthropique, avec l'acuité et la constance qu'elle a mise à le faire dans la guerre actuelle, et là, médecins, chirurgiens et philanthropes, se sont associés dans leur action comme par leurs écrits.

Enfin l'*organisation sanitaire à l'avant* comme à l'*arrière*, a subi, tant dans la répartition du personnel, dans ses groupements, que dans l'emplacement des ambulances, la transformation du matériel de certaines d'entre elles, l'emploi chaque jour plus étendu des voitures automobiles pour le transport, etc., cette organisation a subi des transformations qui, avant d'être adoptées ont fourni matière à de nombreux travaux, à de sages propositions, comme à des polémiques trop passionnées.

Tels sont les principaux jalonnements de la route que j'ai à parcourir, mais, en fait, il n'est aucune des questions de chirurgie de guerre qui n'ait à m'arrêter peu ou prou, car toutes ont alors été agitées ou étudiées à nouveau et j'ai à donner à chaque promoteur ou rénovateur la part du mérite qui lui revient.

Dans l'énoncé que je vais faire ici des travaux extraordinairement multipliés dont j'ai dit l'énorme volume, il serait plus simple de s'arrêter à un groupement par catégories, mais en le faisant, ne ressortirait pas assez la part d'initiative et d'influence que chacune de nos Sociétés savantes, que chaque organe de la Presse Médicale ont eues dans un si remarquable effort, aussi classerai-je la documentation par lieu d'origine, le groupement par matières s'imposait ultérieurement dans chaque chapitre.

Cette documentation pour la période 1914-1916 est fournie :

1° Par les *livres* ou *mémoires* parus en librairie de août 1914 à août 1916 ; 2° par les *travaux*, communications, discussions des Sociétés savantes ; 3° par les *thèses ;* 4° par les *articles* de la *Presse médicale* et de la *Presse* en général ; 5° par le *Musée du Val-de-Grâce.*

Parmi les Sociétés savantes, l'*Académie des Sciences*, l'*Académie de Médecine* ont été les premières à accueillir des communications chirurgicales importantes.

La *Société nationale de chirurgie* a été l'aboutissant naturel du plus grand nombre avec les *Sociétés médico-chirurgicales d'armées*. Les journaux médicaux ont donné les comptes rendus des très intéressantes séances de ces dernières.

La *Société des chirurgiens de Paris* a interrompu quelque temps ses séances, comme la plupart des *Sociétés médico-chirurgicales de Province*. A peu près seule, au bruit des obus, a continué à fonctionner la *Société de médecine de Nancy ;* assez nombreuses sont les communications réunies par la première et la dernière.

A la *Société de Neurologie*, à la *Société médicale de Hôpitaux*, à la *Société de Biologie*, nous devons des documents nombreux et précieux.

Différents dans l'ensemble et quant à leur caractère, sont souvent les travaux communiqués à chacune de nos grandes Sociétés savantes.

A l'*Académie des Sciences* aboutissent surtout ceux des chercheurs qui ont réclamé les précisions des sciences exactes.

A l'*Académie de Médecine*, l'apport est surtout fourni par les chirurgiens de l'arrière ; il porte cependant sur tous les sujets.

La *Société de Chirurgie* se distingue par ses discussions sur des questions litigeuses, particulièrement sur celles relevant de la chirurgie de l'avant.

La *Société des chirurgiens de Paris* s'attache à des sujets variés.

Les *Sociétés médico-chirurgicales d'armées* concentrent d'abord toute leur attention sur la chirurgie de première ligne ; avec la stabilité des fronts, les études tendent cependant à être moins spécialisées.

La *Société de Neurologie* ne reste pas confinée aux questions relevant du diagnostic et du traitement médical des lésions nerveuses ; elle discute souvent les indications, les techniques, les résultats chirurgicaux.

La *Société médicale de hôpitaux* établit un lien d'union dans les études qui touchent à la fois à la médecine et à la chirurgie, enfin la *Société de biologie* réunit de remarquables travaux de bactériologie et d'histologie. Et voilà que manque là, pour compléter le cycle, la Société anatomique, qu'on regrette une action trop limitée de la Société de thérapeutique, et surtout celle des Centres scientifiques provinciaux qui ont le devoir de tirer, des richesses des formations sanitaires de leur région, tous les enseignements qu'ils comportent. Qu'ils se hâtent, disais-je à la fin de 1916, il y a déjà eu trop de temps, trop de matériaux perdus. L'exemple de Nancy, journellement bombardé, n'est-il pas là ?

Aux premiers rangs des sources d'informations fournies par les grands périodiques médicaux figurent, les *Archives de Médecine et de Pharmacie militaires*, le *Lyon Chirurgical*, le *Paris Médical*, puis la *Revue de Chirurgie*, le *Paris Chirurgical*.

Dès le début de la guerre, la *Presse médicale* en ouvrant toutes grandes ses longues colonnes à la chirurgie de guerre nous a constitué une mine des plus riches, unique ; le *Journal de Médecine et de Chirurgie pratiques* a résumé les communications et mémoires au fur et à mesure de leur apparition. Quand successivement les autres périodiques médicaux ont repris leur publication, le *Caducée*, le *Progrès Médical*, le *Journal des Praticiens*, le *Bulletin Médical* ont donné une place importante aux travaux de chirurgie de guerre.

En province, le *Journal de médecine de Bordeaux* a marché sur leurs traces. La plupart des journaux médicaux de province ont cessé leur publication.

Comme périodiques spéciaux, j'ai consulté : le *Journal d'électricité*, modèle de publication médicale française, les *Annales d'oculistique*, le *Journal d'oto-rhino-laryngologie*, le *Journal l'Odontologie*.

Assez nombreuses étaient déjà en 1915-1916 les *Thèses* des *Facultés de Paris*, de *Lyon*, de *Nancy*, de *Bordeaux*, de *Montpellier*, de *Toulouse*. La longueur de cette guerre, la grande expérience qu'elle laisse à tant de jeunes médecins, ménageait à la chirurgie traumatique non plus des écrits probatoires, mais des monographies vécues, personnelles, semblables à celles que les guerres de la République, de l'Empire et de 1870-71 nous ont fournies.

Toutes les *publications périodiques*, en particulier celles si remarquables et si intéressantes de la Maison HACHETTE et Cⁱᵉ, ont donné sur nos formations sanitaires, nos organisations, nos fonctionnements, des articles documentés, parfois inspirés en haut lieu. Les grands *quotidiens* ont tantôt rendu hommage à l'effort, tantôt comme l'*Echo de Paris*, l'*Homme libre*, l'*OEuvre*, ils n'ont point ménagé le blâme. Il y a là des enseignements à retenir.

L'*Officiel* a donné le volumineux Rapport de M. Joseph REINACH présenté à la Chambre des Députés au nom de la Commission supérieure consultative du Service de santé. Il était dévancé par bien des travaux antérieurs méconnus.

Enfin le *Musée du Val-de-Grâce*, réorganisé au cours de l'année 1916, sur l'initiative de M. le Sous-secrétaire d'Etat à la guerre, M. Justin GODART, et sous la direction de M. le médecin principal de 1ʳᵉ classe JACOB, professeur du Val-de-Grâce est, par ses collections de traumatismes osseux, de lésions de toutes les régions du corps, de modelages, de dessins, de radiographies, par l'ensemble de toute la *documentation technique et administrative* de cette guerre, un centre de richesses scientifiques incomparables dont la diffusion ne peut que faire ressortir l'immensité de la tâche et celle du labeur nécessité pour l'accomplir. Lorsqu'on contemple de haut l'une et l'autre, on est saisi d'admiration en voyant les résultats réalisés au cours des situations les plus dramatiques que le monde ait jamais connues.

I. — DES OUVRAGES DE CHIRURGIE DE GUERRE

Au commencement de 1914, alors que la guerre menaçait, un important ouvrage de Chirurgie de guerre était en préparation à la librairie MASSON. Sous ma direction, MM. les professeurs de l'Ecole d'Application de la Médecine militaire (Val-de-Grâce), MM. FERRATON, JACOB, SIEUR, TOUBERT, MM. les professeurs agrégés, CAHIER, BILLET, REVERCHON, ROUVILLOIS, TANTON, VENNIN se mettaient à l'œuvre et l'impression commençait. La guerre l'arrêta.

Les Cadres complémentaires de la Médecine militaire manquaient d'un guide ; la situation était pressante. En deux mois, faisant appel aux souvenirs d'un long enseignement je publiai, au milieu des plus grandes difficultés, mon *Précis de chirurgie de guerre*. Ses 4.000 exemplaires furent rapidement épuisés. Il fut le *vade mecum* des chirurgiens d'armée au début de cette guerre; il a été traduit en anglais. C'est un résumé pratique, concis, des blessures en général et des blessures des régions en particulier dont les descriptions s'adaptaient aux traumatismes des luttes que le Commandement préparait et escomptait[1]. Il se complétait par mes Communications à l'*Académie des Sciences* : 1° les *Conseils aux chirurgiens* (10 août 1914) ; 2° les *Considérations générales sur le traitement des blessures de guerre* (28 septembre 1914), et par les *Instructions* aux Armées de l'avant de M. le médecin inspecteur général CHAVASSE.

Les *notes cliniques et thérapeutiques de chirurgie de guerre* de M. Maurice CAZIN qui parurent vers le milieu de 1915 réunissaient d'intéressants articles avec observations personnelles sur les fractures du crâne, de l'humérus, du fémur, les plaies articulaires et le pansement des plaies par les méthodes de DANYSZ, de LECLAINCHE et VALLÉE[2].

Vers la même époque, sous le nom de *Chirurgie de guerre ; indications générales du traitement des plaies de guerre*, M. le professeur agrégé MARION, s'arrêtait aux indications et moyens de traitement des plaies des parties molles simples et compliquées et aux blessures de chaque région[3].

En 1916, le médecin major de l'armée belge M. WILLEMS, de Gand, faisait paraître, à Paris, son *Manuel de chirurgie de guerre*. C'était l'expression personnelle, claire, pratique, vécue, d'une expérience acquise dans un grand hôpital qui, à 7 kilomètres d'un front immobilisé reçut surtout des blessés

---

1. Ed. DELORME. *Précis de chirurgie de guerre*, Masson et Cie in-8°, compact, 218 pages, Paris septembre 1914. *War Surgery*, translated by, H. DE MERIC, Surgeon to in patients French hospital London, 1915.

2. M. CAZIN. *Notes cliniques et thérapeutiques de chirurgie. de guerre*, in-8°, 95 pages. A. Maloine et fils. Paris 1915.

3. G. MARION. *Chirurgie de guerre, Indications générales du traitement des plaies de guerre*, in-8°, 190 pages, Paris, A. Maloine et fils.

inévacuables. L'auteur s'y montrait impressionné avant tout par ce qu'il avait observé, c'est-à-dire par des plaies des plus sévères[1].

Vers la fin de la période que j'envisage, paraissait un ouvrage dont les *Conférences aux armées* instituées par les médecins inspecteurs d'armée avait favorisé l'éclosion : la *Pratique de la chirurgie de guerre aux armées*, publiée sous la direction du Dr Foizy auquel on devait déjà des articles de bibliographie raisonnée et expliquée de chirurgie de guerre. Les deux fascicules de 1916 traitaient des plaies des parties molles, de leurs complications, des lésions osseuses et articulaires, des blessures des régions. Remarquablement écrits et basés sur une expérience bien contrôlée, ils faisaient le plus grand honneur à leurs auteurs[2].

La librairie MASSON commençait la publication de volumes de chirurgie de guerre ouvrant une collection des plus remarquables qu'aucune guerre n'a fournie. Paraissaient les *Formes anormales du tétanos* de M. COURTOIS-SUFFIT, le *Traitement des fractures*, (T. I), de M. LERICHE ; étaient annoncées : les *Blessures de l'abdomen* de M. ABADIE, d'Oran, le *Traitement des plaies infectées* de MM. CARREL et DEHELLY. les *Blessures des vaisseaux* de M. SENCERT, les *Lésions des nerfs* (2 vol.) de M° A. BENISTY: les *Blessures du cerveau* de M. CHATELIN et celles *du crâne* de M. DE MARTEL, la *Localisation des projectiles* de M. OMBREDANNE, les *Séquelles ostéo-articulaires* de M. A. BROCA, la *Prothèse* des membres de MM. A. BROCA et DUCROQUET et les *Psychonévroses de guerre* de M. ROUSSY[3].

La *Chirurgie d'ambulance* de M. LAPOINTE, précis pratique, était consacrée à l'infection des plaies de guerre et au traitement des plaies des régions[4]. S'annonçaient les *Revues générales de pathologie de guerre* publiées sous la direction de M. WEILL, médecin des hôpitaux[5].

Tels étaient les travaux quelque peu compacts, généraux, ou spéciaux, auxquels les deux premières années de guerre donnaient naissance, mais à côté et après eux prenaient place des ouvrages plus sommaires ou portant sur des sujets plus circonscrits :

C'étaient le *Précis résumé de chirurgie de guerre* de MM. J. et P. FIOLLE ; c'étaient les chapitres de M. GANDY sur la *Thérapeutique de guerre;* les

---

1. Ch. WILLEMS, de Gand. Le *Manuel de chirurgie de guerre*, in-8°, 349 pages avec 84 fig., Paris, A. Maloine et fils, 1916.

2. La *Pratique de la Chirurgie aux Armées*, publiée par M. E. FOISY, avec la collaboration de MM. BOURGEOIS, A. BUGUET, G. DEHELLY, A. DUCOURNEAU, N. FIESSINGER, LANDOLT, R. MERGEVILLE, P. MOIROUD, H. ROGER, G. SEGUINOT, H. VIGNES. Paris, Vigot frères, 1916.

3. *Précis de Médecine et de chirurgie de guerre*. (Collection horizon), 14 volumes, Masson et Cie, 1916.

4. A. LAPOINTE. *Chirurgie d'ambulance, premier traitement des plaies de guerre*. Petit in-8° 107 pages. Maloine et fils.

5. *Revues Générales de Pathologie de guerre*. Grandes questions médicales d'actualité publiées sous la direction de M. WEILL, médecin des Hôpitaux. Paris, Vigot, 1916. (Pied des tranchées, commotion d'obus).

articles lucidement écrits sur la chirurgie de guerre par M. H. Bouquet, dans sa *Thérapeutique médicale et chirurgicale de guerre*, en 1916 ; le *Tétanos en Allemagne* de M. Duterthe, dans lequel ce médecin, ex-prisonnier en Allemagne résumait et ses lectures et ses constatations personnelles ; puis les volumes consciencieusement écrits, riches de retours historiques de M. Guermonprez, de Lille, sur la *gangrène gazeuse ;* le volumineux et chaud plaidoyer de M. Calot, de Berck, en faveur de la généralisation de l'emploi des appareils plâtrés, réunion d'articles publiés dans le *Journal des Praticiens ;* le livre de M. Léo, sur la *chirurgie de guerre*, les articles de M. Brodier, sur les *blessures du crâne*, repris au *Paris Chirurgical* et condensés en un volume : les fascicules de M. Mencière de Reims, sur sa *méthode d'embaumement ;* les fascicules de M. Bouchon, sur l'*organoscopie* dans lesquels ce chirurgien invoque des vues et des pratiques personnelles ; l'opuscule de M. Le Moyne sur les *lésions du genou* [1].

Puis, sur la *physiothérapie*, M. Kouindjy, sur la *radiologie*, MM. Massiot et Biquard, M. Legros, sur l'*électrothérapie de guerre*, M. Aimes et Cazin sur l'*héliothérapie*, M. Privat, sur la *mécanothérapie de guerre*, M. Bittard, sur les *Ecoles des blessés* nous fournissaient des volumes [2].

Si donc en 1914 et au commencement de 1915, rares étaient les ouvrages, leur nombre s'en accroissaient subitement dès le milieu de 1915 et surtout en 1916, au point de constituer un fond de bibliothèque.

Dans celle-ci devront figurer et en première ligne : le *Livre d'or de la Grande famille médicale*, de M. Grollet [3], les fascicules que M. Janicot, a consacrés dans le *Bulletin médical*, à la *Gloire de la Médecine militaire*, et non loin d'eux, dans une place à part, l'opuscule « *Leurs crimes* », du Préfet de Meurthe-et-Moselle, M. Mirman, dont le chapitre, « ils ont achevé des blessés », est à retenir [4].

<hr>

1. J. et P. Fiolle. *Précis-Résumé de chirurgie de guerre.* Petit in-8°, 148 p. Maloine et fils ; Gandy, *Thérapeutique de guerre.* Petit in-8°, 1916. Maloine et fils ; H. Bouquet, La *Thérapeutique médicale et chirurgicale de guerre* en 1916. Petit in-8°, 244 p. Octave Doin ; Duterthe, Le *Tétanos en Allemagne.* Paris 1916 ; Guermonprez, de Lille, *Gangrène gazeuse* 1 fasc. ; *Gangrène gazeuse pendant la guerre* de 1914-1916, 4 vol. de 300 à 400 pages chaque, Paris Rousset, 1916 ; Calot, de Berck, *Orthopédie de guerre.* Maloine, 1916 ; Léo, *Chirurgie de guerre*, Maloine, 1916 ; Brodier, *Chirurgie de guerre. Trépanation.* Maloine et fils 1916 ; Mencière, Extraits de la Réunion de la IIe armée, 4 brochures 1916 ; Bouchon, *Réflexions sur la chirurgie de l'extrême avant* (1 fasc.) ; la *céphaloscopie* (1 fasc.) ; la *Thoracoscopie* (1 fasc.) ; l'*organoscopie abdominale* (1 fasc.), la *segmentoscopie* (1 fasc.) chez l'auteur ; F. Le Moyne (de Brive), *Lésions ostéo-articulaires causées par la pénétration des projectiles à travers le genou*, in-8°, 63 pl., 20 fig. Vigot frères.

2. Massiot et Biquart. La *radiologie de guerre*, Maloine et fils.

Legros. L'*Electrothérapie de guerre*, Maloine et fils.

Privat. La *Mécanothérapie de guerre*, Maloine et fils.

Aimes. L'*Héliothérapie*, Maloine et fils.

Les *Ecoles de blessés*, pensions, prothèse, apprentissage, placement, par A. L. Bittard. Librairie Alcan, petit in-8°, 256 pages.

3. Maloine et fils.

4. *Leurs crimes.* Berger-Levrault.

II. — LES SOCIÉTÉS SAVANTES

L'Académie des Sciences.

Rares furent tout au début de la guerre les Communications faites à l'Académie des Sciences sur la chirurgie de guerre. Dès novembre 1914, elles se multiplient.

Mes deux Communications de 1914 portant sur des sujets généraux, eurent un grand retentissement. M. Dastre a lu à l'Assemblée générale des quatre Académies une étude sur le traitement des plaies.

Mes « *Conseils aux chirurgiens* » donnés le 14 *août* 1914, étaient une synthèse de l'expérience des guerres antérieures et un pressant appel à la chirurgie conservatrice trop méconnue pendant la guerre des Balkans. Je m'arrêtais aux *blessures par les balles*. Sur la proposition de M. le général Bassot et de M. le professeur Laveran, l'Académie en vota l'intégrale impression et sur celle de M. le général Bassot elle émit le vœu qu'ils soient adressés à tous les chefs des formations sanitaires. Le Service de santé accédant à son désir et secondant ses vues, ainsi que la Presse, les répandirent partout.

Quant à la guerre de manœuvres succéda la guerre de position, de tranchées, lorsque les plaies par projectiles d'artillerie d'ordinaire rares, se montrèrent beaucoup plus fréquentes que les blessures par balles, dans une deuxième Communication, sous le titre de *Considérations générales sur le traitement des blessures de guerre*, le 28 *septembre*, 1914 je préconisai pour les plaies contuses, infectées des *projectiles d'artillerie* que les évacuations aggravaient, d'autres pratiques que celles recommandées pour les blessures par balles.

J'affirmai la nécessité d'une antisepsie primitive rigoureuse, *du traitement sur place*, de la *concentration de la chirurgie active à l'avant*, de la *constitution de gros centres de pansement* et je m'arrêtai au traitement des deux complications qui alors préoccupaient le plus chirurgiens : le tétanos, la gangrène gazeuse. MM. Laveran, Landouzy, Roux, moi-même, primes part à une discussion sur le traitement prophylactique du tétanos. Sur la proposition de M. le professeur Laveran, l'Académie des Sciences vota encore l'impression de cette communication qui se répandit et fut adressée en particulier au Commandement et aux chefs du Service de santé de l'armée de l'avant.

L'étude que M. le professeur Dastre a consacrée à l'évolution des plaies est l'exposé le plus complet et le plus lumineux qui ait été fourni sur les procédés de défense de l'organisme. C'est une belle œuvre magistrale.

A classer les travaux divers qui ont pris place dans les *Comptes rendus de l'Académie des sciences*, on constate que les plus nombreux sont relatifs : 1° *à la recherche des corps étrangers métalliques qui compliquent les plaies de guerre ;* 2° *à l'évolution et au traitement général de ces plaies.*

1° La recherche des *corps étrangers métalliques* s'enrichit de nombreuses acquisitions ; des méthodes nouvelles sont créées, des méthodes anciennes perfectionnées, simplifiées :

M. Lippmann attire l'attention sur l'utilité de l'appareil électro-magnétique de Hugues trop oublié; M. Foveau de Courmelles donne des aperçus généraux;

M. Maxime Ménard apporte au compas de Hirtz l'appoint d'une aiguille exploratrice ; les travaux de MM. Vialet et Dauvilliers, de MM. Ledoux-Lebard et Dauvilliers sont à retenir.

MM. Le Maréchal et Morin présentent un repéreur nouveau qui n'impose ni calcul, ni construction géométrique ; MM. Guillot et Stack un nouveau compas.

De la part de M. Rollet, M. Dastre décrit un électro-aimant géant, extracteur : M. Garrigou se préoccupe d'obtenir le relief en radioscopie ; MM. Colardeau et Richard préconisent le stéréoscope pour la lecture des images ; MM. Miramond de la Roquette et Gaston Lemaire corrigent les déviations des images radiographiques.

M. Bergonié, sur le conseil du professeur D'Arsonval, montre le parti qu'on peut tirer de l'électro-vibreur pour l'extraction des corps étrangers magnétiques (29 mars 1915) ; dans une seconde communication, il donne ses résultats. M. Darmezin du Rousset modifie les électro-aimants classiques. M. Guillaume simplifie l'électro-vibreur, M. de La Beaume Pluvinel fait une application des plus heureuses de la balance électro-magnétique de Hugues. Il reporte l'exploration magnétique à l'extrémité digitale du chirurgien.

M. Bergonié indique l'utilité de la lumière rouge au cours des explorations radioscopiques.

2° Sur l'*évolution des plaies de guerre*, leur traitement et leurs complications, les études sont multipliées.

MM. Policard et Phelip montrent les changements survenus dans la flore bactérienne suivant le temps qui sépare le traumatisme de l'examen bactériologique.

Pour eux, l'élément essentiel qui commande la destinée d'une blessure, c'est la présence au niveau de la plaie de débris organiques en voie de désagrégation, de protéolyse.

MM. Henry et Dakin, riches d'expériences sur les antiseptiques, s'arrêtent au liquide qui porte le nom de ce dernier ; M. Danysz cherche à déterminer l'antiseptique le moins nocif (solution de nitrate d'argent) pour les tissus ; M. Cazin et Mlle Krengold partant de ce principe que la flore microbienne des plaies est variable, préconisent des antiseptiques différents pour chaque variété d'infection locale.

M. P. Delbet étudie dans un premier mémoire, l'action *in vitro* des antiseptiques, puis, dans un travail intitulé la *cytophylaxie* il revient, avec M. Karajanopoulo, sur le même sujet et préconise le chlorure de magnésium à 12 p. 100. Enfin, dans un troisième mémoire, il décrit sa méthode de *pyoculture*. M. A. Lumière précise par des expériences l'action discutée de l'hypochlorite de soude sur le pus ; M. Tissot en affirme la valeur pratique.

M. Bassuet indique les effets du sérum de Leclainche et Vallée sur les plaies anciennes. Ce sérum les exciterait et les aiderait à se débarasser de leurs corps étrangers.

M. Wallich propose l'eau bouillie salée comme topique, elle supprimerait la suppuration ; M. Bordas vante l'oxygène ozonisée.

M. Ed. Delorme décrit les procédés opératoires originaux qu'il a employés dans les blessures des nerfs ; dans des notes, il accuse sa préférence pour la recherche transpéritonéale de l'artère iliaque externe ; il s'arrête aux blessures des organes génitaux et cite une opération de restauration des corps caverneux ; il donne un procédé personnel d'autoplastie des tendons fléchisseurs des doigts, applicable aux cas dans lesquels ceux-ci ont subi de grandes pertes de substance.

M. Braussenat décrit l'émouvante et heureuse opération d'extraction d'une balle incluse dans une cavité cardiaque. Sa brillante initiative ouvre une voie nouvelle à la chirurgie cardiaque.

M. Guépin relate l'observation de l'un de ses opérés qui a subi l'ablation de la moitié de l'hémisphère cérébral droit sans qu'il ait eu de déficit fonctionnel accusé.

MM. Weinberg et Séguin signalent leurs recherches sur la gangrène gazeuse.
M. Weinberg propose un sérum ; il attribue les accidents mortels de cette complication à une intoxication par les produits microbiens (cenatoxine).
MM. Sartory et Spillmann apportent leur contribution à l'étude bactériologique de la gangrène gazeuse.
Le traitement du tétanos arrête M. Bazy qui, s'appuyant sur sa statistique, fait ressortir l'utilité du traitement préventif. M. Bazy, puis MM. Bérard et Lumière attirent l'attention sur le tétanos tardif pour la prévention duquel sont conseillées les injections de sérum. MM. Caillaud et Corniglion traitent le tétanos par le rhodium colloïdal.

D'autres communications ou notes ont porté sur des *sujets divers.*

M. Ed. Delorme précise les soins trop oubliées que réclament les moignons des amputés ; il donne des bases pour la prothèse du membre supérieur des manouvriers.
M. Amar qui s'est scientifiquement attaché à l'étude de la prothèse, détermine graphiquement, dans trois notes, le degré de force et d'utilité d'un moignon, réclame l'éducation des amputés, donne des modèles d'appareils pour le membre supérieur.
Avec M. Tuffier, sont décrites les cannes et béquilles soutiens de Schlick, de Nancy, qui remplacent avantageusement les béquilles ordinaires pendant la rééducation des amputés. M. P. Delbet présente un appareil pour amputé de la cuisse. MM. Sanz Santa-Maria et Calonne, un modèle d'appareils extensifs et contre-extensifs ingénieux applicables aux fracturés des membres supérieurs et inférieurs.
M. Lapique apporte au diagnostic des lésions nerveuses un procédé nouveau grâce au chronoximètre qui mesure le temps nécessaire pour reproduire, pour chaque nerf ou muscle, une excitation et M. Cluzet, pour l'examen électrique des membres paralysés, fournit un condensateur qui répond à toutes les nécessités de l'exploration clinique.
M. Marage qui s'attache au traitement de la surdité par la rééducation auditive détermine ce qu'il faut faire et ce qu'il ne faut pas faire aux sourds-muets, aux muets. M. Rangard donne les résultats de 100 cas soumis à la méthode de M. Marage.
M. Bergonié traite les séquelles des blessés par le massage mécanique rythmé au moyen de tampons élastiques qui se gonflent et se dégonflent.

L'Académie de Médecine.

Considérable et de tout premier ordre est la contribution que l'Académie de Médecine a apportée à l'étude de la chirurgie de guerre depuis août 1914 à août 1916.

Les *Communications* de ses membres, les *Lectures* de personnalités étrangères à l'Académie se suivent à jet continu, parfois à raison de quatre à cinq par séance. Les lectures sont exprimées dans des résumés denses, complets, confiés à leurs auteurs.

Au début, on s'arrête aux aperçus généraux, à des vues sommaires d'ensemble : les sujets sont nouveaux, la vision est curieuse et veut atteindre tous les buts.

M. Tuffier, M. Jayle, M. Hartmann nous fournissent d'intéressants tableaux. M. L. Picqué s'arrête à la conservation dans les plaies des membres et les fractures des diaphyses, M. Témoin à la chirurgie de l'arrière.

Le médecin-Inspecteur Général, Directeur du Service de santé aux Armées, M. Chavasse, donne à l'Académie communication de son *Instruction générale* au Service de santé de l'avant. Précise, lumineuse, cette Instruction a trait surtout au traitement des plaies.

En juillet 1915, M. Reynès tracera un tableau de sa pratique chirurgicale à Verdun. Son étude est pleine d'intérêt.

Les Documents les plus nombreux et les plus importants que nous donnent les Bulletins hebdomadaires de l'Académie de Médecine ont trait : 1° au *traitement des plaies* ; 2° au *tétanos* ; 3° aux *blessures des nerfs* ; 4° aux *accidents consécutifs aux blessures du crâne*, aux *troubles commotionnels* ; 5° aux *blessures de la moelle* ; 6° à celles de la *face* ; 7° aux *résultats définitifs des blessures* ; 8° à la *recherche des corps étrangers* ; 9° aux *congélations* ; 10° à des *sujets divers*.

1° Les communications et lectures sur le *traitement des plaies* sont à la fois nombreuses et des plus importantes. Des méthodes nouvelles sont décrites, les méthodes anciennes discutées ; la thérapeutique s'enrichit d'acquisitions précieuses.

A plusieurs reprises, la méthode dite de Carrel a retenu fortement l'attention de l'Académie. Dans une note présentée par M. Pozzi, intitulée : Traitement abortif de l'infection des plaies, MM. Carrel, Dakin, Daufresne, Dehelly et Dumas donnent la description de leur mode de traitement des plaies et signalent ses heureux résultats. Le désir est exprimé par ces auteurs de l'adoption d'une méthode unique.

MM. Carrel, Dehelly et Dumas reviennent sur la description du pansement et insistent sur la *fermeture secondaire* des plaies de guerre. MM. Dastre, Quénu, Pozzi, Bazy, Pinard et plus tard M. Delorme feront des remarques à ce sujet. M. Dehélly avec M. Perret signalent les résultats de cette pratique de la suture secondaire ; puis M. Uffoltz, enfin M. Tuffier, en font l'éloge.

M. Menclère, de Reims, décrit sa méthode de l'embaumement et de la phénolisation à laquelle il doit de remarquables succès.

La pyoculture imaginée par M. Delbet est exposée par lui, appuyée des cas de MM. Barnsby et Truffier, comparée à l'index opsonique par MM. Trémolières et Loew ; elle est vivement combattue par MM. Pozzi, puis par MM. Pozzi et Agasse-Lafond.

L'action cytophylactique du chlorure de magnésium mise en relief par MM. Delbet et Karajanopoulo appelle les remarques de M. Rosenblith qui a antérieurement employé ce sel, puis les critiques de M. Pozzi et les affirmations favorables de M. Pinard.

L'étude sur la thérapeutique des plaies de guerre de M. Delbet, dans laquelle il fait le procès de tous les antiseptiques pour les condamner, et affirme la nécessité de les remplacer par l'asepsie est suivie d'une riposte de M. Pozzi.

MM. P. Delbet, Beauvy et Girode proposent, à titre phrophylactique des injections de cultures vieilles ; M. Hartmann les a employées sur lui-même ; il cite son observation.

M. Maurel développe, en s'appuyant sur des études bien connues, les conditions que doit remplir un bon antiseptique. M. M. de Fleury préconise le sérum de Leclainche et Vallée, M. Pasteau donne les résultats qu'il a obtenus de son emploi ; M. Lignières vante le sérum de cheval.

MM. DE FLEURY parle de l'abus des antiseptiques et préconise l'eau de mer comme topique, M. PAUCHET, dès le début, avait appelé l'attention sur l'extrème simplicité et l'efficacité de la désinfection du matériel à pansement par le trioxyméthylène, M. GROSS insiste sur la valeur du formol et rappelle ses propositions antérieures. M. TISSOT propose la poudre de kaolin iodée, M. DURET le chlorure de chaux mêlé au sulfate de magnésie.

M. DALIMIER montre les bons effets du sérum Danysz sur les plaies envahies par le pus bleu.

MM. ROUYER et PÉLISSIER dans leur « Contribution à l'étude de certaines mycoses et de leur traitement » décrivent un saccharomycès tumefaciens qui envahit les plaies et résiste aux topiques usuels.

2° La fréquence de la forme commune du *tétanos*, ses formes rares, son traitement sont étudiés :

Des communications et lectures sur le tétanos, la première en date est celle de M. WALTHER. Elle est du 29 septembre 1914. Elle a trait à l'étiologie et à la prophylaxie. Elle prête à une discussion à laquelle prennent part MM. LAVERAN, BAZY, BARRIER, ROUX, DASTRE, P. STRAUSS, CHAUFFARD, DOLÉRIS, Ch. MONOD et qui se termine par un vœu adressé à M. le Ministre de la Guerre au sujet de l'approvisionnement rapide des formations sanitaires en sérum anti-tétanique. Le Ministre de la Guerre donne acte à l'Académie de son vœu et lui fait part de ses Instructions.

M. SIEUR affirme la valeur du sérum anti-tétanique employé à titre préventif en s'appuyant sur sa statistique : 7 cas de tétanos sur 17.507 blessés. Il expose ses idées sur l'organisation des premiers secours.

M. DEMMLER préconise les doses massives de chloral ; M. SAINTON la méthode de Baccelli ; MM. BARNSBY et MERCIER les injections intra-veineuses de chloral et de sérum anti-tétanique ; MM. CASTEUIL et FERRÉ le chloral, le bromure de potassium et les injections ; MM. SPILLMANN et SARTORY proclament l'action curative du sérum anti-tétanique à dose massive ; M. D'HÔTEL conseille les injections intrarachidiennes, le blessé étant en position inclinée, tête basse.

MM. BERARD et LUMIÈRE précisent la durée de l'immunité ; MM. SAINTON et MAILLE démontrent que le liquide céphalo-rachidien n'est pas toxique ; M. CASTEUIL et FÉRÉ en donnent l'analyse chimique.

M. JOLY rappelant ses cas, fait une remarque importante au sujet de la recherche des signes cliniques, en vue d'assurer la précocité du traitement. MM. NICOLLE et BOUQUET signalent un cas de tétanos dû au catgut.

Sur les formes rares, insuffisamment connues du tétanos tardif et du tétanos atténué, de nombreux confrères nous documentent. Ce sont : sur le tétanos tardif, MM. BAZY, LAVAL, MONOD, POZZI, PHOCAS et RABAUD, R. LEFORT, ROUTIER, ; sur le tétanos partiel : MM. POZZI, COURTOIS-SUFFIT, BAZY.

3° Au traitement chirurgical des *blessures des nerfs* et au diagnostic des lésions des nerfs par les projectiles, une contribution importante est fournie :

Le 10 novembre 1914 M. WALTHER donne les résultats immédiats qu'il a obtenus de ses interventions sur les nerfs. C'est surtout à la libération qu'il s'est adressé.

M. Ed. DELORME, le 17 janvier 1915, dans un long mémoire qui a produit des impressions diverses, décrit avec soin et figure les lésions que les projectiles déterminent sur les nerfs et que les infections compliquent et étendent ; il expose les modes de traitement personnels qu'il leur a appliquées ; MM. BABINSKI, POZZI, P. MARIE, DÉJERINE, REYNIER, SCHWARTZ, QUÉNU, font des remarques et des critiques à leur sujet.

M. CLAUDE se basant sur une observation de 100 cas opérés, presque tous par libération, préconise cette dernière intervention.

M. Mercadé publie une observation de suture du médian avec récupération fonctionnelle le 64° jour.

Au diagnostic si délicat des lésions, même mises à découvert, M. Pierre Marie apporte la ressource de la faradisation directe ; MM. Sicard, Imbert, Jourdan, Gasteau celle de la biopsie et de la coloration intertronculaire.

M. Mendelsohn publie un beau mémoire sur la valeur diagnostique et pronostique de l'excitation des nerfs sectionnés et comprimés.

MM. Battez et Desplats étudient l'excitabilité et la conductibilité des nerfs dans leurs traumatismes ; MM. Cottenot et Reinhold une réaction particulière au cours de leur régénération. Les opérations pratiquées sur leurs blessés permettent à MM. P. Marie, Gosset et Meige de préciser les localisations motrices des nerfs périphériques.

M. P. Marie et M° Benisty décrivent une forme douloureuse des blessures du médian par les projectiles ; MM. Babinski et Froment des paralysies et hypotonies réflexes ; MM. Lortat-Jacob et Sézary s'arrêtent aux rétractions des muscles paralysés par blessures des nerfs.

MM. Léri et Dagron, P. Marie et Meige, Sollier, donnent des appareils pour paralysies du sciatique et du radial.

4° Ce sont surtout les accidents secondaires ou tardifs des *blessures cranio-cérébrales* et les restaurations craniennes qui fournissent les sujets des études sur les plaies de tête soumises à l'Académie. Le symptôme commotionnel fixe aussi l'attention.

M. Ed. Delorme signale la grande fréquence des troubles observés du côté des organes des sens et en particulier des troubles visuels à la suite des traumatismes craniens et cranio-encéphaliques, MM. Pierre Marie et Cathelin, insistent sur les troubles visuels dus aux lésions des voix optiques intracérébrales, M. Peugniez sur le syndrome de Weber d'origine corticale, M. Oui sur les abcès du cerveau, consécutifs aux plaies par petits éclats d'obus, M. Mendelsohn sur les mêmes abcès quelle que soit la nature du projectile. M. Rocher est partisan de l'extraction rapide des corps étrangers métalliques intra-cérébraux par l'électro-aimant.

M. Guépin montre à l'Académie de Médecine, comme il l'avait fait à l'Académie des Sciences ce remarquable exemple d'une vaste perte de substance d'un hémisphère cérébral sans troubles fonctionnels marqués.

M. Villaret, sur 256 blessés, étudie les séquelles consécutives aux traumatismes cérébraux et constate que 100 en présentent d'importants. Son mémoire renferme des propositions et des conclusions qui sont à retenir.

MM. Capitan et Delair fournissent, pièces en mains, la démonstration de la longue tolérance des obturateurs prothétiques appliqués sur des pertes de substances craniennes étendues ; M. Reynier s'adresse à la greffe hétéroplastique sur la tolérance de laquelle M. Sébileau fait des réserves. M. Mayet décrit un procédé de greffe cranienne par dédoublement.

MM. Le Dentu et Devraigne conseillent le port d'une calotte métallique pour protéger le crâne.

Les noms de MM. Sollier, Mairet, et Piéron ; Mairet, Piéron, Boulanski et Ravaut s'attachent à des études du syndrome commotionnel souvent consécutif aux éclatements d'obus. Dans plusieurs importants mémoires, MM. Mairet et Piéron étudient le mécanisme, l'évolution, la fréquence de ce syndrome et M. Ravaut fixe sa signification organique.

Le syndrome épileptique par irritation nerveuse périphérique ou épilepsie de Brown-Séquard (Communication de MM. Mairet et Piéron), est l'objet d'une note de M. Pierre Marie.

5° Les blessures de la *moelle* fournissent un cas curieux ; leurs signes, leur pronostic sont l'objet d'une magistrale communication.

MM. Lortat-Jacob, Giroud et Ferrand donnent l'observation des plus curieuses d'une section de la moelle par un projectile qui resta à son contact. Il y avait écartement des deux segments ; la suture assura le retour de la motilité. MM. Kirmisson, Pozzi, Quénu, Gley, L. Labbé, font des remarques au sujet de ce cas insolite sur lequel M. Lortat-Jacob fournira ultérieurement des explications.

MM. Roussy et Lhermitte signalent une régénération des fibres nerveuses spinales dans certains cas d'écrasements de la moelle. MM. Claude et Porak fournissent une belle étude du syndrome de la queue de cheval qu'ils étudient sur un grand nombre de blessés.

M. Pierre Marie, dans sa communication sur la fréquence des améliorations dans les cas des quadriplégies pour traumatismes médullaires, s'appuyant sur 18 observations s'élève contre l'opinion régnante qui attribue à ces lésions un pronostic presque fatal, MM. Pierre Marie et Roussy donnent, des escarres des médullaires, une étiologie nouvelle de laquelle découlent des mesures appropriées. M. Roussy parle des complications pulmonaires, élément de pronostic des lésions cérébrales et médullaires. M. Jean Lépine s'arrête à la commotion nerveuse par explosion.

6° Parmi les *blessures de la face,* les traumatismes de l'œil donnent lieu à des travaux nombreux des spécialistes les plus autorisés. Les beaux succès d'un nouveau procédé de restauration faciale sont contrôlés et affirmés.

Sur les lésions de l'orbite et de l'œil auxquelles MM. de Lapersonne, Terson, Valude, Darier, Lagrange, Monprofit, Bonnefon s'intéressent, c'est le second mémoire de M. Lagrange qui nous fournit les enseignements les plus précieux. Un nombre considérable de blessés lui a permis de rechercher les lois qui établissent des liens entre le siège, le caractère, la gravité des traumatismes de l'œil ou les troubles de la vision et les blessures de l'orbite. Un second mémoire du même auteur signale les désordres de l'œil, directs ou indirects dus à l'explosion des obus. M. Bonnefon traite des décollements rétiniens et des choroïdites exsudatives. Il établit une distinction nette entre le décollement pathologique et le décollement traumatique, qui ne comportent pas le même pronostic. Il a son procédé de ponction pour les décollements de la zone de l'ora serrata. M. Valude faisant appel à une longue expérience considérablement augmentée au cours de cette guerre sur les suites des opérations pour cataractes traumatiques, envisage la question ardue de l'intervention. Il la juge inopportune avant que le blessé ne soit réformé. M. Monprofit fait connaître un mode de lecture trop peu employé par les blessés aveugles.

Premières venues, les lectures de MM. Terson, de Lapersonne, Darier, sont surtout d'ordre général. Elles contiennent, sur le traitement des traumatismes de l'œil, des conseils autorisés.

M. Morestin décrit et surtout montre un ensemble imposant de blessés auxquels il a appliqué la méthode de restaurations de la face qu'il a faite sienne et dont il tire un si prestigieux parti. Les applaudissements nourris dont il a été l'objet sont le plus beau témoignage de la valeur de ces procédés comme l'une de ses plus belles récompenses.

MM. Joubert et Réal et Cavalié soumettent à l'Académie leurs méthodes de traitement des fractures du maxillaire inférieur.

MM. Lannois et Chavanne s'arrêtent aux surdités consécutives aux éclatements des obus et discutent la valeur des méthodes récupératives. M. Moure, de Bordeaux, dans ses considérations générales sur l'oto-rhino-laryngologie appliquée aux traumatismes de guerre, relève que dans la proportion de 82 p. 100, les sourds ont des lésions antérieures à leurs blessures

7° Les *troubles consécutifs aux traumatismes*, si nombreux, trop peu prévenus, insuffisamment corrigés ont été l'objet de communications d'un réel intérêt.

M. Ed. DELORME décrit minutieusement les opérations complémentaires applicables aux traumatismes de la main, opérations qu'il a nombre de fois utilisées dans les formations sanitaires ; dans un second mémoire aussi important, il s'attache à la question des raideurs articulaires et des ankyloses et montre en quoi les conditions du milieu et les nécessités de la guerre doivent apporter des changements à la thérapeutique communément employée. M. PRIVAT étudie la mécanothérapie de guerre et fournit des appareils ; M. KOUINDJY s'attache à la rééducation et montre l'importance des suppléances ; MM. LAQUERRIÈRE et PEYRE font ressortir les bienfaits d'une physiothérapie préventive négligée.

M. MOSNY, désirant voir assimiler les blessés de guerre aux accidentés du travail, envisage le problème de la rééducation au point de vue social.

M. GAUTRELET établit les bases de l'éducation professionnelle des mutilés.

8° La plupart des méthodes de *recherche des corps étrangers* décrites à l'Académie ont déjà été l'objet de communications antérieures :

Les communications générales de MM. VAILLANT, BAZY, REYNIER, BÉCLÈRE faites au début de la guerre, sont rapidement suivies de l'apparition d'un nombre considérable de travaux relatifs à des perfectionnements des procédés d'exploration et de recherche des corps étrangers alors en usage. Ils appartiennent à MM. HARRET et SCHLOESINGER, GARREGOU, BOUCHACOURT, DEBRIENNE, LA BAUME, PIERRE, CHARLIER, MAHOR, FRANÇOIS, GUILLOZ, WUILYAMOZ, MENUET.

M. BERGONIÉ décrit son électro-vibreur ; dans une deuxième communication il donne ses résultats ; M. PIGNET simplifie cet appareil avec des moyens de fortune.

9° Les communications faites à l'Académie sur les *gelures* portèrent sur l'étiologie et le traitement. La discussion qui eut lieu sur sa pathogénie aboutit à un vœu transmis au Ministre de la Guerre :

L'attention de l'Académie fut surtout attirée sur les gangrènes par congélation et les « gelures » par la communication de M. TÉMOIN. Elle fit sensation. M. TÉMOIN les rattachait en grande partie à la constricton exercée sur la jambe par la bande molletière. Emue, séance tenante, l'Académie adressa à ce sujet au Ministre de la Guerre un Rapport et un vœu. Cette étiologie fut bientôt discutée par de nombreux auteurs.

M. Ed. DELORME en fait une névrite sous-métatarsienne, M. RAYMOND dont le travail résumé est le prélude de recherches originales, MM. PARISOR et SIMONIN dans leur étude complète, MM. CHARCOT, MAURICE DE FLEURY, DEBAT s'arrêtent à son étiologie. M. Debat s'appuyant sur des expériences fait jouer un grand rôle à des tares (alcool) et à des troubles circulatoires antérieurs ou concomitants, M. GLOWER accuse les troubles circulatoires de favoriser les gelures.

MM. PIEDALLU, ORTICONI, CHARCOT s'intéressent à la prophylaxie, et les conseils de de M. Charcot, explorateur qui pendant longtemps avait eu à se garantir contre des froids des plus intenses, sont écoutés.

Variées sont les méthodes de traitement préconisées : les rayons ultra-violets (M. DEBAT), une solution nitrée (M. OXNER), l'air chaud (MM. CHENAL, PELLEGRIN, et RUFFIER).

M. TIXIER fournit des notes urologiques sur les blessés atteints de gelures profondes.

10° J'arrive à des *sujets divers* qui ont fourni matière à de moins nombreuses communications :

Les blessures de la poitrine n'avaient donné lieu qu'à une communication de M. Capitan, quand MM. Beaussenat, Couteaud et Belot sont venus leur apporter une contribution de toute première importance. M. Beaussenat reprend l'observation du blessé chez lequel il enleva un corps étranger libre dans la cavité droite du cœur. Son blessé survécut. C'est également de l'oreillette droite que MM. Couteaud et Belot ont enlevé un projectile. Leur blessé succomba.

M. Guisez parle d'expérience en montrant la nécessité de pratiquer au plus tôt l'exploration du larynx, de la trachée, de l'œsophage sur les blessés atteints de lésions de ces organes ; un traitement approprié doit être commencé dès le début du traumatisme.

M. Quénu fait une communication sur la gangrène gazeuse et son traitement par l'air chaud ; M. Guéniot signale l'inflammabilité des gaz de la gangrène gazeuse. M. Prat trouve dans la rigidité musculaire localisée un signe prémonitoire ; M. Dutertre retour d'Allemagne, décrit cette complication d'après les cas qu'il y a observés.

L'immobilisation des fractures fixe l'attention de M. Quénu, les remarques de MM. Quénu et Delorme : M. Dujarrier et M. Laurent signalent leurs pratiques pour le traitement des pseudarthroses et des consolidations vicieuses, M. E. Delorme décrit un procédé de greffe par dédoublement applicable aux os de l'avant-bras.

M. Bérard, M. Tuffier donnent, sur les résections, des lectures importantes.

M. Nové-Josserand précise le degré de valeur fonctionnelle des membres supérieurs et inférieurs après les résections articulaires. Les résultats défectueux sont très nombreux. L'astragalectomie, pour ne prendre qu'un exemple, est habituellement suivie d'ankylose.

M. Gluzet signale l'ostéotrophie calcaire sans s'y arrêter. Je noterai, pour mémoire, la communication de M. Routier sur les amputations dans laquelle il expose les idées de sa Note de la Société de chirurgie. M. Savariaud préconise des injections intraveineuses massives de sérum comme préventives du choc dans les amputations de la cuisse et de la hanche.

M. R. Le Fort oppose à certaines septicémies la ligature des gros troncs veineux ; MM. Patel et Launois conseillent la compression du sinus latéral comme moyen d'hémostase dans les blessures intéressant les gros vaisseaux à la base du crâne. M. Laurent attribuant certains troubles trophiques à des lésions artérielles concomitantes du traumatisme nerveux dégage les artères et guérit ses blessés.

M. Couteaud donne un signe nouveau d'anévrysme et M. Subbotitch résume la longue expérience que plusieurs guerres lui ont apportée pour le traitement des anévrysmes artérioso-veineux.

Dans son mémoire sur les blessures de la main, M. Ed. Delorme avait traité des mutilations volontaires et s'était arrêté aux tatouages et à leur analyse chimique. M. Ducellier donne à leur sujet un signe diagnostic fourni par la radiographie.

MM. Dujarric et Leclercq font une lecture sur l'histochimie des gaz toxiques ; M. Achard étudie l'asphyxie qu'ils provoquent. M. Lannon en traite les accidents par des injections sous-cutanées de pilocarpine.

La communication de M. Reynier sur la chloroformisation obligatoire dans le service militaire pour le diagnostic et la thérapeutique, sans opération sanglante souleva d'abord une discussion sur le degré d'innocuité du chloroforme à laquelle prirent part MM. Quénu, Kirmisson, Gley, puis sur la proposition de M. Chauffard, l'Académie décida de confier à une Commission qui fut présidée par M. Delorme, et qui était composée de MM. Chantemesse, Chauffard, Dastre, P. Marie, Quénu, Vaillard, Reynier rapporteur, le soin d'étudier une question qui passionnait le public et dont une communication de M. Grasset montrait toute la gravité. Les travaux de cette Commission et la discussion auxquels ils ont donné lieu ont été tenus secrets, mais ils ont abouti à une conclusion soumise aux pouvoirs publics.

Malgré sa concision, ce résumé montre quelle somme de solides et remarquables matériaux l'Académie de Médecine a fournie à l'étude des traumatismes par les armes de guerre. Son hospitalière attraction se continue comme s'accuse la reconnaissance du pays pour sa bienfaisante action.

La Société nationale de Chirurgie.

La Société de Chirurgie a repris ses travaux en octobre 1914. Étant données la haute expérience de ses membres, l'étendue et la multiplicité des services de certains d'entre eux, les belles initiatives ménagées à ceux attachés aux formations du territoire ou de l'avant, et l'attraction constante que cette société exerce sur les jeunes générations chirurgicales, il fallait s'attendre à ce que ce beau foyer de la chirurgie française attirât à lui une somme de travaux des plus importantes. C'est ce qui a eu lieu. De août 1914 à août 1916 ses Bulletins et Mémoires, qui ont pris un développement inusité, n'ont pas comporté moins de 4.685 pages. Ce sont surtout les sujets litigieux qui ont occupé ses séances.

1° Le *traitement des blessures de l'abdomen* y a tenu une place des plus amples. 2° Sur les *blessures des nerfs* ; 3° les *pansements des plaies* ; 4° les *blessures de la tête et de la face*, les documents ont été abondants. 5° Comme les *plaies de la face*, les *blessures de la poitrine* ont donné lieu à des recherches originales. Viennent après comme teneur documentaire : 6° le *traitement des fractures diaphysaires et articulaires* ; 7° les *anévrysmes* ; 8° la *gangrène gazeuse* ; 9° la *recherche* et l'*extraction des corps étrangers*.

Avant de parler de ces catégories de blessures, j'ai à signaler des *travaux d'ensemble* :

M. Ferraton a consacré à l'organisation et au fonctionnement du service chirurgical dans un corps d'armée une étude récapitulative fidèle et riche d'appréciations qui sont à méditer. C'est un travail basal. Rien n'est à changer, conclut-il, à nos doctrines générales. MM. Baur, Cadenat, Julien, Revel, Viguier parlent du rôle technique du service de l'avant ; MM. Audet et Gatelier de l'installation et du fonctionnement d'une ambulance divisionnaire ; M. Rouvillois d'une ambulance automobile. M. R. Picqué trace du fonctionnement d'une ambulance à l'avant un tableau frappant. Les vastes exposés de M. Heitz Boyer sur la répartition des blessés et leur transport, renferment bien des propositions qui, pour des avertis, sont loin d'être toutes nouvelles. M. Hautefort propose des trains chirurgicaux annexes des hôpitaux d'évacuation.

M. le médecin inspecteur général Chavasse directeur du Service de santé des armées d'opération, reproduit 1° son Instruction du 13 novembre 1914 sur les évacuations dans laquelle il désigne les évacuables, les non évacuables, les modes d'immobilisation des fractures et 2° une note sur les inévacuables. Ces Instructions précises concilient à la fois les exigences de la chirurgie et les égards dus aux blessés.

MM. Weiss et Gross nous donnent une remarquable documentation sur leur pratique dans des hôpitaux du front ; MM. Hallopeau, Proust résument leur expérience acquise dans une ambulance chirurgicale ; M. Depage celle recueillie dans une formation fixe très importante de l'avant ; M. Petit de la Villeon celle d'un hôpital de l'arrière ; M. P. Duval celle d'un secteur chirurgical, enfin M. Oudard celle d'un vaisseau-hôpital servant aux transports.

1° La documentation fournie par la Société de Chirurgie sur les *blessures de l'abdomen* est considérable. La plupart des communications, dont certaines représentent de véritables mémoires, est due à des chirurgiens de l'avant. C'est la question du traitement qui arrête avant tout, mais beaucoup fournissent de très précieux renseignements sur les questions relatives à la fréquence, aux signes, au pronostic de ces lésions.

MM. les professeurs Weiss et G. Gross de Nancy donnent, dans leurs notes de chirurgie de guerre, d'importantes remarques sur le traitement des traumatisés abdominaux du Grand Couronné et sur les résultats de leur pratique. M. Sencert rapporte 58 observations recueillies dans son ambulance et s'intéresse à l'évolution clinique et au traitement. M. Cadenat dont le Mémoire rapporté par M. Hartmann est l'objet d'une discussion, nous donne des faits recueillis dans des formations d'Epinal. Il croit l'abstention, le parti le plus sage. Puis sont à citer le travail de M. Verthoeghe rapporté par M. Tuffier, le rapport de M. Baudet sur les cas peu nombreux de MM. Dupont et Kentirdjy. M. Baudet préconise une voie d'accès stomacale. M. Devèze (Rapport de M. Tuffier) qui a vu 31 cas a limité son intervention à la pratique de la boutonnière de Murphy. MM. Pfihl et Denis, de Lorient, rapportent sans commentaires, 12 cas de blessures thoraco-abdominales.

Mais voici que l'apport des matériaux se fait et plus pressant et plus dense. Les 33 observations de blessés opérés par MM. Bouvier et Caudrelier, puis les 66 autres traités par les mêmes chirurgiens ; les 166 interventions de MM. Petit, Charlier, Bichat, Pascalis, Pelot, fournissent à M. Quénu matière à une compendieuse analyse critique favorable à l'intervention. Vient le Rapport de M. Duval sur l'intéressant travail de M. Tartois, abstentionniste au début de la guerre, partisan de l'opération de la boutonnière, puis de la laparotomie à mesure que ses conditions de fonctionnement changent. Les affaires de Champagne donnent à l'ambulance de M. Chevassu, en quelques jours, avec un nombre considérable d'autres blessés graves, 210 cas de plaies abdominales. Par nécessité M. Chevassu est obligé de s'adresser au traitement médical bien conduit. Les résultats ne sont pas défavorables. M. Tuffier analyse dans un Rapport ce remarquable Mémoire. M. Quénu reprend ce dernier, critique et Mémoire et Rapporteur ; M. Tuffier répondra à ses objections.

Sous le nom de « méthode abstentionniste dans les plaies de l'abdomen », M. Marquis, incité dit-il, par la communication de M. Chevassu, fournira un tableau topique de la chirurgie de l'avant et plaidera lumineusement la cause de l'abstention. L'étude de M. Stern, à la fois clinique et thérapeutique, que M. Rochard a encore mise en valeur est complète et magistrale. C'est un modèle de clarté, un plaidoyer en faveur de l'intervention. MM. A. Schwartz, Mocquot, Mathieu apportant, les premiers, 16 guérisons sur 46 cas de laparotomies, le second 6 sur 26, M. Gatelier 11 laparotomie, sur 26 cas observés ; MM. Barbet et Bouvet (26 cas de plaies pénétrantes) et M. Simonin (20 cas), fournissent encore à M. Quenu matière à d'importants rapports. M. Rouhier (rapporteur M. Pozzi) limite l'intervention aux cas de blessures de l'intestin grêle ; MM. Haller et Duter, M. Quenu donnent 2 cas de laparotomie retardée.

M. Proust rappelle les résultats obtenus dans son ambulance qui recueillit 193 blessés de l'abdomen ; M. R. Picqué étudie dans l'ensemble la question des plaies de l'abdomen et M. Abadie, d'Oran, dans un article critique lumineux, traduit les phases de l'évolution qu'a subie la chirurgie abdominale et souligne les causes de cette évolution. Il se montre après MM. Marcille, Hallopeau, Gosset et d'autres, partisan de l'installation de postes chirurgicaux réservés aux opérations abdominales.

Tel est l'ensemble de ces travaux remarquables qui amènent la Société de chirurgie à une conclusion et à un vœu.

M. Pauchet décrit un procédé opératoire par la recherche des plaies pénétrantes de la paroi postérieure de l'estomac ; M. Gosset donne un cas, peut-être unique, d'oblitération complète du canal cholédoque consécutive à un coup de feu. Il pratique une cholécysto-gastrostomie ; M. Delore parle des déchirures du mésentère. Plusieurs cas de balles logées dans l'épiploon sont cités ; M. Laval en trouve une dans l'appendice ; M. Violet en extrait une autre logée contre le ligament coronaire du foie.

M. P. Duval fait l'ablation d'un côlon droit, M. Walther attire l'attention sur les éventrations par atonie musculaire de la paroi abdominale consécutives à des plaies ou à des contusions ; M. Mercadié pratique une autoplastie abdominale en utilisant le couturier qu'il rabat sur la perte de substance.

MM. Moiroud, et Ferron, de Laval, étudient les blessures du rein.

M. Wilhem établit, sur 5 cas de splénectomie, l'extrême gravité de cette opération dans les cas de traumatismes de guerre. M. Depage, par ses 48 observations l'atténue.

Les blessures de la vessie donnent lieu à plusieurs communications ; M. Louis Bazy s'y arrête. MM. Veau, Couteaud, Legueu citent des cas d'expulsion de balles par le canal de l'urèthre. Le blessé de M. Legueu avait été frappé à l'épaule. Se fondant sur les faits M. Legueu considère l'extraction par l'urèthre comme la pratique à suivre et il fait construire un lithotriteur tire-balle. Balle et lithotriteur ont le calibre 30 de la filière charrière.

M. Legueu extrait une balle d'un corps caverneux, il pratique une autoplastie. MM. Mauclaire, Walther citent des cas de blessures de la verge ; M. Picqué, Broca, Morestin, des faits de blessures testiculaires.

M. Cathelin et M. Couteaud étudient les blessures du rectum.

MM. Mauclaire, Chaput, Marquis, Tanton citent des observations bien remarquables de dislocation considérable du bassin.

2° Les *blessures des nerfs* par les projectiles provoquent la communication de neuf mémoires très importants qui marqueront dans l'étude de la question imprécisée et si délicate de leur traitement. Les suites des interventions sont recherchées :

M. Témoin, en décembre 1914, traite de l'importance de l'examen des blessés au point de vue des troubles de motilité et de sensibilité et de l'utilité de l'intervention précoce dans tous les cas de paralysie des membres, consécutives aux blessures de guerre. Son travail relatif surtout à des libérations fait sensation et devient le point de départ d'une discussion. Les conclusions de M. Témoin paraissent « absolues, dangereuses ».

M. E. Delorme, le 27 janvier 1915, décrit à propos des blessures du sciatique et de ses branches les procédés opératoires qu'il a, dans 26 cas, appliqués aux sections, aux perforations centrales et latérales de ce nerf. C'est la suite de ses Communications à l'Académie de Sciences et à l'Académie de Médecine ; c'est l'excision du tissu cicatriciel dense poussée jusqu'au tissu nerveux d'apparence saine suivie de suture. Il donne in extenso ses observations. Son mémoire est l'objet de critiques très vives, passionnées. Il ouvre une discussion qui se continue.

M. Gosset, dans la même séance, rapporte ses cas d'intervention. Il n'intervient pas directement sur le nerf si celui-ci a conservé sa forme. Dans les sections il pratique la suture sans excision étendue.

M. Legueu insiste sur les difficultés du diagnostic.

M. Mouchet est partisan de l'opération qui, pour lui, consiste dans la libération

(44 cas) ou la suture si le nerf est divisé ; M. WALTHER apporte 25 cas de libération.
Il conseille, dans les sections, la suture lâche. M. MAUCLAIRE (33 cas) s'adresse au
hersage et à la suture suivant les cas, sans excision. M. AUVRAY (25 cas) s'élève
contre l'abus de l'expectation ; il recommande l'opération ; il a procédé à des ablations de nodules cicatriciels et insiste sur le traitement consécutif.

M. DUMAS (Rapport M. TUFFIER) sur 250 blessures des nerfs, n'a pu faire que
19 fois des sutures (15 octobre 1915) ; il donne sa technique (3 février 1916). En cas
de section, il conserve un pont cicatriciel pour servir de guide aux éléments nerveux (3 février 1916). M. TUFFIER affirme que la suture, en cas de section, n'a jusqu'alors procuré aucune récupération fonctionnelle. Il conseille de ne recourir à la
suture qu'en désespoir de cause et de reculer ses indications au delà de ses extrêmes
limites. Suit une discussion dans laquelle M. MAUCLAIRE apporte d'intéressantes
remarques.

M. WIART publie les résultats éloignés de 70 interventions pratiquées plus de
trois mois après le traumatisme (Rapport de M. WALTHER).

A la suite de la communication de M. DUMAS, M. KIRMISSON réclame une enquête
sur les résultats éloignés des interventions sur les nerfs; la Société accepte sa
proposition.

Les observations de récupération rapide sont interprétées par Mme DEJERINE dans
le sens de la suppléance motrice. Dans cette Communication d'un haut intérêt,
Mme DÉJERINE expose les conditions que doit réaliser la suture pour réussir.

M. CAZAMIAN proteste contre l'interprétation de Mme DÉJERINE appliquée à ses
deux cas de récupération motrice totale après une interruption complète du tronc
du cubital par une section et suture sur l'un de ses opérés, après résection
du névrome cicatriciel et suture sur le second blessé.

MM. DAMBRIN et SICARD donnent les résultats qu'ils ont obtenus après les sutures
et les greffes. Le Rapport très documenté de M. GOSSET reprend la question. Ce
n'est point ici le lieu de l'analyser, mais j'en retiendrai une donnée : si la suture
n'a point fourni jusqu'ici les résultats qu'on en attendait, c'est que l'avivement a
été insuffisant.

MM. DAMBRIN et SICARD ont cinq fois noté des guérisons après des sutures et une
fois une amélioration notable ; M. GOSSET a lui-même obtenu de bons résultats de
la suture et de la greffe.

MM. MONTSAIGNON, SÉJOURNET (Rapport de M. POZZI), DUJARRIER, PICQUET, de Sens,
HARDOUIN, CUNEO, MARION, MAUCLAIRE (plexus brachial), WALTHER, GOSSET, PHOCAS,
AUVRAY, TANTON et d'autres apportent des faits de restauration. Il n'est point de
membres de la Société de Chirurgie qui n'ait fourni un nombre important d'interventions plus ou moins heureuses, surtout à résultats indéterminés. Presque
toutes avaient trait à des libérations.

On isole les nerfs dans des trachées de petits animaux (M. MAUCLAIRE), sous une
greffe de tenseur de fascia lata (P. DUVAL), dans une gaine d'amnios (CHEVRIER).

M. CHAPUT dédouble un nerf médian douloureux ; M. MAUCLAIRE herse et fait
l'élongation d'un tibial postérieur dans un cas de gelure grave des pieds ;
M. WALTHER débride un grand hypoglosse ; Mme LABORDE emploie le radium pur sur
une bride cicatricielle accompagnée d'une névrite du médian.

M. MOUCHET publie l'observation jusqu'ici unique d'une tumeur pulsatile du nerf
sciatique grosse comme une orange, consécutive à un traumatisme de son artère.

3° Le *traitement des plaies* est l'objet de nombreux, d'incessants débats,
de communications diverses, d'exposés et de critiques au cours de maintes
discussions portant sur d'autres sujets. Il n'a cessé de passionner la Société de
Chirurgie.

Si la méthode de CARREL trouve en M. POZZI d'abord et surtout, puis en MM. TUF-
FIER, QUÉNU, NIMIER, FAURE, KIRMISSON, des défenseurs convaincus, si MM. HORNUS et

Perrin, Dehelly et Dumas apportent à l'appui de sa valeur des faits de leur pratique, elle compte ses adversaires irréductibles, parfois passionnés qui vont jusqu'à en affirmer le discrédit.

Après l'exposé de M. Mouchet la méthode de MM. Leclainche et Vallée subit,-elle aussi, de violents accoups.

La méthode originale de la Pyoculture à laquelle M. Pierre Delbet a attaché son nom et dont il tire des éléments pronostiques provoque des communications contradictoires de M. Pozzi.

La réunion immédiate des plaies, mais surtout le débridement primitif, préventif, amorcée dès août 1914, par une communication de M. Toussaint donne matière à de fréquentes remarques, à l'affirmation incessante de ses bienfaits. M. L. Picqué s'appuyant sur d'assez nombreux faits de guérison de plaies par éclat d'obus et de schrapnels, s'élève contre la pratique du débridement systématique des blessures.

A propos de la réunion immédiate et de la désinfection des plaies, M. Cunéo, dans une courte note, renseigne sur les bons effets du raclage primitif du canal des plaies par le séton ; en collaboration avec M. Meunier il étudie, en s'appuyant sur une notion nouvelle, le degré de concentration que les solutions antiseptiques ne doivent pas dépasser. Chaque chirurgien, au cours de ses communications ou des discussions signale les antiseptiques qui ont ses préférences, car il n'est plus guère question d'asepsie. Les anciens antiseptiques, l'acide phénique, le chlorure de zinc (M. Thiery), la liqueur de Labarraque, l'iode, l'eau oxygénée, l'alcool, l'éther (M. Souligoux), le sel marin (M. Abadie), le formol (M. Morestin), puis les solutions hypertoniques de sel marin (M. Fraisse) ont leurs partisans. MM. Fonzes et Dixcon proposent l'iode solubilisé naissant, MM. Cunéo et Rolland la collobiase, M. Kritschewsky le fluorure d'ammonium, M. Quenu l'air chaud dans certaines variétés de plaies, M. Dioxis de Séjour les solutions térébenthinées dans les plaies injectées ou gazeuses, M. Soubeyran les sérums nutritifs artificiels. M. Marquis emploie la vaseline paraffinée à la surface des plaies des grands délabrement et dans les trajets, M. Delbet fait ressortir les avantages de la solution de chlorure de magnésium. Il ne veut pas qu'on la range parmi les antiseptiques qu'il englobe tous dans la même réprobation, M. Dermer en particulier emploie avec succès le chlorure de magnésium.

M. Prat donne des renseignements précis sur la septicité des blessures par éclat d'obus.

M. Figuiera signale les intoxications phosphorées.

MM. Moirand et Vignes parlent de la cicatrisation aseptique des plaies.

4° Le traitement des *blessures du crâne* a donné lieu à des communications nombreuses dont certaines sont magistrales. Les résultats différents observés à l'avant et à l'arrière ont provoqué des recherches de contrôle. La Société de Neurologie et la Société de Chirurgie se sont réunies pour chercher à résoudre les questions médico-chirurgicales les plus importantes que les lésions crâniennes soulèvent. L'apport documentaire est très riche.

Il commence avec la communication de M. Auvray qui se montre partisan de la désinfection détersive et de la trépanation précoce. M. Témoin, dans son mémoire sur les plaies tangentielles fait ressortir la gravité de certains traumatismes craniens et cranio-cérébraux malgré l'exiguité des plaies extérieures. Ce sera la note dominante qui ressortira d'un mémoire de M. Vinay. M. Sikora donne une belle statistique de 13 cas de craniectomies pour fracture avec infection et troubles cérébraux aigus qui lui ont fourni 10 guérisons. MM. Couteaud et Bellot qui ont relevé 252 cas de blessures cranio-cérébrales les commentent et donnent des observations.

Voilà pour la chirurgie des formations de l'*arrière*. De l'*avant*, M. Potherat qui a opéré dans la zone des armées adresse un travail sur la conduite à tenir dans les plaies récentes. Dans de belles communications MM. Cadenat, Chavannaz, Lapointe, Deroche, R. Le Fort, Rouvillois donnent les résultats de leurs observations et de leurs pratiques dans les ambulances et hôpitaux de la même zone. De lecture captivante est le mémoire de M. Chavannaz ; MM. Lapointe et Rouvillois fixent surtout la technique de l'intervention ; M. R. Le Fort dans sa remarquable étude, qui résume une expérience de onze mois, trace de la thérapeutique cranienne une physionomie dont les traits lui sont fournis par la nature des opérations militaires et celle des échelons parcourus par le blessé. MM. Tissot, Rostenstein et Raulin fournissent eux aussi une étude générale.

La communication de M. Lapointe est l'objet d'une discussion à laquelle prennent part MM. Quénu, Pauchet, Sébileau, Rouvillois, Le Dentu, Mauclaire, Toussaint, Souligoux, Hartmann. Grande est la différence pronostique établie entre les lésions craniennes et les lésions cranio-encéphaliques. Dès que la dure-mère est entamée, quoiqu'on fasse, le pronostic s'assombrit.

Un travail de M. Okincksic est rapporté par M. Hartmann.

Le 24 mai 1916, la *Société de Chirurgie* et la *Société de Neurologie réunies* sous la présidence de M. le Sous-secrétaire d'État du Service de santé à la guerre, M. J. Godart, discutent *cinq questions de pathologie cranio-cérébrales :* 1° *L'opération primitive, la craniectomie ;* 2° *l'évacuation des blessés du crâne ;* 3° *les accidents secondaires précoces ;* 4° *les accidents tardifs ;* 5° *la cranioplastie ;* 6° *la valeur protectrice du casque.* Les communications sont nombreuses et fournissent une documentation imposante [1].

Il faut remarquer, à propos de la question de la cranioplastie, qu'avant cette réunion, des travaux divers avaient été insérés dans les *Bulletins de la Société de Chirurgie,* que bien des tentatives de restauration avaient été faites. M. Morestin par la présentation de nombreux opérés, par la description explicite et figurée donnée dans maintes de ses observations avait montré tout le parti qu'on peut tirer des greffes de cartilage ; M. Gosset à l'aide d'un ingénieux instrument avait taillé de véritables volets cartilagineux. Le 27 octobre 1915, il avait déjà employé douze fois son procédé. L'un de ses volets avait 9 centimètres sur 5. M. Mauclaire avait eu recours à des plaques d'ivoire perforées ; M. P. Duval à des plaques d'aluminium ; M. Estor à des plaques d'or ; M. Mauclaire à un fragment de grand trochanter ; M. Marion à une côte.

M. Rouvillois présente l'observation d'un blessé qui avait subi un traumatisme cranio-encéphalique très étendu de la région occipitale et une perte de substance considérable d'un lobe cérébral ; M. Morestin parle d'une perte étendue de l'occiput ; M. Morestin découvre une balle dans le sinus veineux longitudinal supérieur ; M. Depage cite un cas de lavage de l'espace encéphalo-rachidien ; M. Froment donne un extracteur de corps étrangers.

---

1. Ont pris part à l'étude de la *première* question, MM. Ferraton, Rouvillois, Reverchon, Proust, Tuffier, Potherat, R. Picqué, P. Launay, V. Pauchet, Chevassu, Baudet, Monprofit, H. Bousquet au nom de M. Hirtz et du Dr Barnsby, de Tours, T. de Martel, Mauclaire, P. Marie, Pozzi, Routier.

Sur la *deuxième* question ont pris la parole MM. Reverchon, Rouvillois, Potherat, Auvray, R. Picqué, Montprofit, Baudet, Proust, A. Léri, Ferraton, P. Reynier, Quénu.

Sur la *troisième :* MM. Ombredanne, Potherat, Toussaint, R. Picqué, P. Marie, Rouvillois, Souques, P. Marie, H. Claude, J. Lhermitte, Proust, Baudet, Auvray, Ferraton.

Sur la *quatrième :* MM. J. Boeckel, Foix, J. Camus et Nepper, Grasset, M. Villaret et Faure Beaulieu, Jalaguier, Baudet, Sicard, R. Picqué.

Sur la *cinquième :* MM. Morestin, Delagénière, Gosset, Walther, Estor, Auvray, de Martel, P. Marie, H. Claude, Sicard.

Sur la *sixième :* MM. Potherat, Launay, Baudet, Reverchon, Chevassu, Proust, Ferraton, R. Picqué.

Les *blessures de la face* bénéficient de la méthode des transplants cartilagineux et graisseux. M. Morestin par un nombre considérable d'observations en affirme la valeur.

M. Morestin chargé de services spéciaux de *restaurations de la face*, en particulier
à l'hôpital militaire du Val-de-Grâce présente à la Société de Chirurgie la plupart
de ses opérés ; ses observations illustrées de belles photographies, sa collection
imposante de moulages déposés au Musée de l'Ecole du Val-de-Grâce témoignent
de ses succès. Les résultats qu'il a obtenus avec les transplants cartilagineux
(Méthode dite de Morestin) ont rénové la rhinoplastie. Il a utilisé les mêmes transplants pour combler les pertes de substance osseuses des rebords orbitaires, de
l'os jugal, du maxillaire supérieur. Plusieurs tentatives ont été faites par lui pour
la restauration du maxillaire inférieur.

Souvent les mêmes observations détaillées parlent de réparations de difformités
faciales à l'aide de lobules graisseux empruntés au patient lui-même ou à un
autre blessé.

M. Morestin a dû, pour la réparation de pertes de substances palatines étendues,
de beaux succès grâce à l'emploi de lambeaux de la muqueuse des lèvres et des
joues, procédé que j'ai antérieurement décrit à l'Académie de Médecine et à la
Société de Chirurgie.

Est encore à signaler le procédé original utilisé par ce même chirurgien pour
la correction de la face dans un cas de paralysie du nerf facial.

La contracture myopathique maxillaire, ses procédés de réduction non sanglante, la réduction par l'opération de Le Dentu, le traitement de l'ankylose
maxillaire par la résection cunéenne sont l'objet de communications de MM. Morestin et Legueu. MM. Rochard et Champtassin, Coulomb et Boppe, Imbert et Réal,
décrivent des appareils pour vaincre la contracture maxillaire.

MM. Imbert et Réal, dans deux mémoires documentés, riches d'exemples et de
dessins, étudient les procédés de restauration prothétique des maxillaires et les
principes du traitement des fractures du maxillaire inférieur.

M. Morestin donne des observations de sections du canal de Stenon, (dont une
des deux canaux) et d'ablation de ce canal ; M. Leriche nous renseigne sur le
résultat de l'énervement de la branche cervico-faciale.

MM. Toussaint, Picqué, Morestin, Mauclaire nous fournissent des observations de
projectiles logés dans les fosses faciales ; M. Gosset décrit un procédé opératoire
pour l'extraction des corps étrangers de la fosse ptérygo-maxillaire ; M. Morestin
enlève une balle logée dans le sphénoïde ; M. Faure en extrait une de la paroi
postérieure du pharynx ; une logée dans le corps de la 3ᵉ vertèbre cervicale est
expulsée spontanément (L. Picqué) ; M. Proust enlève une balle derrière le maxillaire
inférieur après avoir pratiqué la ligature de la carotide externe.

M. Morestin parle de projectiles logés dans l'épaisseur de la langue, de paralysie des deux hypoglosses. M. Walther dégage l'un de ces nerfs.

5° *Plaies de poitrine.* — Non moins riche est la documentation relative
aux *plaies de poitrine.*

Quelques faits de MM. Dupont et Kentirdjy, appellent au commencement de 1915,
l'attention de la Société sur les *plaies de poitrine.* Le pronostic en serait bénin, à un
juger d'après les faits observés dans les hôpitaux de l'arrière et présentés par
MM. Michaux, L. Picqué, Hartmann, Michon, Walther, Mauclaire, Auvray. M. Baudet, rapporteur, fait ses réserves et donne un mode opératoire applicable aux
plaies thoraco-abdominales.

M. Lenormand qui a acquis son expérience dans une formation immobilisée près
d'un hôpital d'évacuation et qui a vu surtout des intransportables. M. Sencert
qui pendant six mois a fonctionné dans une ambulance du front et M. Schmidt

attaché à une ambulance immobilisée apportent de toutes autres impressions. M. Schmidt, surtout établit une distinction fondamentale entre les plaies par balles et les plaies par éclat d'obus. Dans des mémoires étendus, ces chirurgiens étudient les signes cliniques, les complications, le pronostic, le traitement de ces blessures à l'avant. M. Lenormand décrit une variété grave de blessure pariétale.

. C'est l'extraction des projectiles intra-pulmonaires qui fournira à la chirurgie pulmonaire la contribution la plus importante parce qu'elle est la plus originale. Les mémoires de MM. Marion et P. Duval qui avec des techniques différentes pratiquent cette extraction marqueront dans l'histoire des plaies de poitrine. Il est juste de noter que M. Mauclaire, par ses nombreuses observations, a contribué à la faire accepter. A propos d'un travail documenté de M. Petit de la Villeon, de Bordeaux, qui, lui aussi, a sa grande part dans l'adoption de cette pratique, M. Mauclaire s'arrête aux indications opératoires et au traitement. Son étude est complète. Plusieurs membres de la Société de Chirurgie publient des cas heureux ; M. Leriche signale une mort ; M. Petit décrit un procédé de recherche ; M. Mauclaire enlève une balle logée sur le diaphragme.

M. Lenormant s'adresse aux thoracotomies larges pour l'extraction des corps étrangers de la poitrine.

M. Sencert décrit des lésions pulmonaires produites par le « vent du boulet ».

M. Dufourmentel donne deux observations remarquables, l'une d'hémorragie pulmonaire grave tardive terminée par la mort, l'autre de guérison après une intervention hardie.

M. Mauclaire relate un fait de médiastinite rétro-sternale. Plusieurs corps étrangers sont extraits du médiastin antérieur, un du médiastin postérieur (M. Le Filliatre) ; un est rendu par une vomique (M. Gregoire. Rapport de M. Lejars).

M. Mornard après avoir libéré un plastron sternal enlève un corps étranger logé près de la crosse de l'aorte.

Plusieurs chirurgiens apportent à la chirurgie du *cœur* une précieuse contribution. C'est M. Froment avec son observation de plaie perforante du cœur guérie ; M. Delbet avec le cas de séjour toléré d'un corps étranger de la paroi ; M. Vouzelle qui trois fois, en vain, tente d'extraire une balle intra-cardiaque (Rapport M. J.-L. Faure) ; c'est M. Bichat qui enlève un projectile logé dans la paroi du cœur droit. M. Leveuf fait une suture pour plaie par balle de revolver.

6° Nombreuses sont les communications sur les *fractures*.

La communication de MM. Delanglade et Gatellier sur le *traitement des fractures*, est des plus remarquables.

C'est l'exposé frappant de l'œuvre de ces chirurgiens dans une ambulance du front qui a reçu de nombreux fracturés graves. 39 p. 100 de leurs blessés présentaient à leur arrivée des signes de gangrène gazeuse. Ils ne pratiquèrent aucune amputation.

Ne le cède en rien à cette communication, comme valeur documentaire, le travail de M. Lapointe sur la conservation et les opérations mutilantes pour fractures, broiements et arrachements des grands segments des membres. C'est une description ample, vecue et attachante ; c'est l'exposé d'une expérience de quatre mois en Argonne. Dans des traumatismes des plus graves, la conservation a donné de moins bons résultats que ceux qu'il espérait. Il en recherche les raisons. Une discussion sur le schock est engagée.

M. R. Picqué trace magistralement la pratique qu'il a adoptée, l'hémi-esquillotomie comme traitement primitif des fractures diaphysaires. M. Chaput en soutenant celle de la résection diaphysaire totale soulève les objections de M. P. Duval.

Variés et en nombre considérable sont les modèles d'appareils proposés pour la contention des fractures ouvertes des diaphyses : ce sont ceux de MM. Bousquet, Matignon, de Fourmestraux, Lance, Martin spécialement destinés à l'avant ; ceux de MM. Sanz de Santa-Maria et Salonne, Dupont et Kentirdjy, Forgues, Okinczic, Dufourmentel, Marion, Destot, Prat, Clerc, Ducuing, Blacke, Sourdat, Picquet, Abadie, Leclercq et Varigand. A propos de ce dernier (Rapport : M. Walther), une discussion importante est engagée. La contention par les appareils de P. Delbet sont l'objet des communications de MM. Blanco, Alquier, Mornard, Barnsby, de rapports, de présentation de blessés.

M. R. Le Fort, de Lille, sur son procédé de réduction des fractures vicieusement consolideés du fémur ; M. Ockinczic sur la ligature et la suture osseuse ; MM. Fredet et Dujarrier sur l'ostéosynthèse, divers membres de la Société sur des sujets ou des cas variés relatifs aux fractures, communiquent des aperçus et des faits intéressants.

M. Duval reprend la greffe de mouton.

Le transport des fracturés est l'objet de discussions.

M. Delagenière, du Mans, publie sur la greffe ostéo-périostique un énorme travail avec de nombreuses observations.

Comme les fractures diaphysaires, les *traumatismes articulaires* sont l'objet de travaux et de discussions importantes. C'est moins sur le sujet en général qu'ils portent et sur les complications que sur les indications de l'arthrotomie, de la résection typique et atypique du coude et du genou.

M. Quénu étudie les indications opératoires dans les cas de blessures du genou compliquées de la présence de projectiles. 18 cas sont rapidement rapportés par des membres de la Société. M. R. Le Fort donne un mémoire sur les fractures de la rotule.

M. Loubat fournit sur le traitement chirurgical des plaies articulaires du genou dans les ambulances de l'avant un mémoire qui marquera. Comme M. Loubat, M. P. Moirand tend à admettre comme méthode de choix dans le traitement des plaies articulaires du genou sans délabrements très graves, l'ouverture précoce de l'articulation, sa désinfection *mécanique* et *chimique* et sa *suture* avec ou sans drainage (Discussion).

M. Quénu traite de la résection du coude et des arthrites suppurées de cette jointure ; M. Bérard de la résection ; M. Leriche voudrait qu'on appliquât cette dernière à tous les traumatismes osseux de cette article pour éviter l'ankylose. M. Kirmisson la considère comme une opération de nécessité. Les documents précieux apportés par MM. Begouin, de Bordeaux et Hardouin, de Rennes, recueillis à l'arrière, accusent l'extrême fréquence des membres ballants. M. Begouin tient à jeter, dit-il, un cri d'alarme. MM. Marquis, Soubeyran, Auvray donnent les résultats de leur pratique.

M. Chaput s'arrête aux suppurations du cou-de-pied.

MM. Le Filliatre, Charrier, Mocquot, Marchak, Dupont, Moirand, Haller, Quénu, Loubat entres autres, étudient les indications de l'arthrotomie et de la résection du genou ; M. Dupont est partisan du traitement non sanglant.

M. Hardouin donne les résultats des réséqués de l'épaule qu'il a examinés après guérison.

M. Bérard fait une importante communication sur la résection de la hanche. Il accède au fémur par une incision antérieure.

Rappelant ses observations, M. Picqué traite à fond la question des plaies articulaires.

M. Dauriac propose la transplantation de la clavicule pour combler les grandes pertes de substance de l'extrémité supérieure de l'humérus ; M. Mauclaire unit l'extrémité humérale à la cavité glénoïde ; M. Cruet la fixe par un fil de bronze au massif supérieur ; M. Pozzi utilise un appareil de prothèse.

J'ai déjà signalé le mémoire remarquable de M. Lapointe ; à propos de *l'amputation* il faut y revenir. Chose incroyable à notre époque, dit-il, sur 13 amputés de cuisse pour fractures du fémur, 12 sont morts et des 8 auxquels j'ai dû pratiquer l'opération d'emblée, aucun n'a survécu... Les blessés des derniers mois ne ressemblent pas à ceux du début... Telle est la note. Cet exposé appelle les remarques de MM. Pauchet, Baudet, Tuffier, Delbet. M. Lenormant attaché à une ambulance proche d'un hôpital d'évacuation n'a soigné que des cas graves. Il étudie les facteurs de gravité des amputations.

Dans sa statistique des amputations de cuisse d'une ambulance divisionnaire M. Chavannaz compte 10 morts et 16 guérisons.

M. Depage dans sa note sur les amputations de cuisse accuse 82 p. 100 de morts. Il recherche les raisons de cette gravité et donne de sages conseils.

Avec M. Marquis le tableau change. Il reçoit dans sa formation, dans des conditions précaires, de nombreux blessés intransportables. L'indication de l'amputation peut se poser pour 36 qu'il guérit par la conservation. De 17 fracturés du fémur très graves, il n'en ampute que 4. Son mémoire a pour titre : *La réduction au minimum de l'amputatiou extemporanée des membres dans une ambulance de l'avant.*

La communication de MM. Pauchet et Sourdat sur le procédé d'amputation dit en saucisson, baptisé plus tard d'amputation plane, soulève l'indignation. De nombreux orateurs en discutent. MM. Quénu et Pauchet en préciseront les indications; MM. Legueu, Faure, Rochard soutiendront personnellement M. Pauchet. Ultérieurement, M. Depage conseillera la section plane, M. Silhol en prendra chaleureusement la défense, M. Savariaud s'arrête à l'amputation à lambeaux.

A propos de l'amputation simplifiée de M. Masbrenier (Rapport : M. Quénu) s'ouvre une discussion. Sont à signaler, les propositions de M. Savariaud au sujet de la compression aortique, de l'anesthésie, la modification de M. Quénu à l'amputation de Pirogoff, de M. Routier pour les amputations tardives, les compresseurs et rétracteurs Terrien et Monprofit.

M. Depage recommande de munir rapidement les amputés de cuisse, d'appareils provisoires en guise de béquilles, MM. Rieffel, Broca, Boureau proposent des modèles d'appareils prothétiques, M. Robert insiste sur les avantages qu'il y aurait à organiser en France, comme la chose a lieu en Russie, des ateliers militaires pour la fabrication des instruments chirurgicaux et des appareils de prothèse.

7° Viennent en outre des communications diverses sur les *anévrysmes.*

M. Grinda de Nice, rassemble de nombreux cas d'*anévrysmes*; M. Soubeyran 11 cas ; M. Le Jemtel 18, dans un important mémoire, M. Auvray 15, M. Tanton quelques cas, M. Le Moniet 22, M. Duval 18. Le mémoire de ce dernier est le point de départ de nouvelles communications et de discussions. Il catégorise les cas et s'arrête au traitement. Il n'a pu pratiquer de sutures directes. M. Soubbotitch, chirurgien du l'armée serbe, consacre deux mémoires importants à cette question. Ses observations sont en nombre considérable. Il est partisan de l'angiorraphie et de l'opération de Matas. M. Pauchet s'appuyant sur 3 cas préconise la suture artérielle ; M. Toussaint l'avait considérée comme inutile dans ses commentaires aux observations de M. Tanton. Il estimait à 1 sur 1.000 blessés la proportion de ces anévrysmes.

M. Quénu étudie les artério-veineux jugo-carotidiens.

Nombreux sont les cas d'anévrysmes disséminés dans les bulletins ; de bien intéressants sont dus entre autres à MM. Guibal, Walter, Coutaud, Cazamian, Rouvillois. MM. Pozzi et Routier citent des guérisons spontanées.

Les *hémorragies secondaires* sont l'objet d'une discussion importante à laquelle prennent part MM. Thiéry, Quénu, Reynier, Abadie, d'Oran. J.-L. Faure, Mauclaire, Sébileau, Legueu, P. Delbet, Tuffier, Pozzi. Elles sont rattachées communément à l'ulcération de gros vaisseaux.

Les cas de ligatures se multiplient. Ce sont ceux bien intéressants de MM. Toussaint (carotide externe) d'Hallopeau, de Marcille, etc. ; M. Bazy apporte des faits de ligature de la jugulaire interne ; M. Moty, d'hémostate spontanée de l'humérale.

MM. Letoux, de Vannes, et Picquet de Sens, citent des cas de ruptures artérielles distantes. M. Viannay conseille de recourir à l'artériectomie préventive dans les contusions des grosses artères.

8° Les communications sur la *Gangrène gazeuse* sont assez nombreuses.

M. Sacquepée résume ses recherches sur la flore microbienne et éveille une discussion ; M. Quenu consacre un mémoire à cette complication, M. Revel, de Nimes, en étudie quatre formes cliniques, mais c'est surtout le traitement qui arrête. MM. Michaux, Riche, Schwartz, sont partisans de l'ignipuncture et des débridements. M. Morestin du formol, M. Quénu de l'air chaud ; MM. Vennin, Girode et Haller, dans un travail important, conseillent vivement l'oxygène ; MM Legros et Depage l'oxygène en tension, M. Ombredanne et après lui M. Marchak l'ether, M. Vignar l'oxygène chaud.

M. Duval en distingue les formes. Il a guéri 15 blessés sur 17 par le simple débridement ; sa communication est l'objet d'une discusion ; MM. Delanglase et Gatelier dans un compendieux et substantiel mémoire donnent leur statistique, leur technique, leurs résultats. Ils distinguent une gangrène primitive passible de l'amputation et des gangrènes secondaires, évitables ou susceptibles d'être enrayées par une thérapeutique conservatrice. Les notes et observations de M. Jacomet (Rapport. M. Schwartz) soulèvent une discussion à laquelle un grand nombre de membres de la Société prennent part. On met en doute l'authenticité des cas qui n'ont pas été soumis à l'examen bactériologique.

9° Pour la *recherche* et *l'extraction des corps étrangers* :

MM. Marion et Danion apportent le contrôle de leur expérience ; la plupart des chirurgiens reste attaché au compas de Hirtz dont MM. Desplats, Chevalier et Barnsby, de Tours, se louent (248 extractions). Les méthodes de Haret (M. Desjardins), Brissot, Pignol, Lemonnier, Bouchacourt, sont indiquées. MM. Petit de la Villeon, (251 cas) Brindeau. (368) Chauvel (250) parlent de leur pratique. M. Ombredanne, grâce à la coopération intime du radiologue (M. Ledoux-Lebard,) et à la recherche sous le contrôle intermittent de l'écran à 200 succès sur 200 cas. Il voudrait voir se généraliser cette collaboration.

M. Bergonié fait part de sa méthode ; MM. R. Le Fort, et Phocas. dans leurs communications, s'en louent, M. Phocas. se sert de l'aiguille exploratrice sous le contrôle de l'écran, M. Monard, propose la lumière rouge ; MM. Derocque et Rolland, la lumière artificielle.

Je ne puis citer tous les cas curieux d'extraction. Je me bornerai aux suivants : volumineux éclat dans le rocher (Auvray) cartouche logée derrière l'œil (Bourgoin, d'Abbeville), contre la colonne vertébrale (Brux) près de l'os hyoïde, entre l'atlas et l'axis, dans la veine jugulaire interne, au contact du péricarde, dans le creux parotidien (Morestin), dans la langue.

M. Routier reprend le très ancien procédé d'extraction par le tire-fond et M. Quénu donne un modèle de pince extractive.

J'ai maintenant à désigner des travaux divers portant sur le *tétanos*, les *congélations*, les *phlegmons provoqués*, les *laminectomies*, les *impotences fonctionnelles consécutives*.

M. Mériel, de Toulouse, à propos des *tétanos partiels* montre l'utilité d'un diagnostic rapide, la sérothérapie antitétanique étant là d'action ordinairement efficace.

MM. Pignol, Brisset, Lemonnier (Rapport : Walther) préconisent la sérothérapie intrarachidienne massive qui leur a fourni 30 guérisons sur 36 cas ; M. Léger, de Grenoble a pratiqué avec succès des injections hypodermiques d'oxygène.

M. Alglave conseille de traiter les *congélations* par l'huile gomenolée. Il provoque une discussion importante sur leur pathogénie et leur traitement.

MM. Desgouttes et Bressoles, Barthelemy, Orticoni, Delage. (Rapport : Hartmann), Tanton traitent du même sujet.

MM. Reynès, Savariaud, Pozzi, Laval qui réveillent les souvenirs de M. Toussaint s'arrêtent à la question des *phlegmons provoqués* ; MM. Baudet et Mauclaire parlent de laminectomies pour l'extraction de projectiles comprimant la moelle.

M. Mally donne un aperçu d'ensemble sur les *impotences fonctionnelles* consécutives ; MM. Rochard et de Champtassin montrent leurs appareils mobilisateurs à moufles. M. P. Duval, réfectionne des gaines synoviales, même la grande gaine des fléchisseurs, avec des lames de caoutchouc, M. Delbet relate à ce sujet ses recherches et ses expériences personnelles.

Ce long et substantiel résumé n'embrasse pas encore la totalité des communications et surtout des présentations faites à la Société de Chirurgie. La table des Bulletins de 1915 remplit, à elle seule, 23 pages. Mais, j'ai cité les principales et, s'il y a lieu, je reviendrai sur les autres.

On le voit, l'œuvre est considérable, la documentation énorme. L'apport fourni par les chirurgiens du front a été non seulement très abondant, mais souvent de tout premier ordre. Pourquoi faut-il que les discussions aient été loin d'offrir la même valeur ? Elles ont accusé parfois une forme combative outrancière qui a nui à la recherche ou à la démonstration de la vérité ; il s'y est mêlé des railleries inadmissibles, des attaques personnelles impardonnables et certain esprit d'indiscipline morale qui s'est surtout accusé chaque fois qu'il était question de « Circulaires », fussent-elles rédigées par des membres autorisés de cette Société. Assemblée purement scientifique et irresponsable, elle est sortie de son rôle en voulant maintes fois régenter non seulement des actes scientifiques mais des dispositions de fonctionnement sanitaire. M. Pozzi a vivement critiqué la forme de certaines discussions susceptibles de jeter du discrédit sur notre première Société chirurgicale. J'ai cru moi-même devoir le faire à la séance du 15 décembre 1916 et j'ai demandé, ayant été l'objet de très violentes attaques, qu'elle s'abstienne à l'avenir de toute critique personnelle. Mon vœu a été sanctionné par un vote (décembre 1916).

Société des Chirurgiens de Paris.

La *Société des Chirurgiens de Paris* dont le *Paris Chirurgical* est l'organe [1], reprit ses séances au commencement de 1915. Malgré la dispersion de la plupart de ses membres, la contribution qu'elle a fournie à la Chirurgie de guerre est importante. Quelques-uns de ses chirurgiens, en particulier, MM. Cazin, Peraire, Lefur, Léo, Lemaitre, Mayet, Brodier, Paul Delbet, Bonneau, s'y sont particulièrement signalés par leur activité. Quelques longs mémoires repris en librairie, des communications étendues et documentées s'allient à des remarques et à des discussions d'ordinaire écourtées.

---

1. *Paris chirurgical.* Maloine et fils, Paris.

L'appoint fourni à la *flore des plaies*, à leur traitement, à leurs complications infectieuses, en particulier à la *gangrène gazeuse* est important :

M. Le Fur donne la statistique de son service à l'hôpital Janson de Sailly. Il reçut 1 465 blessés en quatorze mois ; sa mortalité fut de 4, 70 p. 100.

M. Dupuy de Frenelle après un aperçu rapide des infections qu'il a observées dans son ambulance, donne les formules de ses solutions alcoolisées, éthérées, iodées, camphrées qu'il réserve surtout aux infections gangréneuses.

MM. Gley et Loewy conseillent le liquide de Ringer-Locke comme antiseptique, M. Burty la gutta-percha sous forme de protective ; M. Saissi décrit et figure un mode d'aspiration qui lui a donné des succès ; ses collègues l'apprécient, M. Loewy décrit un procédé de balnéation continue.

M. Paul Delbet donne les résultats qu'il a obtenus dans le traitement de quelques plaies de guerre infectées et en particulier pour celles atteintes de gangrène gazeuse par l'auto-vaccin iodé total de Weinberg et Seguin.

M. Léo communique ses cas de gangrène gazeuse, fait des remarques sur sa pathogénie, se loue des indications pronostiques fournies par la pyoculture. Il est partisan de l'emploi du sérum antistreptococcique dans certaines infections associées.

A propos du *tétanos*, c'est le traitement et la valeur des injections préventives qui sont surtout étudiés. Là des faits sont à retenir.

Des cas de tétanos survenant après des injections préventives de sérum sont signalés par MM. Le Fur, Saissi, Paul Delbet, Cazin. Ce dernier est partisan des injections *répétées*. M. Lefur donne une statistique des injections préventives faites sur 365 blessés entrés dans son hôpital. Relativement nombreux étaient les cas dans lesquels on pouvait douter de l'exécution des inoculations préalables. M. Léo cite le cas fort curieux d'un blessé qui malgré des injections préventives, *successives et répétées* eut *quatre* atteintes du tétanos.

Sur la *chirurgie des vaisseaux*, des *nerfs*, la *recherche des corps étrangers*, la documentation est restreinte.

A la chirurgie des vaisseaux, M. Paul Delbet apporte une intéressante observation d'anévrysme artérioso-veineux fémoro-iliaque pour lequel il a lié l'iliaque externe et pratiqué une suture de la veine fémorale. M. Le Fur, conseille l'amputation dans les anévrysmes de la poplité compliqués de fractures fémorales.

M. Lavenant donne plusieurs observations très remarquables de disparition de troubles asphyxiques et d'œdèmes chroniques des membres par le dégagement de troncs artériels compris dans des cicatrices et par la dénudation de l'artère.

M. Peraire pratique sur plusieurs blessés l'isolement des nerfs par lambeaux du tenseur du fascia lata ou des moitiés de drains formant gouttières qu'il retire le sixième jour. MM. Peraire et Léo discutent sur ce qu'il faut entendre par isolement du nerf.

MM. Beclère et Mayet supputent la valeur des méthodes de repérage des corps étrangers, en particulier de la stéréoscopie. M. Bouchacourt donne la description de son excellent procédé stéréoscopique. MM. Le Bec, Bonamy, Cazin accusent leurs préférences. M. Le Fur décrit le procédé de recherches de Bergonié et donne ses résultats.

MM. Cazin, Chéron, Duroux renseignent sur la valeur du manudioscope de Bouchacourt.

Le traitement des *fractures* est l'un des sujets auquel se sont le plus intéressés les membres de la Société des Chirurgiens de Paris.

M. Brochin ayant, par la présentation d'un fracturé de l'humérus chez lequel un éclat de bombe avaient détruit la partie moyenne de l'os et les parties molles à un degré tel que le paquet vasculo-nerveux seul avait été épargné, fait ressortir, le parti qu'on peut espérer de la conservation dans les fractures. MM. Burty, Le Fur, Bonamy, citent des faits semblables.

M. Pasteau développe les réflexions que lui ont suggéré 68 cas de fractures du tibia traitées dans un hôpital de la zone des étapes. Il est foncièrement conservateur. Il se garde de l'ablation d'esquilles adhérentes car « il a vu trop de membres qui ne serviront plus à grand'chose, s'ils servent jamais à quelque chose pour parler autrement. »

Les longs et importants mémoires de MM. Cazin, Le Fur, Blanc, seront signalés à propos du *Paris Chirurgical.*

M. Chaton préconise un appareil à plancher mobile pour le traitement de ces fractures.

Nombreuses sont les communications sur le *traitement des fractures* par l'*ostéosynthèse* et surtout sur celui des *pseudarthroses.*

Du traitement direct des fractures par la suture, rares sont les adeptes. M. Abel Desjardins en est un partisan si déclaré qu'il ne se reconnaît plus le droit, dit-il, de soigner les fractures par les anciennes méthodes indirectes, qu'elles soient ouvertes ou fermées. Il a imaginé un mode de coaptation osseuse (anneau métallique).

M. Bonamy indique dans quelle mesure et pour quels cas il accepte cette intervention. Il cite ses observations relatives surtout à des cas de pseudarthroses.

M. Raymond Bonneau a pratiqué 22 sutures osseuses, toutes avec la plaque de Lambotte. Ses résultats sont, dans l'ensemble, satisfaisants. Son mémoire comporte des réflexions très cliniques sur la technique et sur les indications opératoires.

M. Mayet préconise le catgut chromé pour les sutures osseuses.

A propos des diverses présentations de blessés MM. Le Fur, Péraire, Bonamy discutent les indications de la greffe osseuse prise sur place ou à distance, ceux du rapprochement direct. Sont indiqués les résultats divers que la première a fournis.

M. Mayet propose une greffe par glissement. Il utilise comme greffons des débris esquilleux adhérents qu'il détache en conservant leurs connexions vasculaires.

Le traitement des *blessures articulaires* immédiat et consécutif donne lieu à quelques travaux étendus.

Dans un article général sur le traitement de ces blessures dans une ambulance immobilisée, M. Lemaitre s'était, dans les plaies articulaires, montré partisan de la désinfection précoce par l'arthrotomie et la résection ; dans une communication de janvier 1916, reproduction d'un rapport, il se déclara très interventionniste et se dit transfuge du camp des abstentionnistes armés. L'expectation, dans 16 cas, dont 15 infectés aurait été suivie d'ankyloses tandis que sur 38 blessés désinfectés rapidement, il a eu 24 guérisons complètes et 14 ankyloses partielles ou totales. M. Le Fur dans un mémoire traite le même sujet, en se basant sur 47 observations personnelles.

M. H. Blanc, dans les plaies articulaires infectées, se montre très conservateur, il rejette les incisions excessives, les extractions totales d'esquilles. Le débridement, un bon drainage, l'immobilisation, les irrigations antiseptiques ou la balnéation lui suffisent et il en témoigne. La résection ne vient qu'en deuxième ligne.

M. Bonneau donne une note sur le traitement des fractures articulaires du genou avec des précisions sur le drainage poplité.

M. Le Fur montre une régénération osseuse régulière après résection sous-périostée tardive du tiers supérieur de l'humérus.

M. Lavenant s'élève contre le déraidissement brusque des articulations.

M. Saissy donne des observations de résection de la hanche par l'incision antérieure préconisée par Bérard.

M. Audion attaché à un centre de physiothérapie insiste sur la fréquence de l'équinisme et sur sa résistance aux traitements des centres de physiothéraphie. Son traitement doit être orthopédique et non chirurgical car la ténotomie du tendon d'Achille est aussi rarement nécessaire que rarement efficace. Il a recours à la méthode des plâtres successifs.

Les blessures de la *tête* n'ont donné lieu qu'à quelques mémoires et communications.

M. Léo, insistant sur les bienfaits qu'on a lieu d'attendre de la simplification originale que M. de Martel a apportée à la trépanation grâce à l'anesthésie locale du blessé assis sur une chaise, cite une observation d'ablation de corps étrangers logé dans le lobe occipital.

Les travaux de MM. Brodier et Cazin seront cités à propos du *Paris Chirurgical*.

Rares mais curieuses sont les observations de blessures de la *poitrine* et de *l'abdomen*.

M. Le Fur, dans les plaies transversales, en enfilade de la région sternale, montre les avantages de la mise rapide à découvert du trajet. Le même chirurgien cite l'observation unique d'un blessé chez lequel un éclat d'obus volumineux, saillant dans le ventricule droit a été toléré pendant près de trois mois. « La palpation attentive du cœur sorti du péricarde ne permit pas de sentir le projectile ». Il était logé dans la paroi postérieure du ventricule droit.

M. Paul Delbet apporte une contribution à l'étude des interventions chirurgicales pour projectiles intrapulmonaires.

M. Peraire rappelle l'histoire d'un blessé qui survécut malgré trois plaies profondes de l'abdomen. M. Le Fur cite celle d'un évacué qui trois jours après le traumatisme succomba à une plaie perforante abdominale. La veine porte avait été lésée ainsi que le canal cystique. Vaste épanchement sanguin et hématique.

M. Le Fur cite des faits curieux de déchirure explosive du foie et du rein.

Je signalerai enfin diverses observations de blessures des organes génitaux et de l'urèthre et des remarques (de MM. Cazin, Peraire, Léo) sur l'anesthésie.

M. Léo préconise le procédé de Martel pour les interventions craniennes.

Les Sociétés médico-chirurgicales d'armées.

Reprenant une tradition des médecins d'armée qui à Alger, pendant les guerres d'Afrique et à Constantinople, pendant la guerre de Crimée, avaient fondé des Sociétés de Médecine et de Chirurgie militaires, des médecins inspecteurs ont, au cours de cette guerre, sur le front français, constitué des Sociétés analogues. Elles ont jusqu'ici rendu aux blessés et à la science chirurgicale d'incontestables services. Elles ont resserré les liens qui unissaient déjà le personnel médical, ont sollicité son ardeur scientifique, drainé une documentation qui, sans elles, eût pu se perdre, et grâce à une observation riche, renouvelée, contrôlée, recueillie par des chirurgiens d'expérience, elles ont eu sur les progrès accomplis au cours de cette guerre, l'influence la plus heureuse. Elles ont eu souvent la primeur des perfectionnements que cette terrible lutte nous a valus. Toutes les questions les plus importantes de la chirurgie de guerre y ont été discutées avec le souci de la recherche de la règle simple, pratique, susceptible de généralisation, avantageuse pour le blessé. Bien des communications ont été reprises ultérieurement au sein de nos grandes sociétés savantes. La *Presse médicale* a fourni des comptes rendus détaillés des séances. Le *Progrès médical* et le *Bulletin médical* les ont reproduits sans leur donner les mêmes développements que la *Presse médicale*.

Société médico-chirurgicale de la 1re armée.

C'est avec l'exposé des *indications thérapeutiques des plaies articulaires* qu'en février 1916, s'ouvraient les premières séances de cette société médico-chirurgicale.

M. Barnsby se basant sur l'observation de 105 blessés de guerre, discutait les indications de l'*arthrotomie* et de la *résection primitive*. MM. Perrin, Baudet, Kocher, Le Fort, Pilon, Bousquet, Truffier apportaient leurs remarques, MM. Dupont, Descouttes, Weil ayant opposé aux traitements qui tendent à devenir classiques l'immobilisation et les applications de glace. La discussion resta quelque peu confuse, cependant la désinfection attentive et l'arthrotomie large réunirent le plus d'adhérents, mais les remarques de MM. Dupont, Descouttes, Weil ont conservé leur intérêt.

A la question du *pansement des plaies* se rattachent les observations de MM. Madranges, Perrin, Mocquot, Dupuy de Frenelle, Bonnal. Les premiers affirment que la liqueur de Dakin modifiée ou non par Daufresne donne des résultats supérieurs à ceux des autres topiques ; M. Bonnal avoue l'avoir abandonnée en raison de son inefficacité.

L'ablation des *corps étrangers intra-cérébraux*, provoque les remarques de MM. Barnsby et Hirtz, Driant, Joltrain. M. Le Fort, de Lille, présente un cas de prothèse cranienne.

M. Molinié discute le diagnostic de la simulation de la *surdité de guerre* ; MM. Aimé et Joltrain étudient l'atonie labyrinthique d'origine commotionnelle.

M. Perrin a pratiqué trois extractions de *corps étrangers intra-pulmonaires*. M. Thévenot, dans les plaies de poitrine larges, fait la suture partielle de la plaie. Il met ainsi fin à la dyspnée sans avoir à redouter l'emphysème.

MM. Le Fort et Baudet parlent des plaies du foie.

M. Grangerard relate l'observation unique d'un blessé chez lequel, par la radiographie, on décela une balle de schrapnel dans la région du cœur, dans l'oreillette droite. Une heure après, le blessé s'étant levé, le chirurgien la découvrit dans le triangle de Scarpa et au bout de quelques instants, il la fixa dans la veine hypogastrique par une ligature en aval.

M. Jumon cite une observation de section des gros vaisseaux de la cuisse par un éclat d'obus. Pas d'hémorragie. Rétraction de ces vaisseaux.

M. R. Le Fort, en s'appuyant sur huit observations, parle de sa méthode originale de réduction de fractures déjà anciennes du fémur, de fractures datant même de 60 à 100 jours, mal réduites avec des raccourcissements notables, voire considérables (6 à 10 centimètres). Il suspend les blessés par les pieds (méthode d'inversion) et une fois la réduction obtenue, il la maintient par l'appareil plâtré.

MM. DE FOURMESTRAUX et GUÉNARD s'intéressent aux résections, en particulier, à celle de la hanche. M. R. LE FORT isole un nerf avec une lame de caoutchouc empruntée à son gant. Le même chirurgien obtient une restauration rapide dans un cas de perforation latérale, d'échancrure du sciatique. Son blessé lui fournit des remarques qui sont en désaccord avec les données admises sur le siège de certains filets moteurs de ce nerf.

Société médico-chirurgicale de la 2ᵉ armée.

La Presse ne nous a fourni que très peu de documents sur les Réunions médico-chirurgicale de la 2ᵉ armée.

M. BILHAUT fait quelques remarques sur l'hémophilie et sur les antiseptiques. MM. LAPOINTE, MANZIE, LEBLOND, BAUMGARTNER discutent sur le débridement.

MM. TRÉMOLIÈRES, LOEW, MAILLARD ont confronté les résultats fournis par la pyoculture et l'index opsonique.

GAUTRELET est attaché au traitement de l'anémie traumatique.

Société médico-chirurgicale de la 4ᵉ armée.

Constituée par le médecin inspecteur général BÉCHARD, sous la présidence du médecin inspecteur PIERROT, Directeur du Service de santé de la 6ᵉ Région, la Société médico-chirurgicale de la 4ᵉ armée se réunit pour la première fois en août 1916.

Elle s'arrêta surtout à l'étude de quatre grandes questions : 1° la *gangrène gazeuse ;* 2° le *pansement des plaies ;* 3° les *blessures du crâne ;* 4° le *traitement des fractures* et des *plaies articulaires.* Elle nous apporta sur les *plaies des cavités,* les *blessures des vaisseaux* une documentation intéressante.

1° A l'étude de la gangrène s'attache là le nom de M. SACQUÉPÉE. On trouvera la trace plus intégrale de ses recherches dans les *Bulletins de la Société de Biologie.* Pour lui, l'apparition de la gangrène gazeuse doit être attribuée à la présence de deux bactéries, le vibrion septique, l'œdématiens.

Des remarques de M. LAPEYRE concernent les gangrènes gazeuses locales.

Des chirurgiens des plus autorisés, riches d'une expérience tristement étendue, MM. POTHÉRAT, LAPOINTE, DOCHE, FRESSON, DESJARDINS, BRÉCHOT, VOUZELLE, LAPEYRE s'arrêtent aux formes, à la nature, au pronostic, au traitement de cette complication, surtout à l'amputation.

Leurs échanges de vues ont dû grandement servir à l'instruction de leurs auditeurs, mais n'ont pas toujours apporté à l'histoire de cette infection des éclaircissements importants.

M. MARCHAK qui emploie l'éther comme topique et en injections sous-cutanées compte 9 succès sur 12 cas.

2° La méthode de Carrel est discutée. Les opinions formulées sur elles sont précises, assez concordantes, peu favorables. M. DUPUY DE FRENELLE en conseille l'emploi, M. Doche y a eu recours mais les résultats qu'il a obtenus ont été différents suivant que les plaies étaient ou non très récentes. Dans les premières vingt-quatre heures, ils ont été très favorables ; après vingt-quatre heures, nuls dans les fractures ouvertes et les plaies articulaires ou n'ont pas différé de ceux obtenus par d'autres modes de pansement. M. Fresson nous dit que la liqueur de Dakin n'a pas empêché les gangrènes de se développer. Dans 34 cas, il a obtenus de bons résultats, mais ceux-ci n'ont pas été différents de ceux qu'ont fournis le sérum physiologique, les solutions hypertoniques, l'alcool et l'éther. M. Potherat est loin d'être enthousiaste. « Le Dakin et la liqueur de Labarraque diffèrent si peu ». MM. Malmejac et Merklen présentent des critiques concordantes.

M. Bouchet expose les bons résultats qu'il a obtenus avec le sérum Leclainche et Vallée qui est un bon excitant. Il l'a employé en injections sous-cutanées.

3° Importante est la contribution apportée à l'étude des traumatismes des centres nerveux.

M. Fresson, de Sanghaï frappé par l'observation de 22 cas, des conséquences sérieuses des plaies du crâne et du cerveau, observées à une période peu éloignée du traumatisme alors que les résultats immédiats des interventions étaient satisfaisantes, sollicite un intéressant apport documentaire de la part de MM. Launay, Brechot, Lapointe, Potherat, Vouzelle, Bénard, Weitzel, Béraud, Lapeyre. A l'avant pense-t-on, l'enthousiasme est trop grand, à l'arrière c'est le désenchantement ; on y témoigne de la gravité de ces traumatismes. Quelles en sont les suites réelles ? Devant l'impossibilité de l'établir, M. Potherat propose de soumettre la question à la Société de Chirurgie.

M. Mayrac emprunte à la boîte de stomatologie un dispositif qui facilite la trépanation.

L'extraction des corps étrangers intra-cérébraux trouve des partisans en MM. Aubourg, Jourdan, Potherat, Brechot, Tanton, Marchack qui, pour la recommander, s'appuient sur leur expérience personnelle.

M. Marchak traite les hernies cérébrales, par une solution formolée et une compression légère. Ses remarques sur l'étiologie de cette complication sont à signaler.

Les *commotions* d'*origine émotive* sollicitent l'intérêt de MM. Raymond, Mallet. MM. Lery et Schœffer nous disent que les troubles névropathiques commotionnels sont plus fréquents à l'arrière qu'à l'avant. Ils rattachent dans trois observations les symptômes observés à des hémorragies des couches optiques, de l'épicone médullaire et du bulbe. Une épilepsie jacksonienne est également, par eux, mise sous la dépendance d'une hémorragie cérébrale.

4° Les *lésions osseuses et articulaires* prêtent à des recherches personnelles et à des discussions. .

Peu satisfait de la contention des fractures par les appareils de MM. Delbet, Alquier, Vouzelle, Gronnauer, M. Desjardins applique sa méthode d'immobilisation directe par un anneau de maillechort assujetti par des vis (le « manchonnage » mars 1915). M. Lapointe fait des réserves sur cette pratique dans les fractures par coup de feu, en particulier dans celles du membre inférieur.

M. Alquier qui a traité 450 fractures se loue des appareils de Delbet et des appareils à anse.

M. Grégoire expose ses idées sur le traitement des fractures de l'humérus. MM. Fourmestaux, Alquier, Degouy, Leclerc, Gronnauer, Guénard présentent des appareils de leur invention.

M. Séjournet fait des remarques sur les indications de l'amputation de la jambe. Parmi les plaies articulaires, MM. Fresson, Guénard, Marchak, Schwartz, Che-

6

vassu, Barret, Potherat, Bréchot, Viannay, Vouzelle s'attachent surtout à celles
du genou, les plus graves, les plus décevantes. Ils discutent les indications de la
conservation pure, de l'arthrotomie, de la résection, de l'amputation. La première
et la dernière ont peu de partisans ; c'est l'arthrotomie et la résection qui ont les
préférences de ces chirurgiens. La résection articulaire est également préconisée
pour le coude (Chevassu) le cou-de-pied et le carpe (Bréchot) ; pour les articulations
du membre inférieur en général, par la plupart de ces chirurgiens.
   M. Alquier présente un appareil pour réséqué du genou.

   Les formes, le pronostic, le traitement des *plaies de poitrine* donnent
lieu à quelques descriptions et remarques.

   MM. Desjardins, Weitzel, Potherat affirment la bénignité des cas qu'ils ont
observés, la suffisance du traitement expectant. M. Potherat n'est point partisan de
l'arrêt direct des hémorragies et de l'extraction des corps étrangers pulmonaires.
   A M. Vouzelle nous devons une rarissime observation de tentative d'extraction
d'un corps étranger logé dans une cavité du cœur. En saisissant ce cœur, le
blessé est pris de syncope. L'opération doit être interrompue. L'opéré succombe
trois jours après. Cette observation sera reprise et rapportée à la Société de Chirurgie. M. Vouzelle nous laisse des remarques personnelles sur les observations
péricardiques.
   MM. Fourmestraux et Leroux rapportent une observation intéressante de plaie
du cœur.
   M. Desjardins publie une remarquable observation d'ouverture de la poitrine
par un volet thoracique et d'hémostase d'un gros vaisseau du hile après réclinai-
son de la veine cave supérieure. M. Desjardins étudie les complications qui font la
gravité de ces plaies, l'hémorragie secondaire, l'infection pleuro-pulmonaire, la
médiastinite, le déplacement du médiastin.
   MM. Pellot, Mocquot, Vouzelle, Potherat, Bréchot, Signoret se montrent interventionnistes dans les *plaies abdominales*, sans apporter de documents nouveaux et
importants. M. Vouzelle insiste sur la fréquence des hémorragies graves dans les
blessures. M. Séjournet apporte des statistiques.

   Sur les *lésions des vaisseaux*, *l'extraction des corps étrangers*, le *tétanos*, les *transformations d'appareils*, j'ai à signaler des apports intéressants.

   M. Séjournet conseille, dans les plaies latérales des grosses veines des membres
dont il a observé trois cas, de s'adresser à la suture latérale ; M. Bréchot la juge
inutilisable dans les traumatismes de guerre ; M. Potherat la rejette et M. Schwartz
conseille le procédé classique de la ligature.
   M. Guéniot relate 5 cas de ligature de la carotide externe.
   M. Haret donne, pour l'extraction des corps étrangers, l'indicateur si simple de
direction et de profondeur qui porte son nom. Il estime que la radioscopie suffit
le plus souvent et que la radiographie doit être réservée aux cas délicats ou litigieux ; M. Aubourg fournit des indications générales sur les recherches ; M. Zimmern
signale les résultats obtenus avec son mode de repérage ; MM. Desjardins, Fesson,
Potherat s'arrêtent à la question des indications de l'intervention ; M. Barret
recommande le téléphone de Hedley trop délaissé pour la recherche.
   MM. Potherat, Boucher, Vincentelli citent des cas de tétanos tardif. Si précieuse
et si indéniable que soit la valeur préventive du sérum antitétanique, il ne va pas
jusqu'à triompher de toutes les causes d'éclosion du tétanos (Potherat).
   MM. Bled, Bonnet, Daireaux et Margerin modifient le brancard comme appareil
de transport ou table de pansement.
   M. Leclerc présente un masque protecteur contre les gaz asphyxiants : M. Mayot
une botte de tranchées ; M. Coste un lit pour blessés.

Société médico-chirurgicale de la 5ᵉ armée.

Le 31 juillet 1915, sous l'égide et la présidence du médecin-inspecteur Pauzat, la Société médico-chirurgicale de la 5ᵉ armée vit le jour. Elle a fourni pendant la période que j'envisage une très importante somme de documents qui ont trait surtout : 1° à *l'organisation et au fonctionnement des formations sanitaires;* 2° à *l'étude de la gangrène gazeuse ;* 3° *des lésions osseuses des diaphyses ;* 4° *des plaies articulaires;* 5° *du pansement des plaies;* 6° *des plaies du crâne, de la poitrine, de l'abdomen;* 7° à *des lésions diverses.*

1° M. R. Picqué donne au sujet du *fonctionnement de son ambulance* la substance de son remarquable mémoire lu à la Société de Chirurgie. Il fournit la démonstration de ce fait qu'un chirurgien de carrière très actif, décidé à saisir toutes les indications opératoires, quel que soit le siège et la gravité des blessures, trouve dans les ambulances actuelles, en y apportant quelques améliorations légères, tout ce qu'il faut pour lui permettre d'accomplir sa tâche, et cela aussi sûrement que s'il fonctionnait dans une de ces ambulances chirurgicales dont le prix de revient est excessif.

M. Martin critique le fonctionnement des postes chirurgicaux avancés qui semblent à d'autres, un progrès.

MM. Haas et Niel, dans une longue description, font ressortir l'utilité d'un centre ophtalmologique et oto-rhinolaryngologique d'armée. Les détails qu'ils nous fournissent sur les groupes de lésions qu'ils y ont observés pendant de longs mois sont à retenir. Sur la prophylaxie de certains traumatismes de l'œil M. Niel donne des indications et il émet un vœu qui faciliterait l'interprétation exacte de ce qui, dans les lésions produites par l'explosion des obus appartient au traumatisme direct et aux affections antérieures si fréquentes. MM. Mallet et Dupouy apportent un complément à la documentation de M. Niel.

M. Abadie résume le fonctionnement du centre neuro-psychologique dont il est chargé. En raison du nombre relativement élevé des délits consécutifs au choc émotionnel et à d'autres causes, et à la guérison plus rapide, à l'avant, des troubles phtiatiques consécutifs à l'explosion des obus, il croit à la nécessité de la constitution de deux centres neuro-pathologiques d'armée, l'un étant établi à proximité d'un hôpital d'évacuation. M. Dammage partage cet avis.

2° En s'appuyant sur une observation malheureusement étendue et portant sur un nombre de cas varient de 40 à 60, MM. Riberol, R. Picqué, Vandenbosche, Peyre, Fuster, Augé, Lemaitre étudient les formes de la *gangrène gazeuse,* discutent sa pathogénie, sa prophylaxie et son traitement. M. Dupénié apporte les résultats de ses examens bactériologiques. M. Augé croit trouver dans la présence de globes jaunâtres, visibles à l'œil nu, constatés dans les liquides qui s'écoulent de la plaie, un signe diagnostique et pronostique important.

M. Parazols trouve les bactéries pathogènes, dans une suppuration de l'œil.

M. Vennin, là, comme plus tard à la Société de Chirurgie, se montrera partisan des injections d'oxygène en tension. MM. Vandenbosche et Marquis conseillent le même traitement. M. Marquis voudrait qu'on se montrât avare de trop longs débridements et surtout de débridements circonférentiels. Dans nombre de formations les injections d'oxygène sont employées à titre préventif.

Plus tard M. Lapeyre rapportera les résultats de sa pratique dans les cas de septicémie gangréneuse.

3° Importante est la contribution apportée aux *lésions des diaphyses* et des *articulations*.

Avec MM. Toubert et R. Picqué une discussion trouve des bases solides. En observateurs expérimentés, très au courant des modalités des traumatismes de guerre, ils fixent des groupes bien déterminés auxquels s'appliquent un traitement général, une désinfection attentive, mais aussi des thérapeutiques variables suivant le caractère et la gravité des lésions. Ces groupes distinguent les fractures simples et complexes par balles de fusil, les fractures simples, communes avec énormes lésions produites par les projectiles d'artillerie. De chacun de ces groupes découlent des indications, à chacun s'attachent des traitements.

Pour M. Platon, les appareils plâtrés à anses ont transformé la thérapeutique chirurgicale des fractures. M. Marquis qui a soigné 274 fractures diaphysaires et qui s'arrête à la description de leurs « ennemis » ; l'infection, la contraction musculaire, les raideurs articulaires, n'hésite pas à reconnaître qu'au bout de quelques jours, les appareils plâtrés, quels qu'ils soient, si bien confectionnés soient-ils, ne s'opposent pas à l'action de la contraction secondaire, aussi se montre-t-il partisan de l'extension.

M. Desjardins communique les résultats éloignés de son traitement des fractures.

4° Les *lésions articulaires* sont étudiées avec le même soin que celles des diaphyses.

M. Lemaitre donne les résultats de sa pratique. Elle a pour base le temps écoulé depuis la blessure, c'est-à-dire l'intensité de l'infection. Elle s'inspire aussi de la gravité du traumatisme. Il fait une grande part à la désinfection large, opératoire, à l'*arthrotomie de drainage et de recherche*, à la *résection de drainage*. Cette communication est une des plus substantielles qui ait été fournie sur le sujet.

M. Toubert classe les blessures articulaires avec la même méthode et la même compétence que celles qu'il a apportées au groupement des fractures diaphysaires. Pour les unes, la désinfection suffit ; à d'autres il faut réserver la résection, mais celle-ci sera ménagère de sacrifices et atypique. L'amputation a ses indications dans les traumas effrayants.

M. R. Picqué apporte là la contribution lumineuse de ses observations et de ses remarques.

MM. Tessier et Barbarin s'appuyant sur 55 observations, se montrent partisans de la *résection de drainage* des grandes articulations. M. Rocher opposant ses résultats opératoires et fonctionnels, se dit avare de résections. M. Lardennois sous le titre de « Traitement immédiat des plaies articulaires », n'estime pas la résection nécessaire au début. Pour lui la désinfection et la conservation donnent d'aussi bons résultats.

5° Le *pansement des plaies* a fourni une documentation très intéressante.

M. Lemaitre trace un tableau comparatif, captivant et qui semble bien démonstratif des résultats de sa pratique dans la désinfection des plaies de guerre depuis le début de la campagne. Au commencement, il était expectant. Ses résultats ont été déplorables. Avec le débridement ils ont été meilleurs, mais la suppuration est restée abondante. Après avoir pratiqué l'excision des tissus mortifiés et l'ablation des corps étrangers, le suintement est encore resté abondant. La méthode de Carrel a apporté un changement heureux mais qui ne l'a pas encore satisfait. Alors il désinfecte préalablement, excise les parties attrites, fait suivre l'excision d'une désinfection complémentaire par l'iode. Ses résultats sont parfaits. Très scientifiquement, M. Lemaitre revient par comparaison à la méthode de Carrel, puis à la désinfection iodée complémentaire de l'excision et cette dernière pratique lui inspire une telle confiance qu'il se croit autorisé à suturer les plaies immédiatement (21 avril 1916).

Reprenant ultérieurement cette question, il étend cette méthode aux plaies articulaires du genou.

M. Rocher préconise ce traitement. Il veut des excisions larges, intéressant profondément les masses musculaires. Après l'excision, on recherchera la suture secondaire. On remarque que ce traitement est inapplicable dans une ambulance en pleine activité.

M. Leroy de Lille, est lui aussi très partisan de cette pratique. 298 blessés témoignent de sa valeur. Ceux qui avaient été atteints de lésions articulaires en ont bénéficié autant que ceux qui ne présentaient que des lésions des parties molles. 12 des premiers sur 18 lui doivent leur guérison. Ce mode de traitement, l'excision suivie de désinfection réussit même dans la gangrène confirmée.

MM. Augé, Lafforgue, Vidal vantent le liquide de Dakin. M. Barbarin a, lui aussi recours au Dakin et également aux sels de manganèse préconisés par Delbet ; il en est satisfait, mais il ne les croit pas utiles quand on pratique l'excision des tissus.

M. Fuster recommande les pulvérisations d'eau oxygénée pour faciliter la détersion rapide des plaies. Il se sert d'un pulvérisateur à soufflerie.

6° Nombreuses sont les communications sur les *plaies des cavités*.

Les cas de *blessures cranio-cérébrales* de MM. Vandenbosche et Lemaitre sont à consulter. Avec M. Guibé s'affirme une fois de plus la gravité excessive, presque immédiate des plaies perforantes totales. Je ne puis le suivre dans sa substantielle communication pas plus que je ne puis le faire ici pour M. Maisonnet.

M. R. Picqué dans sa description de « l'organisation et du fonctionnement de l'ambulance de l'avant » s'était longuement arrêté aux indications opératoires dans les traumatismes du crâne. Il signalait les résultats de ses interventions, préconisait avec M. Dupérié la ponction lombaire qu'il voudrait voir généralisée dans tous les cas de contusion cranienne comme moyen de diagnostic des hémorragies méningées. M. Dupérié la conseille dans les méningo-encéphalites diffuses.

M. Dupérié s'appuyant sur 100 autopsies de perforations cranio-cérébrales qui lui avaient démontré la fréquence des lésions cérébrales opposées au point cranien frappé, reprend la symptomatologie de ces cas et l'oppose très cliniquement aux lésions correspondantes. Son analyse est d'un haut intérêt.

MM. Guibé et Lemaitre citent leurs statistiques personnelles de blessures du crâne et du cerveau et en tirent des déductions pratiques. MM. Picqué, Dupérié, Augé, Laffargue apportent des faits personnels ; M. Dupérié un cas de guérison d'une méningo-encéphalite diffuse par les ponctions lombaires avec injections d'électrargol.

MM. Rocher et Loyre citent une observation de volumineux hématome extraduremérien frontal, sans symptômes de localisation.

M. Rocher vante l'électro-aimant géant pour l'extraction des corps étrangers. Il extrait grâce à lui un projectile à la base du cerveau.

MM. Dupouy et Bosc apportent leur contribution aux troubles cérébro-médullaires consécutifs à des explosions de mines.

Trente blessés atteints de *lésions médullaires*, nombre imposant, fournissent à M. Dupérié toutes facilités pour poursuivre une étude anatomo-clinique. La note est bien différente de celle qui s'est fait entendre à l'arrière. Le pronostic de ces blessures est des plus sévères. La mort survient le plus souvent dans la première semaine.

M. Ehrenfelds porte le même verdict pronostique. Sur 18 blessés, 16 meurent et, qu'on intervienne ou non, c'est la même gravité.

Avec une communication de M. Maisonnet, riche d'expérience, s'ouvre une discussion sur les *plaies du poumon* périphériques et moyennes.

M. Augé en invoquant sa pratique de 121 cas, MM. Fuster, R. Picqué, Lemaitre étudient la symptomatologie, les complications, le traitement de ces blessures. M. Picqué nous fournit des détails précieux d'autopsies de plaies pulmonaires graves. M. Dupérié s'arrête à la bactériologie de l'hémothorax et en tire un élément de pronostic. Son étude est importante. M. Lemaitre s'appuyant sur l'examen de 54 blessés montre les rapports qui lient le réflexe oculo-cardiaque aux plaies de poitrine.

M. Marquis extrait 7 projectiles intra-pulmonaires.

Des *blessures de l'abdomen* parlent MM. Guibé, Leroy de Lille, Martin. Le premier nvoque son expérience de la chirurgie de l'arrière, présente sa statistique (80 p. 100 de morts) et se montre interventionniste. M. Martin nous dit que le Murphy a donné des résultats heureux.

MM. Barbet, Bouvet, Picqué, Rocher, Guibé reprennent la question un mois après la première discussion. Leur documentation est importante, leur tendance s'accentue en faveur de l'intervention. M. Picqué accuse 77 morts. Il différencie le pronostic en tenant compte des conditions de lutte. M. Petges remarque combien les ambulances d'un front immobilisé ressemblent peu à ceux d'une ambulance de guerre de mouvement.

M. Picqué cite 2 cas, rares, de perforation de l'abdomen par la baïonnette Lebel. Les lésions étaient graves.

Les *blessures de l'œil* fournissent à M. Magitot une revue magistrale et complète. C'est le résumé d'une discussion de la Société d'ophtalmologie de Paris. M. Haas s'arrête aux blessures oculaires produites par des engins à forte charge.

Une expérience acquise dans un centre spécial fait le fond de la communication intéressante de MM. Genouville et Leroy sur les *lésions des organes génito-urinaires*.

7° J'ai à signaler un assez grand nombre de communications ou présentations sur des *sujets divers*.

Les lésions des gros troncs vasculaires sont pour MM. Barbarin et Lerat plus fréquentes qu'on ne le pense généralement. Ils relatent 23 cas de blessures des gros vaisseaux. M. Lemaitre a 12 observations de plaies vasculaires ayant donné lieu à des hémorragies secondaires. MM. Vennin, R. Picqué, Maisonnet établissent dogmatiquement le traitement à suivre pour ces blessures. M. Lapeyre cite des cas de plaies *latérales*, artérielles, M. Lerat celui d'une plaie latérale de la jugulaire interne, M. Maisonnet a vu une lésion de la vertébrale contre l'atlas et une plaie latérale de la jugulaire interne bouchée par un éclat d'obus. M. Lacoste relate le cas d'une plaie de la tibiale sans hémorragie. Un éclat d'obus obturait le vaisseau. M. Bardier rappelle le rôle de la contraction instantanée et persistante des vaisseaux sectionnés pour l'arrêt de l'hémorragie. M. Rocher cite des cas d'anévrysmes.

Les aperçus de M. Iscovesco touchant l'importance des conditions physiologiques sur la gravité immédiate des plaies de guerre sont parfois originaux, toujours de lecture attachante. Ils sont à retenir.

MM. Haury, Fasquelle, Bury, Top, Hérissey proposent des moyens de protection contre les gaz. M. Castaing, au début, conseillait de se servir du paquet de pansement individuel.

M. Crepet modifie le brancard pour le transport dans les tranchées.

M. Chastenet transforme un brancard ordinaire en table à pansement à planchettes mobiles. MM. Lefron et Feuvrier, Laforet modifient le brancard des tranchées. MM. Levy et Augé donnent des appareils à fracture.

Société médico-chirurgicale de la 6ᵉ armée.

Fondée la première, le 3 mai 1915, par le médecin inspecteur général Nimier, la Société Médico-chirurgicale de la 6ᵉ armée a montré, depuis ses débuts une grande activité. Très nombreuses et fort importantes ont été jusqu'en août 1916, les Communications et les Discussions chirurgicales qu'elle nous laisse. Certains travaux sont de tout premier ordre ; ils marquent des étapes de progrès ; le plus grand nombre a trait :

1ᵉ A *l'évolution des plaies de guerre et à leurs pansements ;* 2° aux *blessures du cerveau et aux troubles consécutifs aux explosions d'obus ;* 3° aux *blessures de l'abdomen ;* 4° à des *sujets divers :*

1° Les remarquables recherches de MM. Policard, Desplas et Phelip sur la bactériologie et l'évolution des plaies de guerre ont magistralement comblé une lacune que les conditions de stabilité des fronts, pendant une guerre de tranchées, permettaient seules de faire disparaître. Leurs révélations ont frappé ; les Sociétés savantes les ont favorablement accueillies ; leurs déductions ont servi aux chirurgiens et contribué à guider leur pratique. C'est la détermination de la flore bactérienne des plaies dès les premières heures, en voie de cicatrisation ou dans les plaies à marche aseptique ; c'est l'étude histologique des premiers stades de l'évolution des blessures par projectiles qui a fixé l'attention de ces auteurs.

Egalement remarquables sont les travaux de MM. N. Fiessinger, Moiroud, Nimier Vignes, de MM. N. Fiessinger, Tabourieh, Moiroud, de MM. N. Fiessinger, Guillemain, Vienne. Les premiers amènent à la critique de la méthode de la Pyoculture ; les remarques de M. Rist appuient leurs conclusions ; les seconds portent sur l'action des antiseptiques sur les leucocytes polynucléaires du pus ; les troisièmes sur la pyo-cyto-hémolyse produite par les hypochlorites alcalins.

MM. Barré et Rolland montrent que dans les traumatismes récents, *a fortiori* dans les traumatismes anciens le sang subit dans sa constitution des transformations importantes dont il y aurait lieu de tenir compte dans notre thérapeutique.

La méthode de *l'embaumement* de M. Menciène compte aujourd'hui ses partisans dans les formations de l'avant. Elle est bien connue. Plusieurs Communications de leur auteur ont servi à en étendre l'emploi. MM. Dupuy de Frenelle et Perret se louent de la *méthode de Carrel.* M. Perret, dans un travail qu'il livra à l'Académie de Médecine donnera sa statistique de guérisons. M. Braquehaye préoccupé de la lenteur et des difficultés de l'obturation des larges et profondes pertes de substance osseuse les comble avec des lambeaux cutanéo-périostés fixés par des clous ; MM. Desplas et Chevalier s'arrêtent à la restauration des grandes pertes de substance des parties molles.

2° A plusieurs reprises les *traumatismes du crâne* et du *cerveau* ont fait l'objet de Communications et de remarques importantes à la 6ᵉ armée.

MM. Seguinot et Leblanc, Mathieu, Ruotte, Reverchon se montrent partisans de l'intervention, même dans les lésions craniennes superficielles et ils conseillent l'exploration préalable dans les cas douteux. Des statistiques importantes témoignent de leurs succès immédiats. MM. Seguin et Leblanc qui, pendant deux mois ont opéré leurs blessés dans une ambulance très proche du front, perdent 7 opérés sur 8 atteints de plaies cranio-cérébrales ; 3 blessés craniens purs avaient donné 3 succès.

L'examen d'un certain nombre de *commotionnés* a permis à M. Guillain de démontrer avec évidence que la part faite jusqu'alors à l'hystérie dans les troubles consécutifs aux explosions d'obus, était excessive, que la plupart des ces troubles s'expliquaient par des lésions du nevraxe, de petites hémorragies corticales ou centrales. Des observations de soldats épileptiques, contracturés, atteints de tremblements, pseudo par kinsonniens, paraplégiques, déviés ont successivement servi à sa démonstration et les travaux importants qu'elles ont inspirés à ce neurologiste ont répandu ses idées au sein des Sociétés savantes, à la Société médicale des hôpitaux, à la Société de Neurologie. Il a contribué à faire revenir, à l'avant, comme à l'arrière sur des interprétations regrettables quant à leurs conséquences thérapeutiques, sociales et médico-légales. La délicatesse du diagnostic de ces cas était bien faite pour montrer, comme il l'a fait ressortir avec M. Barré, Beck et la Société de Neurologie, l'opportunité de l'organisation de Centres neurologiques aux armées.

MM. Beck et Barré présentent un paralysé du plexus brachial. Son courage est indiscutable, il a été trois fois cité à l'ordre du jour. C'est un hystérique. M. Reynaud fournit d'autres cas. MM. Lombard et Baldenweck donnent un procédé qui permet de reconnaître et de guérir rapidement le mutisme hystérique. MM. Guillain et Barré présentent un paralysé radiculaire du plexus brachial à la suite d'une explosion de mines. Ils étudient une forme spéciale de névrite ascendante.

3° La documentation relative aux *plaies abdominales* est relativement riche.

Les cas de MM. Viguier, Devèze, Gabrielle, Moiroud mettent à l'ordre du jour le traitement des *plaies de l'abdomen*. MM. Bouvier, Caudrelier, R. Picqué, Fuster, Seguinot, Leblanc, Verhœghe, Gaudier donnent des statistiques, se montrent partisans de l'intervention. Leurs Communications ont été, pour la plupart, reprises à la Société de Chirurgie, MM. Verhœghe et Braquehaye, dans les sétons transversaux abdominaux conseillent de recourir à la laparotomie transversale recommandée par M. Mathieu. Elle donne beaucoup de jour et simplifie l'opération.

Les plaies de la vessie prêtent à une discussion sur leur traitement par la cystotomie (MM. Mathieu, Dehelly, Reverchon).

4° Sont à citer les travaux suivants portant sur des *sujets divers* :

MM. Seguinot et Leblanc dans la description du fonctionnement de leur ambulance nous parlent des *plaies de poitrine* qu'ils ont observées. Huit de leurs blessés sur vingt-trois sont morts. M. Duguet cite une observation de plaie thoraco-abdominale grave et M. Mercier, de Tours, relate deux cas de péricardite traumatique sans effraction thoracique. MM. Policard et Phelip divulguent leurs très intéressantes recherches sur l'hémothorax traumatique.

Les désordres *oculaires* observés à la suite des explosions d'obus étaient rattachés par certains, à l'arrière, à l'action trop exclusive de l'air comprimé. MM. Landolt, Vieille et Pélicand les attribuent à l'action de corps étrangers ténus.

Le séjour des corps étrangers métalliques dans l'articulation du genou provoque les remarques et la présentation de blessés de MM. Foisy, Braquehaye, Lebucher. L'arthrotomie précoce est conseillée.

M. Dufourmontel donne des règles de conduite pour le traitement des fractures du maxillaire inférieur. Il condamne la ligature.

MM. Desplas et Chevalier préconisent l'anesthésie rachidienne ; M. de Mantille donne la formule de solution phéniquée éthérée, huilée qu'il utilise dans les cas de tétanos et qui lui permet d'employer six fois moins d'acide phénique que Bacelli.

Quelques cas heureux de sutures nerveuses, quelques appareils seraient encore à signaler.

A M. Troude nous devons une statistique précieuse, c'est celle que lui ont fournie les 4.306 blessés qui sont passés dans son ambulance de mai à juin 1915. 68 p. 100 avaient été frappés par des éclats d'obus, 8 p. 100 par des éclats de grenade, 14 p. 100 par balles, 9 p. 100 présentaient des traumatismes de causes diverses. Les plaies de tête figuraient dans la proportion de 22 p. 100, celles de la poitrine de 6 p. 100, de l'abdomen de 4 p. 100.

MM. Trassaguen et Cousyn proposent un brancard roulant pour tranchées.

Société médico-chirurgicale de la 10ᵉ armée.

Inaugurée le 10 août 1915 par le médecin inspecteur Sieur, elle compta deux centres de fonctionnement.

1° Les *traumatismes et troubles cérébraux* et 2° les *plaies de poitrine* semblent y avoir plus particulièrement attiré l'attention ; 3° Les lésions de l'*abdomen,* de l'*œil,* de l'*oreille* et de la *moelle* ont également été étudiées.

1° C'est l'observation de 200 *trépanés du crâne* qui a fourni à Rouvillois, amplement éclairé déjà par ses études antérieures de chirurgie de guerre et l'expérience de la campagne du Maroc, la substance du travail dense, nourri, riche de remarques qu'il a résumé à cette Société et qu'il a communiqué ensuite à la Société de Chirurgie. C'est là un document qui marque et qui restera.

M. Arnaud lui aussi est partisan du trépan. M. Clermont relate un cas intéressant de perforation transversale, de part en part, du lobe occipital.

M. Ehrenpreiz a une longue pratique de la trépanation dans les blessures du crâne et de l'encéphale. Il l'a pratiquée 200 fois, Il est très partisan de l'excision osseuse libératrice, désinfectante, qui aussi favorise l'extraction des corps étrangers, mais il a réduit le plus possible ses indications : il morcelle les esquilles pour n'être pas forcé de l'étendre. Une sonde cannelée, recourbée à son extrémité lui sert de curette pour l'extraction des corps étrangers intra-cérébraux. Sa communication mérite d'être lue et relue.

Les *troubles commotionnels* ont pour M. Roussy une interprétation différente qu'à la 6ᵉ armée. Il présente 9 soldats atteints de troubles nerveux divers : surdité, surdi-mutité, stupeur, hébétude, tremblements. Chez un seul, la ponction lombaire décèle la présence de l'albumine. Il fait une grande place à l'hystérie dans la pathogénie de ces accidents.

En peu de temps, il observe 67 commotionnés par des éclatements d'obus. Il les classe en trois groupes : les sourds-muets, les blessés présentant des troubles de la parole ; les plicaturés, etc ; les mentaux, rares. Deux fois seulement le liquide céphalo-rachidien présente des altérations de composition. Ces commotionnés guérissent vite. Pour cette raison déjà il y aurait lieu de les conserver à l'avant. C'est la proposition que fait M. Roussy.

2° De l'observation de 173 blessés atteints de *plaies pénétrantes de poitrine.* M. Tilloye tire des remarques sur leur évolution et leur traitement. Cent vingt blessés fournissent à M. Maillet les éléments de son étude des plaies de poitrine. Il les catégorise. M. Arnaud s'arrête au même sujet. M. Raymond, lui, distingue les processus. Du premier au sixième jour, c'est le stade de la résorption sanguine ; du sixième au dixième celui de la pleuro-pneumonie, après vient celui de la fièvre hectique quand il y a suppuration. M. Roussy attire l'attention sur les complications pulmonaires chez les blessés du cerveau et de la moelle.

M. Fieldmann propose de protéger la région cardiaque par une plaque de tôle placée entre le drap et la doublure de la capote.

3° M. Gorse est partisan de l'intervention dans les *plaies de l'abdomen*. La laparotomie lui a donné 4 guérisons sur 15 cas. Mais il reconnaît que si la guerre des tranchées cessait, les indications de celle-ci seraient discutables; le Murphy pourrait alors être utile. Malgré ses rares succès, M. Clermont penche également pour l'intervention.

MM. Gorse et Brock nous donnent la singulière observation d'un blessé chez lequel la chemise d'une balle allemande ou une balle retournée qui prit en travers la région épigastrique amena une éventration. Celle-ci avait l'étendue de la paume de la main. L'estomac hernié obtura la plaie. Il n'y eut pas de vomissements. On ne sutura pas la paroi, la hernie se réduisit progressivement mais non complètement. J'ai vu semblable blessé, vraisemblablement celui-là, à l'arrière. La hernie existait encore, petite.

M. Saint-Martin a étudié les affections et lésions de *l'œil* sur 4.600 soldats. Son mémoire est fort intéressant. Les corps étrangers métalliques provoquent rapidement des accidents graves, aussi est-il nécessaire d'évacuer au plus tôt ceux qui les présentent sur un Centre pourvu d'un électro-aimant puissant. M. Boisseau observe un cas d'hémianopsie homonyme et M. Silhol signale une paralysie du droit externe à la suite d'une blessure de la joue.

MM. Rouvillois et Roussy se sont arrêtés au syndrome vestibulaire observé chez les blessés de guerre. M. Poyet s'intéressa aux *otites* traumatiques.

M. Arnaud relate le cas d'un blessé chez lequel le *larynx* et la *trachée* avaient été traversés transversalement par une balle et chez qui il pratiqua une double incision carotidienne. Cette observation appela les remarques de M. Sieur.

MM. Roussy et Boisseau citent le fait d'un hémiplégique à la suite de l'éclatement d'un obus. On reconnut chez lui une fracture de la 6ᵉ vertèbre cervicale. MM. Roussy et Rouvillois présentent des blessés atteints de paraplégie par contusion médullaire sans ouverture duremérienne et d'hématomyélie.

MM. Donnet et Ameuille parlent des *sutures des plaies*. Ils considèrent les indications de cette méthode comme rares. MM. Barbière et Sarrazin simplifient le contrôle des blessés dans les hôpitaux de triage. Le Roy et Jay imaginent des appareils pour le transport des blessés dans les tranchées.

La Société médicale des Hôpitaux de Paris.

La Société médicale des Hôpitaux reprit ses séances en octobre 1914. Dans ses Bulletins ont été étudiées ou discutées maintes questions intéressant directement la chirurgie de guerre ou ayant avec elle des rapports étroits. Le nombre des travaux que ceux-là renferment sur ces sujets est élevé et il ne sera pas besoin d'en faire ressortir la valeur quand on saura quels en ont été les auteurs. Ils se rattachent par ordre d'importance : 1° aux *congélations*; 2° aux *lésions des nerfs*; 3° aux *traumatismes cérébraux et médullaires*; aux *troubles de commotion*; 4° aux *plaies de poitrine*. 5° D'autres ont porté sur des *sujets divers*.

1° Les *gelures des pieds* ou « *pieds des tranchées* » ont fait le sujet de nombreuses communications.

Avec MM. de Massary, Sicard, Darié, Triboulet, Josué, Siredey, Variot se discute la pathogénie ; on les rattache à des névrites. MM. Heitz et de Jung notent sur les congelés des troubles de la sensibilité et des réflexes. M. Léon Bernard qui a examiné plusieurs centaines de ces congelés dans une ambulance de corps d'armée

désignée pour les recueillir, rattache les « gelures » à des troubles neuro-vascu-
laires. « C'est le résultat d'un bain de boue froide d'un membre en inactivité fonction
nelle. » M. Lebar qui en a observé 78 cas dans un des hôpitaux de Bourges a fait
une enquête intéressante et rigoureuse sur leurs causes efficientes ; elle est à rapprocher de celle de M. Témoin.

MM de Fossey et Merle, dans une ambulance de triage de la division particulièrement éprouvée en Argonne, ont vu plus de 3.500 de ces congelés. Ils décrivent,
avec autorité, les formes du début et s'arrêtent au traitement. Pour M. Brocq la
meilleure thérapeutique consiste à utiliser comme topique le pyroléol avec le traitement bikinétique de Jacquet ; M. Léon Bernard conseille le sérum physiologique
en applications locales.

MM. Roussy et Roger Leroux décrivent des troubles névropathiques tardifs consécutifs à la congélation des pieds.

2° Les communications relatives aux *blessures des nerfs* portent sur leur
diagnostic et leur traitement.

Figurent, au long, dans les Bulletins les recherches de M. R. Porak sur la sudation, de MM. Cestan, Descomps et Euzière sur les altérations des empreintes digitales
des doigts, celles de M. Sicard sur les réflexes neuro-musculaires du pied et de la
main, du même auteur et de M. Gastaud, une étude sur l'ostéoporose, une communication de M. Willaret sur les modifications du système pileux, une note de
M. Léri sur le pied effilé des sciatiques.

Quelques mois après le début de la guerre, M. Claude faisant une communication
sur les blessures des nerfs recommandait comme traitement actif la séparation de
la gangue fibreuse et l'isolement en tissu sain. C'est la pratique à laquelle il restera attaché.

Au traitement chirurgical des lésions des nerfs M. Sicard apporte les résultats
d'une année de séjour dans un centre neurologique ; au début il était très peu partisan de l'intervention, il subit une évolution si on se reporte à sa communication
première sur les fausses récupérations. Il donne les résultats favorables de sa
méthode d'alcoolisation tronculaire utilisée dans 34 cas d'algies.

Dans leur étude sur quelques variétés de contractures post-traumatiques et leur
traitement, M. Léri et Éd. Roger cherchent à mettre de l'ordre et de la clarté dans
un chapitre confus ; MM. Guillain et Barré à propos des névrites irradiantes et des
contractures et paralysies d'origine réflexe trouveront la pathogénie réflexe trop
vague et l'hystérie trop abusivement étendue ; ils fourniront un deuxième travail
sur les contractures. MM. Sicard et Imbert appliqueront à ces dernières le traitement
par l'alcoolisation après insuccès de l'application de la bande de caoutchouc.

MM. P. Marie et Meige donneront un mémoire sur l'individualisme des nerfs, sujet
qu'ils ont éclairci et M. Meige et M° Benisty puis Mme Benisty fourniront des remarques
sur l'association des lésions vasculaires et nerveuses dans les plaies de guerre.

3° Bien importante est la contribution, apportée aux *traumatismes cérébraux* et *médullaires* et les *troubles consécutifs aux éclatements des obus*.

Les traumatismes cérébraux sont surtout envisagés au point de vue des
troubles consécutifs auxquels ils donnent lieu.

Sont à relever l'étude de MM. Willaret et Brives sur 6 cas d'hémianopsie en
quadrant, résultat isolé de certaines blessures cranio-cérébrales ; la communication
de MM. Guillain et Barré sur les traumatismes des lobules paracentraux ; celles de
MM. M. Claude et Lhermitte sur la glycosurie dans les traumatismes cérébraux et
sur les paralysies cérébello-spasmodiques et ataxo-cérébello-spasmodiques consécutives aux lésions bilatérales des lobules paracentraux ; puis vient, l'important

mémoire de MM. Willaret et Leroy-Baulieu sur les accidents graves d'apparition tardive (épilepsie, troubles mentaux, abcès cérébraux, hernies tardives) chez les blessés de guerre cranio-cérébraux d'après 27 observations. D'un autre ordre sont deux très intéressantes et rares observations, celle de M. Maurice Vernet sur le syndrome des quatre dernières paires craniennes et celle remarquablement étudiée de MM. Dupont et Troisier d'un coup de feu bipolaire du cervelet et du lobe occipital chez lequel ils notent de la polyurie, de la dysphagie, de la tachycardie et du zona cervical.

Les *blessures de la moelle* doivent à M. P. Marie et à M⁰ Benisty une contribution à retenir. Dans un article magistral, basé sur l'observation de 6 cas, ils nous donnent un tableau frappant de la symptomatologie des lésions de la moelle cervicale. La radiographie dans ces cas ne montra pas de lésions squelettiques.

MM. Claude et L'Hermitte, dans un cas de section de la moelle, s'attachent à des recherches sur la réflectivité, recherches qui leur ont permis, disent-ils, de préciser le siège de certains réflexes dont la localisation est encore à l'heure actuelle discutée. Les mêmes auteurs et M¹¹ᵉ Loyez étudient histologiquement un cas de commotion médullaire par éclat d'obus, ayant donné lieu à un ramollissement.

Les *troubles nerveux consécutifs à l'explosion des obus* sont-ils dus à l'hystérie ou à la commotion directe cérébro-médullaire? C'est le problème que la plupart des auteurs se posent et il est manifeste qu'ils tendent à pencher vers la deuxième opinion. M. Roger Dupuy donne à ce sujet son avis ; il décrit les aspects des déformations rachidiennes des commotionnés et les rattache d'une façon originale aux conditions du choc. M. Sicard classe par catégories les blessés atteints de « spondylite par obusite » et attribue leurs troubles le plus souvent à une cause organique. Dans les trois quarts des cas il a trouvé de l'hyperalbuminose du liquide céphalo-rachidien. Il reviendra sur ce point. MM. Guillain et Barré observeront des troubles pyramidaux organiques consécutifs à l'éclatement d'un obus, MM. Léry et Schoeffer une hématobulbie, M. Léri une hémorragie de la couche optique. M. Lebar citera un exemple curieux de canitie précoce et M. Crouzon donnera 5 cas de cécité temporaire qu'il rattachera à l'hystérie. Son étude minutieuse de faits rares ne doit pas passer inaperçue.

4° Les *plaies de poitrine* fournissent matière à d'intéressants travaux.

MM. E. Sergent et Beaussénat citent l'observation d'un blessé atteint de pneumothorax et d'emphysème à la suite d'une lésion du poumon et chez lequel ce dernier sutura la plaie pulmonaire. Le blessé guérit. MM. Phocas et Apert pour un emphysème médiastinal consécutif, lui aussi, à une plaie pulmonaire se contenta d'une pleurotomie. MM. Esbach et Lacaze lors de leur captivité en Allemagne ont suivi pendant trois mois 70 blessés atteints de plaies de poitrine. Ils en étudient la sémiologie tardive et l'évolution. MM. Loeper, Verpy et Cosnier font part de leurs examens histologiques des crachats dans les vieilles blessures du thorax. Ce mémoire sera repris par le *Progrès Médical*. MM. Bensaude et R. Moxon citent un cas d'insuffisance aortique à la suite d'un coup de crosse de fusil porté sur la poitrine, MM. Phocas et Gutmann traitent de l'hémiplégie pleurale et à la suite des communications de MM. Giroux et Sergent et des discussions de MM. P. Marie, Léon Bernard, Florand, Barth et Queyrat la question du traumatisme et de la tuberculose est mise à l'ordre du jour.

A l'histoire des accidents provoqués par l'action des gaz lacrymogènes asphyxiants, MM. de la Rivière et Leclerq, MM. Trémolières et Loew, MM. E. Sergent et Abel et M. Camille Lian qui les a observés à un poste de secours, apportent une importante documentation. Leurs études sont à la fois cliniques et thérapeutiques.

5° Nombre de communications ont porté sur des sujets divers. J'ai à citer celle de M. Sacquépée sur la *gangrène gazeuse*, une de M. Vignat sur le traitement de cette complication par l'oxygène chaud.

M. Leriche rapporte 2 cas de *tétanos tardif* post-opératoire observés chez des blessés soumis antérieurement à des injections de sérum antitétanique. M. Claude s'arrête au tétanos *localisé* à évolution prolongée.

Une note de MM. Cunéo et Rolland sur la collobiase complète une communication faite par les mêmes auteurs à la Société de Chirurgie.

Je signalerai l'exposé de MM. Lortat Jacob et Buvat sur le procédé de guérison des blessés rendus sourds-muets par commotion labyrinthique, les remarques de M. Roger-Voisin sur la coexistence de blessures et d'états typhoïdes, enfin les recherches de MM. Lœper et Verpy sur l'intoxication plombique par les projectiles logés dans les tissus. Ce travail sera repris par le *Progrès Médical*.

On voit par ce sommaire exposé tout ce que le chirurgien a à cueillir dans les Bulletins de la Société médicale des Hôpitaux de janvier 1915 à août 1916.

Société de Neurologie (*Revue neurologique*).

L'importance de la vaste question des blessures des nerfs par les projectiles, les obscurités qu'offrait avant cette guerre leur anatomie, leur physiologie pathologiques, leurs processus et leur traitement ; l'émotion causée par l'énoncé d'un traitement dit révolutionnaire et qui remua jusqu'aux échos de la presse quotidienne, les exigences d'une foule de blessés nerveux qui remplissaient toutes les formations sanitaires, au début, et qui se réunirent ensuite dans des centres spécialisés ; les beaux horizons qu'ouvrait à la pathologie cérébro-médullaire un champ d'exploration et de recherches inouï, ces mines énormes et sans cesse renouvelées devaient au plus au point solliciter la genèse de travaux de premier ordre dont la *Société de Neurologie* était la source ou l'aboutissant désigné.

Son œuvre est des plus importantes ; elle marquera dans l'histoire de la neurologie française. Elle a été réunie dans plusieurs fascicules de la *Revue Neurologique* désignés sous le nom de *Neurologie de guerre*. Les travaux de neuropathologie de guerre des neuropathologistes français ont porté surtout :

1° *Sur les blessures des nerfs ;*

2° *Sur les traumatismes cérébro-médullaires ;*

3° *Sur les troubles commotionnels ;*

4° *Sur les contractures et paralysies réflexes.*

Il me serait impossible d'en reproduire la bibliographie, tant ils sont nombreux ; d'ailleurs ce serait en partie faire double emploi puisque j'aurai à les rappeler ultérieurement. La plupart ont été reproduits par les journaux médicaux.

1° Ceux qui ont été consacrés aux *blessures des nerfs* ont trait soit à l'étude des grands syndromes cliniques, d'interruption, de compression, d'irritation, de régénération, à l'exposé de recherches sur des signes nouveaux, à la discussion des interventions opératoires suivant la nature des lésions, à l'étude histologique de ces dernières. Les Communications de M. le professeur

DÉJERINE, de Mme DÉJERINE et de M. MOUZON, celles de MM. P. MARIE et FOIX, tiennent là la première place.

Les observations de blessés présentés par M. et Mme Déjerine, modèles d'analyse clinique, complétées par la description de l'opération, ses suites et par des examens histologiques sont de lecture fort intéressante et très profitable pour le chirurgien.

M. GOSSET qui a opéré la plupart des blessés des services de M. le professeur Déjerine et de M. Pierre Marie donne dans la *Revue de Neurologie* les résultats généraux de ses interventions.

M. le professeur Pierre MARIÉ, MM. MEIGE et GOSSET ont poursuivi l'étude des localisations électriques sur les nerfs, mis à nu au cours des interventions, en vue d'établir le diagnostic précis des lésions.

M. PIERRE MARIE et M. A. BENISTY ont particulièrement étudié la causalgie ; MM. MEIGE et A. BENISTY et de son côté M. LERICHE en ont recherché la pathogénie. Le professeur agrégé de la Faculté de Lyon en a indiqué le traitement chirurgical.

Le professeur agrégé SICARD a fou'nj au diagnostic des traumatismes des nerfs des procédés d'exploration ingénieux (biopsie, injections colorées, picotement, recherche de réflexes) un mode de traitement applicable aux algies, l'alcoolisation. MM. CLAUDE, LÉRI, CESTAN, CHIRAY ont porté leur attention sur le traitement des blessures des nerfs. M. Claude s'est fait le défenseur de leur libération. M. A. THOMAS, VILLARET, CLAUDE LHERMITTE et PORAK se sont attachés à l'étude des signes de leurs lésions.

2° Les *blessures des centres cérébro-médullaires* ont fourni à MM. Pierre MARIE et CLAUDE, d'importants travaux.

3° Les *troubles commotionnels* ont été l'objet d'études multipliées de MM. ROUSSY, GUILLAIN, GRASSET, SPILLMANN, SOLLIER, LAIGNEL-LAVASTINE, CLAUDE, etc.

4° M. BABINSKI a porté ses recherches sur les troubles consécutifs aux lésions des nerfs, des centres nerveux, mais surtout sur les troubles d'origine réflexe (BABINSKI et FROMENT). On sait le retentissement qu'elles ont eu. MM. GUILLAIN, ROUSSY, P. MARIE, MEIGE l'ont suivi, avec des notes parfois bien discordantes.

La *Revue Neurologique* a tourni sur le fonctionnement des centres neurologiques des régions créés dès les premiers mois de 1915, des renseignements précieux. Chaque neurologiste chef de centre en a résumé les travaux scientifiques. Ce sont surtout ceux des centres de la Salpêtrière (MM. DÉJERINE et P. MARIE); de la Pitié (M. BABINSKI) de la 8ᵉ Région (Bourges, M. CLAUDE) de la 9ᵉ Région (Tours, M. LAIGNEL-LAVASTINE) de la 10ᵉ Région (Rennes, M. LÉRI) de la 14ᵉ Région (Marseille, M. SICARD) de la 17ᵉ Région (Toulouse, M. CESTAN) de la 10ᵉ Région (M. CHIRAY) qui intéressent les chirurgiens.

La constitution de *Centres neurologiques* dans lesquels neuropathologistes et chirurgiens de carrière furent associés, non seulement assura aux diagnostics la rigueur nécessaire, aux traitements les meilleures conditions de succès, mais aussi elle donna aux recherches les contrôles, la diversité des aperçus et des initiatives, l'expérience massive immédiate et prolongée.

MM. Gosset, Pascalis, Dambrin, Témoin, Dumas, Masson, Bec, Bérard, Mauclaire, Walther, Forgues comptent parmi les chirurgiens qui ont, à l'instigation des neurologistes, pratiqué le plus d'interventions sur les nerfs.

La Société de Neurologie a pris l'initiative de deux réunions exceptionnelles consacrées à la Neurologie de guerre. La première eut lieu à Paris le 6 avril 1916 sous la présidence de M. Justin Godart, Sous-secrétaire d'Etat du Service de santé avec le concours des représentants des *Centres neurologiques militaires* de la zone des armées et des régions de l'intérieur ainsi que des Centres neurologiques militaires des *Pays alliés*.

Quatre questions y ont été discutées :

1° *La conduite à tenir vis-à-vis des blessures du crâne.* Rapporteur M. Pierre Marie.

2° *La valeur des signes cliniques permettant de reconnaître dans les blessures des nerfs périphériques : A. La section complète du nerf ; B. le degré de restauration fonctionnelle.* Rapporteur M. Pitres.

3° *Les caractères des troubles moteurs dits fonctionnels et la conduite à tenir à leur égard.* Rapporteur M. Babinski.

4° *Les accidents nerveux consécutifs aux explosions.* Rapporteur, M. C. Vincent.

La discussion de la première question aboutit à la conclusion qu'*il ne faut renvoyer au front les blessés du crâne que dans des cas tout à fait exceptionnels ; le plus souvent les mesures qui s'imposent sont ou la réforme temporaire ou l'emploi dans les services auxiliaires de l'intérieur.*

Rapports et discussions ont pris place dans la *Revue de Neurologie* d'avril et mai 1916.

Les signes objectifs énoncés dans le rapport de M. Pierre Marie n'ayant pas été l'objet d'éclaircissements jugés suffisants et des points d'ordre chirurgical ayant été soulevés, il fut décidé qu'il appartiendrait à une réunion médico-chirurgicale d'en compléter l'étude. La *Société de Neurologie s'unit à la Société de Chirurgie* sous la présidence de M. le Sous-secrétaire d'Etat à la guerre, Justin Godart.

J'ai rappelé à propos des travaux de la Société de Chirurgie le programme des nouvelles discussions qui ont été publiées *in extenso* et formeraient deux véritables volumes. L'une a pris place dans les Bulletins de la Société de Chirurgie, l'autre dans la Revue de Neurologie ; la dernière a paru isolément en librairie[1].

---

1. *Neurologie de guerre.* Librairie Masson et Cⁱᵉ.

Société de Biologie.

La Société de biologie reprit ses séances le 17 octobre 1914 et se réunit depuis lors tous les quinze jours. Sa contribution à l'étude des plaies de guerre a été jusqu'ici considérable et surtout originale.

Des communications et notes qui remplissent ses Bulletins, de beaucoup les plus nombreuses et les plus importantes ont été consacrées à l'étude de trois questions capitales : 1° à la *bactériologie de la gangrène gazeuse ;* 2° aux *processus de restauration des nerfs ;* 3° à la *bactériologie des plaies, à leur réparation et à leur traitement.*

1° *Bactériologie de la gangrène gazeuse.*

MM. P. Doyen et Yanamouchi, le 27 novembre 1914, se basant sur 150 examens bactériologiques montrent l'apparition hâtive sur les plaies de guerre d'une flore bactérienne complexe dans laquelle prend place communément le b. perfringens et le b. de Nicolaïer. Ils tirent de leurs recherches des déductions pratiques. M. Weinberg insiste sur le rôle important du perfringens dans la pathogénie de la gangrène gazeuse et propose un vaccin polyvalent fourni par quatre races de ce bacille. M. Depage, de Bruxelles et plus tard Paul Delbet emploieront ce vaccin.

Les notes et communications de M. Weinberg, puis celles dues à une collaboration avec M. Seguin, se succèdent de 1915 à 1916, et vont fournir, à côté d'apports originaux, des éclaircissements de premier ordre pour l'étude de la gangrène gazeuse.

M. Steinhard Heard s'attache au mécanisme de la mort dans la gangrène gazeuse et l'attribuant surtout à l'absorption des gaz toxiques propose une thérapeutique nouvelle. MM. Sartory et Lasseur parlent d'un bacille nouveau.

MM. Reverchon et Vaucher se basant surtout sur leurs recherches faites dans un laboratoire du front affirment la constance et la précocité de l'apparition du b. perfringens. MM. Costa et Troisier, au laboratoire de la 4° armée, relèvent l'association fréquente du b. perfringens et du pneumocoque, l'inocuité du premier quand il est isolé, sa nocuité quand il est associé au second ; ils attirent l'attention sur le rôle du b. neigeux de Jungano, décrivent un bacille auquel ils donnent le nom de *lyticus* en raison de son action sur les globules sanguins.

MM. Lévy, Fourcade et Ballack confirment la constance du b. perfringens associé habituellement et la rareté du vibrion septique. M. Besredka trouve dans les plaies des blessés de Verdun un cocco-bacille (cocco-bacillus veroduninsis) qui associé au perfringens accompagnait souvent le vibrion septique et s'observait surtout dans la gangrène gazeuse à suppuration abondante.

Les recherches capitales de M. Sacquépée font l'objet de plusieurs notes et communications. M. Weinberg revendique la découverte du b. œdematiens, M. Sacquépée affirme ses droits. Le débat porté devant l'Institut Pasteur aboutit à la conclusion qu'il s'agit de deux bacilles différents. L'œdematiens de Sacquépée prend rang avec mais avant le b. fallax de Weinberg ; ce sont deux conquêtes au lieu d'une. La flore de la gangrène gazeuse compte surtout quatre bacilles (Weinberg). Tels sont sommairement exprimés le caractère et l'importance de l'originale et très belle contribution que les bactériologistes français ont apportée à l'étude de l'une des plus terribles et des plus fréquentes complications de nos plaies au cours de cette guerre ; elle n'est point purement théorique comme pourrait le faire croire mon exposé ; elle comporte encore des aperçus cliniques et thérapeutiques importants sur lesquels je n'ai pas à insister ici.

2° *Restauration des nerfs.*

Les recherches histologiques nombreuses, persévérantes, très personnelles de M. Nageotte du Collége de France ont permis d'élucider un certain nombre de points plus ou moins obscurs ou non étudiés du processus de restauration des nerfs. Elles sont au plus haut degré appréciées.

De ces études histologiques sur les blessures des nerfs et leur processus de réparation, on peut rapprocher les études cliniques de MM. Roussy, Ducosté, Claude, R. Porak, Bonnier. Les aperçus de M. Crille basés sur un millier d'expériences ouvrent sur le choc traumatique des aperçus curieux que les chirurgiens comme les neuropathologistes ont intérêt à méditer.

3° Nombreux sont les travaux consacrés à la *bactériologie des plaies*, à leurs *processus de réparation* et à leur *traitement.*

MM. Moiroud et Vignes étudient l'évolution naturelle des plaies de guerre pendant les périodes de sphacèle, de détersion puriforme et de bourgeonnement et préconisent le nettoyage mécanique, le débridement, le pansement sec à l'exclusion d'antiseptiques.

Le travail de M. Dupérié comme celui de MM. Policard et Desplas consignent de très intéressantes recherches sur l'hémothorax traumatique. Policard montre que cinq espèces microbiennes, le streptocoque, le staphylocoque, un bacille pseudo-diphtérique, le pyocyanique et un pneumo-bacille se trouvent exclusivement sur les plaies en voie de cicatrisation. Les notes que MM. Fiessinger et Montaz ont consacrées à l'examen des exsudats des plaies de guerre dans les premières heures et à la période de détersion, enfin à la détermination de la valeur de la pyoculture représentent une étude complète et lumineuse de ces questions. Ces études sont de premier ordre.

Enfin des recherches sur les cellules plasmatiques et leur rôle dans le processus de réparation des plaies sont d'un réel intérêt.

Pour *le traitement des plaies de guerre* M. Michaud propose une nouvelle ampoule de teinture d'iode alcoolisée ; M. Bassuet vante le sérum de MM. Leclainche et Vallée ; MM. Cruet et Rousseau un soluté physiologique : M. Paul Delbet signale les bons effets qu'il a obtenus avec un auto-pyo-vaccin préparé avec tous les microbes trouvés dans la plaie du blessé (auto-vaccin iodé total). MM. Doyen et Yanamouchi après avoir donné les résultats de 650 examens bactériologiques conseillent l'emploi de l'eau oxygénée et de l'hypochlorite de soude à volume égal ; puis, dans une nouvelle note, l'hypochlorite de soude et la solution officinale de chlorure de chaux, MM. Guyot et Roques vantent l'eau de mer ozonisée, enfin M. Policard s'appuyant sur plus d'une centaine de pyocultures dénie à la méthode de Wrigth toute valeur absolue au point de vue pratique, malgré son intérêt physiologique.

Le *tétanos* a fourni au professeur Leger, de Grenoble, à MM. Merieux, Govaerts matière à quelques communications ; les déficits fonctionnels ont fixé l'attention de MM. Manouvrier, Jean Camus et Faidherbe ; l'intoxication par les produits phosphorés des éclats d'obus allemands a donné lieu à la note émotionnante de M. Henri Victor.

Société de Pathologie comparée.

Organe de la Société de Pathologie comparée, la *Revue de Pathologie comparée* a publié sous les noms de MM. Bayeux, Barthe de Sandfort, Vignat, Bouchet, Bayeux et Vallot d'intéressants articles sur le *traitement des plaies,* une étude remarquable de MM. N. Fiessinger, Moiroud, Nimier et Vignes sur la *pyoculture*, en chirurgie de guerre, des notes développées de MM. Baur, Galliot sur la prophylaxie des accidents causés par le *froid*, de M. Weill sur le traitement des plaies pénétrantes du genou, des notes de MM. Achard, Rosenthal, enfin des *bibliographies analytiques* étendues de M. Vignes, de MM. Moiroud et Vignes, Cayrel et Vignes, travail ingrat mais fort utile pour les chercheurs, guides synthétiques bien ordonnés qui, en quelques mots, renseignent sur le caractère d'un ouvrage et sur sa teneur.

M. Bayeux compare les injections d'ozone à celles d'oxygène gazeux et donne la préférence à ces dernières. Il signale un procédé original de pansement des moignons d'amputation par des bains locaux d'oxygène sous pression qui mérite d'être retenu.

M. Barthe de Sandfort décrit son traitement des plaies par la paraffine chaude (ambrine) ; MM. Bayeux et Vallot se louent de l'héliothérapie.

M. Vignat propose de substituer l'oxygène chaud à l'air chaud dans le traitement de la gangrène septique.

M. Bouchet décrit un ozonisateur automatique et M. Achard montre les dangers qui peuvent résulter de l'emploi de produits riches en oxygène.

M. Rosenthal revendique l'idée de la préparation d'un vaccin anti-perfringens contre la gangrène gazeuse.

L'étude sur le pus de MM. Fiessinger, Moiroud, Nimier et Vignes est basée sur des recherches approfondies poursuivies pendant cinq mois dans une ambulance du front. Les auteurs en tirent d'impartiales conclusions sur la valeur de la pyoculture.

M. J. Baur expose les mesures de prophylaxie qu'il a fait prendre dans son régiment pour prévenir les accidents de froidures.

M. Galliot décrit, d'après l'examen de nombreux cas, deux formes légères de froidures, l'une avec œdème, l'autre sans œdème et donne la formule du topique formolé qu'il a employé.

M. Weill peu satisfait des résultats fournis par l'arthrotomie pour le traitement des plaies du genou s'est arrêté avec succès, dans cinq cas, au traitement suivant : pansement aseptique de la plaie, immobilisation du membre, application d'une vessie de glace sur l'articulation, renouvelée jour et nuit, ponctions au besoin successives dès l'apparition d'un épanchement.

Consacrent d'excellentes bibliographies raisonnées, analytiques et critiques : M. Vignes aux blessures des nerfs ; MM. Moiroud et Vignes à la gangrène gazeuse ; MM. Moiroud et Vignes aux plaies de l'abdomen ; MM. Cayrel et Vignes à l'évolution des plaies des parties molles.

Méritent d'être consultées la note de M. Lhoste sur le traitement des plaies par le sucre, les remarques de MM. Fayet et Bonniol sur la rareté du tétanos chez les chevaux, malgré l'absence d'un traitement préventif.

Société de Médecine de Nancy.

Le 27 janvier 1915, la Société de Médecine de Nancy rétablissait ses séances régulières et appelait à participer à ses travaux les médecins des formations sanitaires. Il s'y créa des courants d'opinion divers sur les bases du traitement des plaies de guerre alors imparfaitement connues, même de chirurgiens de carrière et comme ce centre reçut surtout des blessés des premières lignes pendant les premiers mois de la campagne, c'est de chirurgie primitive qu'il y fut surtout question.

Sont à signaler : les beaux rapports de MM. Weiss et G. Gross sur les *principes généraux de chirurgie de guerre*, de M. Vautrin sur le *débridement* de M. Michel sur les *plaies de l'abdomen*, le rapport de M. G. Gross sur les *plaies du crâne* qui donna lieu aux remarques de MM. Froelich, Simon, Jacques, Vautrin, Tavernier, Aubert, Schneider, Sterne.

Société de Médecine et de Chirurgie de Bordeaux, de Montpellier, de Marseille.

La Société de Médecine et de Chirurgie de Bordeaux qui reprit ses séances en octobre 1914 et discuta les principales questions de la chirurgie de guerre n'a pas publié ses travaux.

Pendant la période que j'envisage, il en a été de même pour la *Société de Médecine de Montpellier et de Marseille*, etc.

La *Société médico-militaire de la 15e région* fondée, en décembre 1915, à *Marseille*, a fourni ses documents au *Marseille Médical*.

Une *Société médico-militaire* fondée à *Amiens* par le médecin principal Monprofit n'a laissé qu'une documentation manuscrite.

III. — GRANDS PÉRIODIQUES MÉDICAUX

Archives de Médecine et de Pharmacie militaires.

Depuis le début de la guerre, jusque vers le milieu de 1915, toute l'activité du Service de santé de l'armée s'était portée vers le front. En août 1915, il y avait exactement une année que la rédaction des *Archives de Médecine et de Pharmacie militaires*, journal des médecins de l'armée, vieux de plus d'un siècle, avait dû être suspendu. Le caractère nouveau qu'avait pris la guerre, les nombreux mémoires ou rapports qui journellement parvenaient au ministère de la Guerre, la nécessité de mettre les médecins de l'armée au courant de l'enseignement des travaux publiés, incitèrent le Ministre de la Guerre à en faire reprendre la publication mensuelle et à lui donner une ampleur justifiée par les services qu'elles étaient appelées à rendre. Des *mémoires originaux*, comme par le passé, y prenaient la meilleure place ; ceux consacrés à la chirurgie s'y montrèrent nombreux et importants. Venaient ensuite de substantielles *analyses* et des indications *bibliographiques*. L'expérience que le médecin major mobilisé Dumont avait acquise dans le journalisme médical fut mise là à profit. Les Archives de Médecine et de Pharmacie militaires tiendront l'une des premières places parmi les publications de la guerre actuelle. *Elles formeront un compendium de la chirurgie de cette guerre.*

D'importants documents sont fournis sur l'*organisation* et le *fonctionnement du Service de santé.*

En premier lieu sont à signaler des *instructions* du médecin inspecteur général CHAVASSE, Directeur général du Service de santé des armées d'opérations, sur le service médical régimentaire, le rôle des brancardiers, le service des ambulances, la composition et l'aménagement des trains sanitaires, le fonctionnement des dépôts de malades convalescents et de blessés légers.

Est reproduite l'*Instruction* du 4 novembre 1914, de la Direction du Service de santé du groupe des armées d'opérations sur le traitement des plaies de guerre et leurs complications. La comparaison de ce document du début de la campagne avec les travaux qu'elle a fait naître depuis est intéressante. C'est là une sorte de repère et il n'a pas autant vieilli que certains pourraient le croire.

M. le médecin principal THOORIS, médecin divisionnaire, nous donne, exprimés d'une façon originale, des renseignements généraux sur le fonctionnement du Service de santé dans une division de chasseurs.

M. CARPANNETTI fait un rapport sommaire sur l'installation et le rendement d'une ambulance divisionnaire qui en quatre mois et demi a reçu 2.558 blessés. Il donne la proportion des inévacuables (11 p. 100) des blessés frappés par balles, par éclats d'obus, des lésions par régions ; des chiffres de mortalité. Quelques considérations sur les complications et les traitements suivis terminent ce travail qu'on regrette en raison de son intérêt de trouver trop court.

Le médecin-major FISCHER étudie le fonctionnement du Service de santé depuis les tranchées jusqu'à l'hôpital d'évacuation. Cette étude est à consulter.

MM. BICHELONNE et MOURIQUAND décrivent le fonctionnement d'une ambulance chirurgicale proche du front des armées.

Après une année de pratique dans une ambulance immobilisée de corps d'armée, MM. SENCERT et H. SIEUR, dans un substantiel mémoire que l'Académie de Médecine a récompensé, décrivent leur installation, le fonctionnement de leur formation, donnent leur impression sur les résultats qu'on peut attendre, s'arrêtent aux caractères des diverses variétés de blessures de chaque région. Ils interviennent dans toutes les plaies de tête et sont abstentionnistes déclarés dans celles de l'abdomen. En suivant les arguments qu'ils présentent pour légitimer leur abstention, il me semblait lire les pages que j'ai écrites sur ce sujet dans mon *Traité de chirurgie de guerre* en 1893.

M. le médecin-major BOIGEY décrit le poste chirurgical pour blessés de l'abdomen et interventions d'urgence que M. le médecin inspecteur général MIGNON a fait établir, à l'avant, dans un corps d'armée.

M. le médecin principal GEORGES et M. WOLFROMM attachés à un hôpital d'évacuation qui, en deux mois, sélectionna 50.437 blessés rappellent dans une note substantielle les principes qui les ont guidés pour le classement des blessés inévacuables. Ils se louent de l'emploi des gouttières de zinc malléables pour l'immobilisation des fracturés (gouttières de Delorme). Leur statistique est à consulter. Le 10e jour, 83 p. 100 des *inévacuables* étaient morts ; les blessures de l'abdomen et du bassin avaient donné une léthalité de 37,3 p. 100, celles du crâne 22,5, du thorax 19, des membres inférieurs 19,2 p. 100, des membres supérieurs 9,8 p. 100.

M. DAUSSAT consacre un long et important article à l'assistance aux invalides et aux mutilés de la guerre, à leur appareillage, à leur rééducation professionnelle, à leur placement. Il expose les pratiques en usage en Autriche, et les oppose à celles qui sont employées en France. De nombreux dessins font comprendre les principes et dispositifs des appareils. Un index bibliographique qui aurait besoin d'être complété termine ce mémoire-revue.

Sur les *lésions osseuses diaphysaires et articulaires* et les *amputations* sont à citer les très importants travaux suivants :

Dans un mémoire original, de grande étendue, j'ai étudié à fond la *décalcification* osseuse, après l'examen d'un nombre considérable de radiographies. J'établis une statistique importante de sa fréquence surtout dans les blessures des nerfs, je distingue ses caractères de ceux de l'ostéite et de l'ostéomyélite et je suppute ses conséquences au point de vue du rétablissement des mouvements et du traitement des pseudarthroses.

Les *déplacements dans les fractures* par coup de feu de chaque segment de membre, ont été, de ma part, l'objet de recherches très approfondies. Les nombreux blessés que j'ai examinés dans les formations sanitaires de 26 départements, pendant dix-sept mois d'une mission continue et la vue d'un stok énorme de radiographies m'ont permis de mettre au point cette question négligée. Ces travaux que l'Académie des sciences a couronnés en 1917 (prix Montyon) seront repris dans mon ouvrage sur les fractures et s'ajouteront à une étude complète et originale de séquelles et à un chapitre sur le traitement des raideurs articulaires et des ankyloses[1].

M. R. Picqué s'arrête au traitement des fractures des diaphyses dans une ambulance de l'avant. Ce mémoire a les qualités propres aux travaux de cet auteur.

M. Trutié de Vaucresson s'intéresse à la description des séquelles osseuses, aux caractères des foyers osseux qu'il rattache communément à l'ostéomyélite. Il fait bon marché des secours qu'apporte la radiologie au diagnostic et se fixe complaisamment aux lésions du tarse. Certaines des interprétations qu'il donne de la pratique de ses confrères ne sont ni justes ni exactes ; elles sont en tous cas contraires à la saine déontologie.

M. Blacke propose son appareil contentif.

MM. Desgouttes et Dupont, dans leurs remarques sur le traitement des fractures de guerre (membre supérieur) se montrent partisans de l'extension continue et considèrent comme mauvais tout appareil qui la supprime. Ils décrivent les appareils qu'ils ont adoptés pour l'humérus, le coude, l'avant-bras.

M. Rey, pour les fractures de l'humérus, modifie l'appareil de Hennequin.

M. Alary propose un appareil pour les fractures de la cuisse.

M. Rey transforme les appareils plâtrés complets en appareils bi-valves amavo-inamovibles.

La très courte note que M. Bichelonne consacre à une petite série de six plaies perforantes du genou avec perforation de la rotule par balles ou petits éclats d'obus mérite qu'on s'y arrête au moment où il n'est question que d'ouverture préventive de cette articulation. Pansés antiseptiquement, immobilisés, parfois ponctionnés, ses blessés ont guéri sans incident.

M. Perrin fait ressortir toute la gravité des amputations immédiates pratiquées dans une ambulance de première ligne sur des blessés en état de choc.

M. Dupont recommande le sérum adrénaliné pour relever les grands blessés de leur état de schok. Ce sérum atténue le pronostic des interventions à un degré que es autres excitants ne peuvent atteindre.

M. Monprofit donne la description d'un ressort hémostatique, il étudie et figure les rétracteurs métalliques pour la protection des chairs au cours des amputations y compris celui qu'il a rénové, et qui semble avoir été imaginé par Percy. Son article critique est particulièrement intéressant.

M. R. Didier, pris au dépourvu fabrique un rétracteur avec une calotte en acier protège-tête.

M. Tuffier décrit minutieusement les moignons d'amputés.

M. Albertin chirurgien des Hôpitaux de Lyon, fit connaître l'état de 1.749 blessés

---

1. Ed. Delorme. *Blessures de guerre. Les fractures.* Paris, Fournier 1917.

français mutilés rapatriés d'Allemagne. 50 p. 100 avaient été amputés. La plupart des moignons était bon ; le procédé habituellement employé était le mode circulaire.

L'organisation des *centres neurologiques et physiothérapiques* a fourni aux *Archives de Médecine militaire* un grand nombre de travaux.

M. le professeur agrégé Sicard, décrit sommairement l'organisation et le fonctionnement du centre neurologique de la XV° Région, les modes de diagnostics personnels qu'il a utilisés dans les blessures des nerfs et les traitements qu'il a préférés (libération, suture en baïonnette).

Dans un mémoire important, M. Cololian donne la description et figure les appareils de fortune qu'il a utilisés. Certains sont personnels. Dans un second mémoire il étudie la mécanothérapie de guerre d'une façon générale. Son système comporte un nombre d'appareils ingénieux mais trop considérable. M. Brousses, de son côté indique ses moyens de mobilisation. M. Bailleul expose l'organisation et le fonctionnement administratif et technique du centre mécanothérapique et orthopédique de la 20° Région.

M. Lachaud fournit un rapport sur le rendement des centres mécanothérapiques et fait des propositions en vue de l'augmenter. Certains renseignements qu'il nous fournit sont particulièrement instructifs et nous rendent compte des raisons des insuccès de la mécanothérapie.

M. Rouquette décrit le fonctionnement d'un grand hôpital dépôt de convalescents. M. Mayet nous fait arrêter à l'hôpital dépôt de Grenoble, remarquable d'installation.

M. Jean Camus parle longuement de l'organisation et du rendement du centre de rééducation physique du Grand Palais et signale ses résultats. M. Chevalier a traité dans un dépôt d'inaptes d'un régiment de zouaves 375 blessés et en a récupéré 48 p. 100. Il résume et figure la longue série d'exercices auxquels il a soumis ses récupérés.

M. Rebierre attaché à un centre psychiatrique d'armée donne la statistique des formes de psychoses observées sur 430 blessés ou malades et en fait une étude rapide.

Parmi les mémoires portant sur des *sujets divers* sont à signaler en particulier ceux de MM. Uffoltz, Cathelin, Moure, Depoutre, Berranger, Raymond, Kenett Taylor, Ducosté et Beltzer.

M. Uffoltz dans un long mémoire riche de 130 observations et de nombreux graphiques décrit la méthode de Carrel, son emploi dans les conditions actuelles de guerre et proclame ses heureux résultats.

Dans un second mémoire, M. Uffoltz revient à l'exposé de cette méthode tant pour répondre aux objections, aux critiques qui lui ont été faites que pour fixer certains points de technique.

M. Carrel développe lui-même les principes de sa méthode.

MM. Guillaumin et G. Vienne donnent la formule d'un liquide de chlorure de chaux sodique destiné à remplacer le liquide de Dakin.

L'étude d'ensemble que M. Cathelin, chef du centre urologique de la 5° Région, a consacrée à la *Chirurgie urinaire* est la plus importante qui ait été publiée au cours de cette guerre. Le musée du Val-de-Grâce renferme une collection précieuse de ses dessins, de ses moulages et de ses pièces. Cette étude représente un aide-mémoire riche d'observations, écrit par un spécialiste des plus autorisés, qu'une pratique importante a mis rapidement au courant des exigences du traitement des traumatismes de guerre. Il classe les malades et blessés qui doivent être dirigés dans les centres, insiste sur l'utilité de la cystoscopie, du cathétérisme urétéral et décrit longuement les autoplasties, pour lui, bien préférables aux sutures directes.

MM. Moure et Piétri publient un guide très précis et précieux de l'examen du traumatisé auriculaire, destiné à servir pour la rédaction des pièces médico-légales. Ils y essaient de faire la part de l'élément pathologique pur, psychique et de l'élément exagération « car ils n'ont jamais rencontré de simulateur dans le sens absolu du mot ».

MM. Descouttes chirurgien des Hôpitaux de Lyon et Bressor tracent, dans une courte et intéressante note, les lignes de conduite que d'après eux le chirurgien d'ambulance doit suivre dans les fractures des maxillaires par projectiles. MM. Imbert et Réal s'intéressent, de leur côté, à ces fractures.

M. Depoutre puis M. Berranger, consacrent, aux lésions auriculaires dues aux explosions des gros projectiles et observées à l'avant, d'intéressantes remarques. M. Roy en signale les conséquences éloignées dans un hôpital de l'arrière. M. Berranger trouve des lésions très graves de l'oreille à la suite de l'explosion des grenades.

M. le professeur Moure de Bordeaux publie un guide *Vade Mecum* de l'oto-rhino-laryngologiste en temps de guerre.

M. Hirtz consacre un mémoire à l'examen radiologique et décrit sa méthode originale bien connue et si précise.

M. Chavigny éclaire la question ardue des troubles consécutifs aux explosions.

M. Raymond consacre un mémoire à l'étude complète de la maladie des tranchées (gelures) qu'il ne rattache pas encore à l'étiologie mycosique.

M. de Casteyras et J. Murard résument dans une note les remarques que leur ont fournies les congelés vus à leur ambulance, ils font la critique des pathogénies invoquées.

M. Kenett-Taylor donne des aperçus originaux sur l'étiologie et le traitement de la gangréne gazeuse.

Une mention très spéciale doit être faite du mémoire de M. Ducosté de Bordeaux. Il attire l'attention sur une variété de contracture (*contracture d'amont*) qu'il a décrit avant la guerre et dont on allait observer bientôt de nombreux cas. Différente des contractures d'origine musculaire ou névromateuse ; consécutive à une lésion des nerfs, elle est *d'apparition rapide, fréquente, durable*. Il revendique hautement la priorité de la distinction de cette contracture décrite communément sous le nom de *contracture réflexe*.

M. Ducuing dans un cas d'anévrysme artérioso-veineux poplité pratique l'ablation de la dilatation veineuse et la suture artérielle. La perméabilité de l'artère est conservée. M. Trutié de Vaucresson cite un cas d'anévrysme de la même artère.

M. Eybert modifie le brancard réglementaire pour l'adapter au transport des blessés dans les tranchées.

M. Duvau donne un modèle d'appareil porte-brancard ; M. Beltzer, dans un important mémoire accompagné de figures, décrit les appareils de suspension des blessés dans les wagons.

M. Perret donne le modèle d'un lit démontable.

Le Lyon chirurgical.

A la fin de 1915, le *Lyon chirurgical* avait offert une large hospitalité au groupement des chirurgiens des formations sanitaires de l'avant appartenant au 14ᵉ corps d'armée, composé de la plupart des professeurs de la Faculté Lyonnaise, des répétiteurs de l'Ecole du Service de santé et des praticiens réputés de la région. Tous, et en tête le Pr Ferraton du Val-de-Grâce, ancien répétiteur de l'Ecole du Service de santé, répondirent à l'appel de cette revue et pendant la période que j'envisage, leur collaboration s'est affirmée par un ensemble de travaux très remarquables tant par la richesse documentaire que par l'accord presque unanime sur le fond des doctrines et de la pratique, et la louable persévérance apportée à l'étude approfondie des questions. Fidèles aux enseignements d'Ollier et de Poncet, sous l'impulsion de Leriche, ils ont fait un grand et vaillant effort pour faire accepter et généraliser l'*arthrotomie préventive* de l'infection et reprendre les *résections articulaires primitives*.

Cinquante-sept mémoires ou *notes* remplissent les volumineux fascicules que cette revue a consacrés à l'étude exclusive de la chirurgie de guerre. Parmi les grands périodiques le *Lyon chirurgical* occupe la première place. Y sont étudiés : 1° Le *fonctionnement du Service de santé* ; 2° l'*histologie* et la *bactériologie des plaies* ; 3° le *traitement des plaies* ; 4° *leurs complications* ; 5° les *traumatismes craniens* ; 6° les *traumatismes de la moelle et des nerfs* ; 7° les *blessures de la face et du cou* : 8° les *plaies de poitrine* ; 9° les *plaies de l'abdomen* ; 10° les *fractures diaphysaires* ; 11° les *résections articulaires*.

1° Sur le *fonctionnement du Service de santé* quatre mémoires se tiennent et se complètent ; ils donnent une notion exacte de l'intensité du labeur imposé au personnel ambulancier au cours d'une offensive et de l'ensemble des méthodes de traitement suivies.

Consacré au fonctionnement général du Service de santé du 14° corps, l'exposé magistral du médecin inspecteur Ferraton, l'un des plus substantiels écrits que cette guerre ait fournis, restera un document d'histoire en même temps qu'une belle synthèse de la pratique de la chirurgie de guerre. Il y montre avec autorité combien injustifiée, orgueilleuse, antipatriotique et vaine était la « condamnation sans phrase de tout l'acquit scientifique des campagnes passées. « Non, les blessures de guerre dit-il n'ont point foncièrement changé ni dans leur aspect clinique ni dans leur évolution ; il n'y a pas à faire table rase de la thérapeutique jusqu'ici préconisée ».

M. Latarjet nous fait assister avec un vif intérêt au fonctionnement d'une *ambulance de tri* qui au moment d'une offensive, pendant quelques jours, a reçu, visité, pansé, départagé, évacué une multitude de blessés. Il nous donne une statistique importante des blessures par régions, complétant celle du professeur Ferraton.

Avec M. Cotte nous voyons fonctionner une ambulance chirurgicale immobilisée près du front, puis avec M. Leriche nous suivons des blessés évacués dans un hôpital de l'arrière, peu éloigné.

2° MM. Policard, Phelip et Desplas nous donnent sur la *biologie* des plaies de guerre des recherches originales.

Une monographie de M. Policard porte sur la biologie générale des plaies. Les notions de sphacèle, de développement des germes, d'intoxication par les produits de mortification et de nécrose constituent la plus grande partie de l'histoire des plaies de guerre à leur première période ; nul plus que M. Policard il ne l'a montré. Il s'intéresse à la désintégration des molécules albuminoïdes protoplasmiques par les diastases protéolytiques (protéolyse).

Le mémoire de MM. Policard et Phelip est exclusivement consacré à une étude négligée jusqu'à eux, des procédés biologiques d'attaque et de défense qui se passent au niveau des fragments vestimentaires infectants introduits dans la profondeur des tissus musculo-conjonctifs par les éclats d'obus.

3° Trois mémoires sont consacrés au *traitement des plaies*.

M. Leriche dans un important travail préconise, avec une conviction entraînante, le nettoyage mécanique immédiat des plaies, la mise à découvert des foyers. Il insiste particulièrement sur l'action puissante *qu'à l'exclusion de tout agent chimique*, l'emploi précoce et méthodique des *agents physiques* (soleil, air chaud, etc.), apporte à la désinfection et à la réparation. C'est la reprise des idées chères à Poncet.

M. R. Leriche cherche à démontrer que toute plaie suppurante doit être, par « l'excision », ramenée à une plaie nette qu'un traitement aseptique peut rapidement guérir.

MM. Policard et Desplas fournissent quatre observations et des photographies de très vastes plaies traitées par la suture secondaire. L'étude de leur technique est suivie de recherches biologiques.

M. Desplas revient sur le même sujet avec neuf observations nouvelles.

4° Sur les *complications des plaies de guerre*, les écrits se multiplient.

MM. Lévy et Plisson, mettant à profit leur expérience personnelle, font une analyse critique des deux principales complications des blessures de guerre : le tétanos, la gangrène gazeuse. Ils séparent bien les types cliniques de cette dernière.

M. Tavernier rapporte deux cas de pleurésies gazeuses putrides qu'il rapproche des gangrènes gazeuses.

Sept notes paraissent sur le tétanos, en particulier sur le tétanos tardif.

Dans un service d'isolement dont ils avaient la direction et qui reçut un grand nombre des tétaniques provenant des formations de Lyon, MM. Bérard et Lumière ont traité 40 cas, pour la plupart, par le persulfate de soude ; ce n'est point un spécifique, mais les résultats qu'il a fournis sont encourageants (16 guéris, 13 morts).

Leurs notes sur la durée de l'immunité et sur le tétanos tardif ont été communiquées aux Académies.

M. Vallette cite chez un blessé inoculé un cas de tétanos tardif (37° jour) survenu à la suite d'une mobilisation de l'épaule, la blessure n'était pas guérie.

M. Leriche donne une observation de tétanos tardif survenu 60 jours après la blessure et deux injections préventives.

M. J. Laurent chargé d'un service de tétaniques a, dans 18 cas, utilisé sans succès le sérum antitétanique, l'acide phénique, l'amputation. Le néosalvarsan lui donna d'abord 3 succès mais dans une nouvelle série de 4 cas, il compta 3 morts.

M. Jullien cite les cas de deux de ses blessés chez lesquels le tétanos apparut 109 et 133 jours après l'inoculation. Il se rallie à la formule de Bérard.

Sept mémoires ou notes sont consacrés à la recherche et à l'*extraction des corps étrangers métalliques ;* deux aux *complications vasculaires*.

MM. Desgouttes et Dupont ont, à Toul, sur des blessés guéris enlevé une cinquantaine de projectiles en s'aidant du compas de Hirtz. Ils en vantent la précision.

Dans le tome XIII, n° 4 qui réunit six de ces mémoires ou notes, MM. Sencert et Legrand étudient la question de l'extraction des projectiles à la périod primitive.

C'est le complément indispensable du débridement. Exception est faite pour ceux profondément logés dans certaines régions (crâne, poitrine). Ils donnent la préférence à la méthode d'Ombredanne, au contrôle intermittent de l'écran.

MM. B. DESPLAS et D. CHEVALIER, donnent leur statistique. Dans une ambulance de première ligne ils ont eu 132 succès sur 132 cas en employant le compas de Hirtz, alors que dans 40 p. 100 des cas d'autres tentatives avaient échoué.

M. COSTE décrit un procédé radioscopique inédit qui a l'avantage d'être très simple, d'une exactitude rigoureuse et donne une localisation anatomique.

MM. DESGOUTTES et PERRIN, consacrent leur monographie, à l'extraction des corps étrangers intrapulmonaires et s'arrêtent aux indications, aux contre-indications, à la technique. Ils ont pratiqué 21 fois cette extraction.

M. GOULLIOUD donne quelques pages sur l'extraction des corps étrangers cérébraux et pulmonaires ; MM. GOULLIOUD et ARCELIN enlèvent un corps étranger pleural après avoir provoqué intentionnellement un pneumothorax.

5° La contribution apportée aux *traumatismes craniens* est la plus importante. Elle porte sur la médecine opératoire, les statistiques, l'anatomie pathologique, l'étude histologique des plaies du cerveau. Elle est condensée dans quatorze mémoires riches d'observations et dans trois notes dus à MM. BAUMEL, LERICHE, GAYET, SENCERT, LATARJET, COTTE, DELORE et ARNAUD, RENDU, LERICHE, BÉRIEL, LÉVY, FROMENT, POLICARD et DESPLAS, GOURLIAU.

Avec le mémoire documentaire de M. J. BAUMEL sur la ponction lombaire dans les commotions et les traumatismes du crâne commence la série des travaux consacrés à la chirurgie cranio-cérébrale.

M. BAUMEL a examiné 56 blesssés, commotionnés simples, blessés atteints de plaies du cuir chevelu ou de plaies pénétrantes. Il apprécie la valeur des divers modes d'examen, résume ses observations et conclut que la valeur diagnostique et pronostique de la rachicentèse est nette, que la tension étant habituelle sa valeur thérapeutique est, de ce fait, indéniable.

M. LERICHE consacre trois mémoires à des études sur les plaies du crâne et les contusions du cerveau. Le premier est à rapprocher de celui de M. Baumel en raison de l'étude que M. Leriche y fait de la ponction lombaire. Il lui dénie toute valeur diagnostique car on observe communément l'hypertension dans les plaies du cuir chevelu par les éclats de bombes et d'obus (commotion à distance). Dans ce travail de 60 pages renfermant 87 observations, le professeur agrégé de Lyon s'arrête à chaque groupe de traumatismes (éclats d'obus, de bombe, balles). Il se montre partisan du débridement explorateur dans toute plaie de tête et de la trépanation systématique et rapide dans tout traumatisme cranien.

Ce travail documenté est important.

Pour M. LERICHE, les commotionnés par obus sont bien des traumatisés organiques et non psychiques. La ponction lombaire le prouve (hypertension, coloration hématique du liquide céphalo-rachidien). Elle améliore beaucoup l'état des blessés.

Enfin dans une courte note, M. LERICHE se basant sur une observation estime que les perforés bipolaires doivent être trépanés comme les autres.

Dans un hôpital annexe, M. GOURLIAU a suivi 36 trépanés de M. Leriche. Il s'est intéressé surtout à l'hypothermie et au ralentissement du pouls qu'ils présentaient.

A grands traits, M. GAYET fournit un tableau sobre, précis, vivant, de l'expérience qu'il a acquise des lésions du crâne observées dans une ambulance de l'avant, en première ligne. La proportion a été de 8.3 p. 100 ; sur 283 blessés, il n'a pu, bien que très partisan de la trépanation n'en opérer que 198 (plaies craniennes), qui ont donné 100 guérisons, 76 morts, 22 résultats indéterminés. Il nous expose ses vues sur l'exploration, le manuel opératoire, les évacuations des opérés, la protection du casque. C'est là un travail d'un réel intérêt.

MM. Policard et Desplas, dans l'analyse de la symptomatologie présentée par un méningitique traumatique, distingue deux périodes.

Le mémoire remarquable de M. Latarjet est consacré à l'étude anatomo-pathologique des lésions les plus sévères, épouvantables, du crâne et de l'encéphale, *des coups de feu explosifs* observés sur des morts, sur des blessés qui ont succombé dans les 24 heures ou au bout de quelques jours. Les cas sont nombreux, les descriptions minutieuses, complétées par des photographies remarquables, appuyées de pièces qui ont été déposées au musée du Val-de-Grâce.

Les faits qu'a observés M. Latarjet l'amènent à la conclusion de l'utilité d'une *trépanation* large, *débordante*.

Le travail de M. Sencert est anatomo-clinique. Il est basé sur des observations nombreuses recueillies pendant vingt mois de campagne. Il a pratiqué 234 trépanations et a suivi ses opérés. *Pour lui, toutes les plaies de tête doivent être opérées*. L'anatomie pathologique, la symptomatologie, les complications sont esquissées, le traitement fixé et cela pour chaque groupe de lésions.

C'est un document précieux. Une statistique le termine.

Cliniques encore sont les considérations de MM. Delore et Arnaud. C'est l'exposé rapide des principes qui, pour eux, doivent guider les chirurgiens de l'avant dans le traitement des plaies cranio-cérébrales. Ils ont soigné 122 blessés du crâne avec une mortalité de 36 p. 100 environ. Les perforations de part en part et tangentielles ont été mortelles. Sont à signaler leurs remarques sur le signe qui, dans certains cas, doit inciter à pratiquer l'incision duremérienne, sur le drainage primitif des perforations de part en part, le rejet de la trépanation retardée, le drainage préventif de l'espace sous-arachnoïdien dans les fractures de la base.

La contribution de M. Cotte au traitement des plaies du crâne dans les formations de l'avant a des proportions bien moindres que celle des travaux précédents. C'est la statistique expliquée d'un chirurgien qui a donné successivement des soins à des blessés dans une ambulance de l'avant et dans des hôpitaux situés à 30 et 40 kilomètres du front. Dans la première, la mortalité générale a été de 76 p. 100 et la mortalité opératoire de 58 p. 100 ; dans les seconds 25 blessés craniens sans lésions cérébrales ont donné 24 guérisons. M. Cotte est très partisan de la ponction lombaire comme moyen de diagnostic. Son mémoire résume ses observations et donne de belles photographies de lésions cranio-cérébrales.

M. Tisserand résume en quelques pages sa pratique de dix-huit mois dans les ambulances de l'avant. 100 observations conservées et ses souvenirs l'amènent à réclamer une intervention *immédiate*, au poste de secours, le nettoyage *complet* du foyer. Pour lui, la chirurgie cranienne peut et doit être faite dans les ambulances de l'avant. Comme M. Cotte, M. Tisserand est partisan des rachicentèses répétées.

Sa mortalité globale est de 26 p. 100, mais sur 64 cas de fractures du crâne avec lésion duremérienne il a relevé 25 décès.

Chirurgien d'une ambulance immobilisée près du front, M. A. Rendu est intervenu sur 53 blessés du crâne. Il les divise cliniquement en traumatisés sans troubles fonctionnels et en blessés avec troubles fonctionnels. Dans son court mémoire il en donne des observations. Il est partisan de l'exploration de toute plaie du cuir chevelu comme tous les auteurs des précédents mémoires cités.

M. Bériel étudie histologiquement, dans ses grandes lignes, les processus de cicatrisation méningée et encéphalique, l'organisation de la plaie cérébrale et celle de la symphyse méningée. Il donne des aperçus sur la tolérance des corps étrangers, la pathogénie de l'épilepsie, etc.

M. Lévy a, sur 15 blessés présentant des lésions cranio-encéphaliques graves mais semblant susceptibles de guérison, étudié, par des séries de ponction lombaire, les modifications du liquide céphalo-rachidien et a cherché à voir dans quelle mesure elles pourraient éclairer le pronostic. La notion est négative et il en donne la raison.

Dans son travail, élaboré dans le laboratoire de M. Babinski, M. Froment, aborde en quelques notes préliminaires et volontairement écourtées la question de savoir dans quelle mesure s'opère la restauration de cette fonction du langage et dans quelle mesure on peut escompter la restitution *ad integrum* des facultés intellectuelles compromises le plus souvent en même temps que la fonction du langage.

Au sujet de la pathogénie et du traitement de la hernie cérébrale précoce, M. LERICHE s'arrête à l'idée que la constriction exercée à la base de la masse bourgeonnante et œdémateuse joue le principal rôle dans la persistance de la hernie et que son traitement doit consister dans le débridement osseux, à sa base. Pour lui, ce sont les trépanations parcimonieuses qui exposent surtout à la hernie cérébrale précoce.

6° Cinq mémoires ou notes sont consacrés aux *traumatismes de la moelle et des nerfs*.

Seize cas de lésions du rachis et de la moelle dont 15 récentes et toutes des plus graves permettent à M. LATARJET de décrire minutieusement et de reproduire en d'admirables photogravures les dégâts qu'à très courte distance les projectiles produisent sur les trois segments de la moelle. Son travail représente une contribution précieuse pour l'étude de ces blessures. En le lisant on regrette que les recherches anatomo-pathologiques auxquelles il attache son nom n'aient pas pu être davantage poursurvies. M. Latarjet, de ses constatations infère que les traumatismes médullaires doivent être opérés précocement.

M. MORAT, dans l'observation si retentissante de plaie de la moelle présentée à l'Académie de Médecine par MM. LORTAT-JACOB, GIRON et FERRAND, trouve des postulatas physiologiques à résoudre.

Dans sa note de 14 pages M. BÉRIEL non seulement donne un procédé nouveau permettant d'apprécier localement la valeur d'une cicatrice d'un tronc nerveux au point de vue de sa restauration fonctionnelle, cherchant ainsi à combler une regrettable lacune de nos connaissances actuelles, mais il nous donne ses opinions personnelles sur les restaurations des nerfs traumatisés et sur les divers modes d'intervention. « Nous regretterons peut être dit-il en passant, dans quelques années de ne pas avoir réséqué et suturé plus souvent ». L'évolution que j'ai préparée se fait ; on ne saurait en trouver une démonstration plus nette que dans ce très scientifique travail.

L'article sur la neurolyse de M. DUROUX accuse manifestement la même tendance. S'il étudie la neurolyse *exoneurale*, c'est-à-dire celle qui consiste à débarrasser la périphérie du nerf du tissu fibreux dense qui l'entoure, toilette à laquelle se sont arrêtés pendant longtemps la plupart des chirurgiens interventionnistes, il consacre un chapitre à la neurolyse *endodurale*. « L'interprétation des lésions nous a amené, dit-il, à penser que dans la gangue scléreuse, nous ne devons pas voir seulement le tissu cicatriciel exoneural, mais aussi le tissu inodulaire endoneural. » Cet article est intéressant et apporte quelques indications personnelles. Il vient encore à l'appui de la valeur de la méthode que j'ai recommandée.

M. BONNET, dans un très court article de revision, passe en revue les divers modes de procédé d'isolement des troncs nerveux dans les opérations de restauration des nerfs. Il décrit incidemment les lésions tangentielles que j'ai appelées plaies latérales et les regarde comme fréquentes. Il leur applique un mode de traitement spécial.

M. GOULLIOUD décrit et figure un appareil pour paralysie radiale.

7° Sur les *blessures de la face et du cou*, cinq articles sont fournis.

Dans un court mémoire accompagné de 24 figures, MM. ROLLET et MANGINI donnent quelques aperçus sur les décollements rétiniens, les ruptures choroïdiennes, les hémorragies rétiniennes. C'est un résumé de la thèse de Mangini (Lyon, juillet, 1915).

Plus important est le travail de M. Genet. Ce sont les notes brèves, écrites au jour le jour, d'un chef de clinique ophtalmologique, mais des notes synthétiques, substantielles qui se rapportent à toutes les variétés de blessures de l'œil, à celles du crâne et du cerveau concomitantes observées dans les tranchées.

Chargé d'un grand service de stomatologie à Lyon, M. Pont donne les résultats de sa pratique dans le traitement des constrictions des machoires, qui devraient toujours disparaître sans intervention chirurgicale. Il décrit les appareils très simples qu'il emploie.

M. Vallette relate l'observation émouvante d'une trachéotomie efficace pratiquée sur un blessé suffoquant, moribond, dont la trachée avait été perforée de part en part.

MM. Lannois et Potel reproduisent un mémoire présenté à des sociétés savantes, sur un procédé d'hémostase dans les blessures cervicales supérieures.

8° Deux très courts mémoires sont consacrés aux *plaies de poitrine*.

MM. Thévenot et Dumarest attirent l'attention sur l'hémoptysie et l'hémothorax de blessés atteints de plaies non pénétrantes.

MM. Descouttes et Bresson après avoir fourni quelques aperçus sur les complications des plaies pulmonaires, s'appuyant sur le fait que leur gravité semble liée à la communication plus ou moins large de la cavité pleurale avec l'air extérieur, reviennent à nouveau sur la pratique qu'ils avaient déjà recommandée : la suture des plaies larges accompagnées de pneumothorax soufflant, quand elles ne remontent pas à plus de trente-six heures.

9° La *chirurgie abdominale* fournit sept mémoires ou notes favorables à l'intervention avec de sages réserves. On unira leurs conclusions à celles de MM. Ferraton, Latarjet, Cotte, fixées dans leurs mémoires sur le fonctionnement du Service de santé.

A conditions différentes, opérations différentes. Pendant la guerre de mouvement, jusqu'à mi-octobre, M. Delore a été abstentionniste, par nécessité, dans une ambulance de première ligne qui, par jour, recevait 800 blessés. Ses blessés sont morts. Avec la guerre de tranchées, il possède une installation fixe et suffisante, dont il donne la description, il laparotomise. Il ne compte qu'un succès ; il reste interventionniste quand même, car par lui la laparotomie seule peut en fournir.

Pour MM. Cotte et Latarjet l'abstention n'est qu'une méthode de nécessité. Les conditions de la guerre actuelle rendent la laparotomie possible. Leur statistique lui est favorable.

M. Murard fait un tableau fidèle du milieu dans lequel il fonctionne, des obstacles qui s'opposent trop souvent à la laparotomie large. Pour lui l'opération de Murphy est la thérapeutique de choix des ambulances.

M. Tisserand, spécifiant bien que son opinion ne s'applique qu'à la guerre de tranchées, est partisan de la laparotomie. Son installation, relativement confortable et fixe est située à 900 mètres du front. Il voudrait qu'une formation légère, telle son ambulance alpine ou l'ambulance type Boigey se rapprochât plus encore du front.

M. Vignard a vu 20 blessés de l'abdomen dans une ambulance du front. 9 ont été opérés, 4 ont guéri, 11 n'ont pas été opérés (blessures de l'étage supérieur ou des flancs), 9 ont guéri. Il est abstentionniste dans les plaies de l'étage supérieur et des flancs, interventionniste pour les autres, mais comme l'hémorragie lente et progressive en constitue, pour lui, le danger, il n'opère qu'après avoir relevé son blessé du choc anémique.

Dans un mémoire important, riche de 51 observations, M. Chalier installé dans un hôpital à 15 kilomètres du front, dans une région montagneuse, conseille la laparotomie systématique, précoce. Elle est, dans des conditions favorables, préférable au traitement médical et à l'abstention chirurgicale. Ses deux opérés sont morts. Sur 15 cas de plaies pénétrantes certaines, arrivées trop tardivement pour qu'il les opère, il a constaté 11 guérisons.

MM. Goullioud et Arcelin donnent deux observations d'extraction de balles enkystées dans l'épiploon et celle d'une blessure qui avait été suivie d'une phlébite de la veine cave inférieure.

10° Importante et diverse est la contribution apportée à l'étude des *fractures diaphysaires*.

Le travail que M. Plisson a consacré à la chirurgie des fractures diaphysaires graves est de tous points remarquable. Largement écrit, après mûre réflexion, développé avec la sûreté d'un chirurgien qui connaissant bien sa pathologie chirurgicale de guerre ne s'arrête qu'aux points essentiels, sa lecture n'en peut être que fructueuse. Sa description des foyers de fractures par éclats de projectiles creux est à retenir. Il précise avec beaucoup de lucidité la conduite à tenir vis-à-vis des esquilles, fait un aveu précis au sujet de la contention et définit avec conviction les limites de la conservation. C'est un résumé excellent des principes de la thérapeutique des fractures explosives à la première phase.

Dans son substantiel mémoire M. M. Gangolphe résume la pratique qu'il a suivie dans le traitement des fractures de chaque diaphyse et de chaque articulation sur des blessés reçus trente-six à quarante-huit heures après leur traumatisme. Il est éminemment conservateur. Pour lui l'impression qui se dégage des faits qu'il a observés, c'est *l'importance prédominante de l'immobilisation rigoureuse*. J'ai été témoin des excellents résultats obtenus par notre si consciencieux et habile confrère. Combien n'est-il pas regrettable qu'il ait fait école.

Fidèle au souvenir d'Ollier et aux idées de Poncet, M. Leriche fait revivre l'ablation systématique, primitive (mais *sous-périostée*) de *toutes* les esquilles. Elle prévient, pour lui, l'ostéomyélite, les séquelles, donne un cal sain. Sur 32 désossés il en a guéri 26. Il donne à part 3 cas de désossement considérable de l'humérus pour des lésions qui eussent imposé, à son sens, la désarticulation de l'épaule.

M. E. Villard recommande la fixation métallique des fragments osseux par les plaques de Lambotte dans les fractures avec grands déplacements ou difficilement contenues ou présentant de grosses pertes de substances. 24 opérés sur 24 ont bien guéri grâce à cette pratique.

M. Nové-Josserand décrit les procédés qu'il a employés dans les pseudarthroses des os de l'avant-bras : sutures directes, résection de l'os sain et sutures. Dans les grandes pertes de substance il conseille l'arthrodèse radio-cubitale inférieure.

MM. Goyet et Théron donnent la description d'un appareil de cuisse largement fenêtré, à tringles latérales et hamacs.

M. Pech, en quelques mots, attire l'attention sur l'atrophie osseuse dans les fractures par coup de feu.

11° En dehors du beau travail de M. Gangolphe dont il a été déjà question, neuf mémoires ou notes ont été conscarés aux *résections articulaires*.

M. Leriche, frappé du nombre insignifiant de réséqués des grandes articulations relevés par lui parmi les blessés qui passèrent par son hôpital d'évacuation, s'attache par sa pratique et par une véritable de croisade à rappeler les traditions de l'Ecole lyonnaise. Son impulsion est suivie.

M. Bérard décrit le procédé inspiré de celui de Vidal de Cassis qu'il a adopté pour les résections de la hanche ; il l'a employé cinq fois avec quatre succès.

M. Viannay propose la résection systématique précoce de l'extrémité inférieure
du fémur dans les coups de feu par balle reçue à courte distance. L'excision osseuse
pratiquée portant sur 10 centimètres environ, le cul-de-sac synovial sous-tricipital
est abrasé, et l'extrémité fémorale est implantée dans l'épiphyse tibiale.

Les mémoires d'étendue variable de MM. Varay, Gayet, Cotte, Santy, Tisserand,
Desplas et Chevalier sont des plaidoyers convaincus en faveur de la conservation
dans les plaies articulaires et en particulier dans les plaies du genou. Ils montrent
par leurs faits qu'il n'y a pas lieu d'être trop pessimiste et radical même pour cette
jointure d'infection si facile et si difficile à combattre ; que l'arthrotomie très
hâtive, pratiquée dès les premières heures, que la résection primitive aussi rapidement exécutée ménagent des succès inespérés et presque constants. Il existe
entre eux des différences dans l'interprétation des indications de la résection, mais
la donnée générale émerge, frappante, étayée d'observations et elle tend à forcer la
conviction, à la façon d'un article de foi. Dans le mémoire de M. Varay on trouve
l'affirmation de nos données classiques sur les caractères des lésions osseuses ; dans
les uns et les autres sont fournies des indications sur le diagnostic et des précisions sur la technique.

Paris Médical[1].

Alors qu'il n'y avait plus guère d'imprimeurs pour imprimer, de rédacteurs
pour rédiger, de lecteurs pour lire et que la plupart des Sociétés savantes
étaient fermées, ce périodique avait interrompu sa publication. Il reparut le
2 janvier 1915. Sa rédaction concentra son activité d'une façon presque
exclusive sur des études médico-militaires qui étaient et sont toujours les
plus dignes d'intérêt et, fidèle à ses traditions, il réserva plusieurs de ses
numéros à des questions vastes qu'il confia à des personnalités que leur
expérience antérieure ou acquise désignaient.

Articles de mise au point, notes ou documents personnels se mêlent donc,
dans ses colonnes, à des travaux importants de revisions sur le *Service de
santé*, la *neurologie*, la *psychiatrie*, l'*ophtalmologie*, l'*oto-rhino-laryngologie*, la *pathologie de guerre*, l'*orthopédie*, la *radiologie*, l'*électrothérapie*, la *mécanothérapie* qui seront repris en librairie.

Après les articles généraux sur la chirurgie de guerre du professeur Hartmann,
de MM. Cathelin, Soubeyran et les aperçus de M. Pauchet, sont à signaler les travaux plus importants parce que vécus et riches d'expériences personnelles de
MM. A. Schwartz, Barthelemy, Miramond de la Roquette, Latarjet, Fiolle, Vayssière.

M. A. Schwartz retrace les souvenirs comme les hésitations toutes naturelles d'un
chirurgien d'une ambulance du front, au cours des six premiers mois de la guerre.
Ses aperçus sur la chirurgie d'urgence, la radiographie, le traitement des plaies et
des fractures, la laparotomie, sont à retenir.

M. Barthelemy décrit le fonctionnement technique d'une ambulance de l'avant. Ses
appréciations personnelles sur le traitement des fractures, la laparotomie, le Murphy
sont intéressantes.

Attaché pendant dix mois à une ambulance de première ligne qui fonctionnant
successivement comme poste de tirage, puis comme ambulance de traitement, vit
passer 10.000 blessés et en retint 2.000, M. Miramond de la Roquette nous trace son

1. *Paris Médical*, Paris. J.-B. Baillière et fils.

histoire, avec la vision d'un homme préparé de longue date, comme M. Barthelemy à l'interprétation des faits. Les variétés principales des traumatismes l'arrêtent; l'action de sa formation se résume dans « on peut faire avec ce qu'on a ». S'il avait été blessé à l'abdomen il eût voulu qu'on lui pratiquât un Murphy.

M. Latarjet tire de sa pratique dans une ambulance du front, distante de 7 kilomètres de l'ennemi des remarques et des critiques très justes qui s'étaient déjà, en vain, affirmées chez nous avant la guerre, telles : les inconvénients de l'interchangeabilité des ambulances au point de vue de la sélection technique du personnel, la floraison des compétences chirurgicales « comparable à celle des cryptogames après une ondée bienfaisante », la constitution de trop grands centres chirurgicaux, l'égalité fonctionnelle des ambulances, etc. On regrette que les souvenirs intéressants de MM. Fiolle, Vayssière, Cibrie soient écourtés.

M. Constantini qui a vécu dans un poste de secours souterrain, près de la ligne de feu, nous montre, d'une façon saisissante, ce que peut être un poste chirurgical de première ligne dans la guerre des tranchées. Son court travail est plein d'intérêt. M. Le Couturier décrit un dépôt d'éclopés, accolé à un hôpital d'étapes qui a évacué par jour de 100 à 1.200 hommes, M. Binet parle de son poste régimentaire et le médecin Inspecteur général Mignon vante les services que peut rendre, à l'extrême-avant, un matériel de salle d'opération préparé l'avance.

Les souvenirs que M. Le Dentu rappelle de sa participation à la guerre de 1870 montrent que la guerre de 1914 a, avec sa devancière, bien des points de contact. M. Milian qui a vécu à Verdun refute avec M. Linossier les injustes reproches adressés au Service de santé; M. Dopter décrit les richesses de notre organisation, qu'on peut comparer à celles de l'armée italienne, décrites par M. Gasperini.

M. René Gaulthier montre le parti qu'on peut tirer, dans une ambulance du front, d'un laboratoire très rudimentaire pour l'étude de la flore bactérienne des plaies. La note de M. P. Carnot est le développement très opportun d'un sage conseil de prophylaxie. Les articles de MM. Wright, Chaput, Deguise sont à parcourir; les propositions de MM. Mayer et Pons à retenir. MM. Jaubert et Morart attirent l'attention sur les résultats du traitement héliothérapique; M. Debat élève de Jacquet rappelle les méthodes de son maître.

Mettant à profit ses observations personnelles et celles de ses collaborateurs à Verdun, M. Ombredanne consacre à la gangrène gazeuse un long mémoire qui marquera dans l'histoire de cette complication. Sa description symptomatologique basée sur l'examen de 112 cas graves, son étude des causes favorisantes, sont d'un grand intérêt et sa contribution thérapeutique originale et précieuse. C'est un des meilleurs travaux que cette guerre nous ait procurés. M. Mencière vante comme traitement de la gangrène gazeuse, l'emploi de l'acide phénique suivi de lavages à l'alcool pur. M. Fievez, prône le charbon iodoformé.

Des écrits intéressants consacrés au *tétanos* dans le *Paris Médical*, l'étude de M. Courtellemont et le mémoire du professeur Étienne sont les plus importants. Ce dernier auteur, avec une foi solide, préconise le traitement sérothérapique intensif à titre curatif.

Le travail de M. Grégoire sur les blessures des *vaisseaux* comporte des aperçus personnels sur la contusion artérielle ; celui de M. Mouchet visait surtout une mise au point de la même question appuyée sur des observations personnelles.

M. Sicard consacre aux *blessures des nerfs* par les projectiles un article court, dense, autorisé. Son expérience, lui dicte sur le diagnostic des lésions, la valeur des actes opératoires, des conclusions qui sont à retenir et la nature de certains traumatismes l'incite à proposer l'auto-greffe. MM. Mouchet, Poinot, Delpech, Claude et Porak fixent notre attention sur des complications. M. Bailleul reprend son procédé original d'isolement et le professeur Laurent de Bruxelles le mode auquel il reste attaché, la libération. MM. Hesnard, Bonnus, Mme Laborde nous signalent les effets du radium sur les cicatrices des troncs nerveux.

Les *troubles nerveux consécutifs aux éclatements d'obus* dont la pathogénie était, au début de la guerre, surtout indécise et discutée, prennent avec les *contractures*, une grande place, surtout dans deux numéros spéciaux. Ils soulèvent des questions de médecine légale que MM. CHAVIGNY et BALLET ont élucidées, le premier avec sa compétence reconnue et sa finesse d'interprétation, le second avec sa haute expérience et son autorité. Ces articles sont de premier ordre. M. GILBERT résume le sujet ; M. HEITZ est complet dans son étude des paraplégies ; M. SOLLIER se basant sur l'examen de 109 cas observés dans le centre lyonnais de la 11° Région, passe en revue les signes cliniques fournis par ces commotionnés « hystériques, de cause physique », discute le mécanisme des déformations vertébrales. M. SICARD, dans son étude non moins complète suit le même sillon. MM. ROUSSY et BOISSEAU montrent tout l'intérêt qui s'attache à la création de centres de psychiatrie et de neurologie dans la zone de l'avant, à proximité des hôpitaux d'évacuation, pour le traitement de ces névrosés. Enfin, MM. LÉRI et ROGER, dans un mémoire excellent et fortement documenté, s'arrêtent au traitement des contracturés. La contribution fournie sur ces sujets par le *Paris Médical* est, on le voit, de premier ordre.

L'article que M. CADENAT consacre au pronostic des *fractures du crâne* est un travail de fond ; celui, plus général, de M. A. SCHWARTZ est surtout documentaire et revisionniste ; celui de M. HARTMANN didactique. M. SOLLIER, à propos du casque protecteur, donne un conseil bon à suivre, enfin M. WILLARET dans un substantiel mémoire reprend l'astéréognosie, reliquat des blessures graves du lobe pariétal. MM. VINCENT et WILHEM citent un cas curieux de lésion cranienne. Le numéro spécial du 25 septembre 1915 consacre aux *blessures de l'œil* un article complet de M. TERRIEN ; MM. TERRIEN et COUSIN donnent un appareil protecteur de l'œil contre les traumatismes et l'action des gaz. MM. GINESTOUS et P. BERNARD étudient l'hémianopsie, MM. WILLARET et RIVES l'hémianopsie bilatérale homonyme. M. GRIVOT décrit les *lésions de l'appareil auditif* en s'appuyant sur une expérience acquise dans un grand centre spécial. M. GUISEZ qui a réuni 17 cas de *blessures du larynx* et de *l'œsophage* en tire des déductions importantes ; son travail basal est à retenir. Enfin, M. FREY donne au sujet des *restaurations des maxillaires* et de la prothèse de la *face* les conseils d'un praticien consommé.

MM. REMOND et R. GLÉNARD mettant à profit l'observation de 110 blessés de *poitrine* recueillis par une ambulance chirurgicale immobilisée pendant plusieurs mois près du front, nous éclairent sur le pronostic de ces blessures, sur leur traitement, le danger des évacuations trop précoces etc. M. André MARTIN insiste sur les complications suppuratives graves qui sont à craindre après des lésions pariétales de la poitrine.

Avec verve, conviction et courage, M. GRÉGOIRE parle de la chirurgie abdominale à l'avant et critique certaines tendances de chirurgiens de l'arrière. Quand on règlera la question de l'opportunité de la laparotomie dans les blessures par coup de feu au cours de cette guerre, on ne pourra passer sous silence les remarques de ce chirurgien ; MM. LUCAS CHAMPIONNIÈRE et DELAY nous font part d'évolutions successives, abstentionnistes puis interventionnistes ; M. Jean QUÉNU attire l'attention sur des réactions péritonéales à la suite des plaies pariétales. Les considérations de ces auteurs sont à rapprocher de celles que dans leurs mémoires cités, MM. BARTHELEMY, MIRAMONT DE LA ROQUETTE, A. SCHWARTZ, LATARJET, FIOLLE, CONSTANTINI, BINET, MIGNON, nous avaient déjà fournies.

Les *fractures* doivent à M. VIDAL un article général, à M. GRÉGOIRE des aperçus sur les *fractures* de la diaphyse humérale, à M. MEREIL des considérations sur les inconvénients de l'esquillotomie large, à MM. NEPPER et VALLÉE riches d'observations, une sage critique de la *résection articulaire*, à M. CRUET des appréciations sur des appareils extensifs de la cuisse et un modèle personnel à MM. SOLENQ. DUVERNEY, FAYERWEATHER. MM. LANCE et DEGUY décrivent à nouveau les appareils à anses. M. LAPEYRE discute les indications de l'amputation dans les grands délabrements des membres.

M. Ducroquet, décrit les appareils de prothèse destinés aux amputés de cuisse et critique avec autorité les appareils prothétiques américains ; M. Boureau, de Tours, décrit longuement et fructueusement des mains ouvrières utilisables pour divers corps de métier et donne des appareils originaux ; MM. Borne et Perrin s'attachent à la grosse question de la réadaptation professionnelle des mutilés, enfin M. Chavigny s'arrête à la grosse question de situation légale de ces mutilés.

Pour réduire les *contractures maxillaires* M. Somen donne un appareil ; pour lutter contre les cicatrices, M. Lemerle en fournit un autre ; MM. Léri et Mouchet en proposent pour les paralysés. MM. Imbert et Sardou signalent des instruments extracteurs pour les projectiles ; MM. Garipuy et Barthelemy transforment le brancard.

Deux numéros spéciaux avaient été consacrés au *fonctionnement des formations sanitaires*, un à la *neuropathologie de guerre* et à la *psychiatrie* ; un autre condensa des articles très étudiés, fournis sur l'*électrologie*, par MM. A. Weil, Léri, Larat et Lehmann, Delherm et Daussat, Bonvoisin, Palfray et constituant de fort belles mises au point. Un numéro spécial a réuni de non moins intéressants articles sur la *physiothérapie* et la *mécanothérapie* dus à MM. Weil, Sandoz, Faidherbe, Hirtz, Laquerrière, auxquels s'ajoutent des travaux de Kouindjy, de Somen. Un dernier numéro renferme les exposés ou les recherches personnelles de *radiologie* de MM. A. Weil, Beclère, Arcelin, Bouchacourt, Grandgerard, Miramont de la Roquette, P. Lehmann et de Kœting Hart, une revue générale d'A. Weil et un mémoire de M. Zimmern sur la radiologie anatomique, avec une note de MM. Petit et Mouchet.

L'étude très complète de MM. Rathéry et Michel sur les *gaz toxiques* constitue un document précieux. Je signalerai encore les notes sur *le mal des tranchées* de MM. Granjux, Debat, Mouchet, Salignat, enfin les articles de MM. Chavigny et Gilbert sur les *mutilations volontaires*.

Tel est le bilan principal de l'apport du *Paris Médical* à la pathologie chirurgicale de guerre 1915-16 ; mon énumération suffira pour en montrer et le caractère et toute l'importance. J'aurai, dans la suite, à lui faire de nombreux emprunts.

La Revue de chirurgie.

Six notes ou mémoires de chirurgie de guerre figurent dans ses numéros de 1915, huit dans ses deux numéros de 1916.

MM. Couteaud et Belot reprennent leur observation de plaie du cœur parue dans les Bulletins de l'Académie de Médecine ; MM. Bérard et A. Lumière donnent deux courts mémoires sur « un essai de réhabilitation des antiseptiques » et sur « quelques préceptes élémentaires relatifs au traitement des plaies de guerre ». Les articles de M. Quénu, de MM. A Schwartz et Mocquot portent sur le traitement des plaies de l'abdomen en général et dans les ambulances. MM. Delore et Kocher s'étendent peu sur les plaies thoraco-abdominales de la rate.

MM. Pozzi et Peuret s'arrètent plus longuement au traitement des fractures de cuisse en s'appuyant sur leur expérience personnelle ; M. P. Delbet développe ses idées sur le traitement général des fractures.

M. P. Duval décrit la technique opératoire de l'extraction des projectiles sous la direction du compas de Hirtz ; M. Quénu note une cheiroplastie dactylienne.

M. P. Hardouin qui, dans la 10ᵉ Région, a observé des centaines de pieds-bots donne sur leur étiologie et leur traitement des idées qui sont reproduites dans une note académique ; M. Chalier et P. Glénard sous le titre de « à propos des grandes blessures de guerre » décrivent l'organisation, le fonctionnement d'une ambulance vosgienne qui sous la direction du Dᵣ Chabrol a soigné 1.500 blessés environ. Après avoir fourni des aperçus généraux sur les plaies et leurs complications (gangrènes, tétanos), ils passent en revue les traumatismes du crâne, de la poitrine, de l'abdomen, des organes génito-urinaires, des membres, des vaisseaux et des nerfs. C'est une intéressante contribution à la chirurgie de l'avant.

Paris chirurgical.

Le *Paris chirurgical* a reparu au commencement de 1915. Indépendamment des comptes rendus des séances de la *Société des chirurgiens de Paris* dont il est l'organe, il a publié, sur la chirurgie de guerre, un certain nombre de longs et substantiels mémoires riches de faits, illustrés de belles photographies documentaires. Je signalerai tout particulièrement à l'attention les travaux de MM. Judet, Lemaitre, Cayrel, Cazin, Le Fur, Blanc, Bonneau, Léo, Brodier, travaux qui ont pris place dans les fascicules de ce périodique mensuel, de 1915 à août 1916.

M. Judet attaché pendant huit mois à une ambulance immobilisée de l'avant auprès de Meaux, après la bataille de la Marne, nous donne, dans un court travail, des aperçus sur le traitement suivi dans sa formation, sur la fréquence des infections, la gravité des traumatismes primitifs qui ont laissé 14 p. 100 de morts. Dans cette région dite tétanigène il n'a pas vu éclore un seul cas de tétanos. Tous ses blessés avaient reçu une injection préventive. Pour les cas d'infection commune des plaies mais particulièrement virulents il était polyantiseptique.

Chirurgien d'une ambulance immobilisée dans laquelle il avait fonctionné dix mois, M. R. Lemaître décrit son installation, son outillage, les phases qu'a subies sa pratique dans les divers groupes de lésions et dans leurs complications. Cette narration sommaire, alerte, vécue, fruit d'une expérience réelle est pleine d'intérêt. J'y reviendrai.

La Revue Générale de M. A. Cayrel sur la flore microbienne des plaies est un exposé remarquable de clarté et de précision. Il résume lumineusement et avec autorité l'état de la question.

M. R. Lemaître étudie dans un mémoire les formes cliniques de l'infection gazeuse et leur traitement, en se basant sur son observation personnelle. Les descriptions cliniques qu'il donne sont frappantes et nous avons à tirer profit de son analyse des symptômes. La méthode de l'excision rapide a fait tomber sa mortalité de 29 p. 100 à 15 p. 100.

Les interventions sur les nerfs fournissent à M. Léo matière à deux mémoires. Ses observations sont nombreuses (72) ; elles sont presque toutes relatives à des lésions des nerfs du bras. Ses opérations ont consisté en libérations ; les résultats définitifs n'ont pu être précisés pour le plus grand nombre des opérés. C'est l'annonce d'un autre travail.

Il émet une idée personnelle sur l'inutilité de l'isolement intramusculaire du nerf après l'opération.

MM. Cazin et Le Fur consacrent des mémoires aux fractures récentes et infectées du fémur. Ils se montrent résolument conservateurs, peu partisans des débridements excessifs, ménagers des esquilles, attachés à l'extension continue que M. Le Fur combine avec la gouttière à valves de Delorme. M. Cazin préconise l'appareil de Mayet et celui de Guelpa. Sur 21 cas, M. Le Fur a traité par cet appareil 10 fractures graves du tiers ou du quart inférieur ; la marche a été régulière, relativement simple. Ses 40 observations que complètent celles de M. Blanc sont à retenir. Celui-ci s'adresse à l'appareil de Mayet.

M. Le Fur, dans un mémoire reprend ses observations personnelles. Son travail renferme d'utiles renseignements sur les déplacements et la valeur des appareils. Il préfère les appareils simples. M. Cazin relate des faits qui l'autorisent à conserver dans tous les cas, hormis dans les gangrènes et les infections excessives. Sa remarque sur l'extension continue est intéressante bien qu'elle soit renouvelée. Ses préférences vont aux appareils à anses quand il y a déplacement.

M. Bonneau donne pour le traitement des fractures de l'humérus un appareil et fournit des remarques personnelles.

Sur *l'amputation* un seul mémoire est fourni, il mérite d'être lu ; c'est celui de M. Léo. Témoin de criants abus de l'amputation il en arrête les indications. La *gangrène confirmée et totale d'un membre, l'infection profonde*, irrémédiable, suivant toute probabilité en sont les seuls conditions. Ses arguments sont présentés avec conviction et un heureux choix d'expression rajeunit, pour ceux que leurs études antérieures ou leurs lectures — et hélas ils sont légion — n'ont pas éclairés, un sujet aux assises bien précises. M. Léo a fait là œuvre bonne et utile.

Est à signaler l'étude complète faite par M. Brodier de la trépanation dans les blessures de guerre. Placé à Verdun à la tête d'un hôpital, il eut à soigner 400 plaies de tête et a pratiqué 200 opérations craniennes et c'est en s'appuyant sur ses observations qu'il décrit avec soin l'aspect des plaies extérieures, celui des plaies osseuses, les formes cliniques, les accidents et complications, le pronostic, les signes fournis par la température. Bien des détails et des considérations intéressantes sont à retenir dans ses descriptions illustrées par de nombreuses figures. Ce travail a été repris en librairie.

Il en a été de même des mémoires originaux de M. Cazin sur la cranioplastie par glissement. M. Mayet modifie le procédé de la cranioplastie par glissement et donne ses résultats. M. Léo cite des cas de succès de cranioplasties cartilagineuses pratiquées par le procédé de M. Gosset.

La Presse Médicale.

C'est un véritable compendium de la chirurgie de guerre que ce périodique, au cours des années 1914, 1915, 1916, et cela non seulement par le nombre et l'importance des mémoires qu'il insère, mais du fait de la place large qu'il ouvre, grâce à ses comptes rendus compacts et bien synthétiques aux communications et discussions de toutes nos Sociétés savantes, celles de Paris, de la province et des armées. Je ne crois pas qu'il y en ait eu jamais de plus savant et de plus complet. C'est là qu'il faut chercher la vision d'ensemble ; c'est la mine riche, la gardienne des documents. Mais comme ceux-ci ne lui viennent pas toujours de première main, celui qui trace une histoire a à se préoccuper de la première origine et ce qui n'est plus, passant au second plan, qu'œuvre de divulgation. Cette remarque, je dois la faire pour qu'on saisisse la raison de la part, d'apparence trop restreinte, que je donnerai dans ce sommaire aperçu analytique à certains travaux de première valeur.

Les articles que M. Helme a écrits chaque semaine, à la première page de la *Presse médicale*, fourniraient à eux seuls un volume. Je ne puis les analyser, mais ils méritent de ma part plus qu'une mention. Qu'il décrive, renseigne, critique, qu'il console les déçus, soutienne des espérances, redresse des erreurs, tempère des impatiences, voire des colères ou lance des novateurs, sa plume alerte, délicate ou forte sait adapter son coloris aux motifs divers auxquels elle s'attache et reste captivante, qu'elle instruise ou cherche à convaincre. Plus tard, ceux qui n'auront pas vécu nos heures, nos grandes heures et qui avec le recul nécessaire, sans subir le choc de nos vicissitudes, reliront ses pages, seront frappés, avant tout, par la beauté de notre moral. Chroniqueur? Helme est plus que cela, c'est le psychologue, le philosophe médical de cette guerre. Il s'est créé une place à part et s'y maintient et ce n'est pas chose facile que de conserver d'une façon aussi persistante la sympathie et les suffrages de tant de gens éclairés, critiques par métier, très personnels, et ayant le plus souvent une confiance très ferme dans la solidité de leurs raisonnements ou de leurs conceptions.

D'août à la fin de 1914, faible est l'apport; l'activité est déplacée dira-t-on. Reconnaissons que l'expérience n'était pas encore venue.

Mes *Conseils aux chirurgiens* sont reproduits; M. BONNETTE renseigne sur l'organisation des brancardiers et des ambulances, puis viennent les *Conseils pour le traitement d'urgence des plaies de guerre intéressant les yeux*, travail dans lequel M. MORAX donne de judicieux aperçus; la narration étendue de ma *Mission de cinq jours à la citadelle de Blaye*, narration basée sur la vue de 700 *blessures produites par l'armement français*. Celle-ci montrait bien la différence que j'établissais pour leur traitement entre les blessures de gravité légère ou moyenne produites par les balles et les blessures déterminées par les éclats des obus et les balles tirées à courte distance; c'était un memento vécu de chirurgie de guerre. Dans l'intéressante description que M. JAYLE consacre à *Nos blessés dans les formations de l'arrière*, il note d'après ce qu'il a vu dans un hôpital d'évacuation, l'état des plaies, leurs caractères, leurs complications, leur traitement. C'était un article de démonstration, il est actuellement, pour nous, article documentaire. La communication que M. WALTHER avait lue le 8 octobre à l'Académie de Médecine sur l'*étiologie et la prophylaxie du tétanos* est reproduite et M. CHAPUT donne sur des sujets divers, des articles de mise au point.

Après ce début, jusqu'à la fin de décembre, nous trouvons deux articles généraux; c'est celui que M. GOURDET cansacre à l'*aménagement d'un hôpital temporaire, à l'arrière, par des moyens de fortune*. Ce travail fait honneur à l'ingéniosité de ce chirurgien. Ses moyens de désinfection étaient à retenir et ses appareils à anses qui devaient, dans la suite, tenter les perfectionnements de tant de ses collègues affirmaient déjà leur utilité. M. LEMOINE, après trois mois d'expérience fait l'exposé du fonctionnement du Service de santé de l'avant et réclame des perfectionnements. Les autres travaux portent sur des questions de détail et vont être relevés.

Parmi les mémoires qui ont paru dans la *Presse médicale* de 1915 à août 1916, les plus nombreux et les plus importants sont relatifs; 1° *aux blessures des nerfs et des centres nerveux; 2° aux traitements des plaies et de leurs complications; 3° aux lésions de la face, de la poitrine, de l'abdomen*; 4° *aux lésions diaphysaires* et *articulaires*; 5° à des *sujets divers.*

1° Les mémoires consacrés aux *blessures nerveuses* sont de tout premier ordre. En pouvait-il être autrement ? Ils sont signés du professeur Déjerine, de Mme Déjerine et de M. Mouzon, du professeur Pierre Marié, du professeur Babinski et de M. Froment. de MM. Sicard, Jourdan, Imbert, Roussy, Meige et de MM. Benisty; Claude. Vigouroux. Lhermitte; Maurice Villaret, etc. Ils ont trait aux signes. au diagnostic des lésions nerveuses, à la thérapeutique surtout chirurgicale. Beaucoup ont été repris à des Sociétés, en particulier à la Société de Neurologie.

Mme Déjerine et M. Mouzon consacrent de longs articles très documentés. illustrés. à l'étude des lésions nerveuses produites par les projectiles, aux syndromes de compression, d'irritation, des solutions de continuité, aux indications opératoires. au choix des procédés. M. Babinski et Froment reprennent leur mémoire académique sur les contractures et paralysies réflexes ; MM. Pierre Marié et Foix étudient les indications opératoires fournies par l'exploration histologique des nerfs ; à MM. Sicard et Jourdan nous devons une remarquable étude anatomique et microscopique des nerfs blessés par les projectiles.

M. Meige et Mme Benisty s'attachent aux signes cliniques ; M. Tinel au signe du fourmillement, M. Froment au signe du pouce, M. Villaret, aux modifications du système pileux, M. Méxard aux irradiations symétriques, M. Déjerine aux signes d'interruption complète. MM. Cestan, Euzière, aux empreintes épidermiques, MM. Sicard et Cantaloube aux réflexes du pied et de la main.

M. P. Marié et Mme Benisty décrivent une forme douloureuse de blessure du médian.

M. Pozzi dans un long article reprend les critiques qu'il a formulées à l'Académie de Médecine au sujet de mes procédés de traitement des blessures des nerfs.

M. Meige et Mme Benisty étudient les troubles vasculo-nerveux consécutifs aux lésions des filets du grand sympathique après M. Leriche qui considère ces lésions comme la cause de la causalgie.

MM. Sicard, Imbert, Jourdan, Gastaud, puis M. Imbert donnent les résultats obtenus sur leurs blessés opérés pour lésions nerveuses ; M. Mouchet reprend à un travail rapporté à la *Société de Chirurgie*, l'histoire résumée de 400 interventions ; MM. Corylas et Pecker, dans un long et substantiel article, où la séméiologie a sa place à côté de la thérapeutique, nous apportent un contingent important de faits précieux. MM. Claude, Vigouroux et Dumas, plus riches encore d'expérience, font de même.

M. Sicard décrit son procédé d'anesthésie des nerfs douloureux par les injections interstitielles d'alcool ; MM. Cestan et Descomps ont recours à la radiothérapie pour calmer les douleurs de névrite et accusent des succès surtout dans les blessures du médian et du cubital. M. Cazamian nous décrit l'emploi de la fibrolysine et en vante les avantages pour la fonte du tissu scléreux qui englobe les nerfs.

MM. Gosset, Pascalis et Charrier décrivent et figurent leurs procédés de recherche du nerf radial, parfois difficile à atteindre. Enfin M. Moure dans un article complet décrit minutieusement des procédés de découverte d'un nerf facial blessé.

M. Tuffier décrit un appareil pour les paralysies du radial.

M. Ehrenpreis développe la communication instructive qu'il a faite à la Société médico-chirurgicale de la 10° Armée sur les *traumatismes crâniens ;* M. Welter chargé d'un service important dans un hôpital très proche du front et qui recevait ses blessés quelques heures après leur traumatisme. est partisan de la craniectomie qu'il veut rapide et large, contrairement à M. Ehrenpreis. M. Cunéo donne sur cette question des avis et des renseignements autorisés.

MM. Guillain et Barré étudient les lésions du faisceau pyramidal et M. Hirtz l'extraction des corps étrangers cérébraux.

Le professeur Grasset chargé de deux centres neurologiques importants, en décrit le fonctionnement. formule des postulatas, tire des enseignements intéres-

sants dont on ne peut que tenir compte; il divise les psychopathiques en trois
groupes deux relevant du régime militaire, le dernier de l'observation médicale.
MM. Déjerine et Gauckler demandent leur isolement, M. Sollier fait une étude large
de ces psychopathes. M. Ravaut dans un article de fond souvent cité, étudie les
commotions consécutives à l'explosion des obus et s'élève contre la tendance commune à les considérer comme inorganiques et névropathiques. M. Haury tire de
l'état du système nerveux des blessés des arguments en faveur de leur évacuation
rapide.

2° Le *traitement des plaies* et leurs *complications* donnent lieu à de nombreux articles.

M. Dakin, dans un très remarquable mémoire, signale ses recherches sur l'action
des antiseptiques sur les plaies. C'est un des plus beaux travaux qui aient été
fournis. M. Carrel reproduit dans les colonnes de la *Presse médicale* sa communication académique qui fit sensation. MM. Reverchon, Vignat, Vaucher préconisent un
traitement des plaies. Il consiste à soumettre les surfaces de ces plaies à l'action
de l'air et de l'oxygène chauffés à 200, 300 degrés. Sous l'escarre la plaie évolue
régulièrement vers la guérison. C'est un retour a la méthode sous-crustacée.

M. Pierre Delbet donne un article général sur la pyoculture; MM. Pierre Delbet
et Karajanopoulo étudient la cytophylaxie. Pour eux, la protection des cellules doit
primer la destruction microbienne. Les antiseptiques usuels, les solutions salines,
les sérums sont inférieurs au chlorure de magnésium. M. Pozzi et Agasse Lafond
dans une longue réponse, critiquent la pyoculture.

MM. Gascard et Laroche s'appliquent à la recherche de procédés pratiques de
stérilisation des plaies par les hypochlorites et l'iode; MM. Dehelly et Dumas divulguent une technique; M. Cunéo s'attache à la recherche du degré de concentration
des solutions chirurgicales; MM. Cruet et Rousseau proposent le sérum physiologique chloré, sans souci des titres isotoniques; M. Page de Saint-Malo emploie le
sel marin pur. Wright parle de son vaccin patroné par le Ministre de la Guerre, au
début des opérations, M. Eynard appelle l'attention sur l'emploi de l'huile de pétrole
pour la désinfection de la peau; M. Goubaroff revient sur les hypochlorites. M. Jayle
simplifie le pansement gazo-ouaté qu'il trouve excessif; M. Alglave en prévient
l'adhésion par un taffetas.

L'intéressant mémoire de M. Grégoire sur l'ouverture tardive des vaisseaux est
repris; M. Gabriel Petit précise histologiquement le mécanisme des ruptures tardives. M. Bérard et Lumière simplifient le mode opératoire de la transfusion. Gautrelet s'arrête au traitement des hémorragies par le sérum de Locke.

M. Gatelier qui déjà avait étudié la gangrène gazeuse à la *Société de chirurgie*
avec M. Delanglade, en trace un tableau d'ensemble intéressant, dont une longue
expérience lui fournit la matière. M. Sacquépée divulgue ses recherches personnelles sur la bactériologie et les formes de cette complication.

M. Leroy s'arrête au même sujet.

M. Ravaut, dans un intéressant article sur le *traitement des blessures gangréneuses
par les injections intraveineuses et les applications locales d'arsénobenzol* donne sur les
spirilles des recherches qui ont peut-être passé trop inaperçues. MM. Lacapère et
Lenormand signalent les résultats qu'ils ont obtenus de ce traitement. M. Chaput dès
le début de la guerre propose l'emploi de l'électricité.

MM. Walther, Bazy reprennent des communications sur le *tétanos*, M. Claude et
Lhermitte en étudient les formes localisées et tardives; M. de Mantille modifie la formule de Baccelli, M. Nigray insiste sur l'insuffisance du traitement phéniqué.

Nombreux sont les travaux et articles sur la recherche des *corps étrangers*.

MM. Marion et Danion décrivent leur procédé, M. Hirtz le sien; MM. Desplas et
Chevalier en font ressortir les avantages.

MM. Haret et Schlesinger font connaître un mode d'exploration. Ils insistent
comme M. Jaugeas sur l'abus de la radiographie et la nécessité d'un emploi plus

général de la radioscopie. MM. Garel et Gallaud étudient la même question, M. Colardeau, dans un article d'ensemble, apporte des vues personnelles.

3° Les mémoires relatifs aux blessures de la *face*, de la *poitrine*, de l'*abdomen* sont importants.

MM. Imbert et Réal dans un long article décrivent les fractures du maxillaire inférieur, leur prothèse. M. Roy s'arrête à la prothèse dentaire. M. Herpin propose un mode de contention. MM. Guisez et Oudot, s'appuyant sur l'observation de 48 blessés, étudient les sinusites frontales consécutives aux traumatismes de guerre, si différentes des sinusites communes.

C'est à un haut degré, un travail original que celui de M. Marion sur les *plaies de poitrine* dans lequel il reprend et étend la description de la pratique à laquelle s'attachera son nom, l'extraction des corps étrangers intrapulmonaires, méthode inoffensive et sûre, dit-il, en s'appuyant sur 27 cas qu'il relate. M. Petit de la Villéon qui l'a suivi, précédé, d'après lui, dans cette voie, apporte 51 observations, mentionnant 51 succès. Il revient là sur des communications antérieures. Il trace les règles de l'intervention. Cette question avait besoin d'être martelée. M. Pierry s'arrête aux indications opératoires, M. Denechau aux suites éloignées des traumatismes thoraciques, M. Roussy reprend l'étude des complications thoraciques consécutives aux blessures cérébro-médullaires. Enfin M. Binet recherche le mécanisme des lésions thoraciques constatées à la suite de l'explosion des projectiles et le trouve différent suivant qu'il s'agit de celle des obus ou des crapouillots. M. Gasquet publie un article d'ensemble.

Dans leurs articles généraux MM. Proust et Hallopeau avaient parlé des *plaies de l'abdomen*. M. Abadie d'Oran, à leur sujet, réclame des formations spéciales pour assurer leur traitement. M. Auvray relate l'observation d'un blessé frappé par une balle de revolver chez lequel il dut reséquer cinq segments d'intestin.

4° Si on réunissait les travaux relatifs aux blessures de *diaphyses* et des *articulations* on constituerait un vaste chapitre.

Pour le traitement des *fractures diaphysaires*, M. Calvé propose un mode nouveau de coaptation fragmentaire, une mortaise. M. Chaput multiplie à leur sujet ses articles; MM. Vignard et Faure s'y intéressent; MM. Mossé et Lamare vantent l'appareil de M. Pierre Delbet.

MM. Bérard et Barjaval consacrent à l'étude des *plaies articulaires* avec lésions osseuses un long et bien substantiel article qui reproduit des idées émises devant l'Académie de Médecine. MM. Delore et Kocher, riches aussi d'expériences, étudient avec non moins de soin et de détails les indications de la résection. M. Chaput vante son procédé de résection partielle en escalier. M. Fieux, dans les arthrites purulentes, propose l'arthrostomie et la marsupialisation synoviale de Chaput; pour les ankyloses du coude et dans les lésions ankylosantes, M. Alglave conseille l'hémi-résection humérale.

Nombreux sont les appareils d'immobilisation proposés pour la contention des fractures; c'est l'appareil à anses de M. Gourdet, ceux d'Abadie, d'Oran, de MM. Guénard, Marcel Sénéchal, Moule, Pouliken, Matignon, Doran, Bigot, les attelles de Marion. M. Broca fait une étude d'ensemble.

L'amputation de Celse fournit matière aux explications de M. Pauchet; M. Leroy parle de son emploi par les chirurgiens anglais; M. Desgouttes, de Lyon, fait sur elle des réflexions sages et opportunes. A l'avant, on songe avant tout, dit-il, à sauver la vie des blessés; ses chirurgiens méritent l'indulgence. M. Chaput décrit deux procédés de désarticulation de la hanche et un de la jambe. M. Ducroquet reproduit de longs et intéressants articles sur les appareils de prothèse et M. Broca s'arrête à la prothèse.

5° Je rapprocherai pour les commodités de ce résumé de nombreux articles sur des *questions diverses*.

L'électrisation doit à M. Bourdier un ingénieux et bien simple appareil, d'emploi à généraliser.

MM. Lara et Lehmann donnent d'intéressants conseils sur l'emploi de l'électricité.

MM. Courceaux et Imbert, Trifarof et Charcot se préoccupent des gelures.

Les accidents provoqués par les *gaz asphyxiants* sont l'objet des descriptions remarquables de MM. Dujarric de la Rivière et Leclerc qui les ont observés sur 112 soldats à Langenmarck. C'est la première description ; elle est complète.

M. Lèvy s'arrète d'une façon très intéressante au syndrome respiratoire, MM. Loeper et Sarodini à la gastrite de ces asphyxiés.

Le *traitement consécutif des blessures* préoccupe maints chirurgiens ou physio-thérapeutes. L'extrème fréquence des pieds en équinisme est signalée. M. Audian et Hardouin en précisent les causes, parlent de leur traitement préventif ; M. Lamy les traite par des appareils, M. de Fortunet par des sections tendineuses et des excisions de l'astragale.

MM. Lortat Jacob et Sezary représentent graphiquement les états atoniques et paralytiques des muscles.

MM. Bourguignon et Chiray attirent l'attention sur les résultats qu'ils ont obtenus de l'ionisation pour le traitement des cicatrices adhérentes ou compliquées de contractures des membres. La mobilisation forcée complète l'action résolutive.

M. Hirtz s'intéresse aux *impotences fonctionnelles*, MM. Sollier et Chartier veulent qu'un certain groupe de blessés soit soumis à une rééducation individuelle, d'autres à la rééducation collective et mutuelle. Ces catégorisations sont à rapprocher de celles du professeur Grasset, Kouindjy et Parisot parle du massage.

M. Bonnette s'arrète aux *mutilations volontaires*.

Enfin aux *perfectionnements apportés au matériel du Service de santé* de l'avant s'attachent les noms de MM. Miorcec, Matignon, Sencert.

Aux articles généraux que j'ai signalés au début, j'ai à joindre ceux si intéressants, si documentés de M. Proust dont les tableaux sont frappants, de M. Hallopeau sur le fonctionnement de son ambulance, de M. Schwartz, de M. Bergasse sur l'organisation d'un hôpital d'évacuation, de M. J. L. Faure sur la chirurgie de l'avant, enfin la large, nette et prenante étude de L. Le Fort, de Lille, un nom qui rappelle les souvenirs de 1870, sur les *aspects variés de la chirurgie de guerre*.

Le Progrès Médical.

La publication du *Progrès Médical* fut interrompue d'août 1914 à janvier 1915. Mensuel en 1915, ce périodique a été quinquennal en 1916.

A côté de travaux originaux, de substantielles revues confiées à des personnalités particulièrement idoines, figurent dans ses colonnes des analyses denses, concrètes, souvent groupées par catégories de sujets ainsi que des résumés étendus des discussions des Sociétés médico-chirurgicales d'Armées.

Sont *Revues d'ensemble* l'étude intéressante de M. Baudet sur l'évolution clinique des plaies de guerre *pleuro-pulmonaires;* celles de M. Lebon sur la recherche et l'*extraction des projectiles* ; dans l'une de celles-ci, les procédés les plus recommandables sont décrits. M. Dumas met au point le sujet de la *libération des nerfs* après avoir discuté la valeur des deux méthodes : celle d'Ed. Delorme et celle communément suivie.

Le professeur de médecine légale de Bordeaux. M. Verger suppute d'une façon ample le devenir des commotionnés et en les comparant a certains accidentés de travail il nous donne à ce sujet des conseils autorisés. M. II. Gosset en s'attachant à la question de la rééducation des blessés atteints de lésions de l'appareil locomoteur, l'étudie sous un aspect trop négligé, le côté psychique. Prenant texte d'une interprétation insuffisante d'un auteur étranger sur le rôle joué par les médecins français dans l'étude de la radiumthérapie, M. Barcat revendique à bon droit nos mérites, preuves à l'appui. MM. Carles et Charrier font ressortir dans un travail de mise au point, les avantages du chlorure d'éthyle comme anesthésique. M. Lœper signale la valeur du signe du réflexe oculo-cardiaque dans les grands traumatismes nerveux.

La *physiologie pathologique des plaies* prête à M. Masmonteil des aperçus originaux ; M. Barbarin, fort d'une longue expérience acquise dans un hôpital à proximité du front, nous renseigne sur la valeur pratique des antiseptiques et il en propose un nouveau, le chlorate de magnésie. Le mémoire de MM. Lœper, Verpy et Cosnier sur l'examen histologique des crachats dans les vieilles blessures du thorax porte sur un sujet non exploré. L'examen de 110 blessés donne du poids aux déductions de ces auteurs. Existe-t-il une intoxication saturine par les projectiles de plomb retenus dans l'organisme, telle est la question que se posent MM. Lœper Verpy et Cosnier? Ils la résolvent par l'affirmative après de nombreuses analyses chimiques des urines. « La quantité résorbée est supérieure à celle qui a été relevée dans des intoxications par les eaux ou les conserves. » Il y aura lieu, à l'avenir, de tenir compte de cette conclusion,

M. Bourgeois, chef d'un centre oto-rhino-laryngologique s'est arrêté aux sinusites et ethmoïdites s'accusant par la persistance de fistules orbitaires ou pré-orbitaires; il appelle l'attention sur la valeur du baume du Pérou et du perborate de soude comme topiques spécifiques contre le bacille pyocyanique qui, pour lui, est loin d'être inoffensif, et se constate communément dans ces complications.

M. Bailleul décrit un procédé d'*isolement des nerfs et des tendons* avec des fragments de sacs herniaires et un traitement des ankyloses osseuses des doigts par des transplants cartilagineux; M. Le Braz va à la recherche des corps étrangers en débridant progressivement le canal de la plaie sur le doigt.

M. Bernard vante l'appareil plâtré circulaire. M. Reyxès propose de reprendre l'amadou comme hémostatique dans certains cas. Il le stérilise. M. Regnault indique les appareils simples qui lui permettent de lutter contre les rétractions tendineuses ; M. Andrault donne un procédé nouveau de repérage des projectiles et M. Bary montre après M. Toussaint qu'il y a lieu parfois de songer chez nos blessés à des retours ds syphilis.

M. Marcel Sénéchal publie sur le traitement général des plaies un de ses cours de perfectionnement aux armées: M. Charlier reproduit une communication sur la gangrène gazeuse faite à la 7° armée ; M. Bonnette jette un regard sur la médecine d'armée d'autrefois et M. Van Emden, chef de service à l'hôpital militaire d'Anvers montre les résultats désespérants que toutes les méthodes de traitement des « coups de feu au ventre » lui ont fournis.

Sont à retenir enfin un brancard releveur, la sangle portoir de MM. Jax et Savignon.

Il n'est point un seul de ces travaux qui ne soit intéressant et certains comportent de profitables enseignements.

Journal des Praticiens.

Après cinq mois d'interruption, le journal de Huchard si allègrement dirigé par M. Fiessinger, reparaissait et ouvrait largement ses colonnes à la chirurgie de guerre. Fidèle à ses traditions, il s'attachait surtout, tout en accueillant des travaux originaux, à mettre ses lecteurs au courant de l'expérience journellement acquise, des progrès accomplis, soit par des mementos concis, clairs, pratiques, qui souvent résumaient des communications faites aux Sociétés savantes soit par des revues analytiques et critiques, synthétisant les éléments de questions vastes ou d'actualité.

Dans ces mementos de chirurgie de guerre, passent sous la plume de M. N. Fiessinger les sujets des *fractures*, du *choc émotionnel*, celui du *traitement des plaies*.

M. Pauchet parle de la *transfusion du sang* et rappelle les techniques simples, MM. Castaigne et Paillard s'occupent du vertige auriculaire, M. Castex des lésions de l'oreille, MM. Vignes et Fiessinger du tétanos, des blessures des nerfs, M. de Pradel, MM. Moiroud et Vignes de l'anesthésie en chirurgie de guerre. D'un anonyme je signalerai une note sur les fléchettes.

Dans des notes cliniques M. Broca s'arrête au tétanos, à la septicémie gangréneuse, aux phlegmons gazeux, aux hémorragies secondaires.

Parmi les travaux originaux sont à signaler : les remarques de M. Toussaint et celles de M. Sourdet sur le réveil de la syphilis à la suite des blessures ; des notes de M. Toussaint sur une contusion du fémur ; de MM. Toussaint et Baumgartner sur les lésions craniennes ; une observation de M. Renox démontrant l'utilité de l'exploration à l'oscillomètre pour assurer le diagnostic des contusions artérielles ; le mémoire de M. Soubeyran sur les anévrysmes artériels, dans lequel il relate 9 cas personnels : les descriptions de M. Gaudier de sa méthode d'excision des parties molles contuses dans les plaies de guerre ; les remarques de M. Perreau sur les plaies de poitrine, remarques basées sur l'observation de 117 blessés ; les notes humoristiques de M. Leclerc sur la thérapeutique des simples en chirurgie de guerre ; la proposition faite par MM. Schoull et Welter relative à l'emploi des lipoïdes du foie pour le pansement des plaies et la note, en réponse, de M. Vigen qui nous dit que de temps immémorial, le fiel de bœuf entre dans la composition du baume des Saintangeois.

M. Champeaux préconise le pansement au charbon comme pansement permanent.

Dans la revue consacrée par MM. Moiroud et Vignes, au débridement des plaies par projectiles d'artillerie, les auteurs insistent sur la pratique de l'écouvillonnage de l'orifice d'entrée et de la partie sous-jacente, avant toute incision. M. Sorel donne les résultats obtenus de la cure solaire sur des blessés de Nice. M. Claude s'arrête aux traitements des blessures des nerfs et vante la libération.

Les recherches de MM. N. Fiessinger, Moiroud et Vignes sur le pus et la critique que celles-ci les ont amené à faire de la pyoculture, ont eu du retentissement.

M. Mouchet a fourni des cas de tétanos chronique à rechute.

Le travail important du Médecin-Major Cornet sur la marche des plaies par éclats d'obus, sur le devenir, les conséquences de la présence de la chambre d'attrition musculaire et sur le débridement de ces plaies reste intéressant au point de vue documentaire ; celui de M. Cornet sur l'automutilation de la main et du pied renferme des données d'ensemble et de détail que devra retenir l'expert, au cours d'examens médico-légaux qui engagent à un si haut point sa responsabilité.

M. J. FIOLLE avec conviction défend les postes chirurgicaux avancés; M. le médecin-major MAUPETIT, d'une plume alerte et indépendante et avec des arguments sérieux, critique l'organisation des ambulances chirurgicales. Pour lui les ambulances anciennes, avec quelques améliorations suffisaient. Il provoque une riposte et le lecteur reste libre de tirer une conclusion de la discussion engagée. M. MAUPETIT s'était arrêté antérieurement au traitement des plaies dans les ambulances et à celui des traumatismes médullaires.

Enfin M. de PRADEL, dans des pages fort intéressantes, qui rendent bien les impressions vives et variées, très vécues, d'un chirurgien surpris au début par les difficultés de la pratique de la chirurgie de guerre, nous retrace son rôle dans l'ambulance immobilisée à laquelle il a été attaché pendant sept mois.

M. CALOT apprécie avec sa compétence de praticien consommé et une grande liberté d'esprit les appareils contentifs des fractures par les armes de guerre. Il est foncièrement convaincu de la supériorité des appareils plâtrés complets qui lui rendent de si grands services, dans sa pratique usuelle. Il en font ressortir tous les avantages et pour que ceux-ci ne puissent se perdre entre les mains des néophytes, il insiste sur les menus détails de leur confection. Ses articles, en nombre considérable, illustrés de figures seront repris en librairie (MM. MALOINE et fils).

MM. N. FIESSINGER et LOUART, MM. N. FIESSINGER et VIGNES donnent sur la méthode de CARREL des renseignements qui, à l'heure où ils ont été fournis, étaient d'un grand intérêt.

M. LAURENCE, dans des articles très étudiés, émaillés d'aperçus personnels, passe largement en revue de grandes questions de chirurgie de guerre, celle entre autres des blessures du crâne et de la poitrine.

MM. PRIVAT et LABORDERIE décrivent longuement leurs systèmes de mécanothérapie. Le premier donne, en collaboration avec M. BELOT, une série d'appareils pour les paralysés des membres.

MM. BONNEAU, CLOUPET, GARRIGOU, MAUPETIT s'intéressent à l'extraction des corps étrangers.

MM. TRÈVES, MOIROUD et VIGNES, REGNAULT décrivent des appareils à fractures de leur invention; M. BOUREAU, de Tours, figure ses ingénieux appareils de prothèse pour manouvriers, M. BRODIER préconise l'emploi du courant alternatif industriel pour le traitement des paralysies.

Sont à retenir deux observations curieuses, l'une de M. le Médecin de la marine DORSO, l'autre de M. COLLET. La première a trait à un blessé dans le creux sus claviculaire *gauche* duquel pénétra une lame de fer détachée d'une grenade. Elle avait 15 centimètres de long, 1 centimètre et demi de large, 2 millimètres d'épaisseur. L'orifice d'entrée avait les dimensions du poing, M. DORSO en fit l'extraction sous le mamelon *droit*. Le cas cité par M. COLLET est relatif à une hémiplégie glosso-laryngée.

Le Bulletin Médical.

La publication du *Bulletin Médical* a repris en 1915. J'ai à signaler dans ses numéros de 1915-1916, d'une façon particulière, des articles d'analyse critique documentés et sagement écrits par M. E. LAVAL et des exposés vécus, de style attachant, de M. le médecin-major PECH.

L'année 1915 donne l'article d'ensemble dans lequel M. Ed. LAVAL résume les impressions de quinze mois de guerre; l'exposé des effets cliniques des gaz asphyxiants de MM. SERGENT et AGNEL (10 novembre); la volumineuse liste des distinctions accordées aux médecins militaires depuis le début de la guerre avec l'énoncé officiel de leurs titres (25 novembre) ; ce tribut « à la gloire de la médecine militaire » se reproduira le 3 juin 1916 ; un article analytique de M. Ed. Laval sur le traitement des plaies simples des parties molles (7 décembre) ; les vérifications opératoires des indications fournies par l'électro-diagnostic par MM. Bérard et Cluzet. Enfin le début, sous forme de lettres, de l'exposé très suggestif, lumineux et important de J. Pech sur le fonctionnement du Service de santé à l'avant (20, 30 décembre, continué les 8, 15 janvier, 12, 19 février, 18 mars 1916).

En 1916, M. Ed. Laval donne sur les *infections gangréno-gazeuses* une documentation substantielle et raisonnée (29 janvier, 25 février, 26 mars). Le médecin principal Vachez apporte ses observations sur l'organisation et le fonctionnement du groupe de brancardiers divisionnaires (5 février); une note de M. Raymond Bonneau est relative au traitement non sanglant des fistules du canal de Stenon (12 février). Le Dr Rouquette fournit des documents sur la récupération des blessés dans une formation de triage (11 mars) ; un médecin-major de 1re classe, qui a voulu garder l'anonymat et se contente de signer X..., après dix-huit mois de séjour au front, nous livre ses impressions générales, curieuses à relever ; autre anonyme, peut-être le même, qui signe également X..., étudie de près le Service de santé régimentaire. Le médecin-major de 1re classe Pech écrit une note personnelle sur la rééducation des mutilés (3 avril). M. Haret situe au 10 juin l'état de la radiologie pendant la guerre, au point de vue de son organisation. M. le médecin-major de 1re classe Vergnes fait ses réflexions sur le rôle des brancardiers régimentaires (20 avril). L'amputation en campagne arrête M. Ed. Laval. Il mêle là l'analyse à la critique personnelle. Un article sur le chef supérieur du Service de santé de l'armée est à signaler (20 mai). M. Ed. Laval continue, avec le *tétanos*, la série de ses consciencieuses études (17 juin, 3 juillet). M. Bernard Desplas préconise l'anesthésie rachidienne qu'il a pratiquée 161 fois dans une formation sanitaire (24 juin). Le Dr Mercier-Bellevue décrit à grands traits et compare les trois procédés de pansement qui alors se partageaient les faveurs des chirurgiens : celui de Carrel, de Mencière et de Gaudier, de Lille (12 juillet). Enfin le médecin aide-major Ploxtz signale sa modification au brancard en vue d'une utilisation dans les tranchées.

Journal de Médecine et de Chirurgie pratiques.

Malgré les difficultés matérielles qui menaçaient d'interrompre sa publication, le *Journal de Médecine et de chirurgie pratiques* continua à paraître avec sa régularité habituelle en 1914-15-16.

Il n'y faut pas chercher un nombre considérable de documents originaux, c'eût été contraire aux traditions d'un journal qui s'est toujours attaché à la recherche des mises au point pratiques. Celles qu'il a consacrées aux différents sujets de la chirurgie de guerre n'ont guère oublié de communications importantes faites à des Sociétés savantes ou d'articles originaux parus dans d'autres périodiques. Tous ont été condensés avec le souci d'éclairer d'une façon complète sur le caractère, la teneur, le sens pratique de ces écrits.

Je citerai, en raison de leur ampleur ou de leur caractère plus personnel, les articles suivants : la revue analytique et critique de M. Plicque sur la pathologie des moignons; plusieurs notes de M. Lardy, de Genève, sur les balles explosives; la contribution de M. Corniglion, de Monte-Carlo, sur le traitement du tétanos par les injections phéniquées aqueuses à 1 p. 100, avec adjonction de sérum iodé ; une note de M. Dodieau sur les amputations secondaires tardives chez les blessés de guerre ; un article de M. Émile Sergent sur la notion d'insuffisance surrénale et le rôle de l'opothérapie surrénale en médecine et en chirurgie de guerre ; dans cet article il est question du choc traumatique.

Le Caducée.

Interrompu brusquement par la mobilisation de son personnel, le vaillant journal qui depuis de longues années a pris la défense de la médecine militaire reparut mensuellement le 15 janvier 1915 et fidèle à ses traditions il retraça, d'une façon incessante, en les appréciant, les modalités de l'action du Service de santé au cours de cette guerre. La verve de l' « Éditorial » signé du Dr Grandjux ou du Médecin-inspecteur Schneider s'allie là au document substantiel et se corse de l'opportunité de la critique. Toute analyse serait ici impossible. Nombreux sont les articles consacrés aux formations sanitaires auxiliaires.

Sont à mentionner : des articles de M. Delito sur le Service de santé en France et en Allemagne, de M. Jansen sur la chirurgie en Allemagne, de M. Marcille sur les ambulances automobiles, de MM. Reiss et Lardy sur les balles explosibles, de M. Foveau de Courmelles sur les voitures radiologiques, de M. Wuillyamoz sur sa méthode d'extraction des corps étrangers, de MM. Tauleyne et Mazo sur le radio-stéréomètre, de M. Guépin sur les plaies cérébrales, de M. Berruyer sur les sinusites traumatiques, de M. Ducellier sur le diagnostic des plaies volontaires ou accidentelles de la main, de M. Robin sur sa méthode de récupération fonctionnelle, de M. Léo sur l'héliothérapie partielle, de MM. Bienfait et Leroy sur les injections intra-rachidiennes de sulfate de magnésie.

Archives d'Ophtalmologie [1].

Reprises en janvier 1915, les *Archives d'Ophtalmologie* ont publié dans des fascicules bi-mensuels un certain nombre de travaux relatifs aux blessures orbito-oculaires. Sont à citer :

Un court mémoire de M. de Lapersonne sur les blessures de guerre orbito-oculaires (janvier, février) ; des observations de M. de Lapersonne sur le syndrome oculo-sympathique et de M. Cantonnet, sur une luxation de la glande lacrymale, l'anévrisme artérioso-veineux de l'orbite, l'hémianopsie homonyme (mars, avril), sur un volumineux corps étranger de l'orbite, etc. (mai, juin) ; sur les ophtalmies sympathiques, etc. (juillet, août). Un mémoire de M. Terrien sur les troubles visuels consécutifs à l'éclatements des obus (mai, juin).

Un travail de M. Lagrange sur les *désordres oculaires par les armes à feu* (mai, juin) ; de M. Dantrelle sur les lésions maculaires dans les blessures de guerre (septembre, octobre) ; de MM. Terrien et Vinsonneau sur l'hémianopsie par blessures de

---

1. *Archives d'ophtalmologie* fondées par Ph. Panas, E. Landolt, F. Poncet, Paris, Steinheil.

guerre ; de MM. Terrien et Cousin sur la prophylaxie des blessures du globe oculaire (novembre, décembre).

MM. Terrien et Ledoux-Lebard donnent une technique pour l'extraction des corps étrangers intra-orbitaires sous le contrôle intermittent de l'écran (janvier, février 1916).

Les plaies de l'œil par les petits éclats fixent l'intérêt de M. de Lapersonne ; la prothèse orbito-palpébrale en cire et en caoutchouc doit un perfectionnement à M. Rollet ; M. Terson adapte l'électro-vibreur de Bergonié à la recherche des corps étrangers intra-oculaires ; M. Monbrun étudie les altérations du grand sympathique dans les blessures de guerre de l'œil et de l'orbite ; M. Velter fait l'étude clinique de cinq cas d'hémianopsie par blessure de guerre ; M. Dantrelle donne des observations de stase papillaire à la suite de lésions cérébrales (mai, juin 1916). Sont à signaler encore des observations de MM. Lagrange, Frenkel et Bourdier ; enfin les discussions importantes de la Société d'ophtalmologie sur l'hémianopsie, les suites éloignées des plaies du globe de l'œil (juillet, août).

Journal de Radiologie et d'Électrologie [1].

Cette admirable publication, riche de documents originaux, d'analyses consciencieuses et précises de faits cliniques, le tout enrichi de planches d'une rare perfection a fourni de mai 1915 à août 1916 un ensemble important de travaux sur la radiologie et l'électrologie appliquées à la chirurgie de guerre.

Sont à signaler parmi les travaux originaux de *Radiologie* les suivants :

En 1915 : celui de M. Haret sur la voiture radiologique aux armées (mai 1915) ; de M. Lobligeois sur le fonctionnement d'une voiture radiologique ; de M. Gouin sur les laboratoires des rayons X à bord des navires-hôpitaux ; de M. Charlier sur le repérage des corps étrangers (août) ; de MM. Aubourg et Barret sur une année de fonctionnement de deux camions radiologiques de la 6e armée ; de MM. Hirtz et Gallot sur leur méthode de repérage par l'écran percé avec fil à plomb ; de M. Le Faguais sur un appareil de localisation ; de MM. Ledoux-Lebard, Chaboneix et Dessanne sur les variations du squelette dans le diagnostic radiologique des blessures de guerre ;

En 1916 : les procédés de repérage de MM. Belot et Fraudet (décembre) ; la simplification apportée aux compas de Hirtz par MM. Beclère et Morin ; les cas de projectiles intra-cardiaques de MM. Ledoux-Lebard et Barret ; la description des appareils ou procédés de MM. Lavielle, Charlier, Chaperon et Vanderhoegen, Hirtz (janvier, février) ; la recherche originale de M. Belot des cicatrices pulmonaires consécutives aux plaies de poitrine. Méritent également de fixer l'attention les remarques de M. Rocher sur l'extraction des projectiles intra-cérébraux ; le stéréotélescope de M. Fraudet (mars, avril), la description du mode opératoire de MM. d'Ombredanne et Ledoux-Lebard à l'aide du contrôle intermittent de l'écran ; les remarques de MM. Ribaut et P. Brocq sur la localisation anatomique par la radiographie stéréoscopique ; le travail de MM. Belot et Filhoulaud sur la réparation et la prolifération osseuse ; l'appareil nouveau de radiostéréoscopie de M. Hirtz, le localisateur de MM. Le Maréchal et Morin (mai, juin) ; les remarques de M. Guilleminot sur les résultats de dix-huit mois d'expérience sur la radiologie

---

1. *Journal de radiologie et d'électrologie.* Revue médicale mensuelle, Secrétaire général Belot. Paris, Masson et Cie.

de guerre ; celles de MM. Avérous et Gouin sur la nécessité de l'extraction précoce des petits éclats ; la note originale de M. Ledoux-Lebard sur le diagnostic radiologique de la gangrène gazeuse.

Parmi les travaux d'*Électrologie* sont à retenir ceux de :

En 1915, celui de MM. Delherm et Py sur les manifestations organiques et psychiques des blessés de guerre ; de M. J. Ferrand sur la pratique neurologique de guerre (novembre 1915) ; de M. Privat sur le dépistage des blessés justiciables d'un électro-diagnostic ;

En 1916, les notes sur l'électro-diagnostic de M. Laquerrière (janvier, février) ; les remarques de M. Delherm sur le même sujet ; celles de M. Desplats, de Lille, sur les réactions du nerf blessé.

Archives d'électricité médicale de Bergonié [1].

Nombreux sont les articles que ces archives consacrent à l'électro-diagnostic, à l'électrothérapie et à la radiologie des blessures de guerre, de janvier 1915 à août 1916, mais la plupart a paru déjà dans les Bulletins des grandes Sociétés savantes ; ce serait donc se répéter que de les reprendre ici. Beaucoup des travaux importants et originaux de M. Bergonié et d'un grand nombre de radiologistes échapperont de ce fait à l'énumération qui va suivre. Je signalerai comme mémoires :

Le traitement local et la radiothérapie locale des *blessures des troncs nerveux* par M. Mesnard (janvier 1916), mémoire qui sera suivi de publications importantes du même auteur dans le même journal, à une période postérieure à celle que j'envisage.

En 1915, parmi les travaux consacrés à la *localisation des corps étrangers* sont à relever les mémoires de M. Rechou sur le radioprofundomètre, de MM. Bertin-Sans et Leenhardt sur le procédé des croix graduées (15 janvier) ; de M. Hirtz sur sa méthode (15 février) ; une note de M. Bergonié sur sa mission à l'avant pour l'extraction des projectiles, la description du procédé radioscopique Hirtz-Gallot (avril), celle du procédé de M. Morin, les procès-verbaux des chirurgiens qui au laboratoire de Bordeaux ont employé l'électro-vibreur, la note de M. Rechou sur le procédé d'extraction sous écran qu'il emploie (août), celle de M. Souleyre sur son mode de localisation radioscopique des projectiles dans la hanche et l'épaule.

En 1916 : les préceptes de M. Bergonié pour l'installation et l'emploi chirurgical de l'électro-moteur ; quelques notes de M. Massiot, sur l'emploi du lit d'opérations radiologiques Massiot ; de M. Guyenot, un nouveau procédé de localisation radioscopique, électro-vibreur à résonnance ; de M. Terson, la description de l'adaptation ophtalmologique de l'électro-vibreur de Bergonié, de MM. Rivier et Dupoux, un nouveau procédé pour l'obtention rapide sur plaques métalliques (plaques de tôle) des images radiographiques ; de M. Barcat, des indications sur le rôle de la radiumthérapie dans les hôpitaux militaires.

Les Archives d'électricité médicale ont suivi, pas à pas, les étapes qu'a parcourue la radiologie appliquée aux traumatismes de guerre et a reproduit les dispositions qui ont réglementé son emploi.   .

1. *Archives d'électricité médicale expérimentales et cliniques.* Recueil bi-mensuel, Hamel, Bordeaux.

Société d'Odontologie et Journal l'Odontologie.

L'action de la Société d'odontologie aboutit à la création de dentistes militaires, de centres de prothèse maxillo-faciale dans les Régions du Territoire allant de la 3° à la 20°.

Sont à signaler dans le *Journal l'odontologie,* organe de la Société d'odontologie : Un travail de MM. Roy et Martinier sur le traitement des blessures de guerre de la région maxillo-faciale ; des mêmes auteurs un mémoire sur la prothèse restauratrice bucco-faciale ; une note de M. Belanger sur l'orthophonie des mutilés des mâchoires ; la description de l'appareil de M. Cavalié pour les pseudarthroses du maxillaire inférieur, et d'une opération qui consiste à emprunter à l'une des tables du maxillaire un fragment de longueur appropriée ; un article du Dr Frey sur la prothèse du maxillaire inférieur et celui du Dr Pont sur la prothèse nasale.

La Gazette des Sciences médicales de Bordeaux.

Ce périodique a repris sa publication en avril 1915. Il a jusqu'ici ouvert ses colonnes à plusieurs travaux de longue haleine qui, par l'ampleur du document, l'originalité de la recherche tiennent une bonne place dans la littérature de cette guerre.

A côté d'un article de M. Bergonié sur sa méthode, des observations d'anévrysmes de MM. Begouin et Moulinier et de M. Courtin qui guérit un hématome artériel pulsatile de la fesse par des injections sous-cutanées d'adrénaline, des cas de mobilité anormale de l'omoplate de MM. Borde et Soubirou, de la note de M. Carles sur les plaies phosphorées et leur traitement par l'eau térébenthinée, à défaut d'eau oxygénée, de celle de M. Bouguet sur la contracture ischémique, sont à retenir les importants articles de M. J.-H.-Louis Rocher sur la chirurgie orthopédique, de MM. Blum et Gaston Dimier sur la simulation, ses causes et son traitement ; les recherches et remarques originales de M. René Guyot sur l'eau de mer isotonique, sur l'eau de mer soumise aux Rayons X ou ozonisée, un travail de M. Petit de la Villeon sur l'extraction des corps étrangers intra-pulmonaires, de M. Got assistant de M. Moure sur la surdité de guerre d'origine labyrinthique, puis les mémoires étendus, substantiels, de libre critique que fournissent à M. Ducosté la contracture dans les lésions des nerfs périphériques et les syndromes des nerfs cubitaux et occipital. Il revendique les idées qui de plus en plus se font jour au sujet de la signification réelle, de nature organique, des troubles rattachés exclusivement d'abord, trop fréquemment ensuite, à l'hystérie ou au phitiatisme.

A côté de ces études se classent celles de M. Duperié sur la bactériologie et l'hématologie dans les cas de gangrène gazeuse, sur le cytologie de l'hémothorax enfin un remarquable travail sur les plaies pénétrantes de poitrine. M. Duperié a suivi médicalement, à l'avant, 120 blessés de M. R. Picqué, depuis l'heure de leur traumatisme jusqu'à leur convalescence. La mortalité fut de 27 p. 100 ; la complication la plus fréquente, fut l'hémothorax. M. Duperié établit des types cliniques, classe les complications, s'arrête au cyto-diagnostic et au traitement médico-chirurgical.

Curieuse est l'opposition faite par M. Celles entre les blessures qu'il a observées sur le front français et celui des Dardanelles. Sur le premier c'étaient les plaies d'obus qui dominaient, là, celles produites par les balles, les Turcs n'ayant que peu d'artillerie, mais leurs balles tirées de 10 à 5 mètres, à bout portant, produisaient des effets explosifs.

9

Thèses de la Faculté de Médecine de Paris (1914-1916).

Cinquante-six thèses de la Faculté de Médecine de Paris ont été consacrées à des sujets de chirurgie de guerre pendant la période que j'envisage.

Sur les *plaies par projectiles* et leur traitement, sont à citer : les monographies de MM. PLAISANT, BIGO, DERMER, GAUTIER, REGNAULD, DUPRADEAU (1915-1916).

Sur les lésions des *vaisseaux*, celles de MM. TOUTEY (1914-1915), FALLIÉS, HARDOUIN, LEBALLE (1915-16).

Sur les blessures des *nerfs*, les thèses de MM. ICHLONDSKY, MORIN (1914-15), CHEMIN et de LE POITEVIN (1915-16).

Aux procédés de recherche et d'extraction des *projectiles*, sont consacrés les travaux de MM. WEBER (1914-15), DUCOMET, HUDE et PIGNET (1915-16).

S'intéressent au *tétanos* MM. CHOBAITCH, FALIGONT (1914-15), GIROD ; à la *gangrène gazeuse*, MM. COLLET (1914-15) GODARD, ICONEMU, KONELHOWSKY (1915-16).

Les *fractures* arrêtent MM. PERRIN (1914-15), BORDENAVE, FROGER, LECHAUX, WILMANN (1915-16).

Le sujet des *blessures articulaires* est choisi par MM. PLOTKINE (1914-15) BABILLOT, de CUMONT, DUPONT, FROUTEAU (1915-16).

Aux *lésions du crâne* s'attachent MM. CORNET (1914-15) GAMEL, KOECKLIN (1915-16) ; à celles de la *face* MM. SOLOS, BESNARD (1915-16) ; à celles du *cou* M. DOGNON (1915-16).

Le traitement des *séquelles* fournit les monographies de MM. GRILLE sur les lésions tendineuses (1915-16), celle de M. KOPP (1915-16) sur les ankyloses, celle de M. RAYNAL sur la rééducation (1915-16).

Puis viennent les descriptions documentaires très vécues sur le fonctionnement du Service de santé de première ligne dont tant de jeunes médecins ont partagé les dangers comme les gloires. Elles sont dues à MM. BERNARD, DESCHAMPS, FIGOWSKI, FONTAINE, FOREST, LEMONNIER, MISTARLET, PALONY, ROBINEAU (1915-16) ; M. LENETTI fixe ses souvenirs de captivité et M. BODINEAU ses remarques faites dans un hôpital de Vesoul (1915-16).

Thèses de la Faculté de Médecine de Lyon (1914-1916).

Quarante-quatre auteurs ont consacré leurs monographies à des sujets de chirurgie de guerre :

Au *traitement des plaies*, M. DUPAS (1916) ; aux lésions des *vaisseaux*, MM. CARRET, GARDETTE (1916) ; aux lésions des *nerfs*, M. MONNIER (1916), M. POTIER (1915).

Aux *corps étrangers*, MM. MANGINI, MOINS (1916).

Aux *fractures diaphysaires*, MM. BOCCA (1916), GEORGES (1916), KROUCH (1916, TISSOT (1916) ; aux *fractures articulaires*, MM. HERVIEUX (1915), SAHUC (1916), VILLACEQUE (1916).

Aux *amputations*, MM. BRACHET (1916), MARCHAND (1916), MEUNIER (1916).

Aux *blessures du crâne*, MM. HÔTE-BRIDOU (1916), FROMANT (1916), LEGUAY (1916), LE COTY (1916), à celle du *canal rachidien*, M. AUBAC (1915).

Aux *blessures de là face* se rattachent les monographies de MM. LAVARRE (1915), MANGINI (1915) ; à celles du *cou*, celle de M. CAUDIOT (1916) ; à celles de l'abdomen, celle de M. JEHL (1916).

Aux *lésions des organes génitaux*, celles de MM. BERLIAT (1916) et FORVAZ (1916).

Aux *troubles consécutifs* aux blessures, appartiennent les thèses de MM. BRISSAC et JARRY (1916) ; aux *effets d'explosion*, celles de MM. MOUGEOT (1916) et GRANDCLAUDE (1916).

MM. Authelin (1915), Suroles (1916) consacrent leurs travaux inauguraux aux *gelures*; M. Dillenséger aux *phlegmons* provoqués par les injections de pétrole.

Viennent enfin les thèses consacrées au *fonctionnement du Service de santé de première ligne*, au relèvement des blessés, etc., que nous devons à MM. de Bernard de Seigneurens (1916), Billot (1916), Verit (1916), Walter (1916), Pretel, Quintero (1916).

Ces dernières thèses sont tout particulièrement intéressantes.

Thèses de la Faculté de Médecine de Bordeaux (1914-1916).

Aux jeunes docteurs de la Faculté de Médecine de Bordeaux on doit *vingt-neuf* thèses portant sur des sujets de chirurgie de guerre.

Ont fourni des monographies sur le *traitement des plaies* : MM. Caine, Marsan (1916); sur les blessures des *vaisseaux* : MM. Lassalle (1914), Roux (1915); sur la *psychopathologie de guerre* : MM. Daude, Peynau (1916).

Sur l'*extraction des projectiles* : M. Roumazeilles (1916).

Sur le traitement des *fractures diaphysaires* : MM. Adelus (1915), Besse (1916), Cheyrou-Lagrèze (1916); sur celui des lésions *articulaires* : M. Bouteiller (1916).

Aux blessures de la *face* et du *cou* se rattachent les noms de MM. Baucis (1916), Canuyt (1915); à celles de l'*abdomen*, celui de M. Puel (1916).

Les *accidents produits par les gaz asphyxiants* fixent l'observation de M. Lachaume (1916); les *gelures* celle de M. Rontin (1915) et de M. Vogel (1916).

Aux premiers soins donnés aux blessés, au *fonctionnement des postes avancés*, etc., ont apporté une contribution importante : MM. Anglade (1916), Baches (1915), Cruchet, Dufourg (1916), Fabry (1915), Labeylies, Marquand, Morin, Mury, Ponsan, Souchard, Susbielle-Benadin (1916).

Comme les thèses de Paris et de Lyon portant sur le fonctionnement des postes avancés, celles de Bordeaux constituent des documents très précieux.

Thèses de la Faculté de Montpellier (1914-1916).

Dix-neuf thèses ont, pendant cette période, été consacrées à la chirurgie de guerre. Ce sont :

Sur les *fractures diaphysaires*, celles de MM. Cathala (1914), Thaby, Kag (1915), La Selve (1916).

Sur les *lésions articulaires*, celles de MM. Tsoukermann (1914), Liorber (1915), Bonnet (1916).

Sur les blessures de la *colonne vertébrale*, celle de M. Herdhebaut (1914) ; de l'*œil*, celle de M. Levief (1915), de la *poitrine*, celle de M. Sadkine (1915), du *rectum*, celle de M. Mostnisky (1916).

Sur le *tétanos* les thèses de MM. Lousky (1914), Klebauer, Ronivrez, Martinez (1916).

Sur les *hémorragies secondaires*, celle de M. Fons (1916); sur les *gelures*, celles de MM. Prunac et Desmonts (1915).

Sont encore à citer celles de M. Grasset sur le fonctionnement d'un hôpital temporaire (1914) et de M. Poisson sur l'emprisonnement de médecins en Allemagne (1915).

Thèses de la Faculté de Médecine de Toulouse.

Je n'ai relevé que *quatre* thèses portant sur des sujets de chirurgie de guerre d'août 1914 à août 1916.

Celle de M. Jambert, sur le *tétanos*; de M. Letort, sur le repérages des *corps étrangers*.

Celles de M. Kaletzky sur les lésions des *nerfs* et de M. Syrmen sur les plaies par armes à feu de la *moelle épinière*.

Thèses de la Faculté de Médecine de Nancy.

Sept thèses sont de août 1914 à août 1916 consacrées :

Deux au *tétanos* par MM. Borsegoff et Cabantons, une par M. Champion aux *plaies de poitrine*, une par M. Frucht aux plaies de l'*abdomen*, deux au *fonctionnement ambulancier et hospitalier* (MM. Cochon, Freidin), une à la *podopathie des tranchées* (M. Simon).

Archives du Service de santé
et Musée de l'Ecole d'application du Service de Santé (Val-de-Grâce).

Le Musée du Val-de-Grâce que j'avais contribué à agrandir et à doter, lors de mon passage, comme Directeur de l'École d'application du Service de santé, s'est transformé au cours de cette guerre, grâce à l'initiative de M. le Sous-secrétaire d'Etat du Service de santé J. Godart et sous la direction du médecin inspecteur O. Jacob. Il s'est enrichi tant au point de vue des documents d'*Archives,* qu'au point de vue des *pièces de démonstration* et cela à tel degré qu'il représente déjà un centre d'instruction d'une incomparable richesse et il augmente chaque jour ses collections. On peut dire que dans aucun pays il n'a pas actuellement son analogue.

I. Le Ministère de la Guerre a versé à ses *Archives* toutes les pièces du Service de santé qu'il possédait sur les campagnes antérieures à la guerre de 1914, et il les a complétés par tous les documents du même service fournis au cours de cette guerre. Au point de vue chirurgical, le seul que j'envisage ici, sont réunis et classés de nombreux *Rapports* concernant :

1° L'*organisation* et le *fonctionnement du Service de santé :* 1° dans les *régiments*, 2° les *ambulances*, 3° les *hôpitaux d'évacuation*, 4° les *grands centres hospitaliers*, 5° les *hôpitaux complémentaires et auxiliaires*, 6° les *groupes de brancardiers ;*

2° Le *fonctionnement*, les *observations techniques des centres chirurgi-*

caux de chaque région du territoire, et celles des *chirurgiens des secteurs* ;

3° Les Rapports des centres spéciaux de *neurologie* (ces rapports ont en substance paru pour la plupart dans les numéros de guerre de la *Revue Neurologique*). Ceux de *psychiatrie*, de *physiothérapie* ;

4° Les comptes rendus de diverses *Commissions techniques* (Commission de la gangrène, interalliées, etc.).

Ont été rassemblés et forment une bibliothèque spéciale : les *livres, mémoires, travaux* concernant la *médecine* et la *chirurgie de guerre* parus en France depuis 1914 jusqu'à l'heure actuelle ; une collection considérable de *photographies*, des *articles* extraits des quotidiens et relatifs au fonctionnement du Service de santé.

II. Le *Musée* a considérablement développé ses collections. Y figurent actuellement :

1° Des *modèles de tous les engins destructeurs* utilisés par nos ennemis ;

2° Des *maquettes artistiques représentant des scènes vécues de recueil et de transport des blessés dans les tranchées ;*

3° Des *modèles des brancards et appareils de transport utilisés ;*

4° Des *modèles de voitures d'ambulance*, de *wagons*, de *bateaux*, de *baraques*, etc., qui s'ajoutent à ceux que j'avais déjà réunis ;

5° Des *modèles d'appareils contentifs ;*

6° Des modèles d'appareils de *mécanothérapie* et de *prothèse* pour *amputés* et *paralysés ;*

7° Une collection remarquable de *pièces anatomiques* du *crâne*, des *organes thoraciques, abdominaux* réunies en grande partie par le médecin-major, professeur agrégé Latarjet et de *fractures diaphysaires* et *articulaires* colligées et montées avec le plus grand soin par le médecin-major Martin ;

8° Les moulages splendides des *restaurés de la face* traités par le médecin-major, professeur agrégé Morestin (résultats des greffes cartilagineuses, des autoplasties, des greffes graisseuses) ;

Cette collection est complétée par une réunion importante des belles photographies des restaurations faciales exécutées par le médecin-major Blot ;

9° L'ensemble des plus instructifs des figures représentant des *restaurations des organes génitaux* du médecin-major Cathelin ;

10° Une collection d'appareils de *prothèse maxillo-faciale ;*

11° Une collection importante de *moignons d'amputés*, etc.

Tel est, esquissé dans ses grands traits, l'ensemble imposant des *documents d'archives* et des *collections* de ce musée.

Les comptes rendus du fonctionnement du Service de santé de l'avant font revivre les difficultés inouïes qu'il a rencontrées et qu'il a vaincues. On suit, pas à pas, la progression heureuse des transformations subies au cours d'une guerre à laquelle tant de gens ne voulaient pas croire et à laquelle ils refusaient de se préparer. Certains de ces écrits, s'ils étaient divulgués, vaudraient à leurs auteurs une légitime notoriété, de même que certains rapports de chirurgiens de secteurs représentent des mémoires de premier ordre, des plus substantiels et tout particulièrement instructifs parce qu'ils sont basés sur une observation avertie, abondante et variée.

Sont consacrés jusqu'ici au *Service dans les corps de troupe* les mémoires de MM. TRABAUD, GUITARD, LAUTARD, GAILLEMIN, GUERICOLAS, BOURDIN, BRAVET, ETIENNET.

Au fonctionnement d'*ambulances*, ceux de MM. BARTHELEMY, GRIBORY, MEVEL, PETGES, R. PICQUÉ, DUGUET, MIRAMOND DE LA ROQUETTE, MARTIN, MAISONNET, BRANTHOME, ORSSAUD, BAUR, REBOUL, DEROCHE, WURTZ, TURCAN, SENCERT et SIEUR, GAUTHIER, DURAND, RABUSON, LEVESQUE, BAIGNE, BERT, WERHOEGHE, BÉRARD, GILLIARD, MIQUET, GRINDA, GAUDIER de Lille, ROUX, LANDRET, CHALOIS, RENARD, HAMEAU et LEMERLE, LABARTE, BOMPART, MARCOMBES, BÉNARD, CHOYAU, CARRET, GENOUVILLE, AUDET et GATELLIER, VIDAL, COCHE, LAUDRIN, MALZAC, NIMIER, MERLOT, PERRET, PORQUET, MONDOR, BOYER, CADOL, HENNEFORT, BILLON, BEAULIS, DUPUY, TRANCHANT, BERCHER, VEDEL, LOQUET, DUBOIS, ASSAILLY, BENOIT, DURON, DURAND.

Les rapports de MM. HAURY, MIRAMOND DE LA ROQUETTE, BAUMELOU, BISCONS, DEMERY, GALZIN, LIGOUZAT, LOEUILLET, LESIEUR, VATTEAU ouvrent de belles pages à l'histoire des *groupes de brancardiers*.

Ceux de MM. ROBELIN, L'HEUREUX, LEHMANN, MEVEL, DESTOUCHES, BARBE, NOGUÈS, DEVÉ, VIGUIER, THIBAUD, GEORGES et WOLFROM nous montrent d'une façon palpitante le rôle considérable joué par les *hôpitaux d'évacuation*;

Ceux de MM. LAFEUILLE, BARBE, BENETT, COYON, PASCAUD, HUMBERT, BONNETTE, POUPART, montrent le lourd fardeau qui a pesé sur les *gros centres hospitaliers*.

J'ai lu tous ces Rapports avec l'intérêt qu'ils méritent. Ils portent sans doute d'ensemble sur les mêmes sujets ; on s'attendrait à les trouver plus ou moins uniformes. Il n'en est rien. La diversité des situations, des caractères, des sensibilités, des degrés dans l'expérience acquise, l'absence de toute tradition ou au contraire son emprise, les attaches passagères ou durables au Service de santé se traduisent là par une grande variété de vision, de recherche et d'appréciation, mais ce qui domine le tout et l'unifie, c'est chez les uns comme chez les autres le même souci de dépenser toute son activité à remplir au mieux un beau rôle d'humanité ; la cohésion est là complète ; on n'entend pas de cris discordants.

Les rapports des chirurgiens de secteur constituent une mine non moins précieuse. Je citerai les noms de leurs auteurs à propos du fonctionnement du Service de santé à l'arrière.

CHAPITRE III

DES BALLES. DES ENGINS VULNÉRANTS

A notre balle D, usuelle, lingot de *laiton* biogival, à extrémité pointue en avant, dépourvue d'enveloppe, de 8 millimètres de diamètre, de 39 millimètres de long, du poids de 12 grammes, difficilement déformable ; à l'ancienne balle Lebel M, rarement employée, lingot de *plomb* durci recouvert d'une *chemise de laiton et d'acier* de 30 millimètres de long, pesant 15 grammes, les Allemands ont opposé la *balle S* de vitesses initiales et restantes sensiblement égales à celles de la *balle D*. C'est celle que les Turcs avaient employée contre les Bulgares en 1913 et dont les effets nous étaient connus. Ce projectile est cylindro-ogival ; il est fait de *plomb* durci par l'antimoine, est entouré d'une enveloppe d'*acier* doux, cuivré intérieurement et extérieurement, puis nickelé extérieurement (fig. 7).

Sa partie cylindrique ne dépasse guère le quart de sa longueur totale. L'ogive très effilée se termine par un méplat insignifiant. Elle est donc très pénétrante. Longue de 28 millimètres, du calibre de 7 millimètres, ne pesant que 10 grammes, elle est plus courte et plus légère que la balle D.

Telle est la balle du fusil allemand, telle est la balle de la mitrailleuse.

A cette balle s'est substituée la balle S_{67}. La substitution est pour nous sans intérêt, le projectile nouveau ne diffère du précédent que par la suppression du nickelage.

Tout autres sont la *balle K* et la balle K_{67}, sa similaire. Ces balles tirées par le fusil d'infanterie sont formées d'un *noyau d'acier* très dur au tungstène, du poids de 5^{gr},65 recouvert d'une *chemise de plomb* qui adapte la balle aux rayures. Cette chemise de plomb se coiffe d'une *enveloppe* extérieure d'*acier* de 0^{m},06 d'épaisseur recouverte de cuivre intérieurement et extérieurement.

Ces projectiles très pénétrants, *dits perforants,* passibles aussi de fragmentation sont destinés au tir contre les artilleurs abrités par les cuirasses des canons. C'est dire que l'emploi en est très restreint. Ils perforent les cuirasses à une portée de 1.500 mètres alors que celles-ci résistent à la balle ordinaire à 250 mètres (fig. 8).

Puis on a encore signalé une *balle cylindrique,* en *acier,* très différente des précédentes. C'est un lingot cylindrique massif d'acier de 7^{mm},8 de diamètre, de 7^{cm},7 de long, pesant 28^{gr},65, ne possédant qu'une vitesse initiale de 368 mètres au lieu de 839 mètres qui est celle de la balle S (fig. 10).

On a dit cette balle destinée à rompre les fils de fer à courte distance. Toujours est-il qu'elle peut atteindre des hommes. Je n'ai pas connaissance

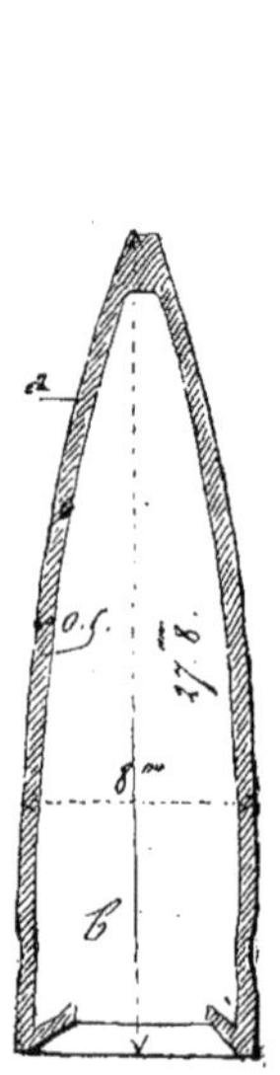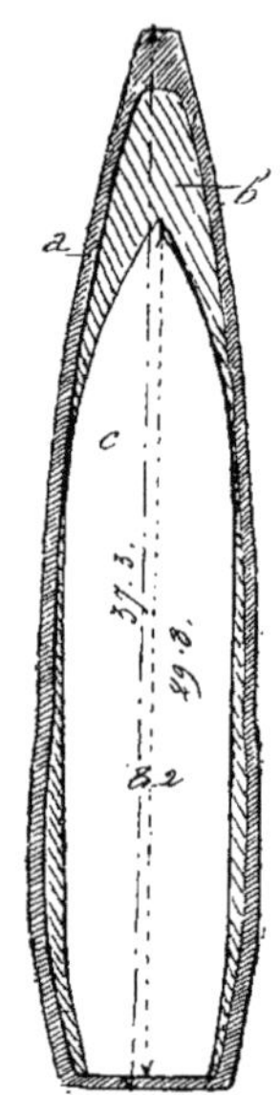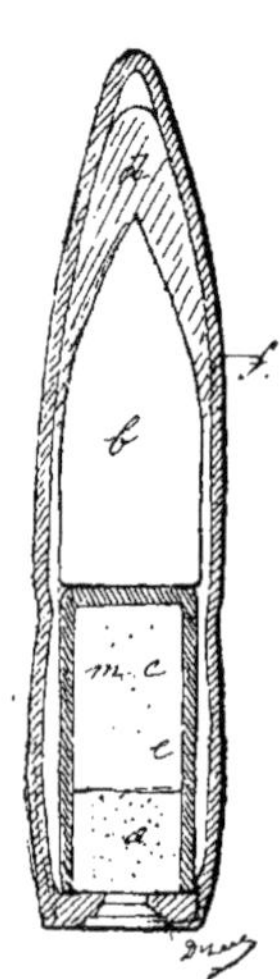

Fig. 7, 8 et 9. — Coupes des balles allemandes.

Fig. 7. — Balle S.
a, enveloppe. — b, noyau de plomb.

Fig. 8. — Balle perforante pour le tir contre les cuirasses des canons.
a, enveloppe extérieure. — b, enveloppe intérieure de plomb. — c, noyau d'acier.

Fig. 9. — Balle explosive et éclairante.
f, enveloppe extérieure d'acier doux. — d, enveloppe de plomb. — b, noyau d'acier dur. — a, amorce. m,c, matière éclairante contenue dans une enveloppe métallique d'acier doux c.

qu'on ait signalé sur eux ses effets. Sur le bois elle laisse des empreintes de 7 millimètres de diamètre comme de 7 centimètres, suivant qu'elle se présente de face ou de champ et on a tous les orifices de dimensions intermédiaires. C'est donc un engin fort dangereux.

Il est des *balles allemandes explosives*. Les plus communes sont constituées par un noyau de plomb doux, une chemise de cuivre, une couche de plomb interposée entre le noyau et la chemise. Elles sont destinées aux avions. En 1915 on a trouvé sur des prisonniers des balles réellement explosives, c'est-à-dire avec charge intérieure d'éclatement. Il ne faut pas oublier que des *balles explosives fusantes* servent à assurer le réglage du tir, qu'il est des balles traceuses, éclairantes, minuscules obus chargés de matière incandescente (nitrate de potasse et magnésium). L'ennemi n'a pas intérêt à employer semblables projectiles pour des buts différents de ceux pour lesquels ils sont destinés (fig. 9). On a parlé de balles retournées, pour les avoir vues ainsi attenant à la cartouche.

Nous savions par l'expérience de la guerre des Balkans la facilité avec laquelle la balle S se dévie, parfois se retourne dans son trajet aérien ou dans les tissus; un obstacle minime, la résistance des vêtements, de la peau, d'une aponévrose, d'un tendon, *a fortiori* d'un os, suffisait pour modifier sa surface d'impact, donner lieu à des orifices, à des trajets plus larges, à une complication plus fréquente du séjour du projectile et des corps étrangers vestimentaires. Les radiographies ont souvent traduit ces bascules, ces retournements incomplets ou complets.

Balle à enveloppe, la balle S se montra très sujette à la fragmentation. Les déformations et divisions des balles cuirassées sont bien connues. Je les ai minutieusement décrites et figurées autrefois. Le noyau de plomb fournit de la poussière de projectile, de menus fragments, un petit lingot; l'enveloppe se sépare en fournissant le plus souvent un fragment aplati dans lequel on reconnaît un segment de la partie ogivale; puis d'autres morceaux plus petits, de formes diverses, ordinairement contournés sont, avec les parcelles du lingot, essaimés dans les tissus. Les tirs à courte distance donnent lieu couramment à cette fragmen-

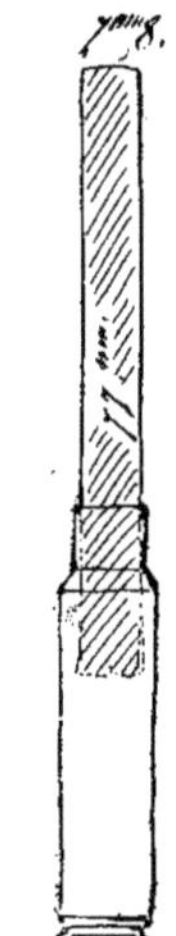

Fig. 10. — Cartouche d'infanterie à longue balle d'acier pour le tir contre les fils de fer.

tation, qui au début de cette guerre, comme dans celles qui l'ont précédée, devait inspirer à des gens mal renseignés, l'idée de l'emploi de balles explosives. On entend encore dire très communément aux blessés qu'ils ont été frappés par des balles explosives alors que, pour être dans la vérité, ils devraient dire qu'ils ont subi l'effet d'explosion d'une balle tirée à courte distance.

J'ai été appelé à faire, dans des conditions très spéciales, une enquête sur un de ces effets d'explosion; l'affirmation de l'emploi d'une balle dum dum était formelle; il s'agissait d'une fragmentation de balle S.

Il est certain que des balles explosives ont été utilisées et sont encore employées; mais la chose semble avoir été exceptionnelle.

Des obus.

Les obus que les Allemands allaient employer contre nous au cours de cette guerre nous étaient connus avant qu'elle ne commençât. Ceux de leur artillerie de campagne (77) avaient été employés par les Turcs contre les Bulgares pendant la guerre des Balkans. Le professeur LAURENT de Bruxelles, entre autres, dans son ouvrage, moi-même dans une communication faite à

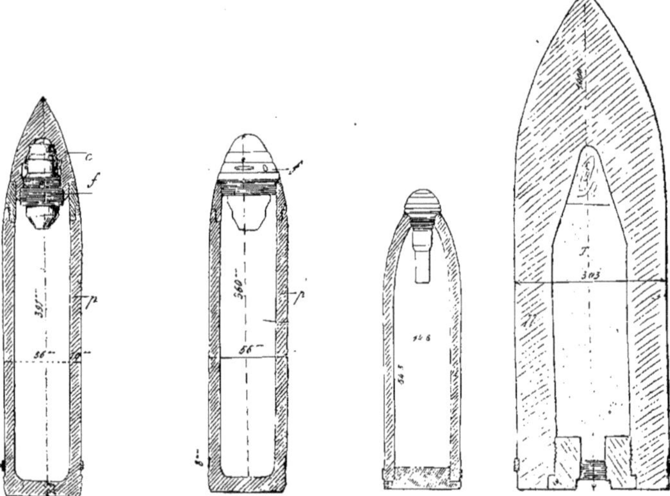

Fig. 11, 12, 13 et 14. — Obus allemands explosifs.

Fig. 11. — Obus explosif 77 avec coiffe sans fusée apparente.

c, coiffe. — f, fusée. p, paroi.

Fig. 12. — Obus explosif allongé 77 sans coiffe avec fusée apparente.

f, fusée. — p, paroi.

Fig. 13. — Obus de 15 cm armé de la fusée à triple effet.

Fig. 14. — Obus de rupture du 305 allemand.

l'Académie de médecine avions rappelé leurs effets, et un ancien matériel auquel on eut recours avait un passé connu, antérieur à 1870. Ce qui ne l'était point connu, c'était l'usage extraordinairement abusif que nos ennemis allaient en faire et l'extension que la fixité inattendue des fronts allait donner à un matériel d'artillerie de siège. Mille obus était la réserve allemande prévue par pièce avant la guerre. En septembre 1914, elle était près d'être épuisée ; une production de fortune dut venir hâtivement en aide à la production régulière ; la fonte se substitua à l'acier, le projectile ne fut plus si bien façonné ; on augmenta l'épaisseur de sa paroi et des parties d'explosif restèrent parfois adhérentes aux irrégularités des fragments ; mais l'approvisionnement s'équilibra bientôt avec la dépense ; la façon se régularisa et on nous dit qu'à certain jour des batailles de 1915, 1916, une pièce tirait 250 obus, le quart de la réserve du début.

Des documents saisis ont traduit en quelques lignes les actions des tirs employés par nos ennemis : les *tirs de destruction* exécutés par des pièces de tous calibres ; les *tirs d'anéantissement* comportant des rafales violentes exécutés par les canons et les mortiers de tranchée de tous modèles ; les *tirs de barrage* qui incombent en premier lieu aux batteries de campagne et le cas échéant aux obusiers légers de campagne ; les *tirs de harcèlement* assurés par les canons et mortiers de tranchées de tous calibres à l'exception des grosses pièces ; les *tirs d'efficacité* obtenus par une consommation massive des munitions (Luddendorf).

En juillet 1916, s'opère dans la fabrication des obus allemands, une transformation des plus importantes, et pour nous, des plus intéressantes, laquelle consiste dans *l'augmentation considérable du poids de l'explosif* et cela non seulement pour l'obus explosif proprement dit, mais aussi pour le schrapnel.

C'est ainsi que l'obus explosif 96 (obus allongé) va renfermer *900 grammes d'explosif* au lieu de *165 grammes* et que l'obus 14 va contenir *900 grammes* d'explosif au lieu de *260 grammes*. C'est ainsi et enfin que le schrapnel verra sa charge d'explosif portée de $0^{k}93$, à *260 grammes* et que cette charge deviendra postérieure ce qui augmente encore la force vive de ses balles.

La force vive du fragment augmentant, la paroi de l'obus a pu être amincie ; elle n'a plus pour l'obus allongé que 10 millimètres d'épaisseur au lieu de 15 millimètres et pour l'obus explosif 14, 10 millimètres au lieu 21 millimètres.

La quantité du mélange fumigène phosphoré et arsenical est augmentée (70 grammes au lieu de 40) pour l'obus allongé.

Or ces variétés de projectiles sont des plus employées (fig. 11, 12, 13).

Enfin la fusée *avec retard* souvent se substitue à la fusée *sans retard*. Dès lors, l'obus n'explose plus dès qu'il touche le sol, dispersant ses éclats autour du point de chute, il pénètre le sol ou traverse l'obstacle et bouleverse ensuite la terre ou les débris du rempart protecteur qu'il projette, *assurant ainsi une infection plus sûre des plaies* que ses éclats produisent sur des combattants abrités derrière l'obstacle.

Projectiles de l'artillerie de campagne.

Jusqu'en juillet 1916, c'est-à-dire jusque tout près de la fin de la période que j'envisage, l'artillerie de campagne allemande a utilisé pour son canon de 77, *cinq* obus : 1° l'*obus unitaire* ; 2° l'*obus explosif* 15 ; 3° l'*obus explo-sif* 14 ; 4° l'*obus explosif* 96 ; 5° le *schrapnel* 96.

1° L'*obus unitaire* 1905 (K. Gesch 11), était un projectile d'acier, chargé de tolite, à paroi de 5 millimètres d'épaisseur renfermant 400 balles de *plomb* rondes pesant 10 grammes ;

2° L'*obus explosif* 1915 non allongé (F. Gr. 15), en acier fondu, avait une paroi de 15 millimètres et une charge d'explosif de 1ᵏᵍ,500 ;

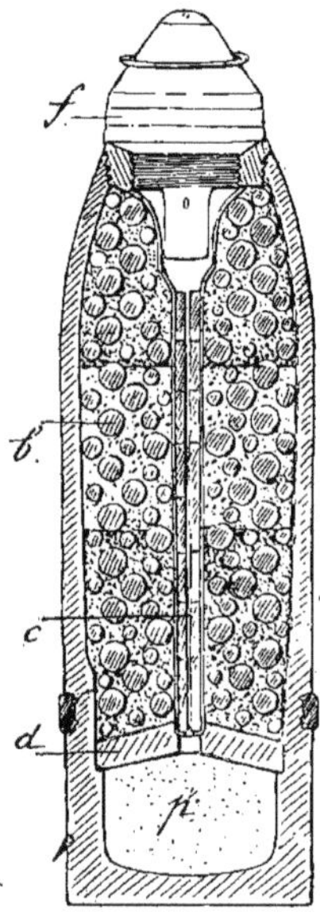
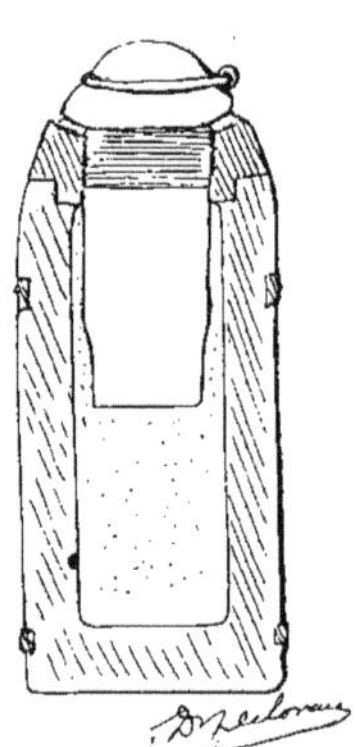

Fig. 15, 16 et 17. — Obus à balles allemands (schrapnels).

Fig. 15. — Schrapnel allemand de 105.

f, fusée. — *d*, diaphragme séparant la poudre *p* des balles *b*. — *c*, cylindre intérieur servant à exploser la poudre *p*.

Fig. 16. — Schrapnel allemand de 9 cm, modèle de 1888 modifié.

f, fusée. — *d*, diaphragme séparant la poudre *p* des balles *b*. — *c*, cylindre intérieur.

Fig. 17. — Obus explosif allemand de 9 cm, modèle de 1888 modifié.

3° L'*obus explosif* 1914 non allongé (F. Gr. 14), en fonte grise, avait une paroi de 21 millimètres d'épaisseur et 0ᵏᵍ,260 d'explosif ;

4° L'*obus explosif* 1896 (F. Gr. 96), en acier, renfermait une charge de 1ᵏᵍ,480 d'explosif (1914) et de 1ᵏᵍ,800 (1915) ;

5° Le *schrapnel* 1896 (F. Sch. 96), en acier, à paroi de 5 millimètres d'épaisseur logeait 500 balles de *plomb* mou pesant 10 grammes. Charge de poudre 0ᵏᵍ,93.

L'explosif de ces obus était la tolite, à base de nitrate d'ammoniaque (78 p. 100 de tolite ou trinitrotoluène 15 p. 100 ; la nitroglycérine était représentée par 3 p. 100 et la masse était divisée par 3 p. 100 de sciure de bois).

La *donarit*, la *westphalite*, l'*astralit*, la *perdite*, dénomination sous laquelle
on a désigné d'autres explosifs avaient une composition analogue. Ce sont des
dérivés nitrés aromatiques du di ou du trinitrotoluène mêlés à du sable blanc
pour diviser la masse.

Ces obus de petit calibre qui donnent comme ceux de moyen calibre, en
éclatant, une fumée blanche abondante et développent une odeur alliacée renferment soit à leur partie inférieure, soit à leur centre (obus allongé) des
comprimés de phosphore. Ces comprimés contenus dans une enveloppe de
carton, pèsent 155 grammes, ils sont constitués par un mélange de phosphore
rouge 43,6 p. 100, d'arsenic pulvérisé 37 p. 100, d'acide arsénieux 8,5 p. 100,
de paraffine 10,3 p. 100. On désigne ce mélange phosphoreux dont la proportion est augmentée dans les obus incendiaires sous le nom « d'Unter
Korper ».

En juillet 1916, *l'artillerie de campagne a réduit à trois le nombre de
ses obus.* Elle a supprimé l'obus unitaire, l'obus explosif 96, l'obus explosif 14 ;
elle a adopté l'*obus allongé explosif* 1915 (le F. K. gr. 15) d'acier à paroi de
10 millimètres, un *obus explosif* 1915 en acier fondu de 15 millimètres de
paroi et conservé le schrapnel matricule 96 avec ses balles rondes de plomb
mou pesant 10 grammes.

Ces obus, comme les anciens, ont des fusées percutantes ou fusantes,
c'est-à-dire éclatent en l'air ou au contact du sol, avec ou sans retard.

L'obus explosif allongé prend tantôt la désignation d'obus avec coiffe et
d'obus sans coiffe. La coiffe est un cône d'acier à parois épaisses, de 85 millimètres de hauteur qui se visse sous l'œil du projectile. Celui-ci en raison
de son allongement et de sa forme a une force de pénétration plus grande.

Sa fusée est apparente ou *cachée* dans l'intérieur de l'obus pour éviter des
éclatements prématurés (fig. 11 p. 138).

L'*obusier de campagne* de 10,5 tirait, de 1914 à juillet 1916, les cinq variétés d'obus
du 77, n'en différant que par une charge d'explosif un peu plus forte et des parois
un peu plus épaisses. C'était :
1° L'*obus unitaire* renfermant 400 balles ;
2° L'*obus explosif allongé* avec une charge de 1ᵏᵍ,800 ;
3° L'*obus explosif* 14 à paroi de 29 millimètres et une charge de 0ᵏᵍ,600.
4° L'*obus explosif* 15 semblable comme épaisseur de paroi et comme charge à
l'obus 14 du 77.
En juillet 1916, on a supprimé l'obus unitaire et adopté le *schrapnel* 16 avec
500 balles et un *obus à gaz*.
L'*artillerie à pied* s'est servi, pour la guerre de tranchées, du canon de 9 centimètres adopté pour l'artillerie de campagne de 1873 à 1896 (Feldkanone 1896) qui
tire *deux* obus *explosifs* et *deux schrapnels* avec balles de plomb mou pesant
13 grammes.
A côté de ce canon de 9 centimètres et lançant des projectiles similaires vient
le canon de 150 millimètres (matricule 1912-1914), le canon de 130 millimètres,
matricule 1914, puis la série de ces pièces, canons ou mortiers, de 210 millimètres,
de 280, 305, 380, de 420 dont les projectiles énormes, sont destinés surtout au

bouleversement des plus résistants obstacles d'une défense et dont les éclats plus ou moins volumineux et tranchants, atteignent néanmoins des buts humains. Ils sont encore destinés aux bombardements.

Les instructions allemandes et l'épreuve ont précisé l'emploi des premiers projectiles.

Les *obus légers* de campagne (77) bombardent les tranchées de première ligne avec des fusées à double effet ;

Les *obus des mortiers* s'attaquent aux points d'appui particulièrement résistants et, s'il n'en existe pas, à la tranchée de première ligne et aux tranchées abris, en arrière des premières ;

Les batteries des canons de campagne (F Kanonen) prennent pour objectif l'ennemi quittant la position ;

Les pièces de 10 centimètres et autres *pièces lourdes* à trajectoire tendue tirent sur les voies d'accès, les réserves.

L'*obus explosif* fut employé et s'emploie contre les buts animés ou non, pour la destruction des obstacles, le tir sur les localités, les bois, les bivouacs.

Le tir à ricochet sert contre les buts animés couverts ou découverts. Le *schrapnel* atteint les objectifs animés non abrités ; dans les attaques à courte distance, il remplace la boîte à mitraille ; il arrose les communications en arrière du front.

Les projectiles suffocants ou lacrymogènes des minenwerfer ne sont utilisés qu'exceptionnellement, au moment des grandes actions.

Je n'ai point à m'arrêter pour l'heure aux lésions que produisent les éclats des projectiles explosifs et les balles des schrapnels, mais j'ai par contre à dire ici quelques mots des gaz fournis par l'explosion, de ce qu'on appelle le *souffle de l'obus* et qui est l'air déplacé par la déflagration de l'obus.

En rase campagne, les gaz produits par l'explosion des obus ordinaires ne déterminent pas d'accidents ; éclatant dans un réduit habité, ils peuvent amener l'asphyxie si la ventilation n'est pas suffisamment active.

On a beaucoup parlé, surtout au début de la guerre, du *souffle de l'obus.* Certains n'en ont pas assez tenu compte. Bien entendu le souffle est en rapport avec la charge de l'explosif et la distance d'éclatement, mais à des distances relativement courtes, ce serait nier l'évidence que de ne pas admettre l'ébranlement *physique* qu'il détermine, la part qu'il a dans l'apparition des phénomènes de schock et les lésions diverses qu'il peut produire sur des hommes que les éclats n'ont pu atteindre. Comment agit ce souffle, ce *souffle de tension* disent les uns, souffle d'*aspiration* disent les autres ? Et comme toujours il en est qui ont accordé et auteurs et théories, ils ont admis le souffle de tension et celui d'aspiration. Il s'agit, en tous cas, là d'un phénomène physique, brutal, d'appréciation par conséquent facile quand l'observation est propice. Or que dit celle-ci ? C'est par milliers qu'on a pu voir dans les formations sanitaires, et pour ma part j'en ai vu des centaines, des hommes dits commotionnés, pris trop souvent pour des hystériques et qui disaient uniformément avoir été projetés *en avant* à quelques mètres, parfois plus loin après l'explosion d'un gros projectile éclaté ou non. C'était toujours en avant qu'ils disaient avoir été projetés. Les animaux, comme les hommes ont subi les mêmes effets propulsifs, en avant. Voici encore un autre exemple démonstratif de propulsion : un obus explosif tombe dans une cage d'escalier ; la tension de ses gaz ouvre les portes, les sépare, les projette dans l'appartement et non dans l'escalier. On a vu dans de longs couloirs de bâtiments collectifs, la tension des gaz de l'obus et de l'air déplacé, coller des séries de portes contre la *paroi de la pièce qui leur était opposée* et dans ces couloirs projeter très au loin et *jamais vers l'obus* hommes, bois et jusqu'à des moellons.

A ces constatations qu'invoquent les partisans de la théorie de la compression, d'autres en opposent de non moins précises et tout opposées qui sont en faveur d'une *décompression*.

Quand un obus éclate sur le sol, disent-ils, il s'y enfonce plus ou moins et éclate ; l'explosion se fait en hauteur donnant naissance à un cône de projection de gaz vertical, à sommet inférieur et amenant sur les côtés une dépression secondaire. M. Arnoux a pu mettre accidentellement cette dépression en évidence au moyen d'un baromètre anéroïde ; des vitres de maisons avoisinant le point d'explosion d'un obus se briseraient de dedans en dehors et des blessés affirmeraient avoir été nettement attirés par le déplacement de l'air vers l'endroit où l'obus éclatait (L. Binet).

Pour M. Binet le vent de l'explosif agirait par le mécanisme de la décompression, pour l'obus ; pour le crapouillot, le minen, le mécanisme serait inverse, à trois ou quatre mètres, les objets seraient déplacés dans une direction divergente ; les hommes qui circulent dans les boyaux seraient à la suite de l'explosion voisine d'un crapouillot projetés sur le côté du boyau le plus éloigné du point d'éclatement. Si l'un de ces engins vient à éclater près de la porte d'un abri, une toile de tente tendue à l'entrée sera refoulée de dehors en dedans et les hommes seront projetés dans le fond de la pièce.

MM. Sollier et Chartier s'appuyant sur les données des spécialistes en pyrotechnie et en artillerie interprètent de la façon suivante le mécanisme des effets dus au vent de l'explosif. Pour eux, il y aurait lieu de distinguer trois modes d'action.

L'obus qui éclate donne d'abord lieu à une *expansion gazeuse verticale*, conique à sommet inférieur moins étendue transversalement qu'on pourrait le supposer. Cette expansion est en effet limitée latéralement par des couches d'air condensées, à faible tension, qui forment muraille. C'est le raidissement de l'onde vibratoire de M. Vieille. La masse d'air comprise dans le cône est violemment projetée en haut.

Cette projection est suivie instantanément d'un vide, d'où aspiration de l'air voisin.

Si le blessé est compris dans le cône, il est projeté en hauteur avec la masse de gaz et peut être dilacéré ; s'il est sur les limites du cône, de trois à cinq mètres, après avoir été soumis d'abord à une compression négligeable (raidissement de l'onde), il éprouve les effets d'une *décompression, instantanée, violente.*

A une plus grande distance du point d'éclatement, agiraient des *ondes de vibration.* D'après les observations des blessés, la zone de vibration s'étendrait de 5 à 10 mètres.

Ainsi existeraient trois zones dans lesquelles les blessés sont soumis à des phénomènes physiques de nature différente : 1° un cône de *projection des gaz ;* 2° une zone de *variations brusques de la densité atmosphérique* où les phénomènes de *décompression* seraient dominants ; 3° une *zone de vibrations.*

Les phénomènes de décompression seraient plus fréquemment observés que ceux de compression.

Devant de pareils faits le souffle de l'obus est indéniable ; une anatomie pathologique attentive en a fixé d'ailleurs les effets et c'est par *compression* ou *décompression* que ce souffle agit. Je reviendrai sur ce sujet et décrirai plus loin la commotion cérébro-médullaire que ce souffle d'obus produit.

Des canons revolvers et boîtes à mitraille.

Employés surtout comme organes de flanquement (abords de positions, fossés, etc.), les *canons revolvers* des ennemis de 3^{cm},7 de calibre, possédant 5 tubes, tirent : 1° de petits obus en fonte et des boîtes à mitraille.

Les *obus* pèsent 460 grammes ; ils sont armés d'une fusée percutante et portent à 3 000 mètres.

Les *boîtes à mitraille* pèsent 510 grammes et contiennent 18 balles de 18 grammes et 3 de 20^{gr},3 en plomb durci, agglomérées par un mélange de plâtre et de cire.

L'enveloppe de la boîte à mitraille est en cuivre rouge. En langage d'artillerie, l'efficacité de cette boîte à mitraille est de 300 mètres.

Une autre boîte à mitraille tire des balles de 16 grammes agglomérées par de l'acétate de soude.

Des minenwerfer.

Ces redoutables engins de l'artillerie des tranchées allemandes qui ont tant fait parler d'eux depuis le début de la guerre lancent des *wurfminen* ou « mines de feu », c'est-à-dire des *explosifs,* des *projectiles incendiaires,* des projectiles à *gaz asphyxiants* ou *lacrymogènes.*

Le réceptacle qui renferme la substance vulnérante n'a pour ainsi dire pas de valeur comme engin métallique et sa projection est nulle ou minime.

Les Allemands ont utilisé deux séries de minenwerfer, 1° les *minenwerfer réglementaires* ; 2° les *minenwerfer auxiliaires.*

1° Les premiers sont des mortiers lisses ou rayés. Il en est un *lourd* (M. W. *lourd*) de 24 centimètres de diamètre qui lance un projectile allongé monstrueux de 1^m,002 de long, pesant 95 kilogrammes, dont 46 d'explosif. La portée maximum est de 840 mètres. Le projectile court pèse 63 kilogrammes dont 28 d'explosif. Il éclate à 150 mètres.

Le *M. W. moyen* lance de 105 à 900 mètres deux projectiles, l'un de 18 centimètres, l'autre de 17 centimètres de diamètre.

Le premier pèse 47 kilogrammes dont 9 d'explosif, le second 27 kilogrammes dont 7 d'explosif.

Le *M. W. moyen* projette encore un *gasmine* ou obus à gaz.

Le *M. W. léger* lance deux projectiles de 7^{mm},5 de diamètre à une portée variant de 160 à 1.300 mètres.

a. Les *projectiles explosifs* des minenwerfer sont des obus, à parois d'épaisseur très réduite, en vue de ne pas diminuer la charge d'explosif qui est considérable, épouvantable ; ce sont en réalité des tubes d'acier d'une hauteur variant de 1 mètre (M W de 24 allongé) à 0^m,63 (M W moyen, à 0^m,28 (M W léger), pesant respectivement 95 kilogrammes dont 46 d'explosif, 63 kilogrammes, 45 kilogrammes, 4^{kg},575 avec des charges d'explosif proportionnelles.

L'explosif c'est du *nitrolit*, mélange de trinitronisol dérivé de l'acide picrique et de nitrate d'ammoniaque (M. W lourd) de nitrate d'ammoniaque du type *astrolit* (M W moyen et léger) de la *donarite,* de la *perdite.*

Les figures de la Planche 1 montrent et la forme et la constitution intérieure de ces projectiles, blocs d'explosifs brisants.

b. Les projectiles *incendiaires* (Brandmine, M W moyen) renferment des oxydes de fer, de manganèse, un sulfure de plomb etc., mêlés à de la silice et à du soufre ;

c. Les projectiles *asphyxiants* (Gazmine) contiennent surtout du chloroformiate de méthyle chloré : les *projectiles lacrymogènes* de bromométhylcétone, autrement dit des cétones bromées ou chlorées.

2° Tout aussi utilisés que les minenwerfer réglementaires, l'ont été les minenwerfer *auxiliaires*, pièces de fortune, lançant des engins également de fortune, préparés souvent extemporanément par les troupes elles-mêmes ; aussi le projectile explosif, incendiaire ou asphyxiant, différait-il souvent d'une région à l'autre du front.

Pour atteindre des buts peu distants, la charge propulsive de poudre n'avait pas besoin d'être considérable, mais néanmoins on s'étonne, au premier abord, que des cylindres de bois frettés par du fil de fer (Erdmörser) aient pu servir à lancer des engins explosifs (seaux à charbon) pesant 23 kilogrammes, creusant des entonnoirs de $2^m,50$ de diamètre et de $0^m,80$ de profondeur.

Ces *erdmorser* étaient enterrés dans le parados et le fond des tranchées et le

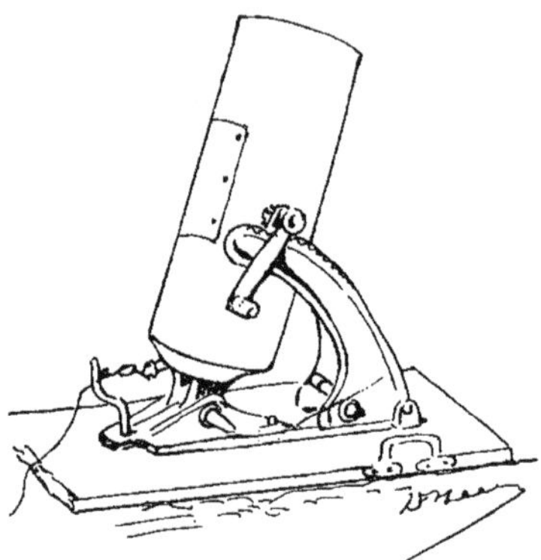

Fig. 18. — Minenwerfer léger Lanz, Mauser et analogues (portée 75 à 450 mètres).

projectile était guidé hors de la tranchée par une glissière en bois de $2^m,40$, renforcé par de la tôle.

Entre le cylindre de bois renforcé à l'extérieur, un cylindre doublé de tôle

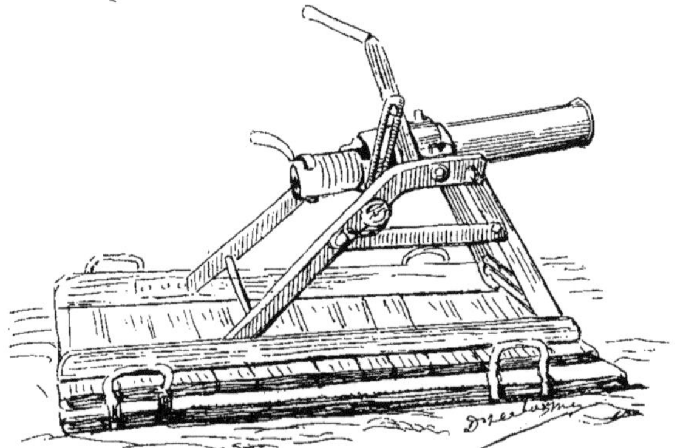

Fig. 19. — Ladungwerfer lourd Ehrardt de 245 mm. (portée 20 à 250 mètres).

emboutie, de tôle galvanisée, et les mortiers *Albrecht* de 35 à 45 centimètres de diamètre si proches lançant des projectiles de plus de 100 kilogrammes (seau à charbon) à 500 ou 600 mètres, il n'y a encore qu'une nuance, ces

derniers étant constitués également par un tube de bois de 2 mètres de long
frotté.

Qui eut dit que ces bombardes moyennageuses qu'on voit dans les musées
et qui font de suite penser aux dangers qu'elles faisaient courir à leurs ser-
vants auraient un regain de vogue de 1914 à 1916.

Les minenwerfer Lanz et Mauser se rapprochent des canons. Ce sont des
tubes de fer montés sur trépieds (fig. 18) qui lancent des *tuyaux de poële*.

Le *Ladungswerfer* léger de Ehradt (lanceur de charges), est un corps de
pompe dont le piston propulse le projectile, lequel ici n'est constitué que par
une charge d'explosif munie d'un détonateur et d'un cordeau. C'est un retour
au feu grégeois, avec une aggravation terrible.

Enfin, sur place, les corps de troupe, les armées ont construit des minenwerfer également très rudimentaires en employant des *corps d'obus* à balles
montés sur des semelles de bois.

Ces corps d'obus (Minenwerfer F et D) lancent des « tuyaux de poële ».

Les figures ci-contre montrent toute la série des projectiles des *minenwerfer réglementaires* et *auxiliaires* et me permettront d'en restreindre beaucoup
la description.

Seau à charbon. — Projectile de 25 centimètres de diamètre, de 38 centimètres
de haut constitué par un simple *cylindre de tôle* de $3^{mm},5$ d'épaisseur, fermé à ses
deux extrémités par des *disques en bois dur*. L'une des bases est percée d'un trou
pour le passage d'un Bickford et d'un détonateur, l'autre porte une poignée.

Cette boîte explosive renferme $23^{kg},5$ d'explosif avec 1 kilogramme de *morceaux
de fer*.

Elle porte à 600 mètres et produit un entonnoir de $2^{m},50$ de diamètre et de $0^{m},80$
de profondeur.

Un seau à charbon, cylindrique, de 56 centimètres renferme 16 kilogrammes
d'explosif; certains de ces projectiles ont leur *fond de bois doublé de tôle*.

Seau à charbon avec fusée, dit casque à pointe. — Le plus employé est un cylindre
de 25 centimètres de tôle de fer mince de $1^{mm},5$ d'épaisseur, terminé à l'avant par
une calotte hémisphérique soudée au cylindre. Un disque de bois de 30 millimètres
d'épaisseur forme le fond du projectile et assure le forcement en jouant le rôle de
ceinture.

La fusée est fusante. Elle est composée en partie de cuivre, en partie d'un alliage
de zinc, d'étain et de cuivre; explosif (tolite), 14 kilogrammes.

De ces seaux dits casques à pointe pesant 100 et 200 kilogrammes, renferment
60 et 117 kilogrammes d'explosif.

Tuyaux de poële. — Ces projectiles dont les diamètres varient, ont extérieurement
la forme d'un tuyau de poële et sont souvent, en réalité, constitués par un de ces
tuyaux. Ils se composent donc d'un tube en tôle très mince bouché à ses deux
extrémités par des tampons en bois maintenus par des vis. A la base une rondelle
de feutre sert de ceinture.

La base du projectile porte une mèche Bickford, qui est enflammée au moment
du coup. Cet engin renferme une charge à base de nitrate d'ammoniaque.

Certains ont 37 centimètres de haut, d'autres de 19 centimètres, etc.

Projectile asphyxiant. — En forme de tuyau de poële, il est composé d'une enveloppe cylindrique en tôle de fer de 1 millimètre d'épaisseur. Hauteur, 28 centimètres.

A l'intérieur se trouve une seconde enveloppe en plomb qui renferme la subs-

---

Obus allemands.

1. Obus explosif allongé 77, avec coiffe (F. K. Gra.), modèle 1916 ;
2. Obus explosif allongé 77, sans coiffe (C. F. V. Gr.), modèle 1916 ;
3. Obus explosif 15 (F. Gr., 15) ;
4. Schrapnel 1896 (F. Schr. 96) ;
5. Obus explosif 1896 (Fr. Gr. 96). ⎫
6. Obus unitaire (K. Ges. H). ⎬ non réglementaires depuis le 1ᵉʳ juillet 1916 ;
7. Obus explosif 14 (F. Gr. 14). ⎭

Projectiles des Minenwerfer (Wulfminen) auxiliaires ;

8. 9. Seaux à charbon (Haut. 38-56 cent.) ;
10. Seau à charbon avec coin (Haut. 56 cent.) ;
11. Projectile, dit Casque à pointe (Haut. 37 cent.) ;
12. Seau à charbon de 15 cent. (Haut. 60 cent.) ;
14. Tuyau de poêle de 9 cent. (Haut. 57 cent.) ;
15. Tuyau de poêle de 9 cent. 13 (Haut. 37 cent.) ;
16. Tuyau de poêle de 9 cent. 13 (Haut. 19 cent.) ;
17. Projectiles en fonte (Poids 3 et 4 kil., haut. 9 cent. 13) ;
19. Appareil, dit Le Chandelier ;
20. Appareil, dit Brochet (2 types, 15, 10 cent.) ;

Projectiles des Minenwerfer (Wulfminen) réglementaires.

21. Bombe à ailettes de 340 à 195 kil. portée 2 000 mètres ;
22. Obus long de 25 cent. du Minenwerfer rayé (M. W.) ;
23. Obus court de 25 cent. de M. W. rayé ;
24. Obus moyen de 17 cent. de M. W. rayé ;
25. Obus moyen de 17 cent. de M. W. lisse (obus à gaz) ;
26. Obus léger de 7 cent., du M. W. rayé ;
27. Cartouche de canon à balle pour canon-revolver de 3 cent. 7 (artillerie à pied).

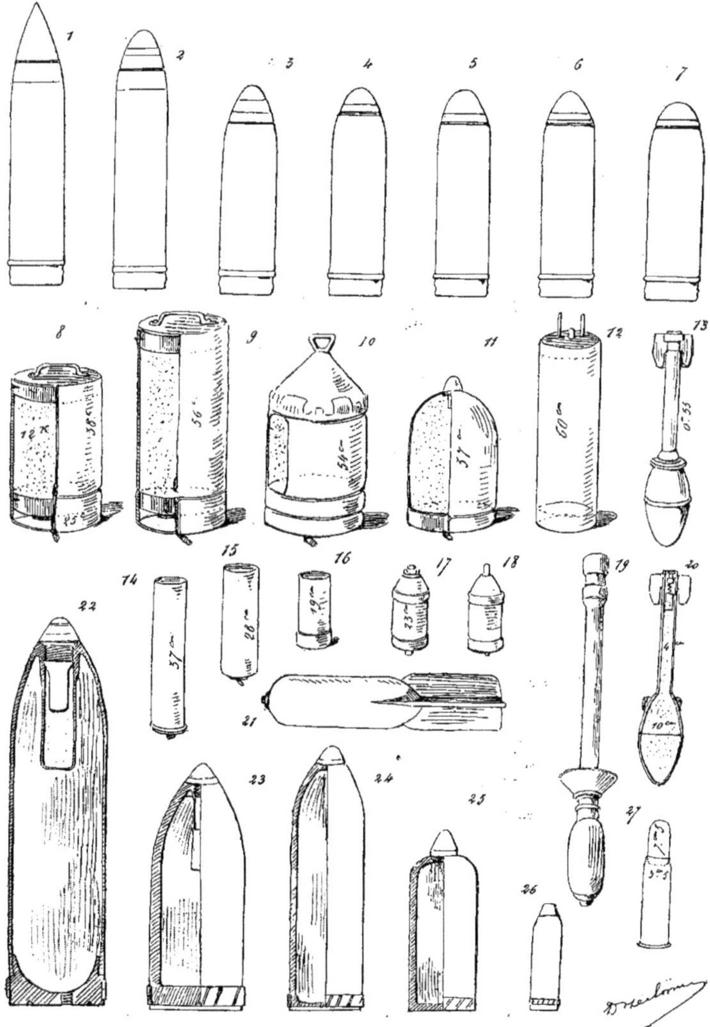

tance active, une gaîne intérieure contient l'explosif destiné à provoquer la rupture de l'engin et l'échappement du liquide (bromo-cétone ou bromo-méthyl-éthyl cétone).

On a trouvé de ces projectiles qui contenaient de la chlorhydrine sulfurique et de l'anhydride sulfurique, corrosifs puissants produisant d'épaisses fumées. Poids, 73 kilogrammes.

Ladungswerfer. — Cet engin lance à de très petites distances des *charges* explosives tenant lieu de projectiles.

Le *projectile* dit *Brochet*, a été quelquefois utilisé en Alsace ; il se compose de deux calottes en tôle réunies par une soudure, prolongées par un tube de fer de 4 centimètres de diamètre intérieur terminé par un empennage de 4 ailettes. Le corps et le tube du projectile sont remplis d'explosif.

Le *projectile* dit *Le Chandelier*, utilisé en Artois se compose encore d'un corps ovalaire et d'un tube creux, long de 0^m,60 remplis tous d'eux d'explosifs. Il paraît destiné surtout à agir sur les fils de fer.

Magener M. W. Engin rudimentaire construit par les armées, constitué par un corps d'obus à balles monté sur une semelle de bois.

Les projectiles et engins des minenwerfer lourds et moyens sont donc en majeure partie destinés à la destruction des ouvrages et des protections des tranchées. Quand ils ne pulvérisent pas les buts humains, ils les ébranlent par leur souffle, ils les blessent surtout moins par leurs éclats que par les corps résistants rencontrés qu'ils projettent, les éclats de bois, de pierre, la terre, etc. Ils enterrent encore les hommes sous la terre déplacée. On a dit que les tirs des minenwerfer ont semblé souvent des tirs « d'ennui » ; pour les artilleurs c'était possible, pour les chirurgiens il n'en était pas ainsi et terribles en étaient les effets sur les blessés.

Le minenwerfer *lourd* constitue un moyen de destruction d'une épouvantable puissance ; il produit des effets moraux et physiques puissants et l'imagination s'étonne et de longtemps s'étonnera que des cerveaux et des moelles aient pu résister à ses effets d'ébranlement physique.

Le minenwerfer *moyen* a été employé et est utilisé pour les tirs contre les travaux d'attaque ou les rassemblements de troupe.

D'après les instructions allemandes le minenwerfer *léger* sert à inquiéter l'adversaire. Il constitue avec les grenades à fusil et à main le principal engin de la ligne avancée contre un ennemi dispersé abrité dans les tranchées.

Les minenwerfer auxiliaires servent contre les travaux de première ligne.

L'obus agit par ses *éclats*. Son ogive, sa fusée, son culot en constituent de volumineux. Ils produisent des mutilations des plus graves, excessives. Les éclats vulnérants diffèrent suivant qu'ils sont fournis par l'obus explosif ou l'obus ordinaire, le schrapnel.

Le premier fournit plutôt des lames que des fragments plus ou moins cubiques, lames d'étendue variable, tantôt véritables instruments coupants, longs, irréguliers, à bords plus ou moins taillés en forme de scie, tantôt éclats minuscules. Ces derniers sont infiniment plus nombreux que les premiers. Ils représentent la masse vulnérante principale.

Les obus ordinaires fournissent habituellement, ainsi qu'en ont témoigné et les radiographies et les extractions, des fragments de un à deux centimètres de côté, moins épais qu'étendus en surface, à bords tranchants. Il en est de minuscules. On a assimilé ces derniers comme dimensions, à un haricot, un pois, une lentille, une tête d'épingle.

Avec la multiplication des engins de tranchée, il devint parfois difficile, dès le milieu de 1915, de savoir exactement ce qui, dans la proportion des projectiles logés dans les tissus, revenait exactement à l'obus ou aux autres engins explosifs. On assistait alors à de véritables essaimages.

La balle de schrapnel, ronde, déformable, animée d'une vitesse rapidement atténuée fit revivre les traumatismes des balles anciennes.

Des grenades.

Les grenades sont des projectiles d'origine très ancienne, réservés d'ordinaire pour la guerre de siège. La guerre russo-japonaise les avait fait réappa-

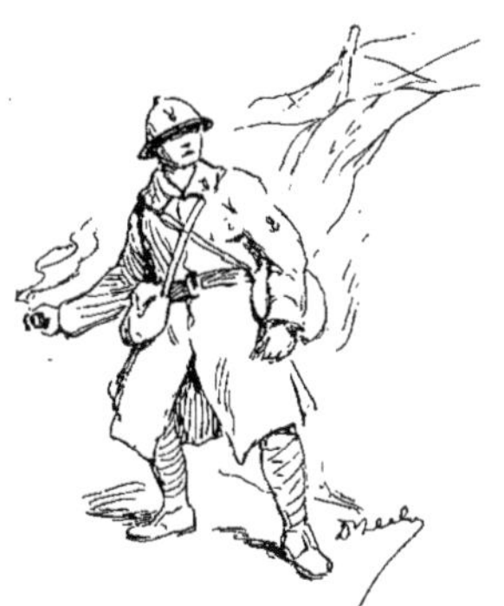

Fig. 20. — Grenadier français
lançant une grenade.

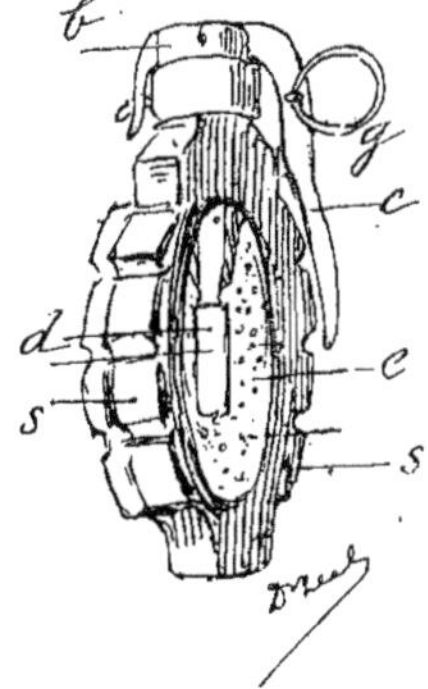

Fig. 21. — Grenade française.

b, bouchon allumeur. — s, s, segments de la paroi. — e, explosif. — c, goupille de sûreté. — e, explosif. — d, détonateur.

raître pour les luttes en rase campagne contre des adversaires protégés. Pendant cette guerre il en a été fait un usage constant, généralisé.

Nombreux en ont été les modèles allemands ; il en est de réguliers ; d'autres ont été improvisés. Il est des grenades lancées directement à la main ; les mêmes sont lancées en s'aidant de courroies, de planchettes, il est des grenades à manche, d'autres sont propulsées par le fusil ordinaire ou des fusils spéciaux. Les unes renferment un explosif brisant qui, en éclatant, divise l'enveloppe métallique ; d'autres sont fragmentées par de la poudre ancienne ; certaines renferment un liquide asphyxiant.

La description qui suit complète ces indications sommaires. Il n'y sera question que des grenades allemandes.

La grenade à main sphérique allemande (fig. 22) est un engin en fonte du poids de

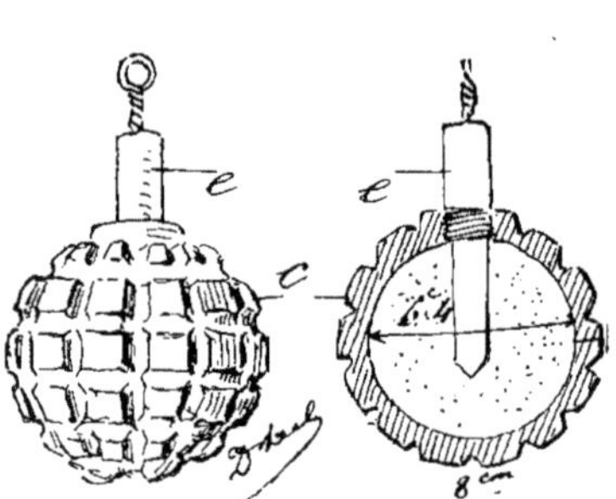

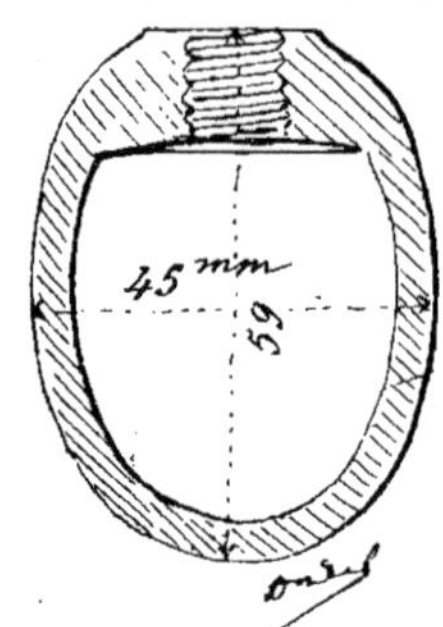

Fig. 22. — Grenade sphérique allemande
de 8 centimètres.

e, étoupille. — c, corps de la grenade.

Fig. 23. — Grenade ovoïde allemande
de 4 centimètres et demi.

1 kilogramme, d'un diamètre extérieur de 8 centimètres et d'une épaisseur de paroi de 8 millimètres.

Des rainures préparées dans les parois suivant des méridiens et des parallèles assurent, lors de l'explosion, une fragmentation en 70 ou 80 éclats.

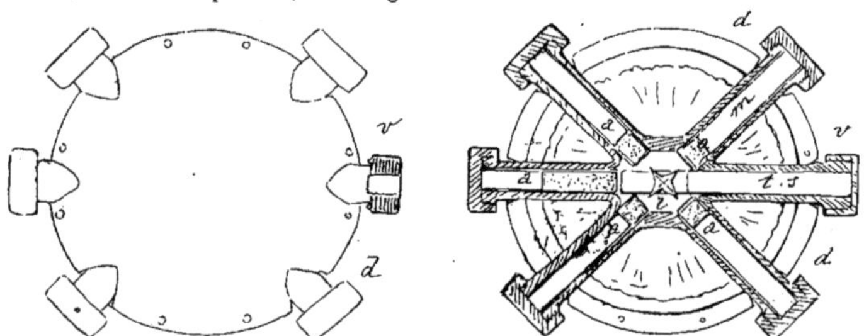

Fig. 24. — Grenade allemande disque (Diskurandgranate).

d, d, détonateur. — v, verrou de sûreté. — a, amorce. — m, porte-amorce. — r, rugueux.
ts, verrou de sûreté masquant les pointes du rugueux.

La charge intérieure se compose de 45 grammes de poudre *ordinaire, non explosive.*

La grenade à main qui est lancée d'ordinaire avec une courroie de cuir, est parfois lancée à la main sur une distance de 10 mètres. Jusqu'à 10 mètres ses éclats traversent des planches de sapin de 2 centimètres d'épaisseur.

Les éclats peuvent être projetés dans toutes directions jusqu'à 100 mètres.

La grenade sphérique à main, réglementaire avant la guerre, a été utilisée dès ses débuts par nos ennemis.

Grenade ovoïde. — Elle a les dimensions d'un gros œuf. Parois lisses, 6 centimètres de longueur, 4cm,5 de large (fig. 23).

Elle pèse 252 grammes, est en fonte aciérée, très sulfureuse, très phosphoreuse.

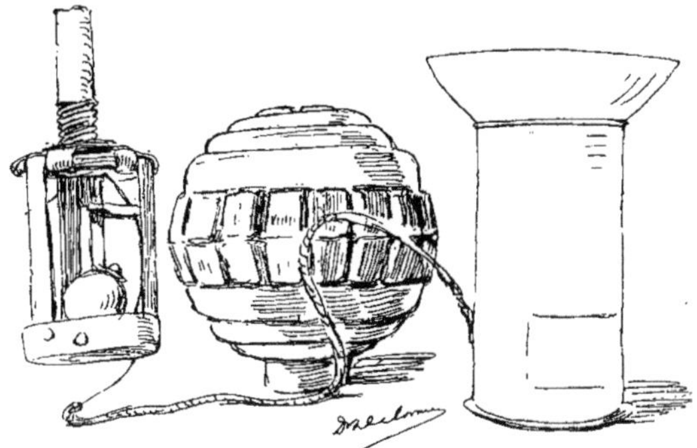

Fig. 25. — Grenade allemande avec son appareil de lancement.

Elle renferme à l'intérieur une poudre brisante formée surtout de nitrates et de chlorates de potasse, laquelle est enflammée au bout de quelques secondes par

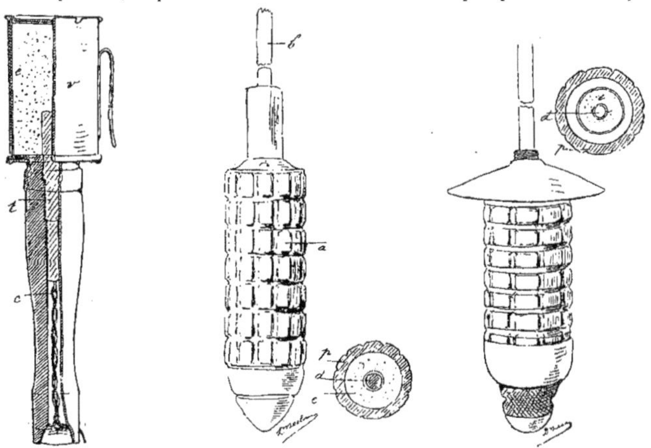

Fig. 26. — Grenade cylindrique allemande.

Fig. 27 et 28. — Grenades allemandes à fusil.

Fig. 27. — Modèle 1913.

Fig. 28. — Modèle 1915.

v, enveloppe métallique supportée par un manche de bois. — *e*, explosif. — *t*, étoupille. — *c*, cordon de tirage.

a, grenade. — *b*, baguette. — *p*, paroi. — *c*, explosif. — *d*, détonateur et percuteur.

a, grenade. — *b*, baguette. — *p*, paroi. — *e*, explosif. — *d*, détonateur et percuteur.

un appendice dit *allumeur*, tube de zinc à parois épaisses pénétrant dans presque toute la hauteur du projectile et renfermant une composition fulminante.

Grenades lenticulaires à main (Diskushandgranaten). — Il en a été utilisé et il en existe deux modèles : un petit modèle, un grand modèle qui ne diffère du premier que par ses dimensions (fig. 24).

Grenade petit modèle. — Elle est constituée par deux disques concaves en fonte de 8 centimètres de diamètre de peu d'épaisseur réunis par des rivets en plomb. Les disques sont lisses à l'extérieur mais à cannelures intérieures pour assurer leur fragmentation régulière.

Entre ces disques sont disposés 6 tubes en aluminium disposés en étoile. L'extrémité intérieure de quatre de ces tubes munie d'amorces, est en rapport avec une pointe de rugueux ; le quatrième est actionné par une tige ; le cinquième fait office de tube de sûreté. Les figures 24 en font saisir les dispositifs.

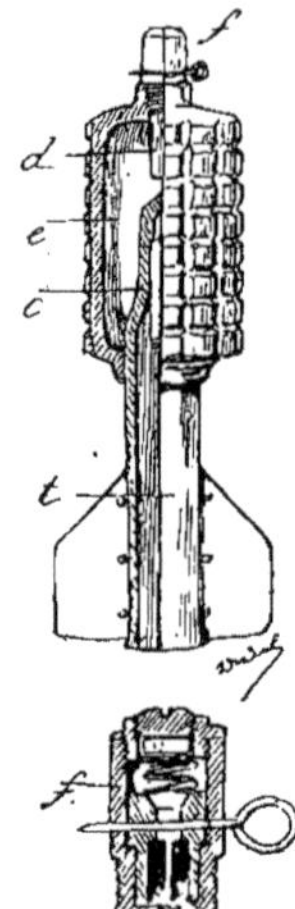

Fig. 29. — Grenade allemande enfermée
(modèle 1915).

f. fusée percutante. — *d,* détonateur. — *e,* explosif.
c, cartouche de lancement. — *t,* tige de lancement.

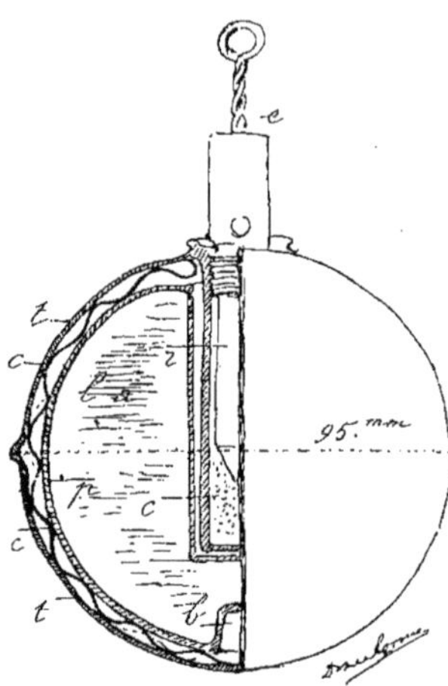

Fig. 30. — Grenade asphyxiante allemande

e, étoupille. — *t,* enveloppe de tôle. — *c,* carton ondulé amortissant. — *p,* récipient en porcelaine. — *b,* bouchon de remplissage. — *l, a,* liquide asphyxiant. — *e,* charge de poudre noire. — *r.* retard en poudre noire.

Chacun des disques renferme un sachet de toile contenant 10 grammes de tolite, et autour du détonateur se trouve un sachet de pyronite (tétranitrométhylaniline).

Le poids total est de 360 grammes.

Grenade grand modèle. — Diamètre, 10 centimètres ; disques de tôle de fer de 1 millimètre d'épaisseur, tubes intérieurs en fer avec bouchons en cuivre. Charge intérieure : 130 grammes de poudre chloratée (chlorate de potasse, 78 p. 100 ; dinitrotoluène, 10 p. 100 ; paraffine, 12 p. 100). Poids total, 415 grammes. La quantité d'explosif contenue dans le grand modèle est beaucoup plus considérable que celle renfermée dans le premier.

Grenade à manche. — Cet engin constitué par une boîte cylindrique de tôle de 1 millimètre d'épaisseur, fermée en haut par un couvercle de même métal 10 centimètres de hauteur et de 7 centimètres de diamètre. Il est fixé à l'extrémité d'un bois rond (fig. 26).

A l'intérieur de cette boîte s'en trouve une autre, de carton paraffiné contenant l'explosif.

Le manche en bois est traversé dans toute sa longueur par une cavité cylindrique contenant le dispositif d'inflammation (étoupille à friction, à mèche lente brûlant en 5' et demie).

Une agrafe soudée permet le port de l'engin à la ceinture. La grenade complète pèse 820 grammes, dont 270 de l'explosif Donarit (nitrate d'ammoniaque, 78 p. 100 ; tolite, 15 p. 100 ; nitroglycérine, 3 p. 100 ; sciure de bois, 4 p. 100).

Il existait plusieurs variétés de grenades cylindriques à manche ; elles différaient surtout par le mode d'amorçage. Moins ancienne est la grenade à main représentée par la figure 29. Elle se compose d'un corps sphérique en fonte de 7cm,5 de diamètre chargé d'explosif. Il présente extérieurement des divisions qui délimitent de petits cubes de projectiles.

L'explosif est constitué par de l'azotate et du perchlorate de potasse, de l'azotate de baryte, du soufre et du charbon.

Avec la grenade est lancée une sorte de cage cylindrique surmontée d'une tige creuse en laiton sur laquelle se visse le corps du projectile.

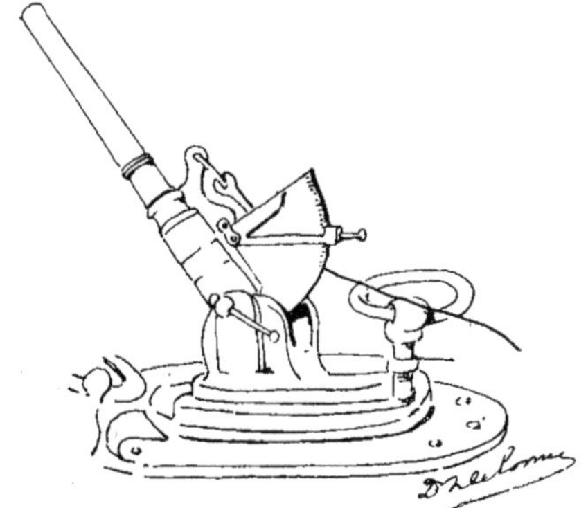

Fig. 31. — Granatenwerfer. Lance-grenades allemand. (Modèle 1915).

Grenades allemandes à fusil d'infanterie (modèle 1913). — Cet engin se compose de deux parties : le corps de la grenade et son système percutant, la tige de lancement (fig. 27 et 28).

Le corps de la grenade est constitué par un cylindre creux à pointe ogivale, en fonte aciérée, à fragmentation préparée, de 12 centimètres de longueur, de 4 centimètres de diamètre, de 4 centimètres d'épaisseur de paroi, logeant un tube central métallique de 9 millimètres de diamètre et autour de lui l'explosif. A sa base, le cylindre est fermé par une douille en laiton contenant l'appareil concutant.

Une tige de lancement en acier fait suite à la douille. Elle a 45 centimètres de longueur et 7 millimètres de diamètre.

La grenade est lancée par la douille du fusil d'infanterie sans balle, et chargée avec 4 grammes de poudre noire.

La grenade pèse 900 grammes ; elle renferme 80 grammes de poudre type Donarit (nitrate d'ammoniaque, tolite, nitroglycérine et sciure de bois).

Ces grenades ont été abandonnées à la fin de 1916.

La grenade matricule 1914 pour fusil d'infanterie diffère surtout de la précédente par la fusée.

Elle pèse 900 grammes et renferme 80 grammes d'explosif (tolite).

Ces engins sont actuellement abandonnés, mais ils ont servi pendant toute la période de la guerre que j'étudie.

Grenades des Granatenwerfer (Wurfgranaten, 1915-1916). — Ces projectiles projetés par des lance-grenades sont en fonte malléable à fusée percutante. Elles renferment une quantité d'explosif très élevée (225 grammes). Leur portée est de 300 mètres et leurs éclats ont une action rayonnante de 30 mètres.

Grenades asphyxiantes. — Ces engins qu'on rencontre au commencement de 1916, renferment dans une enveloppe sphérique de 10 centimètres de diamètre, de 2 millimètres d'épaisseur, un liquide fourni par les dérivés monobromés de l'acétone ou la méthyléthylacétone industrielle.

Ces dérivés monobromés furent remplacés par des dérivés bisubstitués de l'acétone ou par de l'acétone ordinaire.

Pour conserver ces substances, on les renferma dans un récipient en plomb ou en porcelaine (fig. 30).

D'autres grenades renferment un liquide caustique (anhydride sulfurique, 60 p. 100 ; chlorhydrine sulfurique, 40 p. 100) ; elles sont dites *fumigènes*.

Des pétards. — Ce sont des engins de fortune fabriqués sur place avec les ressources locales.

Les plus rudimentaires se composaient et se composent encore d'une planchette avec manche sur laquelle est assujetti, par des clous ou par des fils de fer, un récipient quelconque (habituellement une boîte de conserves) chargé d'explosif, de poudre noire le plus souvent, avec addition de balles, de clous, de ferraille. Le tout était pourvu d'un détonateur auquel le feu était transmis par un morceau de Bickford.

Projectiles des avions. — Les avions projettent des bombes explosives ou incendiaires ; des balles longues appelées *fléchettes,* des balles explosives ou incendiaires. On cherche à les atteindre par des projectiles similaires.

Gaz asphyxiants et lacrymogènes.

Des tirs d'obus, quelque denses qu'ils soient, laissent entre eux des espaces morts ; leur approvisionnement est relativement lent et onéreux ; la vague de gaz asphyxiants, projectile de la chimie de guerre, anéantit tout sur son passage, les buts humains comme les plantes.

L'emploi de ces gaz n'est pas né extamporanément de la démoniaque inspiration d'un ennemi à court de gros projectiles pour les avoir dépensés au delà de toutes les prévisions. C'est le résultat de dispositions froidement et depuis longtemps calculées. Le commandant d'artillerie Nicolardot, entre autres, nous a renseignés sur ce point et la sorte de monopole que les Allemands s'étaient depuis longtemps réservée pour la production du chlore et du brome leur ménageait les approvisionnements et les productions nécessaires, car il faut de 60 à 80 kilogrammes de chlore par mètre de front pour obtenir une vague puissante. Mais la vague se retourne parfois ; elle compte ses impossibilités, elle paralyse peu ou prou l'assaillant malgré les précautions prises par lui pour éviter les accidents qu'il provoque ; et puis l'adversaire n'est surpris que pour un temps comme nous l'avons été, il se protège, brise la vague et répond à l'occasion. Le moyen ne peut donc être d'usage continu. On le réserve pour un grand coup et pour un effet de surprise.

C'est le 24 avril 1915 que sur l'Yser les Allemands eurent recours aux gaz asphyxiants. Le médecin inspecteur général SIEUR, dans son Rapport a fait de la surprise homicide qu'ils ont provoquée une description saisissante. LACHAUME qui, tout à l'avant, a soigné de nombreux asphyxiés puis d'autres ont redit l'aspect de ce nuage épais, d'un jaune verdâtre, peu étendu alors en hauteur, roulant sur le sol, clouant sur place, dans les affres d'une presque immédiate asphyxie, des hommes restant debout ou sidérés, arrêtant au bout de quelques pas ceux qui cherchaient à fuir, car la vague allait plus vite qu'eux et rendus anhélants par la course, ils prenaient à pleins poumons le toxique et tombaient la face bleuie, la bouche pleine d'écume rouge.

Depuis lors on a entendu trop souvent parler des gaz asphyxiants, le nuage vert ou jaune brunâtre a été parfois remplacé par un nuage rouge brun (brome, peroxyde d'azote) ; aux deux mètres de hauteur de la vague primitive ont succédé des vagues de 12 mètres de haut, et malgré la protection qu'on assure contre eux, on donne toujours comme un indice d'une suprême vaillance d'avoir résisté à l'ennemi qui venait de s'en servir.

Aux gaz *caustiques* et *asphyxiants* se sont joints bientôt les gaz dits *lacrymogènes*, irritants, troublant la vue, empêchant le tir, puis, dernières venues ont apparu les fumées épaisses non irritantes, non caustiques, intolérables par soustraction de l'air respirable, surtout troublantes pour le tir. Mais c'est là de l'histoire trop récente et la période que j'envisage est celle qui consacra les effets épouvantables et massifs des *gaz asphyxiants*[1].

Déclanchées par un vent léger et favorable, au lever ou au coucher du soleil le plus souvent, les vagues gazeuses envahissent généralement 7 à 8 kilomètres de terrain plat, sec, non traversé par des cours d'eau. Au début, alors que nos troupes étaient dépourvues de moyen de protection, les Allemands employaient des vagues *uniques*, répandues pendant un temps court (une demi-heure) ; plus tard, les vagues ont eu plus de durée, enfin ont été employées les vagues *successives* de quelques minutes, avec 15 ou 20 minutes d'intervalle, en vue d'épuiser les moyens de protection de l'adversaire.

Comme les tirs d'obus rompent la colonne de gaz ceux-ci sont, dès que la vague commence à se répandre, interrompus entre l'assaillant et la tranchée adverse ; mais des tirs de barrage à obus explosifs les remplacent.

Les attaques par les grandes vagues chlorées ou bromées ont été et sont relativement peu fréquentes. Par contre celles par les gaz lacrymogènes et

---

1. C'est encore là un retour à des pratiques anciennes, mais combien perfidement perfectionnées. Tite-Live au dire de M. MARRE rapporterait des exemples d'enfumage de travaux d'approche. Au moyen âge, on se servait de vapeurs de soufre, de fumée de paille mouillée, d'étoupes enduites de poix, de laine brute enduite de suif dans l'attaque et la défense des places fortes.

suffocants produisant au point de vue tactique des effets localisés, ont été et sont souvent signalées.

Les gaz des vagues sont lancées hors des tranchées par des équipes spéciales de pionniers, très protégés contre leur action. Contenu dans des réservoirs terminés par un long tube métallique, le liquide qui les produit est dardé à quelque distance. Ce sont surtout des gaz chlorés et bromés qui ont été ainsi projetés. D'autres fois ils sont dirigés sur l'adversaire par des projectiles.

Les projectiles asphyxiants employés par les Allemands ont été classés en deux catégories suivant qu'ils sont lancés par les engins spéciaux tels les minewerfer qui constituent l'artillerie de tranchées ou par des bouches à feu proprement dites.

Les obusiers lourds de campagne de 150 lancent deux sortes « d'obus à gaz », l'obus du type T_1 l'obus K (K_1 ou K_2). Le premier déverse du bromure de benzyle et de xylile à effets *persistants lacrymogènes*, le second des acétones bromées (K_1) ou du chloroformiate de méthyle chloré (K_2) à effets moins durables mais *suffocants*.

Et voici que s'annonce le phosgène ($Co\ Cl^2$).

Les engins de tranchée ayant une portée faible (1.200, 1.500 mètres au maximum) les obus à gaz n'ont pas grande résistance. Leurs parois sont très minces, rudimentaires (sceaux à charbon, tuyaux de poêle, etc.).

Les projectiles lancés par les bouches à feu ont la portée commune. Ce sont des obus explosifs ordinaires. L'obus ne se fragmente qu'en un petit nombre de morceaux. Ils datent d'avril 1915.

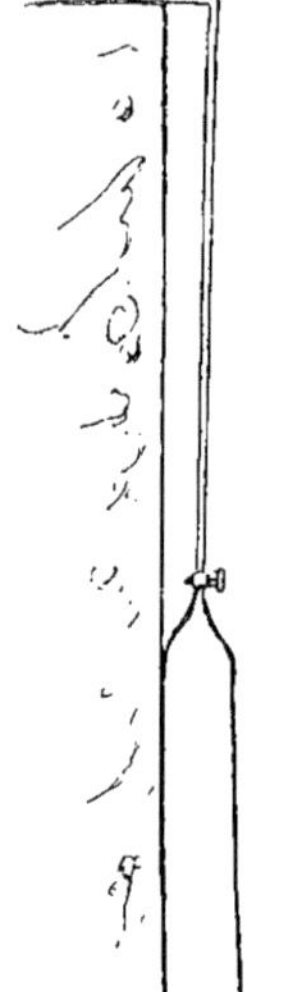

Fig. 32. — Appareil pour le lancement de gaz asphyxiants.

Pour arroser efficacement de gaz une surface d'un kilomètre carré, il faut, en chiffres ronds, 24.000 coups de canons de campagne fournis par 12 batteries de 77.

Les gaz lacrymogènes bien plus lourds que l'air s'accrochent au sol sous forme de brouillard, se déposent dans les creux, les sols bas, les tranchées, les abris, les caves, les parties boisées. Leur action est persistante.

Les gaz suffocants étant plus légers que l'air se dispersent rapidement, mais leur action irritante est plus intense que celle des premiers.

MM. Sieur, Dujarrié de la Rivière et Leclerq, sur 152 intoxiqués de Langenmarck, vus à Calais, MM. E. Sergent, Agnel, Achard, Rathery et Michel sur des blessés vus à Zuydcoote, M. Lachaume, surtout qui a vu 400 malades et M. Canuyt ont bien étudié, au point de vue clinique, l'action des gaz catalogués sous le nom général de gaz suffocants qui agissent à la façon de caustiques. La symptomatologie diffère suivant la quantité de gaz absorbée et l'état antérieur des voies respiratoires.

L'action est : 1° *légère*, ou 2° *grave*, ou 3° *très grave*.

1° L'intoxication *légère* se rencontre chez les soldats qui ont respiré des quantités négligeables de ces gaz, soit qu'ils aient tardé à se protéger par leurs masques, soit que ces gaz en a filtré au travers.

Les signes sont ceux d'une *trachéo-bronchite légère*. On constate des sibilances et des roncus ; l'expectoration est nulle ou légère, la dyspnée manque ; il y a de la congestion de la face.

Le soldat reprend son service au bout de quelques jours.

2° Lachaume a donné de la forme *grave* un tableau saisissant :

Le malade marche péniblement, courbé en deux ; anhélant il s'accroche à tout obstacle. En arrivant à l'ambulance, il réclame de l'air et se précipite vers une porte ou une fenêtre.

Les signes qu'il présente sont ceux de *l'œdème pulmonaire aigu :* Roncus, sibilances, râles sous-crépitants, expectoration spumeuse, sanguinolente, d'abondance extrême, dyspnée intense, sonorité exagérée.

Le facies est cyanosé, angoissé, les narines battantes, la bouche obturée par de l'écume, la toux incessante.

La soif est intense, la déglutition pénible ;

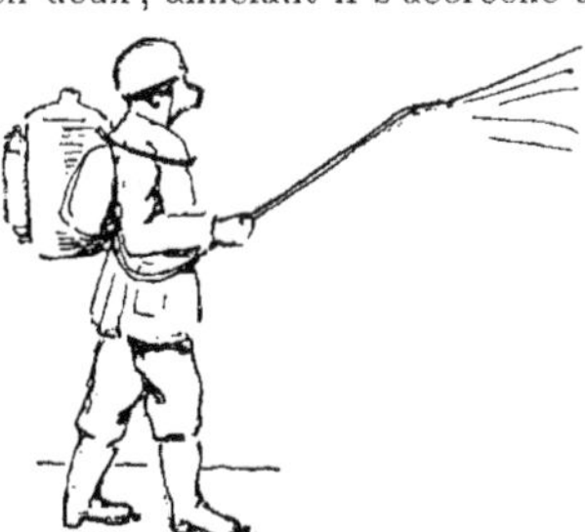

Fig. 33. — Soldat allemand muni d'un projecteur de gaz asphyxiants.

il y a des vomissements glaireux parfois sanglants ; des selles diarrhéiques sont fréquentes.

Le foie est douloureux, les urines sont rares, albumineuses, parfois bilieuses ; le pouls est rapide, le cœur augmenté de volume, la céphalée vive et la température peu élevée.

La durée de la crise est de sept à huit jours, parfois de quinze à trente. Elle est moins sévère chez les jeunes soldats que chez les territoriaux.

Les complications sont fréquentes ; c'est *l'emphysème pulmonaire*, il est fréquent et durable, *l'emphysème sous-cutané thoracique, cervical* ou *brachial*, la *broncho-pneumonie*, la *pneumonie*, la *bronchite fétide*, la *gangrène pulmonaire*.

Du côté du tube digestif, c'est *l'intolérance gastrique* temporaire ou persistante (gastrite, ulcérations), du côté du cœur, la *tachycardie*, la dyspnée d'effort.

3° La *forme mortelle* est moins habituelle que la précédente dans les formations sanitaires ; peut-être le serait-elle autant sur le champ de bataille. Les accidents mortels sont immédiats (asphyxie immédiate) ou se développent en quelques jours.

Le facies est tantôt cyanosé, le blessé très dyspnéique ; la saignée reste blanche, les ventouses ne donnent rien ; le sang est poisseux après des inhalations d'oxygène ; ou bien le facies est pâle, l'obscurité respiratoire presque totale, le pouls petit. On note de l'indifférence, un semi-coma ou de la netteté de l'intelligence.

A l'autopsie, la trachée présente un piqueté hémorragique intense, le cerveau est recouvert d'une couche massive d'œdème (RATHERY et MICHEL) ; la congestion pulmonaire est massive, il y a des hémorragies interstitielles de l'estomac et le foie est stéatosé en quelques heures. C'est la broncho-pneumonie qui amène surtout la mort ; parfois elle a lieu par collapsus cardiaque.

Sur des hommes vus dans les formations éloignées, ce sont les signes de la bronchite capillaire, de la spléno ou broncho-pneumonie qui dominent avec des troubles dyspeptiques, l'albuminurie, parfois de l'ictère, une sensation générale d'asthénie.

Des séquelles persistantes pulmonaires, cardiaques, gastriques sont fréquentes. Ce sont la bronchite chronique, la sclérose pulmonaire (PIC), les réveils de tuberculose (SERGENT), la dilatation du cœur, la gastrite chronique ou l'ulcère de l'estomac, parfois des troubles nerveux.

M. PIC a étudié ces séquelles dans un centre hospitalier réservé dans la 14ᵉ Région à ces intoxiqués.

Le traitement varie suivant le lieu où l'intoxiqué reçoit du secours.

Aux *postes de secours*, on a employé les gargarismes, les aspirations nasales, les instillations oculaires d'hyposulfite de soude, l'ingestion d'une solution d'hyposulfite de soude à 4 ou 5 p. 100 en vue de prévenir les lésions stomacales (LOEPER, PEYTER, SABADINI). La solution iodo-iodurée, a été considérée comme un antidote précieux.

Les efforts du médecin se portent surtout sur l'appareil respiratoire en vue d'atténuer la dyspnée, les signes d'asphyxie. Les postes de secours ont été rapidement pourvus d'oxygène qui a été employé en inhalations ou en injections sous-cutanées. LIAN a recommandé de faire dans certains cas, la saignée au poste de secours. La morphine est à proscrire (LIAN).

A l'ambulance, le traitement a cherché : 1° à *lutter contre l'œdème pulmonaire ;* 2° *soutenir le cœur ;* 3° *suppléer à l'insuffisance de l'hématose.*

1° Contre l'œdème pulmonaire, la saignée a été très recommandée. La viscosité du sang étant grande, on a combiné la saignée générale et la saignée locale. Elles assurèrent un soulagement le plus souvent instantané chez les hommes susceptibles de guérir. Elles allégèrent le cœur et soulagèrent les poumons mais elles ne donnèrent pas toujours de résultat.

Pour débarrasser mécaniquement les poumons on a eu recours aux expectorants, à l'ipéca en première ligne (1 gramme, 1ᵍʳ,50, à l'entrée ; 0ᵍʳ,50 par jour pendant cinq à six jours) ou chlorhydrate d'émétine (LETTRY, aux révulsifs locaux, aux enveloppements humides, froids, du thorax (RATHERY et MICHEL).

Pour soutenir le cœur, on employa avec avantage l'huile camphrée à dose massive (10 centimètres cubes à 20 p. 100) ; les injections de sulfate de strychnine excitaient le système nerveux avec le sulfate de sparteine, la caféine, l'éther.

Les injections sous-cutanées d'oxygène, les injections hypodermiques d'eau oxygénée se sont montrées peu utiles (7 à 8 litres, LACHAUME). Les inhalations d'oxygène ont été plus efficaces. Avec la saignée, elles soulageaient les malades.

Contre la toux, LACHAUME utilisait les vapeurs humides de menthol et d'eucalyptol (99 gouttes d'une solution d'eucalyptol à 1/40° dans un récipient contenant de l'eau en ébullition).

Régime lacté.

Ultérieurement évacuation sur les formations du midi de la France.

A titre de *mesure préventive,* chaque homme fut muni d'un masque et de lunettes destinés à le protéger personnellement et le Commandement a prévu des mesures propres à détruire la vague. Ces précautions suffirent.

Le masque dont chaque homme fut muni *à titre préventif,* se composait d'abord de pièces de gaze ou d'ouate imprégnées d'une solution d'hyposulfite de soude (CASTAING). Le masque T utilisa les mêmes tissus et la même substance. Déjà en 1900, le capitaine d'artillerie Nicolardot, prévoyant l'emploi par les Allemands des gaz chlorés, avait proposé un masque à soupape neutralisant le gaz chloré par l'hyposulfite de soude ; à *titre collectif,* il avait conseillé les pulvérisations de chaux ou de charrées de soude, ou l'emploi d'obus volumineux chargés d'ammoniaque ou de soude.

Le masque TN qui a remplacé le masque T a la forme d'un cône à lunettes dont l'ouverture est destinée à encadrer le nez et la bouche. Les hommes sont exercés fréquemment à la mise en place de cet appareil de protection. L'adaptation doit être faite correctement en quelques secondes (fig. 36).

La *cagoule,* capuchon en drap ou en flanelle pourvue d'une plaque translucide (LECLERQ) s'est montrée inférieure au masque quand il a été perfectionné en vue d'obtenir un accollement plus exact contre la figure.

Si, dès que la vague est signalée, le masque est bien appliqué, sa matière filtrante neutralise le gaz.

Il est recommandé : 1° de ne jamais courir ; la vague a une vitesse supérieure à la vitesse de l'homme courant au pas de gymnastique et quand celui-ci s'arrête, il résiste difficilement, en raison de sa gêne respiratoire, à soulever le masque ; 2° d'abandonner les abris dans lesquels les gaz lourds ont tendance à s'accumuler.

Les hommes qui pénètrent dans les tranchées ou les abris envahis par les gaz pour secourir leurs camarades, sont munis d'appareils à dégagement d'oxygène (fig. 37 et 38).

De l'action des gaz lacrymogènes. — D'après MM. MAREUL et LACHAUME, les obus lacrymogènes qui contenaient surtout du trioxymétylène et du tribromure de benzine, de l'acroléine (aldéhyde allylique) ont donné lieu à des

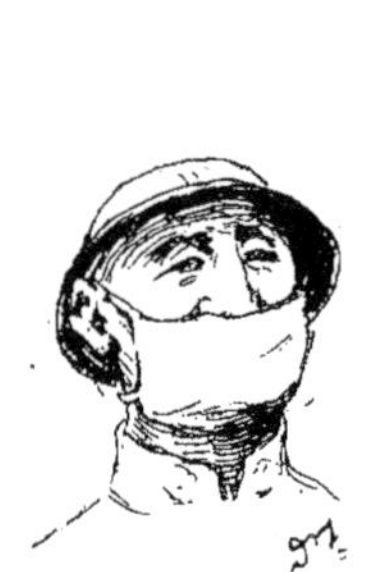

Fig. 34. — Masque partiel fait de compresses (modèle Castaing).

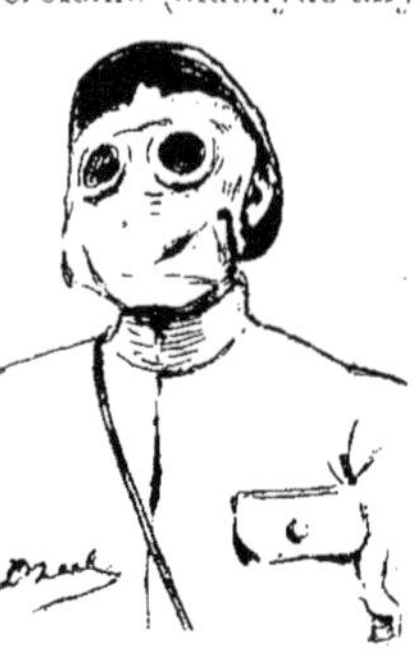

Fig. 35. — Masque facial total (Lefort, Magniez) avec œillères.

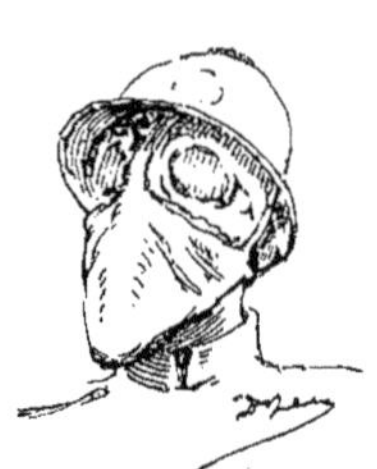

Fig. 36. — Masque facial total TN (1915).

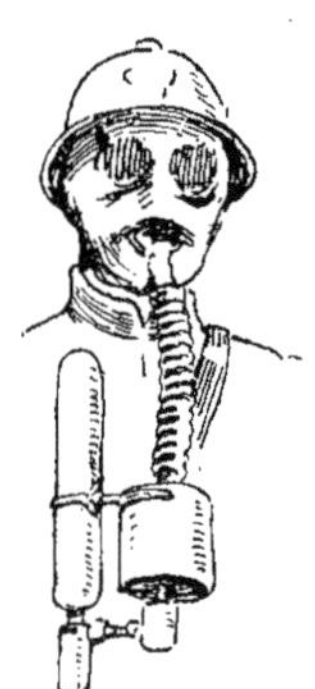

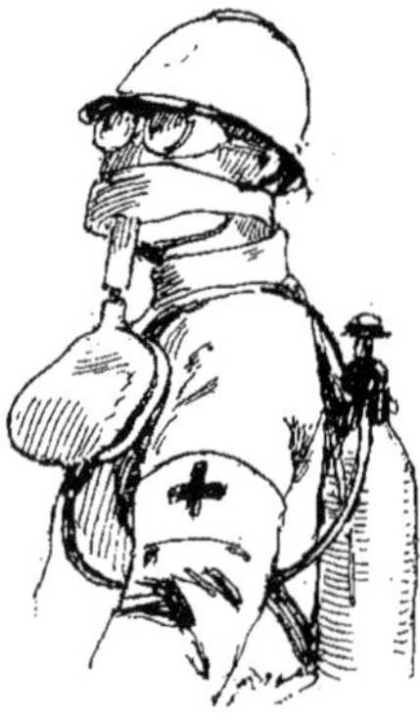

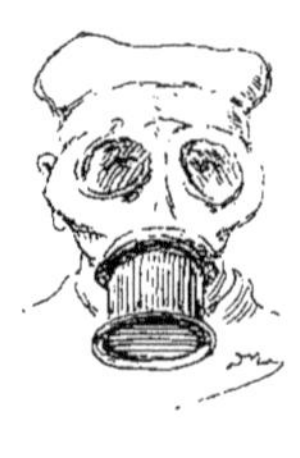

Fig. 34, 35, 36, 37, 38 et 39. — Modèles de masques protecteurs contre les gaz asphyxiants.

Fig. 37. — Soldat muni d'un appareil d'inhalation Draëger pour la recherche dans les fosses.

Fig. 38. — Soldat muni d'un appareil d'inhalation d'oxygène pour recherche dans les fosses.

Fig. 39. — Masque allemand utilisé contre les gaz asphyxiants.

accidents différents suivant que la zone d'éclatement était éloignée ou rapprochée.

Dans le premier cas, au delà de 20 mètres, c'était du picotement des yeux, du larmoiement, d'une durée de trois à quatre heures, de la conjonctivite légère, de la céphalée (LACHAUME).

Sur les soldats pris dans la zone d'éclatement ou dans la tranchée on a noté : de la toux quinteuse, parfois des vomissements, de l'hébétude, de la somnolence, avec une tendance à la syncope, pas de cyanose, peu ou pas de dyspnée (Lachaume) ; parfois des signes pulmonaires plus sérieux.

En général les effets des gaz lacrymogènes ont été peu graves au point de vue médical (Lachaume). Ce médecin qui les a observés dans un secteur particulièrement visé par les obus lacrymogènes dit qu'il ne croit pas qu'on puisse leur attribuer des pertes.

Projection de flammes. — En violation des articles 22 et 23 de la Convention de La Haye qu'ils ont signés, les Allemands se servent de liquides inflammables (essence de pétrole ou diméthylphosphorine et hydrogène phosphoré. C'est encore un retour à de bien anciennes pratiques de la guerre. L'ordre n° 32 de la IIᵉ armée allemande, du 16 octobre 1914, daté de Saint-Quentin qui fut, par le Président le la République, communiqué à toutes les puissances, donnait à la troupe les indications les plus précises pour l'emploi des flammes.

Des appareils à projection de flammes, les plus simples sont construits sur le modèle des lampes à souder des plombiers. Ils lancent à 20 ou 25 mètres des jets d'essence enflammés qui dégagent une chaleur considérable.

D'autres de ces appareils fournissent un jet d'essence auquel un dispositif d'allumage met le feu dès qu'il s'échappe de l'ajutage de sortie.

La diméthylphosphorine et l'hydrogène phosphoré s'enflamment spontanément à la sortie de l'appareil.

Les chimistes d'outre-Rhin se sont attachés à fixer une technique simple pour la préparation en grand de ces derniers produits.

On a même employé le procédé suivant : des cylindres susceptibles de fournir une large flamme et munis d'une mèche sont lancés de distance en en distance contre les positions de l'adversaire. C'est sur ces cylindres « allume feux » qu'on darde les jets d'essence, de pétrole [1].

L'action des projecteurs de flammes s'est traduite tantôt par des accidents mortels résultant de la brûlure des voies respiratoires et de la suppression de l'oxygène, tantôt par des brûlures cutanées atteignant tous les degrés, mais souvent celles des 2°, 3° et du 4° degrés étaient associés. Ces brûlures ont porté habituellement sur les mains, la face, le cou, parfois sur des parties du corps recouvertes par les vêtements, les avant-bras, les cuisses. Pour ces brûlures, deux pansements spéciaux ont été recommandés. M. Alglave ayant remarqué qu'avec les pansements humides (eau bouillie, sérum), avec les gazes vaselinées, boriquées, à l'oxyde de zinc, l'adhérence des gazes rend douloureux le renouvellement des pansements et expose à des écoulements de sang incessants, a proposé de les remplacer par le taffetas chiffon préparé

---

1. Dans les bombes incendiaires se trouve un mélange d'oxyde de fer et d'aluminium qui en brûlant sans avoir besoin d'oxygène dégage une température de 3.000 degrés pendant que du phosphore bleu ou du goudron fournissent des gaz délétères.

Ce mélange ferro-alumine connu dans l'industrie sous le nom de *thermit* sert à constituer des *pastilles incendiaires* que des gradés portent dans leurs cartouchières (Francis Mars).

en faisant adhérer une mince couche d'huile de lin à une feuille de tarlatane. M. LUMIÈRE de son côté a donné un pansement analogue.

L'ambrine de M. BARTHE de SANFORT, mélange de paraffine et de résine a

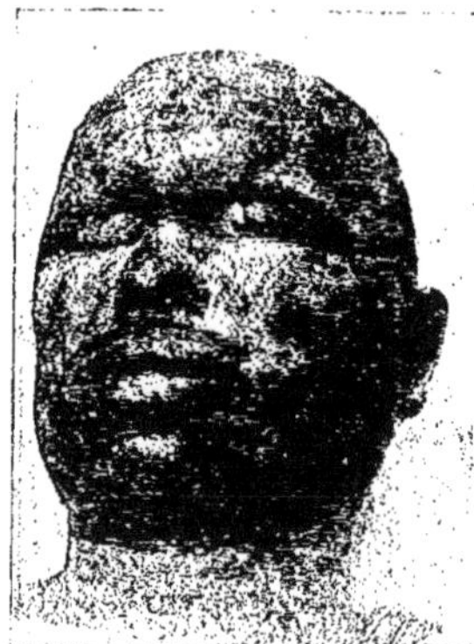
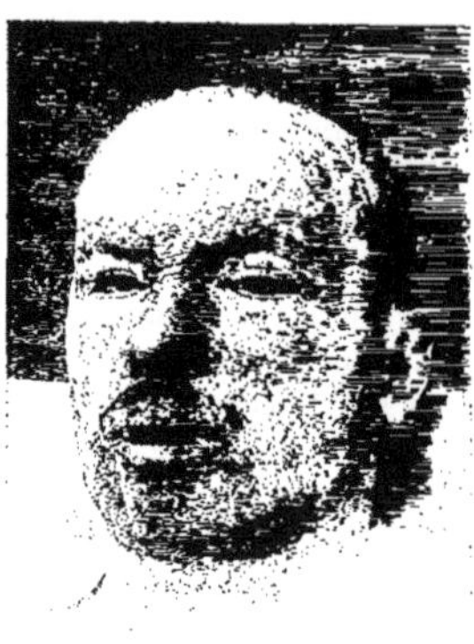
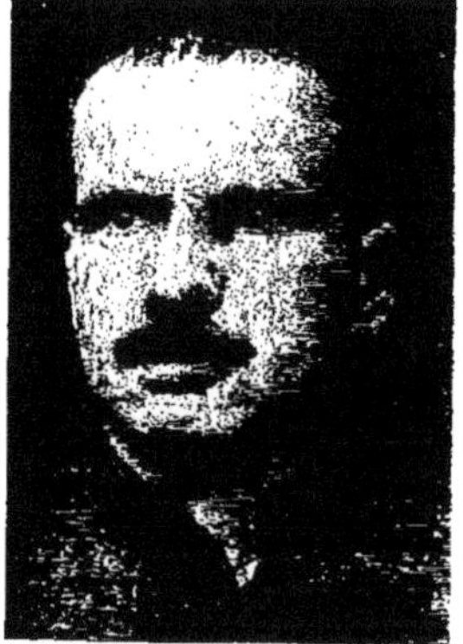

Fig. 40, 41 et 42. — Les trois étapes d'une brûlure de la face traitée par l'ambrine.
(Reproduction de photographies de M. Barthe de Sandfort).

joui et continue à jouir d'un grande vogue. Des formations spéciales utilisant l'ambrine ont fonctionné à l'avant comme à l'arrière et fonctionnent encore pour le traitement de ces brûlés et des résultats remarquables ont été obtenus : atténuation des symptômes douloureux, symptômes généraux rares, cicatrisation rapide, cicatrices plus souples. Un traitement complémentaire par les injections d'huile créosotée, à distance, a souvent amélioré ou fait disparaître les vastes cicatrices chéloïdiennes et, chose remarquable, contribué non seulement à assurer la libération des cicatrices, mais la disparition des chéloïdes et la disparition des douleurs. L'épreuve de ces traitements continue.

L'ambrine fondue est pulvérisée ou étalée avec un pinceau sur la plaie

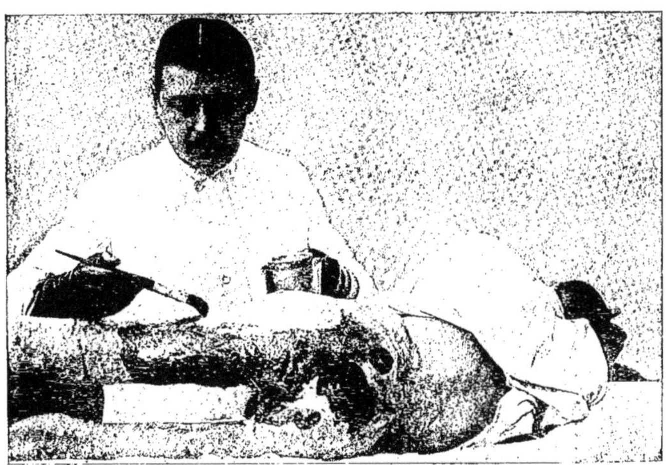

Fig. 43. — Application de l'ambrine sur une brûlure de la cuisse et des fesses.
(Reproduction d'une photographie de M. Barthe de Sandfort).

asséchée par une douche d'air chaud (fig. 43) et un pansement gazo-ouaté ordinaire protège cette plaie. L'opération est répétée toutes les vingt-quatre ou quarante-huit heures. Les escarres se détachent rapidement et la plaie est rapidement luxuriante. La guérison est obtenue en général en moins d'un mois. L'odeur nauséabonde du début n'est qu'un minime inconvénient.

Les photographies ci-contre dont plusieurs ont figuré dans un mémoire de M. Barthe de Sandfort inséré dans les Archives de Médecine et de Pharmacie militaires témoignent des résultats obtenus.

MM. Kirmisson, Michaux, Toussaint, ont préconisé à la Société de Chirurgie le mode de traitement de M. Barthe de Sandfort après en avoir constaté les très bons effets. Je ne puis que confirmer ces derniers pour les avoir observés moi-même.

Vitriolages. — Il n'est pas jusqu'au *vitriolage* que les Allemands n'aient employé et dont ils n'aient rendu l'usage méthodique et régulier. L'agent corrosif est de l'acide sulfurique, de la soude caustique. Ces liquides renfermés dans des récipients pulvérisateurs métalliques solides, à paroi intérieure de plomb, sont projetés en nappes par de l'azote sous pression.

Plus simplement ces corrosifs sont renfermés dans des bouteilles lancées à la main, ou contenus dans des *grenades* explosives.

Ce sont là, moyens plutôt barbares qu'efficaces.

BIBLIOGRAPHIE

ACHARD. Asphyxie par les gaz des projectiles de guerre. *Bull. Acad. Méd.*, 25 mai 1915.

ALGLAVE. Le taffetas chiffon appliqué au pansement des brûlures et des plaies cutanées. *Presse médicale*, 11 mars 1915.

BAUCHÉ. Considérations sur les gaz asphyxiants. *Arch. Serv. santé.*

BINET. L'organisation et le fonctionnement d'un poste de secours régimentaire. *Paris médical*, 1915, p. 490 (gaz asphyxiants).

Bulletin des Armées, n° 96, 9 au 12 mai 1915.

CANYUT. *Journal de Médecine de Bordeaux*, n° 5, 1916.

CASTAING. Masque tampon, voile, turban contre les gaz asphyxiants. *Réun. Méd. Chir. 1re armée*, 1915.

DUJARRIC DE LA RIVIÈRE et LECLERCQ. Etude clinique, anatomo-pathologique et histochimique de cas d'intoxication par les gaz irritants employés par les Allemands à Langhemarck. *Bull. Acad. Méd.*, séance 11 mai 1915.

FLAMEL. Le brome et son emploi à la guerre. *Génie civil*, t. LVIII.

J.-H. Sur les troubles cardio-vasculaires dans les intoxications par les gaz asphyxiants des Allemands. *Paris médical*, 1916, p. 285 et *Archives des Maladies du cœur*, décembre 1915.

GREMEAUX. Lésions oculaires consécutives à l'action des gaz asphyxiants. *Progrès médical*, 5 septembre 1916.

HENROT. Respirateur à ouate contre les gaz, etc. *Acad. Méd.*, 11 mai 1915.

LACHAUME. Contribution à l'étude des accidents produits par les gaz asphyxiants des Allemands. *Th. Bordeaux*, 1916. Travail remarquable de précision.

LECLERCQ, HAURY, FASQUELLE et BURY, TOP, HÉRISSEY. Communications sur les gaz asphyxiants. *Réun. Méd. Chir. 5e armée. Presse médicale*, 21 octobre 1915, p. 414.

LIAN. Les intoxiqués par les gaz chlorés au poste de secours. *Soc. Méd. Hôp.*, 19 novembre 1915.

LÉVY (F.). Etude sur le syndrome respiratoire consécutif à l'absorption des gaz asphyxiants. *Presse médicale*, 15 juillet 1915.

MORE (F.). Gaz et projectiles asphyxiants, in *Je sais tout*, 15 novembre 1915. Article intéressant.

PASCAL. *Génie civil*, 12 juillet 1915.

RATHERY et MICHEL. Les accidents occasionnés par les gaz toxiques dits asphyxiants employés par les Allemands. *Paris médical*, 1915, p. 389.

RAZOUS. Etude sur les gaz asphyxiants et lacrymogènes. *Arch. Serv. santé.*

SERGENT (Émile) et AGNEL. Effets chimiques des gaz asphyxiants. *Soc. Méd. Hôp.*, 5 novembre 1915.

SIEUR. Rapport sur les cas d'intoxication observés à l'attaque de Langhenmarck. *Arch. Serv. santé*, 1915.

CHAPITRE IV

DES SECOURS. LEURS CARACTÈRES, LEURS RENDEMENTS
LEURS PERFECTIONNEMENTS

Assurer la relève des blessés, les premiers soins aux évacuables, des soins persistants aux intransportables, évacuer les premiers sur le territoire tel était, avant la guerre, le lot prévu du fonctionnement du Service de santé de l'avant ; à l'arrière devaient incomber les soins permanents des transportés, c'est-à-dire ceux de la masse la plus importante des traumatisés. Le service des évacuations était le lien d'union de l'avant et de l'arrière. La caractéristique des secours au cours de cette guerre, ce qui la distingue des précédentes, c'est en discordance avec ce schéma, le report de ce secours à l'avant pour toutes les catégories de blessés, surtout pendant la période primitive et intermédiaire. La stabilité des fronts le permettait, la marche des plaies l'imposa.

Service régimentaire.

Dès qu'un homme tombe, l'idéal du Service de santé est de lui apporter un prompt secours. C'est son but, son rôle, son devoir.

Le premier effort est fait par le SERVICE RÉGIMENTAIRE, son premier échelon. C'est lui qui, en soutenant, le moral de la troupe assure les premiers soins. Ses médecins au nombre de sept par régiment, ses infirmiers régimentaires (15), ses brancardiers régimentaires (52) sont ses agents d'exécution directs ; les musiciens et les tambours, ses collaborateurs occasionnels. Ses lieux d'action sont les *petits*, puis les *grands refuges de blessés* appelés aussi *postes de secours de bataillon*, puis les *postes de secours régimentaires*. Ceux-ci se relient aux ambulances par le *Groupe des brancardiers divisionnaires* qui dans les grandes actions viennent augmenter le rendement du Service régimentaire, en assurant de son côté le relèvement direct des blessés.

Au cours de cette guerre, l'action du Service régimentaire a subi le premier et au plus haut degré l'empreinte, les vicissitudes et les aléas des opérations militaires.

D'août à la fin de septembre 1914, pendant les luttes de mouvement, il tend à suivre les dispositifs réglementés ou s'en inspire, mais on sait que ceux-ci ne permettent d'espérer un rendement satisfaisant qu'en cas de victoire ou de luttes longtemps indécises. Pendant le repli, jusqu'à la bataille de la Marne, la tâche devait donc être précaire et particulièrement difficile. Soustraire, avant tout, comme je l'ai dit, les blessés à un ennemi pour lequel l'insigne de neutralité avait perdu toute signification, fut le but poursuivi et tous ceux qui fouilleront notre histoire par le menu, sauront seuls ce qui a été fourni d'efforts, dépensé de courage et de dévouement pour l'atteindre. La balle est aveugle, aveugle aussi l'arrosage des obus, et celui-ci s'étend à 7, 8 kilomètres et plus. Aucune formation n'est donc à l'abri de leurs atteintes, aussi les pertes du Service de santé qui ont surtout porté sur le Service régimentaire viennent-elles après celles de l'infanterie.

Les médecins des régiments ont durant cette première et courte période, assuré les soins de ces blessés que l'instinct fait spontanément réunir derrière un abri, dans les *nids, petits* et *premiers refuges.* Sous la conduite des médecins auxiliaires ou des aide-majors, les brancardiers de compagnie constituant un « rideau de secours mobile » (SUSBIELLE BENEDIN) ont répéré, augmenté, puis évacué ces nids ; les aide-majors de bataillon ont constitué autant qu'ils l'ont pu, des *grands refuges* pour blessés, les premiers postes de pansement, les *postes de secours de bataillon* et cela derrière des abris défilés, souvent peu sûrs. Les médecins-chefs ont organisé un *poste de secours central* en plein air, dans une ferme, des maisons de village. De jour mais surtout la nuit, parce que l'arrosage des obus ou avait cessé ou était moins violent et que les buts étaient moins visibles, s'achevait, avec les brancardiers de compagnie, plus rarement avec les brancardiers divisionnaires, le relèvement des blessés sur le champ de bataille, l'écoulement sur les ambulances, souvent l'évacuation directe dans une gare. Servaient la voiture régimentaire, des chariots réquisitionnés ou abandonnés, des voitures de ravitaillement. Manquaient alors ou, souvent en trop petit nombre, n'étaient guère utilisables pour ce premier transport les voitures automobiles[1], dès lors les voitures hippomobiles des groupes de brancardiers divisionnaires se montrèrent précieuses. On s'évertua à laisser le moins possible des blessés à l'ennemi et on parvint à les lui soustraire, le plus souvent, multipliant les voyages, ne quittant le lieu du combat, le village bombardé qu'au dernier moment. Et quand on se voyait, la mort dans l'âme, condamné à abandonner surtout des intransportables, on les réunissait pour les mieux soustraire à la fureur d'un ennemi inhumain ; je lis le renseignement dans des documents

---

1. Cependant pendant la retraite d'Alsace et de Lorraine les voitures automobiles réquisitionnées ont été utilisées et ont rendu de grands services. Il en fut de même en maints endroits sur le front principal. En Lorraine et surtout en Alsace on fit fréquemment usage de voitures ordinaires aménagées.

sûrs ; les médecins des corps de troupe se disputèrent alors l'honneur de rester avec eux.

L'absence de ces agents de liaison qui évitent dans une certaine mesure les isolements, les fausses directions des blessés, la perte du contact de parties du personnel avec leur groupe, qui préviennent la capture d'un poste, se fit sentir et on les réclama bientôt comme un perfectionnement nécessaire. Le personnel médical mobilisé s'identifia très rapidement à sa tâche ; le médecin auxiliaire, les brancardiers de compagnie firent preuve d'un grand dévouement ; on constata que c'était surtout aux derniers qu'incombait le soin du relèvement ; ils connaissaient, la nuit, le terrain qu'ils avaient vu le jour. Ils jalonnèrent les voies d'accès ; le système de relai indiqué par Beneck fut employé par quelques-uns en vue de diminuer leur fatigue. Là les musiciens furent utilisés avec profit, ailleurs ils n'ont pas été employés.

Certains trouvèrent avantageux de multiplier les postes au lieu de les confondre dans le poste de secours central ; l'individualité du médecin de bataillon fut souvent conservée ; on évita pour l'établissement du poste de secours le bocqueteau, la lisière des bois, la ferme isolée, point de mire de l'ennemi, les maisons du village proches du centre ou de l'église, l'église surtout ; on préféra les dernières maisons. Tels sont les premiers enseignements qui nous ont été fournis par ceux qui ont joué un rôle dans la conduite de la relève et des premiers secours. Des écrits probatoires de jeunes médecins, des documents d'archives nous les ont transmis. Tous s'accordent à réclamer pour le Service régimentaire des moyens d'évacuation sans doute réduits mais lui appartenant en propre. Dans certains de ces postes, particulièrement intensif fut le labeur. Les petits blessés voire parfois des fuyards, l'encombrèrent rapidement. C'est 200, 300, 400 blessés à évacuer qui s'y rassemblaient ou y étaient transportés et l'ennemi était souvent proche. Il était à 80 mètres quand le médecin aide-major GAILLEMIN évacua ses derniers blessés.

Avec la guerre de tranchées, l'organisation et le fonctionnement du Service régimentaire ne connaîtront plus l'imprévu ; ils seront réglés avec la méthode et la fixité que permet et veut la guerre de siège, mais l'intensité des feux et la puissance des projectiles imposera de donner aux abris de recueil et de secours une résistance et des dispositions toutes spéciales ; la continuité du bombardement augmentera, avec les dangers, les difficultés de la relève. C'est ce fonctionnement que vais décrire.

Poste de secours du bataillon (1ᵉʳ poste de secours).

Au début de la guerre des tranchées, les postes de secours étaient *régimentaires*, c'est-à-dire qu'il n'en existait qu'*un*, central, par régiment. Il s'installait le plus près possible des premières lignes et avec les bataillons n'était laissés que quelques brancardiers. Avec l'organisation des secteurs de bataillon, devant les difficultés et les lenteurs de la relève et des transports dans les boyaux, bientôt devant la nécessité de prompts secours pour les asphyxiés par les gaz, s'organisèrent les *postes de secours de bataillon*. Ils ont été diversement compris. Tantôt ce ne fut et ce n'est qu'un poste rudimentaire occupé par le médecin auxiliaire, le point de stationnement des brancardiers de compagnie qui lui sont attachés et qu'il a à diriger; d'autres fois c'est un véritable poste de secours avec un médecin aide-major, un médecin auxiliaire, des infirmiers et des brancardiers; c'est même là, à ce premier crible, que s'exécutait parfois l'œuvre principale du secours chirurgical élémentaire dévolu, par la force des choses, au poste de secours en général;

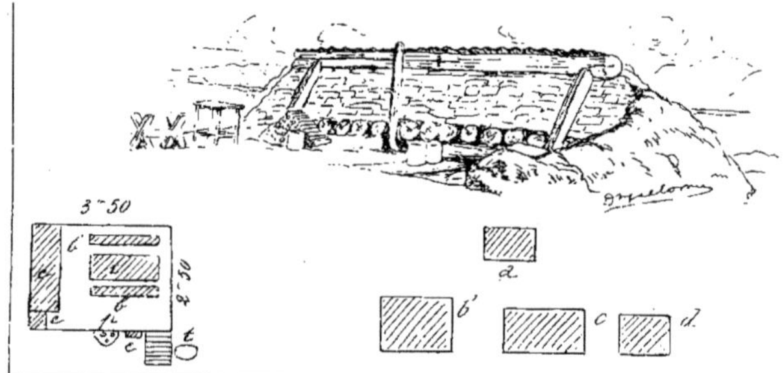

Fig. 44. — Abri souterrain de pansement en rase campagne (d'après M. Wiart).
Vue générale de l'abri ; plan ; ses rapports avec des abris voisins.
b, b, bancs. — *t*, table. — *c*, deux couchettes superposées. — *e, e*, étagères. — *p*, poêle.
c, escalier.   *t*, tonneau.
a, abri du médecin. — *b*, abri de pansement. — *c*, abri de refuge pour blessés. — *d*, dépôt de matériel.

c'est affaire sans doute de conditions locales et de personnel. Ce poste est généralement en arrière de la tranchée (SOUCHARD).

Pour assurer la sécurité relative nécessaire au Personnel médical, ce poste fut installé dans un réduit protégé, analogue à ceux de la troupe et dont *l'Instruction sur les travaux de campagne à l'usage des troupes de toutes armes* a réglé les dispositifs généraux. La configuration variable des terrains, les ressources locales devaient au début et font encore varier son aménagement et là l'ingéniosité de chacun ne perd pas ses droits. Il est de ces gîtes qui étonneront ceux qui plus tard les visiteront (PECH) qu'ils soient carrières abandonnées comme dans l'Aisne, le Soissonnais, abris souterrains, abris blindés ménageant un local pour les pansements, local de quelques mètres carrés, de 2 mètres de haut, puis une salle exiguë où sont réunis quatre à six chalis pour les blessés et un lieu d'habitation pour le personnel, le tout branché ou donnant sur le boyau, du côté opposé à l'ennemi, avec deux portes d'accès pour éviter l'encombrement.

Parfois l'espace est bien moins ménagé en hauteur comme en surface.

En ligne droite ce poste était à une distance de 300 à 800 mètres de la première tranchée; par le boyau commun il a été en communication avec elle et avec le poste de secours principal et ça a été une innovation bien heureuse de lui réserver avec la tranchée, un boyau de communication spécial, plus large, moins sinueux moins encombré que le boyau commun.

Là se tiennent et un médecin auxiliaire et l'aide-major du bataillon avec quelques infirmiers (4). Pour la relève des blessés, ils disposent des *brancardiers de compagnie* qui en raison de quatre par compagnie restent dans les abris couverts de la tranchée; en cas d'action vive, viennent en aide aux premiers les *brancardiers régimentaires*.

Dans ce relai où le blessé ne fait que passer et qui souvent doit-être éclairé de jour et de nuit à la lumière artificielle, les fracturés sont immobilisés par des moyens de fortune mais suffisants ou par des appareils réguliers et élémentaires, l'arrêt sommaire des hémorragies est assuré, le schock traité par les injections excitantes, la douleur calmée par la morphine; là les asphyxiés par les gaz reçoivent les premiers soins, des pansements sommaires sont effectués et l'authentification des blessés assurée. Avec une moindre importance de ce poste le secours peut être plus sommaire.

Comme au moment d'une relève, le poste est occupé par un nouveau personnel, certains ont prévu (Ponsan) la constitution d'un matériel permanent de réserve de pansement. Pour hâter l'application des pansements, certains ne se sont pas contentés d'une table, ils les ont multipliées et le même aide-major Ponsan a utilisé ingénieusement dans ce but le brancard en engageant l'extrémité de deux de ses hampes dans des trous ménagés dans la paroi de planches du réduit et en soutenant les deux autres extrémités avec une paire de bretelles fixée au plafond.

Je ne puis ici, à regret, entrer dans les détails d'organisation de ces postes où tant de jeunes médecins ont passé de longs mois, voire plus d'une année, s'ingéniant à tirer tout le parti possible de ces réduits d'attente, augmentant leur étendue, suivant les nécessités, car, si le transport rapide vers l'arrière est l'idéal à poursuivre, bien des difficultés peuvent y mettre entraves et obstacles ou tout au moins le retarder. Des tirs d'artillerie de plus en plus soutenus, des bombardements qui peuvent durer soixante-seize heures avec une intensité telle qu'un mètre de surface reçoit de 2 à 3 obus, des tirs de barrage soutenus entravent toute évacuation (Souchard). On trouvera dans les thèses des médecins aide-majors Ponsan, Souchard, Susbielle-Benedin, Mury, Pretet, appartenant pour la plupart à l'Ecole du Service de santé militaire ou à l'Ecole de Bordeaux, en même temps que des détails qui font très sobrement ressortir toutes les difficultés de la tâche à accomplir, des renseignements fort utiles, des remarques judicieuses relatives à l'installation et au fonctionnement de ces postes indispensables. On y verra que ce n'est pas d'emblée que l'expérience a été acquise, que primitivement la protection a été incomplète [1], que des postes ont été trop rapprochés et c'est en décembre 1915 que, tant pour les mettre à l'abri des minenwerfer et des fluctuations de la lutte rapprochée que pour les empêcher de gêner la défense et la manœuvre, les nids de blessés qui ne correspondaient pas aux postes, ont été établis à 800 mètres à peu près de la première ligne.

Poste de secours régimentaire. — Placé en *position centrale* par rapport aux secteurs ou sous-secteurs à desservir, à 1.000 ou 1.500 mètres et

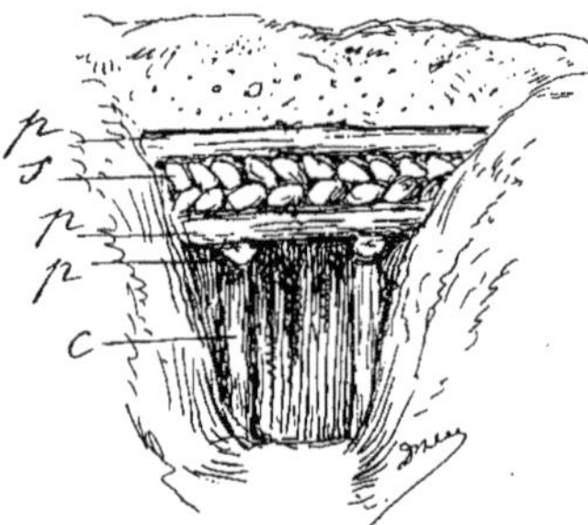

Fig. 45. — Entrée d'un poste de secours régimentaire souterrain (abri contre les projectiles de 77, 105, 150).

c, bois de soutien (cavaliers). — *p, p, p,* poutres. *s, s,* sacs de terre.

plus, en ligne directe de la tranchée, ce qui est loin de représenter la distance réelle qui l'en sépare, située au point de conjonction des principaux boyaux, le poste de secours régimentaire, central, est dirigé par le médecin-major chef ou par un aide-major.

Suivant l'importance donnée au poste de secours de bataillon il devient un *poste d'évacuation* où l'on se contente de vérifier les pansements, la contention des appareils, de compléter le traitement des schockés, des hémorragiques, de faire des injections préventives antitétaniques, d'opérer surtout une authentification régulière, un premier triage, une catégorisation en vue d'un transport assis, couché, de la désignation des blessés qui peuvent marcher sans inconvénient, ou bien c'est, de plus, un poste de *pansement sommaire* qui avec plus de calme, de facilités puisque

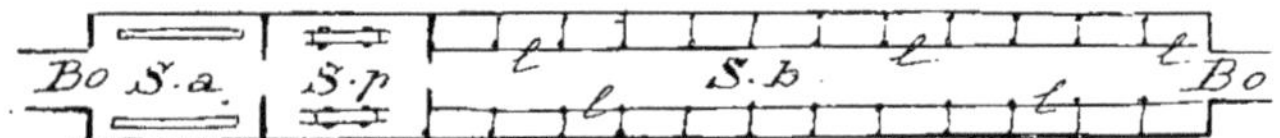

Fig. 46. — Plan d'un poste de secours régimentaire souterrain (d'après Marquand).

Bo, Bo, boyau. — S. *a,* salle d'attente. — S. *p,* salle de pansement avec deux brancards supportés chacun sur deux bancs. — S. *b,* salle de blessés susceptible de s'allonger. — *l, l, l, l,* lits superposés.

le personnel est plus nombreux, exécute la tâche d'un poste de secours actif de bataillon. Mais même dans ce cas, le rôle chirurgical est limité, en général, et par certains même il a été interdit, en raison des difficultés rencontrées

1. Au début de la guerre de tranchées, on n'avait pas compris comme on le fit dans la suite la nécessité de cette solidité. Une cabane creusée dans la hauteur des parapets, recouverte d'une ou de deux rangées de rondins superposés et d'une minime couche de terre constituait toute la protection des blessés. Il est vrai qu'alors l'artillerie n'avait pas pris l'importance qu'elle a aujourd'hui ; l'obus de 105 était déjà un gros calibre et les bombardements ne pouvaient être comparés à ceux que l'on a vus dans la suite. MAURY, o. c. p. 23.

pour y obtenir l'asepsie. Par nécessité, grâce à la valeur chirurgicale du personnel et à celle de l'installation ce rôle a pu être moins réduit. Ce fut question d'espèce.

L'installation du poste de secours, qui n'est point influencé par l'organisation défensive se subordonne en grande partie à la facilité des voies d'accès vers les nids et surtout d'une ligne d'évacuation sur les ambulances, accessible aux autos-sanitaires. Cette installation n'eut donc rien de mathématique. Le poste était le plus proche possible des nids ou des postes de secours de bataillons, au centre de leur rayonnement.

Installé donc autant qu'on l'a pu à proximité d'une route, d'un chemin pour que des véhicules puissent y accéder, parfois dans les locaux ou les

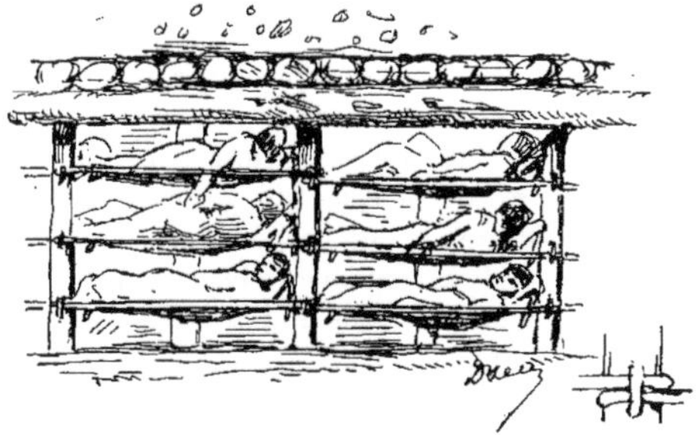

Fig. 47. — Lits superposés pour blessés dans un poste de secours souterrain.
La figure droite montre la disposition de l'anneau dans lequel ont été engagés les hampes des brancards.

caves d'un village ruiné, souvent dans des abris souterrains ou blindés, il comportait des locaux d'étendue moins restreinte que ceux du poste de bataillon, des salles de blessés de 10 mètres de long avec des lits superposés par exemple, une salle de pansement assez vaste, à tables multiples, réglementaires ou de fortune, des locaux de séjour ou d'habitation pour le personnel médical, des locaux d'habitation voisins pour le personnel subalterne, pour les brancardiers régimentaires. Ce fut un centre.

Creusé à flanc de coteau à la pioche ou par des machines perforantes il a pris souvent la forme d'un U renversé, avec des branches d'au moins 10 mètres de long (Ponsan), larges de 3 mètres, hautes de 2 mètres.

Sur un sol plat, c'était une *galerie de mine*, un *abri caverne*, parallèle au boyau, à 5 mètres au-dessous du sol, avec accès par un escalier de 15 à 20 marches, disposition déplorable, mais imposée. L'abri résistait alors à l'obus de 210 ; c'est l'*abri dit renforcé*. Là, l'excavation est voulue, régularisée, profonde, plafonnée de tôles ondulées recouvertes de rondins et de terre, ou c'est un bâti de rondins recouverts de sacs de terre qui viennent affleurer le sol. C'est l'*abri de bombardement commun*.

Ailleurs c'est la *cave*, ce sont des *caves communicantes*, rares dans les villages, des caves dont la solidité de la voûte a été reconnue par des idoines et dont la résistance a été augmentée par une épaisse couche de débris, renforcée par le boisage en galeries de mines. C'est l'abri le plus précaire, parfois le plus dangereux. Dans ces caves, blessés, infirmiers et médecins ont souvent trouvé la mort au début de la guerre de tranchées.

Plus favorisés sont les postes établis dans une mairie, une maison d'école, mieux dans une dernière maison de village, jamais dans ou près d'une église, repérée de l'artillerie ennemie, ou bien encore la carrière spacieuse abandonnée, la cave très bien protégée, à parois nettes.

Le sol de ces locaux est damé, parfois planchéié souvent linoléisé ; les parois sont couvertes de tôles, de planches, badigeonnées. Certains ont tendu des draps sur les parois de la salle à pansement. Ils ont été bien vite salis.

En arrivant à ce poste les blessés de chaque jour qui ont reçu des soins réguliers et suffisants au poste de bataillon, trouvent, après annonce par un coup de téléphone, une brouette porte-brancard, une voiture, un auto pour les transporter à l'ambulance, comme ceux qui y ont été directement traités. En cas d'attaque l'activité est grande au poste de secours régimentaire et le personnel médical du groupe de brancardiers divisionnaires lui vient parfois en aide. C'est la bourrée, et la bourrée de nuit. Je dirai tout à l'heure comment il se dégorge sur les ambulances.

Certaines conditions locales ont favorisé l'installation, à côté du poste de

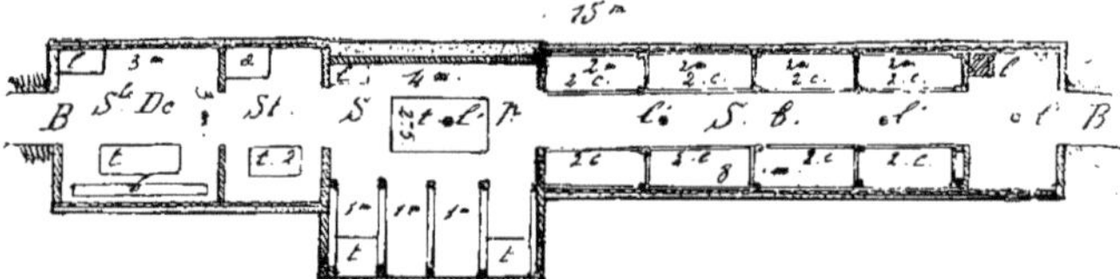

Fig. 48. — Plan d'un poste chirurgical avancé. Longueur 15 mètres (d'après Labeylies).

B, B, boyau. — De gauche à droite. — Sl, salle de déshabillage. — t, table. — b, banc. — l, lavabo. st. salle de stérilisation — a, autoclave. — t², table. — Sp, salle de pansement. t, table. — l, lampe. — l, lavabo. — Sb, salle de blessés. — 16 couchettes superposées, 2.

secours du bataillon ou du poste de secours du régiment de *postes de secours chirurgicaux* (P. S. C.) installés dans des abris souterrains, dans les caves d'un village, autant que possible à proximité d'un chemin — pour exécuter avec rapidité et grâce à une installation moins sommaire mais analogue, à celle des postes régimentaires, à 2 ou 3 kilomètres de la ligne, parfois bien plus près, en principe à moins de un kilomètre — sous la conduite de chirurgiens de carrière, des opérations d'extrême urgence ou délicates telles les ligatures des grosses artères, des craniectomies, les laparotomies. BOUVIER et CAUDRELIER, ORTICONI, FIOLLE, REVEL et d'autres ont installé de ces postes qui tantôt ont fonctionné isolément, tantôt ont constitué des sortes d'antennes, de postes avancés de *l'ambulance chirurgicale*. Tous les huit jours celle-ci en renouvelait le personnel composé d'un chirurgien, d'un chloroformisateur, d'infirmiers spéciaux, de quelques brancardiers. Salle d'attente et de déshabillage, salle d'hospitalisation de vingt lits au moins, superposés, dans laquelle les opérés attendent une journée et parfois plus leur évacuation, salle d'opération avec un matériel suffisant mais réduit au strict nécessaire pour assurer l'asepsie d'une opération, tels étaient les locaux de ce poste de secours spécialisé. Je dirai plus loin les services qu'ont rendu ces postes nés de l'idée de hâter les secours à une certaine catégorie de blessés que les aléas, les lenteurs d'un transport vers les formations ambulancières ne permettaient pas toujours d'opérer assez vite.

Les mêmes aléas, les mêmes lenteurs, les dangers de bombardements continus imposaient pour les blessés des postes de secours régimentaires, une organisation d'hospitalisation temporaire. De là, dans ces salles plus ou moins vastes, l'aménagement de lits superposés comme dans les bateaux, en nombre parfois assez considérable (fig. 47) et la tendance toute naturelle de certains à étendre le bénéfice de leurs soins en les rendant moins sommaires. L'ordre dans les dispositifs est l'idéal d'un fonctionnement; il n'est point, en principe, admissible que tel élément fonctionne au détriment d'un autre surtout s'il est moins bien outillé, mais quand le recours à cet autre est impossible, que le temps presse, qu'il y va du salut du blessé, le principe cède à la nécessité. Ce devait être; ce fut souvent ici le cas et l'événement affirma l'utilité de ces postes de secours bien organisés qui n'ont pas toujours trouvé grâce devant les critiques de formations ambulancières voisines et d'organisateurs de l'arrière.

Le poste de secours régimentaire d'ordinaire déverse ses moyens et grands blessés sur l'*ambulance divisionnaire* dite de *tri* ou sur l'*ambulance chirurgicale*, organe du service de santé du Corps d'armée.

Il se décharge de ses petits blessés sur un *dépôt d'éclopés*, proche de quelques kilomètres, situé au *cantonnement de rafraîchissement*.

La relève et le transport des blessés de la *ligne de feu* sur les *postes de secours* s'effectua communément par les brancardiers de compagnie, les infirmiers et les brancardiers régimentaires et les musiciens; je vais dire comment : en cas d'attaque vive, par les brancardiers du groupe de brancardiers divisionnaires (G. B. D.), exceptionnellement par les brancardiers de corps (G. B. C.). (Voir la figure schématique 64, page 187).

Le transport du *poste de secours à l'ambulance* est l'œuvre du groupe des brancardiers divisionnaires.

J'ai à m'arrêter à la partie de la tâche la plus ingrate et aussi la plus dangereuse du service de santé régimentaire dans la guerre des tranchées, au transport des blessés des lignes aux postes de secours. Avant d'arriver au perfectionnement accompli, il a rencontré des difficultés autres que celles résultant d'un bombardement qui avait forcé à multiplier sur le parcours des boyaux les *abris* d'attente ou de refuge (fig. 61).

Étroits et sinueux étaient, surtout au début, les boyaux à parcourir ; plus ou moins nombreux les pare-éclats, promontoires de garanties contre les projectiles mais obstacles pour un facile parcours. Le brancard ordinaire tournait mal, étant trop long ; il était parfois aussi trop large. On s'est ingénié à le remplacer et médecins et brancardiers ont fourni des modèles nouveaux, nombreux, plus ou moins ingénieux. L'insuffisance du nombre des brancards réglementaires a incité aussi à rechercher des brancards de fortune.

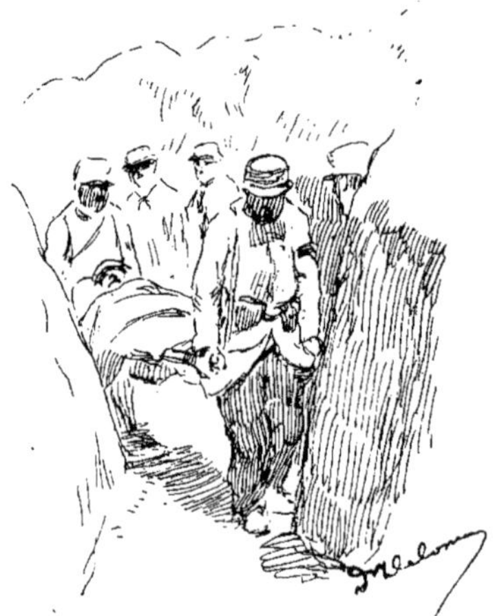

Fig. 49. — Passage difficile dans une tranchée, à un carrefour.

Avec un bâton passé sous les bords réunis de la toile de tente ; avec le même bâton passé dans les deux anses de la même toile, obtenues en unissant deux à deux les quatre angles, on a souvent fait un brancard de fortune primitif mais suffisant. L'étroitesse du boyau dans son fond, sa largeur agrandie par les obus près du sol a fait porter ce hamac improvisé en palankin, voire à le soulever à bout de bras et en engainant le bois dans une poche résistante de cuir. Le palankin du médecin-major Lamoureux de l'armée coloniale a eu son heure de vogue. Les uns se sont loué de ces appareils et de leurs analogues, d'autres les ont dits fatigants pour les brancardiers, dangereux pour les blessés en raison de leurs oscillations latérales.

On a brisé le brancard, et ses demi-hampes glissant sur les autres le raccour-

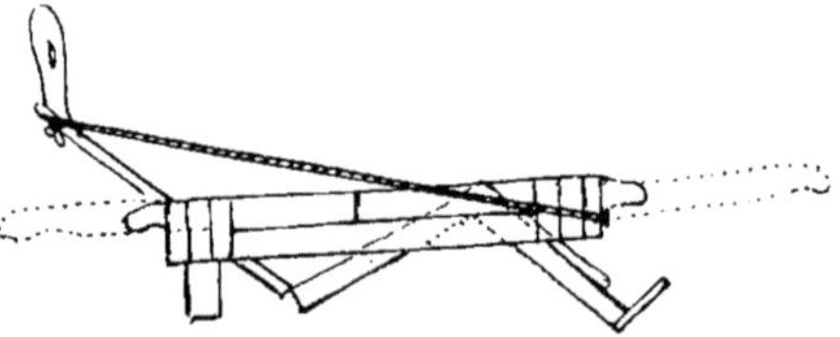

Fig. 50. — Brancard articulé du médecin-principal Barthélemy, pour le transport des blessés dans les tranchées et les boyaux. L'appareil est réduit à ses plus petites dimensions.

cissaient ou rétablissaient sa longueur. Le brancard Barthélemy est basé sur ce principe (fig. 50 et 51).

D'autres ont raccourci d'une façon définitive le brancard, donnant à la tête et au tronc, une direction verticale, prenant comme type la chaise à porteur, ou bien

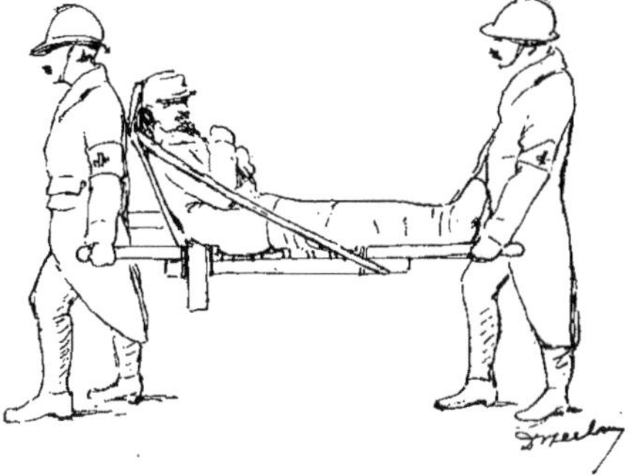

Fig. 51. — Brancard Barthélemy chargé.

ils ne lui ont laissé que la longueur de la tête, du tronc et des cuisses, les jambes

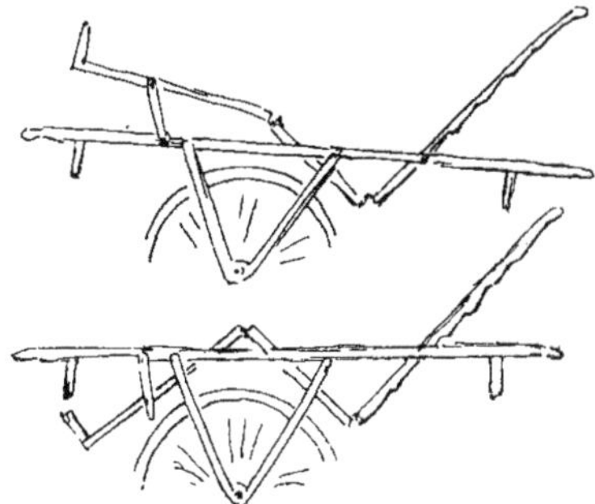

Fig. 52. — Modèle de brancard articulé à roues pour le transport des blessés
dans les tranchées (Dʳ Benasson).

restent ballantes. Les brancards de ALGLAVE, BERTHIER, BULLIER, BENASSON, les chaises

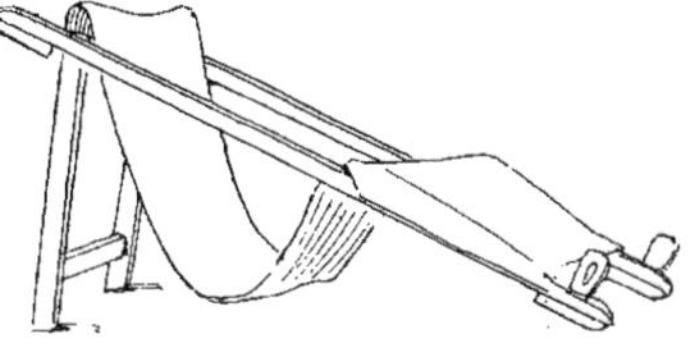

Fig. 53. — Modèle de brancard réductible de Daireaux-Margarin.

de FERRATON, de LEROY, de DAIREAUX-MARGARIN ont été inspirés par cette chaise à

12

porteur. Le médecin-major Miorcec a repris son ingénieux brancard hamac inauguré au Maroc. Deux hampes courtes fixent les bords d'un hamac sur lequel reposent le siège et les cuisses du blessé. Ce hamac se prolonge sur la poitrine du porteur et

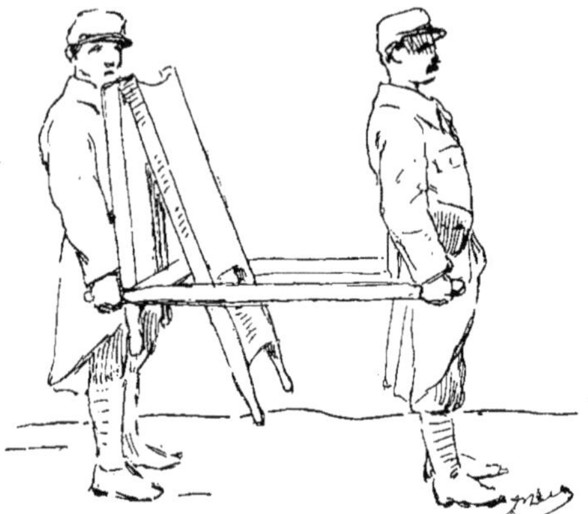

Fig. 54. — Brancard articulé se raccourcissant à volonté
(d'après une photographie).

entoure la base de son cou et ses épaules. C'est sur cette partie que portent le tronc et la tête du blessé (fig. 55 et 56).

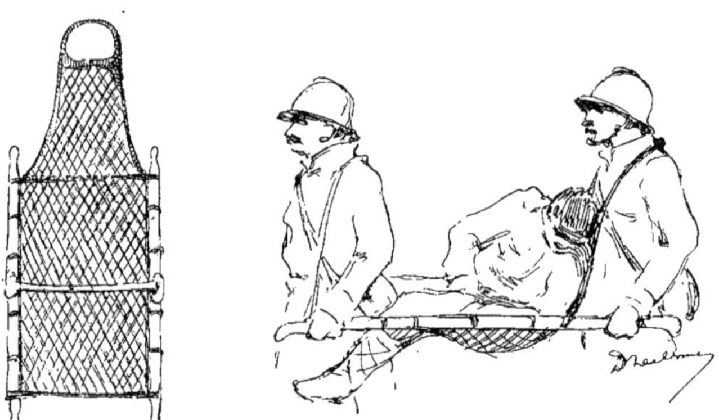

Fig. 55, 56. — Brancard du médecin-major Miorcec.

Fig. 55. — Brancard monté.   Fig. 56. — Brancard chargé.

Le brancard de Castaing ressemble à une courte baignoire dans laquelle le blessé est replié (fig. 57).

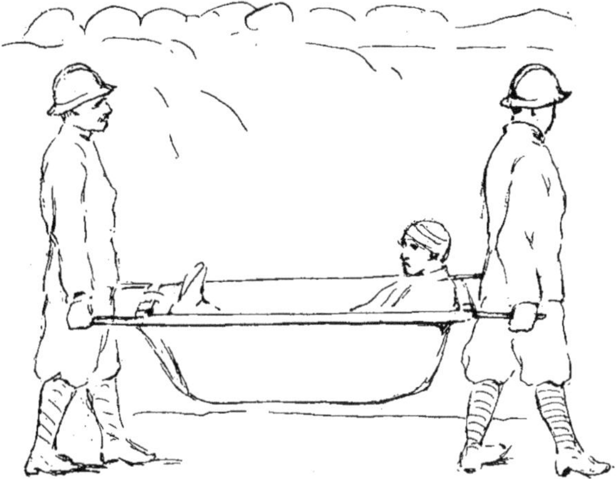

Fig. 57. — Brancard du médecin-major Castaing.

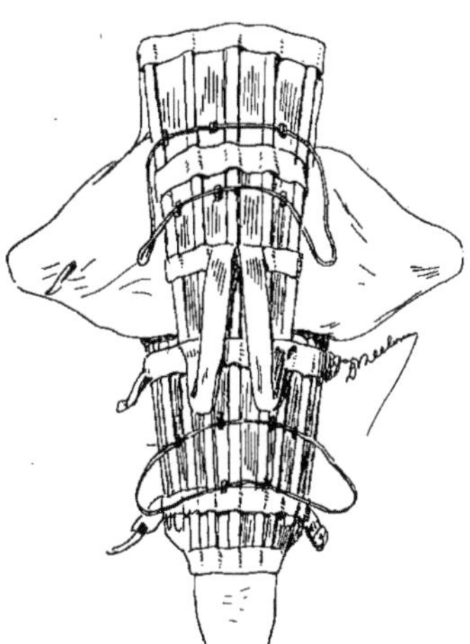

Le brancard ingénieux et bien connu du médecin-major EYBERT a prouvé son utilité.

Inspirée d'un brancard japonais, la gouttière de MATIGNON faite d'une toile solide renforcée de lames de bois rapprochées, représente une gouttière postéro-latérale. Le blessé est fixé par une large ceinture de toile embrassant le tronc. Deux larges bretelles fixées à l'appareil permettent de transporter le blessé à dos.

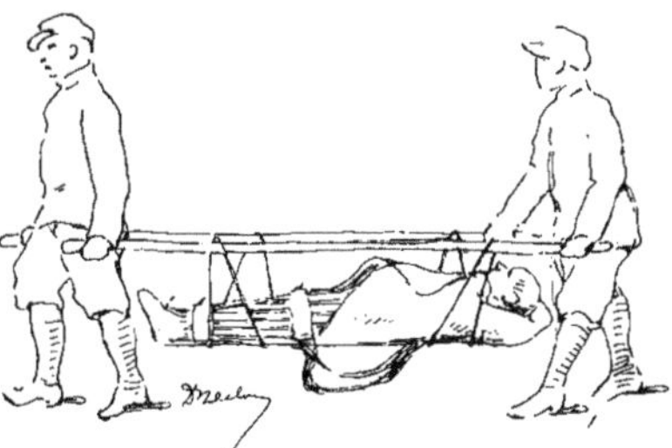

Fig. 58 et 59. — Gouttière de Matignon déplissée puis chargée.

MM. PETREL, VÉRIT, BERNARD DE LAUVEYRENS ont décrit ces appareils et d'autres encore, ils en ont apprécié la valeur après les avoir vu fonctionner.

Malgré leur ingéniosité et les services qu'ils ont rendus, force a été de reconnaître qu'ils ne pouvaient remplacer avantageusement le brancard réglementaire qui pour tous les blessés représente incontestablement le meilleur mode de premier transport. Or comme celui-ci ne pouvait passer, on a demandé au Commandement de rendre les tranchées praticables aux brancardiers chargés de ce brancard et soit qu'il ait permis de les élargir, d'arrondir les angles des pare-éclats, de creuser de saignées les parois, à la hauteur des mains, de ménager des diverticules ou des boyaux spéciaux pour l'évacuation des blessés, ces mesures et spécialement la dernière, réglementées, ont fait à la fin de 1915 disparaître les difficultés du début en adaptant la tranchée au brancard.

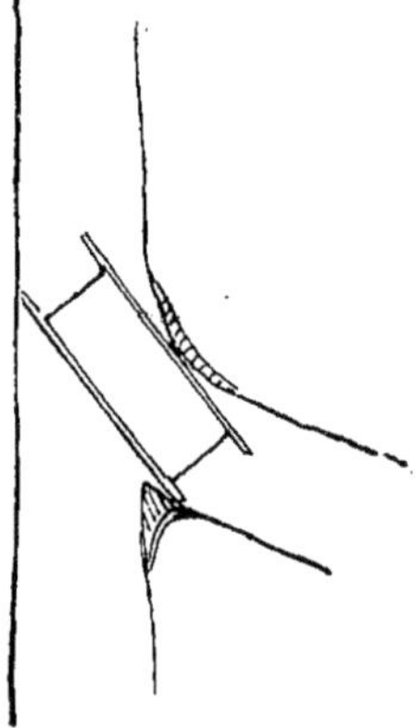

Fig. 60. — Amélioration apportée aux boyaux des tranchées pour faciliter la progression du brancard au niveau des carrefours. Les saillants sont arrondis.

Une expérience de chaque jour prolongée pendant des années a permis au Service de santé régimentaire d'assurer son fonctionnement dans des conditions très régulières, pour le grand bien des blessés. Il a subi de très vives critiques ; on s'accorde aujourd'hui à reconnaître qu'il a donné pleine satisfaction dans l'ensemble. Il faut du temps pour s'adapter à un rôle et tous nos médecins régimentaires n'étaient pas expérimentés au début n'étant pas « du métier ».

Pour ce qui est des installations des postes de secours, il a reçu l'assistance du service du génie. Il s'est attaché à obtenir des salles d'attente aussi vastes que possible pour éviter l'encombrement en cas d'attaques vives ou d'évacuations retardées. Celles-ci doivent ménager au moins 20 places de lits superposés. Une réserve d'un matériel, à temps renouvelée, a été une excellente mesure dont plusieurs s'attribuent la paternité ; elle pare aux exigences excessives des attaques et les blessés à plaies multiples surtout ceux frappés par grenades, réclament des pansements très étendus.

La question du nombre des brancardiers régimentaires a été discutée dans divers écrits, reproduits par la presse. On le juge communément insuffisant, alors même que les tambours et les musiciens (8 par bataillon) leur viennent en aide, car il ne faut pas se le dissimuler, c'est sur le brancardier de compagnie. que pèse le poids principal de la relève, de la relève la plus immédiate, la plus périlleuse, la plus pénible aussi. Cinq cents mètres de boyaux à parcourir représentent la fatigue d'un parcours de 2 kilomètres à l'air libre, en portant à 4. Aussi plusieurs se sont ingéniés, en employant un système de relève de porteurs, à atténuer cette fatigue et par le fait à hâter le transport.

Qu'est-elle quand le brancardier régimentaire a encore à étendre son action au delà de sa limite réglementée, le poste de secours, et qu'il a à la soutenir jusqu'au relai? Aussi a-t-on augmenté le nombre de ces porteurs. L'octroi de brouettes porte-brancards a été utile mesure.

Entre l'avant qui attire, parce qu'il sent la nécessité toujours pressante et le groupe des brancardiers divisionnaires dont le personnel encore restreint et chargé d'un transport plus étendu doit ménager ses ressources, il est difficile d'établir à distance la justesse des visions, l'opportunité de la satisfaction des désirs et, suivant les tempéraments, des revendications. Certains n'hésitent pas à demander l'incorporation des brancardiers divisionnaires aux brancardiers régimentaires et même celle des brancardiers de corps. Et puis tandis que plus loin et, surtout à l'arrière, où les plans sont si faciles parce qu'on n'en exige pas la réalisation par leurs auteurs, on réclame que le transport soit plus hâtif, ce qui semblerait comporter plutôt la limitation des cribles et des éléments de fonctionnement que leur multiplicité, voilà que JULLIEN, médecin-chef d'un groupe de brancardiers divisionnaires en ajoute opportunément un nouveau au relai. Pour hâter le secours au blessé dont l'arrivée semble trop lente, voilà l'ambulance qui pousse sa tentacule, c'est le poste chirurgical avancé. Ce poste est débordé en cas de presse et ses per-

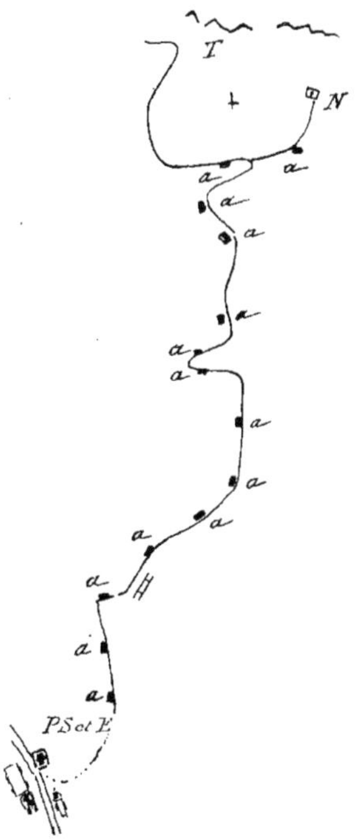

Fig. 61. — Nids de blessés, abris et poste de secours (d'après Trabaud).

T, tranchées. — N, nid de blessés. — a, abris. On peut en compter 14 depuis le nid de blessés jusqu'au poste de secours. — PS et E, poste de secours et d'évacuation.

formances, désirables dans les conditions ordinaires de fonctionnement, le détournent, par la force des choses, du but principal à poursuivre, la recherche avant tout du rendement massif, de la généralisation du bienfait plutôt que de sa perfection.

En fait, les ressources sont devenues suffisantes pour les actions communes, pour elles, les ouvriers sont à pied d'œuvre ou peu distants; avec un peu de souplesse on peut s'adapter aux circonstances. La guerre de tranchées n'est plus cette guerre de mouvements pour laquelle les remarques de FISCHER ont toute leur portée. Le téléphone est dans les postes, l'attaque le plus souvent prévue, à telle enseigne qu'on nous a appris que les voies d'écoulement des blessés étaient préparées par des écriteaux.

Étant données les difficultés de sa tâche, le brancardier régimentaire doit être un homme fort, vigoureux, résistant. Les hommes faibles, les territoriaux, que par endroits, on leur a adjoint par moitié, ne semblent pas, au dire des auteurs que j'ai cités, avoir fourni le rendement désirable malgré leur bonne volonté.

On s'est plaint parfois de la lenteur de la relève. De quoi ne s'est-on pas plaint? A remuer toutes les plaintes on finirait par croire que le monde à tort de prendre l'armée française pour la première de l'Europe, pour la plus digne de son admiration. Des critiques ont été formulées dans des écrits militaires ; elles ont de ce fait acquis plus d'importance. Prenant les choses au pire, on peut avouer que toute collectivité a ses défaillances, remarquer que le héros lui-même a ses heures d'hésitation et de faiblesse. Dès lors, ne peut-on pardonner celles-ci à des hommes qui, sans partager l'enivrement du combat, ayant devant eux et sans cesse l'image la plus effrayante de la souffrance et de la mort, ont, dans l'ensemble, accompli une belle œuvre de sacrifice. Et puis le critique blessé, celui qu'on écoute surtout, a-t-il bien supputé, dans sa hâte bien explicable d'être vite secouru, la multiplicité des exigences, l'insuffisance du personnel tant de fois représentée, les impossibilités matérielles du secours. Alors qu'un ou deux voyages par jour peuvent lasser les hommes, il en est qui sans prendre de repos, en ont fait cinq ou six de suite et les restes de beaucoup d'entre eux se confondent obscurément sur les champs de bataille avec les ossements de ceux qui y ont cueilli les lauriers de la gloire. FABRY nous dit que, dans son régiment, on dût deux fois de suite remplacer les brancardiers régimentaires dans un court espace de temps. Ils étaient à bout de force. Qu'on jette un coup d'œil sur la figure 61 qui représente d'après le médecin-major TRABAUD, les quatorze abris qui sur le parcours d'un nid de blessés au poste de secours régimentaire jalonnent une tranchée d'évacuation, refuges au cas de bombardement, et on se rendra compte des périls incessants auxquels sont exposés en même temps que les blessés transportés, ceux qui les transportent. Le brancardier régimentaire et le médecin auxiliaire qui le dirige ont été les agents d'exécution les plus dignes du Service de santé régimentaire, de celui qui réclame de son personnel le plus de dévouement et d'abnégation.

MM. PRETET, MURY, SOUCHARD, entre autres, nous ont bien renseignés sur les dispositions prises en vue de la relève des blessés pendant la guerre des tranchées.

Au cours du bombardement quotidien, cette relève, régularisée, s'exécute par les brancardiers des tranchées qui sont à la disposition du commandant de compagnie (4 sur 7).

Pendant la période de préparation d'une attaque, l'intensité et la continuité du bombardement, les tirs de barrage qui bouleversent ouvrages et abris, rendent d'une difficulté extrême tout relèvement. Il est assuré néanmoins dans la limite du possible (SOUCHARD).

Lorsqu'après une préparation qui lui a paru suffisante, l'ennemi déclanche l'assaut, les mêmes tirs de barrage empêchent l'évacuation sur les postes de secours et le rôle des brancardiers se borne à une mise à l'abri ; si l'ennemi recule, on se hâte de recueillir les blessés car l'arrosage va recommencer.

En cas d'attaque de nos troupes le secours attend. Dans la première parallèle d'assaut, il se porte sur le terrain. Si l'attaque réussit, on s'organise dans les tranchées conquises, mais encore le tir de barrage rend souvent difficile l'évacuation et celle-ci est toujours très périlleuse. C'est la nuit qu'on poursuit toujours, au milieu des projectiles, la recherche des blessés sur le terrain intermédiaire et pour cette recherche qui exclut la lumière, le chien sanitaire a souvent été, pour bien des régiments, d'un secours incontesté. C'est arracher deux fois à la mort le blessé que de l'amener au poste de secours de bataillon [1].

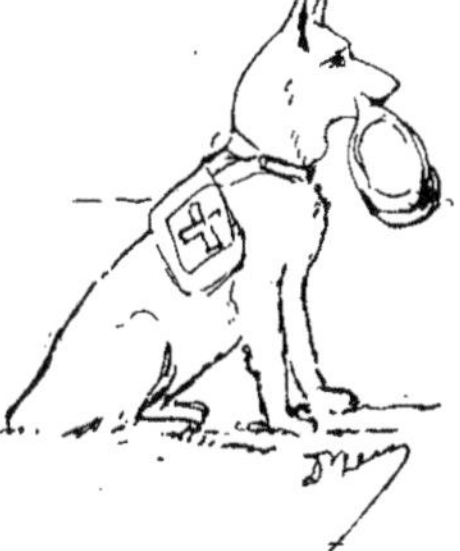

Fig. 62. — Chien sanitaire (d'après une photographie du Dr Granjux).

Du poste de secours de bataillon au poste de secours du régiment, la distance est d'un kilomètre et plus. Dans les régions accidentées le transport s'effectue à découvert ou à brancards ou sur des voiturettes porte-brancards s'il y a des chemins ; dans les plaines il s'opère en partie ou en totalité dans les boyaux. Les musiciens, les brancardiers divisionnaires, le moins possible, les brancardiers de compagnie servent à ce transport.

Beaucoup de secteurs sont pourvus de voies Decauville pour le transport des matériaux et des munitions jusqu'à proximité des tranchées. On a pensé utiliser ces voies pour le transport des blessés et on a construit des modèles de cadres qui reçoivent 5 ou 6 blessés couchés ou 2 blessés couchés et 4 assis (SOUCHARD).

Le service régimentaire au début de la guerre, n'avait pas, en propre, de moyens d'évacuations. Il ne possédait et encore, qu'à titre d'emprunt, une grande voiture à 4 roues que le G. B. D. mettait à sa disposition pour le transport journalier de ses malades ; c'était le G. B. D. qui, en cas de lutte, devait assurer les transports, mais la lenteur, les difficultés, parfois les impossibilités des contacts, du fait du bombardement des routes, la multiplicité

1. Les villages et les routes sont tellement bombardées qu'il est matériellement impossible d'évacuer les blessés pendant le jour (ANGLADE). Et qui ne sait que, maintes fois, sous l'arrosage continu des champs de bataille des blessés ont séjourné plusieurs jours sans qu'on puisse les relever, alors qu'on entendait leurs plaintes. A ceux qui, critiques faciles, trouveraient que le possible n'a pas été réalisé, on pourrait proposer de faire mieux.

des appels, le peu de rendement des attelages, l'imperfection des liaisons, les
ordres précis de replis, apportèrent à ces transports bien des obstacles et
nombre de médecins de régiments avec les ressources locales, comme je l'ai
dit, grâce à l'utilisation de voitures recueillies au hazard, à la bonne fortune
de la rencontre d'une automobile abandonnée, aux voitures de ravitaillement
assurèrent souvent l'exode de leurs blessés.

Pendant la guerre de position, les voitures hippomobiles des G. B. D. vinrent apporter un concours plus sûr, mais combien lent, lent parce que avec
ces voitures lourdes et mal suspendues que depuis si longtemps le Service de
santé avait condamnées, l'allure devait rester modérée. Leurs services furent

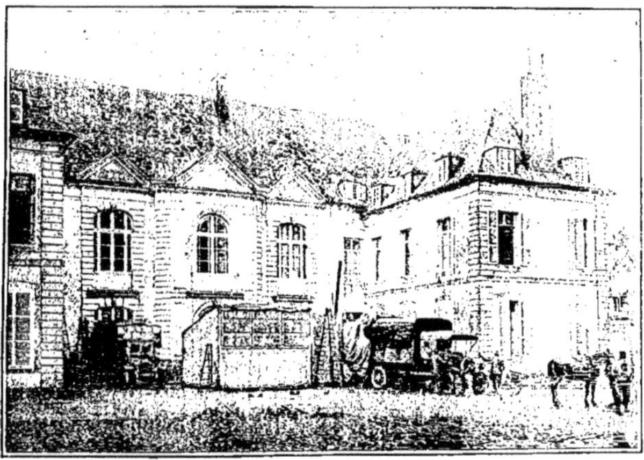

Fig. 63. — Salle d'opération de l'ambulance Marcille.

néanmoins indéniables et dans les régiments on considéra comme un réel
progrès, l'affectation définitive d'une voiture à quatre roues à laquelle on adjoi-
gnit bientôt des brouettes porte-brancards qui peuvent cheminer à travers
champs ou dans des routes impraticables aux voitures. Ces brouettes étaient
réunies dans une voiture de réquisition utilisable elle-même au besoin
(mars 1915). La dizaine ou la quinzaine de blessés journaliers furent dès lors
transportées sans attente. Et quand la voiture automobile sanitaire, primitivement affectée au seul transfert des blessés depuis l'ambulance jusqu'à l'hôpital
d'évacuation, remplaça, nouveau progrès, la voiture hippomobile et fut
poussée par ordre jusqu'au poste de secours, le régiment posséda en propre,
avec ses trois voitures et ses brouettes une véritable section sanitaire de
transport. Alléger les colonnes des moyens de transport du Service de santé
tel était le principe qui avait abouti à la séparation du G. B. D. de l'ambu-

lance divisionnaire et voilà que par la force des choses on reconnaissait la nécessité de reporter de ces éléments de transport même à l'extrême-avant.

Les *postes de secours chirurgicaux* qu'on eût voulu voir se multiplier en raison de un par division sont restés le résultat d'initiatives individuelles (Constantini). On ne pouvait songer aux salles opératoires mobiles (fig. 63).

En juin 1916, il n'existait que quelques-uns de ces postes et encore n'avaient-ils aucune existence officielle.

M. Cruchet a décrit celui de la M. ; M. Labeglies celui de Constantini dont ce dernier avait déjà parlé et celui du médecin-major Le Dentu ; M. Marquand a parlé de ceux de M. de M. et du B. de P. ; M. Ballot de celui de M. Proust en Artois. MM. Bouvier, Caudrelier, Delanglade, J. et P. Fiolle, Proust, ont vanté les avantages de cette organisation. M. Martin, à la Société médico-chirurgicale de la 10° armée a soumis à une critique serrée le travail de MM. J. et P. Fiolle ; celui de Revel sur le même sujet a été apprécié assez défavorablement à la Société de Chirurgie par M. Quénu et M. Trabaud a sévèrement jugé cette organisation. A lire le mémoire de Fiolle on ne peut être convaincu de sa grande utilité. L'hémostase définitive par la ligature eut pu, chez quelques blessés être reculée, être faite à l'ambulance, quant aux laparotomies elles ont donné bien peu de succès. Pareilles installations ne mettent pas sûrement à l'abri des gros projectiles, n'assurent pas le calme aux blessés, sont exposées à l'encombrement, ne se plient pas aux exigences d'un recul. Qu'elles aient pu rendre des services partiels, c'est incontestable mais ces services eussent pu être obtenus un peu plus loin, sans perte notable de temps, à l'ambulance, car pour pratiquer de rares ligatures, régulariser un membre dilacéré, faire exceptionnellement une laparotomie chez un blessé schoké, point n'est besoin de songer à une organisation spéciale. L'ambulance répond au but. La conception était des plus louables, l'expérience ne semble pas avoir consacré ses bienfaits. Constantini disait, prévenant une abusive extension : on ne doit opérer là que les cas qui ne peuvent absolument attendre car l'ambulance fait mieux et Trabaud apportant sa note personnelle après avoir dit : « Il faut n'avoir jamais assisté à un bombardement sérieux et n'avoir jamais vu même de loin un combat moderne pour avoir imaginé une organisation pareille », remarque qu'elle expose chirurgiens et blessés à des dangers extrêmes et qu'avec les vagues de gaz toujours à craindre, les projectiles à vapeurs asphyxiantes et lacrymogènes, on ne voit pas là la possibilité d'anesthésies et d'opérations[1].

---

1. Ces postes établis à des distances variant de 300 mètres à 3 kilomètres de la ligne de feu comprenaient un chirurgien de carrière avec un aide et quelques infirmiers. Ce personnel était relevé tous les huit jours. Le général P... qui s'était intéressé à la constitution de l'un de ces postes de secours avait fait utiliser, à 3 kilomètres de la ligne, deux galeries souterraines de 62 mètres de long, de 2 mètres de large, compartimentées en six salles de 10 lits chacune, et de 4 salles de 11 lits. Ce n'était plus un poste de secours chirurgical avancé mais une ambulance chirurgicale. Les premiers postes chirurgicaux ont été détruits par le bombardement.

Des Groupes de Brancardiers.

Groupes divisionnaires (G. B. D.). Groupes de Corps (G. B. C.).

Avant le Règlement de 1910, l'Ambulance divisionnaire et l'Ambulance de corps étaient chargées d'assurer l'évacuation des blessés des postes de secours sur leurs formations et de venir en aide au Service régimentaire dans le cas où celui-ci ne suffirait pas à relever les blessés sur le champ de bataille. Elles en possédaient les moyens.

Le Règlement de 1910, qui poursuivait l'allègement de ces formations ambulancières en a distrait le personnel et le matériel de relève, en a constitué deux groupes distincts et les a placés, le premier, le groupe de brancardiers *divisionnaires*, sous la haute direction du Médecin divisionnaire, le second, le groupe des brancardiers de corps sous celle du Directeur du Service de santé du corps d'armée. Ces groupes fonctionnaient donc, chez nous, pour la première fois.

Deux médecins (major et aide-major, le groupe pouvant se diviser en deux sections), 6 médecins auxiliaires, 2 officiers d'administration, 1 pharmacien, 1 officier du train, 2 ministres des cultes, 30 groupes de 4 porteurs, 58 conducteurs du train en constituaient le personnel; 2 grandes voitures pour blessés, 8 petites, 30 brouettes porte-brancards, 13 cacolets, 140 brancards représentaient le matériel de transport, au début.

Le groupe des brancardiers de *Corps* avait une composition analogue en personnel médical mais plus de brancardiers (185 au lieu de 134) plus de voitures (6 grandes) plus de brouettes porte-brancards (45) et de cacolets (20). Il comprenait en outre une section d'hygiène et de prophylaxie.

Formation de réserve, unique pour un corps d'armée tandis que celui-ci possédait deux ou trois groupes de brancardiers divisionnaires, le G. B. C. devait se porter en renfort vers l'une ou l'autre division soit partiellement soit en totalité suivant l'importance des combats. En temps ordinaire il remplissait auprès du noyau imposant des troupes non endivisionnées et pendant la guerre des tranchées, dans un secteur, le rôle de brancardiers divisionnaires.

Le fonctionnement de ces groupes était précisé : les B. D. devaient assurer le transport des blessés des postes de secours sur les ambulances divisionnaires et les B. C. celui des ambulances divisionnaires sur les hôpitaux d'évacuation. Cette distinction n'a pas été assez retenue; elle a été méconnue par ceux qui se sont étonné de ne pas avoir vu plus souvent sur le champ de bataille le G. B. C.

Le transport par les B. D. devait s'exécuter en principe en deux temps : 1° du poste de secours à un *relai* placé à mi-chemin entre le poste de secours et l'ambulance; 2° du relai à l'ambulance. C'était et ce fut le matériel le plus léger, les *brancards*, les *brouettes porte-brancards*, les *voitures à*

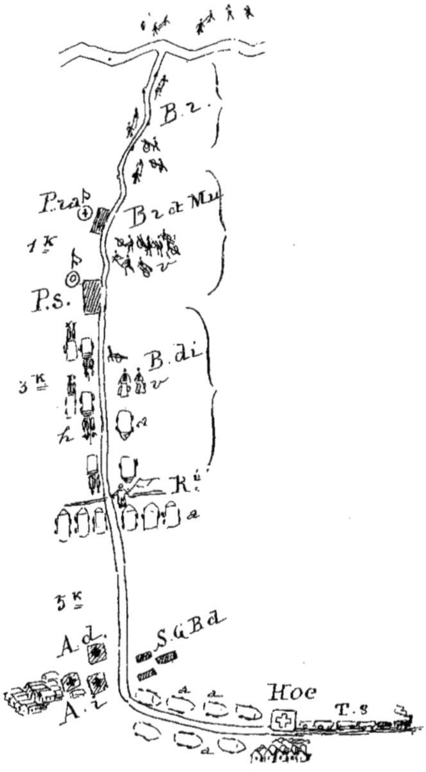

Fig. 64. — Figure schématique montrant le fonctionnement des brancardiers divisionnaires et celui des voitures. (Dispositions en usage surtout en 1915).

B. r., brancardiers régimentaires allant de la ligne de feu au poste de recueil avancé. P. ra (brancards, brouettes porte-brancards). — Br et Mu, brancardiers régimentaires et musiciens, transportant les blessés du P. ra, au poste de secours Ps (brancards, brouettes porte-brancards). — B. di, brancardiers divisionnaires transportant les blessés du poste de secours régimentaire au poste de relais. — v, brouettes porte-brancards. — Voitures hippomobiles h et automobiles a, exécutant le même trajet. — S. G. Bd, stationnement du groupe des brancardiers divisionnaires. — a, voitures automobiles du relais attendant les blessés transportés sur brouette porte-brancard pour les transporter à l'ambulance divisionnaire A. d, et à l'ambulance immobilisée A. i. — a, voitures automobiles transportant les blessés des A. d, et A. i, à l'hôpital d'évacuation H. o, c. — T. s, trains sanitaires.

deux roues, les *cacolets* qui devait servir pour le premier transport; les mêmes moyens et les *grosses voitures hippomobiles* pour le second.

Devant l'insuffisance du rendement et l'infériorité comparative des deux matériels précédents, les *voitures automobiles* remplacèrent petit à petit les voitures hippomobiles et, comme nous le verrons elles s'avancèrent progres-

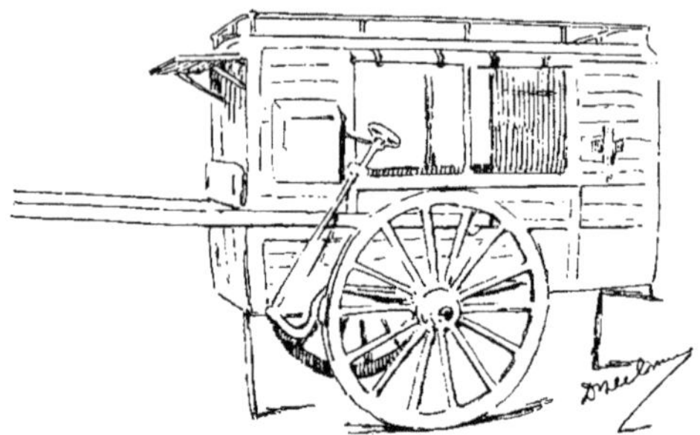

Fig. 65. — Voiture hippomobile à deux roues, réglementaire pour le transport des blessés (voiture Kellner).

sivement jusqu'au relais, origine de la route carrossable puis finalement jusqu'au poste de secours.

Supputer dans la limite du possible la quotité de blessés à transporter

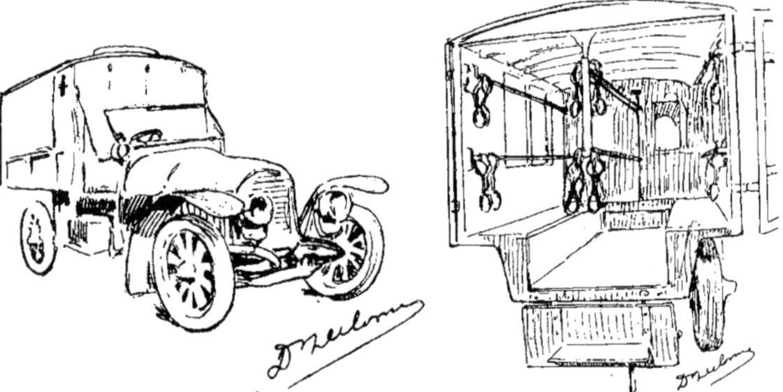

Fig. 66. — Voiture automobile réglementaire pour le transport des blessés.

Fig. 67. — Voiture automobile réglementaire pour le transport de quatre blessés couchés et assis.

devait être l'une des préoccupations importantes des médecins des G. B. D. et des médecins des Régiments. Quelques-uns nous ont déjà donné à ce sujet des renseignements utiles que d'autres sans doute compléteront. Le médecin-major FISCHER (*Arch. M. Ph. M.*, avril 1916) dit que le chiffre des blessés à transporter a égalé une fois le tiers, une autre fois la moitié des atteints. Le médecin-major TRABAUD (*Arch. S. S.*) s'arrête aux mêmes proportionnalités. Il estime que la moitié des blessés atteints de lésions de parties molles ne peut, sans aide, se rendre aux nids de blessés ni aux postes de secours, que la plupart de ceux présentant des lésions de la tête, du cou, de la poitrine, de l'abdomen, que les blessés osseux et articulaires des membres inférieurs et les blessés osseux et articulaires du membre supérieur trop souffrants ou déprimés sont à transporter. en sorte qu'un régiment peut compter de 240 à 720 hommes à convoyer suivant l'intensité de la lutte.

FISCHER, attaché à un groupe de brancardiers, a estimé à deux heures, le temps mis par un brancardier pour aller avec un brancard chargé de la ligne de feu au refuge des blessés et à une heure celui nécessaire pour aller avec une brouette porte-brancard du refuge au poste de secours. Une autre fois le dernier trajet demanda plus de temps. Par contre TRABAUD a pu le réduire. Du poste de secours à l'ambulance, avec une distance de 7 kilomètres on estimait à plusieurs heures, la durée du parcours avant l'utilisation des voitures automobiles et comme il fallait compter avec l'aller et le retour on ne pouvait guère demander aux brancardiers divisionnaires et aux chevaux plus de deux voyages journaliers (30 kilomètres) en sorte que le groupe de B. D. ne pouvait en moyenne transporter journellement que 300 blessés [1]. Sans nier l'importance de ces calculs utiles surtout pour permettre à un chef de service de régler le fonctionnement de sa formation, on ne saurait en exagérer l'utilité générale. Le rapprochement des échelons, l'accès plus ou moins facile et protégé, la valeur relative ou absolue des routes, l'étendue du secteur, les bombardements et d'autres conditions ont fait beaucoup varier pareil rendement. Il a pu être retardé, parfois nul pendant plus de vingt-quatre heures, comme les chirurgiens des ambulances l'ont bien constaté. Le transport automobile a apporté là un changement capital car si ses voitures ne chargent pas plus de blessés et si pour elles comme pour les voitures hippomobiles les obstacles de le route sont les mêmes, avec elles le facteur fatigue n'est plus semblable et elles peuvent multiplier les voyages.

M. PECH nous a tracé du dur labeur des brancardiers un tableau saisissant, aussi n'a-t-on pas lieu de s'étonner qu'on ait cherché, par tous les moyens, à le réduire, à les soulager [2].

---

1. S'arrêtant à la trop faible capacité de transport de l'ancien matériel, pendant la guerre de mouvement, FABRY, attaché à un groupe de brancardiers divisionnaires nous dit : « Il nous est arrivé d'avoir à laisser dans les postes de secours, la mort dans l'âme, autant de blessés que nous en transportions », o. c.

2. « On ne saurait dit-il, se faire une idée des difficultés extrêmes que peuvent éprouver les brancardiers lorsque, dans la nuit, par gros temps, la glaise détrempée leur arrivant parfois jusqu'à mi-jambe. ils doivent, le long des sentiers impraticables, au travers des flaques de boue et des ornières caillouteuses, porter à bras les blessés ! Dirai-je qu'on a été contraint d'abattre des chevaux d'artillerie enlisés dans ces bourbes sans qu'il fut possible de les secourir. Sur les pentes, la déclivité du terrain, fut-elle minime, ces argiles savonneuses

L'expérience a montré que si pendant la guerrre des tranchées, il apparte-
tenait aux brancardiers régimentaires d'assurer, en général, la relève directe
des blessés du champ de bataille et leur transport aux postes de secours,

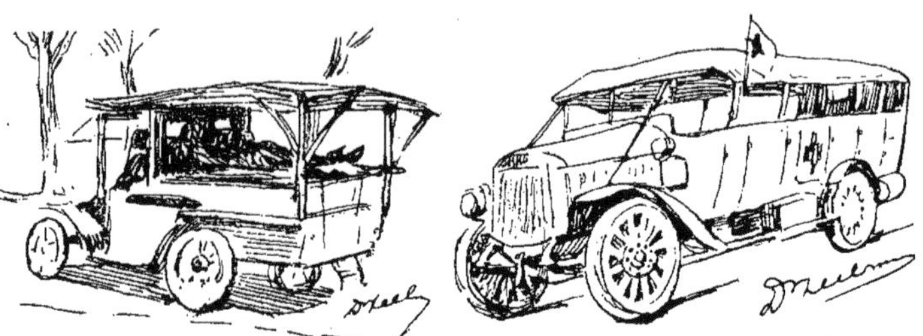

Fig. 68. — Voiture automobile de réquisition   Fig. 69. — Autocar de réquisition qui a servi
aménagée pour le transport des blessés.   en Alsace pour le transport des blessés.

pendant la guerre de mouvement la coopération à l'extrême-avant, du G. B. D.
était plus souvent indiquée.

L'avenir dira ce qu'il faut penser de l'action des brancardiers de corps.

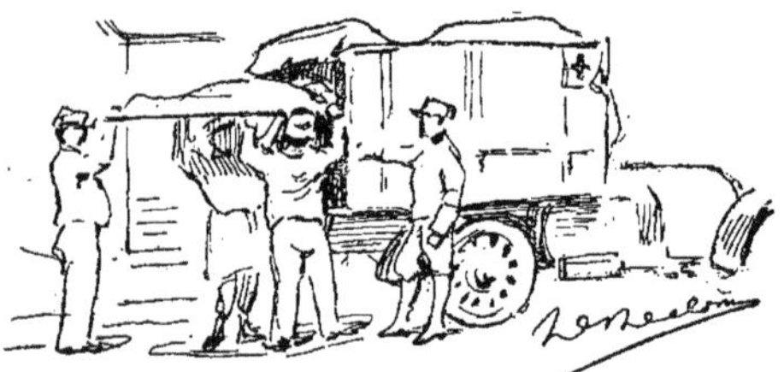

Fig. 70. — Chargement d'un blessé couché dans une voiture automobile
réglementaire pour quatre blessés.

Malgré les difficultés qui se sont si souvent opposées au plein rendement des brancardiers divisionnaires, on le trouve important. Faut-il en
témoigner? Le médecin-major Lœuillet transporte 800 blessés en une nuit.
Ses brancardiers qui vont sur la ligne de feu « font tout ce qui est possible ».

n'offrent aucune prise stable au pied qui les foule ; chaque pas que l'on fait doit être un pas
étudié ; cependant le vent fouette de pluie le visage ; la nuit étant encore plus noire sous
bois, il arrive que les brancardiers perdent leur chemin : « ils ne peuvent s'éclairer, car l'ennemi
surveille ; seuls les obus jettent de ci, de là, quelques lueurs rapides. Oh ! les sombres nuits
d'hiver de l'Argonne ! Les voiturettes des brancardiers ne sont utilisables que lorsque les
roues n'enfoncent pas trop ; au cas contraire, le brancard traînerait dans la boue. Aussi, en
prévision des mauvais jours, a-t-on construit des chemins boisés où des rubans de rondins,
se déroulent sur le tablier des routes allant jusqu'aux tranchées ; on a fasciné de branchages
les endroits marécageux des sentiers, tracé des pistes encavées où les désagréments de
l'hiver dernier ne seront plus à craindre » o.c.p. 93.

Un autre chef de service en évacue 1.100 dont 300 couchés en vingt-quatre heures. Le médecin-major DENNERY procède sous une fusillade vive au relèvement et renouvelle ses efforts; il recherche des blessés dans des villages bombardés. Le médecin-major HAURY ingénieusement s'entoure de minutieuses garanties pour arriver à ses fins; ses hommes qui sont restés trente-six heures sans pouvoir prendre de nourriture et quarante-huit sans sommeil procèdent en avant des tranchées à la relève. Là il perd 15 voitures sur 22, 14 chevaux, plusieurs de ces hommes. Dans un village où il a pu rassembler 700 blessés, il est bloqué; il établit un poste de secours et fonctionne dans des conditions dramatiques, il y est bombardé; une autre fois il se conduit de même, l'ambulance n'avait pas pu arriver en raison du bombardement de la route.

Le médecin-major L'HEUREUX forcé de se replier, balayé à l'arrière-garde, perd 153 brancardiers sur 213, 13 infirmiers sur 24, 47 chevaux sur 73. Bombardé pendant la retraite, il se voit condamné à enliser ses voitures pour laisser passer l'artillerie. On voit par là toutes les difficultés de la tâche. Il n'est peut-être pas inutile de rappeler ces faits, parmi tant d'autres. Ils comportent leurs réflexions[1].

La guerre des tranchées, avec ses actions circonscrites à des espaces relativement peu étendus, devait modifier des organismes faits pour la guerre de mouvement. Les groupes de brancardiers en ont fait l'épreuve. Le groupe des brancardiers de corps a subi un remaniement en 1916. Jugé insuffisant surtout au début, le G. B. D. a cédé parfois, au cours d'une longue immobilisation, une partie de son personnel à des ambulances incomplètement pourvues, à un service régimentaire dégarni.

Relativement au matériel, des enseignements intéressants ont été relevés : les cacolets se sont, une fois de plus, montrés moyens de transport détestables; la voiture à deux roues à été reconnue instable, condamnable; la voiture à quatre roues, pendant les hivers de 1914-15 et de 1915-16 a dû être chauffée et ses grandes baies ont été obturées. Matériel de 1874 qu'il avait été impossible de moderniser, très lourd et souvent critiqué, il s'est montré à tel point supérieur aux voitures à deux roues qu'il a repris des partisans. Sur certaines routes il a supporté la comparaison avec les automobiles, qui ne peuvent passer où lui a pu s'engager.

La substitution progressive du matériel automobile au matériel hippomobile a constitué une amélioration capitale. Le rêve des médecins de l'armée, sous la pression des événements, s'est trouvé réalisé. Le secours technique a a pu être plus hâtif, plus multiplié, moins aléatoire, le transport plus tolérable au blessé, le rendement plus grand, la fatigue du personnel atténuée

---

1. On lira avec intérêt le livre *L'Armée silencieuse*, de MOISAN, Paris. Le rôle des brancardiers y est décrit par un homme qui a appartenu à un de leurs groupes et qui l'expose très simplement d'après des situations vécues.

puisque le retour à vide avec le brancard ou la brouette porte-brancard suivait de plus près le transport avec chargement. Le confortable s'alliait à la célérité.

Le Règlement de 1910 avait prévu une *section sanitaire automobile* de 24 voitures par corps d'armée, mais tous les corps d'armée n'en possédaient pas au moment de la mobilisation; les voitures réquisitionnées dans le commerce n'étaient pas toujours disposées pour ce service spécial; les convois automobiles n'étaient pas à la disposition complète du Service de santé, dépendants qu'ils étaient du Général commandant le corps d'armée, enfin le nombre de voitures était trop restreint, aussi les avait-on affectées au *transport des blessés des ambulances sur les hôpitaux d'évacuation*. Une note du Général commandant en chef des armées d'opération porte leur nombre à 30, en affecte 10 à chaque division et une troisième section constitue un renfort. Dès lors elles assurent le transport du *relai aux ambulances*. En juin 1915 un nouveau progrès est accompli. Une Circulaire du G. Q. G. autorise à les pousser *jusqu'aux postes de secours* et parle de la constitution de *sections sanitaires automobiles d'armée*. Le 28 octobre 1915, les sections de convois automobiles étaient mises à la disposition du Service de santé du corps d'armée et en décembre 1915, celui-ci disposait de 40 voitures, 20 voitures par division, les unes légères, bien suspendues, rapides, couvertes de toile, suffisantes pour l'été, les autres à carrosserie plus lourde à parois de bois, à chauffage intérieur, transportant pendant la période froide de 4 à 6 blessés couchés ou 8 assis. Les demandes incessantes et pressantes du Service de santé avaient enfin été accueillies.

Au début de la guerre, de nombreux cars réquisitionnés avaient transporté des blessés (Alsace).

Les *convois automobiles* ont supprimé tous ces modes de transport de fortune qui rendaient le Service de santé tributaire d'autres services ou le soumettaient à l'aléa des circonstances; avec eux sont devenues inutiles les voitures auxiliaires hippomobiles toujours défectueuses, les voitures hippomobiles des convois administratifs, celles des convois de ravitaillement journalier. A la fin de 1915 les voitures à quatre roues que les groupes de brancardiers mettaient à la disposition du service régimentaire ne servaient plus journellement que pour le transport des blessés et malades peu graves et pour les autres, qu'en cas d'attaques importantes alors que les blessés étaient très nombreux (Petret).

Des G. B. D. ont appris à leurs dépens les dangers du repérage de leur formation cheminant groupée sur la route. Pris ou non pour des convois de ravitaillement, ils ont été bombardés. Matériel hippomobile et automobile a subi de graves avaries; un long espacement des voitures s'est imposé. D'un autre côté on s'est demandé si avec des voitures automobiles il n'était pas préférable, en vue du rendement, de laisser chacune d'elles partir dès son chargement effectué sans attendre celui des autres, toujours dans le but d'éviter un bombardement (Dr Vermorel).

On a admis que, pendant le transport, les blessés les plus graves sont à à réunir dans les mêmes voitures pour être sous la surveillance plus directe d'un médecin auxiliaire (hémorragies, syncopes).

Les *convois automobiles sanitaires* ne servent pas seulement au transport des blessés du poste de secours à l'ambulance mais aussi aux transports des ambulances à la gare d'évacuation ou sur les formations spéciales qui leur sont assignées. Des voitures sont, par le service journalier, mises, sur un coup de téléphone, à la disposition des postes de secours pour le transport d'un blessé grave à une ambulance (Ferraton).

Malgré la rapidité habituelle des transports, il faut compter avec les aléas, et pendant les retards les blessés ont besoin d'être remontés, d'être nourris. On a donc demandé l'adjonction d'une cuisine roulante au convois (Pech, Ferraton).

Des Ambulances.

Pour ceux habitués à voir, dans les ambulances, des organes conçus en vue de la guerre de mouvement, en principe et souvent en réalité très mobiles, susceptibles cependant de se fixer par l'adjonction d'une section d'hospitalisation à une première section de secours, pour ceux qui ont été familiarisés avec les appellations d'*Ambulances divisionnaires* et d'*Ambulances de corps*, il peut y avoir quelque surprise et quelque trouble à voir dans la suite mêler quotidiennement à ces désignations, toujours maintenues d'ailleurs, les noms d'*Ambulances de triage* ou de *tri*, d'*Ambulances chirurgicales*, d'*Ambulances hippomobiles*, d'*Ambulances automobiles*, d'*Autochirs*, d'*Ambulances nouvelles*. Il n'y a pas que les mots de changés, l'organisation et le fonctionnement l'ont été aussi dans ces luttes stabilisées, si différentes de celles de la guerre de mouvement et bien qu'entre une *ambulance immobilisée* de l'ancien mode et une *ambulance chirurgicale nouvelle*, il n'y ait, quant à la nature des services techniques rendus, rien de changé, l'assimilation étroite est parfois difficile à admettre. La dernière, avec ses locaux d'hospitalisation maçonnés, étendus considérablement par des baraques ou de grandes tentes, son personnel de blessés énorme, représente en somme un grand hôpital du territoire envahi, à proximité de la ligne de feu, plutôt qu'une ambulance. Elle n'a de celle-ci que le nom. L'essentiel est de s'entendre au sujet de choses s'inspirant des nécessités d'une guerre nouvelle, mais se rattachant, somme toute, à la base de l'organisation première, aux deux types d'ambulance qu'on eut mieux comprises et si le mot, à tort délaissé, d'*hôpital de campagne* avait été conservé.

Ambulances divisionnaires et de corps. — Séparées de leurs moyens de relève et de transports des blessés, du fait de l'organisation des groupes de brancardiers divisionnaires et des sections de transport, les ambulances étaient au début de la guerre et sont toujours au nombre de 16 par corps d'armée : 8 sont en action, 8 en réserve ; les dernières à la disposition du Directeur du Service de santé de l'armée forment des ambulances d'armée.

Les unes et les autres comprennent 6 médecins, 1 pharmacien, 2 officiers d'administration, 36 infirmiers, une section mobile, une section d'hospitalisation.

Ces sections d'hospitalisations consistant en matériel de couchage et en réserve de pansements, auxquels on fait appel quand l'ambulance se fixe, sont au nombre de *six* par corps d'armée, six sont en réserve à l'arrière. Quatre ambulances en sont donc dépourvues. Elles leur eussent été inutiles.

Pendant les premiers mois de cette guerre, les ambulances divisionnaires fonctionnèrent surtout avec leur partie mobile. Hélas ! Elles ne se pouvaient fixer. Et quel labeur était imposé à certaines d'entre elles ! Pech a vu passer dans l'une, en vingt-quatre heures, plus de 2.000 blessés, R. Picqué laconiquement nous dit qu'en treize jours, du 13 au 25 septembre 1915, la sienne reçut 3.736 blessés, que le personnel fonctionna cinq jours et cinq nuits sans arrêt, puis, qu'après 12 heures de sommeil, grâce à une suppléance par l'ambulance n° 6, il reprenait durant sept jours avec trois heures de repos par vingt-quatre heures[1]. Une meilleure répartition du travail eût peut-être évité en partie pareil surmenage. Constituant des sortes de postes de secours principaux de division, de corps d'armée, ces formations qui devaient abriter, désaltérer, nourrir, cataloguer les masses de ces blessés mêlés encore à des malades qui, en quelques heures, les bondaient, ne pouvaient évidemment qu'assurer des soins sommaires, appliquer surtout ou rectifier des pansements sur des membres, corriger ou placer des appareils contentifs élémentaires, œuvre nécessaire, excellente, mais insuffisante d'autant que des *cribles*, peu distants ne pouvaient la parfaire[2].

C'était l'heure où la dissémination du secours à proximité du champ de bataille restait la conception dominante, le seul but poursuivi et d'ailleurs possible et le repli rendait précaire ce fonctionnement ambulancier.

Avec l'immobilisation des fronts, en octobre 1914, le poids du rendement incombe toujours aux mêmes ambulances divisionnaires et comme le champ d'action des troupes qu'elles desservent se restreint, on se demande si les deux ambulances d'une division ne pourraient se souder (Pech). Mais un autre élément d'importance capitale avait auparavant imposé la soudure en

<hr>

1. Bull. et Mem. Soc. Chir. o.c. p. 1737.
2. E. Delorme. *La guerre des Balkans, Evacuations* Bull. Acad. Med. 1913.

même temps que la division du travail et le souci d'un rendement chirurgical à la fois plus intensif et plus complet, c'était l'obligation du *report de la chirurgie active à l'avant* imposé par les complications des plaies d'obus de proportionnalité insoupçonnée, complications que l'évacuation à distance, sans cribles, n'avait que trop favorisées. Et qui — je suis autorisé pleinement à le remarquer — qui, signala le *premier* cette nécessité du traitement intensif, rapide, à l'avant qui allait transformer le rôle des ambulances? R. Picqué l'a dit courageusement dans une enceinte alors passionnée où cette initiative non seulement avait été méconnue mais calomniée, c'est à mon initiative qu'on doit ce résultat[1].

Dès lors comme il l'ajoute, il a fallu, reprenant un de mes mots gros de sous-entendus et de promesses, il a fallu, *avec souplesse,* adapter ces formations avancées à leur rôle chirurgical intensif en les dotant d'un matériel parfait, de chirurgiens experts, en les constituant en véritables hôpitaux et de cette extrême urgence de l'intervention est résultée depuis le début de la guerre une métamorphose complète dans l'évolution des plaies (R. Picqué).

Et comme l'ont bien fait ressortir MM. Miramond de la Roquette, Robert Picqué et Ferraton qui pour avoir pendant de si longs mois « vécu » le fonctionnement de ces formations, nous en ont donné des descriptions magistrales d'une saisissante réalité, les ambulances divisionnaires, perfectionnées hâtivement mais heureusement ont vite donné pleine satisfaction. Elles ont suffi, soit en agissant seules, soit en appelant à elles successivement des sections d'hospitalisation nouvelles, en complétant une installation que leur fixité permettait, en attirant à elles un personnel chirurgical ou plus nombreux ou renouvelé, en se déchargeant sur une formation voisine des soins réclamés par de petits blessés, soins plus sommaires que ceux qu'elle tenait à réserver aux blessés graves, en multipliant son matériel et en le divisant en séries pour l'accommoder à l'exercice de nombreux groupes chirurgicaux fonctionnant simultanément, en profitant exceptionnellement du secours des équipes chirurgicales mobiles.

Pour faire œuvre intensive et fort utile, point n'était donc besoin de s'arrêter

---

1. C'est du jour où l'on a compris que l'ambulance de première ligne, à laquelle semblait réservé strictement le rôle d'empaquetage des blessés, préliminaire d'une évacuation rapide, devait au contraire assurer au plus tôt des soins chirurgicaux primitifs, importants, que la fréquence des plaies d'obus et la gravité de leurs complications rendaient plus que jamais nécessaires, que cette ambulance de première ligne est devenue un centre d'activité chirurgicale intensive. C'est cette notion fondamentale que Delorme eut le mérite de révéler dès la première heure en écrivant : « On avait jusqu'ici des raisons de reporter à l'arrière la chirurgie active ; les circonstances forcent à la concentrer en partie et résolument vers l'avant ». *Bull. et Mém. Soc. Chir.* 1915, p. 1734. « Alors que l'expérience a montré l'urgence d'une intensive chirurgie de première ligne étions-nous étonné, dit ensuite R. Picqué de voir réclamer à cette tribune même (celle de la Société de chirurgie) et à l'unanimité, l'évacuation rapide des blessés vers les formations de l'arrière à personnel compétent et à outillage chirurgical... La guerre actuelle a montré dès le début l'urgence d'une chirurgie de première ligne intensive l10. c. p. 1762.

à la conception née surtout de l'arrière, de l'organisation et du fonctionnement d'un *grand centre hospitalier* relativement peu distant, destiné à remplacer dans leur rôle technique des ambulances qui le remplissaient bien et plus vite, condition fondamentale, et cela avec les mêmes garanties de savoir et d'habileté, évitant un transport pénible, parfois schokant, divisant le travail au lieu de l'accumuler. Ces groupements colossaux que la nécessité peut imposer dans les villes en temps de paix, où certains trouvent des satisfactions de toute nature pouvaient-ils représenter un perfectionnement, et un idéal à poursuivre quand on sentait que de pareils groupements exposaient à de formidables pertes si l'ennemi ne les respectait pas, que leur conception ne s'accordait qu'avec une immobilité absolue du front et qu'ils annihilaient le fonctionnement des formations existantes? Tels étaient les arguments que faisaient valoir MM. Robert Picqué et Ferraton qui se sont élevés contre la conception de ces grands centres et l'avenir a affirmé l'opportunité et le bien fondé de leurs critiques.

De cette série de modifications imposées par la marche des blessures, facilitées par l'immuabilité des fronts, la plus importante a été la *spécialisation* des *deux ambulances divisionnaires,* converties l'une en *ambulance dite de triage* ou, par abréviation, *de tri,* et l'autre en *ambulance chirurgicale.*

Ambulance de triage. — C'est au moment des combats sanglants, lorsque le nombre des blessés est considérable que l'opportunité de la constitution de l'ambulance de tri se fait le mieux sentir. Devant la masse des blessés qui alors va encombrer simultanément les deux ambulances divisionnaires, et pourrait obliger les chirurgiens de carrière à appliquer leur activité à des soins de second ordre, n'est-il pas préférable de réserver, à ces chirurgiens spécialisés et au personnel bien fait pour le seconder, les soins plus délicats, les plus longs réclamés par les blessés graves, laissant à d'autres les soins multipliés, intensifs mais moins difficiles de la cohue des petits et d'un certain nombre des moyens blessés? La division du travail s'imposait, on l'a rapidement compris. L'ambulance de tri et l'ambulance dite chirurgicale en sont sortis; le mot était nouveau, la chose n'était point nouvelle, ce n'était que le retour à la distinction fondamentale qu'avait consacrée naguère et l'ambulance divisionnaire et l'hôpital de campagne, la première se consacrant surtout au triage, aux soins des blessés légers et moyens, la seconde s'attachant aux blessés graves, ou intransportables.

Abriter, réconforter, panser des blessés légers ou moyens, renouveler des pansements souillés, assurer une immobilisation plus régulière de certains facturés, identifier, catégoriser au plus tôt les petits blessés à diriger sur des dépôts de convalescents de corps d'armée assez proches ou sur des dépôts plus lointains (dépôt de convalescents d'armée), retenir les blessés moyens jusqu'à leur évacuation, diriger au plus tôt les graves sur l'ambu-

lance chirurgicale, tel fut le rôle principal de l'ambulance de tri. Si l'ambulance de triage était proche de l'ambulance chirurgicale, le passage des grands
blessés était rapide, surtout si la sélection avait déjà été préparée par une carte
blanche au poste de secours. Mais les deux ambulances n'ont pas toujours
fonctionné côte à côte et pour la raison que celle de tri, soucieuse de rechercher des facilités pour l'évacuation de la grande somme de ses blessés, les
transportables, tend à se rapprocher de la voie ferrée et du front en vue d'augmenter son rendement (R. Picqué) et que l'ambulance chirurgicale, de son
côté, a comme préoccupation première la sécurité des blessés, c'est-à-dire leur
éloignement et la recherche des grands locaux confortables et que les deux
buts des deux formations peuvent tendre à les éloigner[1]. Était-ce une raison
pour tant s'élever contre l'ambulance de tri ? Le poste de secours ne peut,
comme certains l'ont cru, suppléer et supplanter cette ambulance qui a son
rôle bien déterminé et nécessaire, celui d'un grand poste de secours divisionnaire complétant l'œuvre souvent imparfaite du poste de secours régimentaire,
surtout au cours des luttes importantes.

L'installation de l'ambulance de tri, lieu de passage, n'avait pas besoin de
présenter le confort de l'ambulance chirurgicale ; en fait, l'une se contenta
ordinairement de moyens d'hospitalisation sommaire[2], l'autre, dans les conditions de la guerre actuelle, a souvent recherché le confort luxueux. Mais
l'*humanité réclamait* et M. Miramond de la Roquette a eu soin de le faire ressortir ; que les *locaux les plus favorables à l'installation des blessés* (châteaux, écoles, usines, fermes), *leur soient réservés, avant toute attribution
du cantonnement, j'ajouterai qu'elle n'ait pas à subir certains voisinages*.

Avant tout, pour l'installation de l'ambulance de tri, l'expérience a montré
qu'il fallait rechercher des locaux vastes : 1° une grande *salle d'attente* avec
des bancs et de la paille ; 2° un ou deux *locaux de pansement* présentant
toutes les garanties voulues, avec plusieurs tables et 3° de grands *locaux
d'abris* pour les grandes catégorisations des petits blessés à transporter assis
sur les dépôts proches, des blessés moyens à transporter sur l'arrière le
plus souvent couchés. Et, pour éviter que dans ce foyer d'activité fatalement
bondé, l'encombrement ne nuise pas à la répartition, à l'arrivée et au départ
des blessés, les accès d'entrée et de sortie doivent être différents et ils

---

1. R. Picqué est partisan de la séparation des deux ambulances laquelle permet à celle de
tri de s'avancer assez pour fournir, dit-il, un rendement maximum pour le pansement des blessés
légers tout en lui permettant de se soustraire aux vicissitudes de la lutte, au contraire il
situe l'ambulance chirurgicale à 8 kilomètres de la ligne de feu c'est-à-dire hors de la portée
de l'artillerie lourde. Elle possède là, d'après lui, la stabilité suffisante pour assurer aux blessés
le calme d'une hospitalisation définitive.

2. L'ambulance de tri ayant surtout des blessés moins graves, n'a pas besoin d'une installation aussi soignée que l'ambulance chirurgicale. Un lit, une bonne couche de paille, une
piqûre de morphine, un régime léger de soupe, de lait et du sommeil voilà le premier traitement que réclame le blessé après le choc qu'il a subi (Miramond de la Roquette, o. c.). Une
botte de paille fraîche vaut un lit moyen pour les blessés. A boire et à dormir voilà ce qu'ils
demandent (Levresque).

doivent être recherchés, non pas directement sur une route qui peut être elle-même encombrée, mais à proximité de cette route.

Un médecin ou deux se chargent du triage, deux ou trois des pansements, un de l'évacuation.

A quelle distance l'ambulance divisionnaire doit-elle être placée de la ligne? C'est une question qui a été solutionnée d'une façon différente et on ne peut comprendre les divergences d'opinion émises à son sujet et les différences dans les dispositions prises que si on sait qu'elles s'appliquent à des choses dissemblables, à des ambulances divisionnaires à fonctionnement, *total* ou au contraire, à des ambulances de tri et à des ambulances chirurgicales.

Rapprocher les *ambulances à fonctionnement total* des combattants assez pour que le secours qu'elles assurent leur soit fourni rapidement; les installer au delà des limites des tirs de combat pour que leur abri soit sûr, voilà ce qu'on a toujours réclamé pour elles et ce qu'on a, à nouveau, poursuivi au cours de cette guerre. M. Miramond de la Roquette qui a fait fonctionner la sienne successivement à 2, 3, 5, 6, 8 kilomètres de la ligne de feu, la place à 4 ou 5 kilomètres de la limite de l'action de l'artillerie de campagne. M. Pech estime que c'est là une zone d'insécurité et d'action trop limitée. D'autres ont parlé de 10 kilomètres. M. Pech s'appuie sur une autre base : pour lui, l'ambulance doit chercher à se mettre en rapport très étroit avec le centre de rayonnement des routes d'apport et de déversement de la division, du corps d'armée. A la reporter trop loin, on s'expose, dit M. R. Picqué à la placer au delà de la gare d'évacuation entourée de centres hospitaliers importants. Le plus grand nombre l'a établie à 7 ou 8, 10 kilomètres, à la limite d'action de l'artillerie lourde. Ça été la distance ordinairement choisie pour l'installation de *l'ambulance de tri*, cette limite d'action de l'artillerie lourde de campagne. Mais on a souvent là tenu compte des cas d'espèce. Certains terrains *défilés* et protégés ont incité à une installation rapprochée; à Verdun par contre, des ambulances de tri ont dû se reporter à plus de 20 kilomètres[1].

L'ambulance chirurgicale, elle, peut-être relativement éloignée. Avant tout, il lui faut et confort et sécurité. M. Latarjet qui avait fonctionné à 7 kilomètres, préconise la distance de 20 à 25 kilomètres. La Direction Générale du Service de santé s'était arrêté à cette distance. Grâce aux convois sanitaires automobiles, cette formation peut s'éloigner des zones dangereuses.

En vue d'assurer le fonctionnement de l'ambulance, partout, même au plein air, on a muni ses voitures de tentes tortoises qui peuvent abriter 20 blessés. M. Pech nous dit qu'il n'a pas eu connaissance que ces tentes

---

1. MM. Maisonnet, Audet et Gautrelier, ont fonctionné à 6 kilomètres du poste de secours, MM. Baur, de 6 à 8, Duguet de 2 à 8, Galzin à 4 puis à 6 ou 7, Landret à 6 ou 7, M. Orssaud demande que l'ambulance de tri soit distant de 3 à 5 kilomètres de la ligne. Pour lui, il est indispensable qu'elle en soit très rapprochée, mais il est furieusement bombardé et fait prisonnier. M. Noguès est bombardé à 12 kilomètres.

aient servi comme abris sanitaires. Sur notre sol et grâce à l'invariabilité des fronts, l'ambulance divisionnaire a pu s'installer d'ordinaire soit dans des localités possédant de vastes immeubles, soit sous de grands abris.

Son œuvre de triage a été grandement facilitée par la désignation, par des *fiches blanches*, faite aux postes de secours, des intransportables, des blessés graves, des intoxiqués par les gaz, c'est-à-dire des hommes à grouper dans les mêmes voitures et à diriger au plus tôt sur l'ambulance chirurgicale.

Les *ambulances chirurgicales*, organes de Corps d'armée sont des centres opératoires. MM. FERRATON, R. PICQUÉ[1], MIRAMOND DE LA ROQUETTE, BARTHE·LEMY, FIOLLE, LATARJET, OMBREDANNE, A. SCHWARTZ, entre autres, en ont décrit et l'installation et les perfectionnements.

Dans la guerre de tranchées elle ont, avec une ou plusieurs sections d'hospitalisation, constitué des centres chirurgicaux immobilisés pour un temps plus ou moins long. Elles ont été en réalité des hôpitaux de campagne avec un personnel chirurgical choisi, comme l'était l'ancien. On a changé le nom, on est revenu à la chose, et on devait le faire, car il est évident que sur ou à proximité des lieux du combat il y a eu et il y aura toujours des grands blessés qui auront besoin de soins chirurgicaux plus importants que ceux que réclament les autres, des grands blessés qui seront intransportables immédiatement[2].

Accolées, accouplées aux formations qui leur apportent ces grands traumatisés, aux ambulances de tri, dont elles sont « les sœurs » (LATARJET) ou proches d'elles ; ailleurs rapprochées d'hôpitaux d'évacuation, les ambulances chirurgicales ont pu s'installer dans les plus grands locaux des villages, dans ceux de petites villes, dans des châteaux, des usines, voire un moulin (R. PICQUÉ) et disposer de vastes et multiples pièces que, petit à petit, des baraques ou de grandes tentes ont multiplié et étendu à l'envi.

Grâce à leur section d'hospitalisation (4 fourgons hippomobiles), elles ont été munies d'un matériel de couchage important, de linge, d'une grande réserve de pansements et d'appareils à fractures, comme il convient pour un centre d'action durable.

Dans le groupe des six médecins, y compris le médecin chef que le personnel de cette formation comporte, figure au moins un chirurgien de carrière.

Les locaux, et on en avait le choix, ont été, sinon toujours comme groupement et comme étendue, au moins comme nombre, les locaux indispen-

---

1. Ch. MONOD, vu l'intérêt de la communication de Robert PICQUÉ, a proposé qu'il en soit fait des tirages à part qui seraient distribués largement sur le front. Magistrale est la description de FERRATON.

2. C'est en invoquant cette raison que je demandai, en temps voulu, sans réussir, le maintien des hôpitaux de campagne avec leurs chirurgiens de carrière désignés (Commission du Règlement de 1910).

sables à un centre chirurgical destiné à recevoir de nombreux blessés. C'est d'abord, à l'entrée, une *salle d'attente* assez vaste pour abriter vite des schockés, des hommes qui ont froid, arrivant de nuit et qu'il serait inhumain de faire attendre longtemps dans les voitures ou sur une route sillonnée par les troupes et le matériel. M. A. Schwartz a prolongé la porte d'entrée par une tente tortoise, s'est servi d'une tente entière ; la salle d'attente était ainsi toute trouvée.

Un petit *bureau des entrées* venait à la suite puis continuaient les locaux d'importance capitale : *une* ou *deux salles de pansements* (aseptique et septique) avec plusieurs tables ; le *laboratoire* où s'aseptise le matériel de pansement ; une *salle pour les opérés*, proche de la salle d'opération. Dans le même groupement se trouvaient des grandes *salles pour les blessés*, quelques *salles d'isolement*, d'autres pour officiers, obtenues au besoin par une séparation de fortune, une *salle de garde* pour un médecin, enfin les *locaux communs* d'une installation hospitalière fixe, sans oublier le *dépôt mortuaire* et, à côté, le *cimetière*. Plusieurs centaines de grands blessés étaient réunis dans beaucoup de ces formations. Une voiture radiographique se mit bientôt, plusieurs fois par semaine, à la disposition des chirurgiens de ces formations.

L'idéal était d'avoir, groupés, tous ces locaux et il fut souvent réalisé ; parfois les pièces d'hospitalisation durent être séparées de celles dites chirurgicales, ce qui était sans grand inconvénient, car la nécessité du contact du blessé avec la salle d'opération ou de pansement s'éloigne à mesure que se prolonge la durée du séjour.

Lits réquisitionnés, lits réglementaires amenés de l'arrière, lits de fortune construits sur place sur le modèle du lit de sangle ou de ceux décrits dans nos Règlements et parfois réinventés, sommier en treillis de fer de Follenfant, voilà ce qui était recherché pour le matériel de couchage que ne renfermait pas les fourgons.

Le matériel chirurgical fut celui des ambulances ordinaires; il manquait au début d'autoclaves de Poupinel ; l'ébouillantement assura alors l'asepsie des pansements (Miramond de la Roquette). Certains employèrent le formol (Barthelemy, Gross); bientôt toutes les ambulances chirurgicales possédèrent des autoclaves. Ce fut un progrès. Les lampes à acétylène (2), les supports porte-brancards, la table métallique de construction simple, les accessoires de pansement (cuvettes, etc.), gouttières et appareils, tout cela donna satisfaction et des opérateurs habitués à des installations luxueuses s'en contentèrent et reconnurent que ce matériel suffisait pour répondre aux exigences d'une excellente chirurgie générale de l'avant. Il était d'ailleurs loisible à chacun de compléter ce substratum indispensable suivant ses exigences personnelles, ses habitudes, les directions imprimées successivement aux pratiques. Certains le firent et le Service de santé les y aida. C'est ainsi que les rugines d'Ollier, les pinces gouges, les pinces tricoises, les daviers pour saisir les esquilles, là, se multiplièrent; qu'avec la suture des plaies, la consommation des aiguilles de Reverdin s'augmenta, que la chirurgie abdominale compléta son instrumentation; que la fréquence des infections fit multiplier l'emploi du gant de caoutchouc, rechercher les récipients destinés à recueillir les pièces de pansement (récipients de carbure de calcium) et dépenser des quantités de toile imperméable, que les pulvérisations d'iode firent revivre les appareils de Richardson, etc., etc.

Pour ce qui est du fonctionnement de ces ambulances chirurgicales, de ces « hôpitaux de campagnes opératoires » il a été vite précisé pendant la guerre des tranchées. « Elles reçoivent, dit le médecin-inspecteur FER-RATON, exclusivement ou presque, nos blessés graves et plus spécialement ceux dont la lésion réclame une intervention chirurgicale; conserver et opérer tout à fait en première ligne nos blessés sérieux, voilà la caractéris-tique de notre organisation, amener le blessé aussi vite que possible entre les mains d'un chirurgien idoine convenablement installé, mais avec les seules ressources de nos ambulances régimentaires, l'opérer le plus tôt possible, le plus près possible du front; le maintenir sur place jusqu'au moment où son évacuation ne présente plus d'inconvénient, tel est notre but. »

Les blessés arrivaient aux ambulances chirurgicales du corps d'armée auquel était attaché FERRATON, en moyenne quatre heures après leur bles-sure, dans la plus rapprochée; au bout des cinq et sept heures dans les autres, après avoir passé par les ambulances de tri ou directement quand la lésion réclamait une intervention importante et ils restaient dans ces ambulances chirurgicales jusqu'au moment « où leur départ ne pouvait plus leur imposer de souffrances ni aggraver leurs blessures ».

L'arrêt définitif des hémorragies, le traitement des anévrysmes diffus menaçants, celui des grands fracturés, en particulier de ceux de la cuisse, les interventions que réclamaient les blessés les plus graves de la tête, de la poitrine, de l'abdomen, fixèrent l'activité du personnel de ces formations. Certaines d'entre elles se sont spécialisées. On en a distingué qui ne soi-gnaient que des blessés de tête, d'autres des fracturés, etc. Puisqu'elles étaient devenues, en fait, des hôpitaux bien fixes, d'un développement imprécisé, indéfini, on pouvait y créer tous les services qu'on voulait.

La libération de ces ambulances chirurgicales se faisait alors soit sur les hôpitaux de l'intérieur par les trains sanitaires, soit sur les dépôts de con-valescents pour des blessés presque guéris ou ne conservant que des déficits fonctionnels minimes et, en cas de presse, elles évacuaient sur les services d'une ville voisine organisés en gros *centres hospitaliers de l'avant* en em-ployant les voitures sanitaires automobiles ou par voie ferrée.

Ce sont des tentes d'abord puis des baraques qui ont permis le développe-ment de ces ambulances chirurgicales, développement que réclamaient et le nombre prodigieux des blessés et la mesure heureuse prescrivant de fixer la chirurgie à l'avant. Ce développement a souvent pris une extension telle que ces ambulances ont fini par constituer des vastes centres d'hospitalisation.

Les tentes étaient celles, bien connues, du Service de santé : la tente *Bes-*

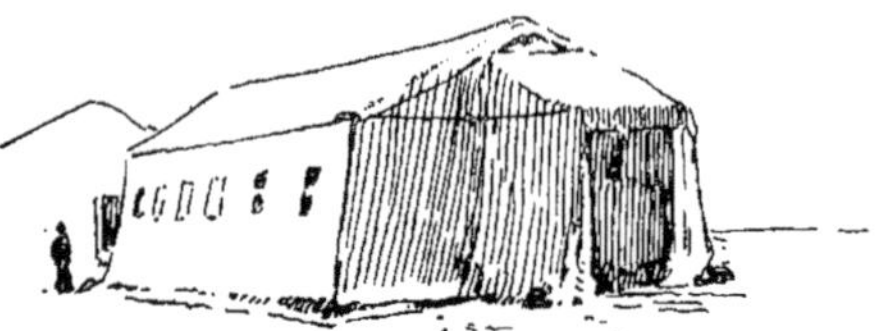

Fig. 71. — Tente Bessonneau.

sonneau vaste, haute, large, à double paroi, confortable (fig. 71) puis la tente *Herbet*.

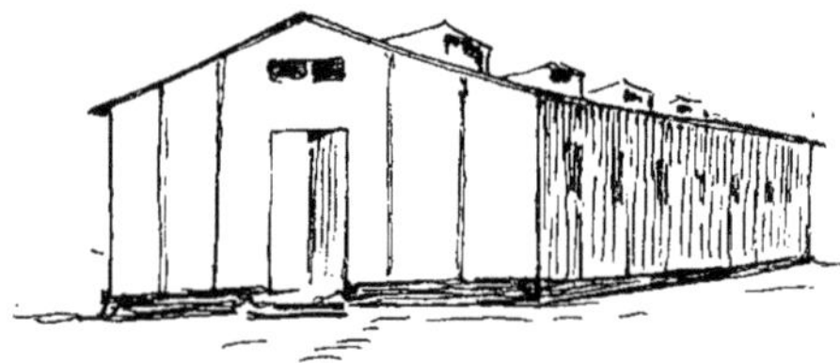

Fig. 72. — Baraque Dœcker du service de santé.

Les baraques ont été de types différents. Les plus employées ont été celles dites de *Bessonneau*, *d'Adrian*, *du Génie*, les baraques *Collet*, *Seurre*,

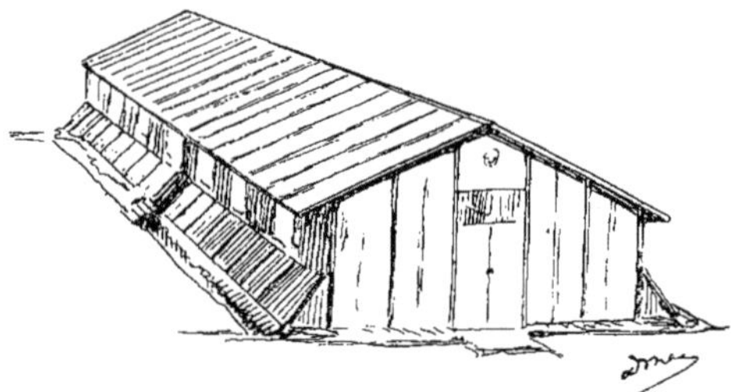

Fig. 73. — Baraque Adrian.

Favaron, *Gillet*, du *type d'Epinal*. J'ai trouvé également signalées celles de Picquart, Mercier, Daniel, les baraques dites en X ; rarement employées ont été les baraques *Doecker*. Diffèrèrent de ces baraques, celles qu'improvisa le professeur L. Martin, de Rouen.

Les baraques construites au début étaient des baraques en bois, tantôt appuyées directement sur le sol, d'autres fois surélevées, avec ou sans plancher, la plupart à double paroi. Leurs dimensions étaient variables, d'ordinaire étendues. Elles sont toujours employées, mais la plupart ont été, à la suite du premier hiver, protégées à l'extérieur, à l'intérieur, ou à la fois à l'extérieur et à l'intérieur par des revêtements imperméables, puis elles ont été uniformément planchéiées et même plafonnées.

La baraque *Adrian* à simple paroi, longue de 27ᵐ,80, large de 6ᵐ,45, sans plan-

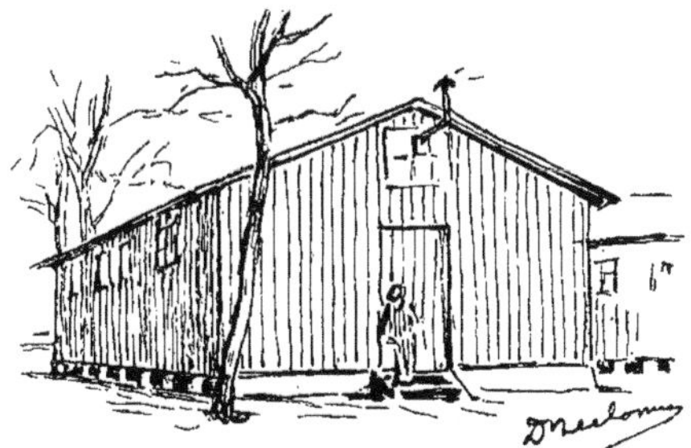

Fig. 74. — Baraque du Génie.

cher tout d'abord, actuellement planchéiée a été recouverte extérieurement de papier cartonné bitumé et doublée à l'intérieur d'une couche de *ruberoïde*, appliquée sur du *papier Courlandon* ou sur un treillage de toile métallique. Le papier Courlandon a constitué un plafond. Cette baraque représente un type perfectionné

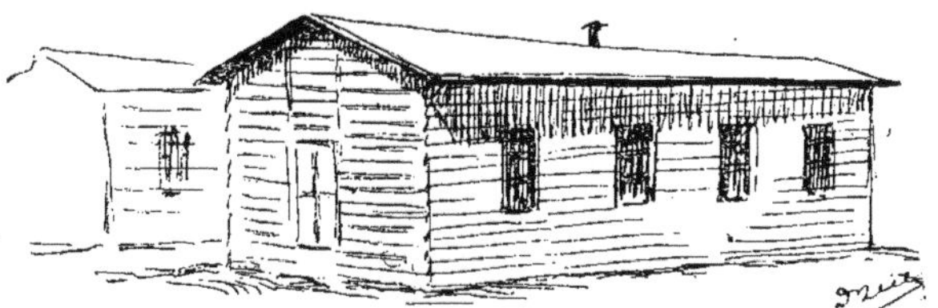

Fig. 75. — Baraque Favaron.

de la baraque du même nom employée pour les cantonnements de troupes (voy. fig. 73).

Elle abrite habituellement 68 lits.

Les baraques ADRIAN qui servent aux hôpitaux d'évacuation — car les baraques de ces ambulances se retrouvent dans toutes les formations du Service de santé aussi bien à l'avant qu'à l'arrière — abritent 1.000 blessés assis.

Sous le rapport de la solidité, de l'imperméabilité, de l'éclairage, de la ventilation, elles ont donné satisfaction. La protection de leurs parois les a mises à l'abri d'une réfrigération facile et leur parement inférieur oblique les protégeait contre la pourriture en même temps qu'il constituait un bon matelas d'air isolateur pour les blessés.

Baraques du Génie. — Elles sont analogues aux précédentes. Les parois latérales sont verticales. Ce sont les baraques de la troupe (fig. 74).

Baraques Collet. — Ce sont des baraques de bois, à *panneaux*, de montage très facile, et très rapide, susceptibles de s'étendre indéfiniment par juxtaposition. Bien éclairées, à parois imperméabilisés avec le papier Courlandon et le ruberoïde, à plancher mobile, elles ont été et sont toujours employées pour les ambulances

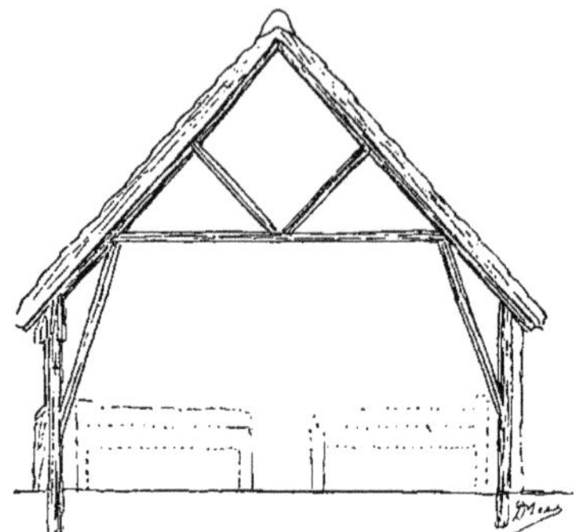

Fig. 76. — Coupe de la baraque *Chaumière Normande*,
du médecin-major L. Martin, de Rouen.

immobilisées et les hôpitaux d'évacuation. Un précieux avantage de ces baraques c'est qu'en les accouplant on peut développer à sa guise les locaux d'hospitalisation, les réduire au besoin et les transporter à distance sans détérioration.

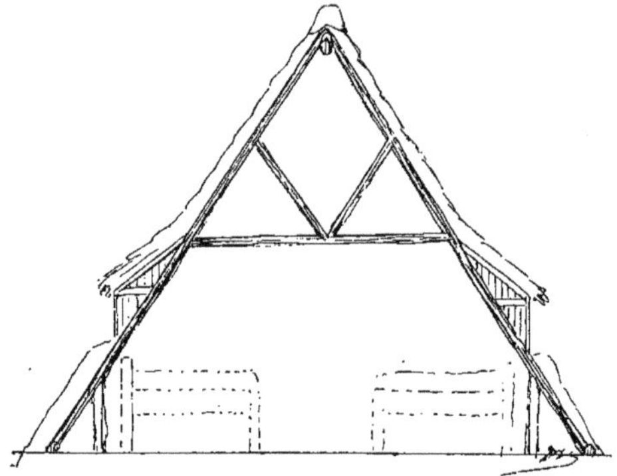

Fig. 77. — Coupe de la baraque *Hutte Normande*,
du médecin-major L. Martin, de Rouen.

La figure 87, page 219, montre un groupe important de ces baraques juxtaposées qui a servi de locaux à un hôpital d'évacuation, la figure 88 représente un double accolement de trois de ces baraques.

Quand elles servent pour locaux restreints et chambres d'isolement, leur largeur est de 6 mètres.

Baraques Seurre. — Elles sont encore à *panneaux* démontables. Le type du Service de santé présente l'avantage d'un montage rapide et de la stabilité. On a critiqué son éclairage, ses trop faibles dimensions transversales qui rendaient difficile la manœuvre d'un brancard. Ses parois sont imperméabilisées actuellement comme celles des autres baraques. L'éclairage a été modifié. Chaque baraque contient 44 lits (fig. 90, p. 220).

La baraque *Favaron* est analogue à la baraque Adrian et à celle du Génie (fig. 73).

La baraque *Gillet* est à double paroi, 14^m,65/7^{m}85, elle contient 24 lits, elle est confortable.

Baraques Martin. — Les baraques du médecin-major L. Martin, de Rouen, sont de deux types : le premier, dit *type chaumière normande*, le deuxième du *type hutte*.

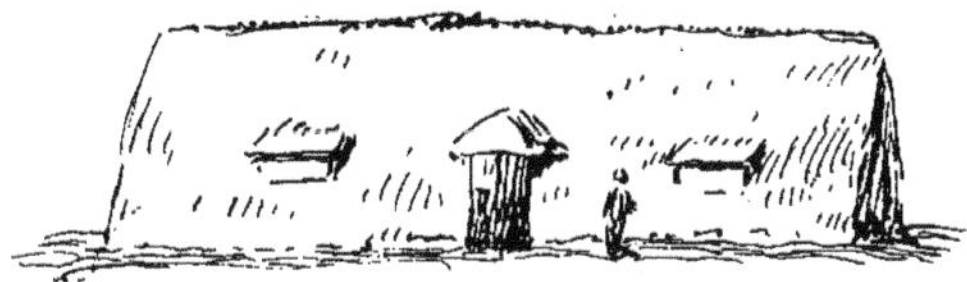

Fig. 78. — Baraque *Hutte Normande*, du médecin-major L. Martin, de Rouen.

La baraque *chaumière normande* a une charpente de sapin non équarri de 0^m,10 à 0^m,15 de diamètre. Elle a 20 mètres de long, 5 de large, son toit est un chaume (roseaux ou paille), ses parois sont en pisé. La terre argileuse des parois est retenue dans les mailles d'un grillage. A l'extérieur le pisé est recouvert de paillassons. Les

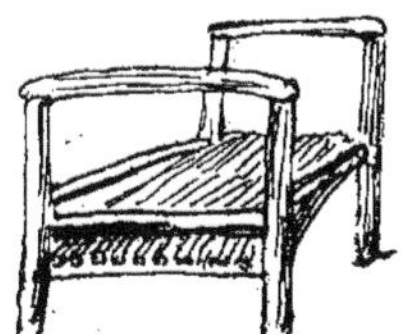

Fig. 79. — Chalis improvisé d'une ambulance immobilisée (d'après une photographie).

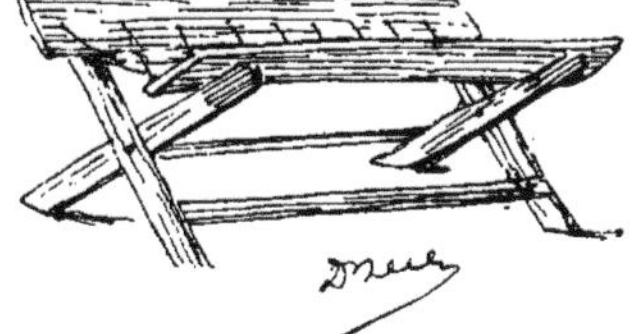

Fig. 80. — Lit improvisé pour ambulance et hôpital d'évacuation.

fenêtres sont des châssis de jardin. Le faîte est recouvert de terre argileuse. Des toiles d'emballage font un plafond horizontal (fig. 76).

La *hutte* a un bâti qui affleure le sol. Sur lui s'appuient des paillassons. Un petit mur en pisé correspond à la tête des lits (fig. 77).

Chacune des baraques Martin n'est revenue qu'à 300 francs (pour 30 lits) alors que les autres coûtent des milliers de francs. Elles se construisent très rapidement. Les matériaux sont pris sur place et utilisés par la main-d'œuvre militaire. La hutte est plus vite construite que la chaumière, quelques jours suffisent pour les édifier. La hutte est plus chaude en hiver. La chaumière et la hutte ont été employées sur le plateau de Craonne.

De vastes *hangars d'usine* ont été rendus habitables grâce à un revêtement extérieur de papier goudronné, à un revêtement intérieur de papier Courlandon et à un plafond fait du même papier appuyé sur un treillis de fil de fer.

Enfin, certaines des formations chirurgicales immobilisées ont été dotées de salles d'opération représentant un modèle réduit de baraques, particulièrement bien éclairées (fig. 00).

Les bombardements fréquents ont imposé la préparation ou l'aménagement de locaux souterrains, de *grottes de refuge*, de caves étendues (Champagne, Région soissonnaise), souvent assez confortables, d'autres fois froides. L'ambulance du médecin-major MIQUET fonctionnait en permanence dans une carrière.

On s'est demandé si les ambulances de tri ne pourraient pas, dans la période

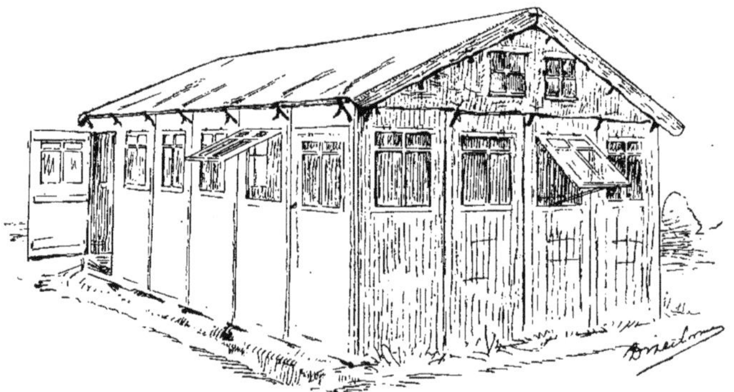

Fig. 81. — Baraque démontable pour salle d'opérations, d'après une photographie des Archives du Service de santé.

actuelle d'immobilité, retenir et soigner les blessés moyens, d'ordinaire évacués; s'il n'y aurait pas intérêt à constituer, dans l'atmosphère de l'avant, de gros dépôts de convalescents, au corps d'armée, pour les blessés de l'ambulance de tri ou des ambulances chirurgicales pour des blessés qui, évacués sur l'arrière, y prolongent trop souvent leur séjour.

Je rappelle que certains ont émis l'idée que les gros centres chirurgicaux voisins, des corps d'armée, reçoivent au plus tôt les blessés retenus jusqu'alors dans les ambulances de première ligne. On a allégué qu'un transport prolongé de quelques heures ne pourrait leur nuire et qu'ils bénéficieraient d'installations plus confortables. Le médecin-inspecteur FERRATON a montré que pour les grands blessés, pour les blessés graves, ce transport aggravait le pronostic.

M. FERRATON a souhaité que le matériel d'hospitalisation temporaire des ambulances immobilisées se complétât d'une literie régulière à *lits démontables* transportée sur des camions automobiles; que dans les régions dépourvues de locaux appropriés, des sections de camions automobiles transportent des baraques démontables.

Notre collègue a démontré que, pour réaliser un progrès utile mais non indispensable, parmi les huit ambulances du corps d'armée, un certain nombre, quatre par exemple, constituées comme les ambulances actuelles, devraient être à véhicules automobiles, les quatre autres restant hippomobiles en prévision d'une disette possible d'essence ou de dégradation dans les mécanismes.

M. LATARJET proposait la spécialisation définitive de deux ou trois ambulances chirurgicales par corps d'armée avec deux chirurgiens, trois aide-majors, anciens internes en chirurgie et un aide-major médecin.

Relativement au personnel de ces formations, M. FERRATON, directeur du Service de santé d'un corps d'armée a pris d'heureuses initiatives en vue de tenir en haleine son personnel, alors qu'un fonctionnement simultané de toutes les formations est impossible. Il a établi d'abord un roulement qui faisait passer le chirurgien de carrière par deux phases d'emploi de deux mois chacune suivie d'un repos de deux mois et l'a affecté successivement à une ambulance de tri, puis à une ambulance chirurgicale opératoire. Ensuite, pour satisfaire à de légitimes désirs d'échapper à une inaction, il a groupé dans des ambulances chirurgicales en plein fonctionnement le personnel inoccupé de formations distantes. Le médecin inspecteur général NIMIER, dans une armée a pris des dispositions analogues.

Ailleurs l'activité chirurgicale ne s'est pas bornée aux soins des blessés, elle a rayonné sur un personnel qui avait besoin de compléter son instruction et s'est traduite par un enseignement suivi, qui lui a été très profitable.

FERRATON et plusieurs autres, M. MAISSONNET, entre autres, ont fait ressortir que dans les ambulances chirurgicales, les pansements préparés, utiles dans les ambulances de tri et aux postes de secours, incitaient à un véritable et très regrettable gaspillage ; ils préféraient la séparation de chaque variété de matériel que chaque chirurgien emploierait à sa guise.

De l'ambulance automobile chirurgicale (Auto-chir.). — M. MARCILLE, au début de la guerre, avait, surtout pour le traitement hâtif des plaies abdominales, inauguré un type d'ambulance chirurgicale comprenant 1° des voitures et des camions automobiles pour procéder à la recherche et au transport rapide de certains blessés. 2° Une équipe exclusivement chirurgicale, disposant d'un matériel instrumental choisi, d'autoclaves, de stérilisateurs d'eau, d'un laboratoire radiologique devait, en quelques heures, être prête à fonctionner et cela partout, sous une tente confortable à double paroi, éclairée à l'électricité, chauffée par des radiateurs à vapeur, L'idée était généreuse et son application séduisante (fig. 63, p. 184).

On s'est étonné qu'elle n'ait point été adoptée d'emblée, mais on a trouvé les véhicules trop lourds, trop encombrants, trop difficilement maniables sur les routes de l'avant, la formation trop complexe, trop délicate pour ne pas être sujette au repérage des avions. On l'a dite surtout trop onéreuse d'autant qu'elle ne pouvait fournir, en somme, rien autre que ce qu'un médecin

chef averti obtenait avec les ambulances actuelles, fussent-elles hippomobiles,
et que supérieures à celles-ci se montraient les ambulances perfectionnées
avec des voitures automobiles nombreuses pour le ramassage des blessés,
des chirurgiens de carrière, un matériel instrumental très suffisant d'autoclaves et de bouilleurs, une voiture de radiologie (FERRATON). Notre collègue
préférait à la tente-salle d'opération, malgré son confort, les salles d'opération
improvisées, installées dans des constructions et il remarquait que n'ayant
rien pour hospitaliser, cette ambulance devait s'accoler à une ambulance
ordinaire qui, les opérations faites, était chargée des soins donnés au blessés.
En somme c'était une équipe opératoire et rien de plus (FERRATON). Si en cas

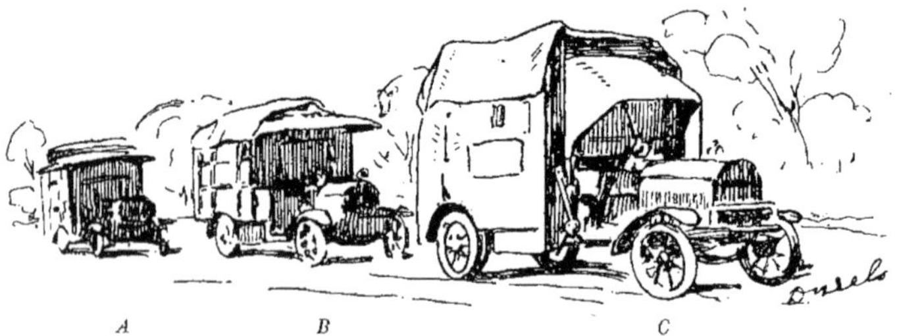

Fig. 82. — Ambulance chirurgicale automobile. Camions du groupe complémentaire
de chirurgie (d'après une photographie).

Camion A. — Générateur à vapeur ; appareils de stérilisation, de chauffage, lingerie pour médecins.
(Prix 32.242 francs).

Camion B. — Matériel électrique, radioscopique ; pavillon opératoire, matériel et produits pharmaceutiques
Prix 33.998 francs).

Camion C. — Générateur d'électricité, matériel de radiographie, de service général, instruments de chirurgie,
appareils et objets pour factures, pour pansements, objets et ustensiles. (Prix 37.116 francs).

d'action importante le renfort de pareilles équipes pouvait se faire sentir,
était-il besoin, dès lors, avec nos ressources actuelles, de les chercher dans
une formation si onéreuse, si pesante, et encombrante. Une automobile légère
transportant le personnel, un camion moyen chargeant le matériel suffirait.
D'ailleurs les ambulances divisionnaires modifiées n'avaient-elles pas montré
sur tout le front, qu'elles étaient capables, sans complications comme sans
grands frais, d'assurer tous les soins désirables aux blessés pendant la période
des grands événements, de satisfaire à toutes les exigences d'une chirurgie
suractive.

Dans le courant de l'année 1916, à la suite d'un rapport de la Commission
consultative du Service de santé furent constituées des ambulances chirurgicales dites *auto-chirs*, représentées par un groupe d'opérateurs choisis surtout parmi les chirurgiens de l'armée ayant appartenu aux Écoles du Service de santé, parmi les chirurgiens des hôpitaux et agrégés des Facultés de
Paris, des Facultés et Écoles de la province, avec un matériel restreint, mais

choisi et agencé spécialement pour le but à remplir. Ces auto-chirs devaient s'accoler à de grosses formations qui hospitaliseraient leurs blessés. Il en fut ainsi, mais ces organismes eurent quelque peine à se faire accepter.

Il était difficile de faire admettre en effet que des chirurgiens bornent leur action au seul *rôle* d'opérateurs et qu'ils abandonnent à d'autres des soins consécutifs si importants et parfois aussi délicats que l'opération même ; d'un autre côté à individualiser sa formation, l'auto-chir risquait d'être remplie en quelques jours et dès lors l'action opératoire s'arrêtait (TUFFIER). On répondait : en les accolant à d'autres formations hospitalisatrices, on faisait bénéficier les blessés d'aptitudes chirurgicales spéciales, on donnait toutes garanties aux soins consécutifs et on laissait libre cours à une action continue.

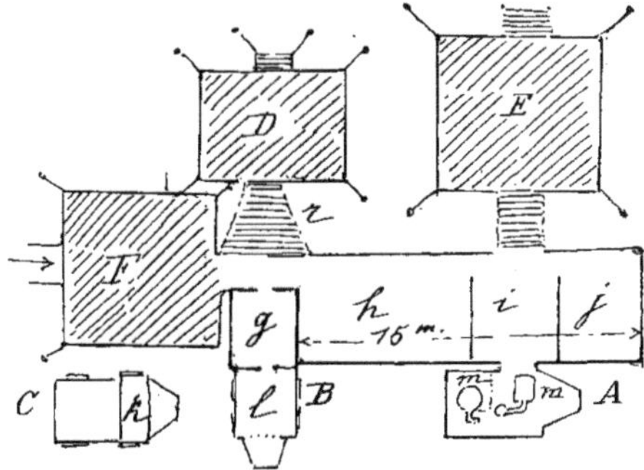

Fig. 83. — Coupe des locaux d'une ambulance chirurgicale automobile, agrandie par le médecin principal Rouvillois.

Les parties hachées E, D, F, représentent les modifications faites. — *h, i, j*, baraque opératoire primitive. *h*, salle de nettoyage. — *j*, salle d'opérations. — *i*, salle de stérilisation. — *m, m*, chaudières et autoclaves.

A, camion de la salle d'opérations.
B, camion de radiographie.
C, camion des groupes électrogènes *k*.

D, salle d'interventions septiques.
E, annexe de la salle de stérilisation, pharmacie, dépôt de matériel.
F, tente d'entrée servant de salle de nettoyage.

On s'arrêta à un moyen terme. On constitua des autos-chir., mais leur nombre fut limité. C'était sage. L'épreuve était à faire, et c'eût été s'exposer à des aléas que de généraliser d'emblée une organisation qui n'avait pas fait ses preuves, au détriment d'autres qui, dans toutes circonstances, les avaient fournies.

Le personnel exclusivement technique de ces *auto-chirs*, destinées à occuper un point du front où les blessés arrivent en affluence, comprit trois chirurgiens (aide-majors), quatre aide-chirurgiens, aide-majors comme les premiers, tous chirurgiens de carrière sous les ordres d'un médecin chef (chirurgien de carrière). Un pharmacien, un radiographe leur étaient adjoints.

Ce personnel amenait avec lui un *groupe complémentaire de chirurgie* constitué par une *baraque opératoire*, avec des moyens de stérilisation, de chauffage, d'éclairage, de radiologie, une instrumentation variée, complète ; le tout transporté par un camion automobile traînant une remorque (voiture de radiologie).

Le médecin principal ROUVILLOIS nous a donné la description du local opératoire de ce groupe, local dont l'idée était déjà réalisée dans la chambre d'opération qu'avait adoptée le médecin inspecteur MIGNON (fig. 83).

La *baraque opératoire* est divisée en trois alvéoles, l'une pour le nettoyage et la préparation des blessés, les deux autres servent de salle d'opération. Le camion autoclave et le camion automobile sont reliés à ces locaux par un couloir.

M. ROUVILLOIS a cru devoir adjoindre à cette baraque trois tentes tortoise, une servant d'entrée, une autre pour les pansements et interventions septiques, une troisième, annexe de la salle de stérilisation pour la pharmacie et le matériel.

J'ai déjà parlé des *postes de secours chirurgicaux*, postes chirurgicaux avancés, antennes de certaines ambulances chirurgicales, je n'y reviendrai pas.

Cette organisation ambulancière paraît au premier abord bien complexe, bien compliquée. En réalité elle fut simple. Il manquait du matériel chirurgical aux ambulances anciennes, non encore transformées au début de la guerre ; on le leur donna ; aux ambulances de 1910 transformées, l'affectation de chirurgiens de carrière était nécessaire, tout au moins pour celles qui devaient s'immobiliser. Elles n'en avaient pas toutes, on en attacha. Ces ambulances, avec des sections d'hospitalisation et un personnel chirurgical de carrière, devinrent des *ambulances chirurgicales*, véritables *hôpitaux de campagne*. L'ambulance non chirurgicalement spécialisée devint l'ambulance de tri, remplissant le rôle hâtif et provisoire de l'ambulance ancienne telle qu'elle ait été conçue pour la guerre de mouvement.

Puis ainsi divisées pour et par leur fonctionnement technique, ces ambulances chirurgicales, avec la lutte stabilisée, les pertes cruelles, le but recherché de l'hospitalisation sur place, s'amplifient ; l'*ambulance chirurgicale* devient dès lors un gros centre hospitalier appelant du personnel de réserve ; on l'accole souvent à un hôpital d'évacuation, on en groupe en vue d'un rendement plus intensif. Pratiquement, on est revenu, somme toute, sous la pression de l'expérience, à la division ancienne des formations de l'avant.

L'ambulance automobile qui apporte avec elle le véhicule de transport, le chirurgien expert, le matériel irréprochable paraît un progrès. Elle est lourde, la fixation des fronts n'en fait pas reconnaître l'utilité, mais le principe reste, celui d'une équipe chirurgicale mobile, *en cas technique* dirigé vers le point chirurgicalement faible, vers le point où l'œuvre est urgente, considérable. C'est le *groupe complémentaire de chirurgie*, c'est l'*auto-chir*.

En résumé, avec des éléments d'apparence disparate, avec des conceptions qui varient quelque peu dans chaque armée, le fonctionnement ambulancier donne satisfaction. L'ambulance de 1910, avec une autre répartition de personnel technique, l'ambulance de tri telle qu'elle est, l'une et l'autre avec le secours de l'automobilisme suffisent le plus souvent avec leurs éléments. La tendance est à la constitution de gros centres, réserves tranquillisantes en vue d'efforts militaires puissants, bien exposés en cas de repli ou de bombardement.

D'après ce qu'on a dit, le rendement des ambulances actives semble avoir été très inégal, ce qui le plus souvent a tenu à la concordance plus ou moins étroite de leurs périodes de fonctionnement avec celles des luttes importantes ou encore au rôle qu'on leur a assigné. D'un autre côté une ambulance de tri recevait bien plus de blessés qu'une ambulance chirurgicale ; par contre, avec moins de blessés, le labeur de la dernière pouvait être plus considérable. Les chiffres qui suivent ne donneront donc que des aperçus de l'intensité du fonctionnement de ces formations, mais ils sont suffisamment saisissants.

M. Mevel reçoit en une nuit 700 blessés dont 600 graves ; M. Orssaud 455 en quelques heures ; en huit jours il en évacue 1.313. Il compte cent jours consécutifs de rude labeur. M. Maisonnet recueille 700 blessés en un jour ; trois équipes de deux médecins fonctionnent simultanément. Les médecins de la formation de M. Standon travaillent quatre jours et quatre nuits sans arrêt et sans sommeil. Pendant la bataille de la Marne, M. Levesque vit passer dans son ambulance 1.505 blessés. M. Baigne en reçoit en un jour 686, 1.854 en cinq jours et 3.328 en quatorze jours de fonctionnement intensif. M. Gaudier de Lille en avait vu 2.500 à la gare de Chimay, 1.000 à Pouilly, 1.000 à Villeneuve en trois jours. Il faisait partie d'un groupe de deux ambulances. A l'ambulance où fonctionna R. Picqué, M. Landres, reçoit de 500 à 700 blessés par jour ; 3.785 en douze jours. Une équipe chirurgicale opérait (R. Picqué) ; trois médecins traitants avaient chacun un service. Cette ambulance était à la fois une ambulance de tri et ambulance chirurgicale et elle constitua même un poste de secours intensif. L'ambulance de M. Gribory, donne, une nuit, ses soins à 400 blessés, une autre nuit à 410. M. Baur, dans une ferme, en recueille 475 de huit heures du soir à deux heures du matin. M. Duron en reçoit un jour 450, un autre jour 480 ; deux ambulances chirurgicales dont celle de M. Carret sont dirigées sur une agglomératiou de 3.000 blessés. De février à avril 1915, le médecin-major L. Martin, de Rouen, avec le personnel de quatre formations sanitaires en voit passer 4.118 ; 1.043, soit un quart, sont des blessés très graves ; la plupart avait au moins deux plaies. Je dois me borner à ces citations. Et au dur labeur s'ajoute le danger. Nombreuses sont les ambulances bombardées. Bombardés sont : MM. Branthome et Bauer et H. Billet. Orssaud en une nuit reçoit 60 bombes ;

par ailleurs il est en pleine bataille, son ambulance est prise et reprise et il perd 25 de ses hommes. Tel chirurgien continue son opération alors qu'un obus traverse la salle dans laquelle il se trouve. Je pourrais multiplier ces exemples qui méritent de faire partie du livre d'or du Service de santé. Aussi ne s'étonne-t-on pas qu'après de tels efforts, en novembre 1914 on ait, par ordre, je le rappelle, relevé les ambulances qui avaient fonctionné depuis le début de la guerre.

Les chirurgiens de l'ambulance chirurgicale ont recherché le nombre d'opérations qu'un opérateur ou qu'une équipe pouvait faire en un jour. M. G. Gross dit 17 pour un chirurgien ; c'est le chiffre que j'avais donné. M. Martin, de Rouen, parle de 20 à 25 pour un chirurgien et de 35 pour une équipe. D'autres ont forcé la mesure. On a donné le chiffre de 100 ! Si opérer un blessé consiste à lui donner un coup de bistouri en vue d'un débridement, à détacher un membre de quelques coups de couteau, on peut accepter le chiffre, avec une autre conception de la chirurgie opératoire, on ne saurait l'admettre. D'un autre côté il faut se garder d'une appréciation erronée du rendement, basée sur une expérience exceptionnelle, car il y aurait danger à ce qu'elle put hanter l'esprit de celui qui organise ou répartit ses secours. On n'opère pas que pendant vingt-quatre heures. A forcer son rendement, on est vite dans l'impossibilité de continuer. Je lis que pour avoir passé deux nuits de suite, un personnel était à bout de forces. Il faut le ménager et c'est ce qu'on a su comprendre rapidement. On en est venu au fonctionnement *alternatif* d'équipes donnant de quatre, six, huit heures de suite, alternant de jour et de nuit, dissociant et alternant la besogne, celle de l'opérateur, du médecin traitant, du médecin chargé du triage ou de la surveillance de l'évacuation (L. Martin).

Hôpitaux d'évacuation (HoE) et trains sanitaires (TS).

L'organisme puissant du Service de santé qu'on a appelé improprement l'hôpital d'évacuation a tantôt, dans la guerre actuelle, joué un rôle conforme aux dispositions qui depuis longtemps en avaient fixé le fonctionnement ; d'autres fois sous la pression des circonstances, ce rôle s'est transformé.

On sait que le crible qu'il représente a pour mission : 1° de laisser passer certaines catégories d'évacuables et de les transporter à distance *blessés moyens*) ; 2° d'arrêter les *intransportables* indûment arrivés jusqu'à lui ou devenus intransportables en cours de route (hospitalisation sur place, et encore, 3° de maintenir les *blessés graves* dont l'état serait compromis par un transport (hospitalisation sur place).

Pour assurer les transports on met à sa disposition des trains sanitaires dont il fournit le plus souvent le matériel de couchage et toujours le personnel technique.

Pendant la première partie de la guerre, sous la pression de l'ennemi, et aussi parce que le rôle d'hospitalisation ambulancier n'était ni aussi facile, ni aussi complet, ni compris comme il le fut dans la suite, le crible laissa passer trop souvent tout ce qui pouvait le franchir. Petits, moyens et grands blessés commençaient à une gare de l'avant un exode qui n'allait s'arrêter qu'à une destination bien lointaine, sinon excessive. Les petits blessés éparpillés au loin prolongeaient inutilement leur séjour dans certaines formations, devenaient difficilement récupérables et des blessés graves voyaient leur état se compliquer du fait d'un transport aussi éloigné.

Quand la lutte changea de caractère, l'hôpital d'évacuation reprit un fonctionnement plus régulier. L'armée tint à conserver près d'elle, dès octobre 1914, les blessés légers susceptibles de reprendre leur place au front dans l'espace de quatre à cinq semaines. Dans ce but, elle développa ses ressources hospitalières jusqu'à 2 p. 100 de son effectif. Les blessés graves, ne quittèrent plus la zone des armées que du jour où leurs lésions n'étaient plus susceptibles d'être défavorablement influencées par le transport. Ce transport se réduisit même, quant à sa longueur, et le plus souvent ces graves blessés subirent un arrêt dans de gros centres hospitaliers de l'avant, avant d'arriver à l'arrière. Des catégories diverses trouvaient, de leur côté, place dans des centres spécialisés antérieurement fixés à l'arrière, désormais reportés en partie à l'avant.

Ainsi, en accord avec les exigences de la chirurgie, les armées avaient adopté dès lors le principe de l'hospitalisation sur place au lieu du transport lointain qui leur faisait éprouver tant de pertes et si les autres cribles méconnaissaient leur rôle, l'hôpital d'évacuation rétablissait l'équilibre. Il retenait les blessés et les répartissait à proximité: De *pourvoyeur de l'arrière* qu'il avait été au début, il devenait *régulateur de l'avant* vigilant et avare des ressources en hommes.

L'hôpital d'évacuation justifia bien le qualificatif de formation « essentielle » du Service de santé qu'on lui avait donné. C'était un organisme qui visitait et répartissait ici 2.000, là 6.000, ailleurs 16.000 et jusqu'à 40.000 blessés et malades, pendant une période plus ou moins longue de son fonctionnement. Organe du service de l'arrière, il mérita par les sections qu'il poussait à l'avant et qu'il y maintenait, par l'assistance qu'il réclama sans cesse à des organismes voisins, il mérita, dis-je, autant d'être considéré comme un service de l'avant que comme un service de l'arrière. Comme la chose était prévue du reste, à tous moments, il fut aidé dans sa tâche par un autre organe proche, plus maniable ou moins occupé, l'ambulance. Ici celle-ci fait œuvre de triage, d'immobilisation et d'évacuation ; le temps presse, la voie ferrée est là, il ne manque plus que le moyen de transport, le wagon, on le lui donne et l'œuvre passagère devient souvent persistante. Puis l'organe ambulancier s'enfle et bientôt se constitue un centre très important et complet, là où on n'aurait pas cru qu'il put se former. L'instrument a donc pris de la souplesse et sans se préoccuper du nom, on n'a vu que le but, l'essentiel.

Déverser sur l'arrière ce qu'elle appelait ses déchets, était la préoccupation dominante d'une armée avant cette guerre stabilisée. Ces déchets d'effectifs c'étaient, pour elle, une sorte d'obsession. Inutiles, embarrassants, démoralisants même par l'impression que leurs souffrances pouvaient laisser aux combattants, c'est ainsi qu'on les regardait. Et voilà que sur ce point comme sur tant d'autres, la mentalité s'est changée du tout au tout. L'armée gardera près d'elle ses blessés et ses malades, elle le peut, *elle se le doit*. Et quand elle sera forcée, en prévision d'une attaque offensive ou défensive, de se ménager d'importantes ressources hospitalières, elle songera d'abord à les trouver sur place et, pour cela, elle développera intensivement ses formations locales par des constructions provisoires parfois énormes ; si elle ne les juge pas suffisantes, elle reprendra aux petits blessés des places qu'ils céderont à d'autres plus graves, enfin elle évacuera ceux en voie de guérison. Tout cela concorde étroitement avec les exigences de la chirurgie et prévient des pertes inutiles. Au cours d'un transport rapide, avec des moyens confortables, un blessé en voie de guérison ne peut guère pâtir, tandis qu'un blessé récent est menacé de complications. Le report de la chirurgie active à l'avant a donc été un bienfait ; j'ai une joie indicible à l'avoir réclamé. Il fallait en arriver là. Et pour donner au progrès toute sa mesure, il eut fallu n'évacuer les évacuables, c'est-à-dire les blessés dits moyens, qu'après leur avoir procuré les soins préventifs des complications, il eut fallu les maintenir sur place quelques jours et en cas d'impossibilité leur imposer un ou deux arrêts successifs, procéder pour eux *par étapes* d'autant moins lointaines et plus durables qu'on se rapprochait davantage du traumatisme, que les soins primitifs ont été plus insuffisants. Et qu'on n'oppose pas ici l'inconvénient réel du passage du blessé en plusieurs mains ou son agrément ; un plus haut intérêt domine : la crainte salutaire de complications possibles, réclamant une surveillance préventive. Pendant la période que j'envisage, si les ambulances gardent les inévacuables, évacuent à peu de distance les blessés légers, elles ne retiendront pas les blessés moyens qu'elles évacueront rapidement parfois trop rapidement sur l'arrière après un premier pansement.

Emballage et expédition, cette formule terrible contre laquelle nul pendant la période d'avant guerre ne s'est élevé avec des arguments et des accents plus convaincants, plus intenses que ceux que j'ai employés, cette formule ne règne donc plus en maîtresse. L'avenir dira ce qu'il faudra en reprendre, en cas d'absolue nécessité, mais l'expérience de trois ans a surabondamment prouvé les dangers de l' « expédition non contrôlée ». On a pensé réaliser ce contrôle dans des wagons à intercirculation. Pour ma part, je le crois très inférieur à celui qu'on exercerait dans des formations d'une zone peu distante.

En fait de contrôle, le Service de santé comme le Commandement, chacun avec sa vision, en vinrent bientôt à ne plus admettre que les blessés d'un engagement puissent atteindre un hôpital d'évacuation sans avoir passé par une ambulance et sans y avoir reçu une *fiche d'évacuation*. Tous furent donc vus, pansés et pour qu'il en fut ainsi, le nombre des ambulances devint adéquat aux exigences du moment. Des barrages envoyaient à l'ambulance la plus proche le blessé qui n'était pas porteur d'une fiche et les sections sanitaires auxquelles incombaient le soin du transport des ambulances sur les hôpitaux d'évacuation ne pouvaient plus déposer leurs blessés sur l'HoE le plus proche mais ils devaient le confier à l'hôpital affecté au corps d'armée. D'ailleurs celui-ci n'est plus éloigné, il est rapproché en permanence du front; il est même prévu *deux HoE d'évacuation*, l'une à proximité des combattants, en dehors du rayon d'action probable de l'artillerie ennemie, l'autre plus loin, en cas de bombardement de la première (fig. 84).

On ne reconnaît plus là les prescriptions du règlement de 1910, mais la guerre de siège peut-elle être comparée à la guerre de mouvements, des grands mouvements?

L'expérience a montré que, même en cas d'encombrement forcé, les conditions d'essaimage des blessés favorisaient l'exécution méthodique des évacuations. Le *premier jour* arrive la grosse affluence, celle qui va bonder la formation et dont il y a lieu d'assurer l'écoulement au plus tôt; ce sont les groupements des *blessés légers* déjà triés, porteurs de leurs fiches d'évacuation et encadrés.

Le *second* et surtout le *troisième jour* de combat, les blessés *assis* et *couchés* sont amenés par les convois automobiles. Leurs groupements atteignent alors leur maximum de densité. La lenteur plus grande de leur relève, les soins plus complets que leurs blessures ont réclamés dans les ambulances, expliquent leur arrivée plus tardive.

Les catégories que les uns et les autres fournissent devaient avoir les destinations suivantes :

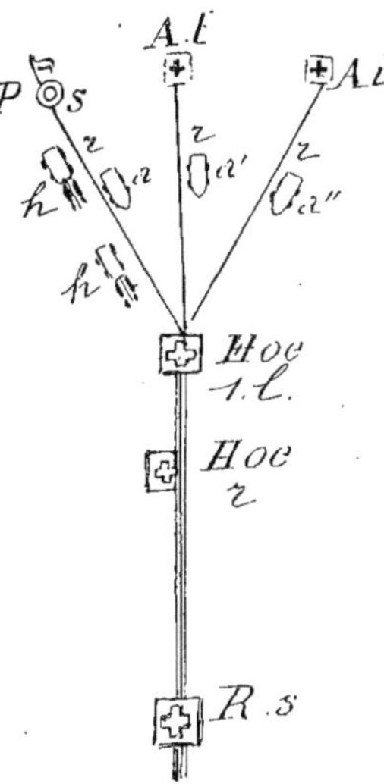

Fig. 84. — Figure schématique montrant l'emplacement d'un hôpital d'évacuation de première ligne.

Hoe, 1 l, hôpital d'évacuation de 1ᵣₑ ligne. Hoe, r, hôpital d'évacuation de repli R. S gare régulatrice sanitaire. Remarquer les rapports de l'Hoe, de première ligne avec des postes de secours PS, l'ambulance de tri At, l'ambulance immobilisée Ai. Des voitures hippomobiles h, h et automobiles a, a', a" transportent les blessés des postes de secours et des ambulances sur l'Hoe, 1. l, en suivant les routes r, r, r.

1° Les blessés *légers*, étaient à évacuer sur les *hôpitaux de blessés légers*, à proximité du front ;

2° Les blessés *moyens* étaient à évacuer à l'intérieur ;

3° Les blessés *transportables à courte distance* étaient à évacuer dans la *zone de l'armée* ;

4° Les blessés *complètement intransportables*, à hospitaliser *sur place* ;

5° Les *éclopés*, à diriger sur les *dépôts d'éclopés à proximité* (non confondus avec les blessés de guerre) ;

6° Les *simulateurs* étaient à renvoyer à leur corps.

Les transportables après avoir été complètement revus, pansés, furent évacués ; ceux qui étaient dirigés sur l'intérieur furent arrêtés par la *gare régulatrice sanitaire*, ils passèrent par la *gare régulatrice*, pour aboutir à la *gare de répartition* qui dans chaque région du territoire les groupa ou les dissémina dans les localités possédant des formations sanitaires.

La *gare régulatrice* SANITAIRE est un organisme nouveau qui peut être distinct de la grande gare régulatrice ou peut se confondre avec elle. Là, à proximité de la gare d'évacuation primitive, le train sanitaire stoppe et les pansements sont vérifiés, les blessés examinés. Ceux de ces derniers qui sont jugés incapables de continuer la route, sont hospitalisés sur place.

En cas de repli ou de bombardement l'*HoE de 1ʳᵉ ligne* fait évacuer sur l'*HoE de repli*, sa doublure, les transportables d'abord ; il retient les intransportables dans des abris sûrs et son personnel reste à son poste prêt à recevoir de nouveaux arrivants. Ce n'est que *sur un ordre express* qu'il quitte ce poste après avoir pris toutes les précautions prévues pour le transfert de ces derniers blessés. Le médecin chef, tel le commandant d'un vaisseau, quitte le dernier son poste.

Telle est l'organisation perfectionnée de l'HoE. Si nous résumons ce qui précède, nous la voyons subir deux phases :

Celle du début, à fonctionnement troublé, conséquence du repli rapide des armées pendant laquelle s'impose l'obligation toujours pressante de soustraire au plus tôt nos blessés à l'ennemi. C'est l'*évacuation à outrance*, coûte que coûte ; c'est aussi l'*évacuation au loin* conforme à la doctrine en cours. Pendant cette période, le Service de santé, en matière d'évacuation sur les voies ferrées ne pouvait faire que des propositions. La Direction des chemins de fer (4ᵉ bureau de l'Etat-major de l'Armée) était, pour le transport des blessés comme pour toute matière transportable, le maître absolu pour décider du choix des wagons, de leur aménagement, des conditions du transport. Cette phase dura d'août à la fin de septembre 1914. Elle correspondit à l'inondation de toutes les formations du territoire par le flot de blessés de la Marne.

Pendant la deuxième phase, avec la stabilité des fronts et la constatation de la rapidité d'apparition des complications graves des plaies, les évacuations furent subordonnées progressivement aux exigences chirurgicales, elles se régularisèrent, se raréfièrent, furent moins lointaines pour nombre de blessés. Elles subirent des tempéraments qui en atténuèrent les inconvénients. Le médecin Inspecteur général CHAVASSE, Directeur du Service de santé des armées d'opérations, a étudié et précisé dans ses *Instructions*, les conditions qu'elles devaient remplir. Le Service de santé prit, pratiquement, sa part dans certaines directives du service des évacuations.

Le médecin Inspecteur général CHAVASSE, dans son *Instruction technique*, en date du 13 novembre 1914 indique les catégories des blessés *inévacuables*. Ce sont les :

1° Blessés atteints de plaies *pénétrantes* du crâne, de la poitrine (avant le septième ou huitième jour), de l'abdomen, de fractures du tiers supérieur du fémur, de grands fracas des membres, de lésions de la moelle épinière et, avant hémostase définitive, les blessés atteints de plaie d'un vaisseau pouvant entraîner une hémorragie grave.

2° Puis les blessés en état de choc grave, les tétaniques, les blessés délirants, ceux atteints d'inflammations aiguës graves diffuses ou de gangrène commençante, ceux qui ont subi des opérations graves.

3° Les blessés atteints de fracture du maxillaire inférieur ou nécessitant une restauration faciale, étaient à évacuer rapidement sur des centres spéciaux, de même que les blessés atteints de lésions du système nerveux et des organes génito-urinaires, s'ils pouvaient supporter le transport. Il en était de même des grands brûlés et des grands congelés[1].

Tous les blessés non compris dans ces deux groupes pouvaient, en principe, être évacués. Le médecin Inspecteur général CHAVASSE rappelait les précautions qu'il y avait lieu de prendre en vue de leur évacuation (modes d'immobilisation) et de leur répartition (centres spécialisés, neurologiques, maxillo-faciaux, etc., ou formations sanitaires rapprochées et centres hospitaliers de l'avant (petits blessés et éclopés, Circ. Min., 23 octobre 1914; Circ. Min., 10 novembre 1914).

Avant la guerre, on concevait l'installation d'un grand hôpital d'évacuation dans de vastes locaux des gares, locaux destinés à la *réception*, au *triage* des blessés et dans des locaux d'*hospitalisation* proches. Le Règlement très explicite de 1898 les avait décrits. On n'eût pu leur supposer l'ampleur que les uns et les autres ont dû prendre pendant cette guerre.

Les circonstances de temps, de lieu, l'ingéniosité du personnel, la nature et la durée des opérations militaires des secteurs ont apporté à cette organisation des modifications plus ou moins importantes.

La principale a porté sur l'utilisation de *locaux baraqués* remplaçant ou étendant les halles de marchandises ; une Notice du 25 avril 1916 a rappelé les dispositifs relatifs à ces installations.

---

1. Extrait d'une Instruction technique sur les évacuations, en date du 13 novembre 1914, par CHAVASSE *Bull.* et *Mém. Soc. chir.*, 9 décembre 1914.

Les locaux de *réception* et de *triage* seront pris dans la halle à marchandises ou dans des baraques avec accès facile pour recevoir à couvert les

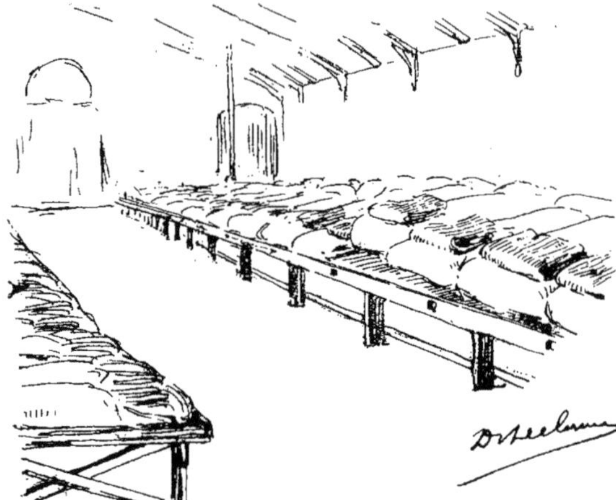

Fig. 85. — Installation de lits de camp avec matelas dans une halle à marchandises, servant de « salle d'attente », à un hôpital d'évacuation (d'après une photographie).

voitures automobiles de façon à assurer l'abri constant des blessés en cours de chargement et de déchargement ; ils seront choisis assez vastes.

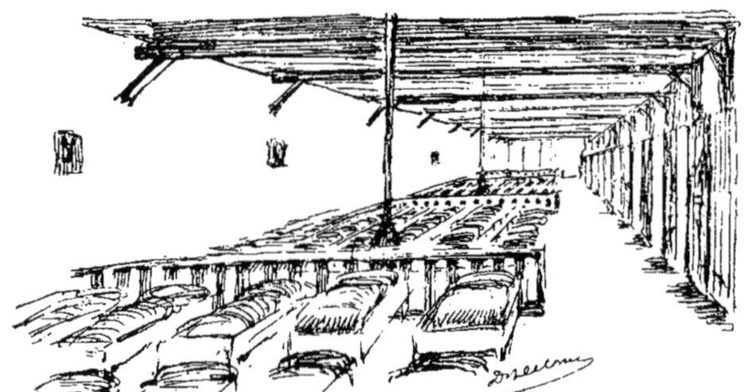

Fig. 86. — Catégorisation de blessés dans une « salle d'attente » de halle à marchandises plafonnée. Couchettes complètes avec matelas. Séparation des blessés à transporter, couchés, assis et des éclopés (d'après une photographie).

La halle, avec le temps, a eu ses parois calfeutrées, son faîte plafonné. Des bâches servant communément à recouvrir les marchandises ont souvent constitué un deuxième local, bien fermé dans la halle ouverte à tous vents (DE SCHUTTELAERE). Des bancs, des lits d'attente furent installés dans cette salle de triage car, devant la multiplicité des examens, l'attente en vue d'une sélection était parfois, surtout au début, un peu longue. Elle a été très raccourcie par les catégorisations régulières, attentives, assurées dans la suite par les postes de secours et les ambulances.

Les *locaux d'attente* furent *très vastes*. Constitués de la même façon que

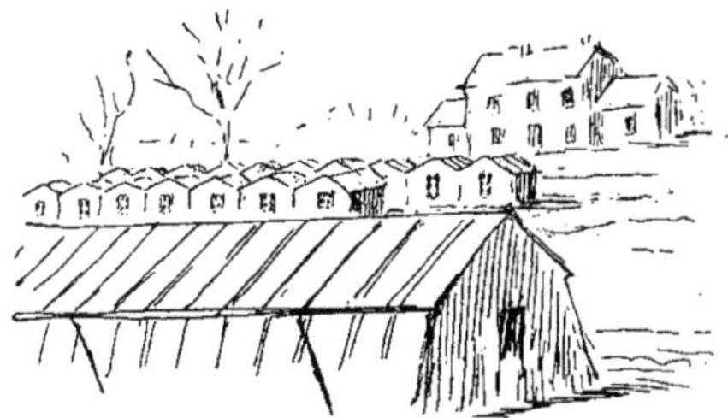

Fig. 87. — Baraques Collet et Bessonneau établies à proximité d'une petite gare d'évacuation. La baraque Bessonneau occupe le premier plan, les baraques Collet, accouplées, sont au second plan.

les précédents, susceptibles de contenir en moyenne *quatre cents places* pour blessés *couchés* et *mille places* pour blessés *assis*, ils furent compartimentés par des toiles, des planches, des barrières (fig. 86), précaution fort impor-

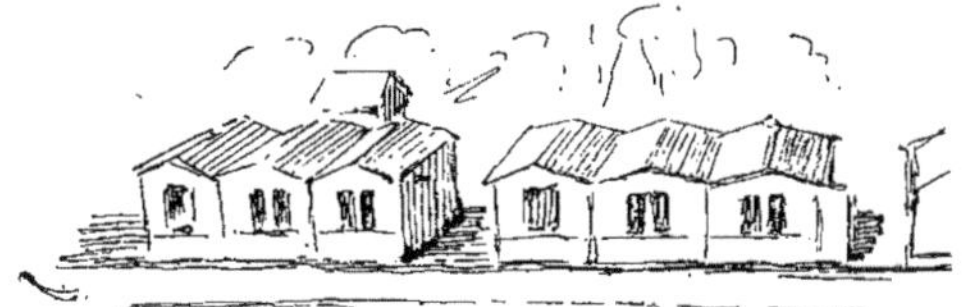

Fig. 88. — Baraques Collet accouplées par trois.

tante pour assurer la facilité et la rapidité de l'évacuation après quelques heures, une nuit passée dans ces abris. Au début, on dut coucher les blessés sur le sol recouvert de paille, puis on installa un lit de camp recouvert de paille occupant toute la longueur de la pièce pour ne pas perdre de place ; le lit individuel en forme de lit de sangle, de caisse, sans ou avec élastiques servirent ensuite pour le couchage des blessés couchés d'abord, puis le couchage des blessés susceptibles d'être transportés assis. Là on utilisa au mieux la place en confectionnant, en bois, des bâtis avec ressorts Després ; les blessés couchèrent sur des brancards superposés.

A ces locaux qui font partie intégrante de l'hôpital d'évacuation, s'ajoutaient les *locaux d'hospitalisation*. Ils furent parfois pris parmi les locaux de la gare ; plus souvent on les constitua avec des tentes, des baraques du Service de santé installées, par une ou par plusieurs ambulances immobilisées, c'est-à-dire par les formations qui allaient prendre en charge les blessés dont l'état s'était aggravé, les blessés devenus intransportables. Maintes fois, car les hôpitaux d'évacuation s'étaient installés dans des gares de grandes villes, c'étaient des formations de cette ville, au besoin multipliées, agrandies, qui recueillaient ces catégories de blessés.

Ces locaux principaux appartenant en propre à l'HoE ou surajoutés pour

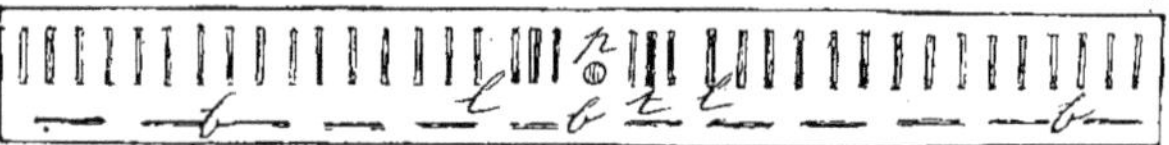

Fig. 89. — Coupe d'une baraque Collet pour blessés couchés et assis.
l. l, série des lits. — *b, b*, bancs pour blessés assis. — *t*, tables et bancs. - *p*, poêl?.

parfaire son fonctionnement, se complétaient par une ou plusieurs *salles d'opération et de pansements*, Dans l'HoE du médecin principal DE SCHUTTELAÈRE, il y avait 8 tables pour pansements, 1 pour des opérations d'extrême urgence.

La quantité si considérable de blessés qui passaient par l'HoE rendait indis-

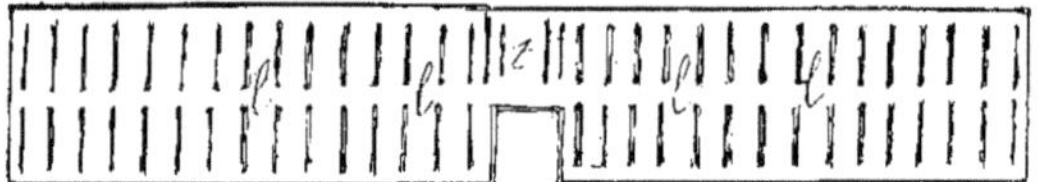

Fig. 90. — Baraque Scurre pour blessés. Couchés d'un HoE.
l, l, l, l, rangées de lits. — *t*, tables et bancs.

pensable un réfectoire, une cuisine à fonctionnement intensif, car il arrivait souvent 12 trains et plus par jour, et ce ne fut pas tout de suite que les blessés tirèrent leurs aliments de la cuisine du train. La pharmacie, la tisanerie, les bains, un dépôt mortuaire, un four incinérateur complétaient la formation.

Une Notice du médecin Inspecteur général CHAVASSE, Directeur du Service de santé des armées d'opération a établi, détaillé, figuré *trois types* de ces hôpitaux, suivant : 1° qu'ils sont fixés à une grande gare dont ils n'ont qu'à compléter les ressources par des baraques ; 2° qu'ils ont à s'installer près d'une gare, en terrain libre, d'étendue limitée ; 3° ou au contraire en terrain vaste. Des baraques groupent, en catégories séparées, les blessés assis, les blessés couchés, les intransportables, les éclopés, lesquels ne doivent pas être confondus avec les petits blessés.

Après l'opération du triage, chaque blessé a sa fiche, et la couleur en est différente pour chacune des catégories qu'établit le triage :

Les blessés *graves* ont une fiche *rouge* ;
Les blessés *sérieux*, une *fiche bleue*;
Les blessés à *spécialiser*, une fiche *jaune* ;
Les blessés *légers*, une fiche *blanche*.

Au début les blessés avaient une fiche rouge et les malades une fiche blanche.

Cette opération du triage, cette vérification, somme toute, de l'état général des blessés et de l'état de leur plaie, suivie le plus souvent et par la force des choses, d'un pansement quand le transport des formations sanitaires à l'HoE a été retardé, quand les postes de secours et les ambulances ont été dans l'impossibilité de satisfaire pleinement à leur tâche, cette opération est en général lente et alors pénible; elle est facile et rapide dans les conditions contraires ; elle consiste alors dans un contrôle basé sur des apparences, la souillure d'un pansement, le déplacement des appareils, l'état de la température, les douleurs éprouvées, vives ou compressives (gangrènes). J'ai vu faire et fait moi-même, à titre d'épreuve, semblables vérifications tout au début, alors que les blessés n'étaient pas surveillés en cours de route, et j'ai constaté que c'étaient souvent à ceux qui se plaignaient le moins, vu leur état d'anéantissement, de choc, d'anémie, etc., qu'il y avait lieu de s'intéresser le plus, parce que leur état était plus grave. Avec la surveillance exercée en cours de route, on ne risque plus guère de voir des complications se montrer et s'accuser sans qu'on n'ait pu les prévenir.

Le nom des blessés est inscrit au cours de ce triage sur un *carnet de passage* préparé pour tirer, d'un coup, *trois exemplaires de fiches*. L'une des fiches reste à l'HoE, l'autre accompagne le blessé dans le train, sert à constituer la *feuille d'évacuation*, et sera renvoyée par l'hôpital à l'HoE, la troisième est envoyée à Paris au bureau des renseignements.

De toutes les opérations qu'a exécutées l'HoE, c'est le transport même qui a été l'objet des plus notables perfectionnements, après avoir prêté à des critiques vives et peu justifiées, surtout quant à la part qu'on y attribuait à la responsabilité du Service de santé. Elles étaient d'autant moins excusables, ces critiques, qu'elles étaient parfois inspirées par des personnalités médicales qui n'auraient pas dû ignorer les aspirations formulées depuis longtemps par ce service, ses patientes études, la faible part qu'on lui avait laissée dans l'organisation et le fonctionnement des transports, le retentissement qu'avait eu, sur le rendement, les connaissances hâtives et incomplètes d'un personnel fraîchement mobilisé. Il faut bien le rappeler ici car de ces critiques renouvelées, acerbes, de certaine presse quotidienne, les échos ne sont pas tous apaisés et pour des gens mal avertis les responsabilités restent toujours en partie et bien à tort déplacées. Or il faut bien qu'on le sache, il y a lieu de faire ici large place à l'influence de regrettables mœurs d'avant-guerre, de passions étroites, de prétentions orgueilleuses de gens qui s'adjugent le monopole des visées justes, sans s'inquiéter et de l'intelligence et du travail constant de ceux qui se sont arrêtés au même sujet et l'ont bien avant eux épuisé. Ici surtout il faut faire amende honorable et tant qu'on ne l'aura pas faite assez large et qu'on ne l'aura pas assez renouvelée, justice ne pourra être considérée comme rendue.

Blessés couchés sur le plancher de wagons à marchandises, sur de la paille, sur de la litière même, a-t-on dit, transportés au loin, sans arrêts suffisants, tel était l'acte d'accusation, le crime commis envers des hommes dignes de toute pitié. Des wagons, on n'en trouvait pas assez d'autres et ce n'était point le Service de santé qui réglait l'exode. Cet exode a pu causer des pertes, elles eussent été plus cruelles avec l'abandon. Les Américains avaient trouvé la formule de l'intercirculation. Le médecin principal Gross dès 1881 l'avait réclamée; le Service de santé avait un système de suspension excellent, mais on n'avait ni le temps ni les possibilités de l'employer à sa guise. Il eût été de l'intérêt de ceux qui assuraient les transports de le faire utiliser puisque ses appareils multipliaient le rendement. Mais c'était impossible, il fallait se contenter du wagon de ravitaillement tout court. Et des raisons s'opposaient alors à l'arrêt. Après le wagon de marchandises avec sa couche de paille, dont tant de blessés n'ont pas médit, et parce qu'ils avaient perdu l'habitude du lit douillet, et parce qu'elle était chaude, laissait plus de place pour se retourner et amortissait bien des chocs, on accusa le *train sanitaire improvisé* avec les appareils à suspension Brechot, Desprès, Ameline qui ont fait leurs preuves et avec lesquels il faudra toujours compter en cas d'évacuations massives[1].

La stabilité des fronts, la lenteur des opérations militaires, des pertes moins lourdes, permirent l'emploi de *trains préparés à l'avance*.

En octobre 1914, la transformation s'opérait; en janvier 1915 il existait 60 de ces trains. Six mois de guerre avaient passé. Mais qui pensait, en août 1914, qu'elle durerait six mois et surtout que le nombre des blessés puisse atteindre d'aussi fantastiques proportions! Le perfectionnement s'accusa avec la guerre lente, stabilisée et depuis janvier 1915 ce furent ces trains qui furent les plus utilisés (CHAVASSE) sous le nom de *trains mixtes services permanents*.

---

1. J'ai vu alors dans un hôpital d'évacuation passer des trains composés de wagons de marchandises et de voyageurs; à côté des blessés couchés sur la paille, il en était d'autres qui étaient étendus sur les banquettes rembourrées des wagons de première et de seconde, et ils ne s'y trouvaient pas mieux que les premiers.
On a beaucoup critiqué, dit M. HEITZ-BOYER, les trains *improvisés* et on n'a pas eu tort. Mais d'abord quelque imparfait qu'était l'instrument, on aurait pu certes en tirer un meilleur parti, la plupart de ces trains n'ayant, pour ainsi dire, pas été utilisés pendant les premières semaines de la guerre. Le mal est venu en grande partie du nombre disproportionné de médecins réservistes qui étions appelés à constituer le corps du Service de santé en temps de guerre (neuf médecins civils pour un militaire); brusquement mis à la tête d'organismes que nous n'avions pas appris à connaître avant la guerre (combien de nous y croyaient), placés dans des conditions de recul particulièrement difficiles, nous avons été débordés.
HEITZ-BOYER, o. c. p. 294

Formés de wagons de voyageurs dont certains étaient transformés de façon à recevoir directement les brancards de blessés couchés, ces trains, *mixtes* pouvaient véhiculer 300 blessés assis, 100 couchés. Par leur suspension plus douce, leur éclairage de jour et de nuit, leur chauffage, ils se montraient bien supérieurs aux trains dits *improvisés*. Ils possédaient un wagon du personnel et un wagon pansement-tisanerie. Dans chaque wagon, la circulation était possible d'un compartimentage à l'autre et comme chacun d'eux réunissait de 30 à 50 blessés, ce nombre était suffisant pour occuper un médecin dans l'intervalle habituel d'une heure laissé entre deux arrêts

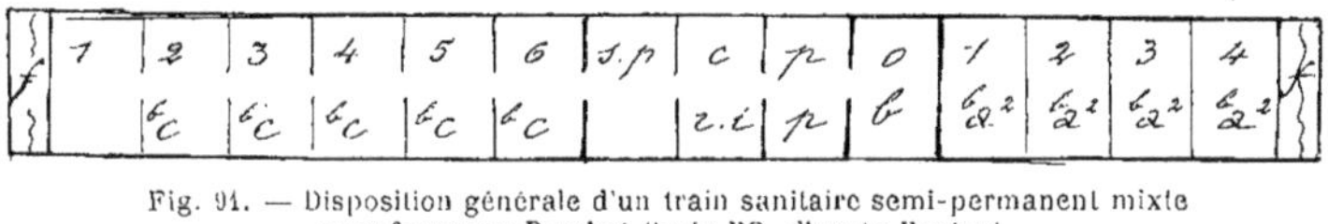

Fig. 91. — Disposition générale d'un train sanitaire semi-permanent mixte avec fourgons Brechot (train PO. d'après Rostan).

1, 2, 3, 4, 5, 6, wagons pour *bc*, blessés couchés. — 1, 2, 3, 4, wagons pour *ba²*, blessés assis dans des wagons de 2ᵉ classe. — *s. p*, salle de pansement. — *c. r. i*, cuisine réfectoire des infirmiers. — *p, p*, personnel. — *o. b*, officiers blessés. — *f*, fourgons.

(Heitz-Boyer). Il était loisible, d'un autre côté, de réunir au départ dans les mêmes wagons les blessés qui semblaient avoir le plus besoin de surveillance. On approchait du but sans l'atteindre, sans obtenir cette intercirculation totale qui, seule, permet tout secours immédiat, une étroite surveil-

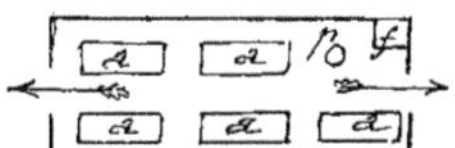

Fig. 92. — Fourgon Brechot.

a, a, a, a, a, appareils Brechot. — *p*, poêle. — *f*, serre-frein.

lance et la catégorisation en vue d'une répartition chirurgicale dans les différents centres rencontrés.

Au commencement de 1915, on constitua des trains avec des *voitures de voyageurs à circulation de wagon à wagon, démunis de leur aménagement intérieur* et munis d'appareils Brechot-Desprès-Ameline. Dix de ces trains étaient préparés sur la ligne de l'Est (Heitz-Boyer). On utilisa encore les grands *fourgons des express* munis de passerelles à leurs extrémités mais ils se montrèrent tant au point de vue de l'éclairage que du chauffage et de la suspension, moins confortables que les grands wagons de voyageurs transformés.

Quant aux *trains sanitaires permanents*, « trains dits d'exposition », véritables hôpitaux roulants, préparés depuis longtemps ne figurant qu'au nombre de 5 pour toutes les compagnies, sortes de trains de luxe pour blessés, très confortables, à circulation totale, très bien éclairés et chauffés, à lits superposés, ils étaient réservés pour le transport *accidentel* de gros mutilés ou de blessés susceptibles de pâtir d'un voyage dans les trains habituels (mutilés de la face, opérés de laparotomie, blessés atteints de traumatismes des voies urinaires) et destinés à être répartis dans les services spéciaux de certains grands centres.

Du commencement de 1915 jusque dans le courant de 1916, on comptait *dix* types de *trains semi permanents*.

1° Le *type Est P O* ; 2° le *type Est n° 2* ; 3° le *type Est 1* ; 4° le *type C T*

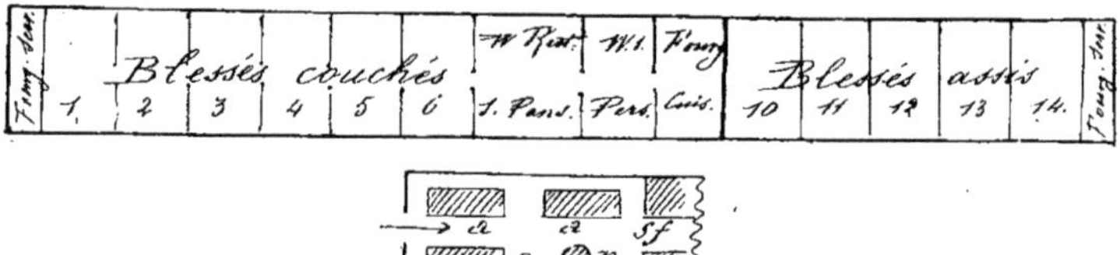

Fig. 93. — Disposition générale des wagons d'un train semi-permanent
mixte Est, P. O., n° 6 (d'après Rostan).

1, 2. 3, 4, 5, 6, blessés couchés. — 10, 11, 12, 13, 14, blessés assis. — W. *Rest.*, wagon restaurant. — *S. Pans.*, salle de pansement. — *Fourg. cuis.*, fourgon cuisine. — *w*, wagon du personnel. — *a, a, a*, appareils Brechot-Desprès-Ameline. — *p, p*, poêle. — *s, f*, serre-frein.

Nord 1 ; 5° le *type Nord 3* ; 6° le *type P L M* ; 7° le *type Etat* ; 8° le *type P O* ; 9° le *type Midi* ; 10° le *type Nord nouveau*.

1° *Type Est PO*. — Wagons sur boggies de la Compagnie de l'Est ; chaque wagon divisé en deux par le serre-frein. *Intercommunication* pour la moitié du train (blessés couchés). 6 appareils Brechot-Desprès-Ameline, soit 18 brancards par wagon

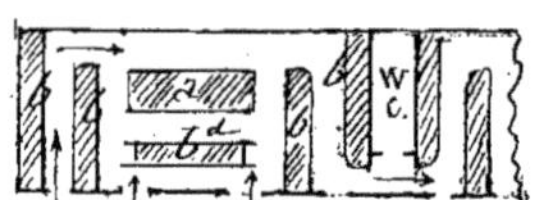

Fig. 94. — Aménagement d'un wagon de blessés assis (W. C. T., Nord).
b, b, b, b, bancs. — *bd*, brancard. — *a*, table. — *wc*, water-closets.

(*a, a, a*, fig. 87 et 88) avec un poêle p. *Sf* serre-frein. 6 wagons semblables. Chauffage, éclairage bons.

Wagon-restaurant, salle de pansement, salle pour personnel dans un wagon de 1re classe ; fourgon de cuisine au milieu.

Cinq wagons pour blessés assis, *sans intercommunication*.

Transporte 108 couchés, 208 assis, 18 officiers soit 334 blessés, et, avec des brancards supplémentaires, 418.

Au 1er février 1915 il existait 6 trains de ce modèle.

2° *Type Est n° 2*. — Wagons de 2e classe, *sans intercommunication* ; banquettes avec oreillers. Réservé à des blessés légers ; 2 wagons de 1re classe pour officiers.

Wagon-restaurant, salle de pansement, pharmacie, tisanerie, bureau, au total 10 wagons. Peut contenir 360 blessés assis, 90 couchés.

En février 1915 il existait 6 trains de ce modèle.

3° *Type Est n° 1.* — Ressemble au type Est PO. En diffère par l'intercommunication des wagons pour blessés assis.

72 couchés, 160 assis, soit 232. Un seul train.

4° *Type CT Nord n° 1.* — Wagons de 3° classe divisés en deux par des W-C. (fig. 94).

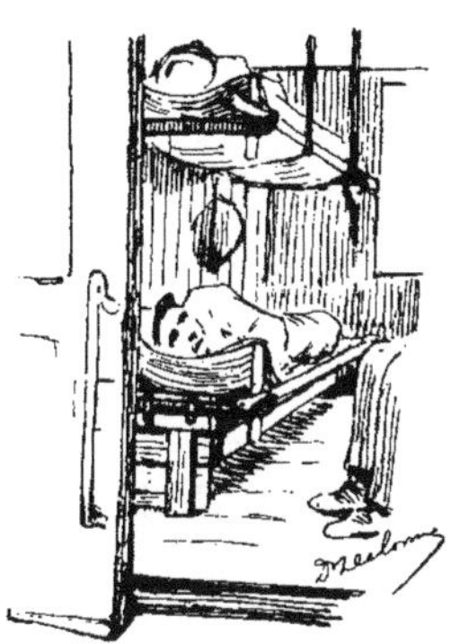

Fig. 95. — Appareils à suspension sans ressorts. Type État. Blessés couchés et assis.

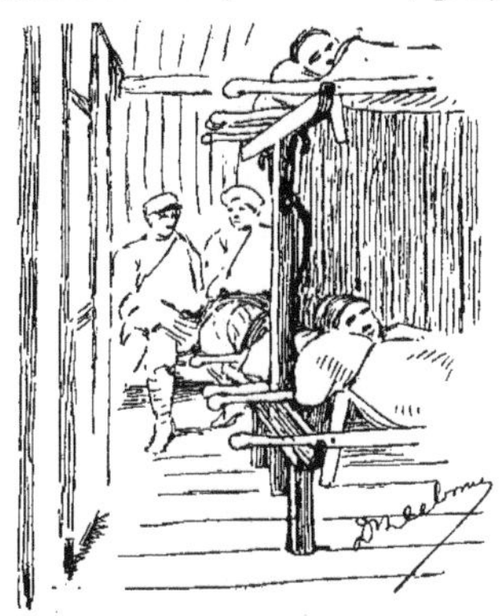

Fig. 96. — Appareils à suspension sans ressorts. Type État. Blessés couchés et assis.

Pas d'intercommunication totale du train. *Intercommunication par wagon.* b, b, b, b, banquettes pour blessés assis, a, appareil Brechot-Desprès-Ameline, bd, brancard.

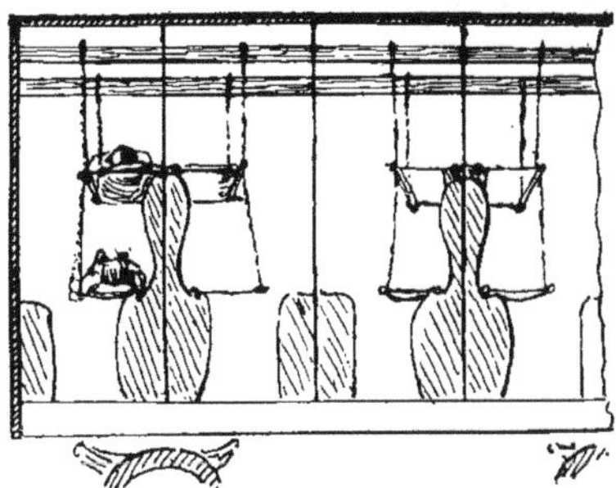

Fig. 97. — Appareils à suspension, sans ressorts, soutenus par des chaînes.

1 wagon de 1re et de 2° pour officier ; 1 wagon de 1re et 2e pour le personnel ; salle de pansement, cuisine.

Chauffage, éclairage bons.

123 couchés, 382 assis, soit 505 blessés.

5° *Type Nord n° 3.* — Wagons de 2e classe à banquettes. Pas de brancards. Alèzes, oreillers, traversins sur les banquettes.

Pas d'intercommunication. Difficultés pour entrer les brancards.

331 blessés assis ou 108 couchés.

D'autres types existent peu employés.

6° *Type PLM n° 20*. — Wagons de 3° classe à 7 compartiments, avec banquettes et brancards superposés et banquettes pour blessés assis. *Intercommunication*. Pas de salle de pansement. Suspension des brancards avec des chaînes (fig. 97).

2 wagons de 2° classe ; 256 places dont 60 pour blessés couchés. 1 fourgon-cuisine, pas de salle de pansement.

7° *Type Etat n° 2*. — Wagons de 3° classe. Train mixte comportant des brancards pour blessés couchés et des banquettes pour blessés assis. *Pas d'intercommunication*. Fourgon-cuisine, salle de pansement (fig. 95 et 96).

Couchés 132, assis 298. Total 430. Dix trains.

8° *Type PO*. — 6 fourgons munis d'appareils Brechot-Desprès-Ameline, 4 pour blessés assis (wagons de 2° classe).

Intercommunication. Salle de pansement Rivière. Un fourgon-cuisine, 90 couchés, 150 assis. Total 240.

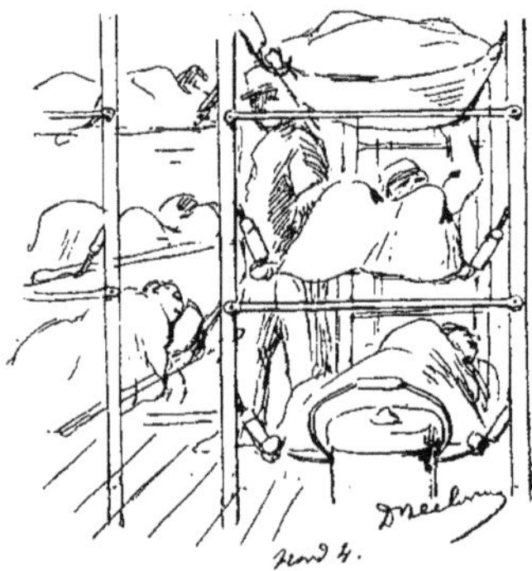

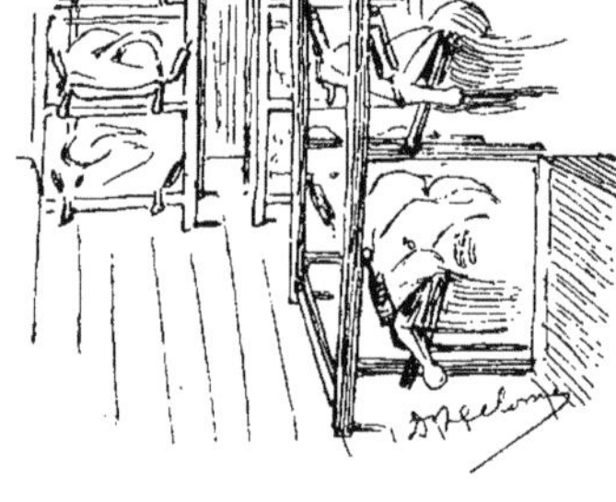

Fig. 98. — Appareils de suspension pour blessés, à cadres métalliques et à ressorts modèles Brechot-Desprès-Ameline réglementaires. Type Nord 4.

Fig. 99. — Appareils de suspension pour blessés, à cadres en bois et à ressorts modèles Brechot-Desprès-Ameline réglementaires. Type P L M n° 20 (d'après Rostan).

Il existait 7 trains de ce type en février 1915.

9° *Type Midi n° 4*. — Voitures de 3° classe aménagées avec brancards et banquettes. *Pas d'intercommunication*, 1 wagon-restaurant, 1 salle de pansement, 1 wagon de 1re classe pour personnel et officiers. 268 blessés assis. 78 couchés. 20 trains en février 1915.

10° *Type Nord nouveau type*. — Wagons de 2° classe avec banquettes et oreillers pour blessés assis ; 2 wagons de 3° classe du type CT. Ces derniers sont divisés en deux compartiments par un W-C. Ces wagons ont des appareils B. D. A. et des banquettes. Couchés 24, assis 374. Total 398. Wagon-restaurant.

Dans le courant de 1916, les trains étaient divisés : 1° en *trains permanents et semi-permanents à intercirculation complète ;* 2° en *trains à intercirculation partielle ;* 3° en *trains sans intercirculation.*

1° Les *trains permanents à intercirculation complète* (Etat, PO, PO bis, PLM, PLM bis, PLM ter) réservaient de 128 à 190 places.

Les *trains semi-permanents à intercirculation complète* comprenaient *trois* types pour *blessés couchés* (216, 260 places) et *deux* pour blessés *couchés* et *assis* (240 à 300 assis, 90 couchés). Il existait des séries de ces types sur l'Est.

2° Les *trains à intercirculation partielle* (fourgons à intercirculation pour blessés couchés, sans intercirculation pour blessés assis dans wagons de 2° classe) sont au nombre de 31 pour toutes les lignes (PO, 7 ; État, 6 ; Midi, 9 ; PLM, 9). Ils ménageaient 90 places pour blessés couchés et de 210 à 240 pour blessés assis.

3° Enfin les *trains sans intercirculation*, composés de voitures de voyageurs comprenant 44 trains (Est, 2 ; PLM, 24 ; PLM, 13 ; Nord, 5) offraient de 200 à 370 places pour blessés assis et de 40 à 100 pour blessés couchés.

Il y a des *trains de ramassage* quotidiens, il y a les trains de grandes

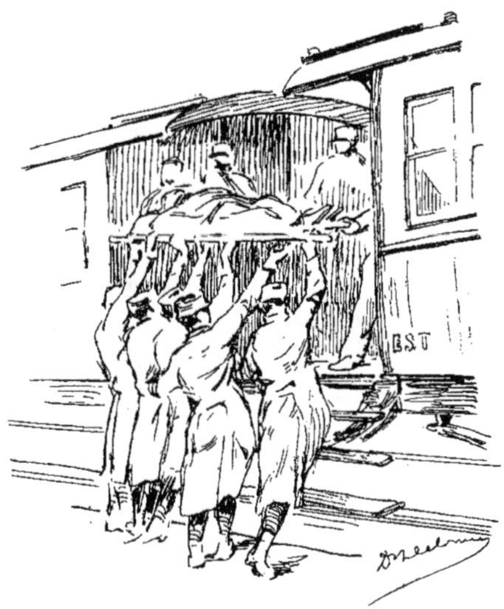

Fig. 100. — Chargement d'un blessé couché dans un train de la Compagnie de l'Est
à wagons intercommuniquant.
Cette figure montre bien les grandes difficultés du chargement (d'après une photographie).

évacuations, ceux employés de l'avant sur l'arrière (évacuations primitives), ceux utilisés pour les transports à l'intérieur (évacuations secondaires).

En somme, les trains *semi-permanents* surtout et, pour de courts trajets ou en cas d'évacuations massives, les *trains improvisés* sont restés le mode de transport en usage. Les premiers ont été munis d'une salle d'opération et de pansement établie dans un wagon-restaurant transformé.

De très grands efforts avaient donc été faits par les compagnies de chemins de fer en vue de multiplier les trains de blessés et de les spécialiser. Les figures ci-contre représentent les *modes de suspension* des brancards des blessés couchés : appareils Bréchot-Desprès-Ameline (fig. 98), appareils avec des ressorts Desprès ; cadres en bois avec les mêmes ressorts (fig. 99 ; barres rigides sur lesquelles s'appliquent les brancards, les ressorts du wagon amortissant les chocs (fig. 96) ; barres rigides et chaines (fig. 95).

Les figures 100, 101, 102 montrent également sans qu'il soit nécessaire d'entrer dans des explications que le chargement est autrement difficultueux dans certains grands wagons à interchangeabilité (fig. 100) et dans des wagons à voyageurs (fig. 101) que dans les wagons de marchandises (fig. 102).

Les blessés catégorisés sont chargés, les couchés d'abord, les assis ensuite ; ils ont été et pansés et réconfortés. Des infirmiers sont dans chaque voiture.

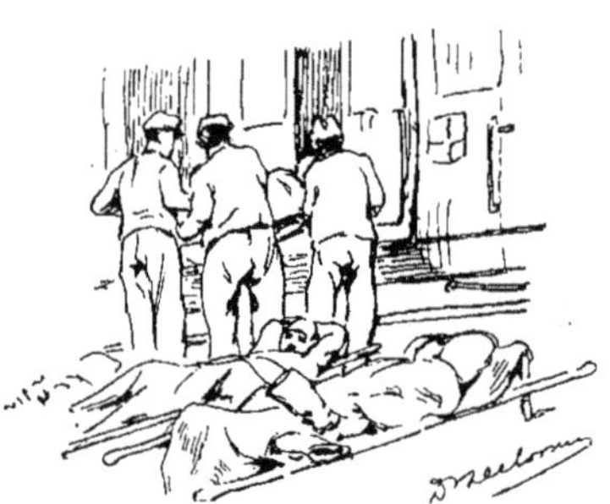

Fig. 101. — Chargement d'un blessé couché dans un wagon de voyageurs. Chargement difficultueux (d'après une photographie).

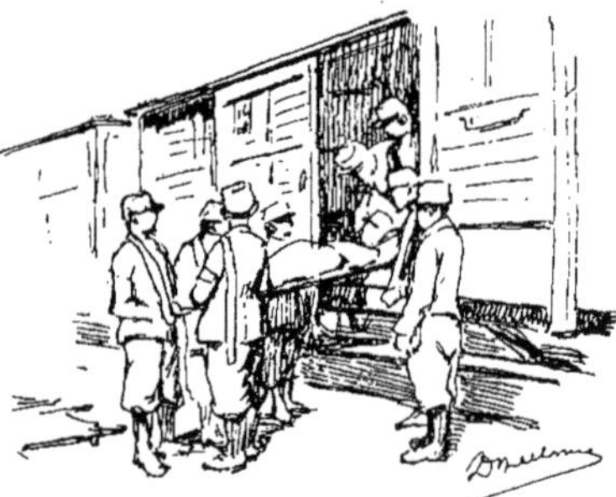

Fig. 102. — Chargement à pleine voie d'un blessé couché dans un wagon de marchandises muni d'appareils Bréchot-Desprès-Ameline. Cette figure fait ressortir les facilités du chargement (d'après une photographie).

D'accord avec le commissaire de gare, le médecin chef donne le signal du départ. Le train va marcher à l'allure des trains militaires et comme je l'ai dit, il s'arrêtera à la *régulatrice sanitaire*, après une heure de temps, y compris celui qui a été pris pour le chargement. Il n'y a pas eu de temps perdu, car une armée a besoin de 32 trains journaliers pour assurer ses évacuations *quotidiennes* de malades et blessés couchés et assis (13.500). Qui ne serait pas frappé de l'énormité d'un pareil chiffre.

Dans la documentation que j'ai consultée, les *Instructions* et leurs *annexes* tiennent la première place ; ce sont des modèles de précision ; c'est l'expression concrète de l'expérience de tous ; c'est le guide obligé. Le mémoire très documenté de M. Heitz Boyer mérite, parmi les travaux personnels, une mention spéciale, mais pour l'apprécier à sa juste valeur, il faut être renseigné sur les idées et les travaux de devanciers. Les rapports, œuvres exclusivement vécues traduisent à la fois les difficultés rencontrées, la physionomie variée des cas d'espèce et des ingéniosités souvent heureuses. Ils nous disent :

Il est des HoE très proches de la ligne ; il en est de distants.

Des ambulances assurent fréquemment, surtout au début, le fonctionnement intensif, momentané ou persistant d'hôpitaux d'évacuation ; là le tri, la catégorisation, les soins des intransportables, l'évacuation c'est-à-dire le travail complet ou simplement le tri, et l'évacuation, laissant à des formations voisines les soins des intransportables.

Dans un très grand centre, l'hôpital d'évacuation non subdivisé affecte une

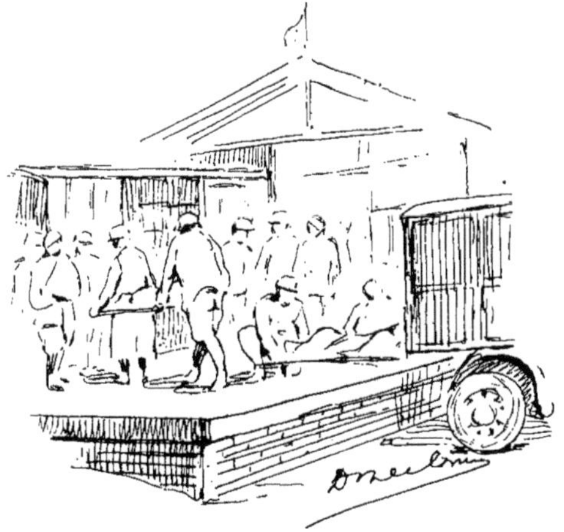

Fig. 103. — Déchargement en principe défectueux, à quai découvert, de blessés couchés transportés dans des voitures automobiles. Chargement des blessés dans des wagons de marchandises munis d'appareils Bréchot-Desprès-Ameline.

section à l'évacuation, l'autre à l'hospitalisation des intransportables malgré la proximité de formations chirurgicales. Par ailleurs, l'hôpital d'évacuation reçoit directement ses blessés des postes de secours ; les opérations sont plus hâtives, le nombre de blessés reçus le permet, mais cet hôpital s'encombre vite ; l'épreuve est décisive, elle n'est pas à renouveler.

En principe, le chargement et le déchargement des blessés doit s'opérer à *couvert*.

On voit tout le parti qu'on tire des hall des marchandises des gares d'évacuation et on suppute que leur suffisance eut été habituelle si la guerre était restée une guerre de mouvement ; on sait l'appropriation de leurs bureaux pour le tri et le bureau des entrées, les services que rendent les bâches pour le compartimentage et la protection des blessés, mais les latrines manquent; s'impose, comme premier soin la nécessité d'en établir. Un médecin-chef avisé trouve dans un grand wagon de la Compagnie du Nord tous les éléments de salles de visite, de pansement, de garde, d'une pharmacie et de bureaux et il évacue 10.984 blessés et malades en douze jours (DESTOUCHES).

Dans certaines gares, le buffet sert de salle d'hospitalisation et la cuisine qui est toute proche fournit l'alimentation des blessés ; c'était au début, mais l'idée peut être à reprendre dans d'autres lieux, dans d'autres conditions.

Des appareils de suspension ont été imaginés. C'est ainsi qu'à l'hôpital d'évacuation de Rosny, le médecin-major LAFEUILLE m'a montré un emploi ingénieux du brancard ; deux brancards faisaient banquette et dossier.

On sent les grands services que le fourgon-cuisine rend journellement. Il supprime les pertes de temps imposées par le fonctionnement des infirmeries de gare.

Les baraques démontables ont été précieuses ; elles ont leurs indications. Susceptibles de s'étendre, elles satisfont aux exigences d'un service établi en hâte, intensif et sujet à se déplacer.

Les écriteaux placés sur les routes et les chemins, qui, des ambulances et des postes de secours, guident et piétons et voitures vers l'HoE sont précaution bien utile et ce planton qui à l'entrée de l'HoE, toujours présent et actif facilite déjà les sélections en dirigeant telles voitures vers le hall dans la proportion des 2/3 et les autres au poste de tri a rendu, dans son rôle obscur, de réels services.

On a comparé l'hôpital d'évacuation à une *douane souvent encombrée*. La fatigue du personnel peut y être extrême et c'est un mauvais calcul que de l'imposer d'une façon continue à l'ensemble. Il est bientôt à bout. Là ce personnel devait se relever toutes les quatre heures et changer de travail; ici c'était toutes les douze heures : cas d'espèce, mais la donnée générale reste ; il faut songer à la relève du personnel.

Dans certains de ces hôpitaux, le remplacement des effets largement sectionnés mais surtout très souillés, l'épouillentage et la douche de propreté sont l'objet de préoccupations.

Puis viennent, dans ces précieux documents, des appréciations sur la valeur des trains. On fait la part, pour les trains improvisés, de bien des critiques injustifiées ; on reconnaît néanmoins la supériorité incontestable des *semi-permanents*.

Au dire de M. VIGIER, c'est le PO qui est le plus confortable. Les compartiments sont spacieux, le placement des appareils facile.

Le système du PLM avec ses banquettes opposées à la ligne de brancards, ne ménage pas assez de place au blessé assis; il mélange des hommes peu atteints et des blessés graves qui ont besoin de calme ; le chargement est lent.

Le wagon-cantine de la Presse, le wagon Rivière destiné aux pansements ont leurs enthousiastes.

Le sujet est loin d'être épuisé ; la valeur relative des systèmes reste encore à apprécier après plus longue épreuve de leur rendement.

Les desiderata bien connus des trains à wagons sans *intercirculation*, au moins partielle, les inconvénients des trains consacrés exclusivement à des blessés couchés ou assis et qui sont inférieurs aux trains mixtes comprenant des voitures destinées aux uns et aux autres, les questions de freinage, de chauffage, d'éclairage, d'alimentation sont reprises. M. Heitz-Boyer les avait bien étudiées dans son mémoire. Cet auteur fait la part de la dépression psychique qui résulte chez les blessés de l'absence de la vision des choses extérieures dans les wagons de marchandises, boites à quatre parois de planches.

Transports maritimes. — Sur le front français, le transport rapide par mer est venu assez souvent au secours du transport par voie ferrée.

Des *navires-ambulances* ont constitué un mode d'évacuation de premier ordre. Partant du grand centre d'évacuation de Dunkerque, le *Duguay-Trouin*, le *Ceylan*, en particulier, ont transporté à Cherbourg, à Brest, à Nantes dans un minimum de temps, souvent inférieur à celui des trains, des milliers de blessés et de malades dans des conditions de confort, au point de vue de l'installation, de la nourriture, des soins réguliers, que les trains ne pouvaient égaler.

En moins de vingt-quatre heures, des blessés d'Ypres ont pu être transportés à Cherbourg dans un véritable hôpital mobile doté d'une salle d'opération et d'un matériel radiographique complet. J'ai visité le *Duguay-Trouin* à Brest ; son installation et son fonctionnement ne laissaient rien à désirer. M. Oudard a relaté le fonctionnement de ce navire-hôpital.

Transports sur les canaux. — Au début de la guerre, vers la fin d'août 1914, j'ai assisté à Nancy au chargement de blessés du Grand Couronné, qui ont été transportés sur le canal de la Marne au Rhin, à Commercy, à Bar-le-Duc, par les soins d'un officier militarisé.

D'autres transports ont été effectués sur le canal des Ardennes ; le transport par péniches a été très peu employé.

Des centres médico-chirurgicaux. — Au début de la guerre, on ne distinguait, pour l'hospitalisation des blessés, que *deux* zones : celle de l'avant, celle de l'intérieur. En vue de conserver ces blessés à proximité de la zone des armées, on a établi des zones d'hospitalisation rapprochées, desservies par les régulatrices sanitaires ou des gares de répartition spéciales, renfermant de *gros centres urbains* ou de *grands centres constitués presque* *de toutes pièces.* Ainsi se sont formées *trois* zones : 1° l'une du front avec ses ambulances immobilisées, 2° une autre rapprochée avec des centres plus

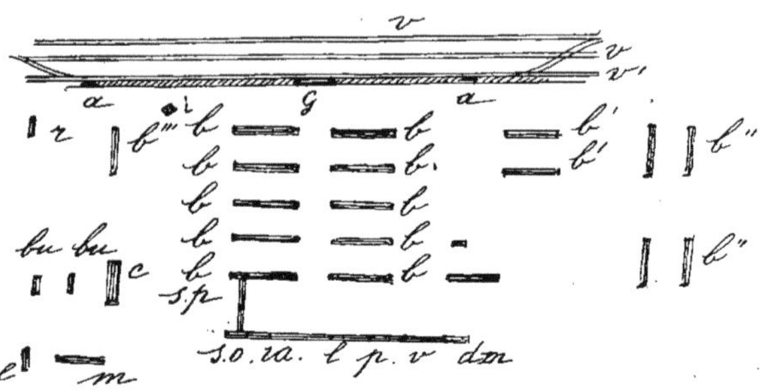

Fig. 104. — Constitution d'un grand centre chirurgical baraqué d'HOE, à proximité d'une gare régulatrice sanitaire.

v, voies ordinaires. — *v'*, voie de garage. — *g*, gare. — *a, a*, abris. — *b, b, b, b, b, b, b, b, b, b*, deux rangées de baraques pour blessés. — *b', b', b'', b''', b'''*, baraques pour blessés à isoler. — *s, p*, salle de pansement. — *s.o*, salle d'opération. — *ra*, radiographie. — *l*, lingerie. — *p*, pharmacie. — *v*, voitures. — *dm*, chambre mortuaire. — *lu, bu*, bureaux du médecin-chef et de l'officier d'administration gestionnaire. — *e*, bureau des entrées. — *c*, cuisine. — *r*, réfectoire. — *m*, magasins. — *r*, four incinérateur.

ou moins nombreux et importants empiétant sur la zone primitive des étapes et 3° la troisième à l'arrière.

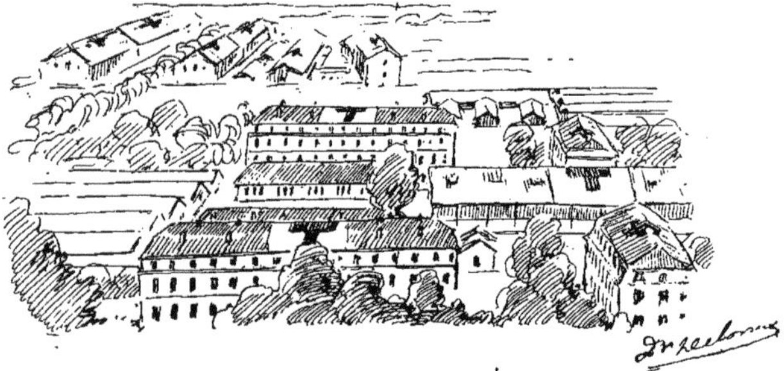

Fig. 105. — Vue d'un gros centre chirurgical de la zone intermédiaire, établi dans une caserne dont la capacité hospitalière a été augmentée par l'installation de nombreuses baraques (d'après une photographie).

Certains centres de la zone intermédiaire hospitalisèrent, par mois, plus de 10.000 malades et blessés. Ils comptaient jusqu'à dix services et plus de dix chirurgiens de carrière, des services généraux ou spécialisés pour les restaurations de la face, le traitement des blessures oculaires, des organes génito-urinaires, des fractures des membres, des services de physiothérapie et de rééducation ; ces centres auront, à la fin de la période que j'envisage, joué un rôle important. Ces hôpitaux qui recueillent souvent des blessés graves, reçus presque directement de la ligne de feu, qu'ils soient amenés par des autos sanitaires ou des trains, assurent surtout des soins primitifs ou de période intermédiaire et évacuent d'ordinaire leurs blessés dès qu'ils ont franchi la période des dangers vitaux. Autour d'un noyau hospitalier se sont groupés des hôpitaux temporaires, auxiliaires, amplifiés par de nombreuses baraques.

Certains, avec la guerre de stabilisation, sont allés jusqu'à considérer ces centres — lorsqu'ils étaient peu éloignés du front et que les convois automobiles atténuèrent les heurts des transports et en diminuèrent la durée — comme les bases de l'hospitalisation des blessés des armées, et ont souhaité de les voir se substituer aux ambulances immobilisées. Leur utilité est incontestable, les services rendus indéniables, mais elles paraissent répondre à une phase spéciale des luttes et il a été affirmé que pour certaines catégories de blessés, un transport allongé de quelques heures était loin d'être indifférent. Ce sont pour certaines formations plus rapprochées du front, des soupapes de sûreté fort utiles en cas de luttes vives, des diversions toutes désignées. Le fonctionnement de certain de ces centres qui a réuni vingt chirurgiens a été remarquable. J'ai su que dans un seul de ces hôpitaux pendant une période courte de un mois avait passé près de 15.000 malades et blessés et que dans un seul service on avait pratiqué plus de 100 trépanations en un mois.

C'est la *ville sanitaire* dont parlait Pech. Il souhaitait de la voir dotée de 15.000 lits et de la voir voisiner avec d'autres installations importantes pour les convalescents.

On se figure combien ces grosses organisations avancées ont dû retentir sur le fonctionnement des formations de l'arrière qui, au début, devaient porter tout le poids du traitement prolongé des blessés.

Services de l'arrière. — En dirigeant les trains sanitaires sur les gares de répartition des diverses régions du territoire, les *gares régulatrices* essaimèrent, aux quatre coins de la France, dans des formations organisées, dans d'autres, à la hâte établies ou augmentées, le nombre considérable des blessés fournis par les premières luttes. Tout le monde sait que la répartition ne fut pas toujours conforme aux directives prévues, aux exigences de la chirurgie, au bien des blessés. Ce n'est ni le moment ni le lieu de s'appesantir sur ce point, mais je puis dire que l'immensité de l'effort à fournir, la nécessité de récupérer au plus vite un matériel précieux, l'impossibilité de disposer à sa guise de toutes les voies d'écoulement, un triage préalable nul ou imparfait, le secours d'hospitalisation qui primait tout, l'impatience des uns et des autres contribuèrent au désarroi. Il est indéniable que, dans l'ensemble, l'activité fut louable et palliative, qu'on se reprit bientôt, mais les défec-

tuosités d'une première répartition se firent longtemps sentir dans des formations où la chirurgie était loin d'être exclusivement entre les mains des
chirurgiens. Puis, l'évacuation se régularisa, les blessés pansés régulièrement, furent dirigés de préférence sur les villes pouvant être desservies par
le même itinéraire en vue de réduire la durée des trajets et on n'utilisa
qu'en dernier lieu les centres de faible importance ou d'un accès long et
difficile. Certaines régions, et dans les régions, certains centres, traversés par
les grandes lignes furent dès lors privilégiées et la valeur technique du
personnel pesa plus dans la balance de la répartition que le désir de donner
satisfaction à des bonnes volontés, à des sacrifices consentis, à un besoin
généralisé de témoigner de son dévouement. Le médecin-chef du train sanitaire reçut du *médecin répartiteur de la Commission de gare de répartition*,
tous les ordres relatifs à la direction que devaient suivre les évacués ;
ultérieurement des *évacuations dites secondaires* reprirent les mêmes
blessés et les conduisirent soit dans des régions plus éloignées, soit sur des
centres moins importants, de second ordre.

Hôpitaux fixes, hôpitaux *temporaires* prévus et établis dans de grands
établissements : lycées, collèges, couvents, casernes vidées, surtout vastes
hôtels, hôpitaux *complémentaires*, *auxiliaires*, *bénévoles*, ces formations
utilisées partout se bondèrent des premières fournées de blessés alors que
Paris malgré ses immenses ressources, et pour des raisons suprêmes du
Commandement, ne put en hospitaliser qu'un nombre relativement restreint.

Tout en rendant un juste hommage aux services rendus par toutes les
formations, autant que j'en puis juger par ce que j'ai vu, ce sont les hôpitaux temporaires qui, dans l'échelle de ces services, ont occupé la première place.

Cette organisation primitive prévue s'est complétée rapidement, perfectionnée ; les Alliés, les puissances neutres, l'Amérique, la Hollande, le
Japon, en particulier ont apporté leur pierre à l'édifice hospitalier ; leur
initiative généreuse, se confond dans l'ensemble et c'est cette organisation
dont l'ampleur n'a jamais été approchée, qui a fonctionné pendant toute
cette période [1].

Avec, à sa tête, des médecins Inspecteurs du cadre de réserve rappelés à
l'activité et qui du jour au lendemain apportèrent le tribut d'une longue
expérience organisatrice, chaque région sanitaire du territoire correspondant
à la région militaire, constitua rapidement, sous l'impulsion centrale, les
centres tout désignés d'action chirurgicale sur lesquels se déversèrent les

---

1. Du 2 août 1914 au 1ᵉʳ janvier 1917, la Société de secours aux blessés a fait fonctionner
796 hôpitaux contenant 67.084 lits, 93 postes de secours dans les 6ᵉ et 20ᵉ régions, 70 infirmeries de gare ayant distribué 5 millions de repas, 45 cantines de gare.
3.000 infirmières diplômées, ont été attachées aux hôpitaux, 22 ont succombé à des blessures ou des maladies. Cette Société a mis en service 160 automobiles.
A cette Société sont rattachées l'œuvre des secours aux blessés réformés, l'œuvre des
ouvroirs, des permissionnaires, les cercles du soldat.

blessés des formations mal pourvues en personnel spécialisé. Puis la division en *secteurs* avec, à leur tête, un chirurgien de secteur, chirurgien de carrière, consultant et opérateur, contrôleur chirurgical, tenant les Directions au courant des améliorations techniques à apporter aux services, visitant régulièrement les blessés de toutes les formations ; l'organisation des *centres spécialisés régionaux ;* centres de prothèse maxillo-faciale, d'ophtalmologie, de rhino-laryngologie, de névrologie, d'orthopédie, en divisant le travail, en donnant les plus grandes garanties de compétence, constituèrent des améliorations d'une utilité générale inappréciable.

La récupération rapide des blessés qui, au début, n'avaient pas subi un triage rigoureux, qui s'étaient trop éloignés de leur lieu d'hospitalisation désigné, qui étaient indûment retenus dans les formations imposaient un contrôle vigilant, autorisé, incessant. Des adjoints aux Directeurs du Service de santé régionaux et au-dessus d'eux des médecins inspecteurs, *missi dominici* du Ministre, parcoururent les régions, s'assurèrent de la régularité des soins, de leur appropriation aux catégories de blessures, reprirent dans les dépôts et de nombreuses formations des hommes dont le traitement consécutif méritait d'être poursuivi.

La multiplicité des blessures des membres, l'insuffisance trop généralisée de la récupération arthro-musculaire, en cours de traitement, donnèrent à la physiothérapie une part d'action très étendue. Etablies d'abord dans des dépôts de convalescents où fonctionnait la mécanothérapie, l'électrothérapie, la physiothérapie se groupèrent, constituèrent des centres très importants dans des *hôpitaux-dépôts* ou dans des centres désignés sous le nom de *centres de mécanothérapie* ou de *physiothérapie*. Et devant des rendements que la physiothérapie était impuissante à fournir seule, l'*orthopédie* qui au début n'avait pas résolument pris sa place, se ressaisit, le plus souvent entre les mains des chirurgiens de secteurs mais, abusivement modeste, elle resta trop longtemps à se pénétrer de l'ampleur des services qu'elle était appelée à rendre. Dans la vie commune le traitement consécutif des blessures était si négligé avant la guerre, et pouvait-on se douter d'ailleurs de l'énorme proportion des ostéopathiques, des ankylosés, des blessés atteints de pseudarthroses, porteurs de cicatrices vicieuses réclamant des restaurations musculo-tendineuses dont elle aurait à entreprendre le traitement et qui s'ajoutaient aux blessés présentant des corps étrangers ou atteints de lésions des nerfs périphériques qu'un parti pris injustifié et généralisé a privé trop longtemps des bienfaits d'une chirurgie active. Malgré la constitution de centres neurologiques importants mais insuffisants, en raison de la multiplicité des cas, les interventions sur les nerfs restèrent surtout l'apanage des *chirurgiens de secteurs.*

Le rôle de ceux-ci devint donc considérable d'autant que le stock de tous les invalides du début s'augmentait sans cesse, du fait des apports de l'avant.

La chirurgie à l'arrière a subi en effet deux phases qu'il faut bien faire ressortir. Pendant une première période très active, suractive, elle a donné des soins à une véritable multitude de blessés à la fois petits, moyens et graves, c'est sur elle qu'en somme a porté tout le poids du labeur, le poids du labeur immédiat, d'abord, consécutif ensuite et finalement du labeur terminal, celui des soins définitifs et avec cela se sont combinés des examens médico-légaux minutieux, particulièrement délicats, longs, œuvre de conscience et de justice dont on connaît mal les difficultés.

Puis lorsque, et cela dès les derniers mois de 1914, la chirurgie active fut reportée résolument à l'avant, successivement, les cas graves n'arrivèrent plus systématiquement aux formations de l'arrière; à celles-ci fut de plus en plus réservé le traitement des cas moyens et même légers et le traitement de ces derniers même lui fut bientôt enlevé, en vue d'une récupération plus rapide et plus complète. L'incertitude dans laquelle on est primitivement pour déterminer la gravité des blessures, étant donnée la fréquence des infections, même dans des traumatismes légers ou moyens, a forcé à retenir les blessés qui présentaient ces derniers pendant un certain temps à l'avant, à leur assurer des premiers soins et à contrôler leur marche ; ce n'est donc souvent que de seconde main que les formations de l'arrière reçurent ces blessés. Et ce n'est qu'à la suite des luttes sévères que cet arrière a recueilli le plus souvent, pendant cette deuxième période, ses blessés moyens après premiers pansements. Par contre il est devenu la dernière étape de l'exode et son rôle dans le traitement complémentaire, consécutif, s'est par le fait agrandi. Il a gardé la spécialité du traitement des lésions des nerfs qu'on ne peut guère tenter primitivement dans des plaies dont l'asepsie est incertaine. C'est là, avec les soins complémentaires son rôle principal.

Du fait de ces dispositions, les ressources hospitalières de l'arrière si richement développées au début devaient perdre de leur activité et de leur utilité ; maintes formations après avoir reçu d'abord des blessés graves, ne devenaient plus que des succursales, des *filiales* comme les appelait le médecin Inspecteur FOURNIÉ, puis se voyaient dans la nécessité de cesser de coopérer à l'œuvre du Service de santé. La disposition de certaines installations de fortune plus ou moins bien adaptées à leur rôle ne pouvait causer de regret en tant qu'organisations hospitalières, on ne pouvait par contre, sans injustice, méconnaître l'opportunité des services qu'elles avaient rendu et le dévouement dont leur personnel souvent avait fait preuve.

La nécessité de maintenir toujours disponibles les formations les mieux adaptées à leur rôle chirurgical, les mieux dotées en personnel, la longueur des traitements consécutifs, les phases successives d'activité et de répit que ceux-ci subissent, ont établi une hiérarchie de fonctionnement parmi les centres et les formations de l'arrière. Certains, et la chose était commandée par les égards dus aux blessés, à leur intérêt comme à celui de l'Etat, restèrent les centres et les formations *de base*, toujours et particulièrement occupés, favorisés dans les évacuations directes ; d'autres reçurent le trop plein de celles-ci ou plutôt par des *évacuations* dites *secondaires*, c'est-à-dire par des évacuations propres à l'arrière recueillirent, pour un temps, les blessés des premiers centres ou des grandes formations. Ils constituaient des dépôts hospitaliers distincts des *dépôts de convalescents* qui ne recueillaient que des blessés *guéris*, en expectative de renvois à leur corps ou en attente du règlement de situations légales. Des œuvres philanthropiques destinées au recueil de blessés des régions occupées par l'ennemi ou privés de famille vinrent compléter l'ensemble de l'organisation des secours.

Ce n'est pas le lieu de décrire ici le rendement chirurgical des hôpitaux et formations de l'arrière, le caractère de leur fonctionnement, les méthodes suivies, ce serait empiéter inutilement sur chacun des chapitres qui vont suivre et si je le faisais pour l'arrière, il serait tout naturel de le faire pour l'avant qui dans si large mesure a pris sa place pendant une guerre de stabilisation. Mais je dois dire ici que, dans la première phase de la guerre, c'est le personnel de ces hôpitaux de l'arrière qui a fourni la plus grande somme des travaux scientifiques. Il continue à nous éclairer sur la valeur des méthodes employées en opposant les résultats définitifs à des résultats primitifs dont la valeur ne saurait être déterminée à l'avant. La centaine des chirurgiens des secteurs, les chirurgiens des grands centres de Lyon, de Paris, de Marseille, de Bordeaux, de Nantes, de Rennes, de Brest, de Cherbourg, de Bourges, du Mans, de Clermont-Ferrand, de Rouen, d'Orléans, de Tours, de Toulouse, de Montpellier, après des séjours successifs dans les grandes formations de l'arrière et du front ou inversement ont pu établir des comparaisons, saisir des diversités, des singularités de processus qui échappent à des praticiens dont l'attention est fixée à l'étude d'une phase des traumatismes. De cette expérience diversifiée d'abord, puis complétée ressort, pour la solidité des règles de conduite, des bases d'une importance capitale, les seules qui soient capables de nous mettre en garde contre des réactions inutiles ou des enthousiasmes excessifs.

Les documents qu'ont fourni entre autres, MM. CHEVRIER, ALGLAVE, DUJARRIER, DAMBRIN, AUBERTIN, TIXIER, BÉRARD, CHARTIER, VILLARD, OMBREDANNE, VIGNARD, GAYET, TAVERNIER, FORGUES, WEISS, MÉRIEL, DESGOUTTES, BEGOUIN, DUVERNEY, MARTIN, AIMES, SAUVÉ, BEC, JARSAILLON, RICHE, et d'autres encore, sont très précieux non seulement parce qu'ils fixent partie de l'histoire du fonctionnement des formations de l'arrière pendant une période de cette guerre, mais parce qu'ils exposent, discutent, éclairent différentes questions primordiales de la chirurgie qu'on y pratique en dehors des périodes des grandes évacuations : la recherche des corps étrangers, le traitement des séquelles osseuses, des ostéites, des nécroses, des pseudarthrosos. des raideurs articulaires, des blessures des nerfs, des plaies atones, des résections articulaires. Partisans déclarés de la conservation, ils donnent de sages conseils en affirmant sa valeur par leur pratique personnelle dans le centre du secteur et dans les formations même, ils s'élèvent contre l'abus des opérations radicales et leur expérience est bien faite pour fortifier ou exciter des convictions. C'est ainsi que M. VILLARD de Lyon dit que sur plus de 3.000 blessés graves il n'a pratiqué que quelques amputations. L'orthopédie ne semble pas cependant malgré leurs efforts, prendre un développement suffisant [1].

De gros centres font ressortir les heureux effets de la cure solaire (13ᵉ, 15ᵉ Région) et de l'air marin (16ᵉ, 11ᵉ Région).

En somme l'organisation sanitaire de l'arrière comprenait : des *territoires d'hospitalisation* conservant les limites du territoire militaire, une Direction générale de chaque territoire ou région, avec son agent informateur administratif et militaire (médecin Inspecteur doublé d'un médecin principal), ses contrôleurs et moteurs techniques, les chirurgiens de secteurs, ses gros *centres hospitaliers* avec de belles ressources en personnel, en matériel, des formations d'appellations diverses multipliant, complétant l'action des premiers, agissant de concert avec eux, puis leur cédant progressivement la place des *centres à spécialisations chirurgicales* divisant et travail et répartition, puis un ensemble imposant de formations destinées aux soins ultérieurs, *centres de physiothérapie*, *dépôts de convalescents*, dont l'impulsion se continue dans les dépôts des corps de troupe par la systématisation d'une gymnastique récupératrice.

Après la période du début, cette organisation sanitaire de l'arrière rechercha deux buts : 1° un traitement régulier des blessures par un personnel autorisé par ses études préalables et possédant une expérience reconnue; 2° la poursuite d'un résultat définitif aussi complet que possible atténuant les tares personnelles et sociales, récupérateur des effectifs. Ce dernier rôle est resté son apanage non exclusif mais prépondérant.

On a estimé à 60,42 p. 100 les récupérations des blessés pour le service armé, à 6 1/2 p. 100 les éliminations à titre définitif. Ce dernier chiffre doit être élevé en tenant compte des 12 p. 100 qui bénéficièrent de convalescences prolongées (ROUQUETTE).

Les 6 1/2 ne représentent pas une perte sèche d'activité physique pour le Pays, car grâce surtout à l'action d'*organismes de récupération* dont l'initiative, au début, a été due à des villes comme Lyon, Bordeaux, Marseille, et à l'*obligation de la rééducation fonctionnelle* qui a été imposée par la Chambre des Députés sur la proposition de M. P. RAMEIL, tel mutilé, grâce à un nouvel apprentissage peut reprendre son ancien métier ou en changer.

1. *Archives du Service de Santé*. Rapports des chirurgiens chefs de secteurs.

BIBLIOGRAPHIE

Abandon du transport des blessés par péniches. *Paris médical*, 1915, p. 53.

A. G. S. S. Nomenclature générale des voitures sanitaires spéciales des ateliers généraux du service de santé. Impr. Nat.

Ambulances. Comptes rendus de leur fonctionnement par MM. Assailly, Baigne, Bénard, Bérard, Bert, Boyer, Branthôme, Chalais, Choyan, Coche, Deroche, Dubois, Duguet, Durand, Duron, Etienney, Gaudier de Lille, Grinda, Hameau et Lemerle, Landret, Levesque, Loquet. Maisonnet, Malzac, L. Martin, Miramond de la Roquette, Mondor, Méquet, Orssaud, Perret, R. Picqué, Turcan, Reboul, Rillon, Roux, Vedel, Viguier, Wurtz, in *Archives Service santé*.

Ambulances chirurgicales automobiles. *Paris médical*, 1915, p. 6.

Anglade (J.). Des premiers soins donnés aux blessés dans la guerre actuelle. *Th. Bordeaux*, 1916.

Audet et Gatelier. Sur l'installation et le fonctionnement d'une ambulance divisionnaire. *Bull. et Mém. Soc. Chir.*, 1915, t. XLI, p. 2438. — Fonctionnement de l'ambulance X. *Arch. S. S. M.*

Baches (A.). Réflexions suggérées par quatre mois de campagne. *Th. Bordeaux*, 1915.

Barbière et Sarrazin. Contrôle et triage des blessés légers dans un hôpital d'évacuation. *Presse médicale*, 1915, p. 399 (*Réunion Méd. Chir. 10e armée*).

Barthelemy. Le fonctionnement des ambulances dans les services de l'avant. *Paris médical*, 1915, t. XVI, p. 493.

Barthelemy. Brancard articulé pour le transport des blessés dans les tranchées et les boyaux. *Paris médical*, 27 novembre 1915.

Baur. Sur les formations sanitaires des services de l'avant dans la guerre actuelle. *Bull. et Mém. Soc. Chir.*, 1915, t. XLI, p. 2439.

Beltzer. Appareils pour le transport des blessés en vagons *Bull. Acad. Méd.*, t. LXXIV, n° 43, 26 octobre 1915, p. 466.

Bergasse. Quelques remarques sur six mois de fonctionnement d'un hôpital d'évacuation. *Presse médicale*, 15 avril 1915.

Billot (G.). Premier pansement et évacuation des blessés au combat. (Campagne 1914-15-16). *Th. Lyon*, 1916.

Binet (Léon). Organisation et fonctionnement d'un poste de secours régimentaire. *Paris médical*, 1915, t. XVI, p. 489.

Bodineau. Quelques observations de blessures de guerre recueillies à l'hôpital auxiliaire n° 8 de Vesoul, 1914, 1915. *Th. Paris*, 1915-16.

Boigey. Un poste chirurgical de l'avant pour blessés de l'abdomen et interventions d'urgence. *Arch. Méd. Ph. mil.*, octobre 1915.

Bonnette. Hôpital complémentaire d'armée. *Arch. S. S.*

Brachet (Henri). Considérations sur les amputations dans les ambulances de première ligne. *Th. Lyon*, 1915-16.

Chavasse. Extrait d'une instruction technique sur les évacuations. *Bull. et Mém. Soc. Chir.*, t. XL, 1914, p. 1303. Note au sujet de l'hospitalisation des blessés inévacuables, *id.*, p. 1306.

Carpanetti. Rapport sommaire sur le fonctionnement d'une ambulance divisionnaire du 6 mars au 17 juillet 1915. *Arch. Méd. et Ph. mil.*, 1915.

Cachaud. Quelques considérations sur l'ambulance de première ligne. *Th. Nancy*, 1916.

Chapelier. Évacuation des blessés au combat. Service de l'avant. *Annales d'Hygiène et de Médecine légale*, déc. 1915.

Cibrie. Un hôpital d'évacuation de l'avant, *Paris médical*, 1915, t. XVII, p. 31.

Constantini. De la chirurgie dans les postes chirurgicaux avancés. *Paris médical*, 17 juin 1916.

Cruchet. La chirurgie d'extrême urgence au poste de secours chirurgical. *Th. Bordeaux*, 1916.

De Pradel. Notes sur la chirurgie de l'avant. *Journal des Praticiens*, 1915.

Deschamps. Les postes chirurgicaux avancés dans la guerre des tranchées. *Th. Paris*, 1915-16.

Dopter. Hospitalisation militaire en temps de guerre dans la zone de l'avant. *Paris médical*, 1915, t. XVI, p. 17 ; de l'arrière, t. XVI, p. 117.

Eybert. Note sur le brancard des tranchées. *Arch. Méd. et Ph. mil.*, mars 1916.

Ermoulovitch (Vladimir). Les dépôts de convalescents pendant la guerre de 1914-1915. *Th. de Paris*, 1914-15.

Fabry (E.). Etude sur l'organisation et le fonctionnement des groupes de brancardiers pendant la guerre actuelle. *Th. Bordeaux*, 1915.

Feliciano. Postes de secours. *Arch. S. S. M.*

Ferraton. Organisation du service chirurgical dans un corps d'armée de première ligne. *Bull. et Mém. Soc. Chir.*, 10 mars 1915, t. XL, p. 616. *Lyon chir.*, 1er novembre 1915.

Fiolle. Note sur le traitement des blessés dans les ambulances de l'avant. *Paris médical*, 1915, t. XVI, p. 89.

Fiolle (J. et P.). Le poste chirurgical avancé. *Revue de Chirurgie*, fév. 1916.

Figowski (Mejer). Quelques souvenirs du service sanitaire de la campagne de 1914-15. *Th. Paris*, 1914-15.

Fontaine. Hygiène et aménagement d'un cantonnement dans un village de première ligne. *Th. Paris*, 1915-16.

Forest. Le rôle du médecin dans les tranchées. *Th. Paris*, 1915-16.

Freidin. Une année de chirurgie de guerre dans un hôpital auxiliaire improvisé. *Th. Nancy*, 1916.

Gaultier (René). *Résultats de quelques observations de laboratoire clinique dans une ambulance de l'avant*, 8 juillet 1916.

Gasparini. *L'organisation du Service de santé de l'Armée italienne*, Paris médical, 26 février 1916.

Groupes de brancardiers. Fonctionnement : MM. Baumelou, Biscons, Lheureux, Loeuillet, Vermorel. *Archives du Service de santé.*

Lettre de X : A propos des groupes de brancardiers divisionnaires. *Bull. Méd.*, 29 janvier 1916.

Gourdet. Aménagement d'un hôpital temporaire par des moyens de fortune. *Presse médicale*, 19 nov. 1914.

Granjux. Les chiens sanitaires. *Paris médical*, 1915, t. XVI, p. 43.

Gross (G.). Fonctionnement de l'ambulance chirurgicale automobile nº 12 pendant la bataille de V... *Arch. Méd. Pharm. mil.*, oct. 1916.

Hallopeau. Service chirurgical mobile et déplaçable sur le front des armées, fonctionnement. *Bull. et Mém. Soc. Chir.*, 1915, t. XLI, p. 283. Rapport. M. Routier.

Hartmann. *Chirurgie de guerre*, Presse médicale, 2 janvier 1915.

Hautefort. Projet d'un train chirurgical annexe de l'hôpital d'évacuation fonctionnant à une gare origine d'étapes. Rapport Hartmann. *Bull. et Mém. Soc. Chir.*, 1915, t. XLI, p. 888.

Heitz-Boyer. Rôle et importance chirurgicale des trains sanitaires. *Bull. et Mém. Soc. Chir.* Rapport E. Rochard, t. XL, p. 286. Discussion : Quénu, P. Delbet, Tuf-

FIER, ROCHARD, PICQUÉ, QUÉNU, DELBET, QUÉNU, TUFFIER, SOULIGOUX, L. PICQUÉ, ROCHARD, DELBET, CHAVASSE, *Bull. et Mém. Soc. Chir.*, 1915, pp. 286, 301, 302, 304, 306, 324-26, 412-16, 608.

HOPITAUX D'ÉVACUATION. Fonctionnement des hôpitaux d'évacuation. MM. DEROCQUE, LABARTHE, LEHMANN, ROBELIN, ROSTAN. *Archives du Service de santé.*

JANICOT. Les constructions sanitaires du Service de santé. Photographies, in *Bulletin Médical*, 29 septembre 1916.

JULLIEN. Sur les formations sanitaires de l'avant dans la guerre actuelle. *Bull. et Mém. Soc. Chir.*, 1915, t. XLI, p. 2440 et *Lyon Médical*, mars 1916.

KROUCH (Maurice). Blessures de guerre (campagne 1914-1915-1916). *Th. Lyon*, 1915-16.

LABEYLIES. Contribution à l'étude du poste chirurgical avancé (P. C. A.). *Th. Bordeaux*, 1916.

LATARJET. Ambulance chirurgicale immobilisée près du front. *Paris Chir.*, t. XVI, 1915, p. 35, 112.

LECOUTURIER. Un dépôt d'éclopés à l'avant. *Paris médical*, 1915, t. XVII, p. 26.

LE DENTU. Souvenirs d'un chef d'ambulance mobile en 1870. *Paris médical*, 1915, t. XVII.

LEMONNIER. Le rôle de l'aide-major de bataillon dans un régiment d'infanterie. *Th. Paris*, 1915-16.

LIGOUZAT. Fonctionnement des centres hospitaliers. *Arch. Serv. Santé.*

QUINTERO. Hygiène théorique et pratique des corps de troupe dans la guerre des tranchées. *Th. Lyon*, 1915.

MARQUAND (E.). Poste de secours régimentaire dans la guerre actuelle. *Th. Bordeaux*, 1916.

MAUPETIT. Le traitement des blessures de guerre dans les ambulances de l'avant. *Journal des Praticiens*, 1915, p. 342.

MARTIN (L.). Rôle du poste chirurgical avancé. *Réun. Méd. Chir. 5e armée*, 10 juin 1916, 24 juin 1916. *Presse médicale*, 1916.

MARTIN. Fonctionnement de l'ambulance 9/3. *Mém. inédit, Arch. Serv. santé.*

MATIGNON. Brancard gouttière immobilisateur pour le transport des grands blessés dans les tranchées. *Presse médicale*, 1915, p. 386.

MIGNON. Une salle d'opération sur le front. *Paris médical*, 1915, t. XVI, p. 182.

MILIAN. La relève des blessés. *Paris chirurgical*, 1915, t. XVI, p. 39.

MIORCEC. Le brancard hamac du médecin-major Miorcec. *Presse médiale*, 1915, p. 358.

MIRAMOND DE LA ROQUETTE. Aperçus sur le traitement des blessés dans une ambulance de première ligne (ambulance de triage). *Paris chirurgical*, 1915, t. XVI, p. 396.

MISTARLET (Jean). Service de santé régimentaire. Dix mois au front (août 1914, mai 1915). *Th. de Paris*, 1914-15.

MORIN (A.). Les infirmeries régimentaires dans la guerre de stationnement. *Th. Bordeaux*, 1916.

MOURIQUAND et BICHELONNE. *Arch. Méd. et Ph. mil.*, mars 1916.

MURY (A). Organisation médicale d'un bataillon pendant la campagne de 1914, 1916. *Th. Bordeaux*, 1916.

OUDARD. Sur le fonctionnement des navires hôpitaux. Rapport de M. TUFFIER. *Bull. et Mém. Soc. Chir.*, 1915, t. XLI, p. 2435.

OLLÉ, GENEVRIER et MOSSELOT. Installation de fortune d'une ambulance d'infanterie. *Annales d'Hyg. et de Méd. lig.*, mai 1916.

Pauchet. d'Amiens. Traitement des blessures et des blessés sur le champ de bataille. *Presse médicale,* 30 janvier 1915.

Pech. Lettres du front. Le Service de santé aux armées, service de l'avant. *Bulletin Médical,* 20 décembre 1915. — Postes de secours. *Bulletin Médical.* 20 décembre 1915. — Groupes de brancardiers, *id.,* 30 décembre 1915. — Rôle des brancardiers divisionnaires du poste de secours à l'ambulance, *id.,* 8 janvier 1916. — Les ambulances, *id.,* 15 janvier 1916. — Les trains sanitaires, 12 février 1916. — Les hôpitaux d'évacuation, 19 février 1916.

Pech. Le dépôt des convalescents. *Bull. Méd.,* 1916, p. 198.

Petges. La chirurgie à l'ambulance. *Réunion Méd. Chir. 5e armée, Presse médicale,* 1915, p. 437.

Petret (H.). Le relèvement des blessés sur le champ de bataille et leur transport dans la zone de l'avant (campagne 1914, 1915), *Th. Lyon,* 1915.

Ponsan (A.). Le Service de santé d'un bataillon au combat dans la guerre de tranchées. *Th. Bordeaux,* 1916.

Picqué (R.). Fonctionnement d'une ambulance de l'avant. *Bull. et Mém. Soc. Chir.,* 8 septembre 1915.

Picqué (Robert). Evolution de l'organisation et du fonctionnement d'une ambulance de l'avant. *Bull. et Mém. Soc. Chir.,* 8 septembre 1915, p. 1733. Discussion : MM. Pierre Delbet, Tuffier, Ch. Monod, R. Picqué, 1762, 1767. Voiture pour le traitement des blessés système Denain, etc. *Bull. et Mém. Soc. Chir.,* 1915, t. XLI, p. 107.

Plisson. Etude sur un nouveau type de formation chirurgicale mobile. *Arch. Méd. Ph. mil.,* mars 1917.

Polony. Service régimentaire. Hygiène en campagne, (août 1914, mai 1916). *Th. Paris,* 1915-16.

Pretet (Henri). Le relèvement des blessés sur le champ de bataille et leur transport dans la zone de l'avant (campagne 1914-15), *Th. Lyon,* 1915-16.

Revel. L'action chirurgicale à l'extrême avant. *Bull. Soc. Chir.,* 3 mai 1916. Rapport Quénu.

Robineau. Le Service de santé dans un régiment d'infanterie, (août 1914, janvier 1916). *Th. Paris,* 1915-16.

Rouquette. La récupération des blessés dans une formation de triage. *Bull. Méd.* 1916, p. 185.

Rouvillois. Note sur l'utilisation des locaux techniques des ambulances chirurgicales automobiles. *Bull. et Mém. Soc. Chir.,* 1915, p. 1452.

Vachez. Observations sur l'organisation et le fonctionnement des brancardiers divisionnaires. *Bull. Méd.,* 5 février 1916.

Vayssière. Fonctionnement d'un service de chirurgie dans un hôpital de l'avant, *Paris médical,* 27 novembre.

Vérit (P.). Etude critique des différents moyens de transport des blessés de la tranchée au poste de secours. *Th. Lyon,* 1916.

Viala. Poste de secours. *Arch. S. S. M.*

Viguier. Observation sur la nécessité d'une chirurgie active de l'avant. *Bull. et Mém. Soc. Chir.,* 1915, t. XLI, p. 500.

Wallet (A.). Le médecin d'artillerie légère au combat, campagne, 1914, 1915. *Th. Lyon,* 1916.

Schwartz (A.). Ambulance de l'avant. *Paris médical,* 1915, t. XVII, p. 22.

Service de santé régimentaire. MM. Baur, Beaulis, Bompard, Bravet et Baryhoux, Bourdin, Dupuy, Gaillemin, Galzin, Gibory, Guéricolas, Guitard, Labarte, Landoin, Lautard, Mevel, Mignon, Nimier, Parquet, Robuson, Tranchant. *Arch. Serv. santé.*

Sebold (Th.). Sur l'évolution des conceptions de traitement des plaies de guerre en général de 1914 à 1917 (d'une ambulance de schock). *Th. Paris,* 1917.

Bernard de Seigneurens (A. de). Contribution à l'étude du transport des blessés dans la tranchée. *Th. Lyon,* 1916.

Sencert (L.) et Sieur. Sur l'organisation et le fonctionnement technique d'une ambulance chirurgicale du corps d'armée. *Arch. Méd. et Ph. mil.,* 1915.

Souchard (A.). Organisation de la relève et de l'évacuation des blessés dans un secteur de première ligne. *Th. Bordeaux,* 1916.

Susbielle-Benedix. Essai sur l'organisation du service médical régimentaire d'infanterie pendant le combat. *Th. Bordeaux,* 1916.

Toussaint. A propos des évacuations. *Bull. et Mem. Soc. Chir.,* 28 novembre 1916.

CHAPITRE IV

DES LÉSIONS DES PARTIES MOLLES PRODUITES PAR LES PROJECTILES

La balle *allemande* S tirée de plein fouet donna, dans les premières luttes, aux distances éloignées ou moyennes de tir, en dehors de *contusions* et de *ragades*, exceptionnelles, des *plaies en cul-de-sac* ou *en séton* à orifices d'entrée et de sortie (plaies en séton) étroits, *ponctiformes* ou se présentant sous l'aspect d'une piqûre, d'une petite fente, sans attrition évidente du pourtour de l'orifice d'entrée. Ces orifices étaient vite obturés par une croûtelle.

Le trajet à peine contus, à peine élargi au niveau des muscles, linéaire ou rétréci sur les aponévroses, souillé à peine par quelques effilochures de vêtement, pratiquement aseptique, comporta, dès le début, le pronostic bénin qu'attendaient ceux qui savaient ce que cette balle avait produit sur d'autres champs de bataille[1]. Et ce qu'elle donna dès le début, elle continua à le fournir dans la suite, dans les mêmes conditions de tir, lorsqu'elle traduisit ses effets par ces orifices ponctiformes. Certaines circonstances de combat multiplièrent parfois ces derniers. Sur 371 blessures par balles vues à une ambulance de tri, en 1915, Ferraton releva 213 plaies étroites contre 101 d'étendue moyenne et 57 larges.

Les engagements à courtes distances, plus fréquents qu'on ne l'avait cru d'abord ; les arrêts des combattants devant des positions fortifiées défendues par des réseaux de fil de fer, armées de mitrailleuses tirant la balle de fusil, multiplièrent partout, à partir du mois d'octobre 1914, les blessures sévères à orifices béants, à orifice de sortie surtout élargi, orifices réguliers ou irréguliers, contus (entrée) dilacérés (sortie) parfois *excessifs* avec augmentation habituelle des dégâts à la sortie, avec trajet béant, orifices aponévrotiques béants, foyers musculaires longs et larges, du fait de la perte de substance

1. Ed. Delorme. Enseignements de la guerre des Balkans. (Campagne de Thrace, 1912. *Bull. Acad. Méd.*, 4 mars 1913.)
Ce sont ces blessures qui, *suivant toutes les probabilités tactiques*, devaient constituer la masse des blessures de la guerre actuelle, celles que j'eus en vue dans mes « Conseils aux Chirurgiens ».

et du fait de la rétraction musculaire. Ce trajet était rempli de sang, de débris de tissus, de fragments vestimentaires, tous ces désordres étaient prolongés à distance par des projections, des étirements, des élongations. Ces dégâts distants résultats de la transmission du choc subi par les parties fibro-tendineuses élastiques et moins fragiles que le muscle voisin s'accusaient par des suffusions hémorragiques et bientôt par un déliquium infectieux. C'était le coup de feu *explosif* qui donna lieu à la fable renouvelée de la balle dum-dum, de la *balle explosive*, dénomination que les hommes lui gardent toujours mais que les médecins ont abandonnée, surtout depuis le jour où ils ont observé les mêmes dégâts sur des prisonniers.

Par un orifice de sortie des dimensions de plusieurs doigts, de la moitié du poing et plus, s'apercevaient ou saillaient, dans ces coups de feu explosifs, des muscles herniés, exangues ou hémorragiques, salis, se recouvrant vite d'une couenne d'un gris violacé, éléments compromis en surface comme en profondeur et qui devaient s'effriter, tomber en bouillie plus ou moins abondante sous le doigt ou sous l'instrument.

Entre les lésions à orifices *ponctiformes* et le *coup de feu explosif*, excessif, se classa le coup de feu à ouvertures relativement larges allant des dimensions du ponctiforme à celles du pouce (Ferraton) à chambres musculaires élargies, à parois contuses à quelque distance, contenant et des débris de tissus et des caillots, mais peu de parcelles vestimentaires.

Se confondaient facilement et ont été confondues avec les derniers traumatismes les lésions produites par des balles déviées, ricochées. Là aussi le trajet est élargi, les chambres musculaires sont étendues, les orifices cutanés sont béants, les orifices aponévrotiques plus grands, mais la perte de substance qu'a fait subir à l'*orifice d'entrée* un projectile à surface étendue, établit une différence que complète la complication éminemment grave résultant de la présence d'un *gâteau vestimentaire* important. Avant d'abraser la peau à l'emporte-pièce, la balle a détaché cette nappe vestimentaire faite de l'adossement de toutes les couches de tissus traversées et a de plus effiloché toute une série de filaments qui ensemenceront la paroi du trajet au point d'imprimer parfois à ses portions exsangues une coloration bleue. Tout cela était, pour les idoines, visions renouvelées.

Vite s'est établie la distinction entre ces grandes variétés de traumatismes, produites par les balles : 1° les *plaies ponctiformes* ; 2° les *plaies élargies* ; 3° les *plaies excessives d'explosion* et les mieux avertis ont encore classé à part et non sans raison ; 4° les *plaies* produites par les *balles ricochées et déviées*.

Avec la balle ronde du **shrapnel**, de 10 à 14 millimètres de diamètre, de plomb ou d'acier, les orifices cutanés se distinguaient de ceux des balles tirées à distance, par une perte de substance arrondie, une légère béance, une contusion des bords. Le trajet celluleux était également béant, l'ouverture aponévrotique avec perte de substance, les chambres musculaires d'attrition notables, sans être excessives. La *plaie en cul-de-sac* était habituelle et dans son fond, coiffant souvent le projectile, se trouvait la série successive des abrasions vestimentaires (gâteau vestimentaire) que celui-ci avait délimitées avant d'entamer la peau. La caractéristique de cette plaie était donc, et cette guerre, sous ce rapport, ne nous apprenait rien, sa contamination par des parcelles importantes de vêtements souillés, réserve de germes infectieux bien difficiles à atteindre parce qu'ils en avaient pénétré les trames. Indépendamment du gâteau vestimentaire, la plaie recelait encore des filaments qui en tapissaient la surface ou se mêlaient aux caillots qui remplissaient les chambres musculaires.

A lire les travaux qui parlent des effets de ces projectiles, on constate qu'il n'y a pas concordance quant à la gravité du pronostic de leurs blessures. Les uns les assimilent aux blessures par les éclats d'obus, d'autres les estiment moins sévères. Ici doit intervenir sans doute un élément balistique ; la distance du tir, la faible charge d'éclatement de certains obus à balles et la charge d'éclatement renforcée de certains autres. Malgré sa forme obtuse peu favorable à la pénétration vestimentaire par simple écartement des mailles du tissu, il est certain qu'une balle ronde animée d'une faible vitesse créera de moindres abrasions en même temps qu'elle se creusera des pertes de substance cutanéo-musculaires et aponévrotiques moindres, produira des attritions des parois du trajet moins étendues que la même balle animée d'une plus grande vitesse. Dans les formations de l'arrière j'ai vu sur un grand nombre de radiographies des balles de shrapnels tolérées. Cette remarque ne saurait atténuer l'importance de la donnée généralement acceptée de la nécessité du débridement primitif de leurs plaies.

Relativement rares ont été les *sétons* produits par les shrapnels.

Les **éclats d'obus** produisaient des *contusions* et des *ragades*, plus ordinairement des *plaies en cul-de-sac*, des *sétons*, parfois de *vastes délabrements*, des *abrasions totales* de membres, FERRATON sur 276 traumatismes par obus, relevés dans une ambulance de tri compte 110 plaies étroites par éclats d'obus, 128 plaies d'étendue moyenne, 38 blessures larges. Les dimensions et les vitesses du projectile rendent compte de la production de ces diverses lésions.

En général les fragments extraits des plaies avaient 1^{cm}, 1^{cm} 1.2 en long et en large et 0^{mm},5 d'épaisseur, avec des arêtes très tranchantes.

Les *ragades* n'ont pas été très exceptionnelles. On en a vu de très étendues et de nettes, comme produites par une arme tranchante.

La *plaie en cul-de-sac* avait un orifice d'entrée tantôt net, de forme variée, souvent avec perte de substance et contus, notablement inférieur aux dimensions du projectile soit que la peau, en vertu de son élasticité, se soit étirée avant de se rompre, ou que l'éclat se soit présenté par une arête, un angle.

Quoi qu'il en soit, la disposition était presque constante : les dimensions de l'orifice d'entrée se trouvaient notablement inférieures à celles de l'éclat. Un canal cellulo-aponévrotique, ordinairement avec perte de substance, tapissé par des effilochures vestimentaires conduisait à une *chambre musculaire* élargie, unique ou cloisonnée par une aponévrose, expression de l'attrition directe d'un tissu friable et de la rétraction de ses fibres divisées, ce qu'on oublie trop en rattachant toute l'étendue de la chambre dite d'attrition à la force vive du projectile. Aussi la chambre musculaire était-elle d'autant plus grande que le muscle avait des fibres plus longues et plus libres d'adhé-

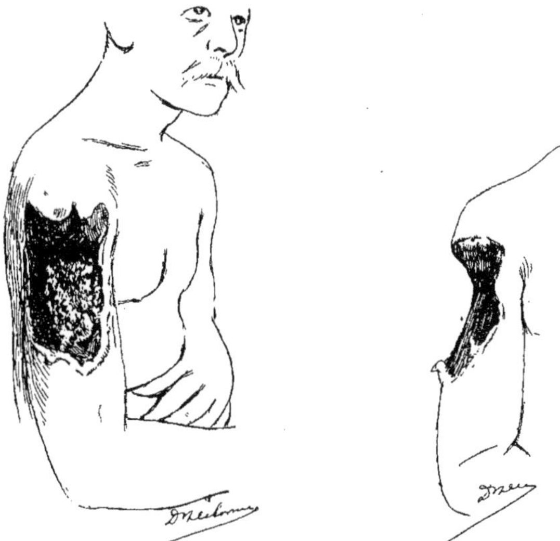

Fig. 106. — Vaste abrasion du bras produite par un volumineux éclat de projectile creux (d'après une photographie). La même plaie, vue de profil.

rences. Dans une cuisse, dans une fesse, cette chambre d'attrition est plus grande qu'à l'avant-bras ou dans un deltoïde.

Agissant le plus souvent à l'emporte-pièce, l'éclat d'obus abrase un gâteau vestimentaire dont il se coiffe le plus souvent, mais qu'il abandonne parfois en cours de trajet. On trouve, de plus, ce projectile souvent entouré d'une trame filamenteuse. Ce sont des vestiges du tissu fibreux musculaire que son élasticité a préservé d'une attrition complète alors que la fibre musculaire même, molle, a été broyée.

Contamination de la plaie par des effilochures et surtout par un gâteau vestimentaire, par d'autres corps étrangers rencontrés au moment de l'éclatement du projectile générateur (terre, parcelles de pierre) était la caractéristique de ces blessures les plus habituelles, l'accent qui en faisait la gravité et qui influençait le plus leur traitement. Ici encore cette guerre ne nous a rien appris car tout chirurgien d'armée a, sous le rapport du pronostic de ces lésions, de leur infection, de l'utilité de l'ablation immédiate du projectile, distingué depuis longtemps la plaie d'obus de la plaie par balle.

Les larges débridements qui, dans ces traumatismes, sont de pratique commune, ont permis d'en reprendre *de visu* l'anatomie pathologique, de constater l'attrition de la paroi, ses hémorragies, l'infiltration rapide des fibres musculaires par un mélange de sang et de fibrine, couche qui est destinée à disparaître même en dehors de toute infection. C'est ce que M. Fiessinger a dénommé la *couche de mortification*.

En dehors d'elle on constate une *nappe hémorragique*. L'infiltrat sanguin a privé les fibres musculaires de leur irrigation, aussi vont-elles perdre bientôt leur striation et seront-elles vouées encore à la nécrose ; c'est la couche de *nécrose de coagulation* du même auteur. Aux limites de cette zone se concentreront les afflux leucocytaires.

C'est là le type de la plaie par éclat d'obus, la *plaie en cul-de-sac*. Il en est, quant aux dimensions, de moins sévères, il en est de plus graves, mais telles qu'elles sont, elles comportent les unes et les autres la menace des pires complications avec leur cavité mal ouverte, diverticulaire souvent, éminemment contuse, infectée primitivement par des microbes terriens, infectée d'une façon durable par un gâteau vestimentaire qui ne se séparera pas de sa flore microbienne.

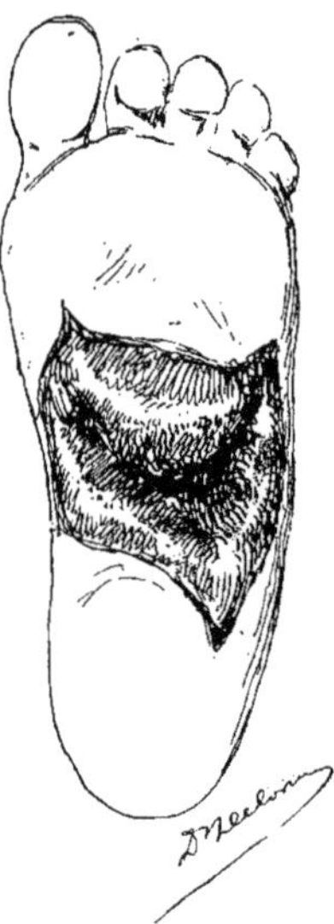

Fig. 107. — Abrasion partielle des parties molles de la plante du pied par un éclat de gros projectile (d'après un croquis personnel).

Ces complications sont très fréquentes si on n'en prévient pas de suite le développement par un traitement approprié. La signification bactériologique de l'accident a été mis en lumière au cours de cette guerre. On n'avait pas à l'attendre pour en trouver la démonstration clinique. Les sièges de Sébastopol, d'Anvers, les bombardements de 1870, les guerres ultérieures nous l'avaient fournie.

Les *plaies en séton* moins fréquemment observées que les plaies en cul-de-sac, présentèrent des orifices d'étendue et de forme diverse, irréguliers, avec contusion de la peau à l'entrée, assez différents du séton par balles pour se reconnaître le plus souvent. Contus est le trajet avec perte de substance ; il est essaimé par des effilochures qui le teignent et lui adhèrent surtout au pourtour des orifices aponévrotiques, quelque peu béants. Plus larges que ces orifices sont les pertes de substance musculaires, uniformes ou cloisonnées et diverticulaires. Au niveau de l'orifice de sortie, la peau déchirée est décollée.

De ces sétons, il en est de superficiels, il en est de profonds. La distinction, sans intérêt, au point de vue anatomique, en a une réelle au point de vue des indications et des facilités du traitement.

Puis viennent les *plaies en surface*, d'ordinaire larges, déterminées par les gros éclats, par les parties des obus indivisibles, les culots, les fusées, par les lamelles coupantes d'obus explosifs, pertes de substance augmentées par le décollement de la peau, avec, comme fond, des surfaces musculaires ou peu attrites ou très contuses, irrégulières, déchiquetées, parsemées de tissus fibreux, de tendons qui ont résisté en partie à l'éclat mais qui sont néanmoins menacés de mortification. Parfois la surface en est assez nette. C'est une sorte d'entaille. Ces plaies sont odorantes, d'ordinaire peu saignantes, souvent essaimées d'effilochures vestimentaires au point qu'elles peuvent présenter une coloration bleutée.

Entre la plaie en surface, d'étendue modérée, la ragade, et la plaie énorme d'une *abrasion partielle*, de l'*abrasion totale* d'un membre, on observe tous les degrés d'étendue et d'attrition. Le volume de l'éclat et sa force vive entrent là en jeu. S'il est

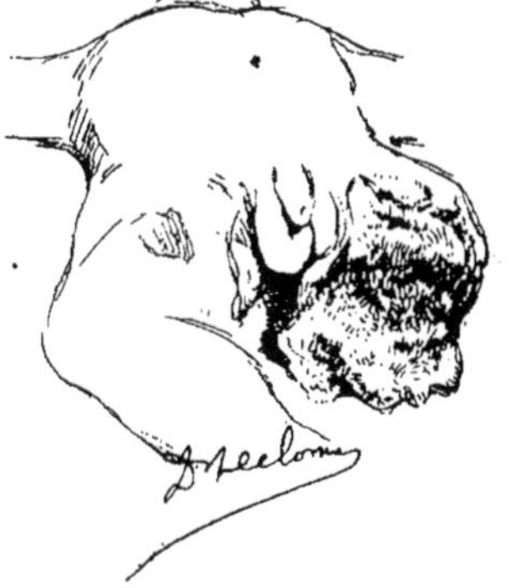

Fig. 108. — Broiement de la cuisse gauche à sa racine par un gros projectile et fracture très comminutive de la droite par un gros projectile (d'après une photographie du médecin-major Latarget).

souvent sans intérêt de le remarquer pour des plaies isolées, il l'est davantage lorsque le changement s'accuse sur un ensemble important de blessés.

M. Coche, à Verdun, en septembre 1914, dit que « les éclats d'obus produisent des plaies déchirées, peu profondes, souvent de simples contusions ». M. Martin, toujours à Verdun, est au contraire frappé de l'étendue et de la gravité des lésions d'obus, mais c'est lors des luttes de 1915. Il attribue ce changement à l'emploi de projectiles plus volumineux [1].

Ce sont les seuls observateurs qui aient présenté semblables remarques jusqu'ici. Peut-être y aura-t-il eu lieu de les étendre, de les faire pour les trau-

---

1. A Verdun, dit-il, les blessures par éclats d'obus ont semblé aggravées ; elles étaient plus nombreuses, plus vastes, plus déchiquetées, plus souillées « et c'était un travail d'une minutie extrême et fort long que de les nettoyer, d'en extraire tous les corps étrangers et de les désinfecter. Souvent, et sans perte de temps, on passe ainsi une heure et plus auprès du même blessé ». Souvent il a fallu extraire des cailloux ou des débris de pierre devenus eux-mêmes de véritables projectiles.

Il est des blessés qui sont criblés d'éclats. Bien que les lésions soient superficielles et

matismes observés vers le milieu de 1916, alors que nos ennemis ont imprimé à leurs obus des modifications qui ont eu pour résultat d'en augmenter la force vive. On a, par contre, à un moment donné, été étonné de la faible vitesse habituelle des balles du shrapnell, au point qu'on leur avait donné le nom de « confetti ». On ne saurait plus leur assigner pareille dénomination depuis juin 1916. Longueur de tir, charges diverses d'éclatement, projectiles différents sont des éléments dont il y a lieu de tenir compte pour apprécier. sur

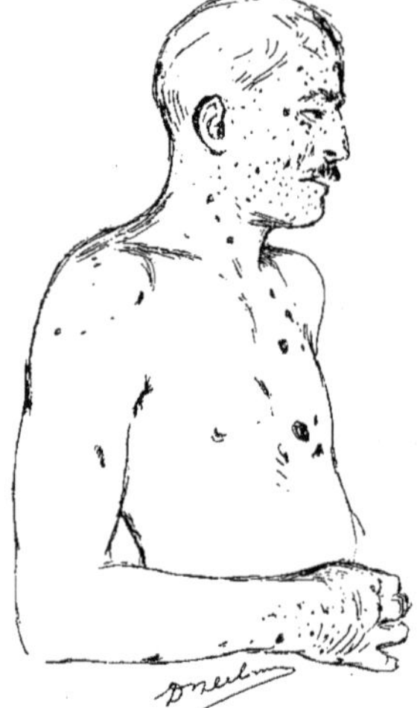

Fig. 109. — Plaies multiples et tatouages par éclats de projectile explosif (d'après une photographie du médecin-major Latarjet).

place, les variations dans les effets vulnérants des obus.

Les gros traumatismes que représentent les *abrasions partielles* ou *totales* par éclats d'obus sont compliqués d'un état de choc intense qui compromet le pronostic des interventions chirurgicales.

Je ne m'attarderai pas à décrire longuement ces vastes pertes de substance irrégulières à surfaces effilochées, à fond sanieux, indolores, atones, odorantes, souvent recouvertes de terre, aux masses musculaires noirâtres, sans résistance, s'effritant sous le doigt ou la curette, à surface rapidement recouverte d'une couenne d'un gris violacé, mais qui, au bout de quelques jours, sous un traitement approprié, se recouvrent de bourgeons charnus d'un beau rouge, d'aspect sain.

Les *minen*, tous les projectiles lancés par d'autres engins que les canons et dits « *crapouillots* », les éclats de grenades à main et à fusil produisent des lésions semblables à celles des obus, des traumatismes des plus graves comme des blessures minuscules. Ce qui distingue ces traumatismes, surtout, même ceux produits par les grenades, c'est l'accentuation du choc. C'est que l'engin a éclaté au pied même du combattant.

MM. MATHIEU DES FOSSEY et GERNEZ, DEVRAIGNES, WEISS de Nancy ont décrit ces lésions, produites par les crapouillots, les abrasions partielles étendues, ces gros délabrements avec surfaces noirâtres, éminemment contuses, mâchées, à muscles boursouflés, souillées de terre, de boue, de cailloux comme les plaies similaires par éclats d'obus. M. MENCIÈRE a retiré d'un pied deux

n'intéressent que les parties molles, le pronostic est souvent plus grave que celui d'un blessé dont le membre serait broyé. La durée des premiers soins peut être alors considérable, aussi ce chirurgien se loue-t-il de la constitution d'une équipe chirurgicale comprenant deux chirurgiens : l'un opérant à droite, l'autre à gauche, sur le même blessé. (*Arch. Serv. santé*).

cuillerées de boue. Comme je l'ai dit, M. Martin près de Verdun ne peut s'empêcher de bien noter cette souillure. Les fragments de cailloux déposés sur les plaies ou les incrustant eussent servi à fixer sur la provenance du blessé, sur le lieu du combat où il avait été frappé.

Tout ce que le projectile percutant rencontre dans sa gerbe explosive, il

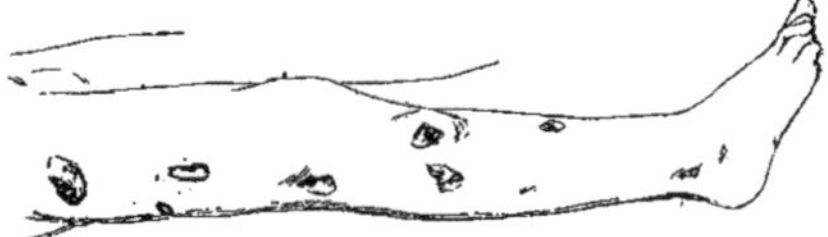

Fig. 110. — Plaies multiples du membre inférieur par éclats de projectiles
(d'après une photographie de M. Latarjet).

le projette. La terre, la boue, les débris de pierre, de cailloux, de bois sont les corps étrangers habituels. A eux, le minen, la grenade ajoutent parfois des projectiles innomés, des fragments de ferraille, des balles entières ou divisées, des clous, tout ce que le bombardier a pu trouver dans la préparation parfois extemporanée de son projectile.

La multiplicité des éclats amène la multiplicité des traumatismes sur le même blessé, avec une quasi-similitude ou au contraire une diversité d'étendue et de gravité lésionnelle.

Dans la gamme des traumatismes, se distinguent tout particulièrement les plaies multiples, tenues du blessé « truffé ». C'est là une lésion spéciale due à cette guerre. Les membres, une moitié du corps, le corps en totalité présentent un nombre infini de mouchetures. J'ai compté parfois plus de 200 plaies superficielles ou peu profondes alternant avec de simples taches d'ustion ou de contusion.

Ces plaies multiples sont des incisures de quelques millimètres (2^{mm}, 3^{mm}) de long, cutanées ou

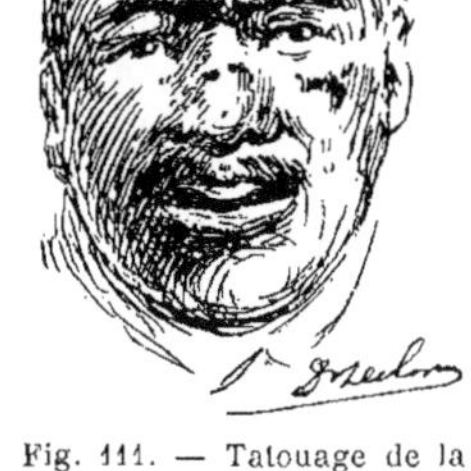

Fig. 111. — Tatouage de la face par de minuscules éclats de projectile explosif (d'après une photographie).

sous-cutanées et intramusculaires entourées ou non d'une zone ecchymotique, vite recouvertes d'une croutelle. D'autres ont plus d'un centimètre et sont anfractueuses. Les figures 109, 110, 111 montrent des exemples de ces plaies multiples.

Les taches noires sont de simples brûlures ; les plaies superficielles renferment, à fleur de peau, soit des débris de vêtement, soit des débris noirâtres de projectiles. Les plaies plus profondes recèlent d'ordinaire ces deux sortes de corps étrangers infectants (Devraignes). Le trajet est simple ou accompagné de décollements (Mathieu des Fossey et Gernez). A côté des brûlures circonscrites il y a des sphacèles directs.

C'est ce type de blessés à plaies multiples qui est de beaucoup le plus fréquent (DEVRAIGNES). Ils ont été frappés à quelque distance du lieu de l'explosion. Schock, anémie, infection menaçante ou déjà produite lors de l'arrivée à l'ambulance, mais infection presque certaine, tel est leur tableau clinique habituel car si parfois ces plaies évoluent aseptiquement, le plus souvent elles deviennent rapidement surtout quand elles sont quelque peu abandonnées à elles-mêmes, le point de départ d'accidents graves et le choc est parfois si prononcé qu'on ne peut songer à extraire tous les corps étrangers infectants.

On a cité quelques exemples de ces coups heureux, de ces explosions de grenades, voire d'obus à très courte distance sans que le combattant soit atteint ou sérieusement atteint. Semblables faits sont depuis longtemps connus. Ils se sont renouvelés.

Les grenades lancées par nos ennemis n'ont pas été seules à produire des traumatismes sur nos soldats. Le maniement irrégulier de ces grenades peut, chez ceux qui les lancent, en entraîner d'autres.

M. WEISS les a signalés. Ils consistent dans des blessures de la face, avec perte d'un ou des deux yeux, dans des abrasions de plusieurs doigts, dans des abrasions totales de la main, de l'avant-bras, lésions qui se réclament d'amputations régulatrices.

En somme se sont distinguées surtout les catégories suivantes de blessures : 1° les plaies par **balles** tirées de *plein fouet*, à *orifices étroits ;* 2° les plaies par balles à *orifices élargis*, surtout à orifice d'entrée élargie se confondant peu ou prou avec les plaies par éclats de projectiles d'artillerie ; 3° des plaies *d'explosion ;* 4° des plaies par balles déviées à orifices larges ; 5° des plaies par **éclats d'obus** en *cul-de-sac* à orifice d'entrée de dimensions moindres que le projectile ; 6° des *sétons* à trajets de dimensions variables ; 7° des *sillons* ou *incisures ;* 8° des *abrasions ;* 9° des *plaies en cul-de-sac* par **shrapnells ;** 10° de larges ou plutôt des plaies étroites, par **grenades**, plus ou moins profondes, plaies parfois uniques, le plus souvent multiples.

Et les plaies produites par les projectiles d'artillerie et les engins explosifs à main se sont distinguées par leur infection vestimentaire et tellurienne pour ainsi dire constante.

Proportionnalité des blessures par balles
et par projectiles d'artillerie et les engins explosifs portatifs.

Etablir la proportionnalité des blessures produites par les balles et par les éclats des gros projectiles offre bien plus qu'un intérêt de curiosité. On ne saurait oublier que c'est du moment où a été démontrée, au commencement de cette guerre, la fréquence excessive des lésions par les éclats de gros projectiles que la chirurgie a reporté son action, de l'arrière à l'avant. Cette capitale déduction suffirait déjà pour justifier le bien fondé de cette recherche, mais il en est d'autres qui ont trait, entre autres, à l'opportunité des évacuations, à la préparation des pansements, à leur mode, à la répartition du personnel et du matériel, au degré d'activité chirurgicale, etc.

Une proportionnalité absolue est très difficile sinon impossible à obtenir. Sur le champ de bataille, la détermination des lésions présente, dans la guerre de tranchées, trop de dangers et si on voulait s'appuyer sur la consommation des munitions, on tablerait sur un élément discutable puisque consommation n'est pas synonyme d'atteinte. Il y a donc lieu, à défaut de mieux, de ne s'arrêter qu'à une proportionnalité *relative* et, en fait, c'est celle qu'il nous importe surtout de connaître.

Il semblerait que ce devrait être surtout aux *postes de secours* ou aux ambulances de tri que les statistiques devraient être établies car aux ambulances chirurgicales et dans les grands centres, une séparation s'est déjà faite en vue du maintien exclusif des blessures sérieuses et les *petits blessés par les balles se sont écoulés sur les hôpitaux d'évacuation* et de là dans des formations organisées pour eux ou dans celles de l'arrière. Dans les postes de secours et à défaut dans les ambulances de tri, la séparation n'est pas faite, mais dans les moments de presse les blessés par balle franchissent ces cordons sanitaires et dans les hôpitaux d'évacuation on ne peut contrôler toujours le dire des blessés.

La proportionnalité réelle de ces blessures est, on le voit, très difficile à établir ; elle varie du reste d'un combat à un autre et jusqu'ici on ne peut se baser que sur des statistiques partielles. Ainsi qu'en témoignent celles que j'ai réunies ici, la proportionnalité des blessures par balles s'est beaucoup amoindrie et celle des lésions par éclats de projectiles creux s'est très augmentée. Dès les premières luttes on pouvait dire et on a dit que la *proportionnalité des deux grandes classes de blessures était renversée*, que les blessures par les éclats de gros projectiles étaient devenus la règle, à l'encontre de ce que l'expérience antérieure avait établi.

Un certain nombre de statistiques partielles témoigne que la proportion des blessures par éclats de projectiles creux a oscillé le plus souvent de 60 à 70, 75 p. 100, et celle des blessures par balles de 20 à 25 à 30 p. 100.

C'est là la proportion moyenne ; elle a pu être inversée (BERT) ou être excessive pour les plaies d'obus, à Verdun par exemple (MARTIN). Il faut tenir compte dans ces chiffres extrêmes non seulement des conditions spéciales des luttes, mais aussi de la formation qui a recueilli les renseignements. Une formation d'ambulance aura une proportion toujours plus élevée de plaies graves par obus que de plaies par balles s'il s'agit d'une ambulance immobilisée ; une ambulance de tri verra plus de ces dernières et le nombre en sera plus grand encore dans un hôpital d'évacuation.

C'est donc à là donnée moyenne qu'il faut se tenir. Avec l'abus qu'on a fait et qu'on continue à faire des engins d'artillerie et de la grenade, et une restriction relative dans l'emploi des balles utilisés plutôt pour les mitrailleuses que pour les fusils, le chiffre des plaies par éclats de projectiles creux doit toujours rester plus élevé. L'artillerie bat le terrain jusqu'à 6 à 8 kilomètres, le fusil et la mitrailleuse perdent leur valeur vulnérante au delà de 2 kilomètres et l'artillerie donne d'une façon très constante.

Dans certaines affaires, la mitrailleuse a multiplié le nombre de ses atteintes, dans d'autres, ce fut la grenade.

Le tableau ci-contre a classé un certain nombre de statistiques partielles données jusqu'ici et qui seront complétées.

PROPORTION DES BLESSURES PAR BALLES ET PAR PROJECTILES D'ARTILLERIE

NOMS D'AUTEURS	NOMBRE de cas.	BLESSURES par balles.	BLESSURES par éclats de gros projectiles.	BALLES de shrapnels.	BOMBES	GRENADES	BAIONNETTES et armes blanches.	CAUSES diverses.
	p. 100	p. 100	p. 100	p. 100	p. 100	p. 100	p. 100	p. 100
Ferraton (ambulance de tri, 1915).	823	40	60	»	»	»	»	»
Weiss et Gross (hôpitaux du front, 1914-1915). .	»	30 à 20	70 à 80	»	»	»	»	»
Galzin (méd. divis., 1914-1915)	»	25,25	58,57	7,13	7,73	»	»	»
Duguet (ambul. divis., 1914-1915)	»	52,6	41	»	»	»	»	»
Bert (ambul. division.) 1re période (1914). .	»	59	38	6,54	»	»	»	»
2e période (1915). .	»	44,26	39,35	»	»	»	»	»
Bérard (amb. divis.) . .	»	33	62,3	6	»	»	»	»
Carpanetti (amb. divis.).	1.883	25	75	»	»	»	»	»
L. Martin (Verdun). . .	1.045	4	96	»	»	»	»	»
Troude (ambulance, mai-juin 1915)	4.306	14	68	»	»	8	»	9
Chalier et Glénard. . .	1.500	46	36	»	»	8	»	»
Gribory (Artois, ambul.).	1.035	38,45	40,20	13,81	»	»	0,77	6,77

Evolution anatomique des plaies de guerre des parties molles.

De la Flore microbienne.

Dans aucune des luttes antérieures on n'avait étudié avec soin la flore microbienne des plaies de guerre. La bactériologie a ouvert ce chapitre dès les premiers mois de cette guerre. Chez nous, elle a remarquablement éclairé et développé le sujet, et son étude a eu des conséquences pratiques des plus importantes.

Les noms de MM. Policard et Phelip, Doyen et Yanamouchi, Weinberg et Séguin, Sacquépée, N. Fiessinger, Moiroud et Vignes s'attachent à des travaux de premier ordre. La stabilité des fronts et les ressources des laboratoires d'armée en ont permis le développement. M. Cayrel, dans une remarquable étude critique et de contrôle et M. N. Fiessinger, dans un lumineux chapitre en ont retracé les phases [1].

1° La première acquisition a été la confirmation *bactériologique* d'une *infection* si fréquente que certains l'ont dite *constante.*

2° La contamination est *massive, transportée* et due à l'agent *vulnérant,* aux *vêtements,* plus encore.

3° Cette infection, *c'est la pire de toutes.* La plaie de guerre renferme des microbes des plus virulents.

4° Cette infection est *locale, des plus rapides.* Cependant il persiste un intervalle d'attente entre le traumatisme et l'envahissement des microbes. Cet intervalle répond au temps nécessaire à leur végétation, à leur pullulement. C'est là une donnée des plus précieuses qui aura une influence considérable sur la pratique chirurgicale à l'avant.

Telles sont les premières acquisitions. Puis on étudie la marche des plaies. Bactériologistes et chirurgiens suivent là le même sillon. Les premiers contrôlent la valeur des topiques et des pansements employés ; les uns et les autres prennent part à la lutte qui se renouvelle, parfois acerbe et alors déviée entre les partisans systématiques de l'asepsie et de l'antisepsie.

Bientôt, ce n'est plus seulement un éclaircissement sur la valeur d'une méthode ou d'un produit que le bactériologiste fournit ; dans des formations stables de vastes centres, il est le collaborateur journalier du chirurgien ; comme le radiologiste, il est son indispensable conseiller ; il fournit des indications pronostiques dont certains veulent déduire l'opportunité d'un traitement actif ; avec ses frottis le bactériologiste est l'arbitre de l'opportunité et de l'heure de la réunion des plaies.

De ce rôle si diversifié, je ne retiendrai ici que celui qui a trait à l'étude de la flore bactérienne des plaies *récentes.*

1° L'infection bactérienne de la plaie de guerre est *constante ;* ce fut un axiome vite répandu. Ce qu'on voyait dans les formations, surtout à l'arrière, semblait en donner la confirmation. Mais dans cet axiome à généralisation absolue il y avait une part d'affirmation excessive. On le reconnut bientôt. Il fallait tenir compte des facilités du pullulement non troublé sur une plaie mal ou non pansée et bien que les plaies par balles, plaies aseptiques ou relati-

---

1. Cayrel... Paris chirurgical. o. c.
N. Fiessinger. L'évolution anatomique et bactériologique des plaies de guerre au niveau des parties molles, *in Pratique de la Chirurgie de guerre aux Armées,* de Foisy. o. c.

vement aseptiques, fussent remplacées par les plaies d'obus, elles sûrement infectées, elles existaient encore. Il y avait donc lieu d'établir une distinction entre ces plaies produites par les balles de fusil non déviées, à orifices étroits, *punctiformes*, et celles des balles déviées et des éclats d'obus. Avec ce tempérament, la donnée restait exacte. L'infection n'était plus absolument constante, mais elle restait *très fréquente*.

2° Elle était *massive* et *transportée*. La nature et la constance des germes trouvés dans les plaies en affirmait l'origine *tellurique* et *fécale*. Des microbes, les premiers vus, les plus souvent rencontrés, n'était-ce pas le perfringens, le microbe de la gangrène gazeuse, microbe terrien, hôte normal de l'intestin de l'homme et des animaux ; le bacille tétanique, la flore streptococcique et celle du coli ? C'est que, dans les conditions nouvelles de la lutte l'éclat d'obus percutant se chargeait de terre au contact du sol, il entraînait avec lui des gâteaux vestimentaires souillés ; la balle du shrapnell s'en coiffait, et l'on ne pouvait plus s'attendre à ce qu'une balle déviée, à large impact, traversât les vêtements comme le faisait la balle cylindro conique tirée de plein fouet. Puis au bout de quelques mois, ce fut le minen, comme l'éclat de grenade, qui projeta dans la plaie tout ce qu'il rencontrait au lieu de l'explosion.

On fit la remarque que le sol de la lutte stabilisée n'était plus un lieu de passage, n'entraînant que la souillure des chaussures, c'était un sol d'étendue réduite et particulièrement souillé par des déchets humains et animaux sans cesse renouvelés et remués ; ce sol, c'était celui sur lequel on rampait, dans lequel on se terrait, qu'on occupait d'une façon constante. Dans les tranchées, le cadavre enterré était souvent tout proche du combattant. Réduit à l'état de boue, ce sol carapaçait les vêtements. Avec des relèves difficiles, une pénurie d'eau telle que le poilu souvent souffrait de la soif, il n'était pas question de soins corporels réguliers ; au-dessous de la ceinture il ne se lavait jamais (OMBRÉDANNE) et comme le disait pittoresquement M. CARNOT « il suffisait de voir des blessés se déshabiller pour savoir que si nos poilus sont couverts de gloire, ils sont aussi couverts d'autre chose ». Aussi considéra-t-on les régions fessières et crurales comme particulièrement désignées pour l'infection. Sur les fragments de vêtements dont les éclats d'obus se coiffaient et qu'ils entraînaient en partie avec eux dans la plaie, on trouva 10 fois le perfringens dans 12 examens et le Nicolaïer 4 fois.

La flore bactérienne des plaies était donc celle du sol souillé des tranchées d'un sol infecté par les produits de l'intestin. Après la période que j'envisage, sera faite une réserve (GALIPPE).

A la flore que le vêtement souillé, recèle, M. TRILLAT attribua une virulence particulière. Le vêtement de laine, de drap, crée entre lui et la peau une atmosphère favorable au développement des colonies microbiennes et la porosité favorise l'emmagasinement. MM. POLICARD et PHELIP précisent davantage. Ils voient et montrent que c'est autour des effilochures de vêtement qui tapissent tout le canal de la plaie, comme je l'ai signalé depuis bien longtemps, que se développent les premiers microbes et que le développement devient le plus intense. Etudiant, entre la sixième et la cinquantième heure, la marche de l'infection des blessures, ils constatent que la prolifération commence, surtout autour des fibrilles de vêtements, déjà *entre la neuvième et la douzième heure* pour envahir de proche en proche la totalité de la plaie. Le corps étranger vestimentaire est donc particulièrement offensif.

Mais de la peau abrasée de l'orifice, de la peau voisine de cet orifice, elle aussi contaminée, quel est le rôle? Il paraît assez effacé, pour mieux dire, il est mal connu (CAYREL).

Quelles sont les espèces de la flore bactérienne contaminante? On trouva dans les plaies de guerre tous les germes possibles, mais pratiquement cette diversité se résuma en une *association de microbes anaérobies et aérobies*, les premiers occupant la première place quant au temps et à la genèse des accidents les plus graves ; les seconds se développant après.

De nombreux et bien remarquables travaux que j'ai signalés au chapitre II, à propos du rôle de la Société de Biologie, ont montré qu'au premier rang des éléments *anaérobies* des plaies toutes récentes, figure le *bacille perfringens*. A la même heure, MM. DOYEN, YANAMOUCHI et WEINBERG en ont montré la fréquence extrême, ils ont signalé la rapidité du développement de ce bacille presque ignoré avant cette guerre ; les mêmes auteurs, puis MM. SÉGUIN, REVERCHON, LÉVY, FOURCADE et BALLACK ont confirmé les constatations des premiers observateurs.

MM. SARTORY et SPILLMANN trouvent le perfringens, sans exception, dans 28 cas ; le plus grand nombre des bactériologisies le rencontre dans la presque totalité des plaies de guerre.

Ce perfringens, on le trouve à l'état pur dans les blessures examinées au cours des premières heures qui suivent le traumatisme. M. N. FIESSINGER l'a cependant signalé au cours d'isolements dans les pyocultures. D'ordinaire il est mélangé à d'autres germes anaérobies ou aérobies. On sait que ce protéolytique attaque rapidement les matières albuminoïdes en dégageant des gaz fétides qui seront regardés comme un signe précoce de sa présence. Il attaque violemment les sucres, les graisses.

Il fixe l'attention, M. WEINBERG en distingue successivement cinq espèces et nous avons vu qu'à un moment donné, ce bactériologiste croyait avoir décrit celle, si spéciale à laquelle M. SACQUÉPÉE a attaché son nom et à laquelle il a donné celui de bellonensis.

M. CAYREL mettra en garde contre la tendance des observateurs à trouver partout le perfringens, « ce germe à la mode » et il remarquera qu'il existe un gros bacille qui a tous ses caractères, qui est rencontré communément dans les plaies et qui est franchement aérobie alors que le perfringens est anaérobie *strict*.

On eût pu s'attendre à trouver souvent, dans les plaies récentes le *vibrion septique* auquel on attribuait communément, avant cette guerre, la genèse de la gangrène gazeuse, cet hôte du sol, de la matière fécale, de l'intestin dans lequel il ne détermine aucun trouble même si la paroi intestinale est lésée, phénomène singulier qui n'a pas suffisamment arrêté l'attention, M. WEINBERG le regarde comme rare. Il ne l'a trouvé qu'une fois dans 80 cas. M. CAYREL dit, par contre, l'avoir rencontré souvent et il en reprend les caractères. En fait le vibrion septique perd, au cours de ces examens, tout le chemin gagné par le perfringens.

Mais, et la remarque ne tarde pas à en être faite, elle est même presque immédiate ; d'où vient que malgré la présence presque constante de ce pathogène spécifique de la gangrène gazeuse, celle-ci ne se généralise pas davantage. L'explication n'est pas donnée. Plus tard, M. CAYREL dit « qu'il est moins dangereux que sa réputation ne le fait croire », qu'il est prêt à mal faire si les conditions d'anaérobiose de la plaie le lui permettent et surtout si le milieu où il arrive est favorable, l'attrition et la dévitalisation du muscle lui fournissant les meilleurs aliments de soutien. Mais quand le bacille est là, que l'association microbienne est là et constante, que le terrain local est tout préparé, pourquoi la gangrène gazeuse manque-t-elle dans les plaies par éclats d'obus uniformément infectées alors que toutes les conditions les plus favorables pour son développement se trouvent réunies ? L'explication paraît difficile à trouver. On a invoqué chez certains blessés le retard de la phagocytose, son insuffisance, celle de la formation d'agglutinines dans le sérum (FIESSINGER). Quoi qu'il en soit, on a constaté qu'il disparaît assez vite.

Le perfringens n'est pas seul représentant des anaérobies avec les cinq races intermédiaires, le fallax, l'œdématiens, le bacille de l'œdème malin de Sacquépée, MM. COSTA et TROISIER décrivent un lyticus et M. CAYREL en rappelle toute une longue série [1].

Le bacille tétanique, dès le début des recherches, est trouvé souvent, lui aussi, dans les plaies récentes, quoique moins fréquemment que le perfringens. Il disparaît assez vite. DISTASO appelle l'attention sur un microbe qui a les mêmes caractères morphologiques que le bacille de Nicolaïer et qu'on rencontre souvent sur les plaies (CAYREL), c'est le pseudo-tétanique de TAVEL, le putrificus filamentasus. On n'en a pas assez tenu compte de sa présence.

Très nombreux aussi sont les *microbes aérobies* qui apparaissent après les anaérobies et prennent bientôt leur place. On cite des diplocoques, le streptocoque et le staphylocoque (WEINBERG, DOYEN et YANAMOUCHI) le streptocoque

---

1. Bacilles anaérobies alcaligènes, bacille X, diphtéroïde de Wright, ramosus fragile de Veillon, neigeux de Jungano trouvé très souvent par WEINBERG, sporogènes de Metschnikoff, streptocoques anaérobies d'origine fécale (DISTASO), fœtidus (FIESSINGER).

(WRIGHT), le pneumocoque (COSTA et TROISIER), un bacille indéterminé (ORTI-CONI), le coli bacille. Leur présence facilite d'abord la pullulation des anaérobies.

C'est le *streptocoque* qu'on rencontre le plus souvent (WRIGHT, CAYREL). On le trouve à une période quelconque de l'évolution de la plaie et pendant toute sa durée (CAYREL) ; ce serait dit-on, l'entérocoque des auteurs français ; en tous cas il est doué d'une grande puissance proliférante et pénétrante, il se montre très résistant aux antiseptiques, pousse avec facilité dans le sérum normal, défavorable au contraire au perfringens. C'est un *sérophyte* des plus parfaits.

Le *staphylocoque* vient après, dans l'ordre de fréquence. Sa puissance de pénétration est moindre que celle du streptocoque, sa prolifération bien moins grande. Lui aussi est un sérophyte, il persiste jusqu'à la fin de la période de réparation des tissus. C'est le germe le plus fréquent, à la période de déter-sion. Sa présence s'explique tout naturellement. N'existe-t-il pas normalement dans l'air, l'eau. la poussière et son habitat normal n'est-il pas la peau ?

Les *coccis* divers, surtout les *diplocoques* ont été reconnus abondants dans les plaies de guerre (crassus, flavus, tétragène, pneumocoque) MM. COSTA et TROISIER ont montré l'extrême fréquence de ce dernier. Ce seraient pour M. CAYREL des agents secondaires de l'infection venus de la peau voisine, mobilisés par les déplacements du pansement.

Le *proteus*, agent normal de la putréfaction, hôte habituel de l'intestin, est aisément rencontré. Parfois il pousse si abondamment qu'il étouffe les autres germes et qu'il se présente à l'état pur (CAYREL).

Le bacille *pyocyanique* qui semblait être devenu rare sur les plaies de la pratique journalière, se rencontre au contraire presque constamment sur les plaies d'armes à feu et cela *dès le début de l'évolution de la plaie* et il per-siste jusqu'à la fin de la période de réparation. On sait sa résistance aux antiseptiques. Sa présence dans le sol et l'eau, rend compte de la facilité avec laquelle il infecte ces plaies. On ne doit pas perdre cette notion de vue.

Le groupe des bacilles du *genre coli* est très souvent représenté. Le coli-bacille est habituel, mais toutes ses variétés de même que celles du paracoli-bacille sont décelées. On a même trouvé du bacille typhique d'Eberth et les paratyphiques.

Le *pneumo-bacille de Friedlander* n'est pas rare. MM. POLICARD et PHELIP en ont décrit une race particulière.

M. BESREDKA a constaté sur les plaies des blessés de Verdun un cocco-bacille anaérobie assimilable à une pasteurellose humaine (coccobacille veru-dinensis).

Telle était la flore trouvée, en grande partie, dès les premières recherches. Après, on a décrit des spirilles ; de cette découverte on a déduit la nécessité d'un mode spécial de traitement. Certains ont vu des mycoses. A s'en tenir aux anaérobies et aux aérobies communs, on a eu la preuve de l'infection *massive, transportée*, de l'infection par des bacilles *des plus virulents*. L'évolution montra les phases de la végétation, la succession des races, le moment et la durée de la *période d'attente*, de préparation à l'infection.

La démonstration de cette période d'attente est l'une des recherches les plus capitales, la plus capitale de toutes celles qui ont été acquises, en raison de ses conséquences pratiques. C'est au médecin-major POLICARD qu'on en doit la connaissance.

1° **Avant la sixième heure** la *plaie est très pauvre en germes*. Il faut souvent déplacer le champ du microscope pour rencontrer un microorganisme (A. Carrel).

2° *Les germes répondent alors aux tissus voisins du projectile et surtout aux* **débris de vêtement**. Loin de ces corps, la plaie reste stérile.

La déduction se tirait d'elle-même, son importance fut immédiatement saisie. Il fallait, *sur l'heure*, extraire les corps étrangers infectants, choisir, pour les interventions, la période immédiate.

3° Après *vingt-quatre heures*, les germes sont parfois incomptables. *L'infection de toute la peau est réalisée*.

4° *Ce n'est qu'à partir de la douzième heure que les bacilles* se répandent dans toute la plaie [1].

Pour MM. DESPLAS et PHELIP, l'apparition des espèces est quasi mathématique et l'ordre suivant serait constant :

1° On trouve d'abord les bacilles de la famille du perfringens ;

2° Ceux du groupe colibacille ;

3° Les cocci (staphylocoque, streptocoques, diplocoques, saprophytes).

Les recherches de MM. WRIGHT, FLEMING, N. FIESSINGER sont confirmatrices des précédentes. Elles ont montré une phase anaérobique présuppurative précédant la phase aérobique [2].

DISTASO ajoute une première phase, ou plutôt inverse les deux premières. Celle de la prolifération des germes de la famille du colibacille, marque le

---

1. M. POLICARD qui a examiné des plaies à partir de la troisième heure a relevé que les germes commencent à apparaître à dater de la neuvième heure, parfois seulement à la douzième uniquement sous forme de bâtonnets et cela autour des débris de vêtement et dans les caillots (germes de la famille du Perfringens et du vibrion septique).

Ce n'est qu'à partir de la douzième heure que les bacilles prolifèrent et se répandent dans toute la plaie. Dans les régions à l'abri de l'air, les bâtonnets pullulent seuls jusqu'à la quarante-huitième heure. Après ce délai, dans les endroits exposés à l'air, la flore est devenue complexe, les cocci, diplocoques, etc., ont apparu, et dès que la dissémination s'est faite, la prolifération a été intense. (*C. r. Ac. Sc.* 15 janvier 1915).

2. Pour WRIGHT, la plaie traverse *trois* phases : 1° Avant l'apparition du pus on constate une association constante du perfrinens, du streptocoque avec adjonction assez banale du bassin tétanique. Pour FLEMING, pendant la première semaine on trouve les mêmes éléments, anaérobies et streptocoques.

2° Quand la suppuration survient, l'infection est multiple, due au streptocoque, au staphylocoque, au bacille Coli, au proteus (WRIGHT).

3° De la première semaine jusqu'au vingtième jour, il y a réduction des anaérobies et apparition des germes de l'intestin (streptocoque, bacilles coliformes, proteus).

4° Après la troisième semaine il n'y a guère que des pyogènes (FLEMING).

début. Pour lui, si cette phase est universellement méconnue par les divers bactériologistes, c'est qu'elle est très passagère et que les examens n'ont pas été suffisamment précoces pour la déceler[1].

Il résulte des examens de M. N. Fiessinger que les microbes ne sont pas également répartis dans toutes les régions de la plaie. Il existe des *zones abactériennes* à côté de *foyers actifs* de *pullulation*, des *nids microbiens* souvent *étendus en profondeur*, auxquels des fibrilles vestimentaires ont donné naissance, ou correspondant à des recessus de la plaie qui ont échappé à l'action de l'air et des antiseptiques.

La flore bactérienne est telle qu'elle vient d'être indiquée quand elle n'a pas été modifiée par ces derniers ; l'absence d'un traitement approprié peut amener une pullulation excessive.

En résumé, les recherches des bactériologistes français ont rapidement établi ces données d'importance capitale :

1° *L'extrême fréquence de l'infection des plaies de guerre* ;

2° La *constance de l'infection des plaies produites par les éclats des projectiles d'artillerie* ;

3° Son *origine tellurique et fécale* ; sa *transmission surtout par les débris vestimentaires* ;

4° La *rapidité de son apparition* ;

5° La *constance d'une phase d'inertie primitive d'incubation* (phase de sidération) ;

6° *L'apparition d'une phase de germination anaérobique précédant l'apparition du pus* ;

7° *L'apparition d'une phase aérobique succédant à la précédente* et se poursuivant jusqu'à la réparation complète ;

8° La *répartition irrégulière des microbes à la surface de la plaie ;* la *persistance de la phase anaérobique dans les recessus* et les *plaies incomplètement* antiseptisées ;

9° La *fréquence du perfringens*, surtout, du *bacille tétanique* et du *bacille pyocyanique*.

10° *L'infection modérée des plaies produites par les balles tirées de plein fouet ;*

11° *L'infection des plaies produites par les balles déviées ou tirées à courte distance, adéquate à celle des projectiles d'artillerie.*

12° *La flore microbienne trouve dans la plaie un terrain particulièrement favorable pour une rapide végétation.*

Ce terrain est, dans les plaies d'obus, constitué surtout par tous les tissus

---

1. 1re phase : coli bacille, paracolibacille à l'exclusion du proteus et du pyocyanique ; 2e phase : anaérobies (perfringens, bacille tétanique, etc.). disparition des coli bacilles ; 3e phase : réduction progressive de la flore anaérobic et remplacement par des pyogènes (strept. staphy. diplocoques).

attrits, tout particulièrement par les masses musculaires, dilacérées, infiltrées de sang, par la *chambre* dite *d'attrition musculaire* occupée le plus souvent par le projectile, par les loges creusées dans chaque masse musculaire, que brident, cloisonnent des aponévroses et que remplissent des caillots. La paroi attrite est vouée à la nécrose, même en dehors de toute infection ; à la limite de cette couche se trouve une nappe infiltrée de sang qui, elle aussi, se nécrosera ; c'est au delà d'elle que se produira l'infiltration leucocytaire (FIESSINGER). Le rôle du tissu musculaire attrit, bon milieu de culture, a été bien mis en évidence.

M. POLICARD a constaté que *juqu'à la cinquième heure* (période de sidération), *il n'y a pas de réaction leucocytaire ;*

De la *cinquième à la neuvième*, commence une *faible réaction leucocytaire* et, déjà, la dégénérescence des tissus mortifiés ;

A partir de la douzième, moment où les bacilles se multiplient en dehors des débris vestimentaires, des polynucléaires neutrophiles se chargent de bacilles, mais ceux-ci sont rares ; la réaction est insuffisante ; des leucocytes se transforment, mais comme leur afflux est minime, le *pus est peu abondant.*

A partir de la vingtième heure jusqu'à la trente-sixième, ces phénomènes s'accusent, mais la défense est loin d'être adéquate à l'attaque ; le *pus est fétide.*

En somme, pendant la phase anaérobique, la *phagocytose ne se produit que lentement et est* d'activité restreinte (FIESSINGER). La phase de *lutte est surtout active après le sixième jour.*

C'est vers le *dixième* ou le *quinzième jour* que la *détersion*, commencée le troisième, se termine si la plaie a été débridée. Une barrière leucocytaire s'est formée à la limite du tissu sain et du tissu nécrosé comme il s'en produit au voisinage de toute escharre qu'elle soit ou non infectée. Un ferment sécrété par les leucocytes dissout là les albumines à la façon du suc pancréatique et assure la séparation des parties mortifiées (FIESSINGER et L. MARIE).

Dans les réactions générales, non seulement entre en jeu la réaction des toxines microbiennes mais également et surtout celle des produits toxiques fournis par la dissolution des tissus mortifiés (POLICARD). La barrière leucocytaire joue là un nouveau rôle, celui de défense contre la pénétration antitoxique (FIESSINGER). Pendant ce temps, des éléments conjonctifs jeunes se multiplient et s'organisent, de sorte que mortification, limitation, réparation marchent de pair. Mais tant que la plaie contiendra du tissu mortifié, elle portera en elle les éléments d'une infection anaéro-aérobique (FIESSINGER).

A cette *période de détersion* c'est cependant la flore aerobie qui domine et parmi elle le staphylocoque (FIESSINGER), le streptocoque fécal, le pyocyanique (POLICARD). M. N. FIESSINGER qui a fait une étude très attentive de ces processus non décrits a remarqué que la pullulation en est plus abondante dans les régions voisines des bords qui sont plus septiques que le centre, que cette pullulation n'est pas régulière mais procède par foyers irrégulièrement disséminés, parfois pénétrant en profondeur, d'où les difficultés, voire l'impossibilité d'obtenir une stérilisation bactériologique complète, absolue.

La phagocytose nulle ou réduite dans les premiers jours devient très active surtout après le sixième jour. Les polynucléaires du pus chargés de protéase digèrent les albumines encombrantes et même les éléments microbiens d'où cette notion importante dit M. N. Fiessinger « que le pus louable d'une plaie en bonne évolution constitue un mauvais milieu de culture ». Ces polynucléaires d'après MM. Pierre Moiroud et Vignes exciteraient de plus le bourgeonnement de la plaie; le sérum du sang le modérerait au contraire.

Après la période de détersion s'accuse le *processus de réparation* par bourgeonnement charnu. Là les bactériologistes français ont apporté encore quelque lumière. MM. Moiroud et Vignes ont constaté que les bourgeons les plus volumineux correspondent aux points déclives de la plaie en contact avec le pus. Le tapis bourgeonnant, réaction conjonctive jeune, est recouvert d'une couche leucocytaire résorbante, protéolysante, de fibrine unissante, laquelle couche s'oppose, par le fait, à toute union de la plaie, aussi faut-il la détruire pour obtenir cette dernière, d'où la déduction : pas de bourgeon charnu non avivé, pas de pus pour épidermiser.

MM. Policard, Desplas, Phelip, Fiessinger, Moiroud, Tabourieh se sont arrêtés à la morphologie normale et pathologique du bourgeon charnu ; c'était une étude que la suture secondaire rendait nécessaire. Je me contenterai d'en retenir que : le bourgeon exubérant, rouge, est de mauvaise nature, peu apte à la réparation ; le bourgeon pâle, œdémateux est rempli de globules blancs dégénérés et voué à la nécrose progressive; le bourgeon actif est aplati, rouge et saigne facilement; le développement du bourgeon charnu est commandé en grande partie par la disposition de la vascularisation de la région ; sa vitalité est surtout influencée par l'état général du blessé.

Jusqu'à la dernière période, celle d'épidermisation, la flore bactérienne reste la même, la plaie est septique ; bien plus, comme bien des exemples l'ont montré, la plaie de guerre, même cicatrisée peut pendant un long temps renfermer des foyers infectieux mal éteints, foyers *latents* suivant l'expression de Verneuil, qu'une intervention libère et qui parfois, peuvent engendrer le phlegmon, la gangrène, le tétanos. La Société de chirurgie s'est arrêtée à ce sujet. C'est le *tétanos tardif* sur lequel MM. Bérard et Lumière ont attiré l'attention qui s'est montré la plus curieuse de ces infections réveillées.

On voit par cet exposé, de quelle riche moisson de faits intéressants et inconnus ou peu connus jusque-là, les bactériologistes français ont enrichi l'étude des plaies de guerre. Ils ont précisé la fréquence, la nature des infections, leur durée, indiqué l'heure de la protection et conduit, par étapes successives, et en s'appuyant sur des bases scientifiques solides, à des modes de traitement tout différents de ceux qui avaient été utilisés auparavant. Ceux-ci, grâce à eux, représentent l'une des acquisitions chirurgicales les plus originales et les plus fructueuses de cette guerre.

Flore microbienne accidentelle, mycosique. — La flore anaéro-aérobique n'est pas la seule qu'on ait observée. MM. Rouyer et Pélissier, chargés d'un service de blessés venant directement du champ de bataille et frappés de l'aspect de certaines plaies se présentant avec des bourgeons charnus centraux, un voile blanc périphérique, grisâtre, fait de pellicules adhérentes au tissu cellulaire, puis s'étendant par une ulcération successive de la peau, ont constaté à la surface de ces plaies la présence du *saccharamycès tumefaciens*. L'ulcération de la plaie, son voile pouvaient faire penser à une atteinte de pourriture d'hôpital. La nature du germe et avant sa recherche, l'absence de toute action modificatrice de la teinture d'iode pouvait faire supposer qu'il ne s'agissait pas de cette complication. Le saccharamycès, par contre, est détruit par le formol ou le sulfate de cuivre.

Sont à rapprocher de ces recherches celles faites par Raymond et Parisot dans des cas de gelures. Eux aussi trouvent des éléments mycosiques dans cette affection considérée, avant eux, comme liée à une pure destruction des tissus par le froid.

M. Ravaut a trouvé sur certaines plaies des spirilles. Il ne les identifie pas avec ceux trouvés antérieurement par le professeur Vincent. Je reviendrai sur ce sujet à l'occasion des infections diverses.

Index opsonique et pyoculture. — La bactériologie n'a pas seulement précisé la nature de l'infection des plaies. Certains l'ont prise pour guide de l'opportunité de certains traitements.

Wright, le professeur Delbet, par des méthodes différentes, ont cherché à tirer de la culture des microbes d'une plaie dans le pus même de cette plaie comparée à la culture opérée dans du bouillon, les éléments du pronostic des blessures.

Pour le professeur Delbet, une *culture positive* c'est-à-dire abondante dans le pus, plus abondante que sur le bouillon peptonisé, serait l'indice d'un *pronostic très grave* et indiquerait l'intervention.

La pyoculture *nulle* soit l'absence de culture dans le pus et la culture dans le bouillon, enfin la pyoculture *négative* (bactériolyse des microbes dans le pus) indiqueraient la réaction triomphante du blessé et commanderaient l'abstention.

La pyoculture aurait permis à M. Delbet de faire certaines interventions précoces qui ne paraissaient pas indiquées par la clinique et qui auraient sauvé des blessés.

D'un autre côté, elle aurait fait éviter certaines opérations qui semblaient cliniquement être indiquées et qui auraient été, pour le moins, inutiles.

Ces recherches ont eu, à l'arrivée, un grand retentissement. On a vu dans le chapitre consacré à la documentation qu'elles ont été l'objet de nombreuses Communications aux Sociétés savantes et d'articles dans la *Presse médicale*. MM. DELBET, ROUTIER, TRÉMOLIÈRES et LOEVV, BARNSBY et TRUFFIER, LEO ont affirmé avoir retiré de la pyoculture des renseignements, cliniques précieux. Par contre, sa valeur a été mise en doute par MM. POZZI et AGASSE-LAFONT, POLICARD, CARREL, WRIGHT, RITT, FIESSINGER, MOIROUD et VIGNES.

Les indications qu'elle fournit sont, pour Wright « tout l'opposé de la clarté » ; on a dit que la technique n'en était pas irréprochable, que d'expériences *in vitro,* on ne pouvait en inférer ce qui se passe dans l'organisme. MM. FIESSINGER, VIGNES et MOIROUD qui ont pratiqué près d'une centaine de pyocultures concluent en disant « que la pyoculture n'a que la valeur d'un renseignement de laboratoire, utile parfois, mais pas infaillible et que la clinique conserve tous ses droits ». Ce serait une méthode intéressante, d'après d'autres, qui fait égarer plutôt que guider l'acte opératoire, une méthode en tous cas de généralisation impossible, qui serait tout au plus applicable, si elle devait être conservée, dans des services, à marche très régulière et très outillés, de grands centres de l'arrière.

Désinfection des vêtements. — Les constatations bactériologiques et cliniques sur le rôle infectant des vêtements ont conduit M. le médecin-major, professeur agrégé CARNOT et Mlle M. DAVIES à une mesure prophylactique.

Considérant que la propreté corporelle et vestimentaire est impossible à réaliser et que l'infection de la plaie, de nature tellurique et fécale, est en grande partie due au vêtement souillé, ils ont, au cours d'une mission qui leur fut confiée par le Sous-secrétariat du Service de santé, étudié l'*antiseptisation du vêtement*. De leurs expériences il est ressorti que c'est la gélatine formolée, le crésyl, le naphtol, l'eucalyptol incorporés au caoutchouc, la paraffine et les sels métalliques, en particulier ceux de zinc et de cuivre mêlés au savon qui seraient les plus efficaces (CARNOT) et que le pyxol méritait la préférence (Mlle M. DAVIES). Ils ont conclu que le traitement périodique des vêtements des hommes du service armé par un antiseptique incorporé à la dernière eau du rinçage constituerait une mesure prophylactique recommandable.

M. P. CARNOT, allant plus loin, a recherché une antiseptisation *permanente*, Il semble l'avoir obtenue avec les savons de zinc et de cuivre qui, d'après ses constatations expérimentales, détruisent les germes usuels de la terre et des matières fécales (vibrion septique, b. tétanique, etc.).

Ces vues sont ingénieuses, ces recherches sont intéressantes; malheureusement elles n'apportent qu'une solution partielle, puisque le projectile porte lui-même, sur les irrégularités de sa surface, des agents infectants.

Méthodes de traitement des plaies de guerre.

Pendant la période que j'envisage, le traitement des plaies de guerre a subi des évolutions importantes qui ont abouti à l'utilisation de *six modes principaux* de traitement représentant *trois* stades de la thérapeutique de guerre, si l'on supprime les phases intermédiaires, si l'on tient compte surtout des modes auxquels les initiateurs des méthodes et leurs imitateurs se sont surtout attachés.

Le stade du début est court ; le mode de traitement est alors traditionnel ; le second est un retour à une méthode ancienne, le débridement, il dure toujours ; le troisième se signale par des innovations (méthode de Carrel, reprise du traitement de Mencière, exérèse, méthode physiologique).

Il faudrait se garder de croire que ces modes de traitement se sont intégralement substitués les uns aux autres, que leur extension ait été toujours adéquat au renom qu'ils ont acquis dans les écrits médicaux. Nombreux sont les chirurgiens éclectiques dans le choix de leurs méthodes de traitement, nombreux sont ceux qui se sont inspirés moins d'un mode que d'un principe ; fréquentes sont aussi les circonstances qui se sont opposées à certaines applications. En fait, il n'est guère qu'un traitement qui se soit généralisé ou qui tout au moins compta la masse la plus imposante de partisans, c'est le *débridement*.

Méthode expectante et antiseptique. — Au début de la guerre, dans l'attente d'une *proportionnalité dominante des plaies par balles* non ou peu infectées et d'un autre côté avec la conception juste, dans ces traumatismes, d'une contamination possible mais peu propable, en tous cas plutôt d'origine extérieure et réalisée plus par les crasses de la peau et le contact de vêtements souillés que par le projectile lui-même, on s'attacha surtout à la protection par des pansements aseptiques ou aseptico antiseptiques. Le paquet du pansement du soldat dont l'application était précédée par un badigeonnage iodé périphérique semblait devoir suffire[1]. En fait, ce pansement s'était montré suffisant dans des luttes antérieures dans lesquelles la balle cylindro-conique du fusil tirée aux distances éloignées, habituelles du combat, avait été l'agent vulnérant prépondérant. Et, l'expérience continuée au cours de cette guerre a confirmé qu'il en était ainsi avec les plaies ponctiformes, étroites, produites par ces balles non déformées, animées de vitesses relativement faibles et non déviées.

A côté des plaies produites par les balles, on s'attendait à n'observer qu'une proportion relativement faible de blessures par les éclats des projectiles

---

1. Qui ne se rappelle la campagne menée par des âmes charitables pour munir chacun de nos soldats d'une petite fiole de teinture d'iode.

d'artillerie. Celles-ci avaient varié en effet en Mandchourie, de 8 p. 100 (Japonais), à 13 p. 100 (Russes) et dans la guerre des Balkans de 9 à 10 p. 100 (Alliés) ; exceptionnellement elles avaient atteint 30 p. 100, et ce n'était que chez les Turcs que M. Dépage en avait relevé 80 p. 100. Il y avait donc tout lieu de croire qu'elles ne représenteraient que le quart ou le tiers au plus des plaies à panser.

Or il était d'enseignement traditionnel, en chirurgie de guerre et ceux-là seuls pouvaient l'ignorer qui avaient dédaigné ou méconnu cet enseignement que seules les plaies éminemment contuses, souillées sûrement par des débris de terre ou des parcelles, des gâteaux vestimentaires infectés, se réclamaient d'un autre traitement que les plaies étroites produites par les balles non déviées. Fatalement vouées à la suppuration éliminatrice des tissus escarrifiés, elles indiquaient l'emploi des antiseptiques si elles se développaient en surface ; elles imposaient l'extraction, par des débridements appropriés, des corps étrangers métalliques et vestimentaires, dans les plaies en cul-de-sac. A défaut de ces débridements, des accidents graves d'infection étaient à craindre ; il était, en tous cas, mesure indispensable pour prévenir ou en atténuer les effets, de soumettre ces plaies à une surveillance étroite et constante au moins pendant la période primitive de réaction.

Ces caractères distinctifs, cette marche si différente de ceux de la première variété de traumatismes, étaient classiques, ils ne pouvaient surprendre, ils ne devaient pas comporter d'hésitation dans la pratique. Ce qui seul pouvait étonner et troubler, c'était leur proportionnalité soudainement élevée, révélée presque dès les premiers combats et le changement du processus s'affirmait alors aux yeux avec une évidence d'autant plus éclatante et cruelle qu'une évacuation précipitée, prolongée, distante, sans arrêts successifs s'opposait à une surveillance indispensable, à des débridements hâtifs. Voilà pourrait-on dire où était l'erreur. Mais là ne serait-il pas injuste de ne pas tenir compte de la subordination étroite des actes de la chirurgie à la marche des opérations militaires. En fait, le désastre eût pu se continuer si, à la guerre de mouvement ne s'était substituée la guerre des tranchées et si les évacuations distantes, sans arrêts, avaient dû se continuer.

Ce n'était pas, pour les plaies contuses, devenues les plus fréquentes, un traitement nouveau, qui était à rechercher ; il était connu, il était acquis et bien dirigé il pouvait suffire, mais c'était le secours immédiat, prévoyant, continu, la surveillance étroite, prolongée du chirurgien qui étaient nécessaires. La situation devait se modifier non par un mode thérapeutique, mais elle se réclamait, avant tout, d'une *mesure haute et généralisée de fonctionnement sanitaire.* « Il fallait reporter la chirurgie à l'avant ». C'était là le remède, c'est lui qui, chez nous, a transformé cette situation dangereuse, et dans le désarroi, il fut conseillé à l'heure voulue, à l'heure précise où la tactique de guerre en permettait la réalisation. Et dire que des esprits superficiels, non avertis ou mal intentionnés ont méconnu et son opportunité, et ses si bienfaisants effets et surtout son initiateur[1]. Que ne l'ont-ils donc fourni eux-mêmes ce remède, dans ce désarroi où l'on n'entendait que leurs récriminations et où l'on eût attendu en vain une initiative appuyée d'une suffisante autorité. La tribune scientifique restait pourtant toujours ouverte.

Cette notion fondamentale du report de la chirurgie à l'avant, comme l'a si justement rappelé à la *Société de Chirurgie* M. Robert Picqué[2] a surgi dès qu'ont été constatés l'extrême fréquence des blessures par projectiles d'artillerie et la redoutable infection de celles-ci par les microbes anaérobies. Je répète ses paroles :

« C'est elle (cette notion) que Delorme eut le mérite de révéler dès la première heure en écrivant : « On avait jusqu'ici des raisons de reporter à l'arrière la chirurgie active ; les circonstances forcent à la concentrer en partie et résolument vers l'avant ». Et je puis ajouter qu'en donnant le conseil je faisais ce qu'il fallait faire pour qu'il fut appliqué.

La chirurgie des plaies, dans cette période qui s'étend d'août à octobre 1914, a *cherché sa voie, comme la tactique militaire cherchait la sienne* ; elle a eu ses surprises, elle a connu des erreurs, elle s'est reprise rapidement quand ses praticiens autorisés et dirigés dans une autre voie purent enfin donner aux formations de première ligne l'activité qui avait été réservée jusque-là aux formations de l'arrière et quand ceux-ci reprirent à notre arsenal thérapeutique la pratique ancienne du *débridement préventif* qui marque le second stade.

Le débridement curatif et préventif. — Dès cette période, toute l'attention se porte sur le traitement de la plaie d'obus. La moindre proportion (15 p. 100 environ) de plaies par les balles, leur pronostic atténué ne devaient pas, en effet, s'opposer dans les préoccupations chirurgicales à la proportion si élevée de plaies d'obus et à leur gravité.

Le *débridement* est d'abord plutôt curatif que préventif. Le plus grand nombre, par l'agrandissement des orifices vise surtout l'issue de collections purulentes ou putrides vite développées. C'est le *débridement curatif* du phlegmon localisé ou diffus ; quand il est *préventif*, il se confond alors avec

1. Dans son article de février 1915, qui a paru *cinq mois* après ma communication à l'Académie des Sciences faite sous le titre de « Conseils aux chirurgiens », M. Hartmann faisant œuvre de critique ne vise que les indications thérapeutiques que j'avais fournies dans cette première communication au sujet des *blessures par balles* qui autorisaient de toutes autres mesures que les blessures par les éclats d'obus. Dans mes « Considérations générales sur le traitement des blessures de guerre » communiquées à la même Société savante le 28 septembre 1914, *quatre mois* avant son article et dans lesquelles, par contre, *je ne parle que des blessures par les éclats de projectiles creux,* je donne des conseils tout différents, ce sont ceux que je viens de rappeler ci-dessus. Le critique pour des raisons que je n'ai pas à apprécier, n'a tenu compte que de la première communication. Ses observations péchaient donc par leur base.

2. R. Picqué. Évolution de l'organisation et du fonctionnement d'une ambulance de l'avant) *Bull. et Mém. Soc. Chir.*, 8 septembre 1915, p. 1735.

l'extraction primitive des corps étrangers. Mais l'expérience ne tarde pas à s'affirmer de la presque fatalité de l'infection grave et très rapide des plaies par éclats de projectiles creux. La bactériologie, par d'admirables recherches venait de la catégoriser morphologiquement ; elle la montrait à la fois et pire et presque immédiate, et l'examen du blessé en confirmait les données. Les plaies à orifices insignifiants n'en étaient pas exempts. L'étroitesse même de ces orifices cachait des désordres profonds, masquait des chambres d'attrition musculaires, closes, favorables à l'éclosion de la gangrène gazeuse. La contamination incessante de la terre des tranchées par les déchets humains, celle des vêtements couverts de boue et recouvrant une peau foncièrement souillée apportaient surtout aux éclats des obus brisants, si ténus soient-ils, une flore particulièrement virulente. Pourquoi dès lors attendre, dans l'attitude de la défensive, des complications que le débridement primitif pouvait prévenir. Dans des ambulances encombrées n'était-ce pas un fait d'expérience, malheureusement incessante, que le développement subit, foudroyant, irrémédiable de phlegmons gangréneux, de gangrènes gazeuses, et sur quel signe clinique aurait-on pu se baser pour soupçonner la probabilité de leur apparition? L'hésitation n'était donc plus permise ; il fallait *débrider primitivement*. L'observation si démonstrative de Chauveau qui prévenait la gangrène par l'ouverture d'une plaie n'était-elle pas là pour convaincre ? Le débridement devint donc mesure générale et c'est dans l'année 1914, au commencement de 1915 que de tous côtés, dans la pratique, dans les communications aux sociétés savantes, dans les articles de la presse médicale et mieux que cela, en fait, s'affirme la nécessité de ce *débridement préventif*. Au premier pas, s'était ajouté un second pas.

Comme toute méthode chirurgicale généralisée, il compta, avec un personnel de valeur inégale, ses applications raisonnées, prudentes, justifiées, puis ses excès, ses abus, mais la mesure était trop utile pour que des aberrations même très condamnables en puissent arrêter l'extension. C'était d'ailleurs affaire de pure surveillance de mettre un terme à ces dernières et on ne pouvait tarder à le faire dans un milieu collectif où la faute s'aggrave si vite en se multipliant et où le patient qui n'a pas à choisir son médecin, doit être défendu contre des actes irréfléchis que « le souci du respect de la conscience du chirurgien » ne sauraient absoudre et laisser se continuer.

Mais le débridement ne devrait être qu'une étape dans la lutte chirurgicale. La plupart l'ont ainsi compris. Il prévenait, dans une large mesure, la diffusion septique; dans une certaine limite, grâce à l'accès de l'air, il la combattait, mais la thérapeutique chirurgicale n'en était pas à compter ses variétés de topiques puissants, destructifs des éléments microbiens, momifiants de ces tissus mortifiés dont l'action nocive venait d'être en lumière et en valeur, de ces tissus à vitalité incertaine, sources possibles de poisons solubles; ces antiseptiques étaient donc des adjuvants tout désignés. Mais disaient quelques-uns : à s'arrêter à des antiseptiques puissants que les meilleurs esprits, à la suite de Lucas Championnière, avaient considéré jusque-là comme des éléments indispensables de la chirurgie de guerre, n'allait-on pas compromettre les cellules réparatrices de l'organisme ? L'incendie est dans la maison, il faut faire la part du feu et le feu éteint, la reconstruction est si facile avec des éléments jeunes, exubérants dans leur vitalité et dans leur renouvellement, qu'il n'y a ni à élever des doutes, ni à s'arrêter à des craintes que rien ne justifie. Proscrire ces antiseptiques qui simplifient la tâche et augmentent les sécurités, ce serait, dans la lutte, sacrifier à des arguments théoriques des avantages cliniquement évidents. La pratique l'emporte sur le raisonnement spécieux et si les chirurgiens accusent là des préférences diversifiées, les unes appuyées d'expériences de laboratoire, les autres en discordance avec elles, ils restent, pour la plupart, fermes dans leurs procédés et qu'ils demandent un secours à l'iode, à l'acide phénique, à l'eau oxygénée, à l'eau salée hypertonique, etc., à l'un de ces nombreux agents dont je parlerai plus tard, ils restent fidèles au principe, à la destruction microbienne par les antiseptiques.

Débrider primitivement, le plus vite possible toute plaie produite par un ÉCLAT DE PROJECTILE CREUX, profiter du débridement pour *enlever les corps étrangers*, soumettre cette plaie à *l'action d'antiseptiques*, la bien *drainer*, telles ont été les propositions qui rapidement et encore aujourd'hui résument la pratique de la majorité. Elle a le mérite d'être simple, d'appeler à son secours le moins grand nombre d'adjuvants, d'être pour ainsi dire à la portée de tous, d'être le plus souvent suffisante.

D'autres moyens peuvent être plus parfaits, ils peuvent se rapprocher davantage d'un idéal à rechercher et parfois réalisable, ils semblent ne pas être susceptibles de la même généralisation.

Méthodes d'exérèse chimique et physique. — Vieilles comme la chirurgie de guerre, toujours soutenables, souvent opportunes, se représentèrent à l'esprit de quelques-uns, des méthodes d'exérèse chimique et physique. Ce que l'exérèse chirurgicale assurait, l'avulsion des foyers microbiens, la destruction d'un terrain propice de tissus nécrosés ou menacés de nécrose, pourquoi, pensèrent quelques-uns, ne le tenterait-on pas avec le caustique, avec le feu ? Bien entendu il ne pouvait être question de généraliser la méthode comme on le faisait du temps de Jean de Vigo, mais on pouvait la réserver pour les cas les plus sévères, les plus menacés par les infections les plus septiques et cette méthode ne réclamait pas de technicité opératoire.

Méthode de Mencière (la phénolisation). — M. Mencière avait le caustique tout prêt. Il l'employait dans sa pratique journalière à l'exemple de Phleps et de Powel pour la destruction de foyers septiques anciens ; c'était *l'acide phénique pur*, dissous dans une quantité infime d'alcool (1 gramme pour

10 grammes d'acide phénique). Versé dans la plaie, porté au besoin par une pince garnie d'un tampon de gaze, en *une minute*, deux au plus, mais pas par un contact plus prolongé, MENCIÈRE mortifiait la paroi ou la surface du trajet. Après ce contact d'une minute, la plaie était lavée à l'alcool « l'antidote de l'acide phénique », employé très largement, voire par plusieurs litres et on devait avoir soin que cet alcool ne se répandît pas sur la peau saine, car chargé d'acide phénique, il eut pu la brûler.

L'offensive de ce caustique ne pouvant se continuer et pouvant se montrer insuffisante, on la complétait par des irrigations d'antiseptiques (eau oxygénée, alcool phéniqué, solution de sublimé), faites immédiatement après la cautérisation, renouvelées au besoin deux fois par jour et suivies immédiatement de l'*embaumement*, c'est-à-dire de l'instillation de quelques grammes d'une solution éthérée d'iodoforme, de gaïacol, d'eucalyptol, de baume de Pérou (ââ 10 grammes, dans l'alcool 100 grammes et l'éther 1.000 grammes) laquelle constituait un antiseptique doux, diffusé dans toute la plaie par l'éther, d'action persistante. En trois ou quatre jours, la plaie se cruentait.

La *phénolisation*, « méthode barbare mais héroïque », d'après les termes mêmes de MENCIÈRE devait être réservée aux plaies suspectes ou très infectées, déjà douloureuses, menacées de gangrène gazeuse, primitives ou datant de quelques jours ; pour les autres, les irrigations d'antiseptiques et l'embaumement journalier devaient suffire (*méthode de l'embaumement*), sans excision préalable (mode d'emploi du début) après débridement, recherche du projectile, voire curettage et exérèse (mode d'emploi ultérieur).

Patronnée à la 4° armée par MM. NIMIER et RUOTTE, la phénolisation compta ses succès, mais elle constituait une arme de défense extrème, c'était méthode d'exception. MENCIÈRE dans son livre, la réserva bientôt pour la chirurgie de l'arrière, jugeant l'embaumement suffisant pour l'avant.

Ce que MENCIÈRE demandait à l'acide phénique presque pur, d'autres et ils furent nombreux, le réclamèrent de la *solution phéniquée forte*, du *chlorure de zinc en solution concentrée*, du *permanganate de potasse pur*, du *formol en solution très concentrée*.

Certains confièrent cette cautérisation à l'air chaud (VIGNAT, QUÉNU), à l'oxygène surchauffé ; M. BOUSQUET à l'alcool en ignition, M. MORESTIN au formol.

Les promoteurs de ces modes de traitement les réservèrent d'ailleurs à des plaies très infectées, menacées ou déjà en puissance de gangrène, c'étaient donc des méthodes d'exception.

2° *Destruction progressive des germes par l'antisepsie continue. Méthode de* CARREL (Irrigations continues ou intermittentes d'hypochlorite de soude (liquide de Dakin) et réunion secondaire).

La démonstration qu'avait laissée Lister de la désinfection des plaies, voire des fractures ouvertes, infectées, l'idée de l'action puissamment désinfectante d'un antiseptique, celle due à Verneuil de la désinfection par un antiseptique employé d'une façon *continue* sur une plaie en surface (pulvérisation) étaient oubliées. Des bactériologistes éminents, des chirurgiens doctrinaires affirmaient que l'antisepsie des plaies de guerre était irréalisable ; ils répétaient sans cesse que les antiseptiques usuels étaient pernicieux pour les tissus[1]. Carrel eut le mérite de montrer, en s'appuyant à la fois sur les enseignements de la bactériologie et de la clinique qu'en s'arrêtant : 1° *au choix d'un antiseptique bien approprié ; 2° en continuant son action, sans arrêt ; 3° en l'employant à temps*, on arrivait à *prévenir* la suppuration des plaies *récentes*, qu'on pouvait même tarir rapidement celle des plaies anciennes. Les vastes surfaces des plaies produites par les éclats des projectiles creux, rendues aseptiques, pouvaient dès lors être vite comblées par le rapprochement de leurs bords. *Chimiothérapie* et *suture* étaient le fond de sa doctrine comme de sa pratique.

Après avoir étudié plus de 200 substances antiseptiques, le chimiste Dakin, collaborateur de Carrel, s'arrêta aux chloramines et en particulier à l'hyposulfite de soude. L'eau de Javel, la liqueur de Labarraque avaient depuis longtemps fait leurs preuves ; elles les renouvelaient chaque jour entre les mains de beaucoup de chirurgiens, mais leur teneur en chlore était disait-on inconstante, elles étaient tantôt acides, tantôt alcalines. Dakin prépara pharmaceutiquement le liquide qui porte son nom et après réaction du carbonate de soude sur le chlorure de chaux, il neutralisa la soude libre par de l'acide borique.

De son côté, M. Carrel s'ingéniait à varier, à approprier tout un matériel nouveau de drainage et d'irrigation des plaies. Cette irrigation si elle était continue, était obtenue par une instillation *goutte à goutte*, intermittente, mais à intermittences très rapprochées, de deux heures en deux heures, de jour et de nuit. Elle se réalisait par un appareil particulier à chaque blessé.

L'antiseptique se montra bactériologiquement, *in vivo* et cliniquement, de pouvoir irritant très faible, de toxicité presque nulle, d'action bactéricide considérable et le matériel était approprié au but poursuivi.

La pratique de Carrel date de la fin de décembre 1915 ; elle ne fut appliquée dans les formations sanitaires que vers le milieu de 1916 grâce à l'initiative du médecin principal Uffoltz et de ses collaborateurs MM. Perret, Hornus, Perrin, puis plus tard, à Compiègne, dans un service spécial de démonstration, à l'hôpital Rockfeller ; à Saint-Germain par Tuffier, au lycée

---

1. Dans un Mémorandum sur le traitement des blessures de guerre, MM. Burghard, Leishmann, Moynihan et Wright écrivaient, en avril 1915, que « le traitement des plaies suppurantes au moyen d'antiseptiques est illusoire et que la croyance en son efficacité est fondée sur des raisonnements faux ». *Office international d'hygiène*, 1915, vol. VII, p. 296.

Le professeur Pierre Delbet affirmait, en janvier 1916, à le Société de chirurgie (*Bull. et Mém.*) que l'asepsie devait remplacer l'antisepsie et que non seulement les antiseptiques ne stérilisaient pas les plaies mais qu'ils favorisaient le développement des microbes. Sous l'influence de ces théories ont eut recours à des topiques hypertoniques ou isotoniques, à des sérums.

Buffon par M. Choutro, à La Panne par M. Depage. Patronnée par M. Pozzi, elle fut de suite l'objet d'attaques violentes, inconsidérées, inexcusables, de la part de hautes personnalités chirurgicales liées à l'enseignement. Leur campagne eut pour effet d'en arrêter l'essor.

Elle fut peu utilisée, en fait, pendant toute la période que j'étudie et ce n'est qu'à la fin que des chirurgiens d'ambulances et de secteurs envoyés, par ordre ministériel, à l'Institut de Carrel tentèrent de la répandre.

Pour répondre au reproche de l'insuffisance antiseptique de l'hypochlorite, Carrel multiplia, pour chaque blessé, les recherches bactériologiques ; elles étaient du reste nécessaires pour juger de l'opportunité et du moment où, sans risques, on devait s'adresser à la suture. Cultures et frottis, montraient journellement l'absence, la diminution très rapide ou la disparition en quelques jours, suivant les cas, de toute la flore microbienne de la plaie. Point n'était donc besoin de varier l'antiseptique. Sur le même blessé deux plaies distantes pansées, l'une suivant sa méthode, l'autre abandonnée à elle-même ou pansée à l'ordinaire, devenaient la première, aseptique, dans l'autre pullulaient les microbes ; sur une vaste plaie en surface, recouverte là de papier imbibé d'hypochlorite, ici et à distance, d'un papier aseptique, la partie actionnée par l'hypochlorite devenait vite et seule aseptique. Sans doute, comme on l'avait affirmé, des microbes peuvent se multiplier dans une solution d'hypochlorite, mais c'est quand le sel antiseptique a disparu ; si la solution est *renouvelée*, le fait ne s'observe plus (Carrel).

Et par des expériences remarquables communiquées à l'Académie des Sciences, M. A. Lumière montrait que l'hypochlorite avait à la fois une action sur les microbes et sur les toxines. Du pus renfermant les microbes les plus variés, traité par l'hypochlorite de soude, injecté à des animaux ne provoque que des actions tardives et bénignes, tandis que les produits purulents non additionnés d'antiseptique déterminent souvent des phénomènes infectieux pouvant aller jusqu'à la mort. Du pus traité ou non par l'hyposulfite, puis filtré et injecté à des animaux provoque de l'*hyperthermie* et de l'*amaigrissement*, c'est-à-dire les symptômes généraux des blessés atteints de vastes suppurations et septicémiques ; le filtrat purulent traité par l'hypochlorite ne produit aucun changement dans l'état général des animaux auxquels on l'a injecté.

Ces recherches poursuivies avec la plus grande rigueur scientifique avaient plus que la portée du contrôle d'une méthode ; c'était la sanction de la valeur des antiseptiques définitivement rétablie, au nom de la bactériologie et de la clinique. C'était peut-être là, en partie, la cause de la réaction de doctrinaires. On ne pouvait plus dire après le contrôle de ces succès que « l'antisepsie avait fait faillite ». Comme l'a remarqué M. Tuffier, d'un mot heureux « notre grand Lucas Championnière pouvait dormir en paix, le triomphe de sa doctrine était complet. »

La méthode de Carrel a subi des transformations. Le liquide de Dakin contenait de l'acide borique. Celui préparé par M. Daufresne par l'action du carbonate et du bicarbonate de soude sur le chlorure de chaux, a supprimé cet acide parfois irritant. Mais un perfectionnement plus important a consisté dans l'adoption du *débridement primitif*, voire du *nettoyage chirurgical* et dans l'*extraction immédiate des corps étrangers* accessibles. L'antiseptique a une action puissante, mais c'est sur les surfaces qu'il baignera d'une façon constante, sur les parois du recessus largement ouverts, dans des fonds qu'un projectile fortement souillé et coiffé de vêtements n'obturera plus, là où l'apport microbien ne se renouvellera pas sans cesse. C'est dans ces conditions qu'il sera actif, dans des conditions inverses, cette activité pourra se trouver en défaut. Dès lors il faut *débrider*, *nettoyer*, car aucun lavage ne peut entraîner des fragments de vêtement qui ont pénétré les parois de la plaie. En fait, à ses débuts, la méthode de Carrel n'avait pas été toujours heureuse. Même appliquée par les soins d'un de nos premiers chirurgiens de carrière dûment averti, elle avait été suivie d'accidents. Il fallait la perfectionner. M. Carrel n'hésita pas à le faire, de là une deuxième édition de cette méthode. Celle-ci s'est dès lors rapprochée de la méthode générale de traitement des plaies ; elle y a gagné en efficacité, alors que le premier mode n'avait profité que du concours d'un antiseptique à action régulière, sûre et scientifiquement contrôlée. Il n'est pas douteux, pour tout esprit non prévenu que le dernier mode n'ait réalisé un très grand progrès.

Bien variables ont été les appréciations portées jusqu'ici sur cette méthode. Je dirai ce qu'il faut légitimement en retenir.

M. Quénu s'élève contre l'*irrigation continue*, M. Chaput la considère comme déplorable, P. Delbet comme fâcheuse.

On dit que le *liquide de Dakin* constitue un milieu de culture favorable aux microbes (P. Delbet) ; on le trouve irritant et nocif ; on avance que son action est surtout limitée aux suppurations anaérobies, que celle-ci est inférieure à celle de l'eau de Javel à 15 p. 100 qui n'est pas irritante et qui est aussi germicide (Cazin).

Les *résultats* sont mauvais dit M. Lemaitre ; ils sont supérieurs à ceux de toute autre méthode de traitement (Tuffier, Faure, Clermont), ils sont remarquables pour MM. Uffoltz, Perret, Hornus, Perrin, Pozzi. M. Quénu avance que les résultats ne sont pas différents de ceux des autres méthodes quand le traitement est prompt.

A la 5ᵉ armée, la méthode de Carrel est l'objet de discussions. M. Dupuy de Frenelle la défend, M. Doche en a obtenu d'avantageux résultats dans les plaies toutes récentes ; dans les premières vingt-quatre heures, les résultats sont très favorables ; après cette période, ceux-ci sont nuls ou peu différents de ceux des autres méthodes, M. Fesson affirme que le liquide de Dakin n'empêche pas la gangrène gazeuse de se développer, que les résultats sont en général bons, mais non différents de ceux obtenus avec d'autres topiques (alcool, éther, solutions hypertoniques, etc.). Pour M. POTHERAT, le liquide de Dakin est si peu différent de la liqueur de Labarraque ! Maints chirurgiens qui ont visité l'hôpital de Carrel à Compiègne, assurent que les guérisons y sont remarquables ; M. DEPAGE en compte d'admirables, M. CHOUTRO d'aussi beaux et d'aussi uniformes et leur pratique comme leur contrôle sont constants. A l'arrière où. la méthode se répand en 1916, elle trouve des partisans convaincus parmi les chirurgiens de secteurs.

Dans toutes ces critiques, il y a lieu de tenir compte du moment où elles ont été formulées. Elles n'ont plus la même portée quand elles s'appliquent à la méthode perfectionnée dans laquelle le liquide de Dakin a été remplacé par celui de Daufresne, dans laquelle l'irrigation a été combinée avec de larges débridements primitifs, l'extraction minutieuse des corps étrangers, l'excision du trajet.

Un fait ressort avec évidence, c'est la supériorité incontestable des résultats obtenus quand le traitement est appliqué dès les premières heures.

L'expérience se continue à l'avant et à l'arrière. Dans des centres puissamment organisés, il donne toute satisfaction, mais il faut reconnaître que la technique est quelque peu compliquée, qu'elle s'accorde mieux avec la pratique de formations fixes qu'avec celle des formations mobiles, avec des apports réguliers et peu nombreux de blessés qu'avec les avalanches de traumatisés des grandes luttes [1]. Elle exige le concours constant de la bactériologie ; c'est elle qui fixe la marche, l'évolution, le moment de fermeture de la plaie. Or on ne saurait doter toute formation d'un bactériologiste. Quoiqu'il en soit, l'épreuve se continue, l'avenir décidera et ce serait à la fois injuste et inhumain devant les brillants résultats affirmés et contrôlés que de ne pas en continuer l'épreuve et de ne pas en rechercher les bienfaits. Cet avenir a à reprendre, pour cette méthode comme pour d'autres, ce qu'une réaction injuste lui a fait perdre.

Je parlerai plus loin des modes d'application de la méthode de Carrel.

Méthode physiologique. — Les antiseptiques ont une action nocive sur tout élément vivant, disent les partisans de cette méthode ; cette action s'exerce aussi bien sur les cellules de l'organisme que sur les microbes. La défense organique, se débarrasse communément de ces derniers, quand elle est suffisamment active mais son action reste lente. Il faut dès lors l'aider pour la rendre uniformément efficace et rapide, et l'aider par des moyens cytophylactiques, c'est-à-dire protecteurs de la cellule réparatrice. Tel est le principe basal de la doctrine, de la méthode qu'on a si souvent opposée aux autres et qui au cours de cette guerre fut et est toujours soutenue entre autres par MM. WRIGHT, LECLAINCHE et VALLÉE, Pierre DELBET.

---

1. Pendant une année, CARREL n'a soigné que quelques centaines de blessés exactement 330, in CARREL et DEHELLY. *Traitement des plaies infectées.* o. c.

Les procédés sollicitant cette défense se sont réclamés de l'emploi de liquides hyper et hypotoniques physiologiques ou anormaux, de celui de sérums appliqués localement ou utilisés en injections intraveineuses, intramusculaires, enfin de l'héliothérapie.

M. WRIGHT reprit le *chlorure de sodium* mêlé à une faible quantité de citrate de soude; M. R. PETIT le *sérum de cheval;* MM. LECLAINCHE et VALLÉE conseillèrent un *sérum polyvalent* renfermant les anticorps des microbes des diverses suppurations. M. P. DELBET a vanté le *chlorure de magnésium.*

L'action bienfaisante de ces moyens s'est montrée incontestable, mais d'une façon générale elle a été et moins sûre et moins rapide que celle des antiseptiques qui ont prêté à des critiques excessives, non toujours justifiées, aussi l'emploi des topiques stimulant la phagocytose a-t-il été limité.

La méthode de Wright qui comportait l'usage d'un liquide hypertonique dans la première phase et d'un liquide isotonique ensuite, n'a compté que quelques partisans, mais sa conception a guidé maints chirurgiens.

Conseillé par MM. CAZIN, Maurice DE FLEURY, PASTEAU, BASSUET, le sérum de Leclainche et Vallée fut à la Société de Chirurgie l'objet d'attaques violentes et regrettables, d'une véritable réprobation, du genre de celles qui avaient accueillies la méthode de Carrel. L'usage excessif qu'en avait fait M. BASSUET fut l'objet d'une réplique de M. MOUCHET et d'un rapport de M. BROCA. En vain cette méthode fut-elle patronnée par MM. MONTPROFIT, LEGUEU, QUÉNU, VARIOT et d'autres, son emploi s'arrêta dans les formations de l'avant. Une réaction vint, mais les effets de la déconsidération subsistaient et rares furent, dès lors, ses partisans.

Le *sérum de cheval* de M. R. PETIT a été peu employé, même après que M. LIGNIÈRES eut démontré qu'en le recueillant à la dernière saignée il avait une plus grande valeur, *celle des sérums polyvalents ou univalents divers.* C'est là donnée curieuse, à retenir.

Le *sérum physiologique,* le *liquide de Locke,* l'*eau de mer isotonique* ont eu plus grande vogue. On les a utilisés et on les emploie toujours surtout à la période de détersion. Le *chlorure de magnésium* a compté et compte encore d'assez nombreux partisans, à cette période. Parmi les procédés de traitement inspirés par la doctrine de l'exaltation de la défense de l'organisme ou par l'appel à une participation, l'*héliothérapie* a pris une place importante. Elle sollicite un apport énorme de sérosité qui, sur une plaie fraîche, balaye de dedans en dehors les produits microbiens et ceux fournis par la désagrégation des tissus. MM. LERICHE, Pierre DELBET l'ont très recommandée; M. LERICHE estime même qu'après le débridement de la plaie, l'héliothérapie peut suffire à assurer la guérison. On l'a utilisée comme mode de traitement des plaies toutes récentes, surtout pour celui des plaies déjà détergées ou anciennes et atones.

Dans aucune guerre, cette pratique n'a été employée comme au cours de celle-ci. Dans les formations de la Côte d'Azur, en particulier à Nice, M. GRINDA en a généralisé l'emploi sur les blessés de nos premières luttes. En Algérie, à Evian, à Saint-Flour, à Montbrison, à Palavas, voire à Toul, on y a eu recours et partout avec avantage. MM. JAUBERT, VALLOT, BAYEUX, MIRAMOND DE LA ROQUETTE, GRANGÉE, MORAHT, SOREL en ont bien observé les effets sur les plaies de guerre. Je parlerai plus loin de l'emploi de ces moyens. Mais à la réflexion seule, on suppute que cette méthode n'est pas, en chirurgie de guerre susceptible d'une généralisation.

Méthode de la désinfection chirurgicale par excision des parois de la plaie (*Méthode dite de Gaudier*). — La suppression *instrumentale* du foyer contus, *infectieux*, par l'*exérèse systématique* primitive, faite en masse, de la surface de la plaie ou des trajets parcourus par les projectiles d'artillerie, est bien une méthode nouvelle que cette guerre a inaugurée et vulgarisée. Pendant la guerre de Sécession, on avait bien abrasé le pourtour des orifices d'entrée et de sortie des plaies par balles, mais c'était pour se débarrasser de parties contuses dont la séparation lente retardait la guérison et on s'en était tenu là [1]. D'un autre côté l'excision classique des parties dilacérées, plus ou moins libres de la surface des plaies contuses *communes* n'était qu'un incident de leur traitement qui n'avait rien de comparable à l'excision régulière, systématique, généralisée, conduite en vue d'assurer, avant tout, la suppression des principaux foyers microbiens et des parties molles vouées à la nécrose, milieux favorables aux cultures anærobiennes, le tout complété par une suture primitive ou secondaire. En supprimant un milieu de culture favorable, le rôle du microbe, s'il en restait et on ne peut le faire disparaître par l'exérèse la mieux conduite, ce rôle était sinon annihilé au moins très atténué.

Chez nous on a attribué cette méthode à M. GAUDIER, de Lille, les Anglais en donnent la paternité à GRAY, M. CARREL à DEPAGE, de Bruxelles. M. QUÉNU a avancé qu'elle est l'œuvre collective des chirurgiens du front. L'écouvillonnage, l'épluchage, des excisions partielles bientôt totales avaient été faites partout avant que la méthode prit un développement régulier. MM. CHAPUT et LEMAITRE surtout, ont là revendiqué une part de paternité que M. GAUDIER a voulu, pour lui, toute entière.

C'est au bistouri, après débridement et désinfection préalables de la plaie que se pratique l'excision, véritable acte chirurgical réservé à des chirurgiens de carrière des formations de l'avant. On reconnut bientôt que les trois conditions suivantes, qui en avaient permis la genèse, étaient nécessaires pour en assurer le succès :

1° *Une plaie traitée avant l'heure de la pullulation microbienne* c'est-à-dire de la *sixième à la douzième heure*, ce qui supposait un transport rapide ;

<hr>

1. DE SANTI. La réunion primitive des plaies. *Revue militaire de médecine et de Chirurgie de Delorme*, 1881.

2° la *compétence chirurgicale de l'opérateur ;* 3° l'*immobilisation et la surveillance du blessé pendant dix à quinze jours.* J'ai pu voir à l'arrière les graves inconvénients auxquels cette méthode dite idéale exposait lorsque ces conditions n'étaient pas remplies.

Je dirai plus loin qu'elles sont ses indications et contre-indications et les actes qu'elle comporte. Rentrant dans les conceptions et les habitudes chirurgicales, elle a acquis dès le début et conserve à l'heure présente, les suffrages, les préférences de maints chirurgiens. La stabilité actuelle des fronts en facilite l'application.

Suture primitive et suture primitivo-secondaire. — Pour des plaies transformées par une exérèse allant jusqu'à des tissus sains et assurée quelques heures après le traumatisme, alors que l'infection ne s'était pas encore manifestée ou n'avait pu s'étendre ; pour des plaies bien hémostasiées, débarrassées de leurs corps étrangers vestimentaires métalliques et des parties molles non seulement attrites, mais douteuses ; enfin antiseptisées au besoin par surcroît de précaution, la suture était tentante et semblait de pratique acceptable. On l'assura bientôt, timidement d'abord, partielle, en utilisant des points espacés, avec un drainage de précaution par des drains, avec un faisceau de crins formant des soupapes de sûreté, puis sans drain. Cette suture *primitive immédiate,* suite d'un avivement, d'une exérèse pure et simple ou d'une exérèse terminée par une application de topiques antiseptiques, paraît avoir été, comme l'exérèse elle-même, l'œuvre collective des chirurgiens du front, autant qu'on en puisse juger par les renseignements recueillis.

Dans le courant de 1915 et surtout en 1916, on la pratiquait assez communément ; elle comptait tout particulièrement des partisans convaincus dans la 5ᵉ armée où le médecin Inspecteur général Nimier en conseillait l'usage.

Mais comme pour l'excision dont elle était la corollaire, le complément, on demanda, pour la suture immédiate, les mêmes conditions d'exécution : application par un *chirurgien de carrière* à des *plaies récentes* ne datant pas de plus de douze à quinze heures (Gaudier, de plus de six à huit heures (Nimier), l'*immobilisation,* la *surveillance* prolongées de l'opéré (dix jours), ce qui excluait son emploi en temps de presse, or cette surveillance et cette immobilisation ne furent pas toujours assurées. J'ai vu dans des formations de l'arrière un certain nombre de ces suturés, chez lesquels, en hâte, on eut à sacrifier la réunion tentée. On n'eût pas dû oublier qu'elle exposait à 33 p. 100 d'échecs (Nimier, Tuffier).

Cette méthode a de beaux succès ; à ne compter que ceux de la période que j'envisage, ils ont été assez nombreux. Ceux de MM. Gaudier, Rouvillois, Lemaître, Leroy, Bazy fils, Sencert, Barnsby, Dupont, Cunéo, Mencière et de beaucoup d'autres s'étayaient sur de solides patronages. De ces chirurgiens, certains comme M. BARNSBY, opposaient les résultats obtenus avec d'autres méthodes et ceux qu'ils devaient à la suture et c'était la dernière qui l'emportait ; mais à côté d'eux M. Pozzi s'élevait contre ses risques, MM. DEPAGE, QUÉNU la jugeaient dangereuse. Qui pouvait affirmer l'asepsie de la plaie excisée précocement ; l'aspect extérieur, c'était insuffisant ; l'examen bactériologique, il ne pouvait qu'être négatif si l'on se contentait de frottis pour des plaies de moins de vingt-quatre heures et on ne pouvait attendre la culture pour tenter l'adhésion ? C'était donc jouer trop gros jeu et s'exposer à des accidents que de pratiquer cette occlusion hâtive (Pozzi) ; il fallait la réserver à des cas particuliers, particulièrement favorables, aux plaies de blessés susceptibles d'être gardés en observation prolongée.

On n'était pas autorisé à proscrire la méthode. Employée avec prudence elle méritait qu'on s'y attachât, mais dans les conditions exigées et relevant de la nature de la plaie, récente, d'étendue moyenne et peu profonde, du temps écoulé, de surveillance attentive, d'exécution par un personnel techniquement autorisé. Ce ne pouvait être que *méthode d'exception* et je puis dire que cette notion, ultérieurement, tendra à s'affirmer même après la période que j'envisage.

Les succès se comptaient par centaines, MM. GRÉGOIRE et MONDOR pouvaient n réunir 111 sur 125 cas, BARNSBY 160 sur 172 blessés, mais la majorité restait attaché à la pratique du débridement simple suivi de l'emploi des antiseptiques et terminé par la suture secondaire ; d'autres à une méthode dérivée, ou à celle de Carrel dont la suture était devenue le complément de la désinfection totale de la plaie.

Pour CARREL la suture hâtive est également à poursuivre, mais il ne s'y adresse qu'autant qu'il a eu la démonstration bactériologique plusieurs fois répétée, par l'examen négatif de plusieurs champs de frottis que la plaie est aseptique. Il veut procéder à coup sûr. C'est vers le *dixième jour* que la suture est à tenter. C'est donc une suture *retardée*. M. DEPAGE qui en a bien fixé les indications dit, en se basant sur une grande expérience acquise dans un milieu de tous points exceptionnellement favorable (hôpital proche du front, luxueusement organisé) : dans les *six premiers jours* la suture est dangereuse, c'est la période *aiguë*, de complications probables ; du *sixième au dixième jour*, période *atténuée*, la suture peut être encore dangereuse et ne réussit qu'exceptionnellement ; *à partir du dixième jour* on a toutes les chances d'une réunion parfaite et cependant il trouve encore prudent d'attendre deux ou trois résultats bactériologiques négatifs avant de suturer, surtout si la plaie des parties molles est compliquée de lésions osseuses[1]. Après les succès de MM. UFFOLTZ, de DEHELLY et DUMAS, de PERRET, HORNUS et PERRIN, CHOUTRO, ceux de M. DEPAGE ont montré combien, pour moins

1. DEPAGE. Contrôle bactériologique des plaies de guerre et leur suture. *Bull. et Mém. Soc. Chir.*, 9 août 1916.

brillant qu'il soit, ce mode de la suture *secondaire* était plus sûr. D'ailleurs même pour les partisans de la suture après exérèse immédiate, celle-ci n'est point à tenter *si on a dépassé les quinze premières heures*.

La suture primitive est celle d'une plaie chirurgicalement cruentée, la suture *retardée* celle d'une plaie cruentée par un pansement.

Au sujet du contrôle bactériologique, je remarque que le plus grand nombre s'y attache; il offre d'excellentes garanties mais comme il n'est pas toujours possible, il est bon de savoir que certains, bien autorisés, ne le jugent pas indispensable. Une plaie parfaitement propre, ne présentant sur sa surface aucun point gris blanchâtre, lisse, brillante, saignante, ayant *l'aspect de la chair saine*, observée sur un blessé dont l'état général est bon et qui a une température normale, peut être, pour MM. Desplas et Policard, sans hésitation, suturée. « L'examen clinique suffit, d'après eux, en l'absence de laboratoire »[1]. Et une discussion de l'Académie de Médecine a fait ressortir que dans ces conditions une plaie même incomplètement aseptique pouvait se réunir sans inconvénients pour le blessé.

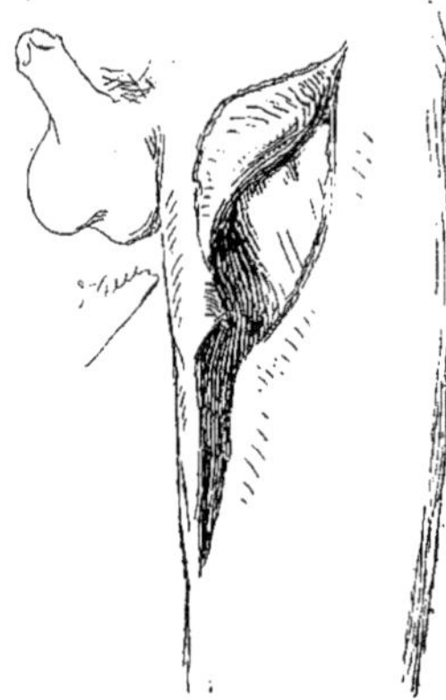

Fig. 112. — Vaste plaie de la cuisse traitée par la suture secondaire (octobre 1914, d'après un croquis personnel).

D'après l'expérience acquise, les plaies qui ne sont plus tout à fait récentes, les plaies profondes, anfractueuses, étendues et graves, les sétons profonds, fussent-ils les uns et les autres traités par l'excision, relèvent plus de la suture *primitivo-secondaire* que de la suture primitive. La seconde est moins sûre que la première.

Restent les plaies déjà anciennes, les vastes surfaces que, par la force de l'habitude ou par ignorance des ressources de la chirurgie, on continue à panser à plat avec un matériel aseptique ou antiseptique, ces plaies chères aux panseuses des formations de l'arrière qui, à la longue, se compliquent si souvent d'érythèmes, d'éruptions périphériques, qui se terminent par des cicatrices vastes, adhérentes, rétractiles, parfois douloureuses, souvent déviatrices de segments importants des membres, ces plaies relèvent de la *réunion secondaire* telle que nos devanciers la pratiquaient, soit qu'ils aient recherché un rapprochement de leurs bords par des bandelettes agglutinatives, des sutures unissantes directes ou en U, après ou sans avivement de la surface, après ou sans décollement des bords assuré par le bistouri. Je l'avais chaudement recommandée, cette suture, en 1899, à l'Académie de Médecine et dès les premiers mois de la guerre je la préconisais et la pratiquais,

1. Desplas et Policard, o. c.

à titre de démonstration, dans les formations sanitaires que je visitais.

Dès les premiers mois de la guerre, combien en ai-je vu de ces plaies en surface abandonnées à cette cicatrisation directe qui durait de longs mois ; c'était une nouveauté pour des chirurgiens accidentels, voire pour des chirurgiens de carrière habitués aux processus aseptiques et oublieux d'enseignements traditionnels que de leur rappeler et de leur montrer les changements immédiats que des rapprochements ou des sutures directes produisaient sur ces plaies bourgeonnantes. Il en était ainsi dans les 14ᵉ, 11ᵉ, 4ᵉ, 12ᵉ, 15ᵉ Région dans lesquelles j'ai eu à m'arrêter et je ne doute pas qu'il n'en ait été alors de même dans les autres.

Je donne ici, entre autres, la photographie d'un blessé français auquel un

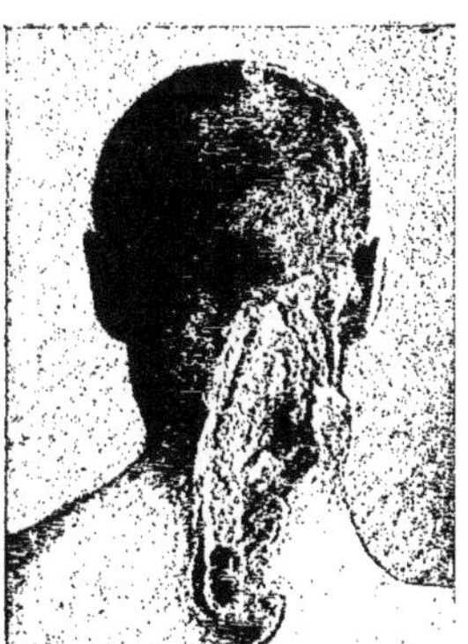

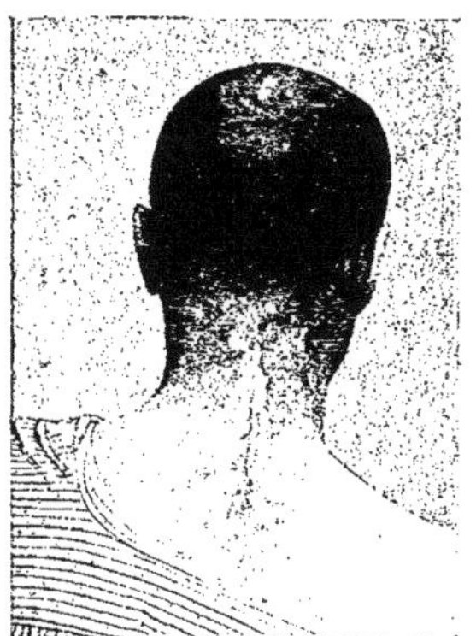

Fig. 113. — État avant la suture.   Fig. 114. — Aspect du blessé, après guérison.
Suture secondaire pratiquée pour une vaste plaie cervico-dorsale
produite par un éclat d'obus.

éclat de gros projectile avait fendu la racine de la cuisse et chez lequel je fis, à Lyon, pratiquer, en octobre 1914, une suture secondaire (fig. 112). Des deux photographies reproduites par les figures 113 et 114, l'une montre le traumatisme primitif produit par un éclat de nos obus à la partie postérieure du cou d'un prisonnier allemand vu à Vendôme à la fin de novembre 1914. La plaie était bourgeonnante. Je pratiquai chez lui une suture secondaire ; la cicatrisation qui avait été retardée jusque-là, s'opéra très rapidement avec une cicatrice souple. J'ai revu ce blessé dans une formation, près de Limoges, en juillet 1915. Il me fournit ces deux photographies qui me semblèrent intéressantes en raison du regain de vogue que prenait la pratique de la suture secondaire, vogue telle que certains eussent pu supposer qu'il s'agissait d'une pratique nouvelle.

Sérums et vaccins. — *Prévenir* l'infection à laquelle se rattachent les complications et par le fait la gravité des plaies, assurer, autrement dit, une immunisation naturelle par la vaccinothérapie était une voie d'autant plus tentante et plus facile à suivre que Wright l'avait déjà préconisée. Son exemple n'a guère eu d'imitateurs.

Wright avait préparé un vaccin antistreptococcique et antistaphylococcique et un vaccin perfringens.

MM. Weinberg et Séguin ont conseillé un autopyovaccin préparé extemporanément avec le pus de la plaie mêlé à de l'iode. M. Paul Delbet l'a employé avec succès. M. Marbois a fait aussi quelques tentatives. Son sérum renferme de la tuberculine.

Moyens et modes d'application des méthodes de traitement des plaies de guerre. Les antiseptiques. — Nombreux ont été les antiseptiques employés pour la stérilisation des plaies en 1914-15-16 ; les uns ont été repris, d'autres se sont ajoutés aux topiques anciens. Certains ont conservé leur vogue, d'autres l'ont perdue. Leur usage se continuant il y a intérêt à tenir compte des enseignements qui sont ressortis de leur emploi.

Teinture d'iode. — Elle avait fait ses preuves dans les campagnes les plus récentes, au Maroc, pendant les guerres des Balkans, pendant la campagne de Tripolitaine ; là elle s'était montrée suffisante pour le traitement primitif des plaies par balles ; il paraissait tout indiqué de lui réserver une place importante comme topique au cours de cette guerre. Pouvait-on d'ailleurs oublier les services qu'elle rendait journellement pour les désinfections préopératoires ? Le badigeonnage systématique et précoce de la plaie et de son pourtour suivi de l'application d'un pansement sec semblait devoir suffire pour des plaies petites, peu ou pas infectées qu'on s'attendait à voir en proportion dominante et la facilité de son emploi représentait un avantage précieux.

L'appliquer le plus tôt possible ; sans friction, en une seule couche, n'y revenir s'il était besoin, qu'à d'assez longs intervalles, ne se servir que de teinture fraîche, dédoublée ; éviter tout pansement antiseptique, surtout humide, telles étaient les conditions réclamées. Elles ne furent pas toujours réalisées et ce fut une erreur. Pour en faciliter l'emploi, dès les *premiers échelons*, on pensa à la renfermer dans des ampoules qui devenaient le complément obligatoire du pansement individuel. Un pinceau, une mèche, un tampon recueillaient la teinture après l'ouverture de l'ampoule et permettaient le badigeonnage. MM. Robert et Carrière ont donné l'ampoule-pinceau. On a distribué de ces ampoules aux troupes, mais comme chaque homme ne pouvait en être muni, elles constituèrent une réserve pour les infirmiers et les brancardiers et leur usage resta circonscrit aux plaies par balles et par petits éclats d'obus[1].

1. Marquand. Thèse de Bordeaux, 1916.

M. Landrieu[1] imagina un iodo-style inspiré du porte-plume à réservoir ; on a fourni des flacons hermétiques inversables. Dans les premiers mois de cette guerre le professeur Delbet menait une campagne active pour la généralisation des ampoules iodées.

Le Service de santé possédait des comprimés qui jetés dans l'alcool permettaient d'obtenir une solution désinfectante.

Dans les formations de l'avant comme dans celles de l'arrière, on employa beaucoup la teinture d'iode, celle du Codex, de titre excessif ; des applications trop renouvelées sur les plaies et au pourtour, l'emploi simultané de pansements humides amenèrent des érythèmes, des vésications, des brûlures profondes, des éruptions eczémateuses. Combien n'en ai-je pas vus ! La vogue tomba. Prudemment employée et dédoublée, la teinture d'iode reste un bon antiseptique et ne mérite pas ce discrédit. L'eau iodée (5 grammes de teinture dans 1 litre d'eau) est un bon liquide pour lavage.

M. Lemaitre s'adressa à l'iode après avoir fait l'exérèse des plaies.

On a cherché à produire l'iode à l'état naissant (Fouzes, Diacon, Astruc). M. Chevrier a recherché une action prolongée de l'iode naissant en traitant du néol par l'iodure de potassium ou de sodium (néol ioduré ; néol une partie, iodure de sodium à 1 p. 100 une partie, eau trois parties : solution aqueuse au 1/4). Cette solution a servi à ce chirurgien pour des pansements humides ou humido-secs. L'iode colloïdal a été proposé par MM. Aurigan, Heulin. M. Lemaire a conseillé le charbon iodé au 1/10ᵉ comme pansement durable. La plaie est saupoudrée avec le charbon. Dès que celui-ci est mouillé, il cède son iode. C'est un puissant antiseptique pour les plaies récentes.

La teinture d'iode seule et *dédoublée* est restée le topique préféré. Il nécessite surveillance et il faut se garder de tout abus, surtout d'un emploi trop souvent réitéré.

Les *solutions phéniquées*, en lavages, ont été, surtout au début, très employées (1/100ᵉ, 2,5/100ᵉ) ; elles comptent encore des partisans.

On a renouvelé à leur sujet des critiques anciennes : altérations des cellules, intoxications, gangrènes, action antiseptique douteuse. En dépit de ces critiques, elles se sont montrées utiles dans le traitement des plaies suppurées entre les mains de chirurgiens prudents et quand elles ne servaient pas à imbiber des pièces de pansement.

Lucas Championnière a montré, mais combien se souviennent à l'heure actuelle de ses préceptes qui restent pourtant d'actualité, que les accidents invoqués sont évités si on abandonne la pratique des grands et incessants lavages, si on la remplace par celle des attouchements avec la solution forte (5 p. 100, avec glycérine 5 p. 100, eau bouillie 1 litre), si on s'abstient de pan-

---

1. Landrieu. *Revue scientifique*, 2, 9 janvier 1915.

sements humides et que l'action est décuplée si la solution a été chauffée à 50°, c'est-à-dire si elle est aussi chaude que possible.

Diffusible, — qualité précieuse pour des plaies souillées à distance par un semis de parcelles vestimentaires — la solution forte, outre son action anti-microbienne manifeste prouvée même par des adversaires des antiseptiques *momifie les tissus* contus, de vitalité compromise et rend imputrescibles les éléments tissulaires séparés. L'examen des plaies a montré à ceux qui l'emploient que la suppuration est prévenue et le bourgeonnement rapide des plaies témoigne que l'organisme s'accommode de la destruction de quelques cellules et oppose vite une compensation macroscopique à des pertes microscopiques.

J'ai vu, dans une formation sanitaire de Marseille, dans un service que s'était réservé le médecin Inspecteur Heuyer un ensemble vraiment remarquable et imposant de plaies récentes de grandes dimensions, profondes comme superficielles, très contuses, infectées, devenues rapidement luxuriantes après des attouchements à la solution forte pratiqués tous les deux jours et suivis de l'application d'un pansement aseptique. Aucun topique n'eût été capable de fournir des résultats supérieurs à ceux obtenus si simplement. Ils n'étaient pas fait pour étonner des chirurgiens qui, comme moi, pendant une longue carrière, lui ont dû des succès.

Il y aurait lieu de revenir à ces solutions sur des plaies récentes. M. Heuyer, Lebon, Baumgartner, Le Fur, Devraignes, Branthôme, moi-même et combien d'autres, en restent partisans.

M. Marion a associé l'acide phénique au formol (àà 10 gr., eau 1.000 gr.). L'acide phénique concentré est le topique de la méthode de phénolisation de Mencière. Comme Lucas Championnière il a montré que les accidents toxiques sont bien plus à redouter avec les solutions faibles en lavages qu'avec les solutions fortes en attouchements.

Solutions de chlorure de zinc. — Après avoir été considéré comme le plus puissant désinfectant, presque le seul désinfectant des plaies septiques, et comme un topique très précieux dans les cas d'ostéomyélite (L. Championnière)[1], le chlorure de zinc en solution a été presque abandonné. Seuls quelques chirurgiens lui sont restés fidèles au cours de cette guerre. Je l'ai recommandé et employé, surtout au début, sur des plaies septiques et laissées sans soins pendant quelques jours ; M. Thierry l'a préconisé à la Société de Chirurgie pour les plaies infectées.

Son quasi-abandon actuel s'explique surtout par la préoccupation qui domine dans l'esprit du plus grand nombre à savoir de protéger tous les éléments tissulaires de la plaie. Les protège-t-on quand on en fait l'excision un peu à l'aveuglette? Le chlorure de zinc est diffusible dans les tissus, il est

---

1. Lucas-Championnière. *Pratique de la Chirurgie antiseptique.* Leçons professées à l'Hôtel-Dieu de Paris, 1909, p. 241 et suivantes.

donc susceptible d'atteindre des foyers microbiens en dehors des surfaces ;
il altère les substances albuminoïdes putrescibles, milieux de culture favorables et les momifie. C'est un antiputride de premier ordre. Ce sont là des
qualités précieuses, alors même qu'il détermine une escarre superficielle. On
sait qu'elle ne s'oppose pas à une réunion.

Avant la guerre, on l'employait en solution au 1/12ᵉ (LISTER), au 1/10ᵉ
(LUCAS CHAMPIONNIÈRE) en *attouchements* à la surface des plaies, en évitant
son contact avec la peau. C'est à ce titre que je l'ai utilisé avec avantage
en 1914. Après un attouchement, au besoin répété lors de plusieurs pansements, on recouvre la plaie d'un matériel aseptique.

LUCAS CHAMPIONNIÈRE combinait parfois l'usage de l'eau oxygénée et du
chlorure de zinc. Je l'ai employé surtout en attouchements après lavage à
l'eau oxygénée, avant de recourir à l'application de poudres dont je parlerai
ultérieurement.

C'est un topique d'usage temporaire, momentané, qui assure vite la désinfection des plaies très infectées. La pratique journalière nous a fixés sur sa
valeur comme modificateur des plaies anciennes suppurantes, émaillées de
bourgeons charnus de mauvais aspect. Il ne mérite pas de tomber dans
l'oubli.

Eau oxygénée. — Depuis le début de la guerre, l'eau oxygénée en lavages
et en applications locales a été très employée et elle continue à l'être au titre
de 12 volumes, soit pure, soit mélangée de 1/4 ou à 1/2 d'eau.

L'expérience qui en est faite, montre une fois de plus que c'est un antiseptique puissant, utile surtout dès le début, qui a le grand avantage de pénétrer
aisément dans tous les diverticules des plaies, *d'assurer l'expulsion des corps
étrangers surtout vestimentaires qui tapissent leurs parois*, ce qu'aucun
topique ne peut faire.

On en a fait abus. Certains exigent d'elle une action constante et uniforme
qu'aucun antiseptique ne peut assurer ; on a discuté son action antimicrobienne ; on a invoqué son action réductrice sur les cellules ; on l'a accusée de
favoriser le développement du bacille pyocyanique ; on a renouvelé le reproche
de l'embolie gazeuse (COUTEAUD) si exceptionnel qu'il y a lieu de n'en pas
tenir compte. L'épreuve journalière montre son utilité, en général. Son action
sur les plaies septiques est d'ordinaire manifeste, à condition que cette action
soit quelque peu durable, c'est-à-dire *renouvelée* et qu'on n'abuse pas des
grands lavages. Les chirurgiens aux armées en ont dépensé des quantités pro-
digieuses.

LUCAS CHAMPIONNIÈRE[1] qui lui a consacré un mémoire et un article dans sa
Pratique de la Chirurgie antiseptique, après une longue étude, a donné de son
emploi des préceptes trop oubliés. Il a mis hors de doute sa valeur dans les

---

1. LUCAS-CHAMPIONNIÈRE. *Pratique de la Chirurgie antiseptique.* Leçons professées à l'Hôtel-
Dieu de Paris, Paris 1909, *o. c.*, p. 204.

cas de plaies septiques en voie d'évolution, suppurantes, voire gangréneuses. Il demande qu'on la conserve à l'abri de la lumière, dans des réceptacles de petites dimensions, qu'on ne la prive que de son acide chlorhydrique qui la rend parfois douloureuse, mais pas de son acide sulfurique ; qu'on l'additionne de 1/2 pour 1.000 d'alcool.

On l'a mélangée parfois à la solution de permanganate de potasse pour augmenter le développement d'oxygène. M. MARION donne une formule d'eau oxygénée iodée : eau oxygénée 250 grammes, teinture d'iode 10 grammes, eau 1 litre.

MM. DOYEN et YANAMOUCHI ont recommandé l'emploi combiné de l'eau oxygénée et de la solution d'hypochlorite de soude.

La *solution de sublimé*, l'*oxycyanure de mercure* furent peu utilisés.

La solution de *permanganate de potasse* au 1/1000ᵉ a été très employée en lavage sur des plaies fraiches. Elle continua à être d'usage courant en 1914-15-16. Dans les formations de l'arrière je l'ai vu utiliser communément comme pansement. Elle tache le linge et les tissus voisins de la plaie qui prennent une coloration noire lente à disparaître.

Son utilité à titre de désinfectant est depuis longtemps bien établie. L'épreuve de cette guerre n'avait qu'à la confirmer.

L'*alcool* a été et reste très en vogue ; cependant pour constituer un antiseptique efficace il doit être au titre rarement employé de 90°, et il est alors douloureux.

On l'a mélangé à l'iode (100 gr. d'iode pour 450 gr. d'alcool, (DUPUY DE FRENELLE) ou 10 centimètres cubes de teinture d'iode au 1/10ᵉ pour 1 litre d'alcool) ; on l'a uni au camphre (alcool camphré) c'est un excellent topique désinfectant et excitant ; on a dissous du formol dans l'alcool.

L'*éther* a compté et compte toujours de nombreux partisans. M. OMBREDANNE a vanté son action sur des plaies gangréneuses. On en fait une énorme et coûteuse consommation. Il semble mériter sa faveur. Certains chirurgiens après avoir nettoyé une plaie récente, en remplissent largement la cavité avec l'éther. Quelques-uns s'en sont servi en instillations fréquentes par des drains permanents. Diffusible il se répand dans les recessus les plus étroits des plaies et y abandonne les substances nombreuses que nombre de chirurgiens des formations lui ont incorporées : l'*iode* (1 gr. p. 100), l'iodoforme (10 p. 100 ou 5 p. 100), le salol, l'aristol, le camphre, le goudron, dans la même proportion. Ce sont des topiques cicatrisants.

L'éther forme la base des liquides employés par M. MENCIÈRE pour l'embaumement.

Composés chlorés. Hypochlorites. — D'usage très ancien [1], employés dès le début de la guerre comme désinfectants des plaies récentes, les hypochlo-

---

1. C'étaient déjà les désinfectants des plaies que nombre de chirurgiens et nous-mêmes employions de préférence en 1870.

rites ont joui d'une vogue très méritée. Depuis que M. CARREL a fixé l'attention sur eux, cette vogue s'est encore accrue et bientôt ils ont pris la première place. Le médecin Inspecteur général CHAVASSE en a recommandé l'emploi, à la fin de 1914, dans les formations sanitaires de l'avant.

Oxydants puissants, dissolvants des tissus mortifiés, peu irritants quand la dose n'est pas excessive, ils sont de préparation facile et peu coûteux.

L'*eau de Javel* qui est une solution d'extrait de Javel, c'est-à-dire d'un mélange d'hypochlorite et de chlorite de soude dans cinq à sept fois son volume d'eau, est chimiquement, un produit de teneur inconstante; pratiquement elle est très efficace. Une cuillerée d'eau de Javel dans un litre d'eau fournit une solution que les uns jugent irritante, que d'autres ont estimé moins irritante que la liqueur de Dakin. Sous son action, les plaies se détergent vite.

La *liqueur de Labarraque*, préparation pharmaceutique ancienne de l'hypochlorite, datant de près d'un siècle, a une préparation moins inconstante que l'eau de Javel. Elle est parfois alcaline. Elle a été très employée en lavages dans les formations de l'avant. Beaucoup lui restent fidèles.

DAKIN, dans la liqueur qui porte son nom, a cherché à faire disparaître l'alcalinité de la liqueur de Labarraque en la neutralisant par l'acide borique. Au dire de certains, sa solution n'était pas moins irritante que la liqueur de Labarraque. Je reviendrai plus loin sur la liqueur de Dakin.

MM. GASCARD et LAROCHE associent l'hypochlorite de soude et l'iode.

Au début de la guerre, DOYEN et YANAMOUCHI ont préconisé le *chlorure de chaux* du Codex qui donne une solution moins alcaline que la solution officinale d'hypochlorite de soude et ont proposé le titre de 8 à 20 grammes par litre. Le médecin Inspecteur VINCENT rappela à l'usage de ce sel, mais pour certaines plaies (pourriture d'hôpital).

M. TISSOT a vanté l'*hypochlorite de chaux* au titre de 8 à 16 p. 100.

M. MAYER préfère l'*hypochlorite de magnésie*. Il le croit supérieur à l'hypochlorite de soude et de chaux. M. DUBARD a proposé le titre de 2,5 p. 100; mais comme la solution est instable, la préparation doit être extemporanée; M. DURET s'arrête au titre de 2,8 p. 100.

Le professeur Pierre DELBET emploie le *chlorure de magnésium* à 12,5 p. 1000 lui déniant le titre d'antiseptique. M. ROSENBLITH le recommande, rappelant des essais antérieurs.

M. DEGOUY propose le *chlorhydrate d'ammoniaque* à 10 p. 100.

M. BARBARIN rappelant que, dès 1895, Barbarin père utilisait le *chlorate de magnésie* pour le pansement des plaies, incite à son emploi. Il le croit supérieur au *chlorure de magnésium*.

La liste des *hypochlorites* est longue, mais ce sont surtout les solutions avec l'eau de Javel, la liqueur de Labarraque qui sont le plus employées, puis c'est la liqueur de Dakin qui ramène à la méthode de Carrel.

Emploi de la méthode de Carrel Dakin. — Les succès que donne la méthode de Carrel sont très étroitement liés aux précautions prises pour assurer un *contact étroit et constant de l'antiseptique avec toute la surface, tous les recessus, de la plaie.* MM. Carrel et Dehelly ont longuement décrit ces précautions. Ce contact est assuré par un drainage minutieux, d'une abondance qui paraît excessive, avec des drains de caoutchouc rouge, perforés dans leur continuité, obturés à leur extrémité profonde par un nœud de soie.

Si la plaie est en surface, un tube est placé à plat, à la partie supérieure ; si elle est en cul-de-sac, à orifice supérieur, un tube plonge dans sa cavité constamment remplie ; si elle est en séton, l'orifice déclive est obstrué par des pièces de pansement (fig. 116). Tout recessus important entraîne la mise en place d'un drain. Tous les drains, très multipliés de façon à irriguer toute la surface de la plaie sortent du

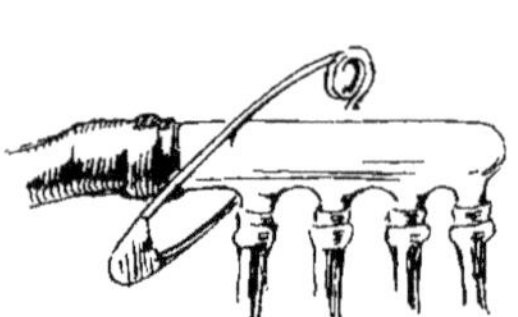

Fig. 115. — Tube de verre répartiteur du liquide de Dakin dans l'extrémité de quatre tubes de drainage. Une épingle de nourrice le fixe dans le pansement.

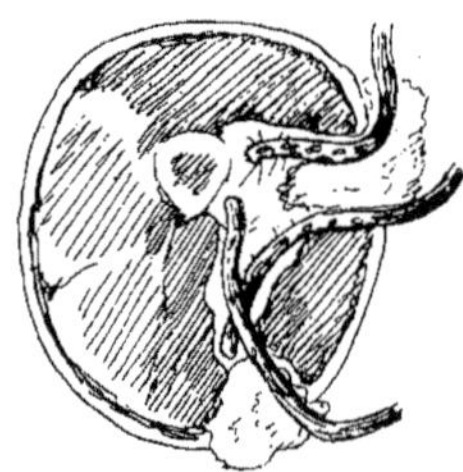

Fig. 116. — Disposition des tubes à drainage pour l'irrigation d'une plaie. Des compresses de gaze qui obturent les orifices de cette plaie, sans exercer de pression, forcent le liquide à en imbiber régulièrement la surface et les recessus.

pansement par l'une de leurs extrémités. C'est dans celles-ci que s'engagera la la canule du bock, du laveur, l'extrémité de la seringue qui, toutes les deux heures injectera sans pression, de 5 à 10 centimètres cubes, parfois 20 centimètres cubes de solution d'hypochlorite. Des tampons ou des compresses de gaze, une couche de coton cardé non hydrophile, très lâchement appliquée pour ne pas nuire à la perméabilité des tubes, complètera le pansement et la quantité de liquide n'est pas telle qu'il soit communément traversé (fig. 118).

L'hypochlorite préparé par Dakin avait donné des mécomptes. Il était souvent irritant et les corps isolants appliqués à la périphérie de la plaie ne prévenaient pas toujours cette irritation. Daufresne, par un mode de préparation différent de la solution, a fait disparaître cet inconvénient.

L'hypochlorite ne doit pas être chauffé, il ne doit pas être employé concomitamment avec d'autres antiseptiques, l'alcool, l'éther, etc. Il est hémolytique ; il ne doit donc pas être injecté sous pression. Il exige une hémostase complète de la plaie.

L'instillation par les tubes se fait toutes les deux heures, de jour comme de nuit et les pansements sont renouvelés en général tous les deux jours. L'instillation donne de 5, 10 à 20 centimètres cubes de liquide (fig. 118, 117, 115).

Au bout de trois, quatre à six jours, la plaie est stérilisée. Point n'est besoin de continuer indéfiniment l'irrigation, comme on le faisait au début. Dès que la plaie est assainie, que plusieurs examens bactériologiques *sur frottis*[1] ont montré que les microbes ont disparu, on procède au rapprochement ou à la suture.

---

1. La méthode des frottis a été jugée suffisante (Gaultier, Carrel, Depage).

Ce n'est pas là la seule modification que M. CARREL ait apporté à sa méthode. Au début il se contentait de l'irrigation, il ne faisait pas de débridement; il eut de nombreux insuccès. Plus tard, il commença le traitement par le débridement, après il le compléta par une excision. L'irrigation devint alors dans beaucoup de cas, un traitement presque complémentaire. Il ira même jusqu'à alterner l'usage de l'hypochlorite avec une pâte de chloramine à 1,5 p. 100.

Quoi qu'il en soit, sous l'influence de la solution d'hypochlorite, la plaie se déterge rapidement, perd sa flore microbienne, quelle qu'en soit la nature et l'abondance, les tissus mortifiés se dissolvent, le pus est rem-

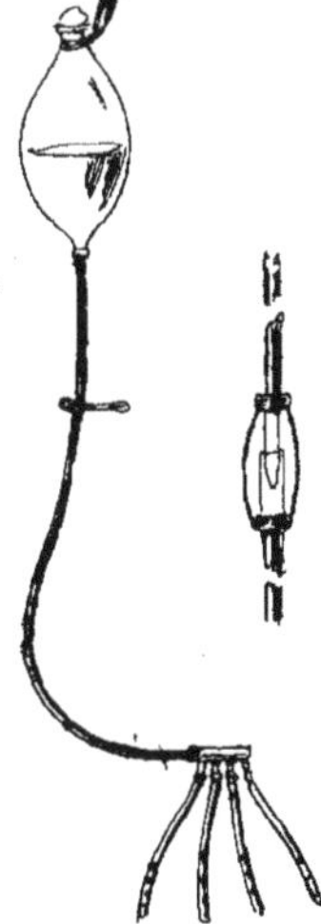

Fig. 117. — Appareils à irrigation discontinue de Carrel terminé par quatre tubes. Disposition du compte-goutte pour irrigation continue.

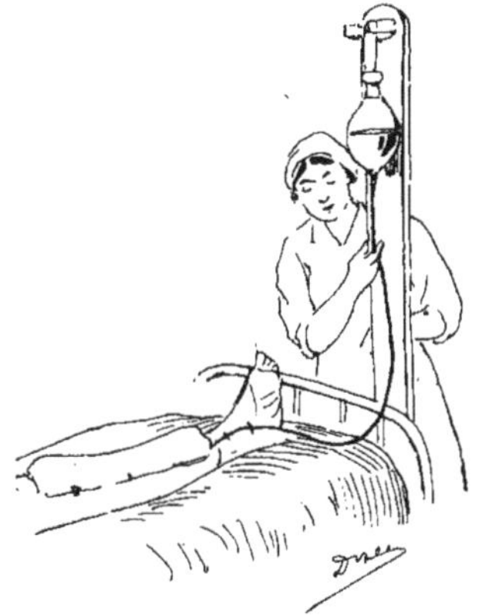

Fig. 118. — Appareil de Carrel pour l'irrigation des plaies. Le réservoir du liquide de Dakin est fixé contre une planche disposée au pied du lit du blessé. Le membre à irriguer repose sur un lit recouvert d'une toile cirée. Une infirmière en enlevant une pince fixée sur le tube de caoutchouc qui du réservoir se termine à l'ajutage répartiteur sous le pansement, assure le lavage intermittent de la plaie.

placé par un liquide visqueux sans odeur; la plaie d'abord grisâtre prend rapidement une coloration rouge, la sécrétion se tarit et la cicatrisation s'opère avec des tissus souples.

MM. FIESSINGER, NIMIER, LEMAIRE ont apporté des modifications à l'appareil d'irrigation [1].

Baumes et *Essences antiseptiques.* — Ces produits qu'on retrouve dans

1. FIESSINGER, NIMIER. *Journal des praticiens*, 8 janvier, juin 1916. LEMAIRE. *Arch. Méd. et Pharm. mil.*, janvier 1916.

les anciennes formules données pour les topiques des plaies, sur lesquelles L. Championnière a rappelé l'attention, ont repris un regain d'actualité au cours de cette guerre. Ce sont des antiseptiques puissants, *permanents*.

La *solution térébenthinée* a donné de très bons résultats à MM. Miramond de la Roquette, Dionis du Séjour, Lamatte, Carles, Foisy. Une solution de 15 grammes de térébenthine dans 1.000 grammes de sérum artificiel s'est montré très désodorisante, désinfectante pour les plaies putrides, excitante pour les plaies atones.

M. Decouy a conseillé un mélange de *thymol*, de *teinture d'eucalyptus*, de *benzoate*, de *borate* et de *bicarbonate* de soude (*Paris Médical*, 4 mars 1916).

A cette catégorie de topiques appartient le liquide de Mencière dont l'emploi s'est assez répandu, en 1915 surtout, pour qu'on ait pu lui appliquer le nom de méthode.

Méthode de l'Embaumement de Mencière. — Cette méthode ne consiste point, comme son appellation semblerait l'indiquer, dans la momification des tissus nécrosés ou à vitalité compromise, elle consiste dans l'emploi de substances antiseptiques à action plus ou moins permanente et son nom vient du *baume du Pérou* qui entre dans sa composition.

Le liquide de Mencière est un puissant antiseptique, non destructeur de la cellule qui amène rapidement le bourgeonnement de la plaie.

La dernière formule de ce chirurgien est la suivante : gaïacol, eucalyptol, baume du Pérou, àà 10 grammes ; alcool, 100 grammes ; éther, 1000 grammes. Elle est différente de la première (*Paris Médical*, 13 février 1915) : iodoforme, gaïacol, eucalyptol, àà 10 grammes ; baume du Pérou, 30 grammes ; éther, 1000 grammes. Le baume du Pérou peut être remplacé par celui de Tolu, l'éther par l'alcool.

L'emploi de ce topique varie suivant les divers stades de la blessure. Pour les lavages primitifs, on émulsionne les principes actifs dans l'eau, en quantité égale (*pansement humide*) ; le *pansement sec* (imbibition des compresses par la solution éthérée pure) est très excitant ; le *pansement gras* (1 p. 100 des principes actifs dans la vaseline ou tout corps gras) sert pour la période d'épidermisation.

La désinfection est obtenue très rapidement. Entre le dixième et le quinzième jour, la plaie sanieuse est d'un rouge carminé, ripoliné.

M. Mencière voudrait qu'au poste de secours on pratiquât une injection de 5 à 10 centimètres cubes de sa solution dans la plaie. C'est ce qu'il appelle l'*embaumement d'attente*. Ce serait aussi le pansement de presse. A l'ambulance ou dans les autres formations, l'embaumement est *méthodique*. Il varie suivant l'état de la plaie.

Après incision et débridement des plaies de *gravité spéciale* et ablation des corps étrangers, on met ses cavités en rapport avec la *solution* pendant *cinq à six minutes* ; le pansement est renouvelé toutes les *douze heures* pendant deux à cinq jours au plus, puis tous les *vingt-quatre heures*.

Dans les cas infectés de gravité *moyenne*, souvent sans débridements, il n'y a pas de corps étrangers, le pansement est renouvelé toutes les *vingt-quatre heures*.

Dans les cas traités *avant la* 8e *heure*, pansement *quotidien*. Le traitement est abortif.

Pas de tubes, pas de goutte à goutte.

La désinfection a été obtenue même sur des plaies datant de quelques jours. Quand elle est complète on pratique, au besoin, la suture.

Formol. — Le Formol (solution d'aldéhyde formique du commerce à 40 p. 100), en solution aqueuse de 5 à 10 p. 100, a compté ses partisans.

M. Morestin, dès 1914, a conseillé, pour le pansement des plaies très infectées, voire gangreneuses, les attouchements avec une solution d'alcool et de glycérine (ââ une partie et formol une partie). La désinfection est immédiate.

M. Bouchon, au commencement de la guerre, a préconisé le formol. Pour les plaies particulièrement infectées ou gangréneuses il emploie la solution suivante : formol à 40 p. 100, 20 grammes ; chlorure de sodium, 50 grammes ; borate de soude, 50 grammes ; eau bouillie 1 litre (*solution faible*) ; avec durée d'application d'une minute et pour les plaies cavitaires il utilise de préférence la solution *forte* (formol à 40 p. 100, 3 centimètres cubes ; alcool, éther ââ 50 centimètres cubes). L'application ne doit pas dépasser dix secondes. Elle donne aux plaies un aspect noirâtre. Il poursuit le décapage de la plaie chaque jour pendant plusieurs semaines.

Pour le poste de secours il recommande une solution formolée à 10 centimètres cubes de formol pour 1 litre d'eau. Une mèche imprégnée de cette solution est enfoncée dans la plaie.

M. Devraignes à eu recours, pour la désinfection des plaies des crapouillots, à une solution formolée phéniquée (2 centimètres cubes de formol, 10 grammes d'acide phénique, 1.000 grammes d'eau).

Solutions de nitrate d'argent. — M. Danysz a montré que les antiseptiques faibles ont souvent une action plus puissante que les antiseptiques forts qui coagulent les albumines. Il a recommandé les solutions de nitrate au 1/200 000 et au 1/500 000°. M. Cazin qui les a expérimentées, les a préconisées.

Préparations camphrées. — L'alcool camphré, l'huile camphrée, topiques d'ancienne pharmacopie ont revu le jour. Dans la formation de l'École du Service de santé à Lyon, sur une quantité considérable de blessés infectés, en octobre 1914, M. Aubertin employait pour ses pansements *l'huile camphrée*. Je n'ai vu dans aucun service des formations de l'arrière de plaies plus rapidement désinfectées et plus vite bourgeonnantes et cicatrisées que celles qui m'ont été montrées dans les salles de notre confrère.

Pommades et poudres antiseptiques. — La pommade de Reclus qui faisait partie des moyens mis en œuvre dans la *méthode de l'embaumement* qui porte son nom, fut employée, surtout au début, dans quelques formations de l'arrière, sur des blessés très infectés. Après lavage antiseptique et ébarbage de la plaie, la plaie était recouverte d'une pommade contenant du sublimé et du salol, de l'antipyrine, de l'acide phénique, de l'iodoforme. Certains se sont loué de ce pansement permanent. D'autres, en petit nombre, se sont adressés à la poudre de Lucas Championnière. M. Quénu est revenu à la poudre de quinquina.

Les *poudres* qui à un moment donné ont eu tant de vogue pour le pansement des plaies de guerre ont été fort peu utilisées. MM. Bérard et Lumière se louent du saupoudrage avec un mélange de *chlorure de chaux* et d'*acide borique*, dans la proportion de 1 à 3. De l'acide hypochloreux se dégage lentement pendant plusieurs heures.

Pansements rares avec poudre absorbante et antiseptique (Delorme). — Témoin dans les premiers mois de cette guerre, d'accidents assez fréquents d'infection chronique observés sur de grands blessés présentant des plaies vastes et profondes des parties molles ou à la fois des parties molles et des os, et me souvenant de l'emploi des poudres composées de charbon, de quinquina, de tanin et de camphre que j'avais vu souvent employer pendant la guerre de 1870 et que j'avais utilisé moi-même alors, sans savoir y recourir à titre d'éléments d'un pansement rare, j'ai conseillé et usé même fréquemment d'une poudre d'embaumement qui rappelle les poudres anciennes.

Elle se composait de poudre de charbon ou de braise pulvérisée 3.000 grammes, poudre de quinquina 500 grammes, de tanin 100 grammes, de camphre 250 grammes, de sucre 500 grammes, de sulfate de fer 100 grammes, d'iodoforme 20 grammes.

Le charbon jouait le rôle d'absorbant, la poudre de quinquina et de tanin, de sulfate de fer celui de coagulant des albuminoïdes du pus et de désodorisant; le sucre d'absorbant des liquides et d'excitant de la plaie; le camphre d'antiseptique comme l'iodoforme.

Après avoir pratiqué de grands lavages à l'eau oxygénée, le débridement de tous les cloaques, l'attouchement des surfaces avec la solution phéniquée forte ou la solution de chlorure de zinc au dixième et placé des drains de dimensions communes, en nombre suffisant et non excessif, je recouvrais la plaie et les parties avoisinantes d'un tapis de couches de gaze aseptique et j'étendais sur lui une couche épaisse de près d'un centimètre de poudre. Par-dessus, j'étalais une couche mince de coton hydrophile; sur celle-ci une nouvelle couche de poudre, puis une couche de coton hydrophile et une couche de coton cardé non absorbant.

J'avais soin de prolonger le pansement loin de la plaie et dans les points où j'avais lieu de supposer que du pus s'accumulerait, j'augmentais la quantité de poudre et l'épaisseur de l'ouate.

Ce pansement était laissé en place, quatre, huit jours et plus. L'état de la température, l'état général du blessé, la souillure des pièces du pansement incitaient à le lever; une température abaissée, dès le 2º ou 3º jour, un état général rapidement amélioré, un pansement non traversé engageaient à le maintenir encore en place.

A la levée et après nettoyage, la plaie avait bel aspect, mais le phénomène le plus constant et le plus remarquable était la chute de la température et l'amélioration rapide de l'état général. Sur combien de blessés n'ai-je pas constaté le fait !

La coloration noire du pansement n'est qu'un mince inconvénient, compensé par les avantages que je viens d'indiquer et par le gain de temps acquis, ce qui n'était point à dédaigner dans des formations encombrées et mal pourvues parfois en personnel.

Ce pansement peut être considéré comme une précieuse ressource à la période intermédiaire. Je ne l'ai pas employé primitivement.

Le médecin-major Champeaux, dans le courant de 1916, a préconisé un pansement au charbon. Il interpose une couche de charbon entre deux couches d'ouate hydrophile (*Journal des Praticiens*).

Les poudres ont surtout été employées sur les plaies superficielles compliqués d'escoriations résultant de l'abus de pansements humides. *L'ectogan*, (peroxyde de zinc), le *carbonate de bismuth*, le *sous-galatte de bismuth* (dermatol) le *thymol iodé* (aristol) la *poudre de sucre et de sous-nitrate de bismuth* à parties égales, ont montré leurs propriétés desséchantes et kératinisantes.

Technique de l'excision des plaies contuses. — « D'une façon générale dit M. Gaudier, l'intervention passe par trois temps : 1° ablation des corps étrangers et excision aussi complète que possible de tous les tissus attrits, hémostase soignée ; 2° application pendant quelques instants d'une antiseptique qui continue l'action de la désinfection mécanique (violet de méthyle en solution aqueuse ou alcoolique au 1/1000°) ; 3° fermeture de la plaie au crin de Florence ou aux agrafes de Michel avec ou sans drainage. Le second temps est accessoire ; si la désinfection mécanique paraît suffisante, l'application de l'antiseptique est inutile. » La description ci-contre est la reproduction de celle de M. Gaudier.

Sur les plaies en surface, l'excision est facile et peut souvent être très complète. A quelques millimètres des bords de la plaie on incise la peau et le tissu cellulaire jusqu'à l'apopévrose ; on les excise ensuite et on poursuit avec des ciseaux l'ablation de toutes les parties suspectes de la surface jusqu'à ce qu'on soit arrivé à celles qui ont l'aspect de la chair normale.

S'agit-il d'un *séton superficiel* n'intéressant pas de muscle important ou ne les intéressant que très superficiellement ? On sectionne le pont et après résection des orifices, on dissèque tout le trajet en se tenant en tissu sain. Hémostase complète, suture et fermeture immédiate avec drainage, si la résection et l'hémostase ont été complètes ; drainage par un faisceau de crin sortant par les deux extrémités de la suture si la résection n'a pu être complète[1].

« Le trajet passe-t-il dans des muscles importants que l'on ne peut sectionner en totalité, ou sous de gros paquets vasculo-nerveux qu'il faut respecter, ou encore le trajet est-il trop long pour qu'on puisse l'inciser en totalité ? Dans ce cas, il faut, par de larges débridements des orifices d'entrée et de sortie, enlever tout ce que l'on peut du trajet, attirer avec des pinces les tissus attrits dans la profondeur et les réséquer, poursuivre dans les interstices cellulaires les infiltrations ecchymotiques et les exciser avec soin. On ne doit s'arrêter que lorsque les parois de la plaie sont nettes et bien vivantes : tissu cellulaire rosé, muscle rouge se contractant énergiquement sous la pince, etc. Il va sans dire que si l'on rencontre chemin faisant des sections tendineuses ou nerveuses, on procèdera à leur restauration après toilette chirurgicale et avivement des extrémités sectionnées. » Comme l'ablation des tissus mortifiés n'a pu être complète, on touche toute la plaie avec une solution antiseptique non lymphorréique et on laisse pendant vingt-quatre heures une mèche de gaze drainante et un tampon sortant au point déclive. Immobilisation. Pansement compressif.

---

1. Ce mode de drainage désigné sous le nom de drainage filiforme de Chaput est dû à M. Mory, professeur agrégé du Val-de-Grâce. Il l'a employé dans mon service, il y a plus de vingt-cinq ans. Je l'ai affirmé à M. Chaput lui-même, en 1916.

Si la plaie est borgne, *en cul-de-sac*, on excise son trajet et son fond comme on extirpe une tumeur après avoir, au préalable ou non, enlevé le projectile en s'aidant d'un débridement.

Certains font suivre l'excision d'une suture immédiate, ou d'un rapprochement médiat, d'autres attendent quelques jours traitant la plaie par la méthode de Carrel. MM. Gaudier [1], Lemaître, en cas de doute, sur l'asepsie chirurgicale totale obtenue, touchent la plaie avec un antiseptique. M. Lemaître se sert dans ce but de la teinture d'iode, M. Gaudier du bleu de méthylène.

Un traitement analogue est employé pour les plaies compliquées de fractures ou de lésions articulaires.

Agents cytophylactiques. — Dans le courant de 1915 est reprise la campagne ancienne contre les antiseptiques. M. Pierre Delbet s'y signale, aucun antiseptique ne trouva grâce devant lui. S'appuyant sur de nouvelles expériences *in vitro*, il tire la conclusion qu'aucun antiseptique ne stérilise le pus.

L'hypochlorite de soude, l'un des meilleurs, sinon le meilleur quand il est utilisé d'une façon continue, est, par lui, dit le plus mauvais; les microbes se développent dans sa solution (M. Carrel dira que ce résultat ne se constate que dans la solution épuisée) ; l'iode n'a aucune action antimicrobienne, il est donc inutile; les lavages et les pansements à l'éther ne modifient pas la flore des plaies quant à leur nature; l'eau oxygénée n'empêche pas le développement des anaérobies; la solution de sublimé augmente la vitalité des microbes.

MM. Pozzi, Carrel, Bérard et Lumière opposent expériences à expériences, discutent les arguments, s'appuient sur une démonstration clinique péremptoire. Le traitement aseptique reprend auprès d'un certain nombre de chirurgiens un regain de faveur. Les uns redeviennent exclusifs dans son emploi; d'autres sont éclectiques, les derniers conservent leurs préférences aux antiseptiques pour la période primitive d'infection et pour celle de détersion mais dès que la plaie s'est débarrassée de ses éléments suspects ou nécrosés, ils s'adressent aux topiques dits cytophylactiques, protecteurs de la cellule. Du débat, c'est la donnée qui est restée. Il en est une autre, non moins intéressante qui s'imposa pour un grand nombre; c'est que les solutions ne doivent pas dépasser dans leur concentration le taux de la teneur en sel du sérum normal du pus, 0,40; elles doivent être isotoniques (Cunéo et Meunier). Mais qui, en médecine, suit une loi?

C'est le moment de vogue du *sérum physiologique*, de *l'eau salée*, de l'emploie de *l'eau de mer*, du *sérum de cheval*, du *sérum* de Leclainche et Vallée. Certains veulent un sérum isotonique, d'autres le préfèrent hypertonique.

Le *sérum physiologique* (8 p. 1000) a été très employé. Il l'est toujours.

---

1. H. Gaudier et R. Montaz. *De la suture primitive immédiate des plaies de guerre.* Lyon chirurgical, t. XIII, n° 5. Laurent. o. c. Thèse de Paris, 1916.

On a dit qu'il agissait non pas seulement comme cytophylactique mais comme antiseptique par son chlore. MM. GLEY, LOEVY, GAUTRELET ont proposé le *sérum physiologique vrai* de RINGER LOCKE qui renferme 8 grammes de chlorure de sodium, 0ᵍʳ,20 des chlorures de calcium, de potassium, la même quantité de carbonate de soude, 1 gramme de glycérine pour 1.000 grammes d'eau. WRIGHT avait conseillé un sérum hypertonique à 7 p. 1000 de chlorure de sodium mêlé à du nitrate de soude et un sérum hypotonique.

Eau salée. — M. ABADIE, d'Oran, rappelant la pratique de Houzé de l'Aulnoit, en 1870, comme l'a rappelé M. LE DENTU, augmente la proportion de sel, de chlorure de sodium par litre ; il en fait un sérum hypertonique (140 à 280 grammes de sel par litre). Les résultats sont merveilleux dit M. E. MONOD. M. WALLICH se contente d'une cuillerée de sel par litre. Ces solutions sont très excitantes ; leur valeur antiseptique est connue depuis la plus haute antiquité. Ce ne sont donc pas des agents cytophylactiques purs. Quoi qu'il en soit, avec elles les plaies se détergent vite et se recouvrent d'une couche luxuriante de bourgeons charnus. M. WALLICH s'en montre un partisan enthousiaste.

M. PAGE, de Morlaix, emploie le sel marin bien plus largement encore.

Dans l'*eau de mer* on voit surtout un agent cytophylactique, ce qui est discutable. Son efficacité l'est moins. Avec elle M. MAURICE DE FLEURY obtint des résultats remarquables. Il la recueille à 4 mètres de profondeur, la porte à l'ébullition, l'emploie diluée à 33 p. 100 dans l'eau bouillie, soit en lavages soit en pansements humides, voire en bains locaux. La détersion a été des plus rapides. Dans le cas de plaies atones, des injections de 5 à 20 centimètres cubes d'eau de mer isotonique ou légèrement hypertonique ont accéléré la guérison d'une manière frappante.

M. RENÉ GUYOT remarque que l'eau de mer portée à l'ébullition ou stérilisée par la vapeur, comme on l'a fait, est modifiée à tel degré qu'elle prend une apparence laiteuse ; il la veut *vivante*, isotonique, *ozonisée* par un traitement aux Rayons X. L'épreuve faite à Arcachon par M. BRUNETIÈRE paraît encourageante.

Solution de M. PIERRE DELBET. — C'est une solution de *chlorure de magnésium* à 12,07 p. 1000. Elle sert à la fois pour les lavages et pour l'imbibition des pièces de pansement. Elle exalte la phagocytose ; pratiquement elle est détersive et amène rapidement la cicatrisation des plaies. Maints chirurgiens l'ont adoptée et s'en sont loué.

MM. Pierre CRUET et ROUSSEAU (*Presse Médicale*, 13 mars 1916), ont proposé une solution de *chlorure de sodium et de magnésium*. Ce sérum physiologique chloré serait d'après eux, cytophylactique, non irritant, stable · et cicatrisant. Ils le recommandent dans le traitement des plaies infectées. C'est un germicide en même temps qu'un topique cytophylactique.

Sérums animaux. — Le sérum de cheval frais que M. Raymond Petit avait employé avant la guerre est repris par lui. Il est conseillé par MM. Carnot, Deflandre, Deroche, Lignières qui s'en louent. M. Lignières ayant constaté que tous les sérums antimicrobiens (diphtéritique, streptococcique, etc.) ont une action très excitante sur les plaies, en arrive à déduire qu'il faut donner la préférence non à tout sérum de cheval indistinctement, mais au sérum d'une *seconde* saignée.

Le sérum de Leclainche *et* Vallée, que ces expérimentateurs avaient recommandé depuis 1912, et qui est préparé avec les anticorps des multiples races infectantes des plaies, devait, théoriquement, assurer la digestion de tous les agents microbiens de ces plaies, tout en apportant aux cellules des sensibilisatrices et en conservant leur vitalité réparatrice.

Il a été employé localement sans antiseptique et, en cas d'infection générale, en injections sous-cutanées et intraveineuses.

Héliothérapie. — Parmi les moyens physiques capables de produire la stérilisation des plaies, en activant la phagocytose et les multiplications cellulaires, la lumière solaire, l'héliothérapie, bien connue, ne pouvait manquer de compter ses partisans convaincus. Les travaux de Poncet, de Lyon, et de Leriche, étaient trop récents pour être oubliées. Un Congrès, à Nice, venait de rappeler l'attention sur cette méthode. Les évacuations massives des premiers blessés vers les formations de la Côte d'Azur permirent d'en faire une application générale.

Alors que certains n'hésitent pas à employer la cure solaire pour des plaies récentes, M. Grangée, après épreuve, juge l'héliothérapie immédiate peu recommandable. Elle exposerait, d'après lui, à des complications inflammatoires, à des réactions fébriles tout au moins. Il serait préférable de la réserver pour les plaies détergées ou anciennes. Quelle que soit la gravité de la blessure, elle ne présente alors aucun inconvénient.

La désodorisation est rapide ; elle s'obtient en 2 ou 3 séances (Jaubert). La suppuration, d'abord augmentée, diminue après la première semaine et la surface de la plaie se recouvre bientôt de croûtes dures, épaisses, écailleuses. La réparation de vastes pertes de substance serait plus rapidement obtenue par la cure solaire que par les greffes. Les pansements, au début, sont à renouveler fréquemment dans l'intervalle des expositions au soleil.

L'héliothérapie en *foyer* a été réservée surtout pour la période d'hiver ; l'héliothérapie *large* est le mode habituel d'action. Les uns veulent qu'on opère toujours à l'air et au soleil libre, les vitres interceptant, dit-on, les rayons ultra-violets les plus actifs. M. Miramond de la Roquette ne partage pas cet avis et il remarque que le traitement dans une chambre vitrée permet de faire profiter les blessés des bénéfices de la cure pendant une plus longue durée de l'année [1].

L'héliothérapie directe, sans interposition de pièces de pansement paraît mériter les préférences ; l'exposition a lieu, en général, de neuf à quinze heures ; le premier jour elle ne dépassera pas une demi-heure de pose ; l'augmentation journalière de dix à quinze minutes, amène à des séances de deux heures au

---

1. La station doit être élevée, à l'abri de habitations, des poussières. Les installations dans les jardins, les cours, les rez-de-chaussées sont défectueuses. Les stations élevées ou maritimes sont préférables.

maximum. M. Grangée, à Evian, les a poussées jusqu'à la limite de quatre heures.

La pigmentation lente et progressive est le meilleur critérium d'une action favorable. Celle-ci a été mise hors de doute, en particulier par l'arrêt de la cicatrisation lorsque, pour des raisons diverses, on a été obligé d'interrompre la cure[1].

La lumière électrique (Chaput), les rayons ultra-violets (Henri et Cernobodeance) ont été proposés.

Aperçus d'ensemble sur la valeur des méthodes. — Après l'exposé d'un arsenal thérapeutique aussi compliqué, et également vanté, il serait impossible de déceler les pratiques, les topiques auxquels on s'est adressé de préférence et de chercher un guide pour l'avenir. J'ai cru bon, dans l'aperçu qui va suivre, de préciser les choix qui ont acquis le plus d'extension. Je terminerai par une appréciation générale des méthodes.

De 1914 au milieu de 1916, les plaies des parties molles étaient *primitivement* et *communément* traitées de la façon suivante, à l'**avant** :

1° *Les plaies par balles, en séton, à orifices étroits, punctiformes,* comportaient une application de teinture d'iode et le pansement individuel au *poste de secours;* dans les *formations sanitaires de l'avant,* la désinfection de la peau périphérique (alcoolé de savon, essence de pétrole, benzine, alcool, éther, etc.) suivie d'une application de teinture d'iode. Là on s'accorde à reconnaître qu'il faut se garder de toute intervention, de toute recherche.

2° *Les plaies par balles, en cul-de-sac, à orifice étroit,* étaient soumises au même traitement. L'extraction du projectile était tantôt faite sur-le-champ, plus souvent ultérieurement.

3° *Les plaies par balles, à orifices moyens ou larges,* c'est-à-dire supérieurs aux punctiformes (Ferraton) (balles retournées, déviées) étaient désinfectées aussi rapidement que possible par une instillation d'eau de Javel, de liqueur de Labarraque, de solution de Mencière, de liquide de Dakin, par un lavage d'eau oxygénée, permanganatée, d'eau salée; elles étaient simultanément *débridées* au besoin, et drainées. Certains égouvillonnaient le trajet (Chaput, Cunéo), le curettaient où l'excisaient. On leur appliqua, en somme, le traitement des plaies d'obus, comme elles, très infectées. Pansements ultérieurs humides et renouvelés fréquemment.

4° *Les plaies par balles, à type explosif,* primitivement infectées, furent soumises dès l'arrivée du blessé dans une formation à une désinfection chirurgicale complète par des lavages antiseptiques, des bains d'alcool, d'éther, etc., à des abrasions des parties molles broyées, dénuées de vitalité, à un débridement et au drainage des recessus. Certains préféreront l'excision.

---

1. On a fait observer que la cure solaire immobilisait les blessés pendant les heures du jour les plus favorables à leur promenade. Pour ceux atteints de lésions des membres inférieurs dont les plaies sont, avec la déambulation, si lentes à guérir, cette immobilisation ne peut qu'être utile et après comme avant les deux heures réclamées par le traitement, la journée reste longue.

5° *Plaies par éclats d'obus, en cul-de-sac, et par balles de shrapnels*. — A ces blessures, on opposa rapidement le *débridement primitif*, la *recherche primitive* du projectile que j'avais recommandée[1] l'irrigation de la cavité avec des antiseptiques : l'eau oxygénée, vecteur des corps étrangers vestimentaires, les solutions de permanganate de potasse, phéniquée, formolée, la liqueur de Labarraque, les liquides de Mencière, de Dakin, etc., le curettage de la cavité réceptrice de projectile, suivis de drainage. Pansements fréquents antiseptiques, le plus souvent humides. Dans la suite, certains firent l'excision du trajet et de la poche, la réunion primitive incomplète ou complète, s'adressèrent aux méthodes de Mencière, de Carrel. Tels furent les traitements adoptés dans les ambulances de l'avant.

6° *Plaies en séton par éclats d'obus*. — On les traitait, avec ou sans débridements préalables, par des lavages antiseptiques, que certains faisaient suivre de curettages avec la curette mousse, de nettoyage, d'excision des parties contuses, puis de drainage, voire, dans des formations fixes, d'excisions méthodiques, complétées par des sutures.

En général le pansement sommaire et antiseptique du poste de secours ou de l'ambulance de tri était suivi de débridements, d'un nettoyage instrumental rapide et de pansements humides.

Les sétons furent, par beaucoup, incisés quand ils étaient superficiels ; ils furent même incisés transversalement trop souvent, quand ils étaient profonds et intramusculaires et que leur section compromettait sérieusement des masses musculaires importantes et leurs nerfs. J'ai constaté maintes fois cet abus.

7° *Les grands délabrements*, après relèvement de l'état général, étaient traités par des irrigations de liquides isotoniques ou antiseptiques chauds, par un ébarbage des parties à vitalité compromise et, généralement, ils étaient soumis à des pansements répétés avec les mêmes topiques. L'excision fut entre les mains de certains méthodique, complète et terminée par une réunion primitive ou retardée. D'autres eurent recours à la méthode de Dakin.

8° *Les plaies multiples par éclats d'obus, les mines, les grenades*, furent soumises au traitement des plaies précédentes quand elles en présentaient les caractères d'extension, de profondeur. Les plaies multiples, petites, des blessés *truffés* étaient débarrassées de leurs croutelles, attouchées à l'iode, si elles étaient superficielles, étaient curées à la curette ou à la compresse humide, nettoyées des débris vestimentaires ou des projectiles qu'elles recélaient, pansées à l'iode, à la solution formolée phéniquée, à la liqueur de Labarraque (DEVRAIGNES) ou avec tout autre topique et les blessés qui présentaient tant de recessus infectants étaient soumis au plus tôt à une injection de sérum antitétanique. L'état de choc de ces blessés ne permettait pas

1. *Précis de Chirurgie de guerre.* o. c.

toujours de les traiter aussi vite qu'il eût été désirable ; la multiplicité des lésions prolongeait souvent l'acte opératoire pendant plus d'une heure et pour le raccourcir certains prirent le parti, de s'adjoindre un deuxième chirurgien qui traitait les blessures d'un membre tandis que le chirurgien traitant s'arrêtait au membre opposé ou à des parties du corps éloignées.

Intervention hâtive, débridement, autant que possible, primitif si la plaie est étroite et anfractueuse, produite par un projectile d'artillerie, et cela en vue de pratiquer l'*extraction du projectile*, celle des autres corps infectants et en particulier des *gros corps étrangers* vestimentaires, et de transformer les cavités closes ; *nettoyage* attentif et aussi complet que possible des *surfaces attrites, antisepsie, drainage* et *surveillance des blessés* pendant plusieurs jours, pendant la période d'évolution des complications les plus graves, telles furent jusqu'ici les bases du traitement des *plaies récentes* à l'avant.

Une donnée capitale fut bientôt mise en évidence par une expérience massive : la marche facile, régulière, exempte d'accidents d'une plaie récente, traitée *avant la douzième heure* par le débridement et un antiseptique *quel qu'il soit*. A cette période tous sont presque également utiles et efficaces (Cunéo).

Pour les plaies dont l'*infection* s'était déjà accentuée du fait des lenteurs souvent inévitables d'un transport, du séjour prolongé sur le champ de bataille, le débridement fut hâtif, large, commandé, quant à son siège, par la localisation inflammatoire, combiné parfois avec des incisions complémentaires. Par l'incision du débridement ou de l'une des incisions, et après désinfection, le projectile était recherché et extrait s'il était de recherche et d'extraction facile, car il était de règle dans ces cas, et l'expérience l'avait vite appris, de faire largement l'indispensable, mais de se garder de tout acte qui ne présentât pas un caractère de nécessité absolue et d'urgence. C'était sage. Un large drainage, des irrigations fréquentes, des pansements humides renouvelés complétaient le traitement.

A l'arrière, c'est dans cet état d'infection, qu'à la suite des évacuations massives du début, se présentèrent le plus souvent les plaies, aussi imposèrent-elles fréquemment ce traitement. L'orage conjuré, les pansements variaient au gré et suivant les habitudes des chirurgiens qui n'avaient que l'embarras du choix dans un arsenal d'antiseptiques à action éprouvée. Trop souvent abandonnés à un personnel féminin avide de prouver sa bonne volonté, sans compétence suffisante, les pansements ne présentèrent pas toujours la variété et les changements que l'état de la plaie, que certaines susceptibilités ou intolérances individuelles devaient imposer. Là, les pansements humides étaient trop souvent continués amenant la macération des tissus, là c'était la teinture d'iode sans cesse reprise qui entraînait des complications eczémateuses. La déplorable pratique des mèches, condamnées depuis Paré se généralisait en dépit de tous les conseils, voire des récriminations et des ordres, emprisonnant le pus, nuisant à la cicatrisation, prolongeant les séjours des blessés dans les formations, provoquant les cicatrices rétractiles. Des tubes à drainage volumineux, de longueur excessive, d'extraction parfois difficile (CHEVRIER) jouaient le même rôle et ces errements trop renouvelés ne cessèrent dans maintes formations que lorsque la surveillance des chirurgiens de secteurs put s'établir. Leurs rapports en font foi. J'ai vu ce tableau, je l'ai vécu, j'ai pendant de longs mois cherché à le transformer ; on se rendra compte des difficultés éprouvées, des obstacles rencontrés, si l'on veut bien se rappeler que rien n'est difficile à convaincre et à transformer comme des gens à connaissances très élémentaires, appartenant à une catégorie sociale ayant une confiance exagérée dans son intelligence et de sexe féminin [1].

L'abus des antiseptiques n'était pas le seul contre lequel il y avait lieu de s'élever. L'emploi du matériel du pansement ouaté maintenu d'ailleurs par tradition alors que la doctrine qui l'a imposé a depuis longtemps sombré, fut aussi excessif. Sur mon initiative et à ma demande les masses de coton cardé des pansements non souillés et inutilisables furent versées aux fabriques de poudre ; dès les premiers mois, des Sociétés furent obligées de renouveler de grands stocks épuisés. Il devait en être ainsi si beaucoup recouvraient, comme je l'ai vu, un séton par balle, obturé par une croutelle avec un pansement d'amputé de cuisse. Là comme en beaucoup de choses, l'expérience s'affirma, mais il eut été désirable que les judicieuses remarques de M. JAYLE sur l'abus de pansements excessifs fussent moins tardives et plus renouvelées. Ces formidables pansements hypnotisent le blessé sur la gravité de sa blessure, immobilisent le membre, nuisent à sa vitalité et augmentent inconsidérément les frais d'hospitalisation (JAYLE). La guerre se prolongeant, ses critiques comme les miennes ont encore leur intérêt.

Et maintenant c'est le lieu de rechercher si après tant de directives diverses, de tentatives ingénieuses, de progrès accomplis, d'adaptations heureuses à des situations déterminées, la chirurgie d'armée, à la fin de cette longue période de deux ans, est en possession d'une *méthode générale*, idéale, applicable à toutes les variétés de traumatismes, dans tous les milieux, aussi bien pour les plaies toutes récentes qu'un service particulièrement perfectionné et régulier de transport, amène au chirurgien que pour les plaies déjà infectées, une méthode utilisable en un mot dans toutes les

---

1. On a, dans trop d'endroits, oublié que le pansement d'une plaie de guerre doit être exécuté par le médecin ou le chirurgien traitant ou sous sa surveillance. Dans d'autres, on a su, par contre, se conformer au précepte et à Paris, entre autres, le professeur LEJARS, a sous ce rapport, donné un bien salutaire exemple. Il eût été désirable qu'il fasse partout école, mais cette pratique n'est pas toujours compatible avec une extension démesurée des obligations acceptées ; elle froisse des habitudes prises, s'accorde mal avec la recherche trop exclusive de l'acte opératoire et dans certaines formations auxiliaires elle est parfois d'application difficile en raison d'une condescendance médicale presque obligée vis-à-vis d'un personnel influent qu'on a à ménager. Et cependant ce n'est qu'en suivant d'aussi près le blessé qu'on satisfait aux exigences des indications que pose la marche du traumatisme.

conditions de fonctionnement du présent et de l'avenir. Ici la réponse doit être ferme parce que le progrès reste toujours à poursuivre et qu'il est nécessaire. Je la formule sans hésitation : cette *méthode est encore à trouver.*

La stabilité des fronts, la facilité de plus en plus grande des transports, des pertes journalières peu élevées, la proximité de formations fixes remarquablement pourvues en personnel d'expérience éprouvée, disposant d'un matériel de premier ordre, ces conditions qui contribuent si puissamment, si brillamment au succès de méthodes compliquées ne sauraient faire oublier les exigences de la chirurgie de bataille, avec ses aléas, ses mouvements, ses fonctionnements intensifs, la chirurgie de la guerre de tranchées même lorsque des luttes meurtrières bondent en quelques heures ses formations de masses de blessés et imposent des évacuations précipitées, même peu distantes et successives.

On ne saurait perdre de vue que cette méthode idéale dont des méthodes récentes ont usurpé le qualificatif, doit être, avant tout, d'une application rapide, sans préparation préalable, sans précautions compliquées; facile parce qu'elle doit-être aussi bien conduite par des aides peu exercés, non spécialisés, que par des chirurgiens de carrière, inoffensive, éminemment conservatrice; d'action quelque peu persistante pour s'adapter aux lenteurs qu'apportent, au renouvellement du secours, le flot des blessés et la nécessité des évacuations, ne pas exiger d'installations luxueuses, et être ménagère des ressources du pays. Après les vicissitudes qu'a subies le pansement iodé destiné à des traumatismes précis dans leur forme, légers par nature, d'autres directions étaient à poursuivre. Or, jusqu'ici, parmi les méthodes proposées celle du *débridement* s'approche seule du but, mais elle ne l'atteint pas complètement pour les traumatismes des projectiles d'artillerie qui ont supplanté dans une si large mesure les blessures par les balles. Il y a là un acte chirurgical qui ne peut toujours être accompli en temps et lieu, cet acte réclame une action complémentaire par un antiseptique ou tout autre agent qui donne pleine sécurité, utilisable à toutes heures, en tous lieux, et cet antiseptique est à trouver.

Il semble bien que ce soit M. Mencière, avec ses antiseptiques à action quelque peu persistante, qui se soit le plus approché du but. La poudre chlorurée constituera-t-elle un progrès suffisant. C'est peu probable? Même sans attendre une plus vaste épreuve, tout chirurgien ne pourrait s'en contenter. Elle ne peut atteindre tous les recessus d'une plaie. La porte est donc ouverte aux tentatives.

Incontestables et remarquables sont les succès de la méthode de Carrel avec les degrés de perfectionnements qu'elle a subie. Le nier serait nier l'évidence, mais ce n'est point là une méthode de chirurgie de guerre, c'est une méthode que des circonstances très spéciales qui ont assimilé la pratique de notre art aux tranchées à celle des centres hospitaliers les mieux pourvus ont favorisée. M. CARREL lui-même ne saurait affirmer qu'elle soit réalisable à l'avant (NIMIER). Le luxe du personnel exercé, la continuité et la minutie des soins qu'elle impose, la surveillance si étroite qu'elle nécessite ne sauraient être généralisés; elle est trop lente dans ses procédés; de ce fait elle est inapplicable aux cas où elle pourrait être le plus bienfaisante alors que le flot des blessés remplit les formations et même les déborde; elle est trop exigeante en réclamant, pour ses succès, des blessures très récentes[1]. Nul plus que moi n'admire l'ingéniosité, la persévérance de notre compatriote, ne lui est plus reconnaissant du lustre qu'il procure à notre pays, mais j'estime qu'il serait avantageux pour ce dernier que dans une voie différente il dirige son activité primesautière. Il a parcouru de belles étapes, il n'est pas arrivé à la dernière.

Malgré les succès non moins incontestables, non moins brillants, qu'a donnés la pratique de l'*excision*, méthode, comme la précédente, bien française, force est de reconnaître qu'elle est moins encore que celle de CARREL susceptible d'une généralisation; ses promoteurs ou ses adeptes sont trop chirurgiens de carrière et d'expérience pour ne l'avoir pas de suite reconnu. Elles réclame avant tout des connaissances anatomiques très précises; sans elles, elle est éminemment offensante. Je l'ai constaté moi-même un trop grand nombre de fois[2]. Dans l'impossibilité d'établir sûrement, même pour un œil et une main exercés, les limites des parties molles compromises dans leur vitalité, elle expose à des sacrifices excessifs, à des pertes de substance énormes, irréparables, regrettables, compromettantes pour le fonctionnement ultérieur du membre. Ceux qui, comme moi, ont fréquenté les formations de l'arrière, le savent bien. Pour ses partisans même, elle doit être réservée à des traumatismes superficiels, d'accès facile, à des plaies en cul-de-sac peu profonds, à des sétons proches de la peau, qui dans leurs trajets ne côtoient ni nerfs ni vaisseaux importants, à des plaies en surface peu étendues car les plaies larges sont compliquées de schok et l'opération longue que représente une excision méthodique ne pourrait qu'aggraver ce dernier. La durée de l'intervention ne permet pas de l'employer lors des afflux de blessés. Elle réclame des blessures récentes qu'on traite avant l'apparition de la période de pullulation microbienne, c'est-à-dire avant la sixième heure pour les uns, avant la douzième pour d'autres, ce qui ne s'accorde encore pas avec la lenteur des transports dans les boyaux, en cas de luttes vives et l'afflux des blessés à la suite des luttes intensives, enfin on réclame, pour

---

1. On ne peut qu'être frappé du petit nombre de blessés soignés par M. CARREL et ses imitateurs.

2. Qui n'a vu des deltoïdes, des jumeaux, des muscles internes de la cuisse coupés en travers! Le chirurgien de secteur, CHEVRIER, qui a constaté ces abus n'a pas hésité à en faire la remarque et à montrer combien les préceptes de ceux qui ont pris part à la Conférence interalliée sont regrettables lorsqu'ils sont appliqués par des personnalités mal exercés à la pratique de la chirurgie.

elle, la stabilisation de l'opéré, pendant quelques jours, même dix et quinze jours, ce qui favorise l'encombrement des formations de première ligne. Ces conditions de temps de l'intervention, d'aptitudes chirurgicales, d'immobilisation du blessé condamnent donc cette méthode à n'être qu'une *arme de réserve* et non une méthode idéale, quelque séduisantes que soient les réunions primitives qu'elle donne. Encore celles-ci doivent-elles être contrôlées à l'arrière, car combien n'a-t-on pas vu de plaies suturées qui devaient être, en partie ou totalement, débridées quand l'évacuation avait été hâtive.

Et en dehors de ces méthodes, quelles autres parmi celles qu'il resterait à énumérer pourraient leur être comparées? Les agents de la méthode dite cytophylactique ne sont pas assez sûrs pour s'être imposés. Ni le sérum de Leclainche et Vallée, ni le sérum de cheval n'ont réalisé leurs espérances ; d'ailleurs les difficultés des appprovisionnements du topique en eussent limité l'emploi si l'efficacité en avait été constante et on ne peut à volonté transporter au front le soleil du Midi, pas plus qu'on ne pourrait faire bénéficier tous les poilus blessés de l'air marin et de l'eau de mer iso ou hypertonique recueillie à quatre mètres de profondeur et stérilisée.

Pour la chirurgie de l'arrière on est libre de ses choix, à l'avant ils sont conditionnés et, encore une fois ces derniers ne sont pas encore fixés. Ce sera sans doute, le lot de l'avenir.

Des plaies atones, rebelles aux traitements; plaies entretenues.

Nombreuses ont été et sont toujours, à l'arrière surtout, les plaies de parties molles atones, rebelles à tout traitement pendant six mois, un an et plus.

Certains de ces longs retards dans la cicatrisation sont dûs à l'irritation incessante, à la destruction des éléments réparateurs par des pansements antiseptiques, voire aseptiques trop renouvelés ; d'autres à l'immobilisation prolongée du blessé, à la compression exercée sur le membre traumatisé, à un défaut d'aération de la plaie par des pansements ouatés. Une déclivité prolongée qui entretient une congestion passive défavorable aux échanges nutritifs, est la cause principale de l'extrême lenteur de la guérison des plaies du membre inférieur. M. DEBAT estime que les 9/10e de ces plaies atones rentrent dans cette catégorie et son observation s'était déjà affirmée de divers côtés avant qu'il ne la signalât. Les comptes rendus des chirurgiens des secteurs de l'arrière n'ont cessé d'attirer l'attention sur ce point.

Certaines plaies atones sont dues au défaut de vitalité des tissus du blessé.

Cette étiologie diverse qu'il y a lieu de rechercher, commande le traitement dans chaque cas particulier, mais d'une façon générale, les pansements légers, aérés, l'exposition à l'air, au soleil, l'air chaud, l'immobilisation au lit avec position élevée, pour les blessés du membre inférieur, sont recommandables. Pour ces plaies, on est revenu avec avantage aux pansements au styrax, au vin aromatique. Le professeur FORGUES a recommandé, à défaut de l'eau d'Alibour, une solution *verte* (sulfate de cuivre 10 grammes, acide picrique 6 grammes, camphre 2 grammes, eau distillée 1 litre), les pansements avec une poudre à parties égales de sucre et de camphre (DELORME) semblent avoir donné de bons résultats.

Des plaies sont rebelles au traitement parce que leur fond repose sur des tissus fibreux qui ne peuvent fournir une végétation de bourgeons charnus; sur d'autres, restes d'une vaste surface qu'une cicatrice adhérente n'a pu combler, les bourgeons sont minces ; des mouchetures de l'aponévrose, des greffes cicatrisent facilement semblables plaies. Les greffes sont peu utilisées. Une suture secondaire faite à temps, des tractions exercées avec des bandelettes agglutinatives ont pu prévenir les longs retards dans la cicatrisation de plaies étendues.

Restent les plaies liées à des troubles trophiques. Ce sont elles surtout qui contre-indiquent l'usage des antiseptiques. Des soins de propreté minutieux, l'exposition à la lumière, le traitement de la lésion nerveuse périphérique en ont raison le plus souvent.

L'origine syphilitique de certaines plaies à cicatrisation rebelle (TOUSSAINT) l'origine mycosique (PETGES) ne doivent pas être perdues de vue.

Les plaies entretenues n'ont pas été très rares dans les formations de l'arrière. J'en ai vu un certain nombre. L'irritation directe, l'irritation médicamenteuse par la teinture de cantharide ; les caustiques, la striction du membre ont été employés dans ce but. L'isolement du blessé, le séjour au lit, l'application d'un pansement permanent *estampillé* décèlent la supercherie. J'y reviendrai.

BIBLIOGRAPHIE

Généralités et Varia

CORNET. La blessure intramusculaire par éclat d'obus, chambre d'attrition. *Journal des Praticiens*, 4 décembre 1915, p. 778.

DERMER. Contribution à l'étude du traitement des plaies récentes. *Th. Paris*, 1915-16.

DEVRAIGNE. Les plaies par crapouillots. *Presse médicale*, 24 juin 1915.
DUPUY DE FRENELLE. Traitement des plaies de guerre. *Journal des Praticiens*, 22 avril 1916, pp. 265-266.

FERRATON. La chirurgie de guerre de première ligne au 11ᵉ corps d'armée. *Lyon chirurgical*, 1ᵉʳ novembre 1915.

Iscovesco. Importance des conditions physiologiques sur la gravité immédiate des plaies de guerre par armes à feu. *Soc. Med. Chir. 5° armée*, 13 mai 1916. *Presse médicale*, 6 juillet 1916.

Jousseaume. Emploi du séton dans les plaies transversantes des membres. *Bull. Acad. Méd.*, 12 janvier 1915.
Judet. Chirurgie à la guerre dans les ambulances de l'avant. *Paris chirurgical*, mai-juin 1915.

Le Fort (R.). Les ligatures veineuses dans les infections pyohémiques des membres. *Bull. Acad. Méd.*, 17 août 1915. — Les aspects variés de la chirurgie de guerre, chirurgie de l'ambulance, chirurgie de l'hôpital de la zone des armées, chirurgie de l'hôpital de l'intérieur. *Presse médicale*, 4 mai 1916.
Le Fur (René). Quatorze mois de chirurgie de guerre à l'hôpital auxiliaire 117 (Janson de Sailly). *Paris chirurgical*, novembre, décembre, 1915.

Mathieu des Fossey et Gernez. Des blessures produites par les petits éclats métalliques provenant des divers projectiles. *Bull. Soc. Chir.*, 9 juin 1915. Rapport Ricard. Disc. : Monprofit, J.-L. Faure.
Moiroud et Vignes. Les plaies des parties molles par les projectiles d'artillerie. *Journal des Praticiens*, 21 août 1915.

Phocas. Le réveil de l'infection des plaies par l'acte chirurgical. Discussion : MM. Quénu, Bazy, Phocas, P. Delbet, Quénu, Tuffier, Chaput, Moty, Delbet, Schwartz. Quénu, Bazy, Delbet, Phocas, pp. 1937 à 1969. *Bull. et Mém. Soc. Chir.*, 1915.

Rochard. Des blessures par balles de ricochet. *Bull. Acad. Méd.*, 27 octobre 1914.
Roulland. Les plaies de guerre par petits projectiles. *Paris médical*, 29 juin 1914.

Sencert et Sieur. Sur l'organisation et le fonctionnement technique d'une ambulance de corps d'armée. *Arch. Méd. Phar. mil.*, octobre 1915.

Témoin. A propos de la chirurgie de guerre dans les hôpitaux de l'arrière. *Bull. Acad. Méd.*, 27 octobre 1914.
Toussaint. Réveil et localisation de la syphilis à la suite des coups de feu. *Bull. et Mém. Soc. Chir.*, 17 février 1915.
Tuffier. Une explication de certaines blessures graves par balles de fusil. *Bull. Acad. Méd.*, 29 novembre 1914.

Bactériologie des plaies.

Cayrel et Vignes. L'évolution des plaies de guerre des parties molles. *Index de chirurgie de guerre publiée par la Revue de Pathologie comparée*, Maloine et fils 1 fasc.

Desplas et Policard. Réparation autoplastique des plaies de guerre. *Bull. Soc. Chir.*, 13 décembre 1916.

Fiessinger (N.), Tabouriech et Moiroud. Action des antiseptiques sur les leucocytes polynucléaires du pus. *Soc. Méd. Chir. 6° armée. Presse médicale*, 31 janvier 1916.
Fiessinger, Montaz, Rokeach. Les exsudats des plaies de guerre (premières heures, période de détersion, de suppuration). *Soc. biol.*, 3 juin 1916.

Kobzarenko. Recherches sur la fixation des toxines par les leucocytes. *Ann. Inst. Pasteur*, avril 1915.

Moiroud et Vignes. Production des bourgeons et de l'épiderme dans les plaies de guerre. *Soc. biol.*, 20 novembre 1915.

Petges. Les mycoses dans l'armée. *Soc. Med. Chir. 5e armée* 29 avril 1916. *Presse médicale*, 3 juillet 1916.

Policard. Les cellules plasmatiques dans le processus de réparation des plaies. *Soc. biol.*, 1er juillet 1916. — Les phénomènes de protéolyse dans les plaies de guerre. *Lyon chir.*, juillet, août 1916. — Le processus de la cicatrisation des plaies *Soc. Méd. Chir. 6° armée, Presse médicale*, 3 avril 1916.

Policard et Phelip. Les premiers stades de l'évolution des lésions dans les blessures par éclats d'obus, *Lyon Chir.*, janvier, février, 1916.

Policard, Desplas et Phelip. Recherches bactériologiques sur les plaies de guerre. *Soc. Med. Chir. 6° armée*, Disc. : Rist, Barré et Rolland. *Presse médicale*, 28 février 1916.

Rouyer et Pelissier. Contribution à l'étude de certaines mycoses des blessures de guerre et de leur traitement. *Bull. Acad. Méd.*, 2 mars 1915.

Tissier. La flore bactérienne des plaies de guerre. *Ann. Inst. Pasteur*, décembre 1916.

Pyoculture.

Barnsby et Truffier. A propos de la pyoculture, méthode de Delbet. *Bull. Acad. Méd.*, 21 déc. 1915, Pinard *id.*, 23 novembre 1915. Renseignements et indications fournies par la pyoculture. *Bull. Acad. Méd.*, 25 janvier 1916.

Delbet (Pierre). La pyoculture. *Presse médicale*, 1er juillet 1915.

Fiessinger (N.), Guillaumin (Ch.) et Vignes. La pyo-cyto-hémolyse par les hypochlorites alcalins. *Soc. Méd. Chir. 6° armée*, 15 décembre 1915. *Presse médicale*, 28 février 1916.

Fiessinger (N), Moiroud, Nimier et Vignes. Etude sur le pus en chirurgie de guerre par la méthode du P. Delbet, mars 1916, *Bull. Acad. Méd.*, 15 juin 1915. A propos de la pyoculture, 4 janvier 1916. Ce sont là des recherches approfondies, conclusions impartiales et prudentes après cinq mois d'expériences dans une ambulance du front.

Pozzi et Agasse Lafond. Sur la pyoculture. *Bull. Acad. Méd.*, 18 janvier 1916.

Pozzi. Renseignements sur la pyoculture. *Bull. Acad. Méd.*, 1er février 1916.

Trémolières et Lœw. Pyoculture et index opsonique. *Bull. Acad. Med.*, 13 juillet 1915.

Généralités sur le traitement.

Andrieu. Comment traiter les plaies suppurantes. *Paris médical*, 1915.

Bigo. Etude sur le débridement des plaies par armes à feu. *Th. Paris*, 1914-15.

Bérard et Lumière. Quelques préceptes élémentaires relatifs au traitement des plaies de guerre suppurées. *Revue de chirurgie*, 1915.

Cazin. Traitement des plaies infectées. *Paris médical*, 1916, p. 262.

Chaput. Le traitement des plaies de guerre. *Paris médical*, 1916, p. 259. — Memento relatif aux plaies de guerre. *Presse médicale*, 1914. Traitement des plaies infectées douteuses. *Paris médical*, 4 mars 1916.

Chavasse. Sur le traitement des plaies par armes à feu. *Bull. Acad. Méd.*, 24 nov. 1914.

Deguy. Médicaments et blessures de guerre. *Paris médical*, 1916, p. 264.

Delbet (Pierre). Etude sur la thérapeutique des plaies de guerre. *Bull. Acad. Méd.*, 8 juin 1915. Action des antiseptiques sur le pus. *C. R. Acad. Sc.*, 3 janvier 1916.

Delorme (Ed.). Blessures de guerre. Conseils aux chirurgiens. *C. R. Acad. Sc.*, 14 août 1914.

Delorme (Ed.). Considérations générales sur le traitement des blessures de guerre. *C. R. Acad. Sc.*, 28 septembre 1914.

Dupuy de Frenelle. Le traitement des plaies *Soc. Méd. chir. 6ᵉ armée. Presse médicale*, 24 juin 1915. — A propos du traitement des plaies de guerre. *Paris chirurgical*, mai, juin 1915.

Doyen, Yanamouchi et Raphœlidès. Traitement des plaies infectées. *Soc. biol.*, 15 avril 1916.

Hartmann. Sur les plaies de guerre. *Bull. Acad. Méd.*, 8 décembre 1914.

Laval. Sur le traitement des plaies simples des parties molles en général. *Bull. Méd.*, 10, 30 décembre 1915.

Mercier-Bellevue. Examen comparatif de trois procédés de pansement des plaies de guerre. *Bull. Méd.*, 12 juillet 1914.

Miramond de la Roquette. Aperçus sur le traitement des blessés dans une ambulance de première ligne. *Paris médical*, 1915, p. 396.

Mongorge. Traitement des plaies de guerre. *Soc. Méd., Paris.* Disc. : MM. Le Rouvillois, A. Weill, Cazin. *Presse médicale*, 1ᵉʳ avril 1915.

Mortier. Traitement des plaies de guerre. *Journal Méd. Chir. prat.*, 25 août 1915.

Picqué. De la conservation des membres dans les plaies des parties molles et les fractures diaphysaires. *Bull. Acad. Méd.*, 13 octobre 1914.

Plaisant. Contribution à l'étude des plaies des parties molles par balles. *Th. Paris*, 1914-15.

Proust. Considérations sur quelques plaies de guerre après six mois de campagne. *Presse médicale*, 11 mars 1915. — Traitement des plaies de guerre. Rapport de M. Quénu. *Bull. et Mém. Soc. Chir.*, 1916, p. 395.

Quénu. Discussion sur le débridement. *Soc. Chir.*, 21 octobre 1914.

Reynès. Neuf mois de chirurgie de l'avant à Verdun. *Bull. Acad. Méd.*, 27 juillet 1915.

Sénéchal (Marcel). Traitement général des plaies des parties molles. *Progrès médical*, 5 juin 1916.

Soubeyran. Le traitement des plaies de guerre. *Paris médical*, 1915, p. 482.

Tissot. Sur les conditions les plus favorables à la cicatrisation rapide des plaies *C. R. Acad. Sc.*, 13 septembre 1915.

Toussaint. Nocuité des agrafes de Michel en chirurgie d'armée. Disc : L. Picqué, Quénu, Rochard, Pozzi, Mauclaire, Thierry, Tuffier, Bazy, Toussaint. *Bull. et Mém. Soc. Chir.*, 20 octobre 1914.

Tuffier. De la désinfection précoce des plaies de guerre. *Bull. Acad. Méd.*, 25 septembre 1915.

Wallich. Suppression de la suppuration dans quelques plaies de guerre. *Bull. Acad. Méd.*, 2 août 1915.

Weiss et Gross. Principes généraux de chirurgie de guerre. *Soc. Méd., Nancy*, 27 janvier 1915. Notes de chirurgie de guerre. *Soc. Chir.*, 27 janvier 1915.

Traitements spéciaux. Désinfection opératoire.

BARBARIN. La désinfection des plaies de guerre. *Progrès médical*, 20 juin 1916.
BOUCHON. Régularisation des délabrements étendus d'un membre. *Journal Méd.
Chir. prat.*, 25 août 1915.

CHAPUT. Six observations de drainage filiforme. *Bull. et Mém. Soc. Chir.*. 1914,
p. 163.
CUNÉO. Désinfection et réunion immédiate des plaies récentes. *Bull. et Mém. Soc.
Chir.*, 1916, p. 225.

DERMER. Etude clinique sur les pansements des plaies d'après 943 observations.
Bull. et Mém. Soc. Chir., 12 juillet 1916.
DONNET et AMEUILLE. Suture des plaies de guerre, *Réun. Méd. chir.* 10ᵉ armée. *Presse
médicale*, 1915, n° 55.

GAUDIER et MONTAZ. Le parage des plaies de guerre. *Journal des Praticiens*, 7 octobre 1916.
GAUDIER. Traitement des plaies des parties molles par l'excision précoce de tous
tissus attrits, suivie de suture. *Journal des Praticiens*, 27 mai 1915.
GAUDIER. Notes à propos du traitement des plaies de guerre récentes *Soc. Chir.*,
24 janvier, 8 novembre 1916.
GREFFIER. Des sutures tardives dans les larges plaies par éclat d'obus. *Le Caducée*,
15 août 1916.

LEMAITRE. La désinfection opératoire immédiate et la suture primitive des plaies
de guerre. *Soc. Méd. Chir. 6° armée*, 27 mai 1916, *Presse médicale*, 24 juillet 1916.
LEROY. Résultats obtenus par la désinfection précoce et systématique des plaies
de guerre. *Soc. Méd. Chir. 5ᵉ armée*, 27 mai 1916. *Presse médicale*, 24 juillet 1916.

MOIROUD et VIGNES (H). Cicatrisation aseptique des plaies de guerre. *Bull. et Mém.
Soc. Chir.*. 1915.

NIMIER. Sur la réunion des plaies par coup de feu. *Bull. et Mém. Soc. Chir.*, 1916,
p. 353.

ROCHER. Excisions musculaires larges dans les plaies des parties molles. *Soc.
Méd. Chir. 5° armée*, 29 avril 1916. *Presse médicale*, 3 juillet 1916.

SÉNÉCHAL (Marcel). Traitement général des plaies des parties molles. *Progrès
médical*, 5 juin 1916.

TUFFIER. De la désinfection précoce des plaies de guerre. *Bull. Soc. Chir.*, 24 septembre 1915. — De la désinfection précoce des plaies de guerre dans le service
de l'avant. *Bull. Acad. Méd.* 21 septembre 1915. — Contribution à la chirurgie de
guerre. *Bull. Acad. Méd.*, 13 octobre 1914.

VAUTRIN. Le débridement dans les blessures de guerre. *Soc. Méd.*, *Nancy*, 10 février 1915.

Méthode Carrel-Dakin.

A propos des liqueurs de Labarraque et de Dakin. *Bull. et Mém. Soc. Chir.*, 1915.
Discussion : Pierre DELBET, QUÉNU, p. 1986 ; HARTMANN, p. 1987 ; BAZY, TUFFIER, p. 1989 ;
DELBET, p. 1990 ; DELBET, p. 2060 ; POZZI, DELBET, p. 2158, 2159 ; POZZI, p. 2160 ; DELBET,

p. 2190 ; Pozzi, p. 2192 ; Broca, p. 2364 ; Quénu, p. 2367 ; Chaput, Toussaint, p. 2368 ; Delbet, Chaput, p. 2369.

Carrel, Dehelly et Dumas. Fermeture secondaire des plaies de guerre. Discussion : Dastre, Quénu, Bazy, Pozzi, Pinard. *Bull. Acad. Méd.*, 11 janvier 1916.

Carrel, Dakin, Daufresne, Dehelly, Dumas. Traitement abortif de l'infection des plaies. *Bull. Acad. Méd.*, 5 octobre 1915. *Presse médicale*, 11 octobre 1915. *Arch. Méd. mil.*, avril 1916.

Carrel, Dehelly. Le traitement des plaies infectées. 1 vol. collect. Horizon, Masson et Cie, 1916.

Dakin. Au sujet de l'emploi de certaines substances antiseptiques dans le traitement des plaies infectées. *Presse médicale*, 30 septembre 1915.

Dehelly. Désinfection et fermeture rapide des blessures de guerre, résultats. *Bull. Acad. Méd.*, 2 mai 1916.

Dehelly et Dumas. *Soc. Méd. Chir. 6° armée. Presse médicale*, 31 janvier 1910. — Stérilisation des blessures de guerre. Technique. *Presse médicale*, 8 mai 1916.

Delbet. Pyoculture et liquide de Dakin. *Bull. Soc. Chir.*, 26 janvier 1916.

Delorme. Fermeture secondaire des plaies de guerre. *Bull. Acad. Méd.*, 11 avril 1916.

Doche. Le liquide de Dakin. *Soc. Méd. Chir. 6° armée. Presse médicale*, 20 janvier 1919. Disc. Fresson.

Desfosses. Traitement des plaies infectées (Méthode de Carrel). *Presse médicale*, 30 novembre 1916, p. 537.

Desplas (B). Recherches sur la suture secondaire des plaies de guerre. *Lyon Chir.*, n° 4. 1916.

Dumas et Anne Carrel. La pratique de l'irrigation continue dans la méthode du Dr Carrel 1917 (A. Maloine et fils).

Hornus et Perrin, Dehelly et Dumas. Sur le traitement des plaies de guerre par la méthode de Carrel. *Bull. et Mém. Soc. Chir.*, 17 mai 1916. Rapports Quénu, Tuffier, Disc : Pozzi, Faure, Routier, Delbet, Hartmann.

Madranges. Du traitement des plaies de guerre par le liquide de Dakin. *Soc. Méd. Chir. 5° armée. Presse médicale*, 3 juillet 1916.

Perret. Résultats obtenus avec l'emploi de la méthode Carrel en chirurgie de guerre. *Bull. Acad. Méd.*, 11 avril 1916.

Perrin. Emploi du liquide de Dakin dans le traitement des plaies de guerre. *Soc. Méd. Chir. 1re armée*, mai 1916, *Presse médicale*, 27 juillet 1916.

Policard et Desplas. Recherches sur la suture secondaire des plaies de guerre. *Lyon Chir.*, t. XIII, n° 1.

Post et Gayral. Traitement des plaies par les solutions Carrel, Dakin et Delbet. *Rev. Pathol. comparée*, décembre 1915.

Saissi. Appareillage simple pour le drainage par aspiration continue avec ou sans irrigation intermittente ou continue. *Paris chirurgical*, mai-juin 1915.

Uffoltz. Réunion secondaire des plaies de guerre par première intention dans les formations de l'avant. *Bull. Acad. Méd.*, 28 mars 1916. — La réunion secondaire des plaies de guerre par première intention dans les ambulances de l'avant. *Bull. Acad. Méd.*, 28 mars 1916. — Traitement abortif de l'infection des plaies. Les applications à la chirurgie d'armée in *Arch. Méd. Pharm. milit.*, janvier 1916.

Vignes et Cornil. Les hypochlorites en chirurgie de guerre. Bibliographie analytique in *Revue de Pathologie comparée*, n° 128, novembre 1916.

Méthode Mencière.

Mencière. Méthode conservatrice en chirurgie de guerre telle qu'elle découle de l'embaumement et de la phénolisation, 1 vol., 1916. — Photographies en couleurs de grands blessés de guerre. *Bull. Acad. Méd.*, 1915. Le gaïacol et l'eucalyptol pour l'embaumement des plaies. *Bull. Acad. Méd.* 24 août 1915. — L'embaumement des plaies septiques dans les grands délabrements des membres (*Paris médical*, n° 42, 13 février 1915, pp. 365-357.

Traitements divers.

Abadie (M.). Emploi en chirurgie de l'eau salée. Discussion : Le Dentu, Morestin, Abadie, Le Dentu. *Bull. et Mém. Soc. Chir.*, 1915, p. 1055.

Anglave. Le taffetas chiffon appliqué au pansement des brûlures et des plaies cutanées. *Presse médicale*, mars 1915.

Bayeux. Note préliminaire d'expérimentation et de clinique sur les injections d'ozone. *Soc. Path. comparée*, 11 avril 1916.

Barbarin. Emploi des antiseptiques pour la désinfection des plaies de guerre. *Soc. Méd. Chir. 5° armée. Presse médicale*, 6 juillet 1916.

Belbèze. Or colloïdal en chirurgie. *Bull. Acad. Méd.*, 19 janvier 1915.

Belin. Du remplacement du chlorure de sodium par le chlorate de sodium dans la solution physiologique en thérapeutique. *Soc. Path. comparée*, 14 décembre 1915. — De l'emploi du permanganate de potassium en poudre dans le traitement des plaies en campagne. *Soc. Path. comparée*, 12 octobre 1915 et *Presse médicale*, 8 novembre 1915.

Bilhaut. Du choix des antiseptiques dans le traitement des plaies infectées. *Soc. Méd. chir.*, 2° armée. *Presse médicale*, 26 août 1915.

Bourgeois. Pansements des plaies par le baume du Pérou. *Progrès médical*, 5 février 1916.

Cazin et Krongodl (M⁽ˡˡᵉ⁾). De l'emploi méthodique des antiseptiques basé sur l'examen bactériologique des plaies infectées. *C. R. Ac. Sc.*, 10 janvier 1916.

Carnot (P.). Le rôle des vêtements dans l'infection des blessures de guerre. Essai de prophylaxie par antiseptisation de ces vêtements, in *Arch. Méd. et Pharm. mil.*, août 1916 et *Paris médical*, août 1916.

Chevrier. Iode naissant prolongé par le néol ioduré. *Presse médicale*, 11 mars 1915.

Couteaud. Les méfaits de l'eau oxygénée. *Bull. et Mém. Soc. Chir.*, 7 juillet 1915.

Cruet et Rousseau. Soluté physiologique chloré pour le traitement des plaies. *Soc. biol.*, 4 décembre 1915.

Cunéo et Meunier. Sur le degré de concentration des solutions antiseptiques. *Bull. Soc. Chir.*, 9 février 1915.

Danysz. Le traitement des plaies de guerre par les solutions antiseptiques très diluées. *C. R. Ac. Sc.*, 13 janvier 1915. — Traitement des plaies de guerre par la solution de nitrate d'argent. *C. R. Ac. Sc.*, janvier 1915. *Bull. Soc. Méd. Paris*, 12, 26 février 1915.

D'Auregan. Traitement des blessures de guerre graves et compliquées par l'iode colloïdal électro-chimique. *Caducée*, 15 septembre 1915.

Davies (M⁽ˡˡᵉ⁾ Mary). L'antiseptisation des vêtements militaires comme moyen de prophylaxie de l'infection des plaies de guerre. *Arch. méd. Pharm. milit.*, août 1916.

Debat. Les plaies atones et leur traitement. *Paris médical*, le 6 mai 1916.

Delbet (P.) et Karajanopoulo. Action cytologique du chlorure de magnésium. *Bull. Acad. Méd.*, 7 septembre 1915.

Dupas. Traitement des plaies à cicatrisation lente par le pansement au diachylon. *Th. Lyon*, 1915-16.

Fleury (Maurice de). Abus des antiseptiques et les pansements à l'eau de mer. *Bull. Acad. Méd.*, 13 juillet Obs. Moxon, Le Dentu, 20 juillet 1915.

Goris. Préparation du catgut. *Bull. Acad. Méd.*, 8 février 1916. Nomination d'une Commission, 15 février. Rapport Quénu, 9 mai 1916.
Gautier. L'effluve de haute fréquence dans le traitement des plaies et des infections. *Th. Paris*, 1915-16.
Gley-Loewy. Emploi du liquide de Ringer-Loocke dans le traitement des plaies de guerre. *Presse médicale*, 22 juillet 1915. — Emploi du liquide de Ringer-Loocke dans le traitement des plaies de guerre. *Paris chirurgical*, mai, juin 1915.
Goubaroff. Sur l'action des solutions hypertoniques et de l'huile minérale dans le traitement des plaies infectées. *Presse médicale*, 25 mai 1916.
Gross. La stérilisation par les vapeurs du formol en chirurgie de guerre. *Bull. Ac. Méd.*, 13 avril 1915.
Guyot (R.) et Roques. Eau de mer isotonique ozonisée pour le pansement des plaies de guerre. *Soc. biol.* 1er avril 1916.

Jayle. La méthode économique de pansement. *Presse médicale*, 1er juin.

Lematte. Traitement des plaies par un lavage à la fuchsine et un pansement à l'alcool térébenthiné. *Soc. Méd., Paris*, 8 janvier 1915. *Presse médicale*, 28 janvier 1915.
Lemaire. L'emploi de charbon iodé dans le traitement des plaies infectées. *Presse médicale*, 18 février 1915.
Leveuf (Jacques). Des méfaits de l'eau oxygénée. *Bull. et Mém. Soc. Chir.*, 1915.
Lumière. Emploi du tule gras pour le traitement des plaies cutanées. *Soc. thérap.*, 15 avril 1915.

Maurel. Du mode d'action de certains antiseptiques et des procédés destinés à apprécier leur valeur thérapeutique. *Bull. Acad. Méd.*, 26 avril 1916.
Morestin. De l'emploi du formol dans le traitement des plaies très sceptiques et des gangrènes gazeuses, *Bull. et. Mém. Soc. Chir.*, 24 mars 1915.

Nigay. Les pansements et la teinture d'iode. *Soc. Méd., Paris*, 10 mars 1916, Obs. Depasse, Le Fur, Le Rouvillois, Péraire. *Presse médicale*, 23 mars 1916.

Pauchet et Sordat. La gaze au trioxyméthylène en chirurgie de guerre. *Bull. Acad. Méd.*, 17 novembre 1914.
Phipps. De l'emploi en thérapeutique chirurgicale de l'oxygène à l'état gazeux. *Th. Paris*, 1915-16.
Pinard. Quelques observations au traitement des plaies par la solution du professeur Delbet. *Bull. Acad. Méd.*, 23 novembre 1915.
Policard, Duval, Bellet et Ravary. A propos du traitement des plaies par les solutions hypertoniques. *Soc. biol.*, 3 juin 1916.

Rosenblith. Contribution à l'étude des effets thérapeutiques du chlorure de magnésium. *Bull. Acad. Méd.*, 24 novembre 1914.

Tissot. Poudres à base d'iode. *Bull. Acad. Méd.*, 24 novembre 1914.

Héliothérapie.

Débat. Les plaies atones et leur traitement. *Paris médical*, 1916, p. 450, *id.*, Guérison rapide des dermites, 1915, p. 13.

Garrigou. Les blessures de guerre et la cure thermale. *Bull. Acad. Méd.*, 18 mai 1915.
Grangée. Héliothérapie des blessés de guerre. *Paris médical*, 1915, p. 558.

Joubert. L'héliothérapie des plaies de guerre. *Paris médical*, 10 avril.

Leriche (R.). De l'asepsie pure et des moyens physiques dans le traitement des plaies de guerre à leurs différents stades. Chimiothérapie ou physiothérapie. *Lyon chir.*, t. XIII, n° 1. — La stérilisation opératoire sans antisepsie des blessures de guerre récentes infectées. *Lyon chir.*, id.

Miramond de la Roquette. Action biotique de la lumière solaire. Cure solaire des blessés en hiver. *Bull. Acad. Méd.*, 9 novembre 1915.
Masmonteil. A propos des plaies atones. *Progrès médical*, 20 juin 1914.

Rollier. Cure de soleil. *C. R. Acad. Sc.*, 7 juin 1915.

Sorel. Asepsie, bains de lumière. *Journal des Praticiens*, 1915.
Sorel (R.). Sur les blessures de guerre et la cure solaire. *C. R. Ac. Sc.*, mai 1915.

Vallot. Sur une installation permettant d'appliquer l'héliothérapie intensive en hiver aux blessés et convalescents militaires. *C. rr. Ac. Sc.*, avril 1915.

Sérothérapie.

Bassuet. Le traitement sérique spécifique des plaies de guerre. *Soc. biol.*, 9 octobre 1915.

Cazin. Traitement des plaies infectées par le sérum de Leclainche et Vallée. *Paris médical*, VI, 4 mars 1914.

Dalimier. Traitement du pus bleu par l'auto-vaccin. *Bull. Acad. Méd.*, 12 janvier 1915.
Danysz. Essai de sérumthérapie et de vaccinothérapie dans le traitement des plaies de guerre. *Presse médicale*, 15 avril 1915.
Delbet (Pierre), Beaury et Girode. Injections thérapeutiques de cultures vieilles. *Bull. Acad. Méd.*, 8 décembre 1914.
Delbet (Paul). Quelques observations de guerre traitées par l'auto-vaccin iodé total de Weinberg et Seguin. *Soc. biol.*, 8 janvier 1916, *Soc. des Chirurgiens de Paris*, 24 mars 1916.

Fleury (Maurice de). Le traitement des plaies infectées par le sérum de Leclainche et Vallée. *Bull. Acad. Méd.*, 4 mai 1915.

Leclainche et Vallée. Sur la sérothérapie spécifique des plaies par le sérum polyvalent. *Bull. Soc. chir.*, 26 juillet 1916. Rapport Quénu. — Sur le traitement sérique spécifique des plaies. *Bull. Acad. Méd.*, 23 février 1915.
Lignières. Le traitement des plaies pas le sérum de cheval ; quelques considérations sur son action et son mode d'emploi. *Bull. Acad. Méd.*, 9 novembre 1915.

Pasteau. Résultats obtenus par l'emploi de sérum polyvalent de Leclainche et Vallée. *Bull. Acad. Méd.*, 11 mai 1914.

Renaud, de Metz. Des injections de sérum camphré. *Bull. Acad. Méd.* 27 octobre 1914.

Vouaux. La bactériologie dans les infections pyogènes pratiquées principalement dans les blessures de guerre. *Th. Paris*, 1917.

CHAPITRE V

DES CORPS ÉTRANGERS

Il est peu de chapitres qui aient été aussi profondément transformés au cours de cette guerre que celui relatif aux corps étrangers. La fréquence extrême des corps intolérables imposait l'obligation de l'extraction rapide et, le développement extraordinaire donné à la radiologie, comme les nouvelles précisions qu'elle apportait dans la recherche et l'ablation rendaient sûres les extractions et permettaient d'étendre l'indication opératoire à des organes comme le cerveau, le poumon, le cœur que les aléas et les dangers de l'intervention incitaient naguère à ne pas atteindre. Que de distance entre des ablations isolées telles qu'on les comprenait autrefois et ces ablations sériées, continues, faites par millier par un même chirurgien, aidé d'un radiologiste dans un centre spécial, créé *ad hoc* pour l'ablation de ces corps étrangers ! L'extraction de l'éclat d'obus, de la balle contournée, faisant partie des premiers actes du traitement régulier d'une plaie et tout devant être disposé pour l'assurer dans les meilleures conditions, la radiologie se développe à l'avant avec la même continuité et la même intensité qu'à l'arrière.

Comme il faut aller vite, les méthodes sont très simplifiées ; d'un autre côté le guidage qui sert au chirurgien n'est plus le mode de diagnostic distant, donné une fois pour toutes, utilisé plusieurs jours ou plusieurs semaines après l'épreuve radiologique ; le guide accompagne l'opérateur jusque dans l'acte même de la préhension.

Des méthodes sont créées qui prendront place désormais dans l'arsenal thérapeutique chirurgical.

Je retracerai les étapes que l'organisation radiologique a parcourues à l'arrière comme à l'avant, les progrès qu'elle a accomplis, le développement extraordinaire qui lui a été imprimé. Les services qu'elle a rendus et qu'elle rend toujours sont considérables ; elle a étendu la tâche des chirurgiens, l'a rendue facile, permis des récupérations de blessés pour le service actif en nombre prodigieux. Et, circonstance heureuse, les nécessités de la guerre ont préparé une pléiade de radiologistes qui grâce à une expérience considérable, apporteront, à la fin de la guerre, un concours des plus heureux à la pratique médico-chirurgicale. La radiologie a conquis une place à part, et c'est cette guerre qui l'aura imposée.

Corps étrangers métalliques. — Innombrables, les corps étrangers ont constitué au cours de cette guerre la complication de beaucoup la plus fréquente des plaies. Aux distances relativement courtes des combattants, on se serait attendu à en moins rencontrer, mais la balle du fusil ne resta plus le projectile usuel, elle fut supplantée par l'éclat d'obus, la balle de shrapnell, le fragment de la grenade, dont les forces vives sont, on le sait, bien moindres que celles de la première.

Quoiqu'il en soit, la balle S à enveloppe intacte ou fragmentée, tirée de plein fouet ou retournée, le fragment d'obus ordinairement rectangulaire, de 1, 2 à 3 centimètres de côté, aux bords aigus, à surface segmentée irrégulière, l'éclat lamellaire ténu ou étendu du projectile explosif, le fragment irrégulier de la grenade, la balle ronde souvent non déformée du shrapnell, la mitraille irrégulière d'un explosif de préparation extemporanée ont été les projectiles que le chirurgien a eu à localiser et à extraire le plus souvent. Rarement on a du enlever de gros éclats.

A l'encontre de ce qu'on a rencontré dans nos guerres antérieures, on a observé, au cours de celle-ci, le séjour fréquent de projectiles ténus, multiples, parfois de nombre extrême, véritable semis de grenaille irrégulière, répartie souvent sur des longueurs considérables des membres, traduction des effets brisants d'un explosif se fragmentant à proximité du but. Ces projectiles multiples provenaient le plus souvent de grenades ou de l'obus 105.

On a parlé, au début de la guerre, de fragments d'obus chargés de substances toxiques de phosphore. M. FIGUIÈRA en a cité un exemple à la Société de Chirurgie mais ce fait s'est montré exceptionnel [1].

Parmi les corps étrangers entraînés par les projectiles dans les tissus, il y a lieu de mentionner les fils de fer barbelés, les fragments de pierre, de bois, des masses de boue, des pièces d'habillement ou d'équipement, les objets portés par les blessés.

J'ai vu dans une formation sanitaire de la 15ᵉ Région un blessé dont toute la face postérieure de la cuisse avait été lacérée par une baïonnette divisée en deux et qui s'y était logée.

Corps étrangers vestimentaires. — Avant cette guerre, il était admis que les blessures produites par les projectiles étaient communément compliquées par la présence de corps étrangers vestimentaires et que ceux-ci étaient représentés soit par un *gâteau* soit par un *semis* [2] : le premier, constitué par

---

1. Je rappelle d'ailleurs que les obus allemands ont une charge d'explosion renfermant du phosphore, que cette charge a été augmentée en 1916 et que dans les obus incendiaires la proportion de phosphore est plus grande encore.

2. Ed. DELORME. *Précis de Chirurgie de guerre*, p. 57.

des morceaux superposés, tassés, unis, de la tunique, de la ceinture de flanelle, de la chemise ou du pantalon et du caleçon, morceaux multipliés quand les vêtements ont fait des plis ; le second, fourni par des filaments effilochés et ténus. Inexistant avec les balles pointues tirées de plein fouet, fréquemment observé avec les balles à méplat (balles du Mauser) le *gâteau vestimentaire* se retrouva très habituellement dans les trajets des balles déviées, basculées, dans celui des shrapnels et des obus. De dimensions un peu inférieures à la surface d'impact du projectile, ils occupaient le fond du canal borgne d'une plaie en cul-de-sac, un point du trajet, le foyer de la fracture, un cloisonnement aponévrotique dans une plaie en séton.

Disséminé sur toute la surface de la plaie jusque sous la poche de Pirogoff c'est-à-dire sous l'orifice de sortie cutané, plus abondant dans la première partie de son trajet, au contact des aponévroses, le *semis* était souvent projeté dans les parties molles du trajet à des distances de plusieurs centimètres dans la profondeur des tissus.

L'expérience de cette guerre n'a que trop fait ressortir et la fréquence et la pernicieuse influence de ces corps étrangers chargés presque toujours de terre, infectés à l'avance par un contact prolongé avec une peau non lavée. L'ouverture des phlegmons, en les libérant, permettait souvent de supputer la part qu'ils avaient pris à leur développement, mais la démonstration directe de la nocuité du semis attendait la recherche bactériologique et cette recherche M. POLICARD nous l'a fournie dès le début de la guerre. Il a montré, il a figuré la localisation du processus infectieux, le développement microbien, son début au niveau autour de ces atomes de tissus inorganiques et d'autres recherches ont établi la nature de la flore bactérienne *primitive* et la contamination habituelle par les microbes les plus nocifs.

Ce sont ces corps vestimentaires, c'est la terre dont se sont chargés les projectiles au contact du sol qui assurent l'intolérance du corps métallique. Cette intolérance se manifeste rapidement. Les balles non déformées qui n'entraînent pas de gâteau vestimentaire sont, pour cette raison, facilement tolérées. Dans les formations de l'arrière on en a vu, en nombre important, supportées par les tissus. Des balles de shrapnell, des éclats de dimensions petites ou moyennes ont été extraits à l'arrière très fréquemment et plus ou moins tardivement sans avoir donné lieu à des réactions importantes et sans s'être opposés à la cicatrisation des plaies.

M. OMBREDANNE qui a enlevé tardivement un grand nombre de corps étrangers métalliques dit avoir vu souvent, aussi bien dans les viscères que dans les masses musculaires, une petite cavité d'enkystement avec un peu de liquide gommeux jaunâtre ou plus souvent teinté par les oxydes métalliques en noir ou en rouge acajou. Ces poches kystiques contiennent alors un projectile presque flottant à leur centre qui s'enlève avec une facilité extrême alors que dans les cas où cette poche d'enkystement n'existe pas, les fragments d'obus, en particulier, adhèrent au contraire très fortement aux tissus dans lesquels ils sont depuis longtemps inclus.

Les balles, comme éclats d'obus, sont susceptibles, elles aussi, de s'entourer de ces coques à parois très indurées. On oublie trop la présence de cette coque. Combien de chirurgiens ont passé avec le doigt et le bistouri à côté du corps étranger. Ce n'est que sur les épreuves radiologiques qu'il est isolé ; sur le vivant il est *encapsulé*.

Quelle est la virulence du contenu de ces poches ? Elle n'a pas paru bien grande à M. OMBRÉDANNE. Il n'a jamais, au contact des projectiles inclus qu'il a enlevés, trouvé de débris vestimentaires ou d'autres corps étrangers. Il fait remarquer que les abcès tardifs ont sans doute été ouverts par les chirurgiens traitants.

MM. LECÈNE et FROUIN ont (*Ac. Sc.*, mai 1916) insisté sur la fréquence relative des microbes adhérents aux projectiles tolérés et sur la transformation possible de ce microbisme *latent* en microbisme effectif longtemps après l'inoculation primitive [1].

Des indications et contre-indications de la recherche et de l'extration des corps étrangers métalliques. — Au début de la guerre j'avais ainsi rappelé les règles, alors admises, de l'intervention dans les cas de séjours de corps étrangers métalliques :

Un corps étranger métallique toléré ne déterminant ni gêne ni douleur doit être laissé en place ;

Un corps étranger douloureux, mal toléré, gênant par son contact avec les vaisseaux, les nerfs, placé dans un foyer suppuré, doit être enlevé ;

Un éclat volumineux irrégulier, tranchant, d'obus, une balle de shrapnell doivent *toujours* être enlevés à une époque très rapprochée du traumatisme dans les formations stables de l'avant ou de l'arrière [2].

C'était, au point de vue des indications opératoires, la séparation nette faite entre les balles non déformées dont l'ablation était conditionnelle et d'autre part les balles déformées et les éclats de projectiles creux à enlever *toujours*. L'épreuve a montré l'opportunité de cette distinction qui a été répétée à l'envi, comme dans toutes les guerres, et qui devait l'être lorsque la pratique systématique de la recherche et de l'extraction de *tout* corps étranger métallique reparut, je pourrais dire sévit et on oublia la très grande fréquence des tolérances dont cependant la radiologie fournissait journellement la démonstration.

Les indications de la recherche et de l'extraction des corps étrangers métalliques devaient subir le contre-coup du changement apporté dans le traitement des plaies à l'avant. Avec les perfectionnements dans l'organisa-

1. MM. LECÈNE et FROUIN, o. c., p. 329.
2. Ed. DELORME. *Précis de Chirurgie de guerre*, o. c., p. 60.

tion des secours, avec le parage des plaies, la recherche, dans une plaie *ouverte*, d'un projectile, était indiquée toujours, nécessaire même (éclats d'obus) à moins que cette recherche, par sa longueur, les délabrements qu'elle imposait, les dangers qu'elle présentait, n'apportât à la règle générale des contre-indications.

A l'arrière, au contraire, où il sembla d'abord que la pratique de l'extraction dût être concentrée, on avait à tenir compte du degré d'intolérance. Il en est toujours ainsi — chirurgicalement parlant.

Les arrosages des membres par de nombreux éclats firent discuter les indications et les contre-indications de l'extraction. La radiologie apportait de grandes précisions pour la recherche de ces minuscules projectiles, mais d'un autre côté elle montrait aussi, à l'arrière, leur fréquente tolérance. Les uns (DEVRAIGNE, BOUCHACOURT) se montrèrent très partisans de l'ablation *primitive* de ces corps étrangers infectants, (DEVRAIGNE) ou de leur ablation *secondaire* (BOUCHACOURT). De discussions est ressortie la règle de s'abstenir quand l'éclat ou les éclats sont très petits (2 millimètres à 1 millimètre) qu'ils ne donnent lieu à aucun trouble fonctionnel et que leur situation est si profonde que l'opération risquerait d'occasionner de grands délabrements (FAURE, POTHERAT, OMBREDANNE, ROBINEAU, WALTHER). Il est de ces extractions qui eussent imposé de balafrer la totalité d'un membre et M. DEVRAIGNE a montré la longueur d'une intervention qui nécessite près d'une heure de temps alors même qu'elle est confiée à deux chirurgiens opérant sur le même membre. Qu'à l'avant, par crainte d'accidents infectieux graves, on pratique de ces ablations, la chose est admissible ; elle ne le serait plus à l'arrière.

Mais d'autres indications para-médicales se sont présentées et elles ont mis souvent le chirurgien dans l'obligation d'enlever des corps étrangers bien tolérés et minuscules. Les médecins attachés aux corps de troupe, ceux qui, au cours de missions à l'arrière, ont été chargés de la récupération de blessés séjournant longtemps dans les formations sanitaires, ont observé un grand nombre d'hommes qui exploitaient la présence d'un corps étranger métallique de dimensions restreintes et ne pouvant déterminer ni gêne, ni douleur notables et cela en vue de se soustraire aux obligations du service ; chez d'autres, le projectile créait une préoccupation constante poussée parfois jusqu'à la phobie. Dans les deux cas il paraissait utile de procéder à une ablation et c'est ce qu'on a fait.

M. LŒPER a, dans un mémoire, fait ressortir les inconvénients du séjour de fragments de plomb qu'une analyse clinique et chimique minutieuse peut seule déceler alors que la tolérance paraît complète. Cette analyse aurait montré chez maints blessés, la présence dans les urines d'une quantité de plomb égale à celle que présentent maints ouvriers peintres. Dans ces conditions l'indication de l'ablation est formelle.

Les constatations de M. Loeper en rappelant l'attention sur un point autrefois discuté ont fait ressortir l'utilité d'une analyse de contrôle des urines dans les cas où la radiologie a démontré dans les tissus la présence d'un projectile de plomb.

Envisageant d'une façon générale, la question de l'extraction *secondaire* des corps étrangers métalliques M. Ombredanne s'arrête à la formule suivante :

On doit extraire un projectile quand les dangers et les délabrements nécessités par son extraction sont moindres que les troubles qu'il entraine.

Cette formule est celle d'un *chirurgien de carrière*, bien outillé, doublé d'un *radiologiste compétent*, c'est-à-dire offrant au blessé le *maximum de garanties et le minimum de risques.*

C'est celle qu'ont toujours acceptée les chirurgiens. Elle paraîtra trop extensive si elle est appliquée à la totalité de ceux qui sont appelés à donner des soins aux blessés. C'est le moins que je puisse dire après avoir constaté bien des abus que la création de centres pour l'extraction des projectiles n'a pu ni prévenir ni faire disparaître.

Comme il est souvent difficile quand un corps étranger n'est pas sous-cutané de supputer la longueur et les difficultés d'une opération d'extraction, celle-ci, en principe, doit rester l'apanage du chirurgien.

Des règles particulières sont données pour l'extraction des corps étrangers des régions.

Il est admis que l'extraction des projectiles doit, surtout quand ils sont d'introduction récente, suivre de très près la localisation. Pour les projectiles anciens la règle est moins absolue car ils sont ordinairement entourés d'une coque dure rendant impossible leur migration ; MM. Ombredanne et Ledoux-Lebard ont fait remarquer en s'appuyant sur l'expérience de milliers d'examens, combien, rare est celle-ci, dans ces cas anciens.

Il n'en est plus de même quand le traumatisme est plus récent.

L'extension extraordinaire donnée, dès le début de la guerre, à la radiologie pour le diagnostic et le traitement des fractures et surtout pour la localisation et l'extraction des projectiles a forcé à imprimer aux installations radiologiques une impulsion étonnante.

1° *A l'arrière.* — Le Service de santé possédait, au début de la guerre, des installations *fixes* dans les grands hôpitaux militaires du *territoire.* Ces installations durent être multipliées. Les Directeurs du Service de santé régionaux furent invités à réquisitionner et à organiser les ressources du territoire, en les complétant par des installations mobiles ou fixes [1].

---

1. Une *Circulaire ministérielle* du 9 décembre 1914 organisait à l'intérieur des *Services centraux de radiographie, d'électrothérapie et de mécanothérapie* et créait un Centre par région.

On réquisitionna le matériel des radiologistes de profession et on en dota les hôpitaux temporaires des grands centres qui en étaient dépourvus. Les formations installées dans les établissements scolaires tirèrent parti des appareils des cabinets de physique. Des formations auxiliaires se procurèrent rapidement et à grands frais des installations luxueuses ; des meubles radiologiques, de volume réduit, se multiplièrent et le Service de santé, par les voitures radiologiques de Région (2 par Région) vint en aide aux formations de toute nature qui étaient dépourvues de matériel spécial.

L'organisation des services de radiologie et d'électricité dans le territoire entraînait, le 15 novembre 1914, la constitution de 10 centres ayant à leur tête des notoriétés radiologiques. Le centre d'évacuation du Val-de-Grâce (gouvernement de Paris, 3e, 5e, 6e et jusqu'à nouvel ordre 1re et 2 Régions) avait à sa tête M. Beclère et comme adjoint M. Labat ; celui de Rennes, (4e et 10e Régions), M. Laquerrière ; celui de Bourges (7e et 8e Régions), M. Guilleminot ; celui de Bordeaux (9e et 18e Régions), M. Bergonié et M. Rechou ; celui de Nantes (11e Région), M. Leduc ; celui de Toulouse (12e et 17e Régions), M. Delherm. Au centre de Montpellier (13e et 16e Régions), était M. Imbert ; à celui de Lyon (14e Région), M. Cluzet avec adjoint M. Nogier ; à Marseille (15e Région), MM. Livon et Moitessier ; à Nancy (20e et 21e Régions), MM. Guilloz et Lamy.

La multiplicité des installations avait amené l'abus des extractions. Des opérateurs peu autorisés, « des perceurs de tunnels » (Zimmern), se lancèrent dans des interventions dont ils ne soupçonnaient ni les difficultés ni les dangers. Des tentatives infructueuses se multipliaient sur les mêmes blessés alors que certains conservaient des projectiles dans des régions peu accessibles ; dès lors on songea moins à multiplier les laboratoires de radiologie qu'à régulariser la répartition des blessés porteurs de corps étrangers et à assurer leur évacuation sur des *centres spéciaux* dans lesquels ils trouvèrent et le radiologiste expérimenté et le chirurgien de carrière. La création de ces centres, sorte « d'hôpitaux pour projectiles », commencée vers le milieu de 1915 (Bouchacourt) réclamée à l'Académie de Médecine (Laurent) représenta un bien utile progrès.

Chaque région du territoire en posséda un ou plusieurs et les radiologistes régionaux en assurèrent d'ordinaire le fonctionnement spécial. Celui de Tours avec MM. Ombredanne et Ledoux-Lebard a rendu de précieux services.

En somme à la fin de la période que j'envisage, les services radiologiques de l'intérieur comprenaient :

Ce Centre était doté des appareils les plus complets et son *personnel avait droit au contrôle et à la coordination de tous les laboratoires existants.* Une voiture radiologique automobile comportant un laboratoire de radiologie et d'électro-diagnostic circulait dans la Région pour se mettre à la disposition des hôpitaux démunis d'appareils et ces hôpitaux devaient en adresser la demande au directeur du Service de santé. Un médecin adjoint était, pendant les déplacements du chef de laboratoire chargé de celui-ci.

1° Un *service central régional ;*

2° Plusieurs *centres secondaires* par région ;

3° Des *postes fixes* multiples dans les formations des villes ;

4° Des *voitures radiologiques* de Région territoriale, à la disposition des formations qui étaient dépourvues d'installations ;

5° Des *laboratoires complets* dans huit *navires-hôpitaux* chargés des évacuations maritimes.

Ainsi, à la période de la création la plus large possible des postes disséminés, organisés plus ou moins sommairement, au début, succéda celle de *centres spéciaux* avec un chirurgien et un radiologiste spécialisés. Mais tout

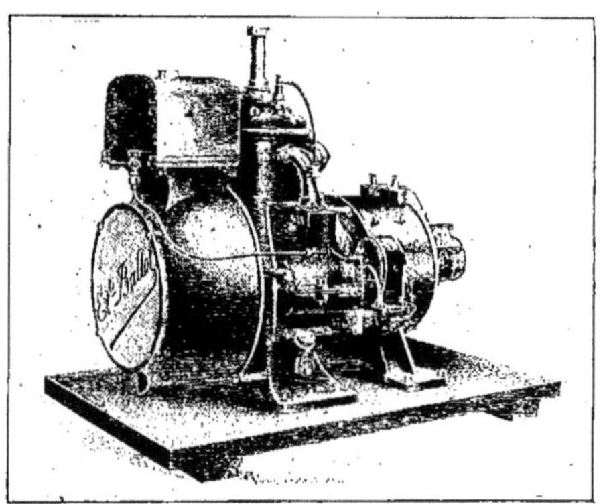

Fig. 119. — Groupe électrogène BALLOT, 60 volts, 10 ampères.

le monde n'est pas convaincu, en raison du *nombre effrayant* des corps étrangers, de l'extension de plus en plus grande prise par leur extraction, dans un double but médical et militaire, qu'il n'y ait pas intérêt à développer dans chaque région le nombre des installations *urbaines* (GUILLEMINOT) que les voitures radiologiques ne peuvent toujours desservir assez vite. Ces installations répondent à des obligations multiples et en allégeant la tâche des centres principaux, elles rendent plus vite à leur service nombre d'hommes qui attendent longtemps, dans les derniers, leur tour d'opération. Je crois, pour ma part, que les deux séries d'installation sont utiles. Aux centres seraient réservées les *opérations particulièrement délicates ;* aux formations hospitalières qui ont des chirurgiens, les autres opérations et le *laboratoire de radiologie* servirait à ces derniers pour fournir maintes indications diagnostiques, en particulier celles relatives aux fractures, à la surveillance des déplacements et aux opérations complémentaires osseuses qui ne peuvent se faire correctement sans le secours de la radiologie. On voit par ce court exposé toute l'extension que la radiologie était appelée à prendre à *l'arrière*. Ses services ont été considérables et des plus précieux.

2° *A l'avant*. — Dès 1912, la Direction du Service de santé au Ministère de la Guerre avait prévu la transformation des automobiles pour le transport des malades des garnisons en voitures radiologiques et elle avait commencé à doter successivement les corps d'armée de *laboratoires de radiologie transportables*. En août 1914, *dix* corps d'armée en étaient pourvus. Quelques jours après la mobilisation, on poursuivait l'aménagement de ceux destinés à *onze* nouveaux corps d'armée. Le 27 août, des radiologistes connus en prenaient possession [1].

Ces installations mobiles devaient être utilisées dans tous les *grands centres*

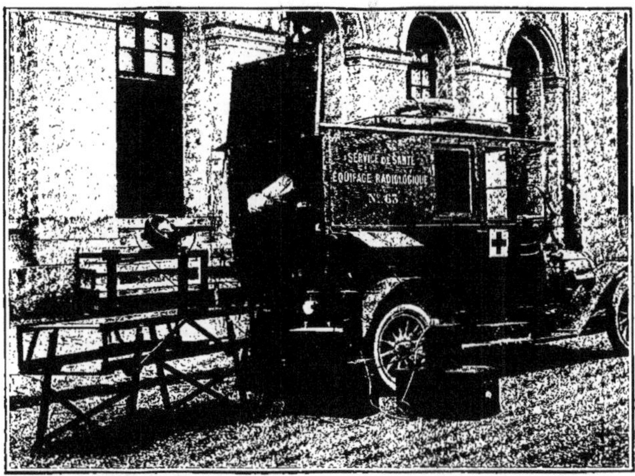

Fig. 120. — Voiture radiologique aménagée avec groupe électrogène. (Phot. MASSIOT).

d'évacuation et *d'hospitalisation de la zone des armées* ou dans des régions proches du territoire qui devaient être des *centres d'hopitalisation* importants.

Bientôt à ces installations en nombre trop restreint, s'ajoutèrent :

1° Des *voitures radiologiques* (type BUSQUET, MASSIOT, RADIGUET) déjà utilisées aux Balkans et au Maroc et d'autres de type LESAGE et BOUCANT).

1. MM. BUSQUET, LESAGE, ZIMMERN, AUBOURG, HARET, BARRET, CHAPERON, CHARLIER, LOBLIGEOIS. BEAUJARD, BOUCHACOURT.
MM. MASSIOT et BIQUARD dans leur *Manuel du manipulateur radiologique* (2° édit.), ont signalé les étapes rapides d'exécution et de transformation qu'ont subies les installations radiologiques de l'avant, rappelé les principes sur lesquels on avait tablé pour adopter le système auquel on s'est arrêté. La diversité des appareils que la nécessité a forcé d'accepter, au début, a permis de les comparer et de les juger.

2° Des *camions radiologiques* (GAIFFE) fournis en raison de un par jour. Sur des camions réquisitionnés du type livraison (SAURER) on installa des groupes électrogènes (BALLOT) (fig. 119) et le matériel complet, mobile, de

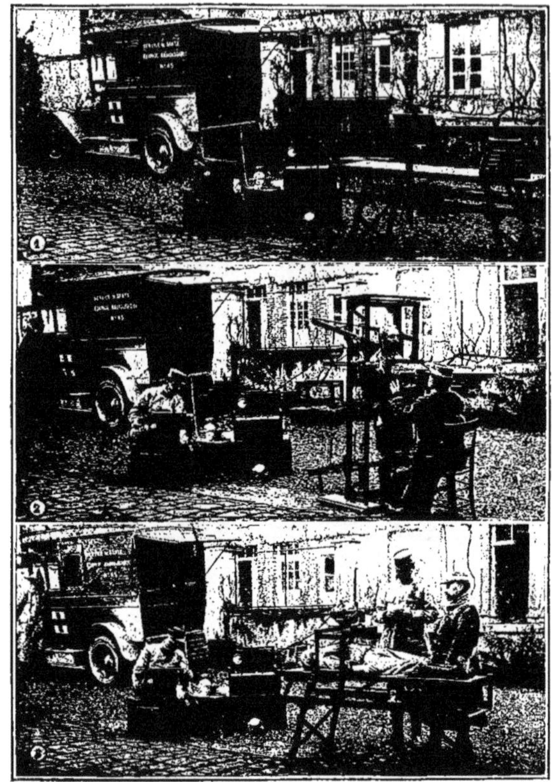

Fig. 121. — Equipage radiologique (dynamo actionnée
par moteur de la voiture). (Phot. MASSIOT).

radiographie et de radioscopie qu'on pouvait installer dans une pièce quelconque (fig. 120).

3° Des *camions* (RADIGUET, MASSIOT) (fig. 121).

Dans toutes ces organisations, l'utilisation était prévue pour la radioscopie et la radiographie. MM. BECLÈRE et HARET, dès le début, recommandèrent de s'attacher à la première à cause de la rapidité des examens, de l'économie réalisée sur les plaques, de la conservation facile du matériel documentaire (calques). M. BECLÈRE conseilla même un dessin à la teinture d'iode ou au nitrate d'argent sur le membre blessé. Celui-ci devait être soumis aux rayons sur le brancard.

A la fin de la période que j'étudie on comptait 260 *équipages* et 600 *postes fixes*.

Aux armées, l'organisation comportait : 1° des *voitures d'armée* au

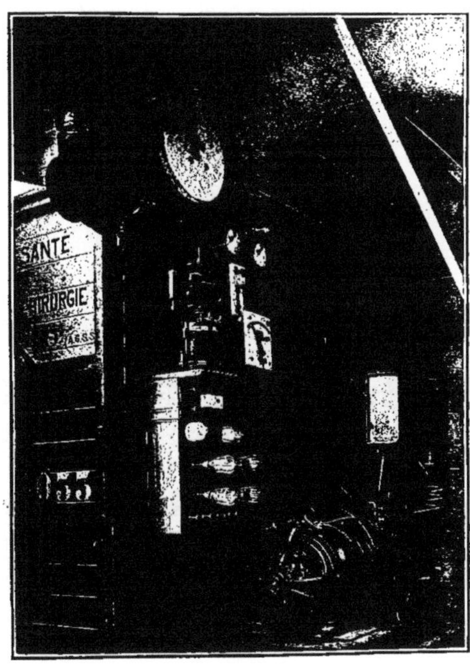

Fig. 122. — Aménagement des organes électriques à l'avant
d'un groupe complémentaire de chirurgie.

nombre de 3 ou 4 par armée, se transportant au moindre appel, soit aux *ambulances*, soit aux *formations de la zone des armées* dépourvues de laboratoire radiologique ;

2° Des *laboratoires mobiles* faisant partie des *ambulances chirurgicales automobiles* ;

3° Des *groupes complémentaires chirurgicaux* (radioscopie et stérilisation) s'adjoignant à une formation rendue importante par la proximité d'une action ;

4° De *postes demi-fixes* avec groupes électrogènes pour un grand nombre d'ambulances *immobilisées*.

Ne dura guère le temps où une voiture radiologique existait à peine par armée. Bientôt le corps d'armée puis la division en furent pourvus.

La question financière, raison de tant d'arrêts dans des voies progressives, cette question disparaissant, les installations peuvent à la fois se développer

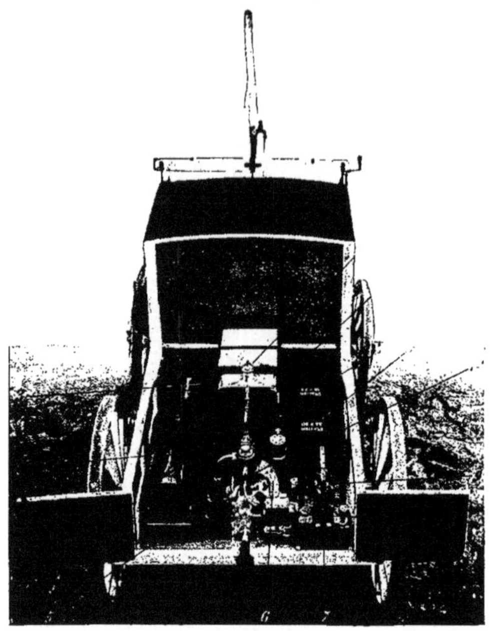

Fig. 123. — Voiture radiologique allemande à traction animale.
Cette voiture ouverte montre l'aménagement des appareils. (Phot. Massiot)

rapidement, se transformer, se substituer les unes aux autres. Au début on opposait le transport animal au transport automobile, on n'était pas fixé sur la valeur relative des deux méthodes de la radiographie et de la radioscopie ; devant la nécessité, la solution est vite prise avec l'arrière-pensée d'un revirement complet si cette solution n'est pas la bonne et on s'arrête à la traction automobile.

Au bout d'une année de fonctionnement, on reconnaît que, transportés dans des voitures automobiles, les appareils sont résistants ; que les camions lourds du type SAURER sont préférables aux voitures légères, que ceux-là peuvent passer dans des chemins invraisemblables (AUBOURG. BARRET), que la traction automobile est préférable à la traction animale conservée par les Allemands (fig. 123), parce que la première permet de multiplier le travail sur des fronts très étendus (250 kilomètres, HARET). Au début on craignait les pannes. MM. AUBOURG et BARRET font plus de 24.000 kilomètres en une année sans une panne dans les chemins les plus difficiles.

Avant la guerre, on tenait à pratiquer les examens radiologiques dans la voiture même, ce qui exigeait de la carosserie des dimensions inacceptables ; on a adopté un groupe électrogène distinct pour la voiture et la radiologie et d'un autre côté la table d'examens a pris des dimensions suffisantes pour que le blessé soit examiné sur son brancard, MM. HARET, LOBLIGEOIS, AUBOURG, BARRET, GUILLEMINOT ont étudié ces détails de fonctionnement et en ont donné de minutieuses et suggestives descriptions.

Le matériel radiologique transporté sur des camions est installé rapidement dans une pièce quelconque (4 mètres sur 2).

L'emploi d'une tente annexe n'a pas été reconnue nécessaire (MASSIOT, AUBOURG et BARRET). Ce n'est que pour les formations automobiles chirurgicales que les examens radiologiques se sont faits dans le camion même.

Chaque camion emmenait un médecin radiologiste de carrière, un électricien, un chauffeur.

On reconnut que, pour les voitures radiographiques appelées à fonctionner *depuis les ambulances de première ligne jusqu'aux formations stables de l'avant*, leur place était dans les *formations stables* où les blessés sont à traiter et non dans les ambulances trop proches du front, mais que les voitures n'y devaient pas être fixées, ce qui eût entraîné une multiplication excessive de ces organismes.

Les équipages radiologiques rattachés à la réserve sanitaire d'armée près de la D. E. S. ont été rapidement, sur demande, mis à la disposition de tout chirurgien traitant. De même qu'on a tenu à ne pas les annexer à une formation *spécialisée*, on a voulu ne pas leur imposer de tournées régulières.

L'expérience a démontré ce qu'on pouvait prévoir, que la période d'activité de ces voitures n'a pas correspondu et n'avait pas à correspondre aux périodes d'activité intensive des formations (AUBOURG et BARRET). Une ambulance recevant de 400 à 1.500 blessés ne peut matériellement s'occuper de radiologie. Alors même que les installations seraient plus multipliées, la radiologie passe au second plan, mais son utilité mise d'abord en doute dans les ambulances a été bientôt pour les périodes d'accalmie affirmée par un nombre imposant de chirurgiens. C'est donc à tort qu'on l'a considérée comme inutile et même nuisible. Son rendement est inconstant sans doute ; il ne peut en être autrement, mais il n'en est pas moins précieux.

Par la face des choses, la radioscopie a pris le pas sur la radiographie. Il faut une heure et demie pour se renseigner avec la radiographie et moins de deux minutes avec la radioscopie (AUBOURG et HARET). Ces radiologistes n'ont pris pour deux camions radiologiques d'une armée que 315 radiographies sur 4.350 blessés, dont 3.610 étaient porteurs de corps étrangers.

L'abus de la radiographie à l'arrière, au début, en raréfiant le stock du matériel disponible des plaques que des apports étrangers ne purent toujours remplacer, a servi à étendre le domaine de la radioscopie et, pour ma part, au cours de mes missions, je n'ai cessé de contribuer à recommander l'em-

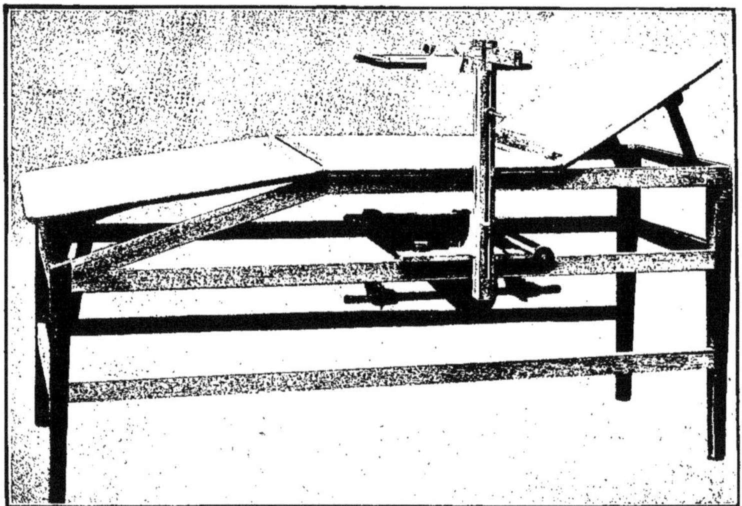

Fig. 124. — Table d'opération radiographique ou radioscopique. (MASSIOT).

ploi de ce mode d'examen suffisant, plus rapide et infiniment moins onéreux. Combien n'ai-je pas vu de plaques énormes gaspillées pour l'emprise d'un avant-bras ou d'une jambe qui ne renfermait pas toujours un projectile ? Et pour continuer à parler d'abus, quelle consommation n'ont pas fait d'ampoules très coûteuses des radiologistes d'occasion qui ont compris dans leurs rangs des ingénieurs, des électriciens, des photographes et des amateurs de toute sorte.

Toute installation radiologique a été jugée possible quand elle pouvait posséder un courant capable de faire passer, dans une ampoule bien formée et stable, soit 1 à 2 millimètres d'un rayonnement assez dur, soit une étincelle équivalente à une douzaine de centimètres environ, au maximum.

L'examen radioscopique préliminaire dont on reconnut vite la nécessité, quel que soit le mode de localisation employé, s'accordait mal, sur des blessés présentant souvent des fractures des membres inférieurs avec la position debout, favorable pour les examens usuels. On le pratiqua sur des blessés en décubitus et l'on fut amené à modifier les tables radiologiques dans le sens qu'avait indiqué M. HARET en 1904 : les appareils furent groupés sous la table radio-chirurgicale (fig. 124). Celle-ci devint bientôt une table d'opération vers laquelle le chirurgien se porta, dans le laboratoire radiologique et qui fut transportée ensuite dans la salle d'opération même où la suivit le radiologiste. C'est sur ce principe qu'ont été établies les tables des camions radiologiques automobiles (GAIFFE, GALLOT, MASSIOT, etc.).

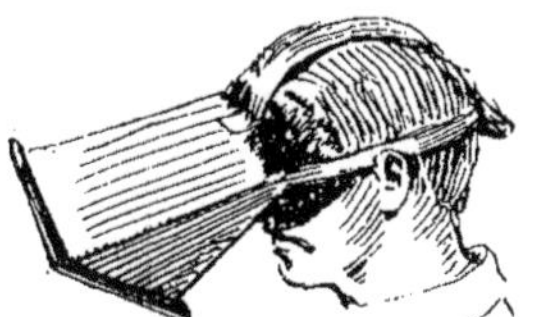

Fig. 125. — Radiologiste muni d'une *bonnette*.

Mais ces tables sont coûteuses. Divers radiologistes ont fait confectionner sur place des tables de fortune donnant toute satisfaction (DAUNEAU, MAILLARD, TAVENEAU, etc.). La disposition de l'écran fluorescent qui doit se déplacer dans deux directions parallèles au plan de la table, la position et le jeu des butées, les mensurations, n'arrêtèrent pas ces improvisateurs et les barèmes simplifiant les calculs, firent bientôt partie du matériel employé.

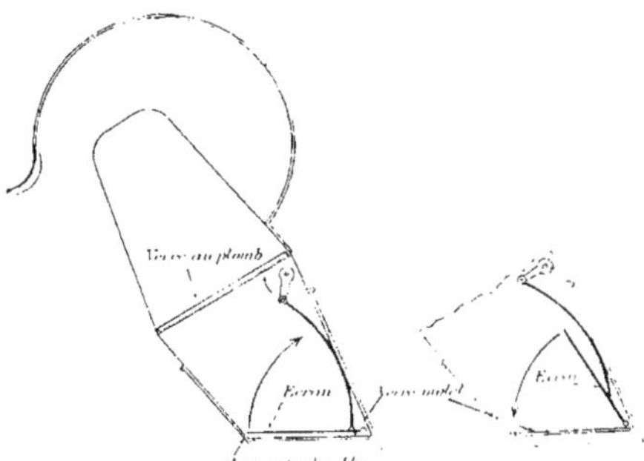

Fig. 126. — Coupe de la bonnette ou manudioscope de BOUCHACOURT montrant les deux positions de l'écran.

A côté de l'écran fluorescent fixe, la chambre noire portative, garnie d'un écran fluorescent, la *bonnette* devint un instrument précieux. Elle permit la transformation de l'acte opératoire de l'extraction qui put se faire en plein jour sous le contrôle de l'écran. MM. BOUCHACOURT, RECHOU, DESSANE entre autres ont donné des modèles ingénieux de ces bonnettes. Les meilleurs laissent le radiologiste libre de se servir de l'écran de l'appareil ou de s'en séparer et de suivre l'opération à travers des verres colorés qui ménagent son adaptation (fig. 125 et 126).

Puis se sont multipliées les mesures de protection rendues plus que jamais nécessaires avec des examens incessants et prolongés : les cupules opaques, les diaphragmes étroits, les tables protégées par des plaques métalliques avec des pourtours imperméables aux rayons X, les verres de plomb des lunettes et des écrans, les tabliers en tissu opaque, les gants opaques avec plusieurs couches de tissu, les gants de MAUCLAIRE (gants de Chaput recouverts à l'intérieur d'une solution de caoutchouc et de carbonate de plomb, etc.)[1].

La préparation des ampoules, redevenue française a fourni des ampoules doubles et l'ampoule COOLIDGE promet des épreuves radiologiques de teintes plus constantes.

L'extraction de certains corps étrangers (cerveau, orbite) a rendu précieux et désirable, dans les grands centres, l'emploi des électro-aimants qui demande une canalisation d'un courant continu d'intensité suffisante.

Enfin la lecture attentive des clichés est facilitée par l'emploi des *negatoscopes* dont M. BELOT en particulier a donné un ingénieux modèle.

Ces installations réalisées en nombre conforme aux besoins ont rendu exceptionnels les accidents graves des radiologistes malgré la fréquence des examens et bien que MM. OMBREDANNE et LEDOUX-LEBARD affirment qu'ils n'ont observé que deux radiodermites insignifiantes sur des blessés chez lesquels on avait multiplié les examens, il y a lieu de ne pas perdre de vue la protection qu'on leur doit, d'autant que, plus que le chirurgien et le radiologiste, ils sont exposés à des accidents si les explorations sont trop prolongées et trop multipliées. Trop nombreux sont ceux qui ont subi ces sortes d'examens qu'on leur évitera par la préparation de fiches. Celle de M. VIALLET laissée dans la 4e Région peut servir de modèle.

Recherche radiologique des corps étrangers métalliques. — Cette recherche comporte pratiquement deux opérations : 1° la *constatation préliminaire* ; 2° la *localisation*.

1° *Constatation.* — L'interrogatoire du blessé, la vue des documents qu'il possède ou de ceux qui sont adressés au centre où se pratique l'examen fournissent souvent des indices précieux qu'il est toujours indiqué de recueillir préalablement (plaies en cul-de-sac, multiplicité des atteintes que des cicatrices visibles n'accusent pas toujours, extractions ou absence de recherches antérieures, vues des calques, des radiographies). La palpation, l'exploration directe révèlent parfois des corps étrangers superficiels.

En l'absence des renseignements précédents ou pour les confirmer, la *constatation préalable du corps étranger se pratique toujours aujourd'hui à la radioscopie.*

Il n'en était pas ainsi au début. On recourait communément à la radio-

---

1. Solution épaisse de caoutchouc d'automobiliste 50 grammes. essence minérale 50 grammes carbonate de plomb 100 grammes.

graphie, on s'exposait ainsi à méconnaître des projectiles *distants, ignorés,*
à multiplier inutilement les plaques, à augmenter les pertes de temps et
les dépenses de matériel.

En effet, journellement se présentent des cas de projectiles arrêtés à des
distances parfois très éloignées de leur orifice d'entrée. M. ARCELIN a vu un
blessé qui présentait une cicatrice au niveau de l'épaule droite ; chez lui, la
balle se trouvait au niveau du bord gauche du sacrum. Il ne présentait aucun
trouble appréciable. M. LEHMANN rappelle des cas semblables. Une balle est
repérée dans le foie, son orifice de pénétration répond à la région carotidienne ;
une autre est vue dans l'aisselle, elle était entrée dans la région deltoïdienne
opposée. Il n'est point de radiologiste qui ne puisse fournir de pareils exemples. On n'eut pu, au début de la guerre, les croire si fréquents. A moins de
radiographier nombre de blessés, des pieds à la tête, on s'expose donc à ne pas
reconnaître ces projectiles aberrants, distants, si on se contente de radiographier
la région correspondant à l'orifice d'entrée et si on le fait, qu'elles ne sont pas
et les pertes de temps et les sacrifices inutiles et coûteux de matériel ; les
corps étrangers mobiles, du thorax par exemple, peuvent échapper à l'examen
radiographique. Aussi est-il de règle pour tout radiologiste *de commencer*
toute recherche par un examen radioscopique méthodique, patient, complet.

Des résultats négatifs d'examens hâtifs, superficiels, la crainte de la radiodermite éloignent encore certains de cet examen préalable radioscopique.
MM. OMBREDANNE et LEDOUX-LEBARD en montrent l'innocuité en invoquant les
cinq mille examens qu'ils ont pratiqués. Sans doute il est des projectiles
minuscules qui échappent à un examen radioscopique, mais ces mêmes
auteurs remarquent que *tout projectile dont l'extraction peut être raison-*
nablement envisagée par le chirurgien, c'est-à-dire ayant au moins trois
millimètres de côté et qui est constitué par un métal autre que l'aluminium
est toujours décelable radioscopiquement, fut-il logé dans les régions les
plus épaisses du corps, même dans le crâne, le rachis ou le bassin. Les appa-
reillages ordinaires, ceux des formations sanitaires et des voitures radiologiques permettent de pratiquer cet examen.

La transparence aux rayons X des divers corps est inversement propor-
tionnelle à leur poids atomique (BENOIST). $1/10°$ de millimètre de plomb donne
une ombre de même intensité que celle de $4/10^e$ de millimètres de fer, que
4 centimètres de tissus mous ou que 52 millimètres d'os. Il faudrait donc
45 centimètres de parties molles, épaisseur qui ne se trouve guère, pour
atténuer l'ombre de 1 millimètre de plomb et celle de 4 millimètres de fer ;
encore avec de l'attention, après un examen sous diverses incidences, arri-
verait-on à reconnaître ces corps dont l'ombre d'ailleurs s'ajoute à celle des
parties molles.

Les éclats de bois ne peuvent, en général, être mis en évidence pas plus
que les morceaux de cuir ou de vêtement.

A poids atomique égal, l'épaisseur du corps étranger intervient. — On ne peut donc s'attendre à voir un fragment lamellaire donner l'ombre d'un fragment de projectile plus massif.

Il est bon de savoir que le *mode d'examen* joue un rôle important dans la visibilité du corps étranger métallique. C'est là une donnée qu'ont bien fait ressortir les radiologistes et qui est à retenir. Un rayon dit *mou* c'est-à-dire *peu pénétrant*, fourni par une ampoule dite *molle*, soit à étincelle courte et à voltage peu élevé donnera l'ombre bien reconnaissable d'une mince feuille de plomb de 1/10° de millimètre d'épaisseur tandis que le rayon *dur*, très pénétrant, fourni par une ampoule dure, à étincelle longue, traversera les corps étrangers.

C'est donc avec des ampoules à rayons MOUS *qu'il faut chercher surtout les corps étrangers métalliques.*

L'examen est pratiqué aujourd'hui, non plus le blessé étant debout mais sur le blessé couché. On se sert du châssis de M. H. BECLÈRE. On conseille de procéder d'abord à un examen d'ensemble de la région blessée, puis on diaphragme tous les champs de l'écran. Cette manœuvre a un double avantage, celui d'offrir une visibilité plus grande, et en même temps de restreindre la quantité de rayonnement auquel est exposé le radiologiste.

MM. OMBREDANNE et LEDOUX-LEBARD vont jusqu'à dire que sans diaphragme, la recherche systématique des projectiles par la radioscopie serait inutile.

Le blessé est examiné de face, de dos ; on le fait tourner lentement sur lui-même derrière l'écran ; on fait déplacer également l'ampoule. Ces mouvements du blessé, ces déplacements de l'ampoule ont pour résultat d'amener à voir le corps étranger suivant son diamètre le plus grand ou suivant l'axe dans lequel il y a moins de parties osseuses ou de parties molles interposées. La visibilité sur l'écran est dès lors optima.

Tel est le procédé général, telles sont les règles générales d'examen qui ont été fixées. Je me contenterai de dire ici que certaines régions en imposent de particulières ; j'y reviendrai.

Les organes parenchymateux épais réclament des radiographies.

L'examen radioscopique terminé, on s'en contente ou on le complète. On s'en contente : 1° si la constatation est précise ; 2° si c'est à la radioscopie qu'on demandera le procédé de *localisation* qui servira pour l'extraction ; sinon on *radiographiera* la région blessée.

La radiographie apporte des *précisions* que la radioscopie, moyen sommaire, ne peut fournir ; souvent elle est naturellement le complément obligé de la première, en particulier quand il s'agit des *corps étrangers intraviscéraux* ou de corps étrangers de *dimensions minimes*.

Sur un ou sur des clichés techniquement irréprochables, le *nombre*, la *forme*, la *nature* des projectiles sont d'ordinaire bien reconnus, le nombre utile à connaître pour poursuivre complètement l'extraction, la forme sur laquelle on se basera parfois pour s'arrêter à tel ou tel mode d'ablation [1]. Vis-à-vis des appareils magnétiques, une balle allemande, une balle française, un éclat d'obus ne se comportent pas de la même façon. La radiographie traduit très fidèlement cette forme et de la notion de forme on arrive à celle de la nature du projectile en faisant appel à des notions préalables.

Si un corps étranger massif est aisément reconnaissable et si sa nature peut être précisée, il est des corps étrangers peu épais qui sont de diagnostic délicat. L'expérience de radiologistes ou de chirurgiens particulièrement éclairés est là à mettre à profit et les uns et les autres sont aujourd'hui légion.

A l'heure actuelle on sait bien se tenir à l'écart des erreurs auxquelles, au début, les trous de la gélatine, les défauts dans le tirage, les écrans renforçateurs ont exposé, on sait rapidement reconnaître, les boutons du vêtement, les agrafes de Michel, les fils, les anneaux métalliques utilisés pour l'ostéosynthèse. Avec un peu d'habitude, on reconnaît les tubes à drainage cylindriques, à bordures précises ou donnant une image arrondie souvent grosse comme un shrapnell mais à centre plus ou moins éclairé. On est au courant des taches que la teinture d'iode, le bismuth, les topiques à base de zinc, de mercure, l'iodoforme surtout laissent sur la peau. Mais si l'étendue et l'irrégularité des images permettent alors de reconnaître l'origine des opacités, lorsque celles-ci sont plus localisées ou plus disséminées, l'erreur est plus facile à commettre. Une mèche iodoformée, un plombage iodoformé, bismuthé donneront, dans une cavité, l'illusion d'un projectile et pour le plombage l'illusion pourra durer des années. De la poudre d'iodoforme disséminée dans un trajet, fera croire à un semis de projectile.

Des séquestres éburnés, à ombres très opaques prêteront à une confusion très facile mais en réalité peu nuisible puisque le séquestre doit être enlevé comme le corps étranger métallique.

A mesure que les visions se sont plus familiarisées avec les images radiographiques et que les praticiens radiologistes et certains opérateurs ont mieux connu l'anatomie radiographique, les erreurs d'interprétation grossières sont devenues plus rares et les mastoïdes éburnées, le tubercule de Chassaignac au cou, les apophyses transverses sur des clichés faibles, l'extrémité interne de la clavicule, les tubérosités humérales, le sourcil cotyloïdien, les sésamoïdes du pied et de la main, l'apophyse unciforme de l'os crochu, le pisiforme, ne sont plus guère pris pour des projectiles. Mais la pointe de l'apophyse coracoïde, régulièrement arrondie, des dimensions d'une balle de shrapnell éveille encore trop souvent l'idée de cette dernière et si elle a incité au début à des interprétations injustifiées et regrettables, de pareilles fautes ne se reprodui-

____

1. Les radiographies les meilleures sont obtenues avec les rayons 4 et 5 de l'échelle de Benoist.

sent plus guère. L'anatomie radiologique est facile à apprendre et il est de toute évidence qu'il est toujours préférable, aussi bien pour la recherche des corps étrangers que pour d'autres recherches, de connaître ce qui est bien décrit que d'en recommencer l'étude personnelle. Mais combien souvent cette vérité élémentaire a été et est encore méconnue.

L'examen radioscopique *préliminaire* a été pratiqué ; il est positif. On le complète par un examen *localisateur* radioscopique ou radiographique.

Les radiologistes avertis *se gardent* bien de formuler leur avis en disant : « *Il n'y a pas de corps étranger* ». Ils préfèrent libeller leur conclusion en disant : « *Pas de projectile visible à l'examen radioscopique de cette région.* » Ils savent ainsi se garantir, en particulier, des erreurs auxquelles prêtent des projectiles aberrants ou difficilement décelables à la radioscopie et ils éveillent l'idée d'un nouvel examen de contrôle.

Les résultats des examens sont actuellement consignés, dans les Centres, sur un registre documentaire qui doit rester à la garde du radiologiste et ne poit pas quitter le centre ; ils sont reproduits sur une fiche rendant plus faciles les recherches et dont des duplicatas sont fournis aux chirurgiens. Ces fiches d'ordinaire ne donnent pas seulement le résultat du premier examen, mais celui d'examens plus complets radioscopiques ou radiographiques. Le volume des corps étrangers est généralement apprécié en les comparant à des objets de vision courante : grain de mil, de blé, petit pois, pois, haricot, noisette, aveline, etc.

Ici se pose une question. Faut-il donner au blessé le résultat écrit de l'examen ? Au début, on n'hésitait pas à le faire. On en a reconnu vite les inconvénients, aussi des Circulaires ministérielles ont-elles prescrit expressément de s'en abstenir.

2° *Localisation des projectiles par la radiologie.* — Elle a été précisée dès les débuts de la radiologie et repose sur deux méthodes :

a. La localisation suivant deux axes qui se croisent ;

b. La détermination de la profondeur en évaluant la distance des deux ombres du corps étranger produites par un déplacement de l'ampoule.

Ces méthodes étaient donc au début de cette guerre à employer telles qu'elles avaient été étudiées ou à être perfectionnées si leurs modes d'application se montraient imparfaits. Des radiologistes improvisés, on l'a remarqué, les rééditèrent ; d'un autre côté la multiplicité des cas observés, leur diversité, les conditions de la pratique aux armées forcèrent à les perfectionner. Prodigieux est le nombre des publications qu'elles ont fournies. Celles de MM. Béclère, Haret, Hirtz, Weill, Belot, Delherm, Guilleminot, Jaugeas, Bouchacourt, Miramond de la Roquette, Ledoux-Lebard, Lebon, Mauclaire, Robin, Charlier sont les principales. MM. Ombredanne et

Ledoux-Lebard, dans leur remarquable Précis[1] ont apprécié ces méthodes.

La radioscopie, comme la radiographie concourent à l'application des deux méthodes, mais tandis qu'avant cette guerre, c'était la première qui était surtout utilisée, la radioscopie grâce aux efforts de M. Haret aux armées et de M. Beclère à l'intérieur, prit le pas sur la radiographie. La première était plus rapide, plus simple, moins exigeante comme matériel, moins onéreuse, suffisante, surtout si elle était contrôlée au moment de l'intervention.

a. Localisation suivant deux axes qui se croisent. — Deux images prises à angle droit l'une de l'autre renseignent sur la situation d'un projectile opaque aux rayons X. Elles ne le précisent pas d'une façon absolue. Le chirurgien doit y joindre une *matérialisation mentale* au sein d'un membre plus ou moins épais.

A la direction des plans, il est utile de joindre une indication plus concrète sur la situation du projectile par rapport à la peau.

La détermination rigoureuse de ces points cutanés, si importants à conserver, demande des précautions. MM. Belot et Gallot ont imaginé des appareils spéciaux pour fixer ces points; pour obtenir des plans se coupant à angles droits, M. Coste, de Lyon, a utilisé deux ampoules distinctes.

On a matérialisé l'emplacement du projectile par des moyens très ingénieux. C'est ainsi que :

M. Menuet s'aidant d'un *conformateur spécial* à pièces mobiles, prit le contour du membre ou du tronc et par des index repéra les entrée et sortie des deux rayons

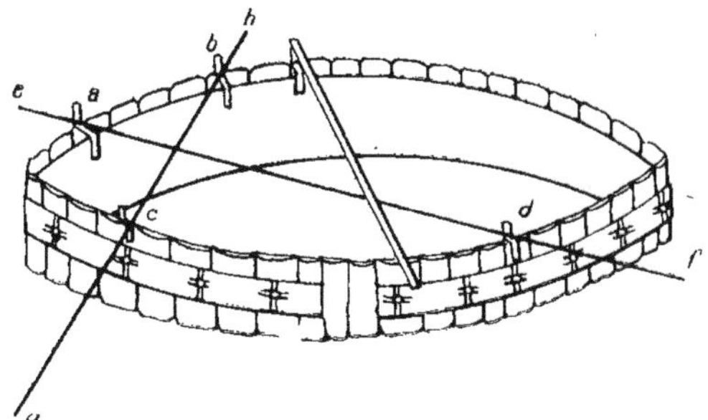

Fig. 127. — Conformateur de Menuet.

perpendiculaires. Des fils fixés à ces index retraçaient les rayons; à leur entrecroisement se trouvait le projectile. Ce procédé ingénieux a été employé par M. Barnsby de Tours (fig. 127).

1. Ce précis est un des meilleurs ouvrages techniques que nous a valus cette guerre. Ils est très substantiel, d'une grande clarté et est écrit par deux personnalités spécialisées possédant une grande expérience.

M. Debierne détermine graphiquement, sur le papier, le projectile en s'aidant des points extrêmes des deux rayons. Il marque à volonté sur la peau, puis sur le papier un point choisi par le chirurgien pour son incision.

M. Vergely découpe dans un carton un orifice dans lequel il engage le membre ou la partie à examiner. Il marque, sur le bord de l'ouverture du carton, les repères, reporte contour et repères sur une feuille de papier et en réunissant ces derniers

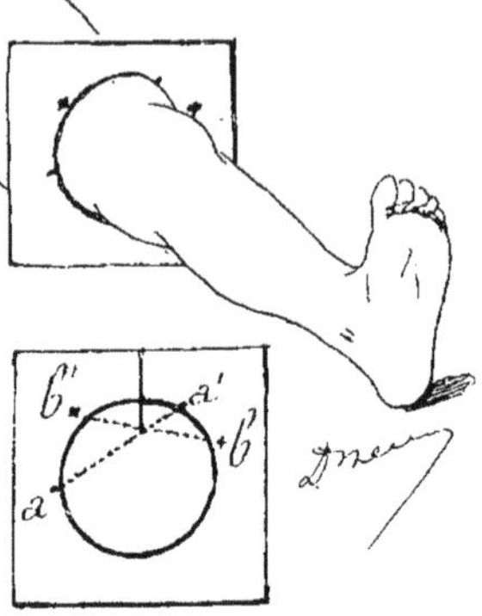

Fig. 128. — Carton repéreur de Vergely.

Sur la première figure les points *a*, *a'* sont marqués ainsi que les points *b*, *b'* (croix). Sur la deuxième figure, les points *a*, *a'* sont réunis sur une feuille de papier ainsi que les repères *b*, *b'*, à l'entrecroisement des lignes se trouve le projectile.

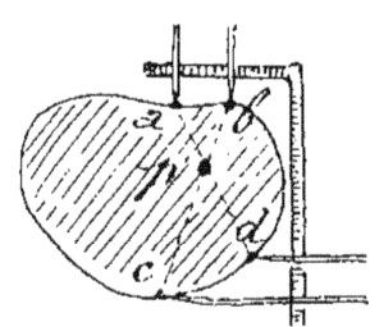

Fig. 129. — Compas de Saissi.

Les quatre branches du compas déterminent les points *a*, *b*, *c*, *d* à l'entrecroisement desquels se trouve le point *p* occupé par le projectile.

par des lignes, obtient la matérialisation du siège du projectile et de sa profondeur. En faisant appel à des planches de coupes anatomiques, on a un repère anatomique et à volonté peut varier les différents points d'incision.

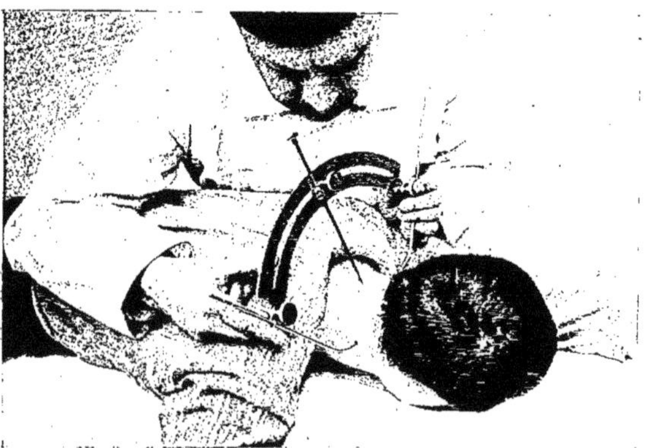

Fig. 130. — Mise en place d'un compas (Debierne).

MM. Forest et Lemorce ont fourni un *cadre cyrtométrique*.

Différentes variétés de *compas* déjà connus ou récemment imaginés fournissaient aussi ces matérialisations : compas de MM. Contremoulins, Hirtz, Massiot, Debierne, Infroit, Belot, Saissi, Cadenat, Grandgerard, etc. (fig. 130).

MM. Ombredanne et Ledoux-Lebard apprécient ainsi la méthode de localisation par les deux axes :

« Pour commodes et suffisants que soient, dans un grand nombre de cas, en particulier au niveau des membres, les repérages des deux axes qui se croisent, pour utiles que se montrent souvent les appareils de guidage basés sur l'emploi de ces procédés, nous ne devons pas méconnaître leurs graves défauts. Ils deviennent en effet ou inapplicables ou insuffisamment précis (en raison de l'insuffisant écartement des axes) dans toutes les régions épaisses, c'est-à-dire dans un grand nombre des cas les plus importants. Ils ne sauraient par suite prétendre à constituer des méthodes générales, aussi conseillons-nous formellement de les abandonner en faveur des techniques qui reposent pour ainsi dire toutes sur la localisation par déplacement des ampoules ».

Ils estiment cependant que cette méthode peut être utilisée, en cas de presse, dans certaines formations de l'avant, et que, d'une façon générale elle ne doit s'appliquer qu'aux projectiles des membres qui seront enlevés à l'aide du contrôle de l'écran.

b. *Procédés* RADIOSCOPIQUES *utilisant la mesure du déplacement de l'ombre*. — La description suivante du *procédé de* HARET rend compte de la marche de l'opération. Ce procédé est remarquable par sa simplicité. Il est plus rapide à exécuter qu'à décrire. Il est à portée de tous.

Procédé de Haret. Précautions préliminaires. — La radioscopie est faite le blessé étant couché *sur le brancard* qu'on pose sur la table pour éviter tout mouvement inutile et douloureux. L'ampoule est sous la table, l'écran au-dessus.

En quelques secondes on fait une radioscopie des pieds à la tête, s'arrêtant aux régions blessées pour prendre un schéma sur le verre de l'écran. Le calque du schéma et le matricule du blessé remplacera le cliché fragile et lent à obtenir.

La distance du foyer de l'ampoule au plateau supérieur de la table est *déterminée une fois pour toutes* en centimètres, *celle de la table à l'écran* supporté par une *tige support* également *graduée*. L'ampoule se *déplacera d'une mesure constante* (10 centimètres) On a donc à l'avance fixé *trois* des mesures constantes.

Opération. — On place l'écran au contact de la peau sur la région intéressée. On fait passer le rayon normal *A B* par le projectile *P* (fig. 131) ; on atteint sur l'écran une ombre qu'on marque au crayon gras c'est le point *B*.

On déplace l'ampoule le long de sa glissière de *A* à *A'* (10 centimètres). Le projec-

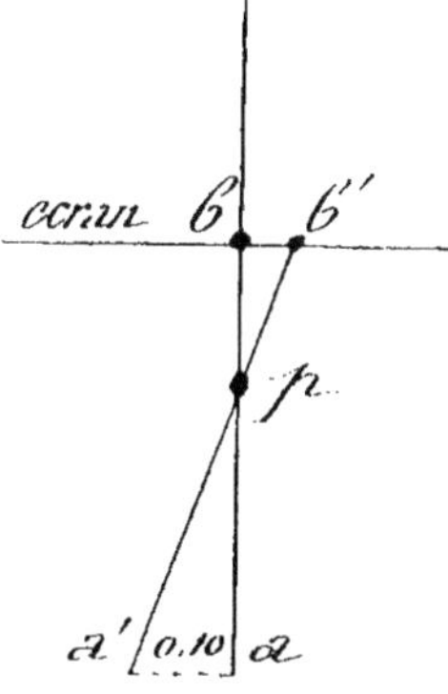

Fig. 131. — Schéma de la détermination du siège d'un projectile par le procédé de M. HARET.

ab rayon normal partant du point *a* qui correspond au centre de l'ampoule en première position, et aboutissant en *b* sur l'écran.

a'b' deuxième rayon obtenu par le déplacement de l'ampoule de *a* en a' d'une longueur *constante* de 10 centimètres, *b'* deuxième image du projectile *p* sur l'écran.

bb' distance des deux images mesurée sur l'écran.

La longueur *ab* est *constante* et connue ; la longueur *aa'* est *constante*, la distance *bb'* étant déterminée, par une lecture sur l'écran ; il est facile de construire les deux triangles à la réunion desquels se trouve le point *p* c'est-à-dire le projectile.

tile donne une seconde ombre, une seconde image en B' qu'on marque encore avec un crayon gras.

On mesure sur l'écran la distance des deux images BB'.

Pour connaître la profondeur du corps étranger, il suffit de construire les deux triangles dont le projectile P représente le sommet et en utilisant une formule usuelle de déterminer le point P. Haret a trouvé préférable de fixer le point P graphiquement, sur une planchette munie d'une règle, d'une équerre graduée et d'un fil.

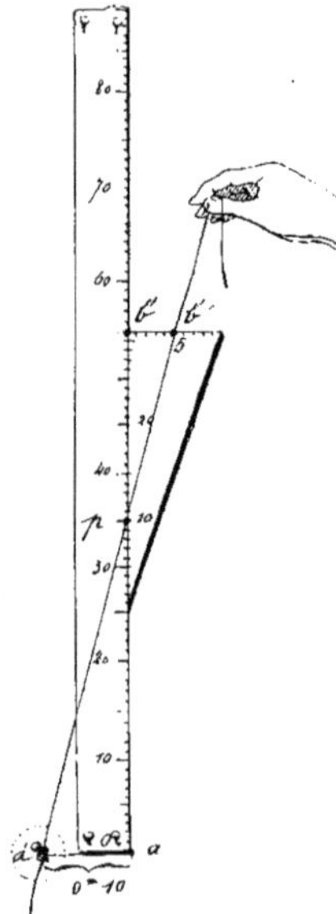

Fig. 132. — Dispositif de Haret.

Pratiquement, la règle sera un ruban métrique de couturière collé au mur ou sur une planche ; l'équerre, une équerre ordinaire dont on aura gradué en millimètres les deux côtés formant l'angle droit. A partir du 0 de la règle, on porte 10 centimètres c'est-à-dire la mesure du déplacement de l'ampoule et là. on enfonce une pointe sur laquelle on fixe un fil solide.

L'équerre est placée sur le mètre au point B correspondant au nombre de centimètres indiqué par le support de l'écran ; sur le côté BB' on a porté la distance mesurée au centimètre entre deux points similaires de l'ombre du projectile. En réunissant avec le fil A' à B', on détermine le point P correspondant au projectile et la distance PB est celle qui le sépare de la peau.

Quand on n'a pu appliqué directement l'écran sur la peau, on doit diminuer de la distance PB le nombre de centimètres représentant l'écart de la peau et de l'écran (fig. 132).

M. Jaugeas a décrit simultanément à l'Académie de Médecine et dans la *Presse médicale* une technique presque identique à la précédente. MM. Desjardins et Aubourg ont affirmé la priorité de M. Haret.

Quand il s'agit de repérer un projectile profond ou siégeant dans une région difficile, on a conseillé d'assurer un contrôle de la première opération. On retourne le blessé, on renouvelle la même recherche des ombres et dans cette nouvelle position on détermine la distance du projectile à la peau. Le total des deux distances du projectile à la peau doit correspondre exactement à une mensuration du membre ou de la région prise au comas d'épaisseur (Jaugeas, Ombredanne, Ledoux-Lebard).

Des radiologistes ont établi des barèmes pour donner une mesure rapide des triangles. D'autres ont quadrillé l'écran ou lui ont surajouté des mensurations pour apprécier rapidement l'écartement des ombres et les mensurations indiquent la profondeur du projectile. La règle de M. Allaire accuse pour chaque division une profondeur de $0^m,02$. La solution réside dans la recherche des ombres et une lecture de chiffres.

Les *réglettes* dont la principale est celle de M. Mazerès ont supprimé les calculs et les épreuves.

MM. Viallet et Dauviller, par la méthode des tangences optiques ont réduit les causes d'erreurs résultant de la notation graphique sur l'écran.

Le *skiamètre* de ces auteurs figure dans le matériel des camions radiologiques ; il donne à la technique une grande rapidité en même temps qu'une grande précision. Le *radio-bathymètre* de M. Dessane a simplifié encore la manœuvre du mode précédent.

Sont à citer d'autres perfectionnements qui ont eu encore en vue l'automatisme des opérations :

Les *graphiques* de MM. Desplats et Paucot, le *diastémètre* à lecture directe de M. Quichard, les procédés de M. Roussel, de MM. Strohl et Mercier, de M. Pierre, celui de MM. Barret et Andrault qui nécessitent une installation spéciale, puis le compas mensurateur de M. Keating-Hart, toutes ces méthodes et moyens sont plus utiles à connaître pour le radiologiste que pour le chirurgien. La technique à la fois plus simple et d'application plus générale de M. Haret a supplanté tous les autres modes dans la pratique, a fortiori, en a-t-il été ainsi pour les procédés qui utilisaient le déplacement de l'ombre *sans le mesurer*. Ces derniers étaient basés sur la comparaison des ombres fournies par le projectile et le corps étranger extérieur (méthode du couteau, de la tige métallique de MM. Charlier, Le Faguais, Morin, Le Maréchal, etc.). MM. Ombredanne et Ledoux-Lebard les ont rappelés.

Procédés radiographiques *comprenant la mesure du déplacement de l'ombre.* — Ce sont les mêmes que ceux qui viennent d'être décrits. L'écartement se mesure sur les clichés au lieu de se mesurer sur l'écran.

Le bénéfice d'une précision plus grande, d'une traduction immuable et permanente atténueraient, pour les partisans de ces procédés, leur complication, la perte de temps et la dépense.

Aux procédés anciens de Burguet et Gascard, de Contremoulins et Rémy nombreuses ont été les additions au cours de cette guerre (Collardeau, Belot etc.).

Les méthodes de localisation purement radiographiques sont presque toutes réalisées par la *prise sur la même plaque, sous des angles différents, de deux radiographies de la région* renfermant le corps étranger, *préalablement jalonnée de deux ou trois repères cutanés.* Avec les données fournies, on établit par le calcul, une épure ou une matérialisation dans l'espace des rayons émis, la hauteur du corps étranger au-dessus du plan de la plaque et sa situation réelle, et l'on détermine la place de l'aiguille indicatrice d'un compas : la plupart des chirurgiens ayant demandé cette aiguille pour guide.

Avec le compas de Hirtz, le plus employé, bâti à trois branches horizontales tournant autour d'un centre commun et portant trois tiges verticales réglables et une quatrième tige localisatrice, on fixe, par une double image les trois repères et le corps étranger.

Le cliché étant séché, est décalqué et avec le calque on construit une épure puis une seconde en s'aidant de la première construction.

Les barèmes de MM. Morin et Beclère ont supprimé l'épure et permis d'obtenir rapidement la profondeur et le siège du corps étranger. Primitivement la localisation demandait de trente à quarante minutes.

Le Répéreur Marion-Danion a eu son moment de vogue. Il ne nécessitait pas d'épures. MM. Aubourg, Loro, Buffon et Ozil, Luzoir, Masson d'Oran, Saissi, Debierne, Massiot et d'autres encore ont imaginé des appareils repéreurs. M. Belot en a établi un qui reste précieux pour la recherche des projectiles de la région sacro-iliaque et de la fosse iliaque. Il n'assure pas le repérage par rapport à un point dépressible des téguments, mais par rapport au squelette.

Pour le plus grand nombre des radiologistes, les procédés radiographiques ont été regardés comme les meilleurs pour le réglage des compas; pour d'autres les procédés radioscopiques ont été jugés préférables.

Appréciation des méthodes. — Indépendamment de toute autre considération, le choix des méthodes de recherche devait rapidement — et c'est ce qui a eu lieu — être influencé par les exigences différentes de la pratique chirurgicale de l'avant et de celle de l'arrière. Et même, à l'arrière, le choix — les premiers temps d'hésitation et de presse passés — varia suivant que ces méthodes étaient employées dans des grands centres *spécialisés* ou mises au contraire à la portée de chirurgiens de secteurs ou d'opérateurs d'hôpitaux, de formations sanitaires complémentaires ou auxiliaires par les radiologistes des voitures radiologiques.

A *l'avant*, dans la zone proche du front, les chefs des voitures radiologiques ne pouvaient que s'adresser à des méthodes simples de repérage. Les procédés radioscopiques s'imposèrent alors d'une façon générale.

Celui de M. Haret, d'une géniale simplicité, d'une suffisante exactitude, applicable à tous les cas, n'imposant au radiologiste aucune épure, aucun calcul, permettant de faire les localisations sans frais, en quelques minutes, sans le secours d'instruments délicats, fragiles, coûteux, de réparation et de remplacement difficiles, s'imposait comme méthode de choix. Il a rapidement remplacé les localisations radiographiques préférées au début.

Le procédé de l'écran de Hirtz a été également apprécié. MM. Ombredanne et Ledoux-Lebard conseillent la technique de MM. Viallet, Dauvillier, Desanne.

A *l'arrière*, dans quelques *centres* spécialisés, dans quelques grands hôpitaux, des appareils d'une très grande précision mais compliqués, coûteux, intransportables, rendirent d'inestimables services; tels l'appareil de Contremoulins, celui de Hirtz, bien connus avant la guerre, celui de Marion-Danion imaginé en 1914. L'appareil de Hirtz, en particulier, fut le plus répandu, le plus apprécié parce que sa précision mathématique est absolue. Ses épures furent simplifiées. Mais la nécessité d'une stérilisation du trépied à chaque opération prolongeait le temps réclamé par des actes successifs et nombreux.

Les chefs des voitures radiologistes, à l'arrière, obligés de multiplier les recherches dans les très nombreuses formations d'une région qu'ils parcouraient rapidement, placés, par le fait, dans des conditions à peu près semblables à celles de ceux de l'avant, adoptent les mêmes pratiques et, pour eux, la radioscopie resta la méthode préférée. Avec des repères fixés sur la plaie dans des positions opératoires bien déterminées, avec la connaissance de la profondeur du projectile, l'opérateur faisait, après le départ forcé du radiologiste, de nombreuses extractions et il faut reconnaître que pour la grande majorité des projectiles des membres, cette pratique, sans valoir les autres, suffisait.

Avec la constitution tardive des *centres spécialisés régionaux* dans lesquels chirurgiens de secteurs, opérateurs de carrière et radiologistes de profession, en contact permanent, assuraient le maximum de garanties à tous les blessés porteurs de corps étrangers et spécialement à ceux qui avaient été déjà l'objet de tentatives d'extraction infructueuses, libre, somme toute, était le choix entre les méthodes simples et les méthodes complexes. Là aussi la question de temps entrait moins en jeu. Cependant ce furent encore les méthodes simples exigeant le matériel instrumental le moins coûteux qu'on préféra. La radioscopie tendit encore à remplacer la radiographie ; c'est que l'extraction faite sous le contrôle soit continu, soit intermittent de l'écran étendait son domaine et en permettant de corriger au cours de l'opération des erreurs possibles, donnait la sécurité des modes complexes. Ce n'est que pour certains cas particuliers dont l'importance et le nombre s'atténua progressivement qu'on eut recours, en général, aux appareils compliqués anciens ou à des procédés nouveaux.

Des insuccès nombreux, surtout dus à ce fait qu'un grand nombre d'opérateurs a, au début, accordé trop de confiance à des radiographies uniques, ces insuccès ont fait douter de la valeur de la radiologie pour la recherche des projectiles. Semblable appréciation n'était pas justifiée[1]. Avec un examen radioscopique ou radiographique bien conduit, suffisant, l'indication fournie à l'opérateur est habituellement démonstrative et sûre. Les faits l'ont montré. Il ne faut cependant pas concéder à un examen radiologique *unique*, quelque précis soit-il, une rigueur absolue, mathématique. Le corps humain, on l'a maintes fois fait remarquer, n'est pas un solide. Les changements de position peuvent donner des écarts notables. M. Robineau opposant les résultats de deux procédés, ceux de M. Collardeau et de M. Viallet trouve des écarts

---

[1]. Moins acceptables et bien imméritées encore étaient des critiques dans le genre de celles-ci : « Notre expérience est que dans les établissements militaires centraux de Paris, nous obtenons des clichés médiocres et des localisations encore moins utilisables ». A. Broca. *Société de Chirurgie,* 11 août 1915.

de 20 à 65 millimètres. C'est une raison pour ne tenir compte que d'examens récents, complets ; pour appeler à son aide, chaque fois qu'on le peut, le contrôle de l'écran au cours de l'intervention et pour ne pas négliger même des signes et moyens indirects. M. Robineau conseille, pour les projectiles anciens, de se laisser guider, dans la profondeur des tissus, par l'induration cicatricielle du trajet laissé par le projectile. Cette traînée cicatricielle aurait, pour lui, la valeur d'une fistule, elle ne dispenserait pas cependant d'un examen radiologique.

Appareils d'exploration électriques et magnétiques. — Connus bien long-temps avant cette guerre, puis quelque peu délaissés depuis l'emploi de la radiographie, les appareils électro-magnétiques de détection des projectiles ont été repris. Des perfectionnements heureux leur ont donné un regain d'actualité, mais ils ne sauraient remplacer l'examen radiologique comme méthode générale. Ils peuvent, dans certains cas, le compléter et le remplacer dans les formations qui manquent de matériel radiologique.

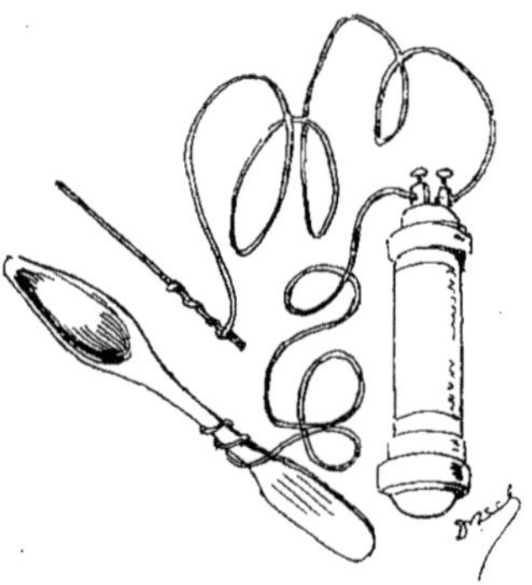

Fig. 133. — Sonde téléphonique de HEDLEY.

Les explorateurs électriques qui peuvent reconnaître tous les projectiles parce que ceux-ci sont *conducteurs*, semblent supérieurs aux appareils magnétiques qui ne reconnaissent que les projectiles magnétiques, mais les premiers demandent un contact, c'est dire qu'ils ne sont utilisables qu'après incision ou pendant l'exploration d'une plaie. Je signale succinctement les principaux.

Détecteurs électriques. — *L'appareil de* Trouvé qui date de 1867 et figurait dans notre matériel a été perfectionné par Guilloz. L'aiguille traçante de ce radiologiste assure un contact plus sûr que celui de Trouvé.

La *sonde téléphonique* décrite comme l'appareil de Trouvé dans nos livres classiques de Chirurgie de guerre, a subi des modifications de la part de MM. Gaiffe, Mauclaire et Garin. On a accentué le bruit révélateur de la sonde téléphonique Hedley. Je rappellerai que, dans cet appareil, les contacts qui actionnent le téléphone sont assurés, d'une part, par une cuiller placée dans la bouche du sujet et d'autre part par une sonde métallique engagée dans la plaie (fig. 133).

On a oublié le *trembleur éclatant de la petite pile de Gaiffe* qu'Annequin avait conseillé.

On a rappelé l'attention sur le *galvanomètre*. M. Lippmann a conseillé de reprendre la balance d'induction de Hugues. En promenant un des cylindres au-dessus du corps du blessé, les vibrations du téléphone vont en augmentant à mesure qu'on approche de la région où siège le corps métallique et atteignent la plus forte intensité lorsqu'on est immédiatement au-dessus. Mais cet appareil n'est efficace que pour les corps étrangers superficiels distants de la peau de 1 à 2 centimètres seulement.

M. François, de Nice, a rendu l'appareil plus sensible et plus robuste. Il a cherché à obtenir avec lui la notion non seulement du siège mais encore de la profondeur du projectile magnétique, en procédant par comparaison du son engendré par le projectile dans le téléphone avec le son produit par un objet du même métal. M. A. Weill croit que la méthode de la balance d'induction perfectionnée par François peut être appelée à un grand avenir[1].

Des appareils basés sur le principe de la balance d'induction de Hugues, le plus ingénieux et le plus pratique est celui du doigtier de de la Baume-Pluvinel. La bobine exploratrice de la balance de Hugues est placée à l'extrémité du médius gauche, maintenue par un doigtier de caoutchouc stérilisé. Promené dans la plaie et arrivant à proximité du projectile, le doigtier provoque les vibrations téléphoniques.

La petite bobine n'a que 15 millimètres de diamètre sur 3 millimètres d'épaisseur. On perçoit un son dans le téléphone dès que la bobine exploratrice est à moins de $0^m,015$ d'un fragment de fer pesant $0^{gr},2$. La présence d'une balle en cuivre ou en plomb est reconnue à la même distance, mais celles de *petits* fragments de plomb ou de tout autre métal non magnétique n'est pas décelée. Quoiqu'il en soit, c'est là non seulement un appareil des plus ingénieux, mais d'utilité incontestable. J'ai pu personnellement apprécier ses services.

MM. Bouchacourt, Tuffier et Phocas ont recommandé ce détecteur. M. R. Lefort l'emploie communément.

Le doigtier de de la Baume-Pluvinel a l'avantage de servir de guide au cours de l'opération. MM. Le Rolland et Carpentier ont imaginé un doigtier inspiré de celui de de la Baume-Pluvinel. L'appareil a 1 centimètre de diamètre. Il décèle *extérieurement* une balle allemande à la distance de 8 centimètres.

M. de Gontant Biron a tout récemment modifié encore l'appareil de de La Baume-Pluvinel en le rendant plus sensible et en lui permettant de reconnaître le projectile avant l'intervention[2].

Appareils attracteurs et électro-vibreurs. — Comme l'ont montré

---

1. François. *Bull. Académie de Médecine, voir bibl.* et Albert Weill. La localisation des projectiles. *Paris médical*, 1915, p. 160.

2. Le Rolland et Carpentier. *Société de physique*, 17 décembre 1915 et A. Weill. *Paris chirurgical*, o. c 1915.

MM. Bergonié [1] et Rollet, des électro-aimants continus, suffisamment puissants, peuvent, par le soulèvement, léger ou en pain de sucre, en cône ou en mamelon, des téguments qu'ils provoquent ou par la douleur ressentie par le blessé quand ce corps est profond, révéler la présence d'un corps étranger métallique et son siège approximatif. Le coût seul de ces appareils pesant 40 kilogs, arrêterait leur emploi.

L'*électro-vibreur* de Bergonié, inducteur de bobine d'induction agissant avec un courant alternatif ou avec un courant continu mais interrompu par

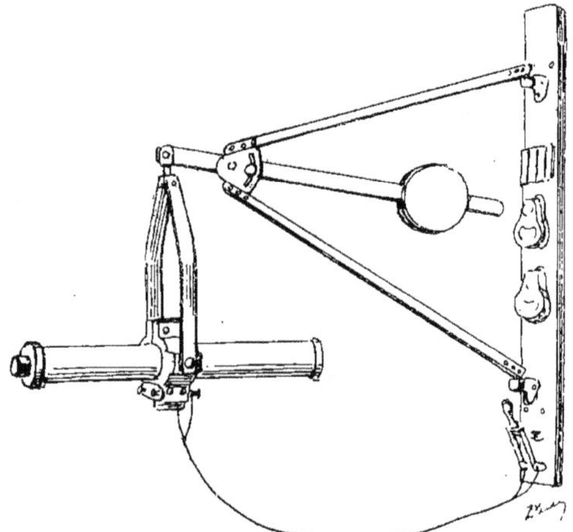

Fig. 134. — Electro-vibreur de Bergonié.

une commutatrice ou un interrupteur, donne les mêmes indications que les électro-aimants continus. L'électro-vibreur est appliqué près et non au contact de la surface à explorer sur laquelle on promène les doigts à plat jusqu'à ce que l'on ait perçu la *vibration*. A ce moment, on localise exactement au moyen d'un seul doigt le point de vibration maximum.

Cette méthode est basée sur le fait découvert par M. Bergonié que les corps *magnétiques*, qu'ils soient libres ou inclus dans les tissus, *entrent en vibration* lorsqu'on actionne auprès d'eux un électro-aimant. Elle ne met en jeu que le sens du tact.

Cette méthode ne peut déceler ni les balles allemandes désenchemisées, ni les shrapnels, ni les projectiles de plomb, mais c'est un instrument remar-

1. Bergonié. *Archives d'électricité médicale.* M. Bergonié a institué une méthode de décallage préparatoire des projectiles avec l'électro-aimant continu. Des séances longues et répétées, mobilisent le corps étranger, le rapprochent de la surface extérieure. Celui-ci écarte les tissus et finit par faire une saillie parfois très forte sous la peau d'où on l'extrait aisément après cette préparation électro-magnétique. *Bull. Acad. Méd.*, 13 avril 1915.

quable pour révéler des corps étrangers magnétiques (balles allemandes
entières, fragments d'obus) s'ils ne sont pas situés à plus de 10 centimètres.
Cet appareil ne sert pas seulement pour la détection des corps étrangers
magnétiques, il est également utilisable pour leur extraction. Quand le corps
étranger est petit, superficiel, il n'est pas seulement perceptible par le toucher, mais par la succession rapide de *soulèvements en pointe* de la peau
alternant avec son *retrait* (E. MONOD). C'est non seulement un repéreur d'une
façon générale, c'est un repéreur *conducteur* qui accuse ses précisions dans
une plaie opératoire, pendant tout le temps d'une recherche, en cas d'embarras

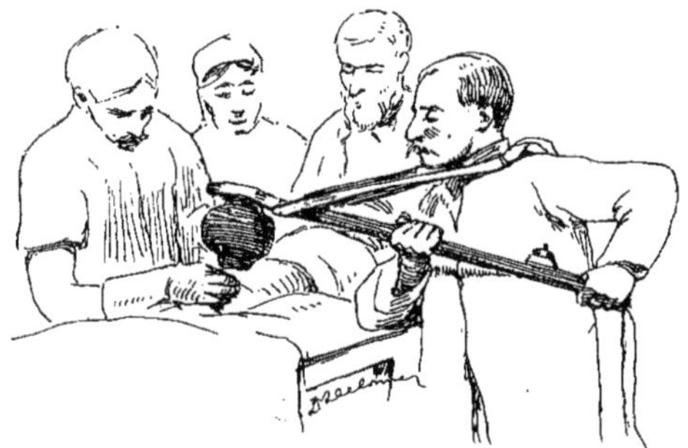

Fig. 135. — Électro-vibreur de PICQUET et ÉGAL.

ou d'incertitude du chirurgien. Nombre de chirurgiens ont demandé de généraliser son emploi non seulement dans les formations de l'arrière, mais tout
particulièrement dans celles de l'avant (fig. 134).

MM. PICQUET et ÉGEL ont perfectionné l'électro-vibreur de Bergonié. Leur
appareil exige un ampérage moindre (15 ampères au lieu de 60, fig. 135).

Localisation anatomique. — On a demandé au radiologiste plus que la
notion exacte de la profondeur du projectile; on a voulu de lui une détermination anatomique. En médecine opératoire on procède par plans et non par
mesures, dit M. ARCELIN. Pour un blessé atteint dans la région lombaire par
exemple, ce qu'il importe de connaître, c'est si le projectile s'est arrêté dans
l'épaisseur des muscles, contre les vertèbres ou dans le canal rachidien.
Or, les indications, les procédés d'investigation ne les donnent pas. M. ZIM-
MERN a reproduit les coupes de chaque région des membres et du tronc à différentes hauteurs; sur les coupes on reporte les indications fournies par
l'examen radioscopique ou radiographique. Mais on a fait observer que
ces coupes ne peuvent être multipliées à l'infini et qu'elles varient d'un sujet
à l'autre. Comment, d'un autre côté, exiger ces notions anatomiques d'un
radiologiste quand tant d'opérateurs sont si peu au courant de l'anatomie

topographique non enseignée ? Bonne en elle-même, l'idée n'est guère susceptible de généralisation ; elle ne peut assurer la précision recherchée. C'est au chirurgien qu'il appartient de faire son topo d'après les radios ou les calques fournis et de demander à l'avance telle épreuve qui facilitera ses recherches. Ce qu'on peut réclamer surtout du radiologiste, c'est la prise, le plus fréquemment possible, des repères osseux.

Le squelette auquel nous reportons très aisément les différents plans de tissu mou dans une région qu'on peut palper avec les doigts, soit directement après les incisions, soit à travers les parties molles, constitue au point de vue de la lecture des plaques radiographiques, un repère précieux. La radiographie stéréoscopique, en situant les pièces du squelette par rapport aux tissus mous environnants, accuse également bien la localisation anatomique.

M. Coste s'est appliqué à préciser, avec autant de soin qu'il le fait pour le projectile, le siège des os du membre qui servent de repères anatomiques. Le dessin cicontre fait, sans qu'il soit besoin de donner d'explications, ressortir la caractéristique de sa méthode. Les rayons r obtenus par des déplacements successifs de l'ampoule déterminent le niveau des bords des os dans deux positions, en même temps que la cyrtométrie

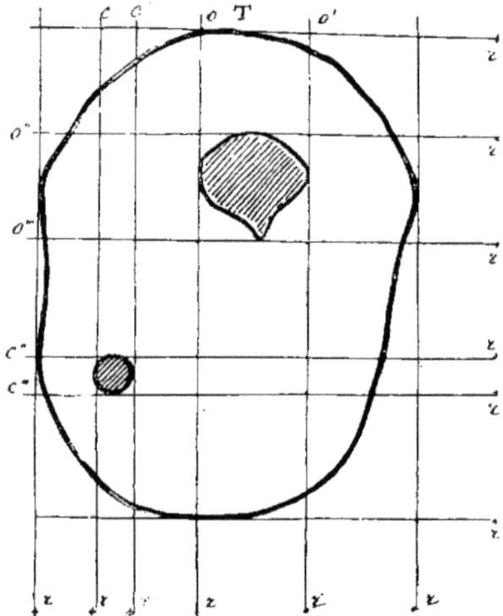

Fig. 136. — Calque d'un repérage anatomique obtenu par la méthode de Coste de Lyon.

T circonférence d'une jambe représentée par l'ombre du fil de plomb.
ro, ro', ro'', ro''' limites des contours du tibia ; rc, rc', rc'', rc''' limites des contours du péroné.

exacte du membre obtenue par l'ombre d'un ruban malléable de plomb fixé autour de ce membre permet de reporter sur la peau le niveau de ces bords et l'emplacement du projectile. Il complète le calque par le tracé des loges musculaires, des vaisseaux et des nerfs (fig. 136).

Des *notions physiologiques* peuvent souvent servir à des localisations sûres, plus rigoureuses que celles du calcul et aboutissent à une détermination anatomique. M. Robineau entre autres a fait ressortir l'utilité de la *localisation physiologique*. Il le prouve par quelques exemples.

Un corps étranger est repéré dans la région scapulaire. Il est possible, en quelques instants, de dire dans quel plan anatomique il se trouve, grâce à ces notions physiologiques. S'il monte et descend dans l'inspiration, il est pulmonaire, s'il est logé dans la paroi, s'il ne subit que de faibles mouvements respiratoires, si la respiration ne l'influence pas, il faut rechercher comment il se meut par rapport à l'omoplate dans les mouvements provoqués et dans les mouvements actifs. Avec ces renseignements on le situe. D'un autre côté, on sait que nombre de projectiles se mobilisent avec les muscles qui les englobent, soit à la suite de contractions volontaires provoquées ou de pressions. Ce sont ces mobilisations que le radiologue et le chirurgien recherchent.

Radio-stéréoscopie. — Avant la guerre la radio-stéréoscopie, née en France était passée dans la pratique, mais elle était peu répandue. Elle a été reprise, voire découverte à nouveau comme le disent MM. Ombredanne et Ledoux-Lebard [1]. Elle exige du radiologiste comme du chirurgien une vision binoculaire parfaite et une certaine habitude pour l'interprétation exacte du relief.

MM. Marie et Ribaut depuis longtemps avaient donné un *stéréomètre* destiné à la mensuration de profondeur, M. Béclère avait fait usage d'un système de réseau. M. Tauleigne a fait construire par Mazo un appareil très ingénieux établi sur le même principe. Enfin M. Richard a construit un « repéreur métrique instantané qui donne par lecture directe la profondeur d'un projectile d'après le cliché stéréoradiographique ».

H. Beclère et Mayet ont insisté à la Société des chirurgiens de Paris sur les avantages que présente la radiographie stéréoscopique. Pour la recherche des corps étrangers et leur localisation MM. Mayet, Cazin, Lefur, Loewy se sont loués de son emploi.

Le stéréoscope ordinaire suffit. Les clichés sont réduits au format de l'appareil employé. Le miroir de Hirtz est très recommandable et bien connu.

L'examen stéréoscopique permet de distinguer parfaitement dans quelle région anatomique se trouvent les projectiles et de les *situer* d'une façon très précise par rapport à la peau et surtout par rapport aux différents plans osseux. Il est précieux dans la recherche des projectiles du tronc. Il différencie bien les plans des projectiles multiples (Mayet).

Des guidages. — Sous ce nom M. Béclère a groupé les procédés qui, au cours de l'intervention, conduisent le chirurgien sur le corps étranger et le ramènent au besoin dans la bonne voie s'il s'en écarte. Quelle que soit la rigueur et la précision des méthodes radiologiques, ces guides sont réclamés du chirurgien. Il faut « un *guide âne* disait Tuffier, car aucun point de repère cutané, aucune épure, aucun calcul ne peuvent servir au chirurgien opérant dans la profondeur d'un membre ».

Variés sont les guidages : 1° C'est, à leur expression la plus simple, le

1. MM. Ombredane et Ledoux-Leblond. o. c., p. 223 et suivantes ont consacré tout un chapitre à la radio-stéréoscopie et ont décrit les appareils anciens et récents.

doigt, la sonde cannelée introduits dans la plaie. C'est la sonde électrique de Trouvé, la sonde perfectionnée de Guilloz, le doigtier de de La Baume-Pluvi-

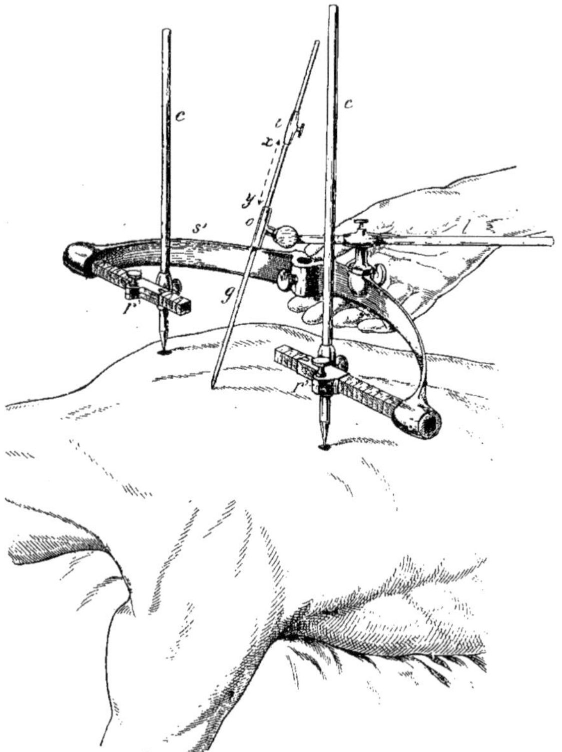

Fig. 137. — Compas de Marion-Danion appliqué sur la région dorsale
où se trouve le projectile.

Les deux tiges verticales c, c, réglées en distance et en hauteur, sont placées sur les deux points de repère marqués sur la peau.
La tige index g, indique la direction. La profondeur est donnée par la distance x y, dont a dû reculer la tige index lorsque le compas a été appliqué sur le corps.
Au-dessous du pouce de la main qui tient le compas peut se placer une troisième tige verticale dans les cas où l'on a besoin de faire un repérage au moyen de trois points (projectiles intracraniens).

nel, modes de repérage fournissant des *sensations auditives*. C'est aussi l'aiguille traversant les tissus et venant par sa pointe se mettre au contact du projectile et que le bistouri suit.

La pénétration de *l'aiguille*, pendant l'examen radioscopique, avant que le blessé ne soit transporté à la salle d'opération, a donné de la précision à la méthode. MM. Charlier, Vergely en ont tiré parti ; MM. Averous et Gouin [1], Ombredanne et Ledoux-Lebard la recommandent pour les formations de l'avant où il faut aller vite. Mais on doit reconnaître que la ponction peut présenter des inconvénients ; elle expose, en des mains inexpérimentées, à la blessure de vaisseaux et de nerfs ; l'aiguille enfoncée un peu obliquement et c'est ainsi qu'elle est bien visible à l'écran, risque de s'engager au-dessus ou au-dessous du projectile ; enfin l'instrument peut se déplacer pendant le temps qui s'écoule entre l'examen et l'acte chirurgical.

2° Des guidages fournissent une *sensation visuelle*. C'est la pointe de l'aiguille rapprochée du projectile, c'est surtout l'image fournie par l'écran. La bonnette au cours de l'intervention, en suivant la méthode dite du contrôle

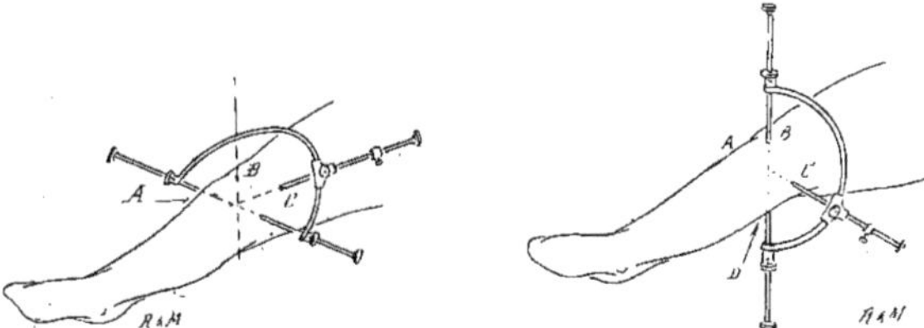

Fig. 138. — Compas de Radiguet et Massiot.

sous l'écran, donne une notion qui précède le coup de bistouri ou de sonde cannelée itératifs.

3° Le guidage est fourni parfois par une *sensation tactile*, telle celle de l'*électro-vibreur*, lequel instrument est non seulement explorateur mais aussi localisateur.

4° Le *guidage mécanique* est celui auquel on a le plus souvent recours. Il est représenté par des index matériels visibles et tangibles, tiges rectilignes rigides et mobiles dont on a déterminé à l'avance et la profondeur de de pénétration et la direction qu'elles doivent suivre. C'est l'instrumentation dont les *tiges* de Hirtz représentaient l'un des premiers modèles. Celles de Marion-Danion, de Massiot, Debierne, Saissi, Grandgerard ont suivi. Ces derniers ont porté de 90° à 180° l'angle suivant lequel le projectile peut être abordé (fig. 137, 138).

Après localisation géométrique radiologique, les tiges de MM. Hirtz, Debierne, Massiot, Grandgérard figurent le rayon d'une sphère dont le projectile représente le centre. Il est possible au chirurgien de déplacer cette tige sur un arc métallique sans qu'elle cesse de fournir des indications précises.

Tout laboratoire de radiologie fixe ou ambulant et même tout service chi-

1. *Journal de radiologie*, t. II, n° 4.

rurgical dit M. Beclère, doit posséder un instrument de guidage mécanique comme complément de l'exploration radiologique appliquée aux projectiles.

Le *guidage sous l'écran a remplacé actuellement la plupart des autres modes,* mais ils ne dédaigne pas lui-même les indications que peuvent lui fournir les appareils dérivés de la méthode de Hughes, en particulier le doigtier de de la Baume et, pour des cas spéciaux de plus en plus limités comme nombre, celles des *index matériels,* des *tiges.* C'est un instrument spécial, la *bonnette* ou le *fluoroscope à bandeau* qui assure le contrôle du siège du corps étranger, le guidage.

Extraction sous le contrôle de l'écran. — Malgré le concours si précieux qu'apportent les méthodes radioscopiques et radiographiques à la localisation préalable des projectiles, malgré la précision mathématique des repérages et en particulier de ceux fournis par les compas, l'extraction, de l'avis des radiologistes comme des chirurgiens, reste parfois une opération délicate et incertaine. Sans parler d'erreurs possibles dans les calculs ou les épures, la position prise par le blessé n'a pas été, au moment de l'opération, rigoureusement la même que celle qu'il avait au moment de la localisation ; au cours de l'intervention le déplacement des muscles, leur section, les pressions des doigts, jusqu'à l'affaissement musculaire dû à l'anesthésie (Bouchacourt) ; un mauvais début souvent commis et qui consiste à suivre une perpendiculaire à la peau et non la verticale du rayon normal, contribuent à égarer le chirurgien et lui font sentir l'utilité de nouveaux repérages et quand la nécessité se représente plusieurs fois pour le même opéré, l'opérateur regarde comme plus précieux encore le concours étroit et simultané du radiologiste.

Et quelle aisance cette collaboration ne donne-t-elle pas au chirurgien ?

« Faites ce que vous voudrez, dit le médecin radiologiste Bouchacourt à l'opérateur qu'il guide, utilisez les voies d'accès indirectes, mettez le malade dans la position qui vous sera le plus commode (sauf bien entendu, pour le tronc, la position de profil), changez même cette position dans le cours de l'opération, ça m'est égal, je vous ramènerai toujours dans la bonne voie... Coupez les muscles le moins possible, séparez-les, réclinez-les, je vous dirai toujours toutes les fois que vous le désirerez où se trouve le projectile et quels sont ses rapports avec les instruments qui sont dans le champ opératoire [1] ». Voilà ce que réalise le contrôle radiologique sous l'écran.

L'extraction sous le contrôle de l'écran comporte deux procédés : 1° l'extraction sous le contrôle *permanent* ; 2° sous le contrôle *intermittent.*

1° *Procédé d'extraction sous le contrôle* **permanent** *de l'écran.* — C'est le procédé qui a été employé avant l'emploi de la bonnette. Il expose le

---

1. Bouchacourt. De l'extraction des projectiles, *Paris médical,* o. c., p. 159.

blessé à l'action plus ou moins prolongée des rayons et n'offre pas assez de garanties pour le chirurgien.

On a dit que les pâtes opaques dont celui-ci enduisait ses mains étaient insuffisamment protectrices et que si l'on voulait obtenir des gants assurant une protection sérieuse, leur épaisseur rendrait impossible toute intervention opératoire, aussi à ce procédé a-t-on bientôt préféré celui de l'extraction sous le contrôle intermittent de l'écran[1].

2° *Procédé d'extraction sous le contrôle* intermittent *de l'écran.* — Dérivés de la méthode de Vuillyamoz de Lausanne, les perfectionnements de MM. Bouchacourt et d'Ombredanne, Ledoux-Lebard en ont fait quasi une

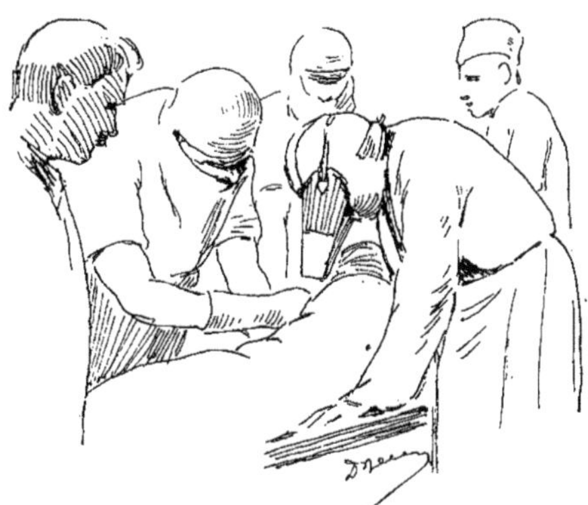

Fig. 139. — Vision radioscopique du projectile, avant l'opération pour le repérage, pendant l'opération à la demande du chirurgien (Bouchacourt).

méthode nouvelle. Bouchacourt dans une description moins précise que celle d'Ombredanne parle du même matériel, des mêmes précautions pour se mettre à l'abri des rayons ; il utilise un diaphragme de dimensions particulièrement restreintes, ne recourt aux rayons que quand on lui demande une nouvelle exploration ; son manudoscope est une précieuse bonnette, mais l'acte opératoire, il n'a pu le déterminer avec la rigueur, la sûreté et la maîtrise d'Ombredanne. Celui-ci va jusqu'au bout de l'opération avec les mêmes moyens qu'il a employés dès le début ; M. Bouchacourt recommande, pour

1. M. Mauclaire est parmi les chirurgiens français l'un de ceux qui ont le plus employé le procédé d'extraction sous le contrôle permanent de l'écran dans l'obscurité en recourant de temps en temps, pour éclairer le *champ opératoire à une lampe électrique de poche.* Il se servait de la *potence* mobile de Hirtz comme écran. MM. Brindeau, Petit de la Villeon, Hallopeau, Sauvé, Lapointe et d'autres ont utilisé un mode analogue.

Pour éviter les effets des rayons X sur les mains de l'opérateur M. Mauclaire les a enduit d'une poudre de carbonate de plomb ; on a employé des gants souples bismuthés (Leclerc) et on a protégé les yeux avec des lunettes plombées.

l'exploration, les appareils acoustiques et celui de DE LA BAUME-PLUVINEL lui apparaît particulièrement avantageux. Quoiqu'il en soit, tous deux ont rendu à la chirurgie des corps étrangers, un service signalé.

Le radiologue est, dans ce procédé, le *guide constant du chirurgien*.

Muni d'une *bonnette* il est par elle dans *l'obscurité* et par contre le chirurgien opère à la *lumière du jour*.

Procédé Bouchacourt (Radioscopie intermittente). — L'opérateur *opère en plein jour* dans une *salle d'opération ordinaire*. Le radiologiste est muni d'un *manudioscope*. La table radio-chirurgicale peut être une table en bois ordinaire, au-dessous de laquelle glisse transversalement et longitudinalement une ampoule. La table des

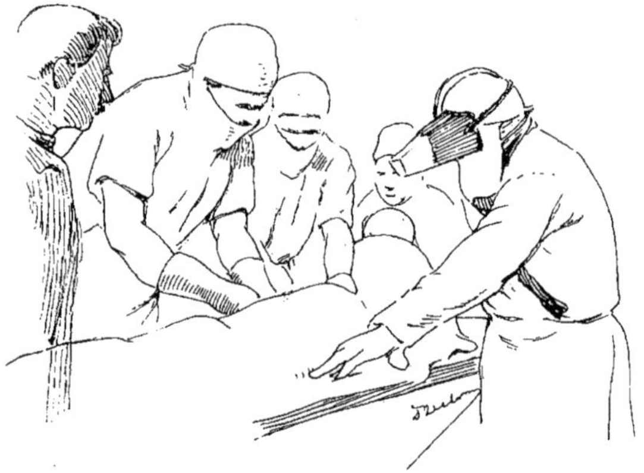

Fig. 140. — Le radiographe qui suit l'opération à travers le verre violet se tient prêt à prêter son concours au chirurgien (BOUCHACOURT).

voitures de radiologie peut être utilisée dans les hôpitaux qui ne possèdent pas d'installation de radiologie.

Le siège et la profondeur du projectile ont été repérés au préalable. Le blessé est placé sur la table, l'ampoule amenée au-dessous de la région où se trouve le projectile ; la peau est aseptisée à la teinture d'iode, le champ opératoire circonscrit par des linges stérilisés.

Le chirurgien ganté tient son bistouri à la main prêt à inciser. Le *radiologue* placé en face de lui, son *manudioscope* fixé au-devant de ses yeux, prend à la main une sonde cannelée stérilisée et en quelques instants d'irradiation, fixe par l'extrémité de la sonde le point qui correspond au corps étranger. Le courant est alors *interrompu*.

Le chirurgien qui connaît la profondeur du projectile le trouve très rapidement s'il n'est pas trop profond ou de dimensions minimes.

Si, au contraire, après quelques secondes d'explorations de la plaie avec l'index ganté, il n'a pas rencontré le corps étranger, il fait de nouveau appel au radiologue qui cette fois encore n'a besoin que de quelques secondes d'irradiation pour placer l'extrémité de la sonde à l'intérieur de la plaie dans la direction exacte du projectile. Le bistouri du chirurgien s'étant de nouveau substitué au stylet du radiologue et ayant incisé plus profondément dans la bonne direction, une nouvelle exploration digitale est suivie de l'extraction du projectile ; sinon on a recours à de nouveaux et intermittents examens (fig. 139, 140).

Cazin, Chéron, Dupoux qui ont employé ce procédé à la fin de l'année 1915, ont, grâce à lui obtenu de beaux et constants succès (*Soc. Chirurgiens de Paris,* 1915).

Procédé d'Ombredanne. — Ce chirurgien a ainsi défini le procédé qu'il emploie.

« Au moment où va commencer l'opération chirurgicale, le radiologiste indique, au moyen d'une pointe, le point précis correspondant sur la peau au rayon normal passant par le projectile. L'opérateur n'a donc qu'à descendre verticalement pour trouver le corps étranger. Ne le rencontre-t-il pas à la profondeur présumée dans la plaie béante et largement écartée, le chirurgien se fait donner à nouveau le point où aboutit, au fond de cette plaie, le rayon normal correspondant au projectile. Puis il repart à la recherche. La verticale du corps étranger est ainsi fournie par le radiologiste autant de fois qu'il est nécessaire, mais toujours à un moment où le chirurgien s'écarte et ne s'expose plus à recevoir le moindre rayon nocif. »

L'outillage. — 1° C'est un *chariot porte-ampoule,* mobile dans les deux sens sous cette table et diaphragmé. Une ampoule de rechange est en réserve. A défaut de tables perfectionnées des tables improvisées suffisent.

2° Une *bonnette* (ou fluoroscope à bandeau), complète le matériel radiologique ; c'est une bonnette ordinaire et une paire de lunettes à verres fumés très foncés, ou une bonnette éclipse de Dessane.

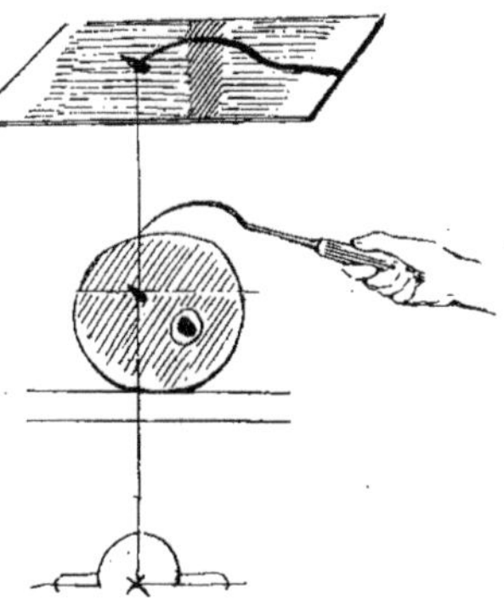

Fig. 141. — Cette figure montre la « donnée du *point* » par le radiologiste c'est-à-dire le point de contact de la pointe de l'aiguille indicatrice avec le rayon passant par le projectile et indiqué sur l'écran supérieur.

3° Comme instrumentation chirurgicale :
a. Une *aiguille à visée* de 0ᵐ,50 de long pour que la main qui la tient reste sûrement en dehors du cône des rayons pendant la visée ; cette aiguille est remplacée au besoin par un gros fil de fer ou de laiton ; *b.* une *aiguille de contrôle* de même longueur ; *c. deux longs crochets écarteurs* faciles à improviser et une *pince* hémostatique montée sur une tige d'égale dimension ; *e.* un *hystéromètre* pour les mesures en profondeur.

Les voitures radiologiques de l'armée possèdent ce matériel. L'opération doit se faire *en plein jour,* dans une salle bien éclairée. Des baladeuses puissantes armées de forts réflecteurs sont parfois utiles pour la recherche de corps étrangers profonds.

Opération. — L'existence du projectile est reconnue au préalable par la radioscopie, sa profondeur *déterminée à partir d'un point d'accès favorable,* sa situation topographique précisée ; l'opérateur est donc en possession de renseignements aussi complets que possible.

Le blessé est préparé comme pour toute opération chirurgicale, sous anesthésie générale. Il est endormi non sur table d'opération dont la tablette est fragile, mais, à proximité, sur une table solide ou un charriot glissé sur la table radiologique. Il sera au besoin fixé dans la position voulue par des draps ou des coussins de balle d'avoine transparents aux rayons.

Le radiologiste placé du côté qui porte les manettes commandant le déplacement de l'ampoule, se coiffe de sa bonnette. L'opérateur lui fait face.

La région opératoire est aseptisée, les champs placés comme d'habitude. *Puis un grand champ supplémentaire recouvre toute la région.* A ce moment et à ce moment seulement, le chirurgien et ses aides restent éloignés. l'ampoule est mise en marche et le radiologiste coiffé de sa bonnette s'approche et cherche le corps étranger. Il *donne le point* c'est-à-dire qu'il fait coïncider sur l'écran l'ombre du projectile et celle de son aiguille (fig. 141).

Lorsqu'il a trouvé le point et l'a *centré* au milieu de son diaphragme réduit de façon à n'éclairer qu'une place grande comme une pièce de cinq francs, on lui passe l'aiguille longue courbe, stérilisée ou tout autre instrument un peu épais pouvant remplir le même but. Il place la pointe de cette aiguille au niveau du point d'émergence du rayon normal et pique la peau en ce point, à travers le cinquième champ stérile qui recouvre le champ opératoire. Il marque ainsi le point d'émergence, sur la peau, du rayon normal passant par le projectile, du plan que suivra le chirurgien. Ce point coïncide avec la marque au thermocautère du premier examen ou en est peu distant. La chose importe peu.

L'ampoule s'arrête, le chirurgien s'approche, soulève le cinquième champ, s'assure de la position du point *et commence son opération.*

Le radiologiste se retire.

Guidé par le chiffre de la profondeur, du corps étranger, l'opérateur progresse verticalement jusqu'à ce qu'il rencontre le corps étranger. S'il ne le trouve pas du premier coup, il fait procéder par le radiologiste à un *premier contrôle.* Celui-ci recherche le point pendant que l'opérateur, sous le champ soulevé, glisse la pointe de sa grande aiguille. Sur les indications du radiologiste la pointe de l'aiguille est reculée ou avancée, déplacée latéralement, jusqu'à ce qu'elle corresponde au trajet du rayon normal passant par le projectile. L'ampoule s'éteint; le chirurgien n'a plus dès lors qu'à descendre suivant cette direction.

Ces contrôles peuvent se renouveler deux fois jusqu'à six, et même davantage dans des cas très difficiles, ils s'effectuent toujours suivant le même mode. Si besoin est, au moyen d'une pince porte-compresse longue, l'opérateur a, dans l'intervalle, étanché le suintement sanguin.

Ainsi pendant toute la durée de l'intervention, celui-ci a été constamment guidé sur la position du rayon normal, perpendiculaire au plan de la table, rayon sur le trajet duquel le corps étranger se trouve et a été trouvé.

Ainsi plus de ces pertes considérables de temps qu'imposent les repérages radiographiques (Contremoulins, Hirtz, etc.), plus de crainte d'un déplacement du blessé annihilant les précisions du calque ou de l'épure, plus d'incision timide sans écartement des tissus, plus, en cas de recherche laborieuse, d'appréhension, d'incertitude, résultant de la limitation du renseignement unique ; le radiologiste est là en étroite communion d'action avec l'opérateur et lui apporte de nouveaux guides et la sécurité est complète et le procédé est utilisable que le projectile soit ou non magnétique (Ombredanne) [1].

M. OMBREDANNE avait, en novembre 1915, apporté à la Société de Chirurgie une série intégrale de 110 extractions avec 110 succès ; en février 1916, une nouvelle série de 100 blessés portant 109 projectiles n'avait pas fourni

1. O. c., p. 283.

d'insuccès. Dans le courant de 1916, son total de succès, sans insuccès, se montait à 330 soit 100 p. 100 et dans son livre, réunissant ses faits personnels à ceux de nombre d'opérateurs de notoriété[1] qui ont adopté sa méthode, il parle de 975 ablations, sans un insuccès. Sa série totale représente 1.300 extractions avec 3 insuccès seulement. Ces faits sont l'éclatante démonstration de la valeur de la méthode.

Malheureusement, la nécessité de réunir un chirurgien et un médecin radiologiste limite l'application de cette technique, comme l'a remarqué M. OMBREDANNE lui-même, aux centres spécialisés des régions de l'Intérieur et à quelques formations de l'avant.

Grâce aux procédés de BOUCHACOURT et d'OMBREDANNE, l'extraction des projectiles est d'ordinaire facile. L'opération, tout compris dure une demi-heure, en moyenne, et les chances de radiodermite sont des plus réduites grâce aux protections extérieures et à la diaphragmisation restreinte. Le médecin radiologiste VIALLET a pratiqué 1.097 extractions en quatre mois sans accident.

Mais, et cela de l'avis de ses promoteurs eux-mêmes, si l'extraction est aisée quand on suit le chemin vertical du rayon allant du projectile à l'écran, quand la voie d'accès est oblique, il n'en est plus de même. Alors ces modes d'exploration et de recherche directs ne sauraient dispenser de l'emploi du repérage et du guidage par le compas (fesse, partie supérieure des cuisses, crâne). Pour ces cas, MM. BELOT, LEDOUX-LEBARD et VIALLET ont donné les précisions nécessaires.

Extraction sous l'électro-vibreur. — M. BERGONIÉ l'a ainsi décrite : La localisation a été faite avec l'électro-vibreur; la région est préparée. On incise au point où la vibration a été maxima. Le corps magnétique est en ce point. On le trouve du premier coup s'il est superficiel. Il faut s'aider à nouveau de l'électro-vibreur s'il est plus profond. On éloigne alors tout instrument de fer, on approche l'électro-vibreur *sans contact* et l'index étant dans l'incision on dirige celui-ci dans le sens où les vibrations vont en augmentant.

On est à nouveau fixé, le courant est alors coupé ; on approfondit l'incision, on recherche le projectile. En cas d'insuccès on renouvelle l'exploration. Parfois une seule exploration a suffi, d'autres fois trois, quatre, cinq explorations sont nécessaire suivies de nouveaux débridements.

Quand on est arrivé sur le projectile, il est extrait comme à l'ordinaire et non avec le secours de l'électro-aimant dont le rôle n'est que celui d'un guide.

Quelques précautions sont recommandées : recouvrir la table de coussins isolateurs si elle est métallique; ne pas se servir d'instruments métalliques en cours d'exploration ; fixer les champs avec des épingles de laiton ; entourer le manchon de l'électro-vibreur de compresses aseptiques bien que l'élévation de sa température pendant son fonctionnement le rende aseptique ; opérer sans gants.

---

1. MM. BARNSBY, BRIN, DEJARRIER, DUROUX, Pierre DUVAL, GOSSET, LABEY, LAPEYRE, Ch. MARTIN, MORNARD, ROBINEAU, VOUZELLE.

Ce mode d'extraction, réservé pour les corps magnétiques (balle allemande intacte, enveloppe de balle allemande, éclat d'obus) donne des résultats incertains avec les éclats d'obus petits et profonds, interosseux, recouverts par des os, intrapulmonaires ; il réussit surtout pour les extractions des éclats d'obus logés dans les parties molles des membres. Il peut servir dans des cas où le projectile magnétique ne vibre pas à travers la peau ; il vibre dans la plaie (PHOCAS).

Les avantages de l'extraction sous l'électro-vibreur seraient les suivants :

1° Incision courte pour la recherche du projectile avec faculté de se contenter de l'anesthésie locale ;

2° Extraction rapide ne demandant que quelques minutes, même pour les projectiles très profonds ;

3° Suppression de toute recherche radiologique antérieure ;

4° Absence de danger pour le blessé et pour les opérateurs, même lorsqu'on prolonge les recherches ;

5° Possibilité d'enlever de très nombreux et tout petits projectiles, avec le minimum de dégats des muscles et des parties molles ;

6° Extraction facile des corps enclavés dans les masses musculaires et mobiles avec elles ;

7° Sécurité de la recherche des projectiles dans des régions dangereuses.

Les appréciations portées sur l'électro-vibreur ont été, en général, très favorables.

« Instrument remarquable, excellent, admirable, merveilleux, moyen le plus efficace que nous ayions de déceler et d'extraire les corps magnétiques », c'est en ces termes que fut apprécié à la Société de Chirurgie l'électro-vibreur. MM. P. DELBET, ROUTIER, POZZI, PHOCAS, TUFFIER, JALAGUIER en ont fait ressortir les avantages ; ils ont signalé les cas dans lesquels il peut se montrer insuffisant (projectile intra-osseux, fixation du corps étranger, etc). A la Société des Chirurgiens de Paris, M. LE FUR s'en est montré chaud partisan.

Cet instrument a été adopté par l'armée. M. BECLÈRE a présenté à l'Académie de Médecine un instrument construit d'après les mêmes principes imaginé par M. EGAL. Employé par M. PICQUET, de Sens, M. P. BAZY et M. BECLÈRE, l'électro-vibreur d'Egal a contribué à étendre les applications de la méthode de Bergonié : il est bien moins volumineux, moins lourd (4 kilogs), plus portatif, plus maniable ; il est moins dépensier d'électricité, et par le fait s'adapte mieux à toute installation électrique. Son prix de revient est tout différent ; il est minime (60 francs). Il est un peu moins puissant que l'appareil BERGONIÉ. Il représente un important perfectionnement (fig. 135, p. 343).

---

1. BERGONIÉ. *Bull. Acad. Méd.*, 13 avril 1915. LEFUR. *Soc. Chirurgiens de Paris, Paris chirurgical*, juillet-août 1915, p. 357.
En cas de projectiles intra-osseux, la fixation du corps étranger empêche la vibration s'il est d'étendue restreinte, s'il est volumineux et solidement coincé, il fait vibrer la totalité de l'os et même ceux de tout le membre.

Procédés dits de précision. — Sous ce nom on a désigné les procédés qui sont basés sur l'emploi des *appareils de guidage mécanique* (Beclère) communément décrits sous le terme générique de *compas* (compas de MM. Contremoulin, Hirtz, Infroit, Saissi, Marion-Danion, Aubourg, Debierne, Grandgerard, Jallot, Morin, etc.). Ils poursuivent la recherche du projectile avec l'aide du *contrôle intermittent*, non de l'écran, mais *du compas*.

Je résume d'après M. P. Duval la technique de l'intervention à l'aide du compas :

Quand on utilise le compas de Hirtz, *le plus employé*, le compas est stérilisé, le blessé placé sur la table d'opération dans la position qu'il occupait dans la radiographie. Les branches du compas sont placées sur les repères et la sonde localisatrice indique l'endroit où il faut inciser. la profondeur à atteindre. Ensuite si la sonde gêne l'opérateur, on la déplace en la faisant glisser sur l'arc de cercle mobile ou bien l'appareil est enlevé.

Incision, au point marqué, franche. Sans pinces sur la peau, sans écarteurs, sans aucune modification des plans anatomiques, incision de l'aponévrose, section ou séparation des fibres musculaires dans la direction donnée et jusqu'à une profondeur égale mais jamais supérieure à celle du projectile.

A ce moment, toujours sans écarteurs, sans pinces qui tiraillent les plans, car si un vaisseau a dû être pincé, il a été immédiatement lié et la pince enlevée, l'index gauche est mis dans la plaie. Par-dessus la main gauche le compas est remis en place et maintenu ferme par le radiologiste. De la main droite, l'opérateur lui-même prend l'aiguille d'indication et la fait pénétrer dans le chemin préparé par l'index gauche. Si la voie préparée n'est pas assez profonde ou ne se trouve pas dans la bonne direction, le compas est enlevé, le chemin redressé ou approfondi à la sonde cannelée puis le compas remis en place.

Lorsque l'aiguille est à fin de course, l'index gauche qui n'a pas quitté la plaie, sent le projectile à sa pointe.

Si l'extraction ne peut être faite à l'aveugle, mais alors seulement, des écarteurs sont mis en place, le doigt gauche gardant toujours le contact du projectile [1].

M. Ombredanne a apprécié les inconvénients et les causes d'échec de ces compas.

Théoriquement le renseignement fourni par l'aiguille indicatrice est d'une certitude mathématique, pratiquement les erreurs de calcul et de réglage sont à peu près impossibles ; la mobilité du projectile est assez rare, mais la déformabilité du corps humain est une cause d'erreur.

Il est pratiquement presque impossible d'opérer avec les compas un blessé couché sur le côté, le décubitus latéral étant instable et ne pouvant mathématiquement être reproduit. Même dans le décubitus dorsal ou ventral, on ne peut toujours retrouver la première attitude, aussi M. P. Duval a-t-il conseillé de fixer cette dernière par la photographie ou un croquis. C'est une complication.

La radiographie préalable doit être faite dans la résolution musculaire la plus complète. M. Duval cite l'exemple d'une balle logée dans les adducteurs

---

1. P. Duval. *Technique de l'extraction des projectiles sous la direction du compas de Hirtz*, *Revue de chirurgie*, 1er janvier 1916.

de la cuisse qui se déplaçait de 8 centimètres suivant que le membre était contracté ou en résolution. Les déplacements en cours d'interventions sont également possibles. La nécessité d'opérer dans la résolution musculaire complète rend impossible l'extraction des projectiles intramusculaires à l'anesthésie locale (P. DUVAL).

« Tous ces appareils qui donneraient, une précision mathématique s'ils étaient correctement appliqués sur des solides indéformables perdent donc une partie plus ou moins grande de cette précision par suite des variations d'attitude qui existent entre le blessé éveillé, pendant la radiographie et le blessé endormi, pendant l'acte chirurgical, par suite surtout, des changements de position des parties molles qui se produisent au cours de l'opération. Un chirurgien habile peut réduire ces déplacements. Il ne peut les empêcher complètement de se produire. Sur le blessé, les compas perdent le caractère de précision absolue, qu'ils ont à l'atelier. Il n'empêche que ce sont des instruments d'une ingéniosité admirable, qui ont rendu et qui rendront encore d'appréciables services, le compas de Hirtz réglé radioscopiquement en particulier » (OMBREDANNE, o. c.).

Quoi qu'il en soit, les services rendus par ces appareils ont été incontestables et inoubliables. MM. BARNSBY et HIRTZ ont extrait 138 puis 110 projectiles *sans un seul insuccès*. Dans des mains moins habiles et moins expertes, ceux-ci pouvaient atteindre 10 p. 100 (OMBREDANNE). MM. MARION-DANION n'ont eu que 16 échecs sur 362 extractions, soit environ 4 p. 100, encore s'agissait-il de petits fragments d'obus ou de projectiles arrêtés dans des régions anatomiquement inaccessibles.

Des statistiques multipliées, importantes sont là pour montrer quel degré de sûreté l'extraction des projectiles a acquis avec les méthodes radiologiques actuelles. A consulter ces statistiques, on ne saurait dire quels sont les modes à préférer. Elles réunissent en effet les succès et les insuccès de chirurgiens de carrière, spécialisés, opérant le plus souvent à l'arrière. Elles donnent donc un résultat idéal qui ne saurait être toujours réalisé dans la pratique. Quoi qu'il en soit, les données que ces statistiques nous fournissent permettent de faire d'intéressantes comparaisons.

Avec la *méthode anatomique*, MM. PATEL et ARCELIN à Lyon ont 99,5 p. 100 de succès sur 200 cas. M. ZIMMERN accuse une proportion de 85 p. 100 de succès et de 15 p. 100 d'échecs sur 69 cas. La plupart des échecs étaient relatifs à des tentatives d'extractions de très petits projectiles. Le fait est à relever.

Avec le *compas* de Hirtz, MM. DESPLAS et CHEVALIER ont 110 succès sur 110 cas ; M. BARNSBY, 138 succès sur 138 opérations, 40 p. 100 de cas opérés par les premiers avaient été l'objet de tentatives infructueuses à l'avant ou à l'arrière ; M. MÉNARD compte 88 succès sur 90 cas.

Avec leur *repéreur*, MM. Marion et Danion ont 96 p. 100 de succès.

L'*opération sous l'écran*, telle que la pratique M. Mauclaire, donne à M. Brindeau une série continue de 368 succès opératoires, 3 blessés succombent.

Opérant en *chambre noire*, MM. Sencert et Legrand ont 250 succès sur 250 opérés.

Sous le contrôle *intermittent* de l'écran, MM. Cazin, Chéron, Dupoux qui emploient le procédé Bouchacourt, ont 71 succès sur 71 cas.

MM. Derocque et Rolland font 190 extractions heureuses sur 100 blessés, M. Brin, d'Angers qui dit avoir manqué « trop de projectiles en suivant les autres méthodes et avoir, de ce fait, hésité à en enlever beaucoup », n'a aucun insuccès sur 117 recherches. Or, ajoute-t-il, un grand nombre de ces projectiles avaient été en vain cherchés une ou deux fois par des chirurgiens très experts qui n'avaient pour se guider que la radiographie *indépendante* ou l'*électro-vibreur*.

M. Guilbaud, avec l'aide du médecin radiologiste Rechou extrait, dans un hôpital proche du front, avec le *contrôle sous l'écran* 228 projectiles sans un insuccès alors qu'avec d'autres procédés, il avait été moins heureux.

M. Ombredanne donne la plus imposante des statistiques à l'appui de l'excellence de l'extraction sous l'écran par le mode qu'il a adopté avec M. Ledoux-Lebard. Ils ont 100 p. 100 de succès. Les cas opérés avaient été souvent adressés par des médecins qui n'avaient pas voulu extraire les projectiles ou après échec d'une ou de plusieurs tentatives. Ils estiment que la plupart des autres méthodes comptent 5 p. 100 d'insuccès. C'est le chiffre de MM. Marion et Robineau. M. Infroit en accusait 6 sur 100 extractions pratiquées par des chefs de service parisiens ; M. Sauvé 7 p. 100.

L'*électro-vibreur* a donné 55 succès sur 55 opérations à M. E. Monod ; à M. Phocas 130 résultats heureux sur 130 cas. M. Bergonié relève dans les *Annales d'électricité médicale* la nomenclature des succès de sa méthode. Ils sont pour ainsi dire constants.

M. Robineau nous a fourni une notion intéressante : c'est la comparaison des mensurations de deux bonnes méthodes : celle de M. Collardeau, celle de M. Viallet. L'écart varie de 2 à 7 centimètres dans le repérage pour le même blessé. La part de l'opérateur dans la recherche est donc très importante alors même qu'il est en possession de données mathématiques et il n'est pas douteux que tout ce qui peut lui venir en aide (vision directe, vibrations, etc.) contribue à diminuer son embarras, les dégats et à augmenter le nombre de ses succès.

M. Sauvé le montre bien. Sur des blessés pour lesquels le repérage avait été établi par des radiologistes, en dehors de sa présence (radiologie indépendante) il n'oppose que 20 succès à 18 insuccès sur 38 cas. Le concours présent du radiologiste diminue déjà considérablement le nombre des échecs : 9 sur 133 opérés. Avec le contrôle intermittent de l'écran, avec assistance du radiologue, c'est-à-dire avec un repérage non unique, mais constant, il n'a que 2 échecs contre 110 succès.

Valeur de l'opérateur, degré d'assistance radiologique, procédé utilisé, profondeur et volume restreint du corps étranger, opération hâtive ou retardée, doivent entrer en jeu pour qui veut apprécier les méthodes statistiquement, à leur juste valeur. M. BERGONIÉ l'a bien senti, aussi ses statistiques sont-elles basées sur des observations résumées mais suffisantes. Il en ressort l'utilité incontestable de sa méthode quand les projectiles sont de faibles dimensions.

D'un autre côté d'une observation très multipliée, considérable et de la constatation de succès révélés par des statistiques *continues*, est ressortie la *supériorité de l'examen et de la recherche sous l'écran avec l'assistance du radiologiste.*

Des instruments extracteurs. — Pinces à extrémités pointues, recourbées, analogues à celles de la pince américaine et de la pince de Trouvé, pinces hémostatiques, pinces à polypes, sont les instruments qui communément, ont servi pour l'extraction. Exceptionnellement et pour l'ablation des corps étrangers de certaines régions (encéphale, etc.), on s'est servi de curettes ou d'extracteurs à extrémité mobile et susceptible de se couder, extracteurs analogues aux instruments qui servent pour l'extraction de calculs uréthraux. J'ai dans mon *Traité de Chirurgie de guerre* figuré une pince à cuillers s'adaptant à la surface convexe d'une balle. C'est sur ce modèle que les instruments préhenseurs devraient être construits. J'ai été témoin, en effet, d'un dérapage fréquent parce que les mors de la pince n'enrobaient pas bien le projectile. MM. QUÉNU et SARDOU de Nice ont donné des modèles de pinces extractives.

Corps étrangers vestimentaires. — J'ai dans mon *Précis de chirurgie de guerre* insisté sur le moyen de reconnaître les *gâteaux vestimentaires* qui compliquent les trajets des projectiles. Il est fourni par l'inspection des vêtements qui accusent des pertes de substance. Leur examen n'est pas assez souvent pratiqué. Je ne sache pas qu'aucun autre mode de diagnostic ait été fourni. Le parage systématique primitif des plaies a enlevé à ce dernier partie de son intérêt, sans le faire disparaître. J'avais songé à tirer parti de solutions métalliques qui en imbibant ces fragments de vêtements eussent accusé leur présence en donnant à la radiographie des opacités. Je n'ai pu réaliser mon projet.

D'après M. BERGONIÉ les fragments de vêtements pourraient être reconnus, dans certains cas, en particulier quand ils se présentent sous une certaine épaisseur, grâce à l'examen radiologique avec des rayons mous.

BIBLIOGRAPHIE

Abadie. Sur les appareils de repérage radiographique de Masson, d'Oran. *Bull. et Mém. Soc. Chir.*, 3 novembre 1915.

Arcelin. Localisation anatomique des projectiles de guerre. *Paris médical*, 1916.

Aubourg et Barret. Une année de fonctionnement des deux camions radiologiques de la 5e armée. *Journal rad. et élec.*, décembre 1915.

Auvray. Valeur du trépied de Hirtz par la localisation des corps étrangers. *Bull. et Mém. Soc. Chir.*, 1er décembre 1915.

Averous et Gouix. De la nécessité de procéder à l'extraction précoce des projectiles en particulier des éclats d'obus et de grenade. *Journal rad. et élec.*, juillet 1916.

Beclère. Nouveaux instruments de guidage du chirurgien au cours de l'extraction des projectiles. *Paris médical*, 1916.

Belot et Fraudet. Procédés de repérage des projectiles. *Journal de radiologie*, février 1916.

Bérard et Wcllamoz. Quand et comment il faut extraire des projectiles de guerre. *Bull. Acad. Méd.*, no 13, 1915.

Bergonié. Nouvelle méthode pour rechercher, localiser et aider à extraire chirurgicalement les projectiles magnétiques. *Bull. Acad. Méd.*, 1g avril 1915. — Nouvelle méthode de radioscopie chirurgicale en lumière rouge. *Comptes rendus Acad. Sc.*, 22 novembre 1915. — La mobilisation dans les tissus des projectiles magnétiques par des séances répétées d'électro-magnétisme et *Arch. élec. méd.*, 1915, pp. 25, 246. — Préceptes à suivre pour l'installation et l'emploi d'un électro-vibreur, *Même Recueil*, janvier 1916. — Comment les chirurgiens qui l'ont utilisé apprécient l'électro-vibreur (*Procès-verbaux d'extraction*, 1916, pp. 32, 54, 85, 116, 253, 361, 389).

Bernard, Desplas et Chevalier. Statistique d'extraction de corps étrangers au compas de Hirtz. *Bull. et Mém. Soc. Chir.* Rapport de M. J.-L. Faure, 1916, p. 988. Discussion, M. Walther.

Bertin Sans et Leenhardt. Localisation par la radiographie des projectiles dans l'organisme. Procédé des croix graduées. *Arch. élec. méd.*, 15 janvier 1915.

R. Bonneau. Procédé pratique de la localisation des projectiles. *Journal des Praticiens*, 27 février 1915.

Bouchacourt. Sur l'extraction radio-chirurgicale des projectiles à l'aide du manudoscope et accessoirement des appareils téléphoniques. *Paris médical*, 1916. — Méthode d'extraction des projectiles basée sur le contrôle radioscopique de leur situation exacte pendant tous les temps de l'acte opératoire. *Bull. Acad. Mém.*, 3 août 1916. — Extraction chirurgicale des projectiles à l'aide du manudioscope par le Dr Bouchacourt. Rapport de M. Mauclaire, Discussion ; MM. Quénu, Mauclaire, Phocas, Broca, *Bull. et Mém. Soc. Chir.*, 1916, p. 517.

Brin. De l'extraction des projectiles sous le contrôle intermittent de la radioscopie. *Bull. et Mém. Soc. Chir.*, 1er février 1916.

Brindeau. A propos de 368 extractions de projectiles pratiquées sous le contrôle des rayons X. *Bull. et Mém. Soc. Chir.* Rapport de M. Mauclaire, 1er mars 1916.

Buffon et Ozil. Procédé de localisation des projectiles par les rayons X. Repéreur normal. *Arch. élec. méd*, novembre 1915.

Bruneau de Laborie. La stéréo-radiographie simplifiée. *Paris médical*, t. V, no 19, 18 septembre 1915, pp. 334-335, 3 figures.

Cadenat. Un appareil simple pour localiser les corps étrangers. *Presse médicale*, 14 février 1916.

Carpentier. Note sur un localisateur Carpentier par M. Rieffel, *Bull. et Mém. Soc. Chir.*, 11 juillet 1916.

Cazin, Chéron et Duroux. De l'emploi du manudioscope de Bouchacourt pour l'extraction des projectiles à l'aide de radioscopie intermittente. *Paris chirurgical*, novembre, décembre, 1915, p. 621.

Chaperon et Vanderhoegen. Contrôleur pour le réglage du localisateur de Hirtz, *Journal rad. et élec.*, janvier, février 1916.

A. Charlier. Le repérage et l'extraction des corps étrangers par les procédés radiologiques. *Journal rad. et élec.*, août 1915. — Le repéreur Marion-Danion. *Journal rad. et élec.*, novembre 1915. — Nouveau procédé radiographique pour régler le compas Hirtz. *Journal rad. et élec.*, janvier 1916.

Chauvel. Note sur l'extraction des corps étrangers sous rayon. *Bull. et Mém. Soc. Chir.*, 1916, p. 1671.

Cloupet. De la localisation des projectiles par la radioscopie *Journal des Praticiens*, 16 octobre 1915.

Colardeau. Méthode de localisation exacte des projectiles dans le corps des blessés par voie radiographique. *Arch. élec. méd.*, mars 1915. *Presse médicale*, 1915.

Contremoulins. La localisation des corps étrangers chez les blessés de guerre. *Journal des Praticiens*, 24 avril 1915.

Coste. Localisation orthoradioscopique des projectiles. *Lyon chirurgical*, juillet-août 1916.

Cumont (de). Des projectiles de guerre. Corps étrangers articulaires. *Th. Paris*, 1915-16.

Debierne. Sur une méthode de localisation des corps étrangers par la radioscopie. *Presse médicale*, 4 mars 1915.

Delherm et Py. De l'importance de bien différencier les manifestations organiques et psychiques chez les blessés de guerre. *Journal rad. et élect.*, novembre 1915.

Delherm et Rousset. Le repérage des projectiles. 1916 1 vol. (A. Maloine et fils).

Desgouttes (L.) et Dupont (R.). Quelques opérations de repérages des corps étrangers par le compas de Hirtz. *Lyon chirurgical*, t. XII, n° 4, 1er octobre 1915, pp. 438-442.

Desjardins (Abel) et Aubourg (Paul). Extraction rapide des corps étrangers par la nouvelle méthode radioscopique du Dr Haret. *Bull. Ac. Méd.*, 29 décembre 1914.

Desjardins (Abel). Compas de repérage pour l'extraction des projectiles après localisation par la méthode de Haret. Rapport P. Delbet. *Bull. et Mém. Soc. Chir.*, 5 mai 1915.

Derocque et Rolland. Extraction des corps étrangers métalliques, à la lumière artificielle sous le contrôle intermittent de l'écran. *Bull. et Mém. Soc. Chir.*, 17 mai 1916. Rapport Kirmisson.

Desplats et Paucot. Méthode radioscopique de localisation des projectiles. *Comptes rend. Acad. Sc.*, 6 décembre 1915.

Desplas (B.) et Chevalier (D.). Technique, observations et résultats de l'emploi du compas de Hirtz. *Presse médicale*, 22 novembre 1915. — Statistique d'extraction de corps étrangers au compas de Hirtz dans une ambulance de première ligne. *Lyon chirurgical*, juillet, août 1916.

Du Comet (L.). Extraction des projectiles de guerre magnétiques à l'aide d'appareils électro-vibratoires. *Th. Paris*, 1916.

Duval (P.). Extraction des projectiles intrapulmonaires *Bull. et Mém. Soc. Chir.*, 9 février 1916.

François. Présentation d'un appareil de repérage. *Bull. Acad. Méd.*, 5 juin 1915.

Fredet. Projectiles difficiles à atteindre. Extraction à l'aide du compas radio-chirurgical de Ch. Infroit. *Bull. et Mém. Soc. Chir.*

Froment. Curette mobile pour l'ablation des projectiles. *Bull. et Mém. Soc. Chir.*, 1916, p. 1067.

Garraud. Procédé de localisation rapide des projectiles. *Arch. Elec. Méd.*, octobre 1915.

Garrigou (F.). Le monoscope. *Journal des Praticiens, Comptes rend. Ac. Sc.*, 13 novembre 1915.

Gimon. Stéréo-radioscopie. Procédés nouveaux. *C. rend. Ac. Sc.*, 17 août. 30 août 1915.

Gosset. Corps étrangers extraits par la méthode de Wullyamoz. *Bull. et Mém. Soc. Chir.*, 24 mars 1915. Disc. : Mauclaire.

Gouix (Jean). Utilité des laboratoires de rayons X à bord des navires hôpitaux. *Journal rad. et élect.*, août 1915. — Localisation rapide des projectiles de guerre en vue d'une extraction précoce (Rapport Tuffier). Discussion : M. Phocas. *Bull. et Mém. Soc. Chir.*, 1915.

Grandgérard. Méthode radioscopique de localisation des projectiles par lecture directe et appareil de recherche chirurgicale. *Paris médical*, 1916.

Guilleaut (G.). De l'extraction des projectiles. *Journal des Praticiens*, 191 .

Guilleminot. Résultats de dix-neuf mois d'expérience sur la radiologie de guerre. *Journal rad. et élect.*, juillet, août 1916.

Guilloz. Présentation d'une aiguille de repérage. *Bull. Acad. Méd.*, 29 juin 1915.

Guilloz et Stock. Sur un compas pour la recherche des projectiles. *C. rend. Ac. Sc.*, n° 27, S. 26, octobre 1915.

Guyenot. Un nouveau procédé de localisation radioscopique des projectiles en chirurgie de guerre. *Arch. Elect. Méd.*, juin 1916.

Haret. Le rôle de la voiture radiologique du service de santé aux armées. *Journal rad. et élect.*, mai. juin 1915. La radiologie pendant la guerre. *Bull. Méd.*, 10 juin 1916.

Haret et Schlesinger. Un dispositif très simple pour la localisation des projectiles par la radioscopie. *Bull. Acad. Méd.*, 29 décembre 1914 et *Presse médicale*, 24 décembre.

Hirtz-Gallot. Nouveau procédé radioscopique de détermination de la profondeur d'un corps étranger dans le corps humain. *Arch. élec. Méd.*, avril 1915. — Localisation radioscopique par la méthode de l'écran percé avec fil à plomb. *Journal rad. et élec.*, décembre 1915.

Hirtz. La radiostéréoscopie en chirurgie de guerre. *Journal de radiol.*, mai, juin 1916.

Imbert (Léon). Sur la méthode de localisation radiographique de M. G. Jardin. *Bull et Mém. Soc. Chir.*, 31 mars 1915, p. 796.

Infroit. Cent localisations de projectiles par le compas radio-chirurgical de Ch. Infroit. *Bull. Acad. Méd.*, 14 septembre 1915.

Jaugeas. Localisation précise des projectiles par la radioscopie. *Bull. Acad. Méd.*, 29 décembre 1914 et *Presse médicale*, 1914.

Keating Hart (de). Appareils et dispositifs nouveaux en radiologie. *Paris médical*, 1916.

La Baume-Pluvinel. Appareil de La Baume pour la recherche des projectiles. *Bull. et Mém. Soc. Chir.*, 1916, p. 251.

Laquerrière. L'électrothérapie et sa valeur rééducative chez les accidentés du travail. *Journal de radiologie*, mai 1915.

Lavialle. Description technique de l'indicateur opératoire d'Aubourg. *Journal rad. et élect.*, janvier, février 1916.

Laurent (C.). La localisation et l'extraction des projectiles. *Bull. Acad. Méd.*, 7 septembre 1915.

Ledoux, Lebard (R.), Chabaniex et Dessane. L'importance des variations du squelette dans le diagnostic radiologique des blessures de guerre, etc. *Journal rad. et élect.*, décembre 1915.

Le Faguais. Note sur un appareil de la localisation des projectiles. *Journal rad. et élect.*, décembre 1915. — Note sur un procédé de repérage direct des projectiles. *Journal rad. et élect.*, novembre 1915.

Le Fort (René). Note sur une méthode pratique d'extraction des corps étrangers magnétiques par l'électro-aimant sous-radioscopique. *Bull. et Mém. Soc. Chir.*, 21 juillet 1915, p. 1480.

Le Fur. Recherche et extraction des projectiles de guerre par l'électro-vibreur du professeur Bergonié. *Soc. Chirurgiens de Paris*, 16 juillet 1915. *Paris chirurgical*, juillet, août 1915, p. 351. — Recherche et extraction des projectiles par l'électro-vibreur du professeur Bergonié. *Soc. Chirurgiens de Paris*, 6 août 1915.

Lehmann (P.). La recherche radiologique des projectiles. *Paris médical*, 1916.

Letort. Essai sur le repérage des projectiles de guerre par le repéreur Jallot. *Th. Toulouse*, 1915.

Le Maréchal et Morix. Appareil repéreur nouveau pour la localisation radiologique des projectiles chez les blessés. *Journal élect. Méd.*, 1916, p. 76.

Le Rolland et Carpentier. Sur un appareil d'induction pour la recherche des projectiles. *C. rend. Ac. Sc.*, n° 23, 5-6 décembre 1915.

Lobligeois. Quelques réflexions sur les voitures radiologiques automobiles à propos du fonctionnement de l'une d'entre elles. *Journal rad. et élect.*, août 1915.

Loro. Sextant radiologique (compas radiologique). *Arch. Elect. Méd.*, novembre 1915.

Marion. De l'extraction des projectiles sous le contrôle du repéreur Marion-Danion, *Bull. et Mém. Soc. Chir.*, 6 janvier 1915. Disc. : MM. Delbet, Schwartz, Hartmann, Toussaint, Michon.

Marion (G.). Extraction d'un projectile intra-pulmonaire. *Bull. et Mém. Soc. Chir.*, 8 septembre 1915.

Mauclaire. Ablation des corps étrangers sous l'écran avec des gants de caoutchouc recouverts à leur intérieur de solution caoutchoutée plombée *Bull. et Mém. Soc. Chir.*, 13 octobre 1915. — Appareils électriques et téléphoniques pour la localisation et l'extraction des corps étrangers métalliques. *Paris médical*, 6 février 1915. Rapport Bouchacourt; Rapport Petit de la Villéon; Rapport Brindeau. *Bull. et Mém. Soc. Chir.*, 1916. — Gants bismuthés protecteurs pour la recherche des corps étrangers sous l'écran. *Bull. et Mém. Soc. Chir.*, 8 février 1916.

Maupetit (G.). Est-il logique de faire de la radioscopie dans les ambulances de l'avant. *Journal des Praticiens*, 7 août 1915.

Massiot (G.). Quelques notes pratiques sur l'emploi du lit d'opérations radiologiques « Massiot ». *Arch. élect. Méd.*, mai 1916.

Massiot. Comment réaliser pratiquement la radiographie de guerre. *Arch. élect. Méd.*, 15 février 1915.

Massiot (G.) et Biquard. Manuel pratique du manipulateur radiologiste, 1 vol., *Paris*, Maloine, 1915.

Mayet. La radiographie stéréoscopique dans la recherche des corps étrangers. *Soc. des chirurgiens de Paris, Paris médical*, 1915, p. 18.

Ménard. Localisation des projectiles et examen des blessés pour les rayons X. *Arch. élect. Méd.*, mars 1915. *Comptes rend. Ac. Sc.*, 1er février 1915.

Menuet et Barnsby. Localisation des projecteurs par le repéreur du Dr Francis Jennet.

Menuet (F.). Localisation des projectiles au moyen d'un repéreur spécial. *Arch. élect. Méd.*, mars 1915.

Mercier (Mary). Radioscopimètre, procédé simple de mesurer la profondeur d'un corps étranger. *Arch. élect. Méd.*, mai 1916.

Mériel, Alibert et Caralp. Procédé simple et pratique pour la localisation des projectiles dans les membres. *Concours médical*, mars 1915.

Miramond de la Roquette et Lemaire. Table des coefficients d'agrandissement des images radiographiques utilisable pour la localisation des projectiles dans les tissus. *Paris médical*, 1916.

Moins (Ernest). Contribution à l'étude de l'extraction des projectiles intra-pulmonaires. *Th. Lyon*, 1915-16.

Monnier. Contribution à l'étude de la récupération nerveuse dans les sections complètes suivies de suture. *Th. Lyon*, 1916.

Monod (E.), de Bordeaux. Sur l'extraction des projectiles à l'aide de l'électro-vibreur Bergonié. *Bull. et Mém. Soc. Chir.*, 6 octobre 1915. — Monod. De l'extraction des projectiles en lumière rouge sous le contrôle intermittent de la radioscopie. *Bull. et Mém. Soc. Chir.*, 7 mars 1916.

Monod (H.). Sur l'extraction des corps étrangers. Revendication de H. Petit. *Bull. Soc. Chir.*, 5 avril 1916.

Mouchet (Albert) et Toupet (R.). Extraction des projectiles à la lumière rouge sous le contrôle intermittent de l'écran. *Soc. Méd. Paris*, 28 avril 1916.

Ombredanne. L'extraction des projectiles sous le contrôle intermittent de l'écran. *Mémoire* in *Bull. et Mém. Soc. Chir.*, 3 novembre 1915.

Ombredanne et Ledoux-Lebard. L'extraction des projectile à l'aide du contrôle intermittent de l'écran. *Journal de radiologie*, mars-avril 1916. — Extraction des projectiles sous le contrôle intermittent de l'écran. Discussion : M. Mauclaire. *Bull. et Mém. Soc. Chir.*, 1915.

Ombredanne et Ledoux-Lebard. Localisation et extraction des projectiles. 1 vol. avec 225 figures et 8 planches. *Collection Horizon*. Masson et C^{io} 1917.

Petit (H.). Extraction rapide des projectiles de guerre par le chirurgien *seul* à l'aide de la lumière rouge et des repérages successifs sur l'écran radioscopique. *Bull. et Mém. Soc. Chir.*, 14 décembre 1915. Rapport Mauclaire.

Petit de la Villeon. 254 projectiles extraits directement sous l'écran. *Bull. et Mém. Soc. Chir.*, 1916, p. 517. Rapport Mauclaire.

Phocas. Sur la recherche des projectiles dans les tissus. *Bull. et Mém. Soc. Chir.*, 14 avril 1915, p. 854.

Picqué. Du rôle du projectile dans l'infection des plaies. *Bull. et Mém. Soc. Chir.*, 18 novembre 1914.

Picquet et Egal. Electro-vibreur. Rapport Bazy. *Bull. et Mém. Soc. Chir.*, 14 juin 1916.

Pierre. Procédé radioscopique pour déterminer la situation d'un projectile dans les tissus en direction et en profondeur. *Bull. Acad. Méd.*, 20 octobre 1915.

Pierquin (J.). Le guidage pour l'extraction des projectiles, etc. *Th. Paris*, 1917.

Pigney (G.). Localisation des projectiles. Procédé radiographique et compas de A. Perot. *Th. Paris*, 1916.

Poliakoff (de). Quelques modifications à la technique de localisation des corps étrangers à l'aide du compas de Hirtz. *Arch. élect. Méd.*, avril 1916.

Privat. Comment dépister les blessés justiciables d'un électro-diagnostic. *Journal rad. et élect.*, décembre 1915.

Quénu. Pince tire-balle. *Bull. et Mém. Soc. Chir.*, 10 novembre 1914.

Rechou. De l'extraction sous écran des projectiles de guerre. *Bull. et Mém. Soc. Chir.*, 18 janvier 1916. Rapport Quénu. Disc. : Mauclaire.

Regnault (J.). A propos d'une nouvelle méthode simple et pratique de localisation radiographique des projectiles (procédé Jardin). Extraction de vingt-huit projectiles, grâce à cette méthode. *Bull. et Mém. Soc. Chir.*, 1915.

Renard (E.). Contribution à l'étude de la localisation anatomique et repérage rigoureux des projectiles par le radio-stéréomètre Tauleigne-Mazo. *Th. Paris*, 1916.

Ribaut et Brocq. La localisation anatomique des projectiles par la radioscopie stéréoscopique. *Journal rad. et élect.*, mai-juin, 1916.

Robineau. Localisation des projectiles de guerre. *Bull. et Mém. Soc. Chir.*, 1915.

Rocher. Extraction magnétique des projectiles intracérébraux. *Journal rad. et élect.*, mars-avril 1916.

Rolland (M.). Localisation des projectiles par deux radiographies sur le même cliché. *Bull. et Mém. Soc. Chir.*, 1914.

Saïssi. Nouveau compas pour le repérage des corps étrangers. *Paris chirurgical*, t. VII, 1915, p. 185.

Sauvé. Note sur l'extraction des projectiles. Rapport de Hartmann. *Bull. et Mém. Soc. Chir.*, 5 juillet 1916.

Sencert (L.) et Le Grand (J.). De l'extraction primitive des projectiles de guerre. *Lyon chirurgical*, juillet, août 1916.

Souleyre. Un procédé simple de localisation radioscopique des projectiles dans la hanche et l'épaule. *Arch. élec. Méd.*, 15 septembre 1915.

Souligoux. Extraction de projectiles localisés par M. Contremoulins. *Bull. et Mém. Soc. Chir.*, 28 avril 1915.

Strohl. Deux procédés simples pour localiser rapidement les projectiles par les rayons X. *Bull. Acad. Méd.*, 1er février 1916.

Schwartz (A.). La chirurgie des ambulances de l'avant. *Paris médical*, 24 avril 1915. p. 513.

Témoin. Ablation des projectiles sous l'écran fluoroscopique. *Bull. et Mém. Soc. Chir.*, 24 février 1915.

Toussaint (H.). Dépistage radiographique de la non pénétration et de l'expulsion spontanée des projectiles de guerre. *Bull. et Mém. Soc. Chir.*, 10 mars 1915.

Toussaint, d'Argenteuil. La stéréoscopie complète. Méthode d'extraction des projectiles. *Arch. Serv. santé*, 1916.

Vaillant. Une grande simplification dans l'obtention des radiographies. *Presse médicale*, n° 68, septembre 1914.

Veber (André). Localisation des projectiles de guerre au moyen des rayons X (Études de quelques procédés et en particulier du repéreur Marion-Danion. *Th. de Paris*, 1914-15.

Vergely (A.). Méthode pour localiser exactement les projectiles après la radioscopie. *Presse médicale*, 18 février 1915.

Viallet (H.). Localisation des projectiles par un procédé radioscopique. *Bull. et Mém. Soc. Chir.*, 1915.

Weill (Albert). La localisation et l'extraction des projectiles de guerre par les appareils électriques. *Paris médical*, 1915. La localisation des projectiles en chirurgie de guerre, id., 1915. — Manuel d'électrothérapie 1 vol., Alcan, 1916. — Localisation et extraction des projectiles. *Paris médical*, 1916.

Wullyamoz de Lausanne. Procédé permettant de lire directement sur l'écran fluorescent la profondeur à laquelle siègent les projectiles dans les tissus. *Le Caducée*, 1915.

Zimmern. Localisation anatomique des projectiles. *Paris médical*, n° 40, 41, p. 329. 353, 7 fig. 12 pl., 1915.

CHAPITRE VII

GANGRÈNE GAZEUSE

La soudaineté de l'apparition de cette grave complication, dès nos premières luttes de 1914, le nombre relativement élevé des atteintes, sa gravité, étaient bien faits pour surprendre un personnel médical qui depuis bien longtemps ne l'avait plus observée dans ses services. De fâcheuses conditions en avaient favorisé le développement en 1914 ; de sages mesures de prophylaxie sanitaires et chirurgicales déduites en partie d'une étude nouvelle de sa pathogénie, en réduisirent bientôt les atteintes ; l'émoi cessa, mais malgré ces mesures toujours appliquées, malgré les perfectionnements apportés à l'action chirurgicale, la gangrène gazeuse, pour plus rare qu'elle soit devenue, continue encore à sévir.

Sa pathogénie chez nous s'est enrichie, dès le début de la guerre, de travaux remarquables, riches d'applications. Les bactériologistes français ont étudié à l'envi sa flore microbienne ; les phases de son développement ; une forme nouvelle a été décrite (Saquepée) qui a son microbe spécial. Ils ont indiqué le moment le plus propice pour la prévenir et la combattre et leurs précisions ont légitimé une forme jusqu'alors inconnue de traitement, l'exérèse. La Société de Biologie dont j'ai résumé dans mon IIe chapitre la documentation relative à la bactériologie de la gangrène gazeuse a réuni les recherches de MM. Doyen et Yanamouchi, Weinberg et Seguin, Costa et Troisier, Sacquepée, Reverchon, Lévy et d'autres.

Les conditions qui favorisèrent son développement ont été, de la part des chirurgiens, l'objet de remarques importantes ; ils ont ajouté à la description des formes et des signes quelques acquisitions nouvelles et au traitement surtout ils ont apporté la contribution d'une pratique spéciale.

Recherches bactériologiques. — Avant cette guerre, on ne considérait déjà plus la gangrène gazeuse comme engendrée exclusivement par le vibrion septique de Pasteur, mais on la disait provoquée par une série de microbes anaérobies analogues quant à leurs propriétés biologiques ou pathogènes ; cependant la part restait grande encore au vibrion septique (fig. 142).

Dès les premières recherches bactériologiques de 1914 on est frappé de sa rareté (Doyen et Yanamouchi, Weinberg). Par contre un microbe peu connu est presque constant : le b. *perfringens* (fig. 143). Dans 24 cas, M. Weinberg le retrouve constamment et le v. *septique* est absent. Mêmes constatations dans les 28 cas observés par MM. Sartory et Spilmann. Ce perfringens est vu dans les plaies, dans la proportion de 81 p. 100 du premier au huitième jour, dans celle de 34 p. 100 du huitième au vingtième

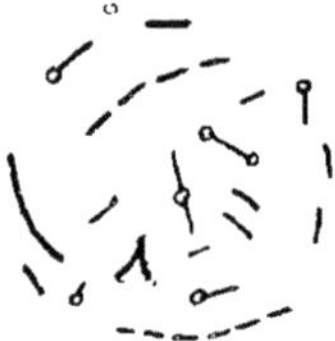

Fig. 142. — Bacilles de la gangrène gazeuse. Type vibrion septique. Culture du bâtonnet sporulé mobile (d'après M. Vignes).

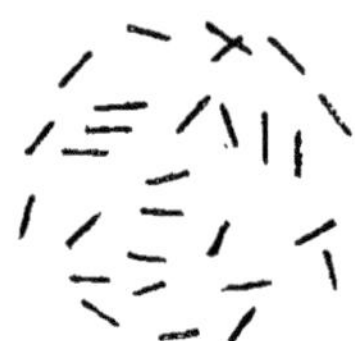

Fig. 143. — Bacilles de la gangrène gazeuse. Culture du perfringens non sporulé (d'après M. Vignes).

(Flemming). Il est accompagné surtout de streptocoques (81 à 91 p. 100), de staphylocoques (30 p. 100). Les recherches de MM. Policard et Phélip, Reverchon et Vaucher, Lévy, Fourcade et Pollack affirment les mêmes faits.

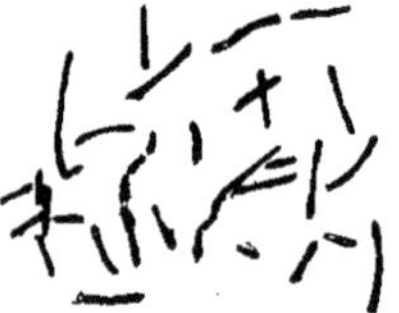

Fig. 144. — Bacilles de la gangrène gazeuse. Formes bacillaires du bacillus bellonensis (d'après Sacquepée).

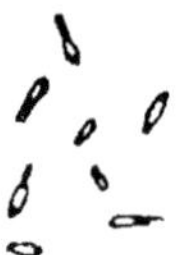

Fig. 145. — Bacilles de la gangrène gazeuse. Formes sporulées du bacillus bellonensis (d'après Sacquepée).

La presque constance du perfringens et le nombre relativement peu élevé des atteintes étonne et fait attribuer aux causes favorisantes une haute importance.

Mais, en 1915, les recherches se continuent, la liste s'allonge des bacilles anaérobies considérés comme pathogènes :

Ce sont les bacilles *a, b, c* de M. Weinberg, le bacille de MM. Doyen et Yanamouchi, les bacilles du *groupe lyticus* de MM. Costa et Troisier associés au pneumocoque et comprenant cinq races de bacilles intermédiaires entre le perfringens et le vibrion septique. C'est le bacille *fallax* (Weinberg), le *verodunensis* de Besredka ; ce sont des streptocoques anaérobies. Puis

M. Sacquepée trouve dans une forme clinique spéciale le b. *bellonensis* qui, un instant disputé par M. Weinberg, lui revient (fig. 144 et 145).

Puis si M. Weinberg ne retrouve qu'une fois, sur 80 cas le vibrion septique, M. Sacquepée, le constate dans le quart ou le cinquième des examens, on reproduit, avec ces bacilles, sur les animaux, les syndromes cliniques et les lésions de la gangrène gazeuse et ces expériences éclairent sur le rôle du même bacille à virulence variable et du lieu d'inoculation (Sacquepée)[1]. L'observation des blessés et les recherches bactériologiques simultanées montrent :

Que les formes graves, suraiguës sont surtout produites par le v. septique, et le b. perfringens ;

Que les formes œdémateuses suraiguës sont dues au b. bellonensis de Sacquepée ;

Que les formes communes ont comme agent le plus fréquent le b. perfringens.

En somme ces recherches qui marqueront dans l'histoire de cette complication, confirmaient que l'infection gangréneuse était due à des bacilles anaérobies divers. D'après elles le *vibrion septique* ne conserverait qu'une place restreinte. Le *b. bellonensis*, nouveau venu, était comme le premier, l'agent des formes les plus sévères et le *b. perfringens* celui des phlegmons gazeux.

MM. Policard et Phelip montraient par des recherches faites à la 6° armée que de la neuvième à la douzième heure commençait la pullulation du perfringens. Ces anaérobies étaient regardés comme d'origine terrienne et fécale et Flemming trouvait le perfringens dans 83 p. 100 des vêtements qu'il avait examinés.

Les germes de la gangrène gazeuse digèrent les albuminoïdes, transforment le glucose musculaire, agissent sur les graisses ; ils altèrent les parois des vaisseaux et transforment les muscles. Ceux-ci prennent un aspect pâle ou ecchymotique, se recouvrent d'une couche diphtéroïde, deviennent cuivrés, verdâtres et se remplissent de gaz. D'après M. Lemaitre, au cours des excisions, on rencontre successivement des masses desséchées ou noires, puis du tissu ressemblant à du poumon atélectasié, du tissu saignant peu à la coupe, enfin du tissu saignant normalement, c'est le muscle sain. Le tissu

---

1. Inoculé à un animal, le lapin, le b. bellonensis (microbes et toxines) produit l'œdème blanc, avec peu d'altérations musculaires et peu de gaz ; débarrassé des toxines, il détermine au contraire des altérations musculaires : infiltrations, ramollissements, nécroses.
Le v. septique donne surtout des gangrènes très gazeuses. Le perfringens fournit des phlegmons gazeux (Sacquepée).
Injecté dans les muscles, le b. bellonensis donne peu de gaz ; il en fait naître davantage quand il est injecté dans le tissu cellulaire.
L'expérimentation montrait aussi qu'il y avait lieu de tenir compte des associations, en particulier de celle du streptoccoque.
La nature du germe, le point d'inoculation, l'existence d'infections associées peuvent faire varier la modalité clinique.

cellulaire malade est infiltré de sérosité verdâtre. Le doigt et l'instrument offritent et enlèvent aisément les masses amorphes qui s'en vont en bouillie,

MM. Sénéchal et Fiessinger ont constaté que si le foyer primitif est dans le muscle, les agents microbiens ne pénètrent guère *la fibre musculaire même* et que c'est dans les espaces celluleux intermédiaires ou intermusculaires que les agents infectieux se propagent surtout. Leurs photographies sont démonstratives. Quoi qu'il en soit, le résultat est la nécrose du muscle.

Fréquence. — Quelques chiffres, quelques proportionnalités importantes nous fixent déjà sur le degré de fréquence de la gangrène gazeuse au cours de la période que j'envisage.

R. Picqué sur près de 10.000 blessés qui passèrent dans son ambulance (ambulance de triage et immobilisée) relève de septembre 1914 à juillet 1915 une *soixantaine* de cas.

Dans leurs formations, MM. Abel Desjardins, en quinze jours, l'observe 96 fois; M. Peyre, 40 fois sur 371 blessés graves; M. Gatelier, en quatre mois, de mai à septembre 1915, a eu 29 cas sur 374 blessés graves (7,7 p. 100). Pendant l'hiver de 1914-15, ce dernier comptait 39 p. 100 de gangrènes gazeuses sur ses fracturés.

M. Lapeyre pendant vingt-deux mois, dans une ambulance de première ligne en accuse une cinquantaine de cas.

MM. Lardennois et Baumel, soignent 500 blessés atteints de gangrène gazeuse de toutes formes, pendant quinze mois, dans un hôpital d'évacuation d'armée, crible de blessés graves.

M. Lapointe, dans une ambulance dans laquelle passent 4.000 blessés, voit, en trois mois et demi d'hiver, 56 cas (1,4 p. 100).

MM. Orticoni, Delage et Prat, donnent une proportion de 0,32 p. 100, de cas de gangrène par rapport au nombre total de leurs blessés.

M. Chalier en relève 45 cas sur 2.000 blessés (14,20 p. 100 .

M. Revel, sur 707 blessés, à Verdun, accuse 100 cas soit 14,20 p. 100. M. Ombredanne avait antérieurement donné une proportionnalité également très élevée. De septembre à décembre 1914, il avait reçu 112 blessés atteints de gangrènes gazeuses graves et dans les salles communes de l'hôpital on en avait traité autant de légères. La proportion par rapport au chiffre total des blessés reçus dans l'hôpital militaire permanent de cette ville était de 13 p. 100, mais ce chiffre de 112 représentait l'ensemble des blessés réunis dans un service *spécial* d'isolement[1].

Cependant plusieurs chirurgiens s'accordent à reconnaître qu'à ou sous Verdun la gangrène gazeuse fut fréquente. M. Fievez nous dit que pendant les grandes luttes de 1916, cette complication, si elle fut moins meurtrière, resta néanmoins aussi fréquente qu'au début de la campagne, on pouvait mieux

---

1. Elle n'y parut guère qu'en octobre 1914 (Ombredanne).

se demander si elle n'était pas l'infection commune dont étaient atteints, à des degrés divers, la plupart des blessés de guerre. Sur 43 blessés graves, il compta 14 cas.

M. G. Gross, pendant trois mois, sur 2.796 blessés en voit 101 cas.

M. Morin dans une formation importante, également sous Verdun, accuse sur 9.939 blessés, 440 cas avec 240 décès soit 1 sur 22. En février, 20 blessés sur 190 en sont atteints ; puis 25 sur 443 ; 45 sur 266 ; 6 sur 240 ; en avril, 6 sur 461 et 4 sur 322.

Dans les formations de l'arrière qui reçurent au début de la guerre des évacuations massives, et qui connurent de temps en temps des évacuations précipitées, le nombre des cas fut sans doute élevé mais il n'a pas été aussi grand qu'on eut pu le croire d'après l'émotion ressentie et propagée. J'en ai fait la constatation dans un grand nombre de formations.

D'après les relevés de la Commission d'étude de la gangrène gazeuse réunie par le Sous-secrétaire d'Etat du Service de santé, on en releva 38 dans la 4e Région ; dans la 8e Région 236 cas jusqu'en novembre 1916 ; dans la 20e Région 232 ; dans la 7e 182 ; dans la 13e 172 ; dans la 9e 168 ; en Tunisie 4 cas [1].

Au lycée de filles de Grenoble que j'ai visité et qui renfermait des blessés graves, 4 cas seulement furent retenus sur 2.877 blessés.

Par contre, M. Jouve en constate 45 cas sur 4.124 blessés.

A Paris, la statistique personnelle de M. Mauclaire lui a donné une proportion de 3 à 4 p. 100, en agglomérant des blessés non récents et des blessés reçus au bout de deux jours après les affaires de la Marne, le l'Yser, de l'Artois et de Champagne.

Le total général approximatif donnait 9.939 cas avec 1.662 décès (1 sur 6) [2].

Avec raison, on s'accorda au début à rattacher l'accroissement des cas aux évacuations lointaines ; dans la suite si la gangrène gazeuse continua à s'affirmer d'une façon constante, elle se montra bien plus commune après les actions vives, après les gros combats de Champagne, d'Artois, de la Somme, entraînant l'encombrement rapide des formations de première ligne, la lenteur des transports et des soins et la nécessité des évacuations massives.

En fait, malgré les progrès de la chirurgie à l'avant comme à l'arrière la gangrène n'avait pas disparu en 1915 et 1916. Dans une gare régulatrice on

1. Une Commission d'études de la gangrène gazeuse composée de MM. Rouget, Sacquépée, R. Picqué a résumé les rapports particuliers réclamés des médecins des formations sanitaires et adressés au Sous-secrétariat d'Etat. Elle s'est rendue successivement dans cinq armées, dans la Somme, l'Oise, à Verdun, aux Hauts-de-Meuse et en Champagne, a visité les ambulances, les hôpitaux d'évacuation, les principaux établissements des centres hospitalisés, examinant les blessés qui lui étaient présentés, se documentant auprès des médecins chefs des diverses formations et de ses recherches et du dépouillement de 582 observations est résulté un document qui a résumé toutes les données acquises depuis le début de la guerre. Cette Commission avait surtout pour mission de déterminer les conditions qui favorisent le développement de la gangrène gazeuse.

2. *Archives du Service de Santé.*

en avait relevé 475 cas de juillet 1915 à août 1916 et pendant la même période 834 avaient été constatés dans certaines régions de l'intérieur.

Des conditions qui favorisent l'éclosion de la gangrène gazeuse. — Ces conditions ont été étudiées d'une façon tout particulièrement attentive au cours de cette guerre par les chirurgiens français. Ils ont apporté sur ce chapitre des précisions et des développements d'où ils ont tiré des déductions utiles et nouvelles. Il est inutile d'insister sur leur intérêt.

Influence du terrain, de la saison. D'une façon générale le rôle du terrain est indiscutable puisque le germe est terrien et qu'il est abondant partout. Il était juste de tenir compte de sa pollution excessive par les excréments, les déchets animaux, les restes humains pour expliquer la plus grande fréquence de la gangrène gazeuse dès les premiers temps de la guerre des tranchées, mais alors l'influence de cette pollution se fit sentir à peu près partout et non dans certaines régions comme certains l'ont admis. Elle a sévi dans les Vosges au terrain siliceux, en Lorraine au terrain argileux ou argilo-calcaire, en Belgique riche en humus (Depage), comme en Artois (Potherat), en Champagne au sol crayeux, en Woëvre, à Verdun terrain calcaire (Ombredanne) ; mais a-t-on dit, la surface du sol est uniformisée par la présence d'une couche arable. Les gros projectiles l'ont bien mélangée à des couches profondes non cultivées.

L'influence de l'humidité, du froid, fut invoquée pour expliquer la plus grande fréquence de la gangrène gazeuse en automne et en hiver, et la sécheresse a été considérée comme une condition peu favorable [1] ; c'était celle qui fut notée en août, en septembre 1914, alors que la gangrène gazeuse était rare. Une boue contaminante, adhérente aux vêtements, une couche de vêtements plus épaisse jouent peut-être là un rôle trop exclusivement rattaché à l'humidité et au froid, MM. Sacquepée, Ombredanne, Morin, Vennin néanmoins ont attribué au froid une part d'influence [2].

Nature des plaies. — Après l'influence incontestable d'une terre riche en germes anaérobiques, intestinaux et cadavériques, s'est nettement révélée celle de la *nature* de la plaie.

Exceptionnelle à la suite des blessures produites par les balles tirées de plein fouet, la gangrène gazeuse se montra dès les premières luttes *complication presque exclusive des plaies d'obus*, plus tard des *plaies par grenade* et dans une moindre proportion des plaies par balles ayant produit des effets d'explosion ou des orifices béants, larges et contus (balles ricochées, tirs rapprochés). C'est que les plaies et en particulier les plaies produites

1. La plupart des septicémies gazeuses ont été d'après M. Sacquepée observées en été et en automne et les gangrènes diffuses ont sévi en toute saison.

2. Diverses recherches ont montré que des vêtements de laine presque neufs renfermaient déjà des b. anaérobies.

par l'éclat d'obus irrégulier, à surface d'impact relativement large, se charge au contact du sol, de parcelles de terre et qu'il abrase surtout des gâteaux et des débris vestimentaires souillés eux-mêmes par la terre et le contact du corps. Le fait est connu depuis longtemps et l'épreuve actuelle n'a fait que le remettre en évidence.

Les 45 blessés de M. Jouve atteints de gangrène gazeuse avaient tous été frappés par des éclats d'obus.

Ceux de M. Fortyls présentaient dans la proportion de 60 p. 100 des plaies de grenade, de 35 p. 100 des plaies d'obus et de 5 p. 100 seulement des plaies par balles.

MM. Lardennois et Baumel qui pour chaque forme de gangrène ont relevé la nature des blessures ont trouvé sur les 500 cas traités, les plaies d'obus représentées par les proportions de 93 p. 100, 77 p. 100, 79 p. 100.

Les gros fragments d'obus entraînent fatalement la gangrène disait M. Ombredanne. M. Gatelier n'en observe pas un seul cas dans les plaies par balles.

Sur 485 cas étudiés par la Commission spéciale, 366 étaient relatifs à des blessures par projectiles d'artillerie, 119 à des blessures par balles.

Siège de la plaie. — Les observations s'accordent à faire ressortir la proportion prépondérante, presque exclusive des blessures des membres et parmi ces dernières la proportion supérieure des blessures du membre inférieur.

M. Tuffier a écrit qu'il n'avait ni vu, ni ouï parler de gangrène gazeuse consécutive à des blessures de la tête, du cou, du tronc, M. Lapeyre a fait la même constatation. Des faits de MM. Ombredanne, R. Picqué, Dupérié, Parazols, Rével et d'autres ont montré que pour s'affirmer par un processus différent de celui des membres, la gangrène gazeuse ne laissait indemme ni la plaie de tête compliquée surtout de hernie cérébrale, ni la simple moucheture du cuir chevelu non débridée au bout de trois à quatre jours, ni la plaie thoracique avec hémothorax ni même la plaie de l'œil, mais ces atteintes ont été très rares comparées à celles des membres.

Le tableau suivant accuse la fréquence des blessures du membre inférieur :

MM. Berteix. . .	33 cas.	11 du membre supérieur.	22 du membre inférieur.
Lecomte. . .	31 —	6 —	— 23 —	—
Commission spéciale	570 — 132	—	— 438	— —

D'après les chiffres de la Commission spéciale la gangrène gazeuse serait donc *trois fois plus fréquente au membre inférieur* qu'au membre supérieur alors que la proportion générale des blessures de ces membres est sensiblement égale (34 p. 100 membres inférieurs, 30 p. 100 membres supérieurs).

M. Lapeyre remarque que les 3/4 de ses blessés étaient atteints de lésions du membre inférieur. Nombre de chirurgiens ont fait la même constatation.

La souillure plus grande des vêtements, qui recouvrent les membres inférieurs, celle de la peau des cuisses et des fesses en particulier (Ombredanne, Carnot), la plus grande épaisseur des muscles, la résistance de leurs aponévroses sont les raisons qui ont été invoquées pour expliquer cette différence de proportionnalité des infections gangréneuses des membres inférieurs et supérieurs.

Lésion musculaire. — Un élément prépondérant dans la pathogénie de la gangrène gazeuse, l'élément favorisant *primordial* et que les observateurs français ont bien mis en lumière au cours de cette guerre, c'est la *lésion musculaire*. La terre apporte l'agent nocif, le muscle attrit le terrain propice à son développement.

Sans doute des lésions sous-cutanées qui n'atteignent pas les muscles ont maintes fois été suivies d'infections gazeuses, mais le nombre en est infime relativement aux lésions musculaires. L'anaérobie affectionne le muscle, le muscle attrit, altéré dans sa vitalité, incapable de se défendre ; le muscle qui lui fournit des albuminoïdes, des produits sucrés à transformer ; le muscle élément sanguin dont la lésion ménage un foyer hématique qui constitue un milieu de culture favorable, un foyer profond, recouvert par des nappes ou des cloisons aponévrotiques toujours moins largement ouvertes que sa masse même, ce qui réalise souvent le vase clos.

C'est dans le foyer d'attrition musculaire d'une plaie en cul-de-sac, dans cette *chambre d'attrition* (Ombredanne) de la grosseur d'une noix ou parfois du poing qui dans les sétons est *proche de l'orifice de sortie* que commence et souvent se cantonne le processus infectieux, aussi comprend-t-on que dès que la connaissance de cette notion a été bien acquise, les chirurgiens français se soient attachés à détruire ce foyer musculaire, à titre sinon de traitement préventif, — au moins de traitement curatif.

Les chiffres de M. Forstyl, chirurgien commissionné à Verdun font bien ressortir l'influence de la lésion d'un segment musculaire. Au membre inférieur, le pied offre au point de vue agent infectant des conditions favorisantes aussi grandes sinon plus grandes que celles de la jambe, or ce n'est que 15 fois que l'infection gazeuse l'atteint alors qu'elle est 85 fois consécutive à une lésion de la jambe et 92 fois à celle de la cuisse.

Les muscles de la fesse, ceux de la cuisse, de la jambe, de l'épaule, se sont montrés foyers désignés pour le développement de la gangrène gazeuse.

Les profondes et vastes attritions musculaires du canal conique musculo-osseux de sortie, dans les fractures très comminutives produites à courte distance par les balles ou les éclats des obus, représentent des foyers particulièrement favorables au développement de la gangrène gazeuse. Sur les

45 cas rapportés par M. Chalier, la gangrène gazeuse se montra 27 fois sur des fracturés. C'est là une donnée que l'observation a rapidement affirmée et de divers côtés.

Influence de l'ischémie. — L'anaérobie n'aime pas l'oxygène, il s'attaque au tissu mort ou non irrigué et en passe de mourir, aussi l'influence de l'*ischémie* sur le développement de la gangrène gazeuse était-elle à redouter. Les observations n'ont que trop fait ressortir cette influence. M. Sacquepée en a fourni la démonstration expérimentale. Le *garrot* maintenu au delà du temps nécessaire pour la substitution, dans une ambulance, de la ligature à la compression mécanique qu'il exerce, a été accusé par un nombre considérable de chirurgiens de prédisposer au plus haut degré à la gangrène gazeuse. Certains ont réclamé à grands cris la suppression de ce moyen utile. Il était plus sage de s'élever contre son abus et de chercher à prévenir celui-ci, c'est ce que des instructions ont réalisé [1].

M. Sacquepée inocule à un animal un échantillon avirulent du bacille de l'œdème malin qui est incapable à lui seul de provoquer l'infection. Applique-t-on, au préalable un garrot un peu serré, la gangrène gazeuse se déclare dans la zone ischémiée et meurtrie.

Les faits ont montré surabondamment que la lésion ou la ligature des gros vaisseaux d'un membre n'avaient pas qu'une influence sur la production de la gangrène ischémique, mais qu'elles en avaient une toute aussi certaine et plus redoutable sur celle de la gangrène gazeuse et que cette influence était d'autant plus marquée que la ligature était plus distale, autrement dit qu'elle compromettait davantage la perméabilité des collatérales et provoquait une menace de cadavérisation plus complète. M. Sencert dans son livre insiste sur le rôle de ces lésions. M. Jouve sur 45 cas de gangrène gazeuse l'observe 11 fois après la ligature de gros vaisseaux. On constate que sa fréquence augmente et qu'elle est plus précoce quand les gros nerfs sont simultanément intéressés, aussi l'on conçoit que dans des milieux où la gangrène gazeuse constituait une terrible menace, une blessure par éclat d'obus, compliquée de graves lésions vasculo-nerveuses et d'une fracture très comminutive ait pu, par un retour à un passé qu'on croyait oublié, être regardée comme constituant une indication pressante d'amputation.

Sur 104 cas de gangrène gazeuse, le médecin-major Morin [2] en trouve 49 cas consécutives à des lésions vasculaires et osseuses associées, M. Bertein les relève 27 fois sur 31 gangrenés.

L'influence des *gros hématomes,* non seulement parce qu'ils sont la con-

---

1. M. Ombredanne dit avoir vu des blessés arriver à l'hôpital militaire de Verdun avec des garrots maintenus en place depuis trois à cinq jours. J'en ai vu sur des blessés arrivant dans les formations de l'arrière au moment des évacuations massives. Le garrot doit être enlevé au poste de secours, au plus tard à l'ambulance.

2. Tué au centre hospitalier de Vadelaincourt lors du bombardement de ses formations.

séquence, la traduction d'une lésion vasculaire importante, mais aussi parce qu'ils contribuent par la compression locale ischémiante qu'ils exercent à assurer une ischémie locale, enfin parce qu'ils représentent un bouillon de culture particulièrement favorable, cette influence s'est montrée manifeste (SENCERT, OMBREDANNE, HEITZ-BOYER, SACQUEPÉE, etc.), d'où l'urgence de l'incision libératrice suivie ou non de la ligature des vaisseaux lésés.

M. SACQUEPÉE a produit chez l'animal avec le bacille de l'œdème malin avirulent une gangrène gazeuse en l'injectant dans un foyer d'hématome sous-cutané produit artificiellement.

Une compression excessive exercée sur un membre fracturé, une immobilité incomplète qui permet des dilacérations musculo-vasculaires nouvelles sont encore favorisantes.

Influence du moment d'application et de la nature des soins. — En général la gangrène gazeuse apparaît et se développe rapidement. Ses formes les plus graves se montrent parfois dans les premières heures, en tous cas, dans les premiers jours qui suivent le traumatisme. Il est donc d'un intérêt de tout premier ordre d'*assurer à tout blessé suspect*, c'est-à-dire *frappé par un éclat d'obus* ou des *éclats de grenade un traitement énergique et rapide.* C'est cette indication que dès septembre 1914 je demandais de poursuivre en reportant la chirurgie active à l'avant et c'est sur la prévention de la gangrène gazeuse et du tétanos que je m'appuyais pour réclamer cette urgente mesure. La stabilisation des fronts permit alors de l'exécuter.

Les évacuations massives du début, sans les soins primitifs appropriés, sans les *arrêts successifs* qui eussent permis de les compléter (DELORME) ont incontestablement favorisé la multiplication des cas de gangrène avant que la réalisation de la mesure du report de la chirurgie active à l'avant soit assurée.

La *lenteur de la relève* qui met obstacle à l'application des traitements hâtifs, préventifs avant la pullulation bactérienne, ou curatifs avant son extension, cette lenteur parfois inséparable de la nature du combat, de l'agglomérat massif et rapide des évacués, a joué pendant un assez long temps un rôle important dans la production de la gangrène gazeuse. Le Service de santé, nous l'avons vu, a fait et fait tous ses efforts pour en combattre l'influence. Il a été parfois dominé par les circonstances.

M. R. PICQUÉ n'observe pour ainsi dire pas de gangrène gazeuse dans son ambulance où il voit 10.000 blessés. C'est que ceux-ci y sont rapidement transportés. M. MIRAMOND DE LA ROQUETTE placé dans des conditions identiques fait la même observation, M. JOUVE à Verdun, au contraire, soigne 45 blessés atteints de gangrène. Tous avaient été relevés tardivement. Il est inutile de multiplier ces exemples. La démonstration est faite.

Encore faut-il que sur un blessé transporté vite et suspect de par la nature de sa blessure, le traitement préventif et curatif soit approprié. Ce traitement même entre les mains d'idoines n'a pas d'emblée trouvé ses bases. Ce n'est qu'au bout de quelques mois d'observations et de tentatives qu'il s'arrêta à une formule représentant un progrès remarquable et qui est tout à l'honneur de la chirurgie française. Avec la vision que nous avons aujourd'hui on peut dire qu'au début l'action chirurgicale a été trop défensive alors que, l'expérience l'a montré, elle devait être résolument agressive.

La gangrène gazeuse n'a pas disparu. Il ne paraît pas imprudent de dire que tant que nos traitements resteront ce qu'ils sont, tant que les opérations militaires comporteront leurs aléas elle ne pourra disparaître, mais sa proportionnalité, sur l'ensemble, s'est notablement réduite et c'est *à la précocité des soins et à leur nature* que ce résultat est dû.

Je ne retiendrai ici quant à la nature de ces soins que la fréquence des pansements, dans les premiers jours, qui facilite la surveillance, soumet les foyers à une aération bienfaisante, tandis que les pansements rares, occlusifs, exposent au développement de la gangrène gazeuse (OMBREDANNE). Par contre des pansements répétés, agressifs ne sont pas moins nuisibles. La suture que tentèrent les chirurgiens au début sans septisation suffisante s'est montrée dangereuse (OMBREDANNE).

Telles sont les conditions principales qui, aux armées, accusent leur nocive influence sur le développement de la gangrène gazeuse. Je le répète, la conditionnent :

1° *En premier lieu :* une lésion *musculaire, contuse,* infectée par des anaérobies terriens véhiculés par le projectile, adhérents aux débris vestimentaires ;

2° La *plaie des projectiles d'artillerie* ou des *grenades,* surtout la plaie mal ouverte, la *plaie en cul-de-sac* qui assure la prolongation de l'action des agents infectieux ;

3° Ensuite, *tout ce qui compromet la nutrition du muscle* attrit, celle du membre atteint ; la compression prolongée exercée sur les vaisseaux principaux par le garrot, l'hématome volumineux, la lésion artérielle et veineuse, la compression énergique des appareils ;

4° *L'étroitesse du canal d'entrée de la plaie, le retard apporté à la suppression du foyer de contusion,* ou tout au moins à son évacuation : lenteur du transport, intervention insuffisante, évacuation distante.

Des formes. — A lire les descriptions, on pourrait se perdre. Non seulement les divers observateurs ont apporté là la caractéristique d'un esprit plutôt analytique que synthétique ou inversement mais les points de départ ont été différents. Tel chirurgien suit une base anatomique, tel autre une base clinique ; les bactériologistes soumettent la symptomatologie à la rigueur de leur examen et à leur conception d'entité et d'autres combattent cette dernière [1].

Les formes sont diverses sans doute ; entrent en jeu pour les dissocier, pour les multiplier à l'envi sur les contaminés, des éléments variés dont on a fait ressortir tout l'intérêt : la nature de la plaie, sa profondeur, le degré de virulence du germe pathogène, sa nature, ses associations, le point d'inoculation primitif celluleux ou musculaire, la durée de l'évolution, la résistance des tissus, celle du sujet, la qualité des soins, la date de l'observation. Il est certain que toutes ces conditions impriment souvent une allure spéciale aux cas cliniques, mais après avoir fait cette concession aux discordances de cas individuels on en arrive au dilemme qu'il faut non seulement conclure mais conclure vite car le temps presse. Or, comme c'est le chirurgien qui tire la conclusion et que toute l'histoire de la complication montre que sa décision gravite autour de quelques types cliniques : le *phlegmon gazeux*, la *gangrène gazeuse commune*, massive, segmentaire ou totale, des cas exceptionnels de gangrène *superficielle*, et la *septicémie gangréneuse* avec la subdivision que M. Sacquépée y a introduite : (*septicémie commune et œdème blanc malin*), il semble bien que c'est à ces distinctions que le plus grand nombre a adoptées du reste, qu'il faut s'en tenir.

Le *phlegmon gazeux* a, par certains, été séparé des autres formes. Il se solutionne pratiquement plus vite et plus complétement que les autres, mais il est de même nature et si pour des blessés rapidement traités il reste plus bénin, comme dans des conditions différentes il peut se transformer, il est prudent de faire ressortir ses affinités en le rapprochant des formes plus sévères avec lesquelles il peut d'ailleurs se confondre ultérieurement.

1. M. Lapointe reconnaît trois formes à la septicémie gazeuse : 1° la *forme circonscrite*, (phlegmon gazeux), 2° la *forme massive* (Salleron-Pirogoff), une *forme intermédiaire* à infiltration diffuse ;

M. Gautelier une forme *limitée*, une forme *partiellement limitée* avec *fusées* ; une forme *infiltrante segmentaire, massive et exubérante* ;

M. Chalier une forme *massive* uni ou pluri-segmentaire frappant d'une façon uniforme tous les tissus, une forme *diffuse* plus étendue en surface qu'en profondeur, une forme *circonscrite*, localisée, forme atténuée ou manifestation d'une forme grave.

M. Cayrel distingue : 1° une *tuméfaction maligne* avec ou sans œdème, parfois avec érysipèle bronzé ; 2° une gangrène *localisée sans gaz* ; 3° une gangrène localisée *avec gaz* ; 4° la gangrène gazeuse *diffuse* ; 5° l'*abcès gazeux bénin* ; 6° le *sphacèle gazeux*.

M. Lemaire se base sur l'évolution et la localisation anatomique : 1° plaies dès le début gazeuses mais non cliniquement gangréneuses ; 2° plaies dès le début gazeuses mais cliniquement gangréneuses ; 3° plaies dès le début non gazeuses et ultérieurement gazeuses et gangréneuses. Suivant la localisation *anatomique* il distingue des gangrènes : *a.* superficielles, sus-aponévrotiques ; *b.* profondes, sous-aponévrotiques.

MM. Orticoni, Delage et Prat séparent les : 1° plaies avec gaz : 2° phlegmons gazeux ; 3° phlegmons avec lymphangite bronzée ; 4° phlegmons gazeux avec gangrène partielle : 5° gangrène gazeuse massive.

M. Ombredanne distingue : 1° une *gangrène massive* ; 2° une *gangrène diffuse d'emblée* : 3° des *gangrènes gazeuses localisées* ; 4° des formes à *prédominance cutanée* (érysipèle bronzé, érysipèle jaune safran, érysipèle blanc) ; 5° des *formes musculaires*.

M. Sacquépée sépare des formes *œdémateuses*, une *septicémie gangréneuse*, une *gangrène diffuse*.

MM. Lardennois et Baumel après l'examen de 500 cas les classent dans les groupes suivants : 1° *tuméfaction localisée maligne* ; 2° *gangrène localisée sans gaz* ; 3° *gangrène localisée avec gaz* ; 4° *gangrène gazeuse diffuse*.

La classification de M. Lapeyre est la suivante : *septicémie gazeuse, gangrènes gazeuses, infections gazeuses locales*.

I. **Infection localisée. (Phlegmons gazeux. Erysipèle)** — C'est sous cette forme que la gangrène gazeuse s'est surtout présentée, c'est-à-dire sous l'aspect d'une infection localisée, d'une culture anaérobique plus ou moins localisée en tissus altérés, surtout sur les blessés tardivement pansés et non débridés des grandes agglomérations et des évacuations distantes. Elle fut le plus souvent circonscrite, assez fréquemment néanmoins elle ne resta pas à ce stade et devint le point de départ d'une gangrène profonde et massive.

Je rappelle les caractères de ces infections localisées :

Un foyer d'attrition musculaire avec séjour d'un éclat d'obus et de parcelles vestimentaires, un foyer de fracture très comminutive avec attrition musculaire profonde sans orifices cutanés étendus, présente un gonflement localisé, un peu chaud, douloureux, rénitent, parfois crépitant, avec parfois coloration de la peau d'un brun jaunâtre ou presque normale. De la plaie sort spontanément par la pression ou après un débridement, un liquide plus ou moins abondant, infect, à odeur caractéristique. Des taches bronzées, couleur chamois claire ou foncée, plus ou moins longues, larges de plusieurs doigts prolongent le gonflement douloureux du foyer profond. L'incision montre des muscles de mauvais aspect, à tendance sphacélique, une infiltration limitée ou étendue du tissu cellulaire profond.

L'ouverture précoce du foyer, sa désinfection régulière, l'incision des taches distantes sont d'ordinaire suivies d'une sédation générale et locale prompte ; si ce traitement est imparfait ou trop tardif, l'affection progresse et donne lieu à la gangrène profonde, segmentaire, massive, envahissante. Sous un traitement approprié la surface musculaire bourgeonne après séparation des parties sphacélées.

Plus superficielle, non plus circonscrite à un foyer fut assez souvent l'infection. C'était l'*érysipèle bronzé*, l'*érysipèle jaune safran ;* d'autres fois (*forme intermédiaire de* LAPOINTE) le gonflement profond était plus diffus, avec placards bronzés et infiltrations de gaz à distance. Ce sont là des étapes d'une infection mixte due surtout à l'association de streptocoques virulents aux anaérobies.

M. OMBREDANNE s'est arrêté à la description des *formes à prédominance cutanée*, il en a décrit une nouvelle appartenant à l'œdème malin et a insisté sur un caractère clinique de l'érysipèle jaune safran.

Sur les blessés de Verdun, l'érysipèle *bronzé*, d'apparition précoce (48 heures en moyenne) se montrait sous l'aspect de taches, plutôt de traînées brunâtres, larges de trois doigts, longues souvent de 30 centimètres, occupant les méplats, le trajet des vaisseaux, parfois semées de plaques violacées des dimensions d'une pièce de 5 francs, sans saillie sur leurs bords. Le point d'origine était la lésion ou il en était distant. L'incision faisait sortir, de cette bande *sonore*, une sérosité rousse ou même violacée.

La progression fut très rapide ; énergiquement combattu, l'érysipèle bronzé s'arrêtait ou se transformait en érysipèle *jaune safran*. L'hérysipèle bronzé était grave.

Moins précoce était l'*érysipèle jaune d'or ou jaune safran* susceptible d'être pris pour une teinte de suffusion sanguine. Il se caractérisait par des bandes ou une plaque gardant l'empreinte du doigt non crépitantes, indolores, s'aggrandissant progressivement, laissant à l'incision, échapper une sérosité abondante, non gazeuse, d'odeur gangréneuse caractéristique. Le lendemain il était de règle de trouver sur les lèvres de l'incision un certain nombre de *grains jaunes* isolés ou rangés en séries ayant très exactement la couleur de la pommade à l'oxyde jaune de mercure, du volume d'un grain de blé, laissant à leur place une cupule.

L'érysipèle jaune safran persistait de quatre à huit jours, exceptionnellement quinze ; son extension était plus lente que celle de l'érysipèle bronzé, c'était la forme la plus bénigne, celle qui donnait le plus de guérisons quel que soit le traitement employé.

Plus rare et terrible était l'*érysipèle blanc*, se caractérisant par une plaque cutanée saillante limitée par un talus nettement perceptible, plaque d'un blanc livide, cadavérique, dépressible, non sonore. L'incision, le *lendemain*, mettait à découvert des grains *jaune safran*[1].

II. Forme segmentaire massive.

— La forme *massive, profonde*, survenant d'emblée ou consécutive parfois à une forme plus légère, circonscrite à une région d'un membre ou limitée pour un temps au segment atteint, susceptible de diffusion rapide, cette forme que Salleron a bien décrite, que les classiques avaient reprise n'a pas été rare. C'est elle qui réunissait l'ensemble des symptômes locaux aux degrés les plus accusés : la douleur constrictive, la sécrétion roussâtre dégageant l'odeur caractéristique, mêlée à des gaz vus sous l'aspect de bulles dans le liquide, ou s'échappant en sifflant par une pression, sécrétion et gaz infiltrant et gonflant, avec l'œdème, le membre à distance, s'accumulant en plus grande quantité près du trajet contus qui recèle des corps étrangers infectants, dilatant surtout les espaces celluleux, se traduisant par la crépitation et une sonorité relative.

---

1. Des bactériologistes et nombre de chirurgiens. SACQUEPÉE, TUFFIER, OMBREDANNE en particulier ont séparé de la gangrène gazeuse le phlegmon gazeux avec fusées ou plaques d'infiltration plus ou moins teintée et œdème, mais *sans altération grave des tissus profonds*. Sacquepée considère que ne doivent être rangées dans le cadre de la gangrène gazeuse que les lésions musculaires accompagnées non seulement d'infiltration et d'œdème mais encore de *gangrène* et au syndrome anatomique il joignait le signe clinique caractéristique, l'odeur.
Sans doute il est des phlegmons gazeux qui ne sont pas gangréneux. il en est qui provoqués par les anaérobies des formes les plus graves resteront circonscrites, et passibles des actes ordinaires de la chirurgie, mais il en est qui se transforment vite, dépassant la limite nosologique trop exigeante. artificielle qui, à son gré. dépeint la situation après qu'elle s'est complètement développée. L'impression qui ressort des faits c'est que phlegmon gazeux et gangrène gazeuse commune sont de la même famille avec une accentuation du plus au moins comme la chose se remarque dans la plupart des infections. Il semble de même inadmissible de ne pas conserver dans le même cadre les érysipèles bronzés, jaune safran, blanc puisque les uns et les autres sont produits par les anaérobies caractéristique de la gangrène gazeuse.

La peau qui masque l'infiltration putride des tissus profonds, des muscles gonflés, soufflés, de couleur feuille morte, en partie déliquescents, était blanchâtre, d'un gris brunâtre, livide, tendue, souvent colorée de taches longitudinaires, de plaques localisées bronzées ou d'une teinte jaunâtre comme si elle était passée à l'alcool iodé (GATELLIER).

Après incision on trouvait la peau doublée d'une gelée jaunâtre laissant suinter un liquide huileux. De l'aponévrose incisée faisait saillie un muscle exubérant, rose pâle, épais, donnant au doigt la sensation neigeuse et les interstices musculaires étaient distendus par un liquide brunâtre mêlé de bulles gazeuses.

A ce stade, le gonflement était parfois énorme, total, l'emphysème sous-cutané gagnait vite la racine du membre, en dépassait parfois les limites (gangrène envahissante), pendant que la réaction générale n'était pas toujours en accord étroit avec les progrès locaux et que le blessé conservait sa connaissance et une quasi-quiétude. D'autres fois au contraire on constatait le grand syndrome toxémique.

D'après M. LAPOINTE cette forme fut fréquente en Argonne. Dans 1/6° des cas environ elle était consécutive à une lésion vasculaire (LAPOINTE). Elle évolua généralement dans un intervalle de deux à six jours.

A la suite de l'application prolongée du garrot, à la suite de l'arrêt circulatoire résultant de la blessure ou de la ligature d'une grosse artère on observe cette forme massive (OMBREDANNE). Le membre tout entier est alors noirâtre, son extrémité cyanique, marbré de plaques violacées ; il est tuméfié dans son ensemble, couvert de phlyctènes, crépitant. Un coup de bistouri donné dans ce membre donne issue à une fusée de gaz fétides qui s'échappent en sifflant (OMBREDANNE).

Cette forme d'infiltration profonde, massive doit être distinguée autant que possible de celle plus rare et qui pourrait se confondre avec elle dans laquelle le tissu cellulaire superficiel est surtout envahi.

FORMES SEPTICÉMIQUES (*septicémie gangréneuse*). — Ces formes, les plus graves de toutes, se sont tantôt présentées avec des apparences bien connues, depuis longtemps décrites (forme septicémique commune) ou suivant des aspects nouveaux (œdème malin) que M. SACQUÉPÉE a distingués.

III. Forme septicémique commune. — J'en rappelle les caractères : début dans les vingt-quatre heures ; très aiguë, souvent foudroyante, enlevant le blessé en quelques heures, elle s'est accusée au cours de cette guerre comme dans les guerres antérieures (Crimée, (Salleron), guerres d'Italie, franco-allemande) par la prédominance des signes généraux d'intoxication, la fièvre élevée (39°, 40°), le pouls misérable, la langue sèche, l'agitation, des vomissements bilieux assez fréquents, une teinte subictérique, des urines rares et des signes locaux (gaz et œdème) peu accusés.

Comme signes locaux l'*infiltration gazeuse* reste caractéristique ; mais ils sont réduits au minimum, il s'agit avant tout d'une septicémie hypertoxique. Il n'y a pas de gangrène cliniquement appréciable remarquait M. Lapeyre.

L'évolution variable ne se prolongeait pas ordinairement au delà de quelques heures ou de quelques jours (trois à quatre).

IV. Forme œdémateuse (Sacquépée). — Tandis que dans la forme commune l'infiltration gazeuse était le plus caractéristique des signes locaux, dans la forme œdémateuse, l'infiltration est *œdémateuse*. On ne constate pas de gaz ou il n'y en a que très peu.

L'œdème commence par une nodosité au point musculaire contus, il devient rapidement abondant, s'étend, distend les membres d'une façon totale. Les téguments sont habituellement de coloration pâle, d'où le nom d'érysipèle blanc que M. Sacquépée a donné à cette forme, mais ils sont parfois marqués d'une teinte jaunâtre ou brunâtre ; odeur *suis generis*.

Les altérations musculaires sont peu prononcées, le muscle est lardacé ou gangréneux, la sérosité du membre est blanche ou rosée. L'état général est profondément atteint. Le pouls est misérable, le teint terreux, le subictère fréquent. L'évolution est ordinairement rapide et aboutit à la mort dans la majorité des cas ; exceptionnellement elle se prolonge durant quelques jours, on voit alors la sérosité s'écouler en abondance par les plaies.

A côté de cette forme tout à fait typique M. Sacquépée a reconnu lui-même qu'il existait une forme intermédiaire due probablement à l'association du b. œdématiens au b. perfringens ou à un germe analogue, au bacille sporogène. L'œdème et l'infiltration gazeuses ont alors un développement à peu près égal. Cliniquement cette dernière forme s'est rencontrée au cours de lésions simples ou étendues et d'hématomes volumineux.

Quelle est la fréquence de ces formes ? Elles ont été rares l'une et l'autre. Jouve ne les a observées que deux ou trois fois sur 45 cas. M. Morin dit qu'à Vadelincourt-sous-Verdun les formes septicémiques s'observèrent dans 98 p. 100 des cas. Il n'a relevé que 20 p. 100 d'œdèmes blancs. Compliquant le plus souvent de grosses lésions vasculaires. M. Ribérol n'a compté que 3 cas de formes septicémiques à allures foudroyantes sur 50. Bertein n'a guère vu que des œdèmes malins, fait à retenir. Ils sont habituellement d'apparition rapide, se montrent dans les quarante-huit premières heures.

M. Sacquépée nous dit que dans la 4e armée, cette forme infectieuse aiguë était due dans 1/4 ou le 1/5e des cas au vibrion septique, dans les autres au b. de l'œdème malin.

Des signes. — A des signes depuis longtemps classiques et d'ordinaire bien accusés, tels que la *douleur*, *l'odeur*, la *tension*, le *gonflement du membre* et la *crépitation* il semblait qu'une observation nouvelle ne pouvait rien ajouter et que leur signification était épuisée.

Dans l'ensemble il en a été ainsi mais l'examen d'un si grand nombre de blessés ne pouvait manquer de faire saisir quelques modalités dignes d'être relevées ; la forme que M. SACQUÉPÉE venait de séparer comportait un nouveau groupement ; les examens plus attentifs du pus révélaient un nouveau signe et la recherche primitive des corps étrangers dans les foyers gangréneux sous le contrôle de la radiologie fournissait des apparences nouvelles dont la fréquence et la signification ne sont pas encore bien arrêtées.

La *douleur* s'est révélée toujours comme bon signe avec son caractère particulier de constriction bien mis en lumière par nos devanciers. La plupart des blessés l'ont *rattachée à la constriction du pansement*, à la *compression de l'appareil* immobilisant. Au début de la guerre dans des formations encombrées, dans des hôpitaux d'évacuation, où l'examen des transportés ne pouvait être que des plus hâtifs, j'avais grand soin de fixer l'attention sur ce signe et je remarquais communément : « la douleur qui commande l'arrêt et l'examen immédiat du blessé, peut-être pulsatile, lancinante ou constrictive. La première fait craindre l'hémorragie, la seconde le tétanos, la troisième la gangrène ». Dans l'ensemble l'indication séparative se vérifiait. Ce symptôme de début a été précieux.

On ne pouvait, étant donnée la pratique vite recommandée de l'intervention hâtive, ne pas s'arrêter au caractère de *l'odeur* et n'en pas tirer tout le parti qu'offre ce signe primitif presqu'aussi précoce dans son apparition que la douleur. On a demandé de rechercher ce « caractéristique, signal symptôme », le plus constant, le plus fidèle, dans les formations encombrées, dans les trains d'évacuations en sentant les pansements matin et soir, alors qu'il était impossible de les tous découvrir. Le médecin-major CAUVET se basait, pour évacuer, la nuit, précipitamment les « gangrénés », sur le service spécial de l'hôpital militaire de Verdun sur *l'odeur gangréneuse*, et M. OMBREDANNE nous dit que le lendemain matin, dès l'entrée dans ses salles, il reconnaissait les cas de gangrène qui s'étaient présentés pendant la nuit. On a précisé le caractère de la fétidité.

Tout au début l'odeur est *piquante, ammoniacale, lacrymogène* ou après quelques heures à la fois ammoniacale et fade et nauséeuse (GUERMONPREZ). Après, elle s'accuse, c'est « *l'odeur de chair pourrie* » insupportable, écœurante, parfois infectante pour toute une salle de blessés et qui résiste à la désinfection des linges souillés.

MM. OMBREDANNE, SACQUÉPÉE avec beaucoup d'autres ont considéré l'odeur comme le *signe primitif le plus important. Il précède le développement des gaz* et déjà quand on le perçoit, même atténué, le mal est prononcé et est justiciable d'une action chirurgicale rapide [1].

La *crépitation* fut encore un signe d'apparition précoce. La pression légère des doigts, la chiquenaude, le passage du rasoir (J. Quénu) qui accuse aussi une tonalité spéciale, décèlent ces gaz dont la présence est, d'une façon générale, si caractéristique qu'ils ont servi à l'appellation de la complication. M. Sacquépée ici a introduit un élément nouveau : il est des gangrènes infectieuses *sans gaz* qui réclament cependant le même traitement que les gangrènes avec gaz.

Ces gaz mêlés au sang, à la sécrétion de la plaie sortent, par la pression, en petites ou en grosses bulles, parfois ils étaient si abondants, qu'ils sortaient en sifflant de la chambre d'attrition (Ombredanne). Gueniot a remarqué qu'ils s'enflamment, 7 fois sur 8, au contact du thermocautère, notion qui a son intérêt en particulier dans les plaies du cou.

La *tuméfaction* d'ordinaire s'est montrée très précoce, constante, variable d'intensité et d'extension, liée simultanément à l'infiltration œdémateuse et aux gaz ou exclusivement à l'une ou aux autres. Le tissu cellulaire sous-cutané, profond, intermusculaire, plus dilatable que le muscle, se laisse infiltrer plus aisément, mais le tissu conjonctif intra-musculaire n'échappe pas à l'infiltration. Ces muscles, après débridement des plaies, se montraient souvent légers, soufflés, aérés, exubérants, de couleur de feuille morte, comme cuits parce qu'anémiés ou exsangues. Cet aspect terne est celui du début. Plus tard ils sont gris, puis noirs.

Les tuméfactions circonscrites du début, limitées aux abords de la chambre d'attrition (Ombredanne), les tuméfactions dures, sous forme de nodosités (Sacquépée, Vouzelle) ont été notées; les dernières étaient de description nouvelle.

La tuméfaction résultant de l'œdème est dure (œdème malin), peu dépressible. L'infiltration gazeuse ou les collections gazeuses n'ont pas ce caractère. A leur mollesse relative, à la crépitation, à l'issue des gaz qui les font reconnaître, MM. Ledoux-Lebard et de Keating Hart, après Morison, mais sans avoir eu connaissance des remarques de ce dernier, ont ajouté la notion qu'au cours de l'exploration d'un membre atteint de gangrène gazeuse, la radiologie pouvait fournir la transparence. La recherche radiologique d'un corps étranger dans un foyer gangréneux diverticulaire peut montrer ses diverticules en accusant une transparence localisée.

---

1. Il ne manque pas, quelle que soit la forme clinique de l'infection (Ombredanne). Dans certains milieux particulièrement infectés, les sécrétions odorantes de la plaie provoquent des troubles gastro-intestinaux, de la diarrhée fétide, des éructations fétides, de la température chez ceux qui soignent des blessés atteints de gangrène gazeuse (Ombredanne, Guermonprez). L'odeur persiste sur les mains, s'attache aux cheveux, aux vêtements qui, après plusieurs mois d'aération conservent l'imprégnation fétide. Aussi le personnel, chirurgiens compris, doit-il être renouvelé fréquemment dans les services qui isolent ces gangréneux.

MM. Lardennois et Baumel complèteront plus tard les données de MM. Ledoux-Lebard et de Keating Hart.

Des muscles profondément transformés par l'œdème interfasciculaire, comprimés par l'œdème périphérique et anémiés ont perdu leur fonctionnement. M. Prat a insisté sur leur immobilité, leur état de *rigidité cadavérique*.

De son côté M. Godart a remarqué un trouble apporté dans la circulation artérielle du segment inférieur pouvant aller jusqu'à la disparition du pouls. Ce phénomène transitoire peut être trompeur pour le chirurgien qui pourrait en s'appuyant sur lui être incité à une intervention trop radicale.

Dans les aspects communément présentés par la peau du membre tuméfié et à nouveau décrits, dans ceux des plaques, dans les trainées continues qui suivent le trajet des vaisseaux ou sont aberrantes, dans l'érysipèle bronzé ou l'érysipèle jaune d'or, il y a lieu de tenir compte non seulement de l'infection lymphatique, mais aussi de la répercussion extérieure d'une sérosité brunâtre, infiltrant les gaines celluleuses proches de la peau et enfin de transformations hémolytiques, ainsi expliquent les teintes passant du rose au noir avec les intermédiaires du safran, du chamois, du violet et du vert.

A côté de ces colorations il y a lieu, surtout après les descriptions de M. Sacquépée, de tenir compte de *l'aspect porcelainique de la peau* qu'il a révélé dans l'œdème malin.

La sécrétion qui sort de la plaie était, d'après les observations, d'ordinaire séreuse, incolore au début, putride, brune, d'abondance insolite. Mais les bactériologistes comme les chirurgiens ont signalé parfois dans le pus, et, pour la première fois que je sache, la présence bien visible mais non constante de *grains jaunes* plus ou moins nombreux, grains gros comme une grosse tête d'épingle, comme un grain de blé (Ombredanne), une lentille (Augé), grumeaux d'abord adhérents au tissu cellulaire du pourtour de la plaie, se détachant rapidement ou progressivement, et constitués par des bourbillons dans lesquels foisonne le vibrion septique. Aussi ces grains jaunes ont-ils été regardés comme une signature de l'infection gangréneuse due à ce vibrion (Ombredanne), comme un signe de malignité (Augé); au contraire, comme un signe de bénignité relative (Ombredanne).

M. Weinberg dès ses premières recherches bactériologiques a signalé ces grains jaunes.

Parmi les signes généraux de l'infection que M. Weinberg a attribué aux toxines (cenotoxines) et qui sont ceux de toute intoxication grave (langue sèche, yeux excavés, température plus ou moins élevée, faiblesse et rapidité du pouls surtout, donnant jusqu'à 140 pulsations, obnubilation ou quiétude, etc.), je relève dans les cas graves, la *teinte ictérique* du blessé, la *dyspnée* et *l'état du pouls* (intermittences) parce que plusieurs observateurs ont insisté sur la valeur de ces signes.

M. Fiévez qui a attribué aux signes généraux une grande importance et parce qu'ils peuvent servir à un diagnostic hâtif et à la détermination de la gravité des accidents, s'arrête « à une *pâleur jaunâtre* qui rappelle presque la teinte du cancer à la période de cachexie ». La *dyspnée* est pour beaucoup un symptôme capital[1] ; elle n'est liée à aucune lésion pulmonaire. Elle s'accompagne fréquemment de spasmes, de hoquet (FIÉVEZ). L'asthénie cardiaque se joignant à ces signes suffirait, avec un léger degré de relent d'odeur, pour affirmer le diagnostic de gangrène gazeuse avant toute levée de pansement (FIÉVEZ).

En somme, pour le diagnostic qui très communément ne compte pas de case réservée au diagnostic différentiel et auquel, avant tout, on doit réclamer des précisions hâtives : la douleur, l'odeur *sui generis*, l'aspect diphtéroïde de la plaie ou sa sécheresse, le gonflement localisé sont les tout premiers signes ; ils sont accompagnés de signes généraux dans les cas les plus graves. La tuméfaction étendue, les colorations bronzées les suivent de près.

Pronostic. — Le pronostic se montra au début grave et particulièrement inquiétant ; sur des cas tardivement vus, traités moins sûrement qu'ils le furent dans la suite, il devait en être ainsi.

L'incertitude du pronostic contribuait à augmenter les craintes. Impressionnaient surtout ces cas de gangrène à marche suraiguë survenus chez des blessés présentant des lésions d'apparence bénigne, des orifices étroits dissimulant des dégâts profonds, qu'on méconnaissait dans leur extension et quant aux conditions tout particulièrement favorables qu'ils offraient à la culture de la flore microbienne.

Les statistiques suivantes renseignent sur la mortalité de la gangrène gazeuse, toutes formes confondues.

NOMS	NOMBRE DE CAS SANS DÉSIGNATION	MORTALITÉ
MM. LAVAL	31	24
FORSYTL	266	67
MORIN	440	240
Commission spéciale	228	67
Centre de Vannes.	28	10
MM. ARROU	11	0
GANNE (Sens).	13	8
SAINT-FLORENTIN	14	14
—	16	1
JOUVE	45	14
LECOMTE	31	11
LAPOINTE	60	30
Total	1.183	483

Total général de la Commission d'étude 9.939 cas, 1.662 morts.

---

1. La dyspnée pour OMBREDANNE est un signe primitif contemporain de la sensation de constriction douloureuse. Ombredanne n'accorde aucune valeur diagnostique à la température qui habituellement ne dépasse pas 39° ainsi qu'à l'état du pouls.

Ces statistiques demandent à être complétées.

Sur les 440 cas relevés par M. MORIN à Vadelaincourt, il y eut 240 décès et 200 guérisons, soit 54,54 p. 100 de morts. Les guérisons avaient été obtenues au prix d'amputations précoces, de vastes débridements. La gangrène figure-là pour 2,41 p. 100 dans la mortalité globale qui s'éleva à 16,69 p. 100.

Nous sommes éclairés aujourd'hui sur les modalités d'un pronostic qui n'est point uniforme et que le traitement peut modifier ; sur ce point nous avons acquis encore des données nouvelles :

Les formes *les plus graves, septicémiques* (vibrion septique) *se montrent d'ordinaire dans les vingt-quatre ou quarante-huit premières heures.* L'œdème *malin* est d'apparition un peu moins rapide et presque d'égale gravité.

La *forme massive d'emblée* fut également très précoce et comme les premières se montra particulièrement sévère quoiqu'à un degré moindre.

M. LAPEYRE a fait jouer à la date d'apparition de la gangrène gazeuse *septicémique* une grande influence. Il a distingué des gangrènes septicémiques primitives ; septicémiques d'emblée, très hâtives, celles qu'il a appelées *secondaires* apparaissent quarante-huit heures après la blessure. La mortalité était alors, pour les dernières, de 33 p. 100, c'est-à-dire bien moindre que celle des formes septicémiques d'emblée.

La forme massive liée à des compressions ou à des atteintes vasculaires est encore très sévère, mais cependant elle l'est moins que la forme massive d'emblée (OMBREDANNE).

Les chiffres suivants qui ont été fournis par la Commission d'étude nous font pressentir la proportion des cas d'excessive gravité qui se présentent *avant les vingt-quatre* premières heures et de ces cas de gravité encore très haute qui se montrent le *deuxième jour*.

Sur un total de 499 observations dans lesquelles on a noté les heures d'apparition clinique de la complication, on a relevé que la gangrène gazeuse s'est montrée :

12 fois entre trois et douze heures ;

100 fois entre douze et vingt-quatre heures ;

39 fois le deuxième jour ;

73 fois le troisième jour ;

38 fois le quatrième jour ;

28 fois le cinquième jour.

Dans des cas retardés, la gangrène a paru jusqu'au dix-septième jour.

L'une des raisons de la grande gravité de l'œdème malin à formes surtout ou exclusivement œdémateuses, c'est l'apparition tardive de signes fixant l'attention alors que l'affection s'est déjà largement développée dans la profondeur et que l'intoxication est déjà très avancée.

Dans la forme gazeuse, au contraire, la gangrène devient très rapidement apparente et l'intervention chirurgicale trouve des conditions plus favorables à son action (mise à l'air du foyer, nettoyage à fond des tissus, etc... Cette donnée est à retenir.

Déceler au plus tôt la complication quand elle est due au bacille de l'œdème malin serait, si la donnée précédente se vérifiait, un moyen efficace pour en atténuer le pronostic.

La précocité de l'apparition des gaz, voire leur extension n'est pas un signe certain de gravité. C'est l'existence des troubles généraux qui dans les formes septicémiques et diffuses est l'élément pronostique capital. Eux absents ou peu accusés, le pronostic est bien moins sévère.

L'absence d'une *base* statistique ne permet pas de fondre dans un seul total tous les cas de la même forme et d'obtenir une proportion massive. Force est donc de se contenter des statistiques partielles telles qu'elles ont été données par leurs auteurs.

M. Forsytl accuse 52 morts sur 79 gangrènes rapidement envahissantes ; 8 morts sur 9 cas d'œdème malin.

M. Revel donne une proportion de 92,3 p. 100 pour la gangrène massive segmentaire, de 73 p. 100 pour la forme infiltrée, de 60,33 p. 100 pour la forme massive ; 69,23 pour la forme diffuse.

M. Cayrel admet 15 p. 100 de morts.

M. Lemaire relève 37,5 p. 100 de morts dans une première période et 27,5 p. 100 pour une deuxième.

La Commission spéciale attribue 100 p. 100 de mortalité à la *forme septicémique* aiguë, 80 p. 100 à la *forme œdémateuse* (œdème malin), 50 p. 100 à la *forme profonde classique*. L'importance des documents sur lesquels cette Commission s'est appuyée donne un grand poids à la valeur de ses chiffres.

Les formes limitées segmentaires, les infections locales ont fourni une mortalité relativement faible.

A M. Revel, l'infection profonde limitée donne 5,88 p. 100 de morts.

M. Forsytl sur 189 cas d'infections locales ne relève que 8 morts.

Pour moins graves que soient les formes circonscrites, rangées presque toujours sous la dénomination de phlegmon gazeux, d'érysipèle bronzé, jaune safran, jaune d'or, il ne faut pas oublier qu'elles sont susceptibles de se transformer et qu'elles voisinent avec l'*érysipèle blanc* « qui ne pardonne pas » (Ombredanne). L'érysipèle jaune et jaune safran, bien que dû au vibrion septique, par contre, serait peu sévère d'après M. Ombredanne. Pour lui, « n'importe quel traitement en vient le plus souvent à bout ». L'érysipèle bronzé tiendrait le milieu entre les deux formes. « Il serait grave mais curable ».

La rapidité des soins joue dans le pronostic un grand rôle, quelle que soit la forme observée et on peut ajouter aussi qu'entre en jeu la valeur du chirurgien. Un technicien expérimenté fera en temps voulu et en bons endroits les débridements nécessaires ; pratiqués par d'autres mains ceux-ci peuvent être aveugles, insuffisants ou excessifs.

Les faits ont montré que l'atteinte portant sur le membre inférieur est beaucoup plus grave que celle d'un membre supérieur, que celle de la racine des membres était plus sévère que la localisation segmentaire dans leur continuité, celle-ci étant plus accessible aux actes chirurgicaux.

Le pronostic n'est pas solutionné quand on préserve le blessé de l'atteinte des anérobies, alors même qu'il n'a pas été influencé par une opération chirurgicale radicale qui a apporté à la situation de l'opéré de grosses chances de léthalité. Ce blessé même amputé, mais surtout grandement incisé est exposé à de graves et épuisantes suppurations streptococciques : un streptocoque particulièrement virulent étant associé aux anérobies et voisinant avec le staphylocoque. Les fracturés qui ont été atteints de gangrène gazeuse seraient exposés à l'ostéomyélite (OMBREDANNE). Ceux atteints de gangrène gazeuse des parties molles ont, à un moment donné, succombé en grand nombre à la septicémie streptococcique dans le service de M. OMBREDANNE.

N'est à citer que pour mémoire la possibilité très rare de récidives à la suite d'interventions lointaines pour la régularisation d'un moignon d'amputation ou toute autre opération portant sur la région atteinte.

Traitement. — *Traitement préventif. Sérothérapie. Débridement préventif.* — Déjà avant cette guerre on avait proposé un traitement vaccinal et sérique préventif de la gangrène gazeuse (Wright, Rosenthal). M. ROSENTHAL rappela, en juillet 1915, son mode de préparation du Wright vaccin antiperfringens. Ces tentatives furent reprises et comme la flore microbienne était variée, on s'attacha à rechercher des vaccins et des sérums polyvalents.

MM. WEINBERG et SÉGUIN ont préparé un sérum antiperfringens, un antivibrion, un dernier antiœdématiens.

MM. PAUL DELBET et WEINBERG (11 juin 1915) ont employé curativement et préventivement les premiers. Les résultats n'ont pas été concluants.

M. STEINHARD-HARDE a proposé un sérum antiperfringens. MM. LECLAINCHE et VALLÉE ont conseillé leur sérum. Il a été employé en particulier par MM. GOSSET, BERGER, BERGERON au Lycée Buffon. Sur 41 blessés traités par des injections sous-cutanées et intraveineuses alternées, 31 étaient en excellent état, 11 avaient succombé. La conclusion était que la sérothérapie ne pouvait remplacer l'acte chirurgical mais qu'elle rendait efficace une intervention que l'état d'infection profonde eût rendu impossible. L'emploi de ce sérum en injections a été interdit.

MM. RAPHAEL et FRASEY, ont préparé un vaccin antiperfringens. Il n'a pas été question de son emploi sur l'homme. M. SACQUÉPÉE a obtenu un sérum bellonensis, qu'il n'a utilisé qu'une fois avec succès dans un cas désespéré. Sa tentative n'a pas été renouvelée.

D'après les renseignements de la Commission d'étude, à la fin de la période que j'envisage, aucun sérum n'avait fourni de résultat appréciable dans ses applications sur l'homme. Les recherches se poursuivaient surtout en vue d'atténuer la gravité des septicémies gangréneuses et des autres cas inaccessibles, du fait de leur étendue, à l'acte chirurgical.

M. VENNIN, a fait pratiquer des injections de gaz oxygène au pourtour des plaies à titre préventif. M. LEMAÎTRE les a critiquées en se basant sur ce fait qu'elles ne permettent pas de reconnaître la complication quand elle commence à se manifester, tout en concédant qu'elles seraient utiles dans les grandes agglomérations des blessés.

Devant l'insuffisance de la sérothérapie et l'affirmation bactériologique de l'extrême rapidité de la pullulation microbienne, tout l'effort prophylactique s'est dès lors porté sur la *désinfection hâtive* des plaies, en particulier des plaies suspectes, c'est-à-dire d'une désinfection *opérée autant que possible avant la* 10° *ou* 12° *heure* après ou sans *débridement préventif* combiné avec *la recherche* des corps étrangers.

Le Service de santé s'est évertué à assurer une relève très rapide des blessés, à accélérer leur transport dans les tranchées, leur arrivée dans les ambulances, à supprimer les arrêts successifs d'utilité contestable, à multiplier les convois automobiles. Les évacuations précipitées ont, en général, pris fin et les blessés ont, dans la limite du possible, été confiés à des chirurgiens de carrière. Abstraction faite des dangers encourus, ce ne fut pas toujours chose facile avec des tirs de barrage meurtriers et le feu incessant de l'artillerie d'assurer cette relève rapide ; avec les gros agglomérats de blessés et l'encombrement des voies de réaliser un prompt secours ; d'obtenir cette désinfection avec la technique parfois compliquée employée et sur des blessés atteints de plaies multiples par des éclats de grenade alors que l'ablation des corps étrangers prolonge la manœuvre au delà d'une heure. Le rendement n'est pas toujours adéquat aux exigences de la chirurgie, conforme à l'intérêt du blessé. Quoi qu'il en soit, le but si désirable a été et est poursuivi et les mesures prophylactiques sont entrées dans les préoccupations de tous ceux qui, à des degrés divers, peuvent concourir à le favoriser[1].

1. Je ne puis ici épuiser l'énoncé de toutes les mesures de prophylaxie qui ont été prises sur l'initiative d'un Service de santé vigilant, mais je dois au moins signaler les suivantes. Leur nombre et leur diversité montrera le degré de sollicitude apporté à poursuivre le but. Dans la Meuse les tireurs se servaient volontiers, dans les villages, de l'abri que leur fournissaient les fumiers. Des ordres furent provoqués à ce sujet. La propreté des hommes et des vêtements fut recherchée. On prépara l'évacuation sur les formations chirurgicales non aux ambulances de triage mais aux postes de secours même, autant qu'on le put. Les équipes chirurgicales dans les formations immobilisées fonctionnèrent de nuit comme de jour, au lieu d'attendre le lendemain ; on établit des gardes chirurgicales permanentes : des chirurgiens, surtout pour l'ablation des corps étrangers et la désinfection des plaies multiples par éclats de grenade se partagèrent en deux groupes, l'un opérant sur un membre, l'autre sur l'autre ; on prévint la

Malgré les services rendus par cette prophylaxie extrinsèque, elle ne servit que de temps préparatoire à la *prophylaxie chirurgicale* et après une courte épreuve pendant laquelle les antiseptiques furent surtout utilisés, le *débridement préventif* complété par l'ablation du corps étranger occupa la première place et son efficacité s'affirma d'autant plus complète qu'il fut employé plus rapidement.

Mais il est des grangènes à marche rapide, il en est qui se développent en dépit des mesures prophylactiques ou à leur défaut; les gros agglomérats de blessés ramènent les infections gangréneuses sous toutes leurs formes. Aux formes légères, lentes dans leur apparition, aux formes limitées et aussi aux formes diffuses de la racine des membres, auxquelles on ne peut appliquer l'amputation, on a, dès le début, opposé des traitements non radicaux, la désinfection par les antiseptiques, les cautérisations, les débridements de la plaie, les débridements à distance combinés avec les antiseptiques, et plus près de nous l'exérèse musculaire étendue.

D'un autre côté pour les formes *massives, foudroyantes*, la *septicémie gangréneuse*, on a recours d'emblée à l'amputation. Pour la dernière, certains hésitent, la jugeant inutile, alors que les autres la regardent comme la seule ressource, sans se faire d'illusion sur sa grande efficacité. L'*érysipèle blanc* a paru réclamer toujours l'amputation. Pour les formes *extensives mais non très rapides*, pour lesquelles primitivement on s'est adressé aux débridements et aux antiseptiques, l'amputation s'offre comme ressource si ces traitements sont insuffisants, mais le moment d'intervenir est difficile à saisir et aucun signe clinique ou de laboratoire ne peut là servir pratiquement.

Débridement. — L'expérience a bientôt démontré la nécessité d'un franc et prompt retour à la pratique fort ancienne et désuète du *débridement précoce, hâtif, large*, des plaies suspectes et des plaies envahies par la gangrène gazeuse. Le débridement au bout de quelques mois, devint une *indication primordiale;* il relégua au second plan tout autre traitement. En fait du moment où on l'a généralisé la situation a changé. Il a constitué *la base du traitement préventif*, le traitement *curatif* le plus employé.

Il s'est montré le traitement obligé des plaies d'obus, de schrapnel, des plaies par grenade, des plaies par balles à orifices non punctiformes, combiné avec l'extraction rapide des corps étrangers et la désinfection de la plaie, et pour certains son excision.

Dès lors la suture employée au début fut proscrite (OMBREDANNE), comme le furent les mèches, les drains énormes favorisant l'occlusion de la plaie.

fatigue des groupes en établissant des heures de relai et de repos obligé; on multiplia les installations radiographiques dans les formations du front, puisque l'attention devait être particulièrement portée sur les plaies en cul-de-sac recélant des corps étrangers infectants. On demanda de s'arrêter, dans l'organisation des secours, à leur dissémination plutôt qu'à leur concentration dans de gros centres, à la répartition des formations de première ligne plutôt en étendue qu'en profondeur (R. PICQUÉ), etc.

L'incision large et profonde reproduisait l'expérience classique de Chauveau; elle mettait en contact avec l'air le foyer anaérobique, supprimait les cavités closes, faisait cesser l'étranglement, l'ischémie de muscles et de gaines celluleuses infiltrées que des aponévroses peu extensibles comprimaient.

Les uns ont toujours fait ce débridement au bistouri, d'autres sont revenus au fer rouge, au thermocautère, mais ce sur quoi personne n'a varié c'est sur la nécessité d'une *action prompte*, de *l'ouverture très large de tout le foyer, de tous les recessus*. Je rappelle succinctement le procédé prescrit :

Si le foyer est limité, la plaie en cul-de-sac, une longue et profonde inci-

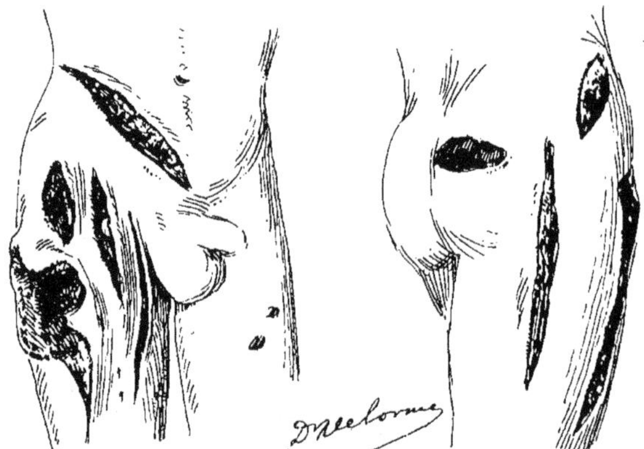

Fig. 146. — Gangrène gazeuse. Incisions de débridement. La comparaison des deux cuisses indique bien le volume excessif du membre atteint (dessiné d'après une photographie).

sion l'ouvre. Elle est le plus souvent suffisante. Elle permet de vider la cavité fétide, d'extraire simultanément le projectile, les fragments vestimentaires, réserves de nouvelles colonies. Certains pour faciliter le drainage ont traversé le membre de part en part, transformé le cul-du-sac en séton.

Les orifices des sétons sont de même très élargis, surtout l'orifice de sortie près duquel, comme nous l'avons vu, se trouvent la ou les plus grandes chambres d'attrition.

Le membre est-il déjà infiltré massivement, constate-t-on des fusées infectantes, au débridement principal s'ajoutent des débridements complémentaires.

Sur le membre infiltré, des incisions de 6, 8, 10 à 15 centimètres, distantes de 10, imbriquées, se succèdent sur toute l'étendue du gonflement et en dépassent les limites en hauteur et en circonférence (fig. 146 . Elles ouvrent les interstices musculaires, permettent des décollements que certains réprouvent.

Les fusées superficielles sont ouvertes par des incisions axiales qui souvent n'ont pas besoin d'être multipliées dans le sens transversal.

Contre l'infiltration superficielle, rare, les débridements multipliés sont superficiels. M. Pierre Delbet à la façon de Moreschi a proposé l'incision circulaire. Sur le tronc, on circonscrit l'infiltration par quatre à six incisions.

M. Ombredanne délaissant le bistouri et le thermocautère s'adressa à un moment donné au fer rouge, au cautère cutellaire long de 15 centimètres.

M. Michaux, au débridement, à la désinfection du foyer par des antiseptiques forts joignait, dans les cas d'érysipèle bronzée, la ponction de la peau de 4 en 4 centimètres par le thermocautère. Par les trous des ponctions sortaient les gaz fétides [1].

Après des lavages antiseptiques, sous des pansements surtout humides, *à plat*, pansements renouvelés plusieurs fois par jour comme les lavages, les plaies débridées prenaient au bout de quelques jours complètement ou, partiellement, bon aspect; des débris sphacélés se détachaient de certains points, d'autres lents à se dégager étaient excisés; l'infiltration, dès les premiers jours cessait mais, comme MM. Ombredanne et Duval le

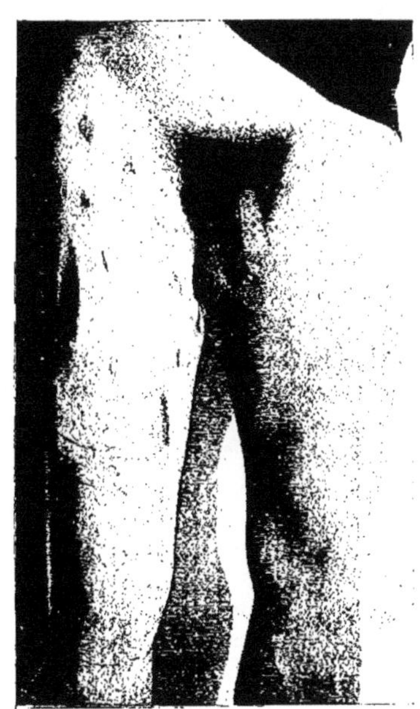

Fig. 147. — Débridements et incisions d'étendue restreinte faits dans un cas de gangrène gazeuse.

remarquèrent, vers le septième et huitième jour pouvait survenir une infection secondaire streptococcique, s'accusant par une élévation fortement oscillante de la température et imposant surveillance. Ces auteurs ont bien fait ressortir la gravité de cette infection secondaire.

M. Fresson constata que bien des cas de gangrène étaient guéris en tant que gangrène et qu'après une période de suppuration, les plaies se séchaient, devenaient blanchâtres, se recouvraient d'une couenne, quelque soit le pan-

---

1. Malgré la facilité de son emploi, le thermocautère fut pour les partisans des débridements ignés remplacé le plus souvent par le fer rouge qui ne s'encrasse pas. Mais son appareil est effrayant. Ni le procédé ni son mode d'emploi n'étaient neuf.

sement employé et que l'amputation restait la dernière ressource pour assurer la guérison.

Débridement suivi d'excision. — Des muscles putrilagineux, spongieux, herniés, opposant parfois un obstacle mécanique à l'issue des sérosités putrides, devaient, sur les plaies gangréneuses, inciter à l'excision. M. OMBRÉDANNE la recommandait et la pratiquait au commencement de 1915 et bien d'autres se comportaient de même. MM. LEMAITRE, LEROY de Lille recommandèrent cette méthode en l'étendant. Sur 35 cas, traités de la sorte, M. LEROY n'a perdu que 5 blessés, encore chez 2 de ces derniers les excisions, dit-il, avaient été insuffisantes. Ces excisions ont parfois conduit à des pertes de substance énormes, excessives.

On commença par le raclage ménager (R. PIGQUÉ) l'ébarbage à la curette (M. PEYRE et nombre d'autres) les excisions partielles pour terminer par les ablations larges et profondes. Je lis dans la thèse de GODARD[1] que sur un blessé on excisa la plus grande partie des muscles jumeaux et soléaires des deux côtés. Si de pareils sacrifices sont indispensables pour assurer la conservation de la vie, il n'y a rien à dire; s'ils constituent le plus sûr moyen d'éviter l'infection secondaire, si les muscles infiltrés sont incapables de reprendre leur fonctionnement, le sacrifice, c'est la complication qui en réalité l'a préparé. Mais il ne serait peut-être pas mauvais, là comme en beaucoup d'autres choses, de faire quelque retour en arrière. On a jugulé l'infection par de plus simples procédés, moins spécialisés, plus accessibles à tous. Bien des blessés ont guéri conservant des muscles qui avaient été seulement infiltrés sur une grande étendue et non mortifiés. Et la bactériologie qui sur ce point a encore à nous fournir des précisions a montré qu'à distance de la plaie la flore bactérienne était pauvre. Entre certaines excisions et l'amputation il n'y a qu'un pas et des membres privés de partie de leurs muscles, plus tard impotents ou déviés peuvent, au point de vue fonctionnel, ne pas valoir l'appareil de prothèse. Je le répète, là, l'anatomie pathologique en marchant de concert avec la clinique, peut nous fournir de bien précieuses indications, elles ont un contrôle précis à exercer sur la valeur *infectante* et *fonctionnelle* d'un muscle qui ne saigne plus.

Dans quelle mesure le débridement ménage-t-il des guérisons? C'est là une donnée presque impossible à indiquer même approximativement puisque ceux qui y ont eu recours ne séparent pas les formes pour lesquelles ils l'ont employé.

M. MARTIN sur 23 cas de gangrène compliquant des lésions musculo-osseuses traités par le débridement et l'exérèse compte 13 morts; sur 29 cas de

---

1. GODARD qui, dans sa thèse, reproduit ce qu'il a vu faire dit : on ne s'arrête dans les débridements que quand il n'y a plus ni gaz, ni œdème, ni hématome sous-cutané, ni infiltration grise, mais un tissu cellulaire normal.

gangrène compliquant des lésions osseuses isolées, 12 morts ; 3 morts sur 5
à la suite de débridements pour lésions gangréneuses avec lésions vasculaires ;
8 sur 27 pour lésions musculaires seules. Ces faits relevés dans un centre
chirurgical important montrent que si le débridement a une action favorable
incontestée, celle-ci, dans des formes graves sans doute, n'a pas une efficacité générale aussi grande que pourraient le faire supposer les résultats
obtenus dans des cas simples d'infections gangréneuses ou de gangrènes
localisées.

*Des topiques employés seuls ou comme moyens complémentaires. —
Eau oxygénée et gaz oxygène.* — De tous les agents médicamenteux employés pour combattre la gangrène gazeuse, l'oxygène sous forme d'eau
oxygénée ou de gaz est celui qui a eu le plus de vogue au début de cette
guerre. Il semblait indiqué de le préférer à tout autre dans une lutte contre
des anaérobies. Vanté avant la guerre par THIRIAR qui en avait précisé
l'emploi, conseillé par MM. P. DELBET et CHEVASSU dans un Traité classique ;
je le recommandai en lavages et en injections sous-cutanées en septembre
1914 [1].

Quels résultats ont donné ces injections sous-cutanées ; quel parti a-t-on tiré
de l'eau oxygénée utilisée en lavages ; quel degré de confiance doit-on
accorder à l'oxygène gazeux ? MM. VENNIN, GIRODE et HALLER ont vanté les
injections interstitielles d'eau oxygénée, satisfaits des résultats qu'ils avaient
obtenus ; cependant ils ont préféré les injections interstitielles de gaz oxygène
parce que moins douloureuses. M. CHALIER a associé avec avantage aux
débridements et à l'ignipuncture, les injections interstitielles d'eau oxygénée
à 12 volumes soit pures soit étendues par moitié d'eau.

Par contre, M. POTHERAT n'a pas constaté d'effets curatifs ; M. LAPOINTE n'a
pas confiance en elles ; pour M. LEGUEU les résultats ne sont pas démonstratifs ; M. TUFFIER ne leur reconnaît d'utilité que dans les formes sous-cutanées
M. GODARD dit qu'elles n'ont donné de résultats que dans les formes bénignes.

Mais voici une autre note. M. TOUSSAINT les rejette parce qu'il juge ce traitement habituellement anodin, souvent insuffisant, quelquefois dangereux
M. PIERRE DELBET le considère comme néfaste ; M. GUERMONPREZ reprend le
mot. M. PIERRE DELBET fait des expériences et en tire la conclusion qu'elles
aggravent l'état des animaux inoculés, exposent aux phlegmons, diminuent
la survie. L'eau oxygénée, comme le gaz oxygène employés en injections
interstitielles décollent les tissus, leurs traumatismes favorisent le développement anaérobien ; le médecin-major VANDENBOSCHE leur reproche comme aux
injections de gaz d'étendre les décollements. Puis, ce sont MM. SOULIGOUX,
LENORMANT, COUTEAUD qui rapportent quelques cas d'embolies mortelles,
MM. DELANGLADE et GATELLIER croient, par contre, la méthode bonne, mais

---

1. Communication à l'Académie des sciences, o. c., septembre 1914.

le gonflement du membre que ces injections provoquent ne permet pas de reconnaître l'extension du mal.

En somme jusqu'à l'heure actuelle, cette méthode a trouvé bien plus d'adversaires que de partisans.

L'eau oxygénée employée en *lavages* a été moins dépréciée. MM. DELANGLADE et GATELIER ne sauraient trop la recommander. Elle leur a donné des résultats et plus rapides et plus satisfaisants qu'aucun autre antiseptique et jamais ils n'ont constaté la présence du pus bleu. M. QUÉNU recommande ces lavages après la cautérisation des tissus. L'eau oxygénée nettoie la plaie, et tout en ménageant les éléments vivants, excite les tissus, favorise la réparation. En fait, l'emploi de l'eau oxygénée en lavages se maintient toujours et elle conserve une des meilleures places parmi les topiques antiseptiques employés dans les cas de gangrène gazeuse.

L'oxygène en *injections parallèles sous-cutanées* ou *interstitielles* a été très préconisé par MM. VENNIN, GIRODE et HALLER qui les ont recommandées même à titre préventif. A titre curatif, ce traitement doit être précoce et complet. Ils reconnaissent que l'oxygène favorise la pullulation des bactéries pyogènes qui accompagnent les anaérobies, témoins les phlegmons diffus secondaires qui chez certains blessés succèdent sur place à l'infection gangréneuse, aussi ont-ils recommandé de cesser les injections dès qu'apparaissent les signes de l'infection phlegmoneuse. Mais tout en faisant la part de ces accidents, pour M. VENNIN, l'injection d'oxygène est à la gangrène ce que le sérum est au tétanos curativement et prophylactivement.

M. DEPAGE affirme à la Société de Chirurgie que ces injections rendent les plus grands services, que l'oxygène arrête partout où il pénètre la pullulation microbienne. Au bout de vingt-quatre heures, la graisse perd sa coloration noire et reprend une teinte normale, les taches bronzées disparaissent, l'aspect redevient normal, les modifications sont surprenantes.

M. MARQUIS, grâce à elles, obtient 22 guérisons sur 25 blessés. Mais voici la contre-partie : elles n'inspirent pas confiance à M. LAPOINTE, elles étendent l'infection au dire de M. VANDENBOSCHE.

Il est curieux qu'une méthode puisse mériter et cet excès d'honneur et cette indignité. Devant des opinions aussi opposées, il est difficile de faire la part exacte de la vérité.

Ether. — Un Mémoire de M. OMBREDANNE et sa communication à la Société de Chirurgie en février 1915 ne pouvaient manquer de faire une profonde impression et d'entraîner maints chirurgiens à recourir comme lui à l'éther. Mais la vogue de ce topique n'égala pas celle de l'eau oxygénée. Comme l'oxygène on employa l'éther en lavages et en injections.

M. OMBREDANNE dans son service spécialisé de l'hôpital militaire de Verdun où il traita de nombreux blessés atteints de gangrène gazeuse, avait employé successivement tous les antiseptiques usités, sans résultats marquants. C'était encore le fer rouge très largement manié, à la façon des anciens qui s'était montré supérieur à toutes les autres méthodes de traitement, mais ses opérés succombaient bientôt à des suppurations graves. A partir du moment où il employa l'éther, « la situation a changé », à tel degré que sans le déclarer infaillible, il se crut autorisé à le proclamer moyen héroïque tout-puissant, supérieur.

Voici comment il l'employait :

La plaie étant largement débridée, les corps étrangers extraits, les diffusions cutanées et crépitantes traitées par des incisions parallèles au membre distantes de deux travers de doigt les unes des autres, il procédait à un lavage à l'éther, engageait des compresses ruisselantes d'éther sous la peau décollée, pansait à plat avec des compresses imbibées d'éther, recouvertes d'une couche de coton cardé et d'un imperméable (le pansement humide lui ayant semblé mieux convenir que le pansement sec). Le pansement était renouvelé matin et soir pendant trois à quatre jours.

Dès les premiers pansements la plaie prenait un aspect rouge et très saignant. Quarante-huit heures après apparaissaient ça et là des *grains jaunes orangers* qui bientôt disparaissaient noyés dans la suppuration. Au bout de trois à six jours l'infection était enrayée. Dès que la suppuration devenait abondante, le pansement à l'éther était remplacé par un pansement humide à l'eau alcoolisée au quart[1].

M. Souligoux dans son Rapport sur le Mémoire de M. Revel, plaide en faveur du large pansement humide à l'éther et préconise au besoin les injections d'éther.

Son interne M. Marchack guérit 9 blessés sur 12 en combinant les lavages et les pansements éthérés avec les injections intramusculaires. Une trentaine de piqûres sous-cutanées de un demi centimètre cube d'éther dépassait largement la région malade. A Calais, M. Guermonprez se loue de l'éther camphré. Le liquide d'embaumement auquel M. Mencière dut de beaux succès n'est-il pas avant tout, un topique dans lequel l'éther tient une grande place, M. Broca emploie le lavage à l'éther.

M. Fresson se loue de l'éther sans avoir obtenu la constance des succès d'Ombredanne et de ses collaborateurs. MM. Delanglade et Gatelier adopteraient la pratique d'Ombredanne si les autres antiseptiques ne leur avaient donné les résultats équivalents.

L'expérience se continue, mais la note donnée par MM. Delanglade et Gatelier s'accentue. Toutes les substances employées pour lavages sont bonnes d'après M. Potherat, aucune n'est souveraine, il faut faire des lavages fréquents et même de l'irrigation continue.

L'acide phénique en solution faible ou forte, le permanganate de potasse,

---

1. Ce pansement consommait 50 à 150 grammes d'éther: il est un peu douloureux pendant une heure. L'éther semble, dit M. Ombredanne, avoir une action très nette sur le développement des agents de l'infection gangréneuse. On peut s'étonner qu'on n'en ait pas tenu plus compte quand on se rappelle la part atténuatrice des germes qui lui a été faite, avec le chloroforme, dans la préparation des sérums antityphoïdiques.

l'alcool iodé, la liqueur de Labarraque à 20 p. 100 (DOYEN et YANAMOUCHI), l'eau de Javel, la liqueur de Dakin, l'essence de thérebentine à 15 p. 100 en solution dans l'eau saponinée qui, à M. DIONIS DU SÉJOUR donne d'excellents résultats, le sérum de cheval chauffé (RAYMOND PETIT) le liquide de Leclainche et Vallée, ont leurs partisans. M. BAZY préconise l'huile créosotée, M. MICHAUX le phénate de camphre, M. MORESTIN demande qu'on complète l'action du débridement par le formol. Avec lui on arrive aux agents destructeurs. En somme tous les topiques antiseptiques sont utiles et semblent l'être à un degré quasi-équivalent. Rares sont ceux qui les proscrivent.

Topiques escarrifiants, destructeurs. — Contre leur emploi se renouvelle toujours la même objection théorique : ils tuent des cellules. Qu'importe, dit M. THIÉRY, s'ils détruisent les microbes si virulents de la gangrène ; c'est l'argument de bon sens. En présence de la gangrène gazeuse qui ne respecte rien et tue, qu'importe la cellule. M. THIÉRY s'attache au chlorure de zinc en solution concentrée (10 p. 100). C'est l'antiseptique que préfère M. DEPAGE et il l'emploie au même titre, en lavages et en pansements humides répétés à vingt-quatre heures d'intervalle. Il pénètre mieux les anfractuosités de la plaie que l'air chaud, et produit une escarre sous laquelle, au bout de quelques jours, la plaie bourgeonnera activement. Il n'en contre-indique l'usage qu'au voisinage des vaisseaux à cause du danger de leur cautérisation et des hémorragies consécutives et quand on constate une infiltration gazeuse sous-cutanée avec coloration bronzée.

M. MORESTIN trouve dans le formol un agent momifiant qui lui semble fait pour les plus mauvais cas (glycérine, alcool, formol du commerce, parties égales).

On peut, par lui, grâce à l'embaumement des foyers septiques et des membres condamnés, retarder des amputations indispensables jusqu'au moment où elles pourront être pratiquées avec moins de danger.

M. QUÉNU fait disparaître le processus gangréneux avec l'air chaud à 800° après débridement (12 cas) puis il déterge la plaie par des lavages à l'eau oxygénée. La suppuration est minime. Il l'atténue avec la poudre de quinquina. M. VIGNAT substitue l'oxygène à l'air chaud. M. POZZI critique l'emploi de l'air chaud, dangereux en des mains inexpérimentées. Cette pratique aussi recommandable que les autres cautérisations ignées mais d'emploi moins simple, n'est pas suivie.

L'arsénobenzol a été employé dans les gangrènes septiques. Il a donné des améliorations indiscutables de l'état local et général.

Quel que soit le traitement local employé, le traitement *général* ne doit pas être abandonné. MM. DESJARDINS, CHALIER, THIÉRY, MAUPETIT, ont recommandé l'huile camphrée, le collargol, l'électrargol, la pilocarpine (1 à 2 centigrammes répétés quotidiennement) les liquides abondants, le sérum physiologique le sulfate de spartéine, etc.

Un blessé atteint ou suspect de gangrène gazeuse ne doit pas être évacué et doit être l'objet d'une surveillance particulièrement attentive.

De l'amputation. — Pour tous ceux qui ont présente à l'esprit l'observation classique de Maisonneuve, qui ont assisté à la progression rapide des gangrènes foudroyantes, qui ont été témoins de l'état de schock ou de dépression des blessés atteints de gangrènes massives, qui savent le peu d'espoir que laissent les septicémies, l'acte opératoire doit être, dans ces cas, précipité et sommaire. D'un autre côté la possibilité d'une récidive sur des surfaces cruentées d'apparence saine commande souvent de rechercher une plaie ouverte, sans recessus. L'amputation de Celse, reprise par Larrey et Salleron, traditionnelle dans la pratique de la chirurgie de guerre se présentait alors comme méthode de choix. Je l'avais recommandée au début de la guerre. M. Pauchet l'a préconisée à nouveau. Ce n'est pas seulement parce qu'il lui a donné un nouveau nom de baptême qui sonnait mal que la Société de Chirurgie l'a furieusement condamnée, comprenant dans sa réprobation injuste chirurgien et intervention, c'est aussi parce que le procédé sommaire était trop à la portée de tous et exposait à des excès. Mais pour prévenir ou arrêter ces excès il y a des moyens plus efficaces et plus légitimes que la réprobation d'un procédé. Plus forte que le raisonnement, la pratique l'a maintenu. Les procédés à lambeaux ne pouvaient donner la même sécurité parce qu'ils ne permettaient pas la même surveillance de la surface cruentée. Même sous une manchette cutanée l'infiltration pouvait se continuer aux points moins aérés de son repli. M. Ombredanne l'a remarqué et s'est vu dans la nécessité de remplacer la manchette par deux lambeaux cutanés carrés. On s'est plaint que l'amputation plane nécessite des retouches. Le fait est exact mais on a en exagéré la gravité. Pour les amputations de cuisse la conicité du moignon n'est-elle pas aussi quelque peu le fait d'une position fléchie qui tend les muscles les plus rétractiles ? Est-il admissible que ces amputés soient évacués comme tant d'entre eux l'ont été, sans l'appareil très immobilisant dont les chirurgiens de Crimée avaient déjà senti la nécessité ? Quoi de plus facile, après la détersion rapide de la plaie d'en rapprocher les bords. Il est indiscutable que ce mode opératoire qui offre l'avantage de la célérité, d'une sécurité plus grande est supérieur à tout autre dans les cas où on l'emploie, qu'il est le seul possible quand la lésion a atteint la racine des membres, et qu'on peut lui préférer un autre mode quand on ampute en tissus sûrement sains. D'ailleurs en coupant les muscles dits superficiels, c'est-à-dire très rétractiles, au niveau d'une peau qu'on a laissé revenir à elle, en portant sur les muscles profonds la section au niveau de celle de la peau et des muscles superficiels, la conicité est peut-être moins à craindre, la surface plane est plus régulière encore et la réunion secondaire plus facile. En somme l'amputation circulaire est, en général, préférable à l'amputation à lambeaux et elle a été généralement préférée à l'avant. Elle est plus rapide, plus facile, plus économe (Chalier[1]).

Le blessé étant réchauffé, remis de sa fatigue par une heure de sommeil quand on peut la lui permettre, son pouls relevé, en un instant, après une bouffée de chloroforme à la reine, une piqûre de morphine, quelques inhalations de Kélène et le membre est abattu. On a rejeté l'Esmarch pour les amputations, invoquant le trouble qu'il apporte dans la circulation des tissus. Si l'on a amputé dans des tissus suspects, à l'ablation du membre on joindra, suivant les cas, les injections intra-musculaires, les débridements ; à la racine de la cuisse il a fallu souvent faire de ces larges débridements. MM. Delanglade et Gatelier ont dû compléter leur opération par l'ablation de larges tranches musculaires. Mais avant tout on laissera la plaie ouverte. La suture a été condamnée. La précaution a été reconnue bonne quelque soit le mode opératoire utilisé et les pansements sont fréquents dans les premiers jours.

L'amputation a généralement été préférée à la désarticulation plus grave et surtout parce qu'elle réclame des lambeaux cutanés souvent compromis ou menacés. Dans certains cas, on n'a pas le choix de l'opération.

La cicatrisation a été d'ordinaire lente.

Ce serait aujourd'hui irrationnel de supputer la gravité de l'opération d'après le nombre de morts relevés ; sans doute l'amputation apporte un supplément de schock, mais l'état des blessés le plus souvent très infectés n'en compromet que trop souvent le succès, aussi est-il plus juste de s'arrêter au nombre des guérisons qu'elle procure. M. Morin en compta à Verdun 73 sur 135 amputations ; 53 sur 83 opérés présentant des lésions osseuses et musculaires associées, 5 sur 20 pour des gangrènes compliquant des lésions osseuses, 9 sur 14 pour celles qui avaient été favorisées par des lésions vasculaires. M. Chalier a dû à l'amputation plane 70,58 p. 100 de succès sur un total de 51 opérations, 60 p. 100 après l'amputation de cuisse, 89 p. 100 après l'amputation du bras. M. Jacomet, dans des formes très graves, a 4 morts sur 4 opérés.

La proportion des guérisons obtenues après les amputations pratiquées dans chaque forme de gangrène serait plus intéressante à relever que la proportion générale ou celle qui table sur les lésions des tissus.

Il serait désirable que nous soyons ultérieurement renseignés à ce sujet. Il y aurait lieu là de tenir compte de l'époque de l'invasion qui joue un si grand rôle dans le pronostic.

Mais aurons-nous jamais sur ce point des renseignements complets? C'est peu probable, il faudra se contenter de statistiques partielles de chirurgiens autorisés car l'amputation a prêté à de singuliers excès pour des formes dont la gravité a été exagérée et ces exérèses injustifiées ne peuvent que vicier les statistiques.

---

1. M. Chalier qui a employé ce mode d'amputation, utilisait les orifices laissés par le thermocautère pour faire des injections d'eau oxygénée. Il a obtenu par ce procédé 40 succès sur 59 cas.

Pour apprécier d'ensemble les indications, la valeur et les résultats des différentes méthodes qui ont été opposées à la gangrène gazeuse nous pouvons nous inspirer, pour la période envisagée, des renseignements fournies par la Commission d'étude.

Les formes *septicémiques* laissent peu d'espoir. L'infection est au-dessus des ressources actuelles. Cependant *l'amputation est quand même indiquée*.

La forme *œdémateuse* est très grave, néanmoins on peut sauver quelques blessés par *l'amputation précoce* (1/5°).

La forme *extensive* peut céder après de larges, multiples et hâtifs débridements ; si on ne constate pas de sédation rapide, *amputer*.

Les formes *circonscrites*, le phlegmon relèvent du débridement. Celui-ci se trouve bien d'être complété par l'excision. C'est alors que les antiseptiques s'ajoutent efficacement au bistouri.

Le procès de l'amputation plane semble terminé.

Récidives. — Ont été signalés quelques exemples de reveils de gangrène gazeuse à la suite d'opérations retardées (Phocas, Tuffier).

Contagiosité. — La question de contagiosité soulevée par quelques-uns semble être réglée. La contagion est directe, mais il ne suffit pas que le contage provenant d'une plaie contaminée arrive au contact d'une plaie indemne pour qu'il y ait infection, puisque maintes plaies montrent à l'examen la flore microbienne spécialisée et qu'il n'y a pas infection même si la plaie est mal défendue.

Quoi qu'il en soit, il est sage de garantir les blessés d'un contact suspect et on comprend qu'on ait songé à spécialiser et l'hospitalisation et le personnel appelé à donner des soins à ces blessés atteints de gangrène gazeuse.

BIBLIOGRAPHIE

Antoine. Irrigation des plaies de guerre. *Journal des Praticiens*, 1916, p. 638.

Augé. Considérations cliniques et thérapeutiques sur quelques cas de gangrène gazeuse. *Réun. méd. chir.*, 5ᵉ armée, 21 août 1915. *Presse médicale*, 21 octobre 1915, p. 413.

Besredka. Un coccabacille à espace clair pathogène pour l'homme *C. R. Soc. biol.*, 11 juin 1915.

Bouquet (H.). La thérapeutique de guerre : les blessures de guerre. *Bulletin général de thérapeutique*, t. CLXVIII, n° 6, février 1915, p. 164, 170.

Bousquet (M.). Un procédé simple de désinfection dans les gangrènes gazeuses traumatiques. *Bull. et Mém. Soc. Chir.*, 1915.

Broca. Les phlegmons gazeux; la gangrène gazeuse, la septicémie gangréneuse. *Journal des Praticiens*, 1ᵉʳ mai, 8 mai, 22 mai 1915.

CAYREL. La flore microbienne des plaies de guerre. *Paris chirurgical*, 1916, n° 2.

CHANTEMESSE. Discussion sur le traitement des plaies gangréneuses. *Bull. Acad. Méd.*, 1915, p. 119.

CHAUVEAU. Traitement des plaies gangréneuses. *Bull. Acad. Méd.*, 19 janvier 1915, p. 120.

CHAVASSE. Note sur le pansement des plaies par arme à feu par le liquide de Dakin. Note de la *Direction générale du Service de santé*, 8 octobre 1915.

CLERMONT. Traitement des plaies par la méthode Carrel. *Réun. méd. chir. 10° armée*, 12 janvier 1916, C. R. *Presse médicale*, 20 avril 1916. p. 180.

COLLET. La gangrène gazeuse et ses formes du début. *Th. Paris*, 1914-15.

COUTEAUD. Des méfaits de l'eau oxygénée. *Bull. et Mém. Soc. Chir.*, 13 juillet 1915, p. 1392.

CUNÉO et MEUNIER. Du choix d'une concentration pour les solutions chirurgicales. *Presse médicale*, 24 février 1916, p. 84.

CHALIER. La gangrène gazeuse. *Gaz. des hopitaux*, 7 juin 1915. (Non trouvé.)

COSTA et TROISIER. Sur l'association fréquente du pneumocoque et du B. perfringens dans les blessures de guerre notamment dans le syndrome de « gangrène gazeuse ». *C. R. Soc. biol.*, 11 juin 1915. Syndrome mortel d'œdème gazeux provoqué par le b. neigeux *C. R. Soc. biol.*, 9 juillet 1915.

DENTU (LE). Disc. sur une modalité de la gangrène gazeuse. *Bull. et Mém. Soc. Chir.*, 1er juin 1915.

DUPÉRIÉ. Recherches bactériologiques sur quelques cas de gangrène gazeuse. *Rev. méd. chir.*, 5e armée, *Presse médicale*, 19 août 1915.

DURET (P.). L'hyperchlorite de magnésium dans le traitement des plaies de guerre par un liquide à action en même temps germicide et cytophylactique. *Bull. Acad. Méd.*, Séance du 11 juillet 1916.

DUVAL. Discussion sur la gangrène gazeuse. *Bull. et Mém. Soc. de Chir.*, n° du 13 juillet 1915, p. 1415.

DELANGLADE et GATELIER. Gangrènes gazeuses et infections gangréneuses. *Bull. et Mém. Soc. de Chir.*, n° 23, 8 mars 1915, p. 694.

DEHELLY et DUMAS. Stérilisation des blessures de guerre. Technique. *Presse médicale*, 8 mai 1916, p. 203-205.

DELBET (Pierre). Discussion sur la gangrène gazeuse. *Bull. et Mém. Soc. de Chir.*, 13 juillet 1915, p. 1417. A propos du traitement des gangrènes gazeuses par l'insufflation d'oxygène. *Bull. et Mém. Soc de Chir.*, 23 mars 1915, p. 684.

DELBET (Paul). Quelques observations de plaies de guerre traitées par l'auto-vaccin iodé de Weinberg et Seguin. *Bull. Soc. biol.*, 8 janvier 1916. L'or colloïdal dans le traitement des infections chirurgicales. *Paris chirurgical*, novembre, décembre 1915.

DESJARDINS. A propos du traitement de la gangrène gazeuse. *Réun. méd. chir. 4° armée*. Compte-rendu in *Progrès médical*, août 1915.

DIONIS du SÉJOUR. Des solutions térébenthinées dans les plaies contuses infectées et gangréneuses. *Bull. et Mém. Soc. de Chir.*, 24 mars 1915, p. 750.

DISCUSSION. A propos du traitement de la gangrène gazeuse d'après la réunion des médecins de la 4° armée. MM. POTHERAT, SACQUÉPÉE, FRESSON, Abel DESJARDINS. BRECHOT, VOUZELLE, LAPEYRE. *Progrès médical*, août 1915. SACQUÉPÉE, MARCHACK, 20 février 1916.

DISCUSSION sur l'*étiologie* et le traitement de la gangrène gazeuse. *Société de Médecine de Paris*, 12 novembre 1915. *Presse médicale*, 25 novembre 1915.

DOYEN et YANAMOUCHI. Flore bactérienne des plaies oe guerre. *C. R. H. Soc. de biol.*, t. LXXVII, n° 30, 27 novembre 1914, p. 515.

DUBARD. Sur l'emploi de l'hypochlorite de magnésie en chirurgie. *Bull. Acad. de Méd.*, 22 août 1916, p. 134.

FIESSINGER (N.) et VIGNES. Septicémie à anaérobie au cours d'un phlegmon gazeux de la cuisse. *Bull. Soc. Méd. Hôp.*, 31 mars 1915.

Fiessinger et Louart. Ce que nous avons vu au centre hospitalier de C... *Journal des Praticiens*, 8 janvier 1916, p. 27.

Fievez, de Lille. Sur la gangrène gazeuse et son traitement. *Paris médical*, 26 février 1915, p. 220.

Fourmestraux (M. de). Six observations de gangrène gazeuse. *Bull. et Mém. Soc. Chir.*, 1915.

Fresson. Sur le liquide Carrel-Dakin. *Réun. méd. chir. 4ᵉ armée*, 17 novembre 1915. C. R. *Presse médicale*, 20 janvier 1916, p. 29.

Fresson. A propos de la gangrène gazeuse. D'après la réunion des médecins de la 4ᵉ armée. C. R. in *Progrès médical*, août 1915, p. 456.

Fuster. A propos du traitement de la gangrène gazeuse. *Réun. Méd. Chir. 4ᵉ armée*, *Presse médicale*, 21 août 1915.

Gatellier. Gangrènes gazeuses et infections gangréneuses. *Presse médicale*, 6 janvier 1916.

Guéniot. Inflammabilité des gaz de la gangrène gazeuse. Son application à quelques cas de diagnostic différentiel avec l'emphysème sous-cutané.

Guermonprez. Etudes cliniques sur la gangrène gazeuse pendant la guerre de 1914-1915. Calais, 29 septembre 1915. *Id.* 2ᵉ édition refondue (1914-1916). Paris, Roussel, 4 vol., 1916. — La fétidité de la gangrène gazeuse. *Journal des Praticiens*, 16 octobre 1916.

Guermonprez et Dujarric de la Rivière. Lymphangite phlegmoneuse et gangréneuse à bacille de Préisz Nocard. *Arch. Méd. Ph. Mil.*, septembre 1916.

Godart. Essai sur le traitement des infections gangréneuses et gazeuses des plaies de guerre. *Th. Paris*, 1915-16.

Guyot et Roques (C.-M). Eau de mer isotonique ozonisée pour le pansement des plaies de guerre. *C. R. H. Soc. de biol.* Séance du 1ᵉʳ avril 1916.

Heitz-Boyer. Hématome et gangrène gazeuse. *Il.* Sacquépée. *Réun. Méd. Chir.*, 4ᵉ armée. *Presse médicale*, 7 sept. 1916.

Iconomu. Contribution à l'étude du traitement de l'érysipèle bronzé (une année de guerre, août 1914, septembre 1915-16). *Th. Paris*, 1915-16.

Jacomet (M.). Notes et observations concernant le traitement de la gangrène gazeuse. Rapport : M. E, Schwartz. Discussion : MM. Pierre Delbet, Quénu, Tuffier, Sébileau, Delbet, Broca, Tuffier, Lenormant, P. Sébileau, Quénu, Michaux, Schwartz, Mauclaire, Pierre Duval, Quénu, P. Delbet, Pozzi, Routier, Tuffier, Hartmann, Pozzi, Quénu, Tuffier, Hartmann, Pozzi. *Bull. et Mém. Soc. Chir.*, 1915, pp. de 1323 à 1451.

Konechowsky. Contribution à l'étude du traitement des gangrènes gazeuses. *Th. Paris*, 1915-16.

Lacapère et Lenormant. A propos du traitement des gangrènes par l'arsénobenzol. *Presse médicale*, 1915, p. 53.

Lapeyre. A propos du traitement de la gangrène gazeuse. *Réun. Méd. Chir. 4ᵉ armée. Progrès Médical*, août 1915. — Les complications gazeuses des plaies de guerre. *Presse médicale*, 28 septembre 1916.

Lapointe. A propos du traitement de la gangrène gazeuse. *Réun. Méd. chir. de la 4ᵉ armée. Progrès Médical*, août 1915.

Lardennois et Baumel. Les infections malignes des plaies de guerre par microbes anaérobies. Les processus tuméfiants, gangréneux et gazeux. *Presse médicale*, 16 novembre 1916.

Lardennois et Pech. Les aspects radiographiques des infections gangréneuses. *Bull. et Mém. Soc. Chir.*, 4 octobre 1916.

Laubry (Ch.). A propos du microbisme latent et des infections retardées. *Soc. Méd. Hôp.*, 10 décembre 1915.

Le Fur. Valeur des divers pansements en chirurgie. Séance de la Soc. de Méd. de Paris du 14 avril 1916. *C. R.* in *Presse médicale*, n° 24, du 27 avril 1916, p. 189.

Legueu. Disc. sur le traitement des plaies de guerre gangréneuses. *Bull. et Mém. Soc. Chir.*, 3 novembre 1914.

Legros. Le traitement de la gangrène gazeuse dans les ambulances anglaises. *Presse médicale*, 21 janvier 1914.

Lemaître. Les formes cliniques de la gangrène gazeuse des plaies de guerre et leur traitement. *Réun. Méd. Chir.*, 5e armée. *Presse médicale*, 19 août 1915. — Des formes cliniques de l'infection gazeuse des plaies de guerre et de leur traitement. *Paris chirurgical*, février 1916.

Lenormant. Disc. sur la gangrène gazeuse. *Bull. et Mém. Soc. Chir.*, 29 juin 1915.

Léo. Gangrène gazeuse à vibrion septique avec septicémie streptococcique. *Paris chirurgical*, septembre-octobre 1915.

Leriche (R.). Thérapeutique générale des plaies. Chimiothérapie ou Physiothérapie. *Lyon chirurgical*, janvier, février 1916, p. 93.

Leroy. *Presse médicale*, 24 juillet 1916.

Lévy (L.) et Plisson. Considérations sur quelques complications infectieuses des blessures de guerre. *Lyon chir.*, t. XII, n° 5, 1915. — Considérations sur quelques complications infectieuses des blessures de guerre. *Lyon chirurgical*, t. XII, n° 5, 1er novembre 1915, pp. 602-617.

Lévy, Fourcade et Bollack. Sur la fréquence du B. perfringens dans les plaies de guerre. *C. R. H. Soc. biol.*, 11 juin 1915.

Lévy, Cotte et Latarjet. Un cas de septicémie à bacilles réfringens compliquant une blessure de guerre. *Paris médical*, t. V, n° 17, 28 août 1915, p. 311-313.

Marchak. Traitement des plaies de guerre par le chlorure de magnésium. *Réun. méd. chir.*, 4e armée, 25 août 1916. *Presse médicale*, 9 octobre 1916.

Mayer. Emploi de l'hypochlorite de magnésie comme antiseptique. *Paris médical*, 22 janvier 1916, p. 207.

Mencière. L'embaumement des plaies septiques dans les grands délabrements des membres. Paris, 1916.

Mauclaire. Disc. sur la gangrène gazeuse. *Bull. et Mém. Soc. Chir.*, 6 juillet 1915. *Paris médical*, 13 février 1915.

Michaux. Du traitement de l'érysipèle bronzé par l'ignipuncture des régions envahies après débridement énergique du foyer septique. *Bull. et Mém. Soc. de Chir.*, 10 novembre 1914, p. 1167.

Mocquot. Méthode de Carrel, *Réun. méd. chir.* 6e armée, séance du 2 juin 1916. *C. R.* in *Presse médicale*, 24 juillet 1916, p. 326.

Moiroud et Vignes (H.). La gangrène gazeuse et les plaies gangréneuses, *Revue de Pathologie comparée*, août, septembre, octobre, novembre, décembre 1915. Bibliographie analytique des travaux récents. Index de chirurgie de guerre, Maloine et fils.

Morestin. De l'emploi du formol dans le traitement des plaies septiques et des gangrènes gazeuses. *Bull. et Mém. de la Soc. Chir.*, 30 mars 1915, p. 740. – L'algotase et l'embaumement formolé dans le traitement des gangrènes gazeuses (présentation de pièce). *Bull. et Mém. Soc. Chir.*, 1915.

Orticoni, Delage et Prat. Des plaies gazeuses en chirurgie d'armée. *Bull. et Mém. Soc. Chir.*, n° du 19 février 1915, p. 394.

Orticoni. Sur la présence du B. perfringens et d'un bacille pyogène dans les plaies gazeuses de chirurgie de guerre. *C. R. H. Soc. Biol.*, 2 août 1915.

Ombredanne. L'infection gangréneuse des plaies de guerre. *Paris médical*, 13 et 27 février 1915, pp. 360 et 374. Note sur le traitement de l'infection gangréneuse des plaies deguerre. *Bull. Soc. Chir.*, 2 février, p. 156.

Peyre. Traitement de 40 cas de gangrène gazeuse. *Réun. Méd. Chir.* 5ᵉ *armée. Presse médicale*, 21 octobre 1915.

Raoult Deslonchamps, Cazin, Le Rouvillois, Berillon, Butte. *Société de Médecine de Paris*, 12 novembre 1915.

Picqué (R.). Fréquence et prophylaxie de la gangrène gazeuse. *Réunion Méd. Chir.* 5ᵉ *armée. Presse médicale*, 19 août 1915.

Picqué (R.). Sur les résultats heureux du débridement précoce des plaies gangréneuses. *Réun. Méd. Chir.* 5ᵉ *armée. Presse médicale*, 21 octobre 1915.

Post et Gayral. Traitement des plaies par les solutions de Carrel-Dakin et de Delbet. *Soc. de Path. comparée*, du 14 décembre 1915.

Potherat. A propos du traitement de la gangrène gazeuse. *Réun. Méd. Chir.* 4ᵉ *armée. Progrès médical*, août 1915, p. 455. *Paris Médical*, 1915, XVI 303.

Prat. Le symptôme : la rigidité cadavérique. *Bull. Acad. Méd.*, 20 octobre 1915.

Quénu. Traitement des plaies de guerre gangréneuses. *Bull. et Mém. Soc. Chir.*, 3 novembre 1914, p. 1132. — Le sérum de Leclainche et Vallée. *Bull. Mém. Soc. Chir.*, séance du 26 juillet 1916. — Traitement des plaies gangréneuses par projectiles de guerre. Discussion : Pozzi, Chantemsse, Chauveau. *Bull. Acad. Méd.*, 19 janvier 1915.

Revel. De la gangrène gazeuse. *Bull. et Mém. Soc. Chir.*, nº du 31 août 1915, p. 1721.

Reverchon et Vaucher. Constance et précocité de la présence du b. perfringens dans les lésions de gangrène et d'infection gazeuse consécutives aux plaies par projectiles d'artillerie. *C. R. Soc. Biol*, 2 avril 1915.

Riberol. Formes cliniques et traitement de 50 cas de gangrène gazeuse. *Réun. Méd. Chir.* 5ᵉ *armée. Presse médicale*, 19 août 1915.

Riche. Discussion sur le traitement des plaies de guerre gangréneuses. *Bull. et Mém. Soc. Chir.*, 3 novembre 1914, p. 1140. — A propos du traitement des gangrènes gazeuses par l'insufflation d'oxygène. *Bull. et Mém. Soc. Chir*, 23 mars 1915.

Rochard. Discussion sur le traitement des plaies de guerre gangréneuses. *Bull. et Mém. Soc. Chir.*, 3 novembre 1914, p. 1122.

Rosenthal (Georges). A propos du Wright vaccin antiperfringens. *Soc. biol.*, t. LXXVIII, nº 12, 9 juillet 1915, p. 365. — A propos du traitement des blessures de guerre ; nécessité d'une médication spécifique contre le bacille perfringens. *Bull. Gén. Thérapeutique*, LXVIII, 13 sept. 1915, p. 516-517.

Routier. Discussion sur la chirurgie de guerre. *Bull. et Mém. Soc. Chir.*, 23 mars 1915, p. 702.

Sacquepée. Recherches sur la gangrène gazeuse des plaies de guerre. *Presse médicale*, 1916, p. 194. Sur la gangrène gazeuse. Septicémie gazeuse et œdème gazeux malin. *Réun. Méd. Chir.* 4ᵉ *armée*, 4 juin 1915. — Sur une modalité de la gangrène gazeuse. L'œdème gazeux malin et son agent pathogène. *Bull. Soc. Chir.*, 19 mai 1915. Rapport : M. Quénu. Discussion : MM. Le Dentu, Tuffier, Quénu, Tuffier. — Sur la gangrène gazeuse. *Réun. Méd. Chir.* 4ᵉ *armée*, 31 décembre 1915. *Presse médicale*. — Action pathogène du bacille de l'œdème malin. *Bull. Soc. biol.*, 20 nove mbre 1915.

Sartory et Spillmann. Sur la bactériologie de la gangrène gazeuse. *C. R. Acad. Sci.*, 1915.

Sébileau. Discussion sur la gangrène gazeuse. *Bull. et Mém. Soc. Chir.*, 29 juin 1915.

Senechal (Marcel). Sur la gangrène gazeuse. *Progrès médical*, 20 août 1916.

Souligoux. Rapport sur le mémoire de Revel. *Bull. Mém. Soc. Chir.*, 31 août 1915

Steinhardt (Edna). Gangrène gazeuse à bacille perfringens. *C. R. Soc. biol.*, 2 avril 1915.

Tavernier (L.). Quelques observations d'infections gazeuses (gangrènes gazeuses) ; phlegmons gazeux ; pleurésies gazeuses. *Lyon Chir.*, t. XII, nº 4, 1ᵉʳ octobre 1915, p. 431-437.

Thiery. Sur le traitement des plaies gangréneuses. *Bull. et Mém. Soc. Chir.*, novembre 1914. Discussion.

Tuffier. Discussion sur les gangrènes gazeuses. *Bull. et Mém. Soc. Chir.*, 13 juillet 1915, p. 1420.

Vandenbosche. Traitement de la gangrène gazeuse. *Réun. Méd. Chir. 5° armée*, 7 août 1915. *C. R.* in *Presse médicale*, août 1915, p. 329.

Vennin. L'injection intersticielle d'oxygène gazeux dans la gangrène gazeuse. *Réun. Méd. Chir. 2° armée*, 7 août 1915. *C. R.* in *Presse médicale*, 30 août 1915, p. 329.

Vennin, Gerode et Haller. Traitement par l'insufflation massive d'oxygène dans les tissus. Discussion : MM. Riche, Quénu, Pierre Delbet. *Bull. et Mém. Soc. Chir.*, 1915.

Vignat. Traitement des plaies gangréneuses par l'oxygène naissant. *Bull. Soc. Chir.*, 21 avril 1915.

Vouzelle. A propos du traitement de la gangrène gazeuse. *Réun. Méd. Chir. 4° armée. Progrès médical*, août 1915.

Weinberg. Recherches bactériologiques sur la gangrène gazeuse. *C. R. H. Soc. biol.*, 13 nov. 1914. — Recherches sur la gangrène gazeuse. *C. R. Acad. Sc.*, 1915. — Cas de gangrène gazeuse à vibrion septique. *C. R. H. Soc. biol.*, 2 avril 1915. — Sur la bactériologie de la gangrène gazeuse. *C. R. H. Soc. biol.*, 11 juin 1915. — Cas de gangrène gazeuse à vibrion septique. *C. R. H. Soc. biol.*, t. LXXVIII, n° 6, 2 avril 1915, p. 143.

Weinberg et Seguin. Notes bactériolggiques sur les infections gazeuses. *C. R. H. Soc. biol.*, 11 juin 1915. — Sérums antiœdématiens. *C. R. H. Soc. biol.*, 6 nov. 1915. — Recherches sur la gangrène gazeuse. *C. R. Acad. Sc.*, 13 déc. 1915. — La flore microbienne de la gangrène gazeuse. *Soc. biol.*, 4 déc. 1915.

CHAPITRE VIII

INFECTIONS DIVERSES

Infections localisées et généralisées. — Les recherches bactériologiques
ayant montré l'extrême fréquence de l'infection *immédiate* des plaies par le
streptocoque et le staphylocoque qui trouvent dans l'attrition des tissus, la présence de caillots, la constance des corps étrangers, certaines dispositions des
plaies, des conditions favorables de développement, on eût pu s'attendre, surtout au début, à la production massive d'infections généralisées, graves et
aiguës. Elles ont été relativement rares sur des blessés qui ont reçus des soins
chirurgicaux entendus. Le plus souvent, cette infection s'est traduite par une
suppuration localisée, un phlegmon *putride*, parfois gazeux, que l'incision et
des lavages jugulèrent communément.

L'infection purulente typique avec ses abcès métastatiques a été fort rare,
par contre la forme septicémique, accentuation, totalisation d'une infection
journalière liée le plus souvent à une suppuration osseuse persistante a causé
bien des victimes avant que la chirurgie de l'avant n'ait fait sentir toute sa
bienfaisante influence et que celle de l'arrière ait pu être réservée à des idoines
ou surveillée par eux.

Très commune fut l'*infection modérée* favorisée par des pansements trop
renouvelés, traumatisants, entretenue par l'usage de mèches s'opposant à
l'issue du pus, et dont le remplacement provoquait la rupture de la barrière protectrice des bourgeons charnus. Combien de fois n'ai-je pas, dans les formations sanitaires, fait remarquer que les ascensions hautes de température
coïncidaient très exactement et sur des courbes étendues avec le renouvellement des pansements et combien de fois n'ai-je pas fait obtenir une modification rapide de la courbe par l'emploi de pansements éloignés et la suppression
de ces mèches !

Dans la symptomatologie de cette infection, à la langue sale, à la perte du
sommeil, au teint plus ou moins plombé, aux élévations de température, à la
diminution des forces, de l'appétit, à l'état plus ou moins torpide des plaies, rien
de nouveau n'était à ajouter mais le traitement préventif et curatif s'enrichit de
pratiques spéciales plus ou moins heureuses. La recherche des réunions pri-

mitives ou secondaires *surveillées* [1] constitua à titre de traitement préventif un grand progrès, comme la concentration et la surveillance des cas graves par des chirurgiens de carrière. Un traitement antiseptique régulier, un bon drainage, l'ouverture large des recoins ramenaient généralement un état normal.

Si la septicémie streptococcique, d'intensité légère ou moyenne, fut commune, la *septicémie chronique* ne le fut pas moins surtout sur des fracturés. Il faut avouer que des interventions secondaires locales plus hardies, plus complètes faites à une époque plus rapprochée du début eussent pu souvent enrayer une infection qui, trop abandonnée à elle-même avec l'espoir que les lendemains amèneraient une guérison, a souvent entraîné la mort du blessé ou imposé

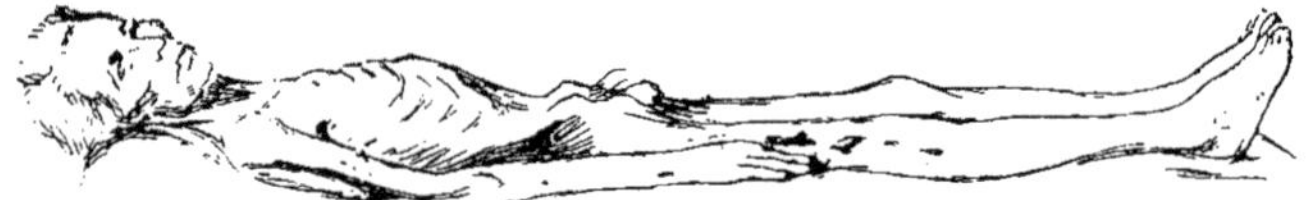

Fig. 148. — Aspect d'un blessé atteint de septicémie chronique. Prisonnier photographié à son retour d'Allemagne (d'après une photographie des Archives du Service de Santé).

une opération mutilante. Des blessés provenant des mêmes évacuations guérisaient là simplement ; à côté ils fournissaient un nombre d'amputés considérable bien que les lésions primitives aient été assez légères. « Ils étaient si infectés », disait-on. Pourquoi n'avoir pas lutté comme il le fallait contre cette infection en en tarissant la source. Rappeler ce qu'il fallait faire en pareil cas c'était ressasser les préceptes élémentaires de la chirurgie.

MM. RIST, BARRÉ et ROLLAND ayant, chez des blessés qui présentaient une fièvre à grandes oscillations et des phénomènes généraux alarmants malgré l'emploi régulier d'antiseptiques, recherché en vain dans le sang des éléments figurés ont estimé que ces accidents étaient dus à la résorption de produits toxiques provenant de la destruction des tissus. C'était l'extension de l'idée de MM. POLICARD, DESPLAS et PHÉLIP qui avaient estimé que dans les plaies récentes, toute question de résistance de tissus mise à part, c'étaient moins les germes microbiens qui constituaient le danger que la *quantité* et la *qualité* des matières protéiques en voie de désorganisation, de protéolyse qui encombrent les plaies contuses. L'importance de la « chimie des plaies » avait paru aux yeux de ces observateurs beaucoup plus haute que celle de la bactériologie.

On pourrait là trouver une explication de ces accidents suraigus survenus dès les premières heures chez des blessés à plaies étendues, accidents signalés de différents côtés mais dont la pathogénie n'est pas toujours aussi simple qu'elle le paraît théoriquement.

M. JUDET s'est arrêté à ces cas se traduisant par l'aspect sec et luisant des

---

1. Des réunions primitives mal surveillées tentées sur des blessés évacués rapidement ont souvent été suivies d'accidents infectieux graves.

plaies, une température de 40° apparue très vite, en quelques heures, un pouls misérable qu'aucun des moyens habituels ne peut remonter.

Quoi qu'il en soit, les recherches de M. Lumière ont montré expérimentalement que certains antiseptiques et en particulier les hypochlorites ont une action certaine sur les toxines quelle qu'en soit l'origine et Carrel, cliniquement, a fait ressortir combien l'emploi continu de ces topiques contribuait à faire cesser vite ces états infectieux, à faire tomber la température, à relever l'état général et c'est là pour lui un de leurs précieux avantages. D'un autre côté l'emploi de sérums antistreptococciques qui seraient sans action sur les produits de protéolyse ont, pour d'autres, combattu heureusement semblables accidents et les mêmes résultats auraient été obtenus avec le sérum de MM. Leclainche et Vallée.

M. Léo en injectant à des blessés atteints d'infections septicémiques du sérum de Marmoreck à la dose élevée de 50 centimètres cubes, 60 centimètres cubes, 80 centimètres cubes a obtenu de beaux succès. Aussi a-t-il vivement conseillé ce mode de traitement délaissé ; M. Thevenard a eu le même résultat avec des doses moins massives, celles de 30 centimètres cubes, injectées pendant quatre jours consécutifs, remplacées ensuite par celles de 20 centimètres cubes.

M. Cazin a, des premiers, signalé dans les infections à streptocoques et à staphylocoques, des résultats très nets et très remarquables dus à des injections hypodermiques et intra-veineuses de sérum de Leclainche et Vallée. L'injection de 20 centimètres cubes de sérum déterminerait très rapidement, quelquefois en deux ou trois jours la chute de la température, la diminution de la suppuration, la disparition des streptocoques et des staphylocoques.

M. Cazin associait les injections à des applications locales.

M. Paul Delbet a, chez quelques blessés, obtenu rapidement des résultats avantageux avec le sérum de Weinberg.

La Collobiase a réussi entre les mains de M. Cunéo.

La déduction pratique à tirer de ces faits c'est que la destruction chimique ou l'exérèse des tissus de vitalité perdue ou très compromise constituaient des moyens prophylactiques de premier ordre, que l'action locale d'antiseptiques, que l'action générale d'injections de sérum avaient leur utilité. Suivant la phase d'apparition des accidents, les uns ou les autres de ces moyens trouvaient des indications plus spéciales de leur emploi.

L'utilisation des sérums incitait à la recherche de précisions sur la nature et le degré d'infection. La méthode opsonique de Wright, la pyoculture de Delbet ont eu leurs partisans. MM. Gaulthier et Binet les trouvant complexes ont proposé de se borner à l'examen direct sur lames des produits d'exsudation des plaies. Pour eux, la préparation contient-elle presque exclusivement des microbes : amas staphylococciques, chaînettes streptococciques ou autres formes bacillaires, c'est la formule microbienne indice d'une *infection grave*.

Si au contraire on trouve des cocci avec polynucléaires, c'est la formule microbo-polynucléaire indice d'une *infection moindre*.

CARREL qui considère la méthode des frottis comme suffisante, « préférable aux procédés habituels de la bactériologie » réclame la numération des microbes.

Les caractères cliniques et la notion du rôle prépondérant du streptocoque ont suffi le plus souvent à guider le praticien.

Je rappellerai que R. LE FORT a jugulé des pyohémies par la ligature de la veine principale du membre.

L'érysipèle, complication des plaies de guerre, a été très exceptionnellement observé. Je ne me souviens pas en avoir constaté un seul cas sur les 100.000 blessés que j'ai vus et cependant, dans quelques grands centres, des salles spéciales avaient été réservées pour les érysipèles chirurgicaux. MM. GROSS et WEISS n'en ont pas relevé sur près de 2.000 blessés. Sur 10.000 blessés, M. R. PICQUÉ n'en a pas observé un seul cas ; M. GODART parle dans sa thèse de deux cas.

Le fait est bien curieux étant donnée la végétation presque constante du streptocoque sur les plaies récentes.

Infection pyocyaniques. Pus bleu. — Si l'infection pyocyanique générale, a été, très exceptionnement signalée, par contre la présence du pus bleu sur les plaies a été relevée très fréquemment. Je l'ai reconnu à son odeur si caractéristique et à sa couleur[1] dans des services de chirurgiens de carrière pour qui il ne constituait qu'une complication sans importance. Sa ténacité, l'obstacle qu'il oppose aux réunions, à la cicatrisation des plaies des parties molles et osseuses méritent cependant, à mon sens, qu'on s'attachât à le faire disparaître. Des faits probants de CARREL ont montré avec quelle rapidité des infections sévères pyocyaniques de foyers fracturaires s'amendaient avec la disparition du pus bleu et M. R. PICQUÉ de son côté a cité une observation de septicémie rapide apparue dès l'infection d'un foyer par le pus bleu[2].

Les recherches bactériologiques ont montré l'extrême fréquence du pyocyanique à la surface des plaies récentes. C'est avec le streptocoque un hôte habituel de ces plaies. On a accusé l'eau oxygénée d'en favoriser l'apparition. On a relevé l'apparition du pus bleu aussi bien sur des plaies traitées dès l'origine par des pansements secs et des observateurs ne l'ont pas vu sur des plaies lavées avec l'eau oxygénée convenablement préparée.

Pendant six mois, dans des locaux opératoires encore imparfaits, M. ROBERT

---

1. J'ai vu à l'arrière, dans quelques formations, des colorations étendues si foncées qu'on eut cru que la peau environnant la plaie avait été teintée en bleu.

2. *Bull. et Mém. Soc. Chir.* o. c. 1916, p. 483.

« C'est une sorte de plaie honteuse des services (infection pyocyanique) dit R. PICQUÉ, dont on n'ose s'accuser et contre laquelle pourtant chacun a son remède. Il me semble au contraire qu'il faut oser parler pyocyanique. »

Picqué use d'eau oxygénée pour le traitement d'un nombre considérable de plaies sans voir un cas de pus pyocyanique.

Des plaies aseptiquement ou antiseptiquement pansées, bien détergées, avec des abords proprement tenus, dégraissés à l'éther, attouchés à la teinture d'iode n'en sont pour ainsi dire jamais compliquées (Leriche).

Les attouchements iodés se sont montrées efficaces ; M. Reynier utilisait la solution de nitrate d'argent au 1/200 à l'hôpital Begin.

M. Leriche a grande confiance dans l'action de l'héliothérapie. Pour lui, sur une plaie qui n'a rien à éliminer, *l'héliothérapie fait disparaître le pus bleu en une seule séance d'un quart d'heure.* A défaut de soleil, le nettoyage minutieux de la plaie, l'air chaud, en longues séances de vingt minutes, l'iode en ont vite raison.

M. Carrel conseille d'employer contre lui le liquide de Dakin ; il dit en débarrasser les plaies, en deux jours avec une pâte de chloramine à 1,5 p. 100. M. Uffoltz trouve qu'il résiste aux hypochlorites. C'est également l'avis de MM. Policard, Desplas et Phelip.

M. Bourgeois qui a eu souvent à faire disparaître le pyocyanique dans les lésions de la face et en particulier dans celles de l'oreille recommande les pansements au baume du Pérou. Ce baume serait, pour lui, un spécifique.

M. Barthe de Sandfort assure que les applications d'ambrine détruisent presque immédiatement le pyocyanique.

Le sérum de Morbais en injections hypodermiques le ferait rapidement disparaître. Celui de Leclainche et Vallée serait peu efficace pour M. Cazin, efficace pour M. Vautrin.

J'ai fait, pour ma part, employer l'iode avec avantage, mais il faut que tous les points contaminés soient poursuivis avec attention et qu'un personnel spécial soit chargé de ces cas.

L'infection par le pyocyanique étant éminemment contagieuse, l'isolement de blessés qui en sont atteints et l'affectation, pour leurs soins, d'un personnel spécial est de rigueur sous peine de voir « la diffusion se faire en traînée » (R. Picqué). M. R. Picqué a eu raison d'insister sur ce point. Il a montré que la désinfection des locaux passait bien après cet isolement. J'ai, dans une formation du centre, saisi la filiation d'une contagion massive propagée par des infirmières appelées à pratiquer des pansements à des blessés les uns indemnes, les autres contaminés.

Pourriture d'hôpital. — Cette complication autrefois fréquente n'a fait que de discrètes apparitions au début de cette guerre sur des blessés qui n'avaient pas reçu de soins primitifs réguliers. J'avais attiré l'attention sur elle et le professeur Vincent avait recommandé à nouveau son traitement [1]. Elle semble

---

1. Poudre de chlorure de chaux 1 gramme, acide borique pulvérisé 10 grammes.

avoir disparu. Elle n'a donné lieu, que je sache, à aucune recherche bactériologique et la chose est d'autant plus regrettable que l'examen bactériologique était la pierre de touche qui pouvait permettre de distinguer sa forme légère, dite ulcéreuse de cette complication fréquemment accusée par divers observateurs, la diphtéroïde des plaies.

Quelques chirurgiens qui avaient connue la pourriture d'hôpital en 1870-71, étaient armés pour en faire le diagnostic.

A Aix, dans les premiers mois de la guerre, j'ai constaté sur deux blessés graves la forme pulpeuse. Elle était prise pour une complication gangréneuse, mais le chirurgien qui soignait ces blessés avait été cependant frappé de sa marche envahissante et de sa résistance aux modes de traitement usuels. Les magmas pulpeux assurèrent le diagnostic. Un traitement local énergique en eut rapidement raison. MM. Mauclaire et Routier disent en avoir observé quelques cas; MM. Weiss et Gross, à Nancy, l'ont constatée sous la forme diphtéroïde Des attouchements à la teinture d'iode et l'emploi de l'huile gomenolée en firent prompte justice. M. Massmonteil, à Uzerches, nous a dit l'avoir observée. M. Dutertre en constata quelques cas à Douai. Le phagédénisme, la couenne adhérente, l'hyperesthésie la font reconnaître. M. Proust parle de la diphtérie des plaies.

M. Ravaut a trouvé sur des plaies des spirilles et a traité avec succès ses blessés par l'arsénobenzol.

Le pyocyanique produit souvent la diphtérie des plaies. M. Raffin autrefois a considéré ce microbe comme le bacille de la pourriture d'hôpital. Or le pyocyanique est un hôte habituel des plaies de guerre au début. Carrel signale une couche diphtéroïde à la surface de blessures traitées régulièrement. C'est donc la recherche du bacille de Vincent qui peut seul assurer un diagnostic différentiel.

L'étude de ces diverses infections mérite de fixer l'attention. Celle-ci s'est jusqu'ici surtout concentrée sur la gangrène gazeuse et le tétanos.

BIBLIOGRAPHIE

Infections diverses.

Carrel et Dehelly. Le traitement des plaies infectées. 1 vol. *Collection Horizon.* Masson et Cᵢᵉ.

Cayrel. La flore microbienne des plaies de guerre, etc. *Paris chirurgical,* 1916, n° 2.

Cazin. O. C., *Paris chirurgical.* 1916, p. 263.

Delbet (Paul). Traitement de quelques plaies de guerre infectées par l'auto-vaccin de Weinberg et Séguin. *Paris chirurgical,* février 1916.

Dupuy de Frénelle. A propos du traitement des plaies de guerre par la méthode de Carrel. *Paris Chir.*, 1916, n° 6. — A propos du traitement des plaies de guerre. *Paris chirurgical*, 1915, n° 3, p. 236.

Gaultier et Binet. Hôpital temporaire de Noisiel. Rapport in. *Arch. S. S.*, p. 8.
Godard. *Th. Paris* citée, 1915-1916.

Judet. Chirurgie à la guerre dans une ambulance de l'avant. *Paris chirurgical*, mai, juin 1915.

Le Fort (R.). Les ligatures veineuses dans les injections pyohémiques des membres. *Bull. Acad. Méd.*, 17 août 1915.
Léo. A quelle dose employer les sérums de l'Institut Pasteur. *Soc. des Chir. de Paris. Paris chirurgical*, 1915, p. 628.
Leriche. Désinfection des plaies de guerre. *Lyon chirurgical*, 1915.
Lévy et Plisson. Considérations sur quelques complications infectieuses des blessures de guerre. *Lyon chirurgical*, novembre 1915.

Picqué (R.). Principes généraux du traitement immédiat des plaies de guerre dans une ambulance de l'avant. *Bull. et Mém. Soc. Chir.*, 1916, p. 460.
Policard, Desplas, Phélip. Recherches bactériologiques sur les plaies de guerre O. C. *Réunion Méd. 6° armée. Presse médicale*, 28 février 1916.

Pourriture d'hôpital.

Delorme (Ed.). Précis de chirurgie de guerre. O. C.

Gross et Weiss. O. C. *Bull. et Mém. Soc. Chir.*, 1915, p. 161.

Lenormant et Lacapère. Arsenobenzol dans le traitement des gangrènes. *Presse médicale*, 28 janvier 1916.

Mauclaire. *Soc. Chir.*, 1915, p. 929.

Ravaut. Traitement des blessures gangréneuses par les injections intraveineuses et les applications locales d'arsénobenzol. *Presse médicale*, 19 novembre 1915.

Vincent. Pourriture d'hôpital. *Presse médicale*, octobre 1914.

CHAPITRE IX

LE TÉTANOS

Le tétanos s'est montré, surtout au début de cette guerre, avec une fréquence et souvent avec une gravité extrême. On a rattaché étroitement sa pathogénie aux terrains des combats. Son étude clinique a gagné la systématisation de quelques formes exceptionnelles, son traitement préventif par le sérum antitétanique s'est généralisé comme il ne l'a été dans aucune guerre. Le plus grand nombre a vu dans les résultats obtenus la consécration irréfutable de la valeur de la méthode; d'autres ne sont point encore convaincus. Sa thérapeutique, dans les cas confirmés, s'est attachée à la reprise du sérum antitétanique; les anciennes méthodes ont été contrôlées, quelques-unes, nouvelles, ont été proposées, sans atténuer beaucoup sa gravité.

La documentation publiée est encore insuffisante et dans trop de travaux les distinctions fondamentales de la durée de l'incubation et des formes ne sont pas assez nettement établies.

Quelques *statistiques* de 1914-1916 établissent la haute proportionnalité de cette complication.

NOMS	NOMBRE DE BLESSÉS	NOMBRE DE CAS
MM. Walther (Paris)	246	19
Delorme (Blaye)	700	10
Petit de la Villeon (Brest)	830	11
Hartmann (Besançon)	2.473	36
— (Bourg)	900	7
Bazy (Paris)	10.896	129
Mauclaire (Paris)	4.000	20
Sieur (X^e armée)	17.507	7
R. Picqué (ambulance)	10.000	3
Lévy et Plisson (ambulance)	3.076	10
Valette (ambulance)	460	3
Rivière (Vichy)	14.100	61
Joly (Brest)	1.798	21
Roger	200	3
Laval (hôp. chir. 2e ligne)	1.500	8

La proportion donnée par M. Roger est de 2,22 p. 100; celle de M. Bazy fournie par 10.836 blessés du Camp retranché de Paris de 1,184 p. 100 ; de MM. Weiss et Gross de 1,46 p. 100 ; de M. Hartmann de 1,27 p. 100 ; de MM. Lévy et Plisson de 0,25 p. 100 sur des blessés inévacuables d'une formation sanitaire de l'avant ; de M. Valette de 0,70 p. 100 ; de M. Nivière de 0,537 ; de M. Laval 0,50 p. 100.

La proportion a donc varié de 0,25 p. 100 à 2,22 p. 100, en se tenant en général aux environs de 1,184 p. 100. Les statistiques dont nous disposons et qui seront sans doute complétées mettent surtout en évidence trois faits : une proportion inattendue de cas, une fréquence plus grande sur les blessés du début de la guerre, une atténuation considérable des cas à mesure que les opérations se sont prolongées, atténuation due à des soins mieux entendus disent les uns, à l'emploi plus généralisé du sérum antitétanique employé préventivement, disent les autres. Quoi qu'il en soit, à l'heure actuelle, la proportion est faible, mais le tétanos n'a pas disparu. Il est marqué dans certaines statistiques sous d'autres dénominations.

A propos de l'*étiologie* on a fait quelques remarques.

Après les batailles de la Marne on a invoqué, pour expliquer la fréquence du tétanos, l'influence de zones tétanigènes. La région de Meaux riche en terrains de culture intensive semblait offrir des conditions particulièrement favorables au développement du tétanos. On s'arrêta à cette interprétation pathogénique. Mais M. Judet dans une ambulance établie près de Meaux n'a pas de tétaniques. Puis ce sont les vallées de l'Aisne, puis la plaine de l'Yser qui sont incriminées, mais on continue à se battre sur ces terrains et à partir d'octobre 1914, le tétanos était déjà devenu rare dans les premières. Les blessés de M. Joly venaient les uns du front étendu de Lens à Soissons d'autres de la ligne de Verdun à Belfort. On a observé le tétanos à l'armée des Vosges qui combat sur un sol granitique. Cette influence du terrain réelle en soi s'exerce d'une façon plus générale qu'on l'a admis au début de la guerre.

C'est à la terre tétanigène qui souille les éclats d'obus et y adhère, ce sont les vêtements, les balles ricochées toujours souillés pas elle qu'est due l'infection. Le tétanos fut très rare à la suite des blessures par les balles tirées de plein fouet.

Dès les premières évacuations on a incriminé la contamination des plaies dans des wagons mal nettoyés qui avaient véhiculé des chevaux, pathogénie impossible à admettre pour des plaies pansées (Tuffier). La souillure directe de la plaie par des éclats de projectiles chargés de terre, ou des fragments de vêtements étaient sources d'infection plus certaines.

On n'a point relevé l'influence des vicissitudes atmosphériques. M. Dutertre a cité quelques cas d'atteintes simultanées sur des blessés voisins et les a rattachés à la contagion[1]. C'est sur le champ de bataille que naît le

---

1. Dutertre. *Tétanos et son traitement en Allemagne*, o. c.

tétanos ; c'est dans la plaie même qu'est le contage, c'est là qu'il faut l'y rechercher, l'attaquer. (WALTHER, DELORME, ROUX, TUFFIER). Du jour où on l'a fait, sa fréquence a considérablement diminué.

Les blessures des membres inférieurs n'ont guère donné plus de cas que celles des membres supérieurs, dans certaines statistiques ; d'autres accusent une proportionnalité plus grande pour le membre inférieur.

Il n'a pas été rare dans des cas de congélations.

Le tétanos se montre le plus souvent isolément, parfois il s'est associé à la gangrène gazeuse.

De toutes les causes favorisantes, c'est la souillure et la contusion des plaies qui a été reconnue la principale. Les plaies par balles, parce que moins contuses et moins souillées, y donnent rarement lieu.

Par contre il s'observe presque exclusivement à la suite des plaies d'obus. Tous les tétaniques de M. WALTHER étaient atteints de plaies d'obus. MM. BÉRARD et LUMIÈRE et d'autres ont fait des remarques analogues.

Je me contente de signaler le rappel de la contamination des plaies par le catgut mal préparé (NICOLLE, BOUQUET, *Commission académique*. Rapport QUÉNU).

Les *recherches bactériologiques* faites surtout aux laboratoires d'armées ont révélé la présence très habituelle du bacille de Nicolaïer à la surface des plaies, surtout des plaies contuses produites par les éclats de projectiles creux.

Elles ont montré aussi sa disparition en général rapide, son association avec les microbes de la gangrène gazeuse et de la suppuration ; puis la présence d'un bacille qui a, avec celui du tétanos, de grandes ressemblances morphologiques sans avoir sa nocuité, enfin la persistance, à l'état latent, du bacille tétanique dans des plaies renfermant des corps étrangers, notion nouvelle dont les chirurgiens auront à tirer profit.

D'après FLEMMING le b. tétanique se trouve sur les plaies dans la proportion de 17 p. 100 du premier au huitième jour et de 9 p. 100 du huitième au vingtième ; après le vingtième jour, il n'a plus été trouvé.

I. **Des formes**. — C'est sous les *formes classiques*, en particulier, comme *opistothonos* que le tétanos s'est présenté dans la très grande majorité des cas, après une incubation de cinq à quinze jours habituellement.

Dans la forme aiguë, très fréquente au début de la guerre, les contractures intermittentes généralisées ou toniques portaient surtout sur les extenseurs après apparition préalable du trismus, du rire sardonique et de la raideur de la nuque.

On a confirmé la donnée ancienne de l'apparition à titre de prodromes, de *douleurs névralgiques* lancinantes, parfois fulgurantes accusées sur le trajet des nerfs aux environs de la plaie, se montrant dans les 4/5 des cas, suivies de spasmes, de raideurs, de contractures légères et passagères des muscles du membre blessé, signes précieux pour un thérapeute vigilant, signes d'explication devenue facile depuis qu'il a été établi que la toxine se diffuse à la fois par la voie régulière des tissus nerveux et par la voie sanguine.

Les formes suraiguës, survenant en trente-six, quarante-huit heures, amenant la mort en quelques jours, n'ont pas été exceptionnelles. Les formes subaiguës et chroniques ont continué à s'affirmer par leurs caractères habituels et par leurs pronostics d'inégale gravité. Je n'ai point à m'arrêter à des données classiques auxquelles cette expérience nouvelle n'a rien changé. Je dois davantage le faire pour les formes spéciales ou aberrantes.

II. **Des formes céphaliques.** — Il est classique que ces formes bien décrites ne s'observent qu'à la suite des plaies de la tête et de la face. On a distingué un *tétanos céphalique* non *paralytique*, un *tétanos céphalique avec paralysie de la face*, un *tétanos céphalique avec paralysie des nerfs moteurs de l'œil, avec paralysie de l'hypoglosse.*

Le premier qui est consécutif à une blessure de la tête s'accompagne seulement de trismus, de contractures de certains muscles de la face sans troubles dysphagiques ou paralytiques. Il est rare. Le tétanos avec paralysie de la face se montre après une blessure de tête, une infection dans le territoire unilatéral ou bilatéral du trijumeau, il a la symptomatologie de la paralysie faciale commune, d'origine périphérique. Celle-ci peut précéder, suivre, coexister avec les contractures du trismus, rester localisée ou se généraliser. Suivant quelles proportions, ces formes, les moins exceptionnelles, se sont-elles présentées à la suite des blessures de la face si souvent observées au cours de cette guerre ; dans les visites prolongées que j'ai faites dans les formations sanitaires, je n'en avais point entendu parler. Je n'en ai trouvé que quelques observations éparses.

MM. Lévy et Plisson ont rapporté un cas de tétanos céphalique de Rose apparu dix jours après les blessures (cuir chevelu, etc.) et malgré une injection de sérum pratiquée quelques heures après. Ce blessé guérit ; la paralysie faciale persista.

MM. Charlier et Glénard en ont rapporté trois cas ; ils n'étaient pas consécutifs à des blessures de la face.

III. **Tétanos localisé.** — Qu'une observation plus attentive les ait décelés, qu'un nombre tout particulièrement élevé de tétaniques les ait mieux fait ressortir, qu'une sérothérapie tardive, insuffisante pour prévenir le tétanos généralisé mais suffisante pour en atténuer les caractères en ait multiplié les observations, toujours est-il que les cas de tétanos localisé, ont pu, du fait de l'épreuve de cette guerre, constituer un groupe clinique distinct sous le vocable de *tétanos localisé monoplégique* ou *paraplégique*.

Dans la forme *monoplégique*, la moins rare, après un début précoce ou tardif, du cinquième au dixième jour ou après le vingtième, des douleurs vives parfois excessives sont accusées dans le membre blessé. Elles sont suivies de contractures localisées dans ce membre. Cloniques ou toniques elles donnent au membre frappé la rigidité d'un morceau de bois.

Parfois existe un léger trismus, une raideur de la nuque peu marquée. Ces signes qui aident beaucoup le diagnostic peuvent manquer, de même que la contracture de la paroi abdominale.

Le facies est anxieux, troublé, la température peu élevée, les réflexes exagérés.

La *forme paraplégique* atteint les membres inférieurs ou supérieurs. Dans le premier cas le membre est figé en extension forcée, ou en flexion ; dans le second les bras, avant-bras, mains sont en flexion (une seule observation).

Dans ces tétanos localisés les contractures correspondent au membre blessé ; elles peuvent en être distantes. C'est ainsi que dans un cas de M. Routier la contracture se remarquait surtout à la cuisse droite alors que la lésion existait à la région scapulaire droite ; les spasmes se sont montrés parfois à une époque où la plaie était cicatrisée, d'où le nom de *tétanos cicatriciel*.

L'évolution est d'ordinaire chronique. Les contractures durent quinze, vingt, quarante jours ; la durée totale peut atteindre trois mois.

Comme dans toutes les formes atténuées, le pronostic est en général moins grave, mais il peut être sévère et il ne faut pas l'oublier en vue du traitement. M. Routier a eu 3 morts sur 6 tétaniques à tétanos localisé.

Dans la majorité des cas, la guérison a été obtenue après un traitement actif.

Sur un blessé atteint de blessures multiples de la tête, du thorax, du bras et d'une jambe, M. P. Marie a observé un cas de tétanos à *type abdomino thoracique* survenu trente jours après la guérison de la plupart des plaies. Le blessé a présenté des crises de troubles respiratoires inquiétants et la contracture de la paroi abdominale avait la dureté du marbre, mais il y avait de l'ensellure, des douleurs étendues de la ceinture aux pieds. L'examen du pus n'a rien révélé de caractéristique. L'ablation d'un corps étranger du genou fit cesser les accidents.

MM. Bérard et Lumière ont particulièrement insisté sur la *contracture de la paroi abdominale* dans les cas de tétanos tardifs. Ils en avaient fait un signe de haute gravité en se basant sur leurs observations personnelles. C'est un phénomène à peu près constant dans les tétanos localisés.

M. Montais, chez un blessé atteint dans la région lombaire a constaté, douze jours après le traumatisme, une contracture de la paroi abdominale avec scoliose, quelques secousses rythmées produisaient un pseudo-hoquet.

A la suite d'une laparotomie pour plaie abdominale lombaire MM. Schwartz et Moulonguet constatent une contracture abdominale telle que la suture se rompt. Mort.

Une contracture abdominale simule une occlusion sur le blessé de M. Brochet. Généralisation, guérison.

Nombreux, parmi ces tétanos partiels, quelle qu'en soit la forme, sont les
tétanos atypiques. Leur histoire méritait d'être reprise en faisant appel aux
observations.

MM. Courtellemont, Fricker mais surtout MM. Courtois-Suffit et Giroux les ont étudiés. Ces derniers auteurs surtout leur ont consacré des
chapitres importants en utilisant les observations de MM. Courtellemont,
Rouzier et Estor, Pozzi, Monod, Routier (5 obs.), Laval (2 obs.), Carnot,
Meriel et la leur [1]. Rares sont encore les cas, mais il est certain qu'ils se mul-
tiplieront à mesure que l'attention sera davantage attirée sur cette forme
curieuse de l'infection tétanique. Au début de la guerre j'en ai vu un cas
à Orléans dans le service du Dr Dufour ; il s'agissait d'un tétanos localisé
à un segment du membre supérieur. Le médecin-major H. Billet en a
observé un autre.

La systématisation des formes de ces tétanos localisés est légitime, mais
elle n'est pas toujours absolument typique. Les contractures localisées sont
souvent le phénomène *dominant*, mais coexistent avec d'autres signes distants assez accusés : la contracture localisée n'est qu'une accentuation d'une
affection générale ; c'est plutôt un tétanos généralisé, anormal, avorté, qu'une
localisation pure qu'on observe. Avec plus de choix dans les observations,
le cadre se rétrécira sans doute, les descriptions gagneront en rigueur, mais
quoiqu'il en soit, encore une fois, la systématisation était indiquée et nécessaire.

MM. Courtois-Suffit et Girod ont cru devoir consacrer de longs développements au diagnostic. On en comprend les raisons. Ils ont passé en revue la
tétanie, les contractures hystériques, l'irritation des nerfs. M. René Le Fort
a cité des cas dans lesquels des lésions nerveuses compliquées par la présence de corps étrangers ont donné lieu à une symptomatologie analogue, or
le laboratoire par la recherche des bacilles et les inoculations n'a pu jusqu'ici
fournir d'éclaircissements. Dans l'hystérie les réflexes ne sont pas exagérés
comme dans le tétanos [2].

Dans les cas connus de ces tétanos localisés, les blessés avaient reçu des
injections de sérum. Par analogie avec ce qu'on observe dans d'autres infections et dans les expériences on a mieux expliqué par une inoculation de cul-

---

1. On a admis, en se basant sur les résultats des expériences faites sur les animaux que
ces tétanos localisés étaient le résultat d'une inoculation par une dose de culture *faible* ou
que les blessés étaient encore immunisés par une vaccination sérothérapique antitétanique
faite tardivement.

2. M. Vaillard a observé que pour pouvoir mettre sur le compte du tétanos les manifestations convulsives décrites, il eut été bon d'apporter d'autres preuves que l'origine et la
localisation de ces manifestations. M. Bazy réclame l'examen des sécrétions de la plaie et
l'inoculation mais il avoue lui-même que leurs résultats — et son observation entémoigne
— ne sont pas absolus. (*Bull. Ac. Méd.* 16, 596). L'inoculation échoue du fait d'une infection
mixte.

ture en quantité très réduite ou très atténuée comme virulence une forme plus localisée encore, une sorte de forme *larvée* consistant en des secousses ou des contractures plus limitées. Leur histoire est toute à faire.

Je puis citer une auto-observation : A l'hôpital d'évacuation de Juvisy, une nuit de septembre 1914, je venais en présence de M. le médecin principal DE SCHUTTELAERE de pratiquer à un tétanique transporté du front en plein opisthotonos avec rire sardonique, l'extraction d'un éclat d'obus volumineux coincé horizontalement entre le tendon d'Achille et le tibia dans lequel il avait pénétré. Après cette ablation qui avait été difficile, j'explorai avec mon *index* droit le foyer osseux creusé par le projectile, pour m'assurer s'il ne renfermait pas d'esquilles libres. L'une d'elles me piqua au point que la piqûre provoqua de ma part une exclamation. Quelques instants après je trempais mon doigt dans la teinture d'iode. Quelques heures plus tard je ressentis dans les muscles de l'éminence thénar des secousses douloureuses, sortes de crampes nettes mais atténuées. Je laisse à penser les déductions que j'en tirai. Ces douleurs durèrent peu. Le lendemain et les jours suivants j'éprouvai des douleurs le long de la colonne vertébrale. Je pris certaines dispositions, puis des bains prolongés, du bromure de potassium ; le surlendemain à l'instigation pressante du professeur PINARD, le médecin-major KORTZ me fit une injection sous-cutanée de sérum antitétanique qui détermina de la lymphangite. J'attendis. Les choses tournèrent au mieux, les accidents en restèrent là. L'inoculation a été certaine ; le tétanique succomba le lendemain de mon opération, la culture était donc très virulente. C'est pour moi l'imbibition prolongée dans l'iode qui en atténuant cette virulence a contribué à en réduire, très heureusement, et au plus haut degré, les effets.

Dans le cas de M. DUFOUR les accidents avaient été également très passagers.

Les contractures réflexes, dues très souvent à la présence d'un corps étranger ou à l'irritation d'un nerf, les contractures hystériques, ces cas avec les précédents vont rouvrir le chapitre que COLLES et FOLLIN avaient établi sous le nom de spasmes traumatiques ; malheureusement l'examen ne donne pas toujours là des renseignements suffisants.

Les contractures par lésions des nerfs peuvent être difficiles à différencier du tétanos partiel. M. R. LE FORT nous dit que dans ses trois observations, les spasmes douloureux ont disparu à la suite d'ablation des corps étrangers qui étaient en contact avec le nerf infiltré et rouge. Certains auteurs (ROGER, COURTOIS, SUFFIT) ont émis au sujet de ces cas l'hypothèse d'un tétanos partiel.

IV. **Formes frustes à évolution lente et à incubation prolongée.** — MM. CLAUDE et L'HERMITTE ont attiré l'attention sur ces formes qui peuvent égarer un observateur non prévenu.

Dans trois de leurs cas, les blessés présentaient des lésions superficielles par éclats d'obus, guéries. Les symptômes consistaient dans une légère roideur des muscles du membre blessé ou des masséters. Le blessé convalescent accomplissait, sans grand trouble, ses occupations de la vie courante jusqu'au moment où la musculature du cou et du tronc se prit. La marche néanmoins était encore facile et l'état général excellent. Ces blessés étaient considérés comme atteints de *contractures névropathiques.*

Le facies était étrange, les traits figés, la bouche pincée, les sterno-mastoïdiens comme les peauciers saillants, l'ouverture de la bouche et la protraction de la langue difficiles. La même hypertonie se retrouvait sur les muscles inférieurs, pas sur ceux du membre supérieur. Il n'y avait pas de paroxysmes, pas de contractures.

L'hyperexcitabilité électrique des muscles et des nerfs aux courants faradique et galvanique, l'exagération des réflexes tendineux est un signe différentiel important qui distingue ces cas des contractures hystériques.

D'après ces neurologistes, l'évolution est lente, l'incubation prolongée, le pronostic bénin.

V. **Des tétanos tardifs.** — Dans les premiers mois de la guerre, le tétanos se montrait avec ses deux formes classiques, la *suraiguë* ou l'*aiguë* particulièrement sévères et la *forme chronique* à longue durée d'incubation, généralisée ou partielle, comportant un pronostic tout différent. Comme l'ont remarqué le professeur Bérard et avec lui nombre d'observateurs, on a constaté ensuite dans les formations de l'arrière une autre forme à allures cliniques différente dont la symptomatologie semble avoir été influencée par les injections préventives, puis à côté, avec des caractères tout autres, se sont montrés d'autres tétanos tardifs, plus ou moins fréquents, émotionnants, succédant à des interventions chirurgicales et paraissant bien dus à des réinoculations. Cependant dans quelques cas l'opération n'a pas porté sur le membre blessé.

Les uns et les autres peuvent se montrer depuis quelques semaines, jusqu'à trois mois et plus après le traumatisme initial.

Ici on n'a pas distingué les deux formes. La seconde peut sans doute être d'apparition plus reculée encore.

La première a un début insidieux ; les symptômes peu nets consistent en *contractures permanentes*, lentement progressives, puis s'accentuant peu à peu. Ces contractures permanentes peuvent être localisées au membre lésé. En général on observe du trismus qui reste incomplet et peu marqué pendant plusieurs jours ou plusieurs semaines, et de la roideur de la nuque qui est fréquente et se maintient à un faible degré. Les autres symptômes, exagération des réflexes, trépidation épileptoïde, sueurs profuses existent également mais en quelque sorte atténués. Il n'y a pas d'hyperthermie. En général il n'y a pas de crises spasmodiques ou, très atténuées, elles n'apparaissent que longtemps après le début de l'infection.

Un signe à peu près constant d'après M. Bérard dont je viens de reproduire la description, c'est la contracture permanente progressive des muscles abdominaux que M. Bouquet a retrouvée sur son blessé.

Les exemples suivants sont intéressants à retenir.

Un blessé de M. Carnot frappé par un éclat d'obus au bras droit, le 16 juin 1915, est évacué après avoir reçu une injection de sérum antitétanique. Il guérit en quinze jours.

Le *trentième* apparaît au niveau de la blessure une petite cloque avec une goutte de pus. Dès cette époque il ressentit, par intervalles, de petites douleurs dans le membre blessé mais qui paraissaient peu importantes. Aussi fut-il envoyé en permission d'abord, à son dépôt ensuite le 6 août. A son retour, le bras étant devenu douloureux et la contracture empêchant son extension, il fut exempté de service huit jours. Enfin les phénomènes tétaniques se caractérisant très nettement, il fut envoyé en pleine crise à l'hôpital, le 19 août, soit plus de deux mois après la blessure initiale et après l'injection sérique primitive.

Un engagé volontaire observé par M. Bouquet est blessé aux membres et fait prisonnier le 8 août. Il reçoit une injection de sérum antitétanique le 15 septembre. Six semaines plus tard, soit quatre-vingt-deux jours après la blessure, alors qu'il était considéré comme petit blessé, l'une de ses plaies ayant seulement besoin de quelques soins, il a de la difficulté à ouvrir la mâchoire, de la raideur douloureuse, de la contracture de la nuque. Il est mis en réforme temporaire ayant encore quelques crises. Elles cessèrent définitivement par la suite.

Si ce tétanos qu'on a attribué à une immunisation ayant masqué ou transformé certains symptômes, sans tarir la source de l'infection mais qu'on observe également chez des sujets non injectés, si ce tétanos est souvent et relativement bénin, il n'en est pas toujours ainsi ; à une phase lente ne se substitue que trop fréquemment (Bérard) une aggravation progressive ou rapide et la mort.

Les tétanos tardifs résultant de *réinfections nettes à la suite d'interventions chirurgicales* n'ont point cette allure insidieuse ; leur symptomatologie est le plus souvent celle de la forme aiguë ou subaiguë classique.

Ils étaient si fréquents au début de la guerre, que le professeur Doyon, médecin chef des formations d'Aix me demandait, lors de mon passage dans cette ville, de prescrire l'usage des injections préventives avant toute intervention chirurgicale. Leur nombre élevé est sincèrement avoué. M. Nivière les observa 8 fois sur 25 opérés. Ils apparurent de douze à quarante-huit heures après l'intervention dans la statistique de MM. Bérard et Lumière. Il serait intéressant de posséder d'autres chiffres.

Pour prévenir ces tétanos tardifs, MM. Roux et Vaillard ont recommandé la technique actuellement réglementée qui consiste à pratiquer *plusieurs injections successives de 10 centimètres cubes à une semaine d'intervalle* immunisant ainsi le blessé pendant une durée qui atteint ou dépasse les limites extrêmes habituelles de cette incubation.

Une autre mesure préventive a été celle conseillée par MM. Doyon, Bérard et Lumière. Elle est passée dans la pratique ; elle consiste à *recourir à une nouvelle injection avant toute intervention chirurgicale tardive*.

C'est celle qui a prévalu, car il ne s'agit pas là d'incubation prolongée mais d'une sorte de microbisme latent. L'intervention, habituellement la recherche d'un corps étranger, a libéré soit des spores tétaniques soit ouvert en dilacerant la coque enveloppante, une voie d'accès à des bacilles.

Faut-il aller plus loin ? Pour M. Bazy « les blessés qui suppurent doivent recevoir du sérum à huit jours d'intervalle tant que l'infection persiste ».

Prévoyant l'impossibilité d'obtenir la quantité de sérum énorme nécessaire pour réaliser sa conception, il a proposé de réduire la quotité injectée à 2 ou 3 centimètres cubes. Semblable proposition laisse entrevoir bien des insuffisances de la prévention et peut-être, en diminuant les doses, les accuserait-elle au lieu de les atténuer? Cette pratique ne s'est pas, en tous cas, généralisée [1].

Déjà au Congrès de Chirurgie de 1902, le professeur VALLAS avait conseillé trois injections jusqu'au dixième jour et une injection tous les quinze jours en cas de plaie suspecte. Comme le fait remarquer M. BÉRARD, indépendamment de la consommation de sérum trop considérable à laquelle cette pratique conduirait étant donné le nombre énorme de plaies infectées persistantes, elle « ne serait peut-être pas non plus sans inconvénients pour le sujet ainsi traité ».

Alors même que son évolution est lente, le tétanos tardif ne comporte pas de pronostic forcément bénin, aussi MM. BÉRARD et LUMIÈRE ont-ils conseillé, dès l'apparition des premiers accidents, de le traiter par de hautes doses de sérum antitétanique [2].

Pronostic. — Le pronostic en général est resté sévère. Il n'a point été différent de ce qu'il était dans les guerres antérieures.

M. NIVIÈRE en octobre et novembre 1914, sur 61 tétaniques dont 58 graves reçus dans son service spécial de l'hôpital civil de Vichy en perd 48 ; aucun, dit-il, n'avait reçu d'injection préventive (*Acad. Méd.*, 30 mars 1915) ; 8 fois sur 25 opérés le tétanos s'observa après une opération.

Le médecin général COUTEAUD, à Cherbourg, sur 51 cas accuse 35 morts : 63,76 p. 100 ; MM. BÉRARD et LUMIÈRE 13 morts sur 29 cas, M. BOQUEL. 13 sur 24, M. JOLY 13 sur 21.

A Cannes, en août et septembre 1914, M. RÉDARD perd 20 tétaniques sur 20. Après août et septembre, la mortalité est moindre (4 morts sur 8). MM. SARTORY et SPILLMANN comptent 13 morts sur 21 cas, M. LAURENT 15 sur 18.

M. H. ROGER réunissant 419 cas publiés, accuse une mortalité globale de 65,16 p. 100 ; en défalquant les morts par complications intercurrentes, de 63 p. 100.

M. P. BAZY avait accusé une mortalité globale de 69,90 ; MM. CHALIER et GLÉNARD de 81 p. 100.

Les formes *bulbaires* et *asphyxiques* ont été fatales.

Les formes *suraiguës* ont été, pour ainsi dire, constamment mortelles et le plus souvent en quelques heures ou en quelques jours.

Les formes *aiguës* avec inoculation datant de moins de huit à dix jours

1. BAZY. *Presse médicale*, 4 février 1915, p. 84.

2. BÉRARD et A. LUMIÈRE. L'évolution clinique du tétanos tardif survenant après l'injection préventive de sérum. *Lyon chirurgical*, t. XII. n° 1.

ont été des plus graves ; la mort est survenue ordinairement en quelques jours.

M. C. LAURENT, de Lyon, en a pu dire, sans que sa formule comportât la moindre velléité d'abstention : « On a l'impression que quelques malades guérissent, mais la thérapeutique n'y est pour rien ».

La durée de l'incubation domine le pronostic : avec une incubation courte, datant de quelques jours, la mort a été fatale (BOQUEL).

Avec une inoculation datant de plus de dix jours, la gravité a été moindre.

Le *tétanos chronique*, pour moins grave qu'il ait été que le tétanos aigu, a comporté encore une mortalité de moitié ou d'un tiers.

Le plus grand nombre des *tétanos tardifs* et à formes localisées se sont montrés relativement moins sévères. Les formes localisées se sont presque toutes terminées par la guérison. M. GIROD sur 6 cas compte 6 guérisons ; M. MONTAIS a guéri ses 4 tétaniques ; les blessés de MM. MILIAN, LESURE, MÉRIEL ont guéri, mais ceux de MM. CARNOT, VINCENT et WILHEM ont succombé.

Le pronostic est lié en partie à la rapidité avec laquelle on a recours au traitement et à la conviction avec laquelle on le poursuit.

On a fait la remarque que les tétaniques ont une convalescence lente, que leur résistance est longtemps atténuée, et que les séquelles ne sont pas rares.

Traitement. — I. **Traitement prophylactique.** — L'application d'un traitement *prophylactique*, gênée au début par les conditions même des luttes se perfectionna ensuite d'une façon progressive et aboutit à une pratique nouvelle.

I. *Pansement.* — Le bacille tétanique restant en place dans la plaie et lançant de cette plaie même ses toxines infectantes dans les nerfs et le courant sanguin, l'indication pressante, classique du reste, ancienne, devait consister dans l'antisepsie de la plaie assurée par des topiques agissant sur la toxine ou à la fois sur la toxine et le bacille. L'iode est neutralisateur de la première. On n'a pas oublié l'extension qui a été donnée à son emploi. L'eau oxygénée et les oxydants, le permanganate de potasse en particulier, topiques dont l'action sur la toxine et le bacille est bien prouvée furent employés *larga manu*. J'ai recommandé tout particulièrement l'eau oxygénée et le médecin inspecteur SIEUR[1] en a très conseillé l'usage dans les formations de son corps d'armée. L'hypochlorite de chaux fut prôné dans le même but. Plus tard, pour les blessés de l'arrière, on parla de l'action prophylactique de l'air chaud, de l'air libre, de l'héliothérapie, moyens prophylactiques certains, toujours utiles.

---

1. SIEUR. Communication à l'Académie de Médecine, 1915, o. c.

mais moyens restreints dans leurs applications et qui ne pouvaient prétendre à la vogue justifiée, parce qu'il était, avant tout, d'un emploi presque immédiat dans les formations du front, à la vogue du *nettoyage mécanique* ou *chirurgical des plaies.*

II. *Désinfection de la plaie.* — De larges débridements, l'*avulsion mécanique* de la terre et des petits débris vestimentaires vecteurs de bacilles, terre et débris qui communément souillent les plaies, surtout celles produites par les éclats d'obus, l'ablation des corps étrangers métalliques, des gâteaux vestimentaires qui leur adhèrent, bacillifères eux aussi ; bien plus l'*excision chirurgicale des bords et des parois des plaies* qui fit suite à cette ablation mécanique, et souvent la remplaça, assurèrent plus complètement et mieux l'acte prophylactique que les moyens précédents, parce que plus radicaux et tout aussi vite exécutés. On se préoccupera de plus en plus de la question de temps ; agir très vite fut la formule, car le bacille lui aussi agit très vite. Les topiques passèrent au second plan et ils ne reprirent le premier qu'autant que l'acte chirurgical d'appropriation devenait difficile ou impossible.

Sans être d'efficacité absolue car la plaie est souvent diverticulaire et les corps étrangers au loin projetés, surtout avec des tirs rapprochés si couramment utilisés, la désinfection prophylactique donna des résultats très satisfaisants. Il est impossible de les rigoureusement doser parce qu'elle fut utilisée souvent avec la sérothérapie mais ceux-là même qui étaient les plus chauds partisans de la dernière les affirmèrent (SIEUR). En fait le tétanos devint dès lors infiniment plus rare.

Je ne sache pas qu'avec les désinfections des instruments, des contaminations directes aient été observées. Quant au catgut, autrefois incriminé, M. NICOLLE frappé par un cas malheureux, en rappelant l'attention sur une menace possible, a incité l'Académie de Médecine à étudier son mode de pré-. paration. Une commission dont M. QUÉNU fut rapporteur a précisé les multiples précautions que cette préparation réclame.

Le rôle favorisant du froid affirmé expérimentalement, l'a été par des faits ; on a pris des précautions pour éviter les refroidissements au cours de transports et l'on n'a pas oublié le rôle favorisant de la quinine qu'avait démontré le médecin inspecteur VINCENT.

III. *Sérothérapie antitétanique préventive.* — Utilisée dans la pratique commune et dans des guerres antérieures, réglementée depuis longtemps dans l'armée qui pendant la paix et en vue de la guerre avait assuré des approvisionnements de sérum calculés sur des probabilités de beaucoup dépassées dans la suite, cette méthode s'est progressivement généralisée non seulement sur un ensemble de blessés à nul autre pareil mais par un usage multiplié sur les mêmes blessés. On conçoit qu'une pareille extension n'ait pu être obtenue en quelques semaines au gré des impatiences et des nécessités, que les protagonistes de la méthode aient eux-mêmes, dans l'impossibilité de satisfaire d'incommensurables exigences, demandé à un moment donné à en restreindre les applications au traitement de quelques variétés de blessures (Roux). La discussion académique du 6 octobre 1914 qu'a soulevée la communication de M. Walther, a fait ressortir ces difficultés matérielles.

Au vœu que l'Académie avait formulé : « Considérant que dans toutes les blessures et spécialement celles souillées par la terre ou les vêtements, il importe de faire aux blessés, le plus tôt possible, des injections préventives de sérum antitétanique, émet le vœu que le Gouvernement assure, d'une façon particulière, l'arrivée dans les ambulances du sérum antitétanique ». Le Ministre répondit que « convaincu de l'intérêt qu'il y a à pratiquer de bonne heure les injections de sérum, il avait donné, dès le mois d'août, et avait renouvelé depuis lors les instructions dans ce sens au personnel du Service de santé en même temps qu'il mettait régulièrement à la disposition des formations sanitaires de l'avant tout le sérum antitétanique que les circonstances leur permettaient d'utiliser ». Ces circonstances, M. Roux les avait précisées [1].

M. Bazy, reprenant une idée de Nocard lequel estimait qu'une dose faible de sérum suffit à assurer l'immunisation, proposa alors de consacrer à plusieurs blessés la dose destinée à un seul ; sa pratique ne se généralisa pas [2].

D'après les instructions données et en fait : 1° on s'attacha au début à pratiquer les injections préventives *surtout dans les plaies les plus contuses, les plus graves, les plus souillées* ; 2° *à les pratiquer le plus tôt possible, le plus près possible du champ de bataille.*

1. *Bull. Acad. Méd.*, séance du 13 octobre 1914.
Dans la *Pratique de la chirurgie de guerre* de M. Foisy parue en 1916, M. le professeur agrégé Rogen, de Montpellier, a avancé que c'étaient les doutes émis au sein des Sociétés savantes et ceux jetés au début de cette guerre par l'une des plus hautes autorités de la médecine militaire qui avaient eu pour conséquence immédiate l'absence de stocks suffisants de sérum antitétanique pendant les premiers mois de cette guerre et l'éclosion de nombreux cas de tétanos. Je portais déjà, de l'avis de quelques-uns aussi mal renseignés que lui, la responsabilité des cas de gangrène ; mon confrère de Montpellier augmente bien gratuitement mon fardeau. Il était de son devoir et il eût été bien désirable qu'il lise un document très important paru sur le tétanos. C'était bien le moins que pouvait faire l'auteur d'un article didactique sur ce sujet. Or dans la discussion qui à l'Académie de Médecine suivit, le 6 octobre 1914, la communication de M. Walther, M. Roux nous dit que les chevaux des écuries de Garches avaient dû être évacués sur Toulouse ; qu'on ne pouvait donner alors que 2 à 3.000 doses par jour, qu'on ne pouvait disposer que de 60.000 doses, qu'on allait en manquer, que depuis le début de la guerre, l'Institut Pasteur avait livré 160.000 doses, que toutes n'avaient pu arriver à destination, l'ennemi s'étant emparé de certains stocks et il eût pu ajouter que dans nombre de formations on en faisait abus en l'employant couramment à hautes doses dans un but non prophylactique mais thérapeutique.
Au début, la production du sérum antitétanique étant encore peu abondante, le médecin-Inspecteur général Chavasse, dans son Instruction, avait recommandé de le réserver spécialement pour un emploi à titre préventif. C'était disait-il dans les ambulances, les hôpitaux, les trains sanitaires que les injections devaient être pratiquées et il y avait lieu de les réserver pour les plaies irrégulières, déchiquetées, anfractueuses, les broiements et les arrachements, les fractures compliquées, les lésions des doigts et des orteils. L'injection était renouvelée dans les 8 jours; parfois une troisième injection était nécessaire, in *Instruction sur le traitement des plaies par armes à feu. Bull. Acad. Méd.*, 24 novembre 1914.

2. Walther. Note sur l'étiologie et la prophylaxie du tétanos. *Bull. Acad. Méd.*, 6 octobre 1914. Discussion : MM. Laveran, Bazy, Barrier, Roux, Dastre, Roux, Strauss, Chauffard-Doléris, Monod, Bazy, *Presse médicale*, o. c. et séance du 13 octobre 1914.

Des luttes de manœuvres eussent-elles permis de faire davantage ? On pouvait en douter. La stabilité des fronts, un nombre de blessés plus restreint, la longue durée de la guerre facilitèrent une extension équivalent presque à une généralisation ? Et alors ; ce ne fut plus seulement la plaie anfractueuse, la fracture comminutive, le grand délabrement qui comporta l'injection préventive, c'est *toute plaie de guerre ; toute blessure de guerre ayant été considérée comme souillée.*

Si l'injection n'a pu être pratiquée au poste de secours, c'est à l'ambulance de tri, dans la première formation sanitaire de l'avant rencontrée, ou à l'hôpital d'évacuation qu'elle sera faite. En cas d'impossibilité certains tiendront à la voir faire dans les trains sanitaires. Le plus grand nombre la voudra à l'arrivée dans la première formation de l'intérieur, si elle n'a pu être exécutée à l'avant.

A l'avant comme à l'arrière on observa des tétanos après une première injection. On la renouvela dans les huit jours ; on en demande une autre après le huitième jour parce que la durée maximum de l'immunisation n'est pas ordinairement plus longue que huit jours. Cette pratique n'a rien de nouveau.

Mais voilà que l'apparition de tétanos à manifestations plus tardives, se montrant de deux à trois semaines, de un mois à deux mois et plus après le traumatisme, chez des suppurants, en particulier chez ceux présentant des plaies anfractueuses ou des corps étrangers, incite certains chirurgiens à répéter l'injection tous les huit jours, soit *trois, quatre* fois pendant le traitement et plus (BAZY).

La fréquence relative des atteintes de tétanos après l'ablation, à date éloignée des corps étrangers, a fait, à l'arrière, établir comme règle, de pratiquer une *injection préventive avant cette intervention.*

Et, par extension, on a réclamé l'injection préventive avant toute intervention quelle qu'elle soit et quelle qu'en soit la date. On a même injecté les congelés et les brûlés.

En somme, l'injection préventive faite, au début, peu après le traumatisme, est devenue injection *immédiate*, injection *renouvelée, répétée* en cours de traitement, puis préventive du traumatisme chirurgical. La distinction entre l'injection *primitive* ou la série des injections primitives et les injections *consécutives* est importante au point de vue des accidents possibles dus à l'emploi du sérum.

Le sérum le plus souvent utilisé a été le sérum de l'Institut Pasteur (sérum A), à la dose, une fois donnée, de 10 centimètres cubes.

Certains en ont injecté 15, 20 centimètres cubes, d'autres ont renouvelé pendant les trois premiers jours, la dose de 10 centimètres cubes.

Le sérum américain (sérum B) auquel on a dû recourir, plus antitoxique que le sérum français a été injecté en moindre quantité ou à la dose de 10 centimètres cubes.

L'injection sous-cutanée s'est montrée, dans la majorité des cas inoffensive, mais elle a, par contre provoqué des accidents dont on ne nous a pas encore fait connaître la proportionnalité et dont la fréquence et le caractère ont varié suivant qu'ils ont été consécutifs à une première injection ou à des réinjections.

Ces accidents bien connus, analogues à ceux qu'on constate après les injections de tous les sérums, ont consisté en *éruptions, douleurs* et *fièvre*, survenant du huitième au quinzième jour, rarement plus tôt, parfois plus tard. L'éruption localisée ou généralisée urticarienne et prurigineuse a été très souvent aussi morbilliforme ou scarlatiniforme et M. Roger nous dit avoir observé, pendant la guerre, plusieurs blessés qui avaient été envoyés dans son service de contagieux avec le diagnostic de scarlatine. Douleurs articulaires, fièvre légère et peu durable, parfois élevée (éruption scarlatiniforme) ont été, avec l'éruption, les accidents les plus légers. Quelle a été la fréquence des réactions plus graves avec agitation, délire, symptômes méningés, contractures, trismus, raideur vertébrale, albuminurie, œdèmes ? Ont-elles été exceptionnelles ou se sont-elles montrées souvent, nous ne le savons pas encore? Nous ne sommes pas davantage fixés sur la fréquence des accidents *consécutifs aux réinjections*, nous ne les connaissons que par la description d'observations isolées. Tantôt ils se sont montrés après une période d'incubation plus courte que les accidents de première inoculation (deux à cinq jours au lieu de huit et quinze) et comme eux ont consisté en éruptions, fièvre et douleurs (*accidents dits tardifs*). Tantôt ils ont été immédiats et identiques ou au contraire immédiats et caractérisés par des phénomènes généraux inquiétants : angoisse, collapsus, pouls filiforme, incomptable, cyanose, phénomènes attribués au choc anaphylactique.

Sur le blessé de M. Carnot atteint d'un tétanos local et tardif qui avait, il est vrai, reçu le sérum par voie veineuse, l'injection de 20 centimètres cubes est à peine terminée que cet homme change de figure, se congestionne, a des bouffées de chaleur, un malaise général. Il étouffe, devient cyanotique, a une sensation d'angoisse extrême avec gêne respiratoire et douleur rétro-sternale.

En même temps le pouls devient filiforme, incomptable, une hypotension extrême se manifeste. Bref il se produit brutalement un tableau très dramatique qui est exactement celui que l'on observe expérimentalement après « l'injection déchaînante », lors du choc anaphylactique. Après quelques minutes angoissantes, la face violacée rougit à nouveau, des sueurs profuses apparaissent à la face et aux membres mais exclusivement du côté non tétanisé. Cependant toute la journée, le malade conserve une grande anxiété, le pouls est à 140, l'hypotension persiste et la situation reste grave.

- Les crises tétaniques n'ont cependant pas cessé... Le choc anaphylactique semble avoir accentué, à ce moment, les phénomènes tétaniques.

Le lendemain, sans nouvelle injection, le malade qui paraissait hors de danger est brusquement repris d'accidents semblables à ceux de la veille. Le visage se cyanose, le cœur s'affole, la dyspnée éclate violente, paroxystique; l'anxiété devient extrême, avec sensation de mort imminente, le pouls est incomptable et l'hypotension considérable. Sous l'influence d'un traitement approprié, les accidents dramatiques s'atténuent à nouveau, les crampes s'exacerbent et s'étendent[1].

1. Carnot, o. c. et Courtois Suffit et Giroux, o. c., p. 48.

Les accidents anaphylactiques continuent avec une moindre brutalité pendant quelques jours, caractérisés par de l'hypotension, de la tachycardie (140), un malaise extrême puis, brusquement, le cinquième jour, se produit une période critique.

On a remarqué que, comme pour les inoculations antérieures, les tares cardiaques, l'alcoolisme prédisposent à de pareils accidents.

M. Cornet a parlé de symptômes tétaniformes observés à la suite de ces injections [1]. On a conseillé de les prévenir par l'administration préventive de *chlorure de calcium* à la dose de 1 gramme par jour, d'*adrénaline* à la dose de X à XV gouttes d'une solution au millième, ou par les injections successives et fractionnées de M. Besredka (injection de un demi ou d'un centimètre cube sous la peau, puis, trois ou quatre heures après, injection de la totalité de la dose).

Si dans un hôpital, ces mesures préservatrices peuvent être prises, au poste de secours, dans une ambulance elles sont plus difficiles à assurer. Quoi qu'il en soit il ne faut pas hésiter, disent certains, à pratiquer les injections car il y a urgence à le faire indistinctement sur tous les blessés ; on a cent fois plus de chances d'exposer le blessé au tétanos en ne lui faisant pas d'injection antitétanique préventive que de créer chez lui des accidents graves d'anaphylaxie (Roger, Courtois-Suffit et Giroux).

C'est la réponse qui est communément faite à la question que M. de Massary posait à la Société médicale des Hôpitaux (22 octobre 1915). « La crainte des accidents anaphylactiques, légitime-t-elle l'abstention d'une réinoculation sérique » ? D'ailleurs il est établi que pour sérieux qu'aient pu être parfois les accidents observés, d'ordinaire ils ont été bénins et qu'il est facile de se prémunir contre l'anaphylaxie en ayant recours aux précautions habituelles bien connues.

La question de la valeur préventive des injections de sérum est des plus délicates, des plus difficiles à définir et la désinfection concomitante, rapide et à fond des plaies n'est pas faite pour en faciliter la solution. Avant la guerre, la sérothérapie avait ses partisans convaincus, ses adversaires, ses sceptiques ; pendant cette guerre elle a conservé les uns et les autres. On n'a pas oublié les débats qu'elle a suscités à l'Académie de Médecine, à la Société de Chirurgie, à la Société médicale des Hôpitaux de 1910 à 1914 ; ils ont repris à la Société de Chirurgie et c'est précisément parce que les convictions ne sont pas absolues qu'il y aurait lieu de tirer sur ce point de l'épreuve de cette guerre tous les renseignements qu'elle peut nous fournir. On ne nous a guère donné jusqu'ici de statistiques comparatives embrassant la période du

---

1. M. Cornet qui dans une ambulance de 1ʳᵉ ligne a fait des injections préventives dans les 10 ou 15 premières heures, a observé sur ses blessés injectés des symptômes tétaniformes bénins et assisté même à l'évolution de tétanos tardifs (15, 25 jours) comme si, dit-il, l'immunité conférée par l'inoculation avait été insuffisante dans son action ou trop précaire dans sa durée, *Journal des praticiens*, 20 avril 1915, p. 748.

début durant laquelle la sérothérapie a été peu employée et la période consécutive, en ayant soin de tenir compte des cas qui ont bénéficié de la désinfection primitive, d'un traitement consécutif antiseptique régulier et de ceux qui n'en ont pas profité. Ces désiderata disparaîtront sans doute. Je cite les statistiques que nous possédons.

Les suivantes ont hautement affirmé disent leurs auteurs, la valeur préventive des injections de sérum.

En février 1915, M. Bazy nous dit que les blessés du Camp retranché de Paris appartenant à des services dans lesquels les injections étaient systématiquement pratiquées avaient fourni une mortalité de 0,418 p. 100 alors que ceux des services dans lesquels ces injections n'avaient pas été faites avaient eu une mortalité trois fois plus forte, 1,279 p. 100. Deux séries de 100 blessés, l'une de non injectés avait donné 18 cas de tétanos, près de 1,5e et la seconde seulement 1 cas, encore s'agissait-il d'une injection tardive. Au début de la guerre, M. Hartmann, sur des blessés de Besançon et de Bourg relevait la proportion de 1,27 p. 100 de tétaniques sur les non injectés et de 0,64 p. 100 sur les blessés injectés.

M. Sieur, en janvier 1915, donnait la statistique des tétaniques de son armée : 7 cas sur 7,1507 blessés soit 0.39 p. 100. Il attribuait cette faible proportion à l'injection préventive. Les 7 tétaniques n'avaient pas reçu d'injection.

M. R. Picqué, dans son ambulance, où la sérothérapie préventive a été appliquée n'a constaté que 3 tétanos tardifs. D'autres statistiques données comme favorables, sont peut-être moins démonstratives à les examiner de près.

MM. Lévy et Plisson ont, d'octobre 1914 à septembre 1915, noté l'existence de 10 cas de tétanos sur 3.076 blessés inévacuables traité dans les ambulances du 14e corps, soit 0,25 p. 100 mais tous ces cas provenaient des premières semaines de la guerre pendant lesquelles les injections se faisaient avec peu de régularité et où la désinfection des plaies était, par la force des choses insuffisante.

M. Valette, sur 400 blessés, d'octobre-décembre 1914, a une proportion de 0,71 p. 100; or des proportions de 0,25 p. 100 et de 0,71 p. 100 sont pour l'une, inférieure à celle de M. Bazy, presque égale pour l'autre, à celle de M. Hartmann. Et Valette pour la période de janvier-juillet 1915, période de soins réguliers et d'injections fréquentes donne 0,10 p. 100 de tétanos, proportion assez proche de la première relative à une mauvaise période.

M. Roger de septembre à décembre 1914 a 3 tétaniques sur 200 blessés c'est la période des soins insuffisants à tous points de vue ; de janvier 1915 au 15 mars 1915, période améliorée, sur 3 à 4.000 blessés, il n'en compte que 7, Sur 10 tétaniques observés, ayant des plaies de guerre, et défalcation faite d'un cas d'injection douteuse, 5 n'avaient pas eu d'injections mais 5 avaient été injectés.

A côté des partisans enthousiastes, des convaincus, certains tout en suivant le courant établi, se disaient frappés par le nombre réellement imposant de blessés qui, à la suite d'injections, non pas d'une, mais de deux, convenablement faites, avaient été atteints de tétanos ; ils se montraient étonnés des atteintes après des injections plus répétées encore et ils n'étaient pas, loin de là, en possession de tous les faits observés.

Si le critérium expérimental était incontestable et si le sérum avait donné chez le cheval des résultats remarquables, quelques-uns pensaient qu'on n'était pas en droit, surtout devant ces faits de protection négative, d'en inférer que que le sérum avait la même valeur employé chez l'homme ; maintes causes d'échec se présentaient d'ailleurs dans l'application sur les blessés et parmi celles-ci, en premier lieu, le temps écoulé depuis la blessure. Une action préventive qui ne durait même pas huit jours paraissait réellement précaire et inférieure à ce qu'on attendait d'elle. Il ne semblait pas logique d'attribuer à ce mode de traitement seul le bénéfice de succès qui dépendaient autant de l'efficacité de méthodes de traitement employées simultanément et en particulier de la désinfection des plaies, de l'ablation des corps étrangers, de l'exérèse qui suppriment les sources mêmes de l'infection que de la sérothérapie. Ces mêmes pratiques d'ailleurs n'ont-elles pas réduit dans des proportions considérables l'extension d'une autre complication également due à l'action d'anaérobies, la gangrène gazeuse, sans qu'aucun sérum préventif n'ait été utilisé contre elle. Pourquoi ne pas convenir que ces traitements n'aient eu la même action préventive contre le tétanos, ce que ne concèdent pas ceux qui sont les partisans enthousiastes de la sérothérapie antitétanique. N'était-ce pas excessif d'attribuer l'atténuation générale des atteintes à l'emploi exclusif de cette méthode préventive quand on sait que le tétanos avait été très rare pendant la guerre des Balkans alors que le sérum n'avait pu y être employé et que, pour s'en tenir à l'épreuve actuelle, des médecins dépourvus de sérum, comme des vétérinaires ne l'avaient pas ou que très peu observé, que nombreuses avaient été les ambulances et les formations de l'arrière dans lesquelles il n'avait pas été constaté, bien qu'on n'y ait pratiqué aucune injection sur des blessés non protégés antérieurement.

Telles étaient les principales objections présentées en 1915-1916. Puisse l'avenir en affirmer le mal fondé. Jusqu'à plus ample informé, même les sceptiques emploient préventivement le sérum, en vertu de l'adage *melius anceps remedium quam nullum.*

Au début de la guerre j'avais dit que les conditions du fonctionnement des formations sanitaires du champ de bataille rendraient difficile et aléatoire la généralisation de l'emploi du sérum antitétanique même pour ses partisans. Il en a été ainsi. Ce n'est qu'à partir du moment où la chirurgie a reporté son action à l'avant ; ce n'est qu'après que, grâce à la stabilité des fronts, les postes de secours ont pu assimiler leur action à celle d'infirmeries, qu'aux grosses agglomérations de blessés ont succédé des arrivages journaliers peu denses, que la méthode a pu être utilisée d'une façon régulière.

En somme on possède deux méthodes préventives dans la *sérothérapie* et la *désinfection chirurgicale*. Comme ces deux méthodes peuvent s'employer simultanément, il paraît prudent de s'y attacher également en raison de l'extrême gravité de l'infection et de la précarité des moyens employés pour la combattre.

II. Traitement du tétanos confirmé. — Les traitements du tétanos confirmé auxquels on a eu surtout recours ont été les traitements classiques sédatifs, paralysants, neutralisants de toxines. Il ressort de l'observation de ceux qui les ont utilisés deux choses : c'est qu'il est de l'intérêt du blessé qu'ils soient employés *dès l'apparition des premiers symptômes* et qu'ils soient *plutôt maniés à dose massive que faible*.

M. Bacré avec d'autres ont insisté sur le premier point. On savait depuis Larrey que les douleurs constatées au niveau de la plaie dans les 4/5e des cas les contractures localisées du membre blessé sont souvent des signes prémonitoires. Une observation nouvelle a confirmé son observation, mais M. Bacré s'arrête à la limitation des mouvements du maxillaire inférieur. Pour s'en rendre compte, il a proposé de faire, dans les services, systématiquement exécuter tous les jours, à tous les blessés récents, des mouvements des mâchoires et du cou. Au premier indice il traite le blessé.

L'excitabilité souvent extrême des tétaniques commande de leur éviter tout transport, tout mouvement, tout heurt inutile. D'un autre côté il y a intérêt pour eux à ce qu'ils soient placés dans un service spécial, sous la direction d'un médecin qui, en raison de la concentration des cas verra son expérience se développer et sous les soins d'un personnel secondaire particulièrement instruit. Au cours de cette guerre, dans de nombreux centres on a réservé un hôpital spécial ou des places spéciales dans un hôpital de contagieux où tous les tétaniques de la ville étaient réunis.

S'il est avantageux, à certains points de vue, de réunir les tétaniques dans un seul et même hôpital d'un grand centre, il n'est pas sans danger de leur faire subir le transfert de formations parfois éloignées. A Nancy, MM. Spillmann et Sartory remarquaient que ce transfert aggravait la marche de la maladie. Tous les tétaniques amenés en voiture avaient eu des crises convulsives pendant le trajet et mouraient en quelques heures. Ils estiment qu'il y a tout avantage à les soigner sur place. Les Instructions du Service de santé recommandèrent bientôt le traitement des tétaniques sur place dans les service de chirurgie.

En principe donc c'est dans les salles de l'hôpital même qu'on doit soigner ces tétaniques.

MM. Spillmann et Sartory ont indiqué un procédé simple pour ménager la sensibilité sensorielle des tétaniques : l'enveloppement de la tête dans un pansement ouaté. Ils en ont constaté les bons effets.

La désinfection de la plaie, son drainage, l'ablation des corps étrangers ont été mesures habituelles ; l'amputation, méthode plus radicale a été rarement employée et s'est montrée insuffisante.

A. **Méthode sédative**. — Le chloroforme, l'éther en injections intraveineuses (5 à 15 centimètres cubes dans 150 à 450 centimètres cubes de solution salée normale, les injections de chlorhydrate de morphine (1 cent. cube répété 4 à 5 fois dans la journée) ont été administrés pour combattre les crises. Ces dernières injections ont l'inconvénient de faciliter la constipation, la congestion cérébrale, la bronchoplégie (MANHEIMER-GOMEZ).

Les bains tièdes continus ou très prolongés (plusieurs heures) qui calment si bien les crises douloureuses et en atténuant le trismus permettent l'alimentation n'ont guère été employés.

C'est surtout au bromure de potassium, au chloral, au sulfate de magnésie, qu'on a demandé la sédation des blessés.

Le bromure de potassium aux doses élevées de 20 grammes a été le plus souvent associé au chloral et aux autres médicaments sédatifs.

Chloral. — Parmi les sédatifs, c'est le chloral soit seul soit associé au bromure de potassium à hautes doses, parfois à la morphine qui a été le plus recommandé ; on s'accorde à reconnaître qu'il fait cesser les spasmes, qu'il calme les douleurs et assure le repos. Interrompt-on son emploi les contractures douloureuses reparaissent ?

VERNEUIL estimait ses succès aux $2/3^e$ du nombre des blessés soumis à son action. Personne n'a confirmé ou infirmé son dire. On a constaté qu'il réussit surtout dans les tétanos atténués, chroniques. M. NIGRAY l'a regardé comme le meilleur agent à opposer actuellement à la maladie.

On l'a administré surtout par la voie buccale, rarement par la voie rectale. Par la bouche le tétanique prend 1 gramme de chloral d'heure en heure parfois plus, jusqu'à production du sommeil et résolution ; la dose journalière a varié de 6 à 20 grammes et cela pendant des semaines, ordinairement pendant une vingtaine de jours, alors que la dose mortelle de l'adulte sain est de 10 grammes.

Le médecin principal DEMMLER dans une communication à l'Académie de Médecine faite en 1914 a conseillé de donner le chloral à la dose journalière de 20 à 25 grammes administrée à raison de 6 grammes toutes les six heures, jusqu'à sédation.

Son emploi est à surveiller étant données les doses excessives auxquelles on est entraîné le plus souvent. Un gonflement de la face, du larmoiement, la lenteur du pouls, le ralentissement de la respiration, la contraction de la pupille, de l'hypothermie, des éruptions érythémateuses témoignent d'une intoxication aiguë. Des vomissements, des éruptions, de l'agitation ou un sommeil invincible, de la dyspnée, des troubles cardiaques, des troubles de nutrition sont des signes d'intoxication chronique. Les observations ne mentionnent ni les uns ni les autres ; il n'en faudrait pas conclure qu'ils ne se soient pas montrés.

En cas d'intolérance gastrique, ou en pleine crise, on l'a administré en lavements (3 à 4 par jour avec 4 grammes de chloral mélangé à un mucilage de gomme ou du lait).

M. NIGRAY considère le chloral comme le meilleur agent thérapeutique actuel contre le tétanos. Il l'administre à la dose de 20 à 28 grammes par jour associé à la morphine (2 à 6 centigrammes en 1, 2, 3 injections sous-cutanées). Il n'a guéri que 6 tétaniques sur 22.

En associant le chloral à l'acide phénique il n'en sauve que 4 sur 13.

Les injections intraveineuses ont été peu employées. Avec elles des accidents sont à craindre. Cependant nous verrons que MM. BARNSBY et MERCIER ont eu recours à ce mode d'administration sans avoir eu à déplorer ces accidents (solution à 5 p. 100, 3 injections de 60 centimètres cubes par vingt-quatre heures).

Sulfate de magnésie. — On s'est souvent adressé au sulfate de magnésie. On savait qu'il avait une action paralysante puissante sur les terminaisons nerveuse, les troncs nerveux et même sur les cellules ganglionnaires, qu'il supprimait les spasmes, jusques et y compris ceux de la déglution et de la respiration et qu'il était hypnotisant, mais que son action sur le cœur était à surveiller [1]. Il s'est montré un bon agent symptomatique.

Le sulfate de magnésie ne paraît pas avoir eu une action définitive. Les deux blessés chez lesquels M. PETIT DE LA VILLEON employa ce médicament en l'associant au chloral, à l'acide phénique, au sérum succombèrent. Moururent les trois tétaniques que M. C. LAURENT traita par la sérothérapie et le sulfate de magnésie. Mais MM. MONTAIS, MONOD ont noté une diminution remarquable des contractures ; même observation a été faite par MM. BIENFAIT et LEROY.

Il a été reconnu que l'injection *sous-cutanée* a été le mode d'administration le moins bon à employer en raison de l'élimination rapide du sulfate. On l'a réservée pour les cas légers. On peut injecter par cette voie, deux à trois fois par jour, 10 à 15 centimètres cubes d'une solution de sulfate de magnésie à 25 p. 100.

Certains ont adopté de plus fortes doses : 60, 80, 100 centimètres cubes d'une solution à 40 p. 100 en vingt-quatre heures, dans des cas très graves.

Les effets se manifestaient ordinairement au bout d'une demi-heure et duraient

1. Son antidote, en cas d'accidents est le chlorure de calcium. Une injection intra-veineuse de 2 centimètres cubes de solution de chlorure de calcium à 5 p. 100 annihile les effets du sulfate de magnésie.

cinq à six heures. L'injection, a-t-on dit, est douloureuse et parfois provoque du sphacèle. M. Monod l'a fait largement employer sur un de ses blessés sans inconvénient (solution à 25 p. 100). L'injection de 10 centimètres cubes était renouvelée à chaque réapparition des douleurs et des spasmes.

L'injection *intraveineuse* s'est montrée d'action plus rapide et plus durable, surtout si elle a été poussée avec lenteur. Elle a été employée dans les cas graves : solution à 3 p. 100 dans du sérum artificiel ; dose 5 à 10 centimètres cubes.

On a constaté que l'injection *intra-rachidienne* est d'action durable ; quelle est parfois difficile, qu'elle ne peut se répéter. Elle est surtout à utiliser dans les cas graves et très graves : 5 centimètres cubes d'une solution à 10 ou 15 p. 100 ou 2 centimètres cubes d'une solution à 25 p. 100. Sur un tétanique très sévèrement atteint, que j'ai soigné, l'injection intra-rachidienne a arrêté net les spasmes douloureux [1].

C'est l'injection intraveineuse et intra-rachidienne qui ont surtout été utilisées. La réaction méningée que l'injection intra-rachidienne provoque a été parfois considérable. Pour l'atténuer M. H. Roger au lieu de n'injecter que 3 à 4 centimètres cubes d'une solution à 25 p. 100 a injecté 20 centimètres cubes d'une solution à 3 p. 100. La dose totale était de 60 centigrammes. Le liquide céphalo-rachidien retiré après vingt-quatre heures était trouble et même dans un cas hémorragique. L'impureté du sulfate de magnésie du commerce est peut-être la cause de ces réactions (H. Roger).

B. **Méthode antitoxique.** — Signalons l'emploi des *métaux colloïdaux*, de l'électrargol (Joly) du rhodium colloïdal (Caillaud, Corniglion, Redard, Joly) associés à d'autres moyens. Les résultats obtenus ont été douteux. M. C. Laurent a traité 7 tétaniques par le *néo-salvarsan*, 3 tétaniques légers guérirent, 4 tétaniques gravement atteints succombèrent.

1° Injections phéniquées. Méthode de Bacelli. — Très nombreux ont été les médecins qui, dans les formations, se sont arrêtés à la méthode de Bacelli. Certains l'ont modifiée, beaucoup l'ont combinée avec d'autres traitements. Le médecin inspecteur général Chavasse l'a conseillée conjointement avec le sérum. Les uns lui ont attribué leurs succès, d'autres l'ont jugée insuffisante [2]. D'après les renseignements que j'ai recueillis sur place, dans de nombreux services, les résultats ont été contradictoires, aussi dans le même hôpital ai-je trouvé des partisans de cette méthode et des praticiens non convaincus ou septiques. M. Nigray n'hésite pas à considérer son action comme

---

1. Je l'ai préconisée au début de la guerre dans une Communication du 28 septembre 1914 à l'Académie des Sciences.

2. En fait, l'acide phénique annihile in vitro l'action d'une culture de bacille tétanique à haute dose. Il paralyse le système nerveux en se fixant sur le névraxe. In vivo, a-t-on dit, il ne modifie pas le tétanos expérimental ; cette assertion est discutée.

nulle ; elle n'a donné aucun résultat à M. C. Laurent, M. Joly emploie ces injections sur cinq blessés. Ils sucombent tous les cinq.

Pour M. Talamon et Mlle Pommay si la méthode de Bacelli n'empêche pas la mort dans les formes suraiguës à incubation courte ; elle réussit surtout dans les cas de moyenne gravité. Sur 6 cas, ils auraient obtenu 5 guérisons.

Pour M. Sainton qui traitant, à Cherbourg, 22 cas de tétanos exceptionnellement graves, obtint 6 guérisons, la méthode de Bacelli (injection phéniquée associée au chloral) a une action curative incontestable sur l'évolution du tétanos, mais pour que la méthode soit efficace, il est de toute nécessité que le traitement soit précoce et appliqué au premier symptôme d'alarme (contracture localisée voisine du point d'inoculation ou dysphagie, même légère)[1].

Dans maints cas, l'action de l'acide phénique, a paru incontestable, mais nous ne sommes pas renseignés jusqu'ici par d'amples statistiques sur les résultats donnés par la méthode elle-même. Le plus souvent, en effet, elle a été employée avec d'autres méthodes, la sérothérapie, le chloral. La sérothérapie et le Bacelli donnent à M. C. Laurent 4 morts sur 4 cas, à M. Roger 3 guérisons. M. Nigray, avec l'acide phénique, le chloral et la morphine, accuse 10 guérisons et 26 morts. M. Sainton, avec le traitement chloralé et phéniqué a 6 guérisons sur 22 cas.

Le plus grand nombre a limité son usage aux cas chroniques ou atténués mais a considéré ce mode de traitement comme égal aux autres méthodes dites curatives. Je crois que c'est là la note vraie.

Deux modes ont été retenus :

En suivant les indications de Bacelli on injectait plusieurs fois par jour, jusqu'à la fin du tétanos, c'est-à-dire pendant vingt jours et plus, une solution à 2 ou 3 p. 100. Chaque injection contenait 0^{gr},03 à 0^{gr},04 d'acide phénique. La dose totale quotidienne était de 1 gramme environ.

D'autres avaient recours à des doses plus fortes : 40 à 50 centimètres cubes d'une solution phéniquée à 2 p. 100. La dose quotidienne était de 1^{gr},6 à 2 grammes. Certains sont allés jusqu'à 3 grammes.

L'injection était faite sous la peau, de préférence au siège de la blessure ou dans son voisinage.

Ces injections se sont montrées, en général, inoffensives et peu douloureuses. Elles ont donné parfois lieu à des œdèmes étendus (Sainton) qu'on a fait disparaître par l'application de compresses chaudes. L'addition de 40 grammes de glycérine par litre a diminué les phénomènes douloureux (H. Roger). M. Joly employa cette solution glycérinée et s'en loua.

L'intoxication sérieuse n'a pas été notée. On la prévient d'ailleurs ou on la

---

1. Sainton et Maillé. *Bull. Ac. Méd.*, 1er et 7 décembre 1914, 29 décembre 1914 et 4 janvier 1915. D'après ces auteurs l'acide phénique ne passe pas dans la cavité arachnoïdienne, donc il n'y a pas lieu de songer à des injections intravertébrales. Le liquide céphalo-rachidien des tétaniques est stérile.

combat par l'administration quotidienne de 10 à 15 grammes de sulfate de soude (H. Roger).

Plusieurs médecins ou chirurgiens ont uni l'acide phénique à d'autres substances, en vue d'éviter une action irritante et d'en diminuer les doses.

M. de Montille l'a incorporé à l'huile d'olives et à l'éther (phénol 1 gramme, éther q. s. pour dissoudre; huile d'olives 10 grammes). Grâce à l'adjonction d'huile la dose d'acide phénique pourrait être six fois moindre que la dose habituelle. Le Professeur Tedenat, de Montpellier, a traité, de septembre 1914 à février 1915, 35 cas de tétanos, la plupart graves par les injections huileuses. Il n'eut que 6 morts. La formule de l'injection était la suivante : $0^{gr},50$ d'acide phénique, 20 grammes d'huile d'olives, 3 à 4 injections par jour. Dans quelques cas il administra par la bouche 1 gramme d'acide phénique dans une potion contenant 30 grammes de sirop et de glycérine. L'injection huileuse est certainement moins irritante que l'injection aqueuse (H. Roger).

M. Lefur obtint deux guérisons avec des injections d'huile phénolée camphrée à haute dose ($1^{gr},50$ à 2 grammes de camphre et d'acide phénique dissous dans de l'huile).

M. Corniglion a traité des tétaniques par des injections phéniquées avec adjonction de sérum iodé.

2° Persulfate de soude. Méthode d'A. Lumière. — Le nombre de tétaniques hospitalisés dans le service d'isolement du professeur Bérard à Lyon a permis à M. A. Lumière de confirmer les résultats qu'il avait obtenus antérieurement de l'emploi du persulfate de soude dans le traitement du tétanos. J'en ai constaté moi-même les bons effets lors de mon inspection des formations de Lyon.

Cette méthode poursuit la destruction de la toxine par oxydation.

C'est à l'injection intraveineuse que s'est arrêté M. A. Lumière. Une ou deux fois par jour, suivant la gravité de l'infection, il injecte 20 centimètres cubes d'une solution de persulfate de soude pur et neutre à 5 p. 100. Ces injections peuvent être continuées *huit* à *dix* jours; elles sont espacées ou rapprochées suivant la fréquence des symptômes spasmodiques.

En raison d'une altération possible du persulfate, la préparation est extemporanée; le sel conservé en tubes est, au moment de l'injection, dissous dans l'eau distillée et stérilisée. L'injection doit être lente.

Elle ne détermine aucune réaction, parfois au bout de quelques instants elle détermine quelques nausées, rarement un vomissement.

Elle supprime d'une façon constante les spasmes ou les atténue considérablement.

La sédation qu'elle procure est réclamée des tétaniques dont elle supprime ou atténue très fortement les crises. L'évolution de l'intoxication se poursuit sans cris, sans convulsion, dans le calme.

Comme à la suite des autres traitements symptomatiques, le trismus, la roideur de la nuque, les contractures des muscles abdominaux persistent après les injections, mais les crises paroxystiques cessent.

Sur 29 cas M. LUMIÈRE a obtenu 16 guérisons.

« Si sa valeur curative n'est pas démontrée d'une façon indiscutable, les résultats que cette méthode a fournis n'ont été dépassés jusqu'ici par aucun autre mode de traitement »[1]. C'est la plus juste appréciation qu'on puisse porter sur elle.

M. BOTTHE mélange le persulfate de soude à du phosphate de chaux. La poudre de ces sels, dans la proportion de 0,50 de sel dissous dans 6 centimètres cubes d'eau distillée est utilisée en injections sous-cutanées renouvelées au besoin trois fois par jour (ROUTIER).

Ces injections sont douloureuses ; elles paraissent prédisposer à la congestion pulmonaire. Les résultats sont insuffisants comme nombre, pour permettre d'en apprécier la valeur.

A la méthode d'oxydation se rattachent les *injections hypodermiques massives d'oxygène* du professeur LÉGER de Grenoble.

C'est sur mes pressantes instances qu'il les employa. A mon passage dans une formation de cette ville, je m'étais, avec M. LÉGER, arrêté près d'un tétanique, entouré de sa famille qui assistait à son agonie. Cet homme, après une incubation de cinq jours, avait été atteint d'un tétanos des plus graves.

Il ne présentait pas de troubles asphyxiques, mais il avait déjà perdu connaissance. Il était abandonné. Je demandai, comme je l'avais fait si souvent ailleurs, qu'on luttât jusqu'au bout et rappelai les succès obtenus par l'oxygène dans la gangrène gazeuse, autre complication anaérobique. Deux litres d'oxygène injectés sous la peau de la cuisse relevèrent le blessé de son état comateux et amendèrent instantanément les contractures. Il guérit. C'était une véritable résurrection.

Les tentatives de M. le professeur LÉGER mériteraient d'être reprises[2].

L'injection se fait banalement. Une aiguille à injection hypodermique reliée à un ballon d'oxygène, telle est toute l'instrumentation.

3° *Sérothérapie antitétanique curative.* — La guerre actuelle a ramené l'attention sur la sérothérapie curative. Les professeurs ÉTIENNE et SPILLMANN de Nancy l'ont tout particulièrement préconisée.

MM. ROUX, VAILLARD, NOCARD, avaient conclu de leurs expériences sur les animaux que le sérum antitétanique n'avait aucune action dans les cas de tétanos confirmé et, au début de la guerre, M. ROUX, à l'Académie des Sciences à la suite de ma communication, rappelait le fait et demandait que le sérum fut exclusivement utilisé à titre préventif. Mais dirent les partisans de son emploi, si ce sérum ne peut agir sur la toxine déjà fixée sur les centres ner-

1. A. LUMIÈRE. Sur l'emploi du persulfate de soude dans le traitement du tétanos. *Lyon chirurgical*, t. XII, n° 4.

2. LÉGER. Traitement du tétanos par les injections hypodermiques d'oxygène. *Bull. Soc. Biol.*, 1915, p. 3.

veux, il peut prévenir les effets des toxines qui continuent à se produire dans une plaie insuffisamment désinfectée. Devant l'insuffisance trop souvent constatée d'autres traitements, la sérothérapie a rapidement pris place parmi les méthodes curatives les plus employées.

On a recommandé de l'utiliser : 1° *dès l'apparition des premiers symptômes* ; 2° *à doses massives*.

On a eu recours : 1° aux *injections sous-cutanées* ; 2° aux *injections intraveineuses* ; 3° aux *injections intra-rachidiennes*.

1° *Injections sous-cutanées*. — Ça été la méthode la plus employée. Le médecin inspecteur général Chavasse dans son *Instruction* recommandait de faire deux injections de 60 à 100 centimètres cubes le premier jour et de les répéter *trois* jours de suite.

D'autres ont proposé d'injecter de 50 à 100 centimètres cubes le premier jour puis 40 à 50 centimètres cubes pendant *huit* jours.

Pour MM. Roux et Vaillard l'injection doit être portée à 100 centimètres cubes d'emblée, être renouvelée le lendemain, le surlendemain et plus longtemps si c'est nécessaire.

Ces doses considérables déjà préconisées avant la guerre ont souvent été dépassées, MM. Raymond et Schmidt ne nous parlent-ils pas d'une dose totale de 2.145 centimètres cubes injectés en dix-neuf jours.

Les doses massives sont, par certains, considérées comme excessives et dangereuses. On dit, par ailleurs, qu'elles sont rarement suivies d'accidents sériques sérieux et qu'étant donnée la gravité du tétanos, on doit passer outre, proposition acceptable si on réservait exclusivement ces hautes doses à des cas graves et très graves.

Les injections sous-cutanées par contre sont bien supportées. Elles réussissent au moins autant que les injections intra-rachidiennes (Spillmann et Sartory).

2° *Injections intraveineuses*. — La dose recommandée a été de 30 à 40 centimètres cubes (Chavasse) ou encore de 100 centimètres cubes pour la première injection et de 40 à 50 centimètres cubes ensuite.

MM. Walther, Barnsby, Mercier ont employé des *doses décroissantes* de 50 centimètres cubes à 10 centimètres cubes associées à des injections intraveineuses de chloral.

Les injections intraveineuses sont plus actives que les injections sous-cutanées, elles sont aussi, a-t-on dit, plus dangereuses. Elle peuvent déterminer un schock rapide et brutal « déchaînant », de l'hypotension, l'affolement du cœur, la cyanose. Sur l'un de ses tétaniques M. Carnot eut des accidents terrifiants, aussi avec M. Courtois-Suffit les déconseille-t-il d'autant qu'elles n'ont aucune supériorité sur les injections sous-cutanées. Elles ont été, en somme, peu employées.

Avec elles, MM. Walther, Barnsby, Mercier, ont compté 6 succès sur 8 cas de tétanos aigu ; M. Lemonnier 8 guérisons sur 19 tétanos aigus. La question n'est pas jugée [1].

3° *Injections intrarachidiennes.* — On a injecté 20 à 40 centimètres cubes de sérum après soustraction d'une quantité au moins égale de liquide céphalo-rachidien.

Doyen a injecté 60 centimètres cubes le premier jour, 40 le second ; MM. Brisset et Pignol dans la région de Saint-Lô, M. Lemonnier à Granville ont, dès les premiers jours de septembre 1914, adopté la méthode des *dosses massives* de sérum antitétanique intrarachidiennes avec immobilisation déclive prolongée, *procédé d'Hôtel* préconisé au début de la guerre par Doyen (*Soc. Biol.*, 30 octobre 1914). Ils se sont contentés, à titre d'adjuvant du traitement, de débrider, d'antiseptiser la plaie.

Sur 36 cas dont il y a lieu de distraire 3 morts pour septicémie, gangrène pulmonaire, pneumonie, les auteurs précités n'accusent que 6 décès. 18 p. 100.

Ce qui a le plus frappé MM. Brisset et Pignol c'est l'amélioration rapide constatée après l'injection. Ils ont vu des améliorations immédiates.

Fait non moins remarquable : l'amélioration a porté sur le *trismus qui se relâchait* et sur les contractures qui s'espaçaient en même temps qu'il se produisait une défervescence thermique. Mais il s'agissait, dans tous ces cas, de tétanos postérieurs au sixième jour, par le fait de tétanos subaigus.

Trois tétanos suraigus à forme respiratoire sont morts par asphyxie.

Pour MM. Castuel et Ferrier le taux fut de 10 à 15 centimètres cubes. La quantité totale injectée a été de 90 à 100 centimètres cubes pour chaque tétanique.

D'ordinaire le traitement sérique intrarachidien fut associé au traitement symptomatique, au chloral, au bromure, à la morphine.

On a dit la ponction lombaire difficile (Spilmann et Sartory). M. Roger conteste cette assertion. MM. Pignol, Brissot et Lemonnier n'ont point parlé de difficultés. Ces injections déterminent une inflammation légère de la séreuse, des réactions méningées puriformes aseptiques qui semblent être liées à l'emploi du sérum américain utilisé par le Service de santé, lequel contient ordinairement du phénol ou de crésyl. On les a constatées exceptionnellement avec le sérum français (Roger).

En vue d'assurer un contact plus direct et plus rapide du sérum avec le bulbe, M. d'Hôtel a recommandé à l'Académie de Médecine de donner au tétanique une position déclive, d'abaisser fortement sa tête et ses épaules et de relever le bassin de 25 à 30° ; Doyen inclinait le bassin de 45°, M. d'Hôtel

---

1. MM. Raymond et Schmid ont injecté 70 centimètres cubes de sérum dans une veine et continué le traitement en employant les injections sous-cutanées (150 centimètres cubes par jour), au total ils ont utilisé 2.145 centimètres cubes de sérum américain en 19 jours. La suspension du traitement amenait la recrudescence des symptômes. Il s'agissait d'un tétanos aigu apparu après une incubation de 5 jours. Ils conseillent les doses massives dès les premiers symptômes.

conserve au tétanique cette position pendant deux heures, Doyen pendant six. MM. Pignol, Brissot et Lemonnier ont maintenu leurs tétaniques en déclivité bulbaire, M. Boquel a eu recours sans succès à cette position.

En somme le plus souvent on s'est adressé aux injections sous-cutanées à haute dose, plus rarement aux injections intraveineuses recommandées également par le médecin inspecteur général Chavasse dans son Instruction, exceptionnellement aux injections intrarachidiennes. Presque toujours ce traitement a été combiné avec le traitement symptomatique (chloral, Bacelli, etc.). Le médecin inspecteur Chavasse conseillait d'utiliser simultanément les hautes doses de chloral et l'acide phénique suivant la méthode de Bacelli.

Quels ont été en bloc, les résultats ? Il est difficile de le dire d'une façon absolument précise puisqu'on n'a pas le plus souvent tenu compte de la gravité des cas appréciée d'après la durée de l'incubation, la température, les signes d'atteinte bulbaire (trismus, formes respiratoires). Sur 7 tétaniques auxquels M. Joly injecte du sérum sous la peau et dans les veines, 5 succombent. La conclusion de M. Carnot semble bien résumer l'impression qui ressort des faits jusqu'ici connus.

« Dans les formes graves, la sérothérapie est en général sans action ; dans les formes subaiguës, nombreux sont les succès ; les formes atténuées guérissent seules ». Les injections intraveineuses sont dangereuses ; c'est avec elles que les accidents graves d'anaphylaxie sont surtout à craindre.

Sont à signaler les tentatives de MM. Sicard, Apert et Lhermitte et M. Jousset. M. Sicard a pratiqué des injections *para-nerveuses* à la racine des membres, M. Carnot en a fait le long des nerfs du membre blessé. MM. Apert et Lhermitte ont eu recours à des injections épidurales dans le canal sacré (*injections para-radiculaires*) dans le but de mettre les branches nerveuses en contact plus direct avec le sérum alors que celui-ci est dilué dans les injections intrarachidiennes communes. Le professeur Vautrin de Nancy n'a pas constaté que les dernières aient une activité renforcée. Enfin M. Jousset a fait des injections profondes pharyngées et sous-maxillaires pour calmer le trismus et la dysphagie.

M. Roger a proposé les injections intrarachidiennes hautes, cervicales dans les formes très graves.

C. **Méthodes associées. Traitements mixtes**. — On a eu souvent recours à l'association des méthodes reconnues les plus efficaces : emploi simultané du chloral, du bromure de potassium, du sérum antitétanique. Des statistiques favorables ont été fournies.

Par le traitement mixte, Doyen ne perd que 3 tétaniques sur 24. A Vitré, par l'association du *chloral* (18 grammes), du *bromure de potassium*

(6 grammes) des *injections rachidiennes massives* (10 à 50 centimètres cubes par injection) avec déclivité bulbaire suivant la méthode d'Hôtel, MM. Castuel et Ferrier guérissent 11 blessés sur 13. La plupart des médecins considère l'association du chloral ou d'autres sédatifs aux médications dites curatives comme indispensable et M. Sainton est allé jusqu'à dire que « tout tétanique qui dort est un tétanique en voie de guérison ».

MM. Barnsby et Mercier, alors qu'avec les traitements usuels ils n'avaient compté que des insuccès, donnent le chloral et le sérum en injections intra-veineuses massives et d'emblée.

Les dernières comportent une dose de 50 centimètres cubes prise en une fois, suivie de doses quotidiennes décroissant jusqu'à 10 centimètres cubes, et le chloral est administré à la quotité de 60 centimètres cubes d'une solution à 5 p. 100. Ces injections sont au besoin répétées trois fois par jour.

Dans les cas traités, l'incubation avait varié du septième au quinzième jour.

MM. Spillmann et Sartory traitent un certain nombre de tétaniques par diverses méthodes puis par les injections de sérum associé au chloral. Ce sont ces dernières qui leur donnent les meilleurs résultats. La proportion de guérisons est de 30 p. 100.

Leurs tétaniques qui proviennent du Grand-Couronné présentent en général des *formes très graves, le plus souvent suraiguës, bien confirmées*. Leur traitement consiste en injections sous-cutanées de sérum antitétanique : 20 centimètres cubes le matin, 20 centimètres cubes le soir jusqu'à concurrence de 200 centimètres cubes qu'il fut presque toujours nécessaire d'atteindre, mais le plus souvent inutile de dépasser. Les 200 centimètres cubes étaient injectés en cinq jours. En même temps on faisait prendre 18 à 20 grammes de chloral par vingt-quatre heures et on faisait appliquer *un pansement ouaté autour de la tête*, moyen très simple d'assurer le calme du malade et d'atténuer ses crises convulsives.

Dans les formes très graves, sur 28 cas, ils ont obtenu 8 guérisons. Aussi pour eux, les injections sous-cutanées de sérum antitétanique à haute dose associées au chloral ont une action curative certaine.

MM. Pignol, Brissot, Lemonnier, avec un traitement mixte (sérothérapie, chloral, bromure) perdent 15 tétaniques sur 30, mais en tenant compte des complications intercurrentes (septicémie, pneumonie, gangrène pulmonaire) et de cas suraigus à forme respiratoire, la mortalité n'est plus que de 10 p. 100.

M. Sainton traite à Cherbourg 22 tétaniques exceptionnellement graves par le Bacelli et le chloral à haute dose combinés. Mais la quantité d'acide phénique a dépassé la dose habituelle. Il obtient 6 guérisons. Deux fois par jour, ses malades recevaient une injection de 40 à 50 centimètres cubes d'une solution phéniquée à 2/100 de sorte que chez chacun d'eux la dose quotidienne a varié entre 1^{gr},60 et 2 grammes par jour ; le chloral était administré en lavement journalier à la dose de 6 à 8 grammes avec

2 jaunes d'œuf et de 250 grammes de lait. Deux malades reçurent en totalité, l'un 48 grammes, l'autre 88 grammes d'acide phénique sans que les urines noircissent. Les injections non douloureuses se faisaient au-dessus du siège de la blessure ; elles déterminèrent parfois des abcès aseptiques.

M. JOLY qui, avec les injections phéniquées employées exclusivement avait perdu 7 tétaniques sur 7, et 5 sur 7 après les injections du sérum, obtient 6 guérisons par l'emploi combiné du sérum et de l'acide phénique.

La morphine est en général proscrite, cependant M. BOQUEL, d'Angers, a cru utile de l'associer au chloral, aux injections phéniquées et au sérum antitétanique. Il répétait, en cas de crises, la morphine à la dose de $0^{gr},01$ au besoin plusieurs fois répétées.

M. REDARD, à Cannes, associe le Bacelli au rhodium colloïdal et aux potions chloralées (6 grammes). Il obtient 4 guérisons sur 8 cas graves.

La médication générale ou symptomatique ne doit pas détourner l'attention de quelques soins particuliers.

Pour *faire uriner* et *évacuer* ses malades, M. BOQUEL a été amené à faire absorber le plus généralement en lavement, chaque jour, un litre de sérum lactosé à 50 p. 100, goutte par goutte, à la manière de Murphy et l'effet diurétique a été généralement obtenu. Il n'a pas manqué de faire donner chaque jour, par la bouche ou en lavement, les 20 grammes de sulfate de soude préconisés par Bacelli ; quelquefois il lui a fallu recourir à des lavements purgatifs ou à l'huile de ricin.

M. JOLY, qui fait jouer dans le pronostic un rôle de tout premier ordre à l'appareil cardio-rénal, et qui a formulé son opinion en disant que la maladie est au système nerveux et le danger au rein et au cœur faisait à ses tétaniques des injections d'huile camphrée ; il leur donnait de l'urotropine, de la scille, de la lactose, des tisanes diurétiques ; il soutenait le cœur et pour remédier à l'insuffisance respiratoire, il faisait inhaler de l'oxygène toutes les heures et souvent tous les quarts d'heures.

L'alimentation est difficile, sans doute, mais il faut si intéresser. Elle réclame l'emploi de moyens spéciaux, elle doit au début être suppléée par des injections de sérum physiologique. La dysphagie est calmée par la morphine. L'alimentation régulière est reprise le plus tôt possible.

On a noté quelques cas de *rechutes* ou de *récidives* : cas de M. AUBOYER, rechute un mois après l'atteinte, de M. HAPPEL rechute après trois mois, de M. MAUNOURY après six mois.

Le tétanos guéri peut laisser comme séquelles : un état d'affaiblissement long à disparaître, des déformations vicieuses des membres fracturés (PHOCAS) parfois des raccourcissements considérables, des atrophies musculaires très accusées.

Conclusions. — En résumé, le tétanos ne s'est montré, pendant la période de guerre que j'envisage, ni moins fréquent ni moins grave que dans les guerres antérieures. Les cas ont été très nombreux et particulièrement sévères en 1914. Ils l'ont été moins en 1915-1916.

Pour rare qu'il soit, il n'a pas disparu. Il reste l'une des plus redoutables complications des plaies de guerre.

Dès la stabilisation des fronts, la désinfection primitive des plaies, l'ablation des corps étrangers ont été, avec la sérothérapie, les moyens prophylactiques employés.

Les injections curatives de sérum faibles sont proscrites[1]; les injections répétées sont reprises et très conseillées.

La sérothérapie préventive a ses partisans enthousiastes; elle compte encore des non convaincus. L'étude de ses résultats est donc à poursuivre.

L'injection préventive faite avant la recherche ultérieure des corps étrangers est généralement acceptée. Pour certains, elle constitue une règle formelle de pratique.

Les injections très répétées, longtemps continuées, dans les cas de plaies communes, n'ont pas été acceptées par le plus grand nombre.

Les accidents consécutifs aux injections, pour rares qu'ils soient dans leur forme grave, imposent les précautions anti-anaphylactiques.

Mieux que des statistiques d'ailleurs peu nombreuses, comprenant des cas de gravité différente, en englobant de traités par les méthodes les plus diverses, l'impression générale nous fixe sur le degré de gravité des tétanos observés et la valeur des moyens thérapeutiques qu'on leur a opposés.

Le tétanos est resté sévère, avec une échelle de gravité croissant des formes localisées, tardives, aux formes chroniques, subaiguës, aiguës, bulbaires et asphyxiques.

La durée de l'incubation est restée un élément important du pronostic.

Aucun des modes de traitements utilisés du tétanos confirmé n'a affirmé sa supériorité sur les autres, aussi s'accorde-t-on pour les combiner.

Ces traitements ont d'autant plus de chances de succès qu'ils sont commencés plus tôt, dès l'apparition des premiers symptômes prémonitoires.

Même dans les cas aigus et suraigus, malgré leur excessive gravité, il ne faut pas désespérer d'une guérison. Il faut employer nos moyens avec la constance et la conviction d'une réussite (DELORME, SPILLMANN). Il y aura des formes primitivement graves qui défieront tout traitement, mais il en est qui peuvent céder et on ne peut, à l'avance, décider de la terminaison des unes et des autres.

Le traitement offre d'autant plus de chances de succès qu'il est commencé

---

1. « Avec des doses faibles de sérum, c'est vouloir tirer sur un sanglier avec du plomb à moineaux » dit, pittoresquement le Professeur ETIENNE, o. c.

plus tôt, dès l'apparition des tout premiers symptômes prémonitoires dont la fréquence s'est, à nouveau, affirmée ; il a d'autant plus de chances de réussite que l'action est plus massive.

Dans les cas de tétanos suraigu, on a recommandé les injections de sérum dans la plaie, sur le trajet des nerfs, les injections intra-rachidiennes, la méthode de BACELLI en injections sous-cutanées, le chloral, le bromure à hautes doses en lavements, le tout associé.

Dans le tétanos aigu ont été conseillés les injections sous-cutanées de sérum, l'acide phénique, puis les sédatifs à haute dose.

La méthode sous-cutanée, pour le sérum et le Bacelli a été préférée à la méthode intraveineuse et rachidienne dans les cas moyens ou chroniques.

Même dans les cas tardifs ou atténués, la tendance a été à une action rapide. Certains affirment qu'ils guérissent seuls. Les cas de morts incitent à s'attacher au traitement.

Il y aura toujours des cas qui défieront les traitements les plus judicieux parce qu'hypertoxiques, associés, intoxiquant d'emblée les centres bulbaires (ÉTIENNE). Néanmoins le traitement doit toujours être conduit intensivement, avec continuité et conviction.

Au traitement direct de l'infection s'ajoutent des traitements complémentaires. Plusieurs ont demandé de s'y intéresser (constipation, rétention d'urine, alimentation, calme absolu, etc.).

BIBLIOGRAPHIE

AIMES. Tétanos tardif. *Réunion. Méd. Chir.*, 4° armée, 19 avril 1916.

AUBOYER. Tétanos chronique à rechute causé par la persistance du projectile dans la blessure. *Paris médical*, 1915.

BACRÉ. Traitement précoce du tétanos dans les hôpitaux militaires en temps de guerre. *Bull. Acad. Méd.*, 23 mars 1915.

BARNSBY et MERCIER. Guérison de six cas de tétanos traumatique par la méthode intraveineuse. *Bull. Acad. Méd.*, 23 mars 1915.

BARSEGOFF. Le tétanos partiel. *Th. Nancy*, 1916.

BAZY. A propos du tétanos. *C. R. Acad. Sciences*, 14 décembre 1914. Valeur préventive du sérum antitétanique. *Presse médicale*, 4 février 1915. Tétanos tardif. *C. R. Acad. Sciences*, 24 janvier 1916. *Bull. Acad. Méd.*, 16 mai 1916.

BÉRARD (L.) et LUMIÈRE (A.). Etudes sur le tétanos : 1° Sur le tétanos tardif ; 2° L'évaluation clinique du tétanos tardif survenant après l'injection préventive du sérum ; 3° Sur l'emploi du persulfate de soude dans le traitement du tétanos. *Lyon Chir.*, t. XII, n° 4, 1er octobre 1915. Sur le tétanos tardif. *Bull. Acad. Méd.*, 31 août 1915.

BIENFAIT et LEROY. Contribution à l'étude du traitement du tétanos par les injections intrarachidiennes de sulfate de magnésie. *Le Caducée*, 15 janvier 1915, p. 85.

BOQUEL. Traitement de 24 cas de tétanos chez des blessés militaires. *Bull. Acad. Méd.*, 8, 14 décembre 1914.

Bouquet. Deux cas de tétanos tardif. *Bull. Thérap.*, février 1916.

Brochet. Sur un cas de tétanos tardif à début simulant une occlusion intestinale. *Bull. Acad. Méd.*, 23 novembre 1915.

Cabatous. Contribution à l'étude du tétanos. *Th. Nancy*, 1915.

Caillaud et Corniglion. Traitement du tétanos. *Bull. Acad. Méd.*, 10 novembre 1914. *C. R. Acad. Sciences*, 3 novembre 1914. *Journal de méd. et chir. pratiques*, 25 juin 1915.

Carnot. Tétanos local et tardif après sérothérapie préventive. *Paris médical*, 1915.

Castuel et Ferrier. Sur seize cas de tétanos observés à Vitré. *Bull. Acad. Méd.*, 20 juillet 1915.

Cazamian. Sur un cas de tétanos grave guéri par le sérum ; injections mixtes intrarachidiennes et intraveineuses. *Arch. méd. et Ph. navales*, août 1914.

Cazin. De l'utilité des injections répétées de sérum antitétanique dans le traitement préventif du tétanos. *Soc. Chirurgiens Paris*, 12 novembre 1915.

Chaput. Le traitement préventif du tétanos par la désinfection précoce et radicale et le traitement antiseptique. *Presse médicale*, 3 décembre 1914.

Chauffard. Les syndromes tétaniques. *Journal des Praticiens*, 9 mai 1914.

Chabaith. Notes sur le tétanos de la guerre de 1914. *Thèse de Paris*, 1915.

Claude et Lhermitte. Le tétanos fruste à évolution lente et incubation prolongée. Etude des réactions électriques. *Presse médicale*, 14 octobre 1915.

Comby. Trois cas de tétanos guéris par injections sous-cutanées de sérum antitétanique. *Soc. Méd. Hôp.*, 9 octobre 1914.

Corniglion. Traitement du tétanos par les injections phéniquées aqueuses au centième, avec adjonction de sérum iodé. *Journal de Méd. et Chir. prat.*, 25 juin 1915.

Courtois Suffit et Giroux. Tétanos partiel localisé au membre inférieur gauche, *Bull. Acad. Méd.* Les formes anormales du tétanos, 1 vol. 174 pages, avec *Index bibliographique*. Bibliothèque Horizon. Paris, Masson, 1916.

Couteaux. Quelques formes anormales du tétanos. *Bull. et Mém. Soc. Chir.*, 16 février 1916.

Delbet (P.). Discussion sur le réveil de l'infection des plaies. *Bull. et Mém. Soc. Chir.*, octobre, novembre 1915.

Deleuze. Quelques aperçus des publications médicales allemandes. *Presse médicale*, 13 décembre 1916.

Delorme (E.). Précis de chirurgie de guerre, Masson et Cie, éditeurs, 1914. Considérations générales sur le traitement des blessures de guerre. *C. rendus de l'Acad. des Sciences*, 28 septembre 1914. Discussion : Laveran, Landouzy, Roux. *Presse médicale*, 8 octobre 1914 et *Bulletin médical*, 1915.

Demmler. Traitement du tétanos par les doses très élevées de chloral. *Bull. Acad. Méd.*, 1914, n° 14.

Doyen. Traitement du tétanos par les injections intrarachidiennes de sérum antitétanique à hautes doses suivies du renversement du tronc en position de déclivité bulbaire. *Bull. Soc. biol.*, 31 octobre 1914.

Dupré, Schoeffer et Lefur. Syndrome tétanoïde persistant, secondaire à une plaie du sciatique droit compliqué d'un tétanos aigu grave. *Soc. Neurol.*, 3 juin 1915.

Dutertre. Le tétanos et son traitement en Allemagne (1914-1915), 1 vol. Maloine, 1915.

Desplas. Tétanos localisé tardif mortel. *Réun. Méd. Chir. 6e armée*, décembre 1915.

Etienne (G.). Injections de quinine et de tétanos. *C. R. Soc. Méd. Nancy*, 10 mars 1915. — Quelques faits pour l'étude du tétanos et son traitement. *C. R. Soc. Méd. Nancy*, 26 mai 1915. — Sérothérapie dans le tétanos déclaré et traitements combinés. *Paris médical*, avril 1916.

Faligant. Contribution à l'étude du tétanos. *Th. de Paris*, 1915.

Fayet et Bonmiol. De la fréquence ou de la rareté du tétanos suivant les régions. *Rev. Path. comparée*, décembre 1915.

Ferrier. Etudes des variations de l'urée dans le liquide céphalo-rachidien, le sang et l'urine des malades atteints de certaines infections épidémiques. *Journal de Pharm. et de Chimie*, 1915.

Fiessinger (Noël). Le traitement du tétanos d'après les travaux récents. *Journal des Praticiens*, 6 novembre 1915.

Fricker. Les tétanos partiels. *Th. Lyon*, 1916.

Gauvain. Le tétanos tardif. *Th. Lyon*, 1915-16.

Genouville. Sérothérapie chez un blessé ayant eu le tétanos quinze mois auparavant. *Réun. Méd. Chir. 5° armée*, janvier 1916.

Girou. Les tétanos partiels des membres à début précoce. *Th. Paris*, 1916.

Goetz. Le tétanos secondaire aux traumatismes orbito-oculaires. *Th. Lyon*, 1915-1916.

Gomma. Discussion : Raymond et Schmidt. *Revue Méd. Chir., 10° armée. Presse médicale*, 1915, p. 390.

Hartmann. Chirurgie de guerre. *Paris méd.*, janvier 1915.

Husch. Sur un cas de tétanos. *Rev. Méd. Est.*, février 1914.

Jambert. Etude sur le tétanos consécutif aux gelures. *Th. Toulouse*, 1916.

Joly. Note sur une série de 21 cas de tétanos. *Bull. Acad. Méd.*, 26 janvier 1915.

Jullien. Tétanos tardif. *Lyon Chirurgical*, juillet, août 1916.

Laurent (Ch.). Notes sur le traitement de 18 cas de tétanos confirmés. *Lyon Chir.*, décembre 1915.

Laval (Ed.). Notes sur deux cas de tétanos strictement localisés au membre inférieur. *Bull. Acad. Méd.*, 23 novembre 1915. Rapport Pozzi. — Le tétanos *Bulletin Médical*, 17 juin 1915. Revue critique.

Lefort (R.), de Lille. Accidents pseudo-tétaniques chez les blessés atteints de lésions des nerfs compliqués de la présence de corps étrangers. *Bull. Acad. Méd.*, 17 août 1915. *Presse médicale*, 23 octobre 1916, p. 477.

Lefur. A propos des injections de sérum antitétanique. *Soc. des Chirurgiens de Paris*, 12 novembre 1915.

Léger. Injections hypodermiques d'oxygène dans le traitement du tétanos. *Bull. Soc. Chir.*, 3 mars 1915.

Leriche. Un cas de tétanos tardif à symptomatologie fruste. *Lyon chirurgical*, octobre 1915. — Deux cas mortels de tétanos tardif post-opératoire chez des blessés ayant reçu une injection de sérum longtemps auparavant. *Soc. Méd. Hôp.*, 19 novembre 1915.

Loygne et Abrami. A propos des tétanos retardés. *Réunion Méd. Chir. 4° armée.* 11 février 1916.

Lucchesi. Traitement du tétanos par la méthode de Bacelli. *Bull. Acad. Méd.*, 7 décembre 1914.

Lumière (A.). Sur l'emploi du persulfate de soude dans le traitement du tétanos. *Lyon Chir.*, octobre 1915.

Mannheimer Gomez. Sur le traitement du tétanos déclaré. *Soc. Méd. Paris*, 11 décembre 1914.

Marfan. Innocuité des injections sous-cutanées de sérum hétérogène. *Soc. Méd. Hôp.*, 29 octobre 1915.

Marie (P.). Tétanos tardif à type abdomino-thoracique. *Paris médical*, 8 juillet 1916.

Martin, Salimbeni et Frasey. Essai sur la vaccination des chevaux par la toxine tétanique chauffée. *Soc. biol.*, 26 décembre 1914.

De Massary. Deux cas de tétanos guéris par une médication combinée, etc. *Soc. Méd. Hôp.*, 6 novembre 1914. — Craintes d'anaphylaxie, abstention d'injection sérique, tétanos mortel. *Soc. Méd. Hôp.*, 22 octobre 1915.

MAUCLAIRE. *Soc. Chir.*, 5 juin 1915.

MAURICE. Nécessité des injections répétées de sérum antitétanique pour assurer l'efficacité du traitement préventif du tétanos. *Soc. Méd, Paris*, 27 août 1915.

MERCIER. A propos du tétanos. *Bull. Acad. Méd.*, 23 mars 1915.

MÉRIEL. Deux cas de tétanos partiel. *Bull. et mém. Soc. Chir.*, 2 février 1916.

MERIEUX. Sérum antitétanique et sous-gallate de bismuth. *Soc. biol.*, mars 1916.

MILIAN et LESURE. De l'action curative du sérum antitétanique. *Paris médical*, 10 octobre 1915.

MONOD (Ch.). Tétanos localisé du membre supérieur droit, sans aucune participation du membre gauche. — A propos du tétanos localisé. *Bull. Acad. Méd.*, 9 novembre, 23 novembre 1915.

MONTAIS. Sur quelques cas de tétanos localisé à la région blessée. Tétanos médullaire. *Annales de l'Institut Pasteur*, août 1915.

DE MONTILLE et LESAGE. Traitement du tétanos. *Réunion Méd. chir., 6ᵉ armée*, 20 octobre 1915.

MORET. Traitement du tétanos. *Soc. Path. comp.*, 8 décembre 1914.

MOUCHET. Tétanos chronique à rechutes. *Journal des Praticiens*, 8 mai 1915.

NIGAY. Le tétanos, son traitement, son pronostic. *Presse méd.*, 21 janvier 1915.

NIVIÈRE. Soixante et un cas de tétanos soignés à l'hôpital civil de Vichy. *Bull. Ac. Méd.*, 30 mars 1915. *Bull. Méd.*, 30 mars 1916.

ORTICONI. Sérothérapie et anaphylaxie. *Réun. Méd. Chir. 10ᵉ armée*, 10 août 1915.

PARENT. Sérum antitétanique et accidents sériques. *Soc. Path. Comp.*, 6 juillet 1915.

PERAIRE. Disc. : *Soc. Méd. Paris*, 27 août 1915.

PETIT DE LA VILLEON. Six mois de chirurgie de guerre dans un hôpital de l'arrière. *Bull. et Mém. Soc. Chir.*, 11 août 1915, 12 novembre 1915.

PHELIP et POLICARD. Tétanos probablement influencé par une névrite préalable du membre blessé. *Bull. et Mém. Soc. Chir.*, 5 mai 1915.

PHOCAS et RABAUD. Tétanos tardif ayant entraîné la déformation du membre fracturé. *Bull. Acad. Méd.*, 28 mars 1916.

PIGNOL, BRISSOT et LEMONNIER. A propos du tétanos et de la sérothérapie intrarachidienne massive. *Bull. Soc. Chir.*, 6 octobre 1915, p. 1905. Rapport WALTHER.

POTHERAT. Sur le tétanos tardif. *Rev. méd. chir. 4ᵉ armée, Presse médicale*, 10 mars 1916.

POZZI. Une observation de tétanos localisée précoce. *Bull. Acad. Méd.* 9 novembre, 10 décembre 1915.

QUERY. Réinjections et réactions sériques *Soc. Path. comparée*, 14 mars, 1915.

RAMIREZ-MARTINEZ. Contribution à l'étude du tétanos tardif localisé. *Thèse Montpellier*, 27 juillet, 1915.

RAUZIER et ESTOR. Du tétanos tardif localisé. *Thèse* de Albert RAMIREZ MARTINEZ. 27 juillet 1915.

RAYMOND et SCHMIDT. Tétanos cryptogénétique traité et guéri par la sérothérapie, *Réun. chirur. de la 10ᵉ armée*, secteur sud. 25 août 1915 : ROULLAUD, GOMMA, DUPONCHEL *Presse médicale*, 1915, p. 390.

ROGER (H.). Le tétanos *in* La pratique de la chirurgie de guerre de FOISY. *Bibl. étendue*, Paris, 1916.

ROGER. Tétanos local. *Réunion médico-chirurgicale de la 6ᵉ armée*, 19 avril 1916.

ROCLU. Sérum antitétanique et accidents sériques. *Paris médical*, 1915.

ROUTIER. Notes à propos d'un certain nombre de cas de tétanos anormal. *Bull. Acad. Méd.*, nº 45, 9 et 30 novembre 1915.

SAINTON. Traitement du tétanos par la méthode de Bacelli. *Bull. Acad. Méd.*, 1 et 7 novembre 1914.

Sainton et Maillé. Note sur le liquide céphalo-rachidien dans le tétanos et son abscence de toxicité. *Bull. Acad. Méd.*, 29 décembre 1914 et 4 janvier 1915.

Saissi. Discussion : *Société des chirurgiens de Paris*, 12 novembre 1915.

Sieur. Note relative à l'apparition du tétanos chez les blessés de guerre. *Bull. Acad. Méd.*, 12 janvier 1915.

Spillmann. Le tétanos à l'hôpital militaire de Nancy. *C. R. Société de médecine de Nancy*, 16 juin 1915, fasc. 6, p. 452.

Spillmann (L.) et Sartory. Traitement du tétanos confirmé par le sérum antitétanique et le chloral. *Bull. Acad. Méd.*, 2 et 8 mars 1591.

Talamon et Pommeray. Traitement du tétanos par l'acide phénique, *Presse médicale*, 19 novembre 1914.

Tuffier. Contribution à la chirurgie de guerre. *Bull. Acad. Méd.*, 15 août 1915.

Valette. A propos d'un cas de tétanos retardé, *Lyon chir.*, octobre 1915.

Vaillard. Sur le tétanos localisé. *Bull. Acad. Méd.*, 23 nov. 1915. La prévention du tétanos par le sérum antitoxique. *Presse médicale*, 7 septembre 1916.

Vautrin. Quelques considérations sur le tétanos. *C. R. Société de médecine de Nancy*. 25 juin 1915, fasc. 7. p. 550. Anaphylaxie dans le tétanos. *C. R. Société de médecine de Nancy*, 26 mai 1915, p. 469.

Verhoeghe. Plaie pénétrante de l'abdomen, laparotomie retardée. Anastomose intestinale latéro-latérale. Evolution vers la guérison. Mort huit jours plus tard par tétanos. *Réun. méd. chir., 6e armée*, 20 octobre 1915.

Vincent et Wilhem. Un cas de tétanos localisé. *Réunion médico-chir., 5e armée*. 27 novembre 1915.

Walther. Notes sur l'évolution et la prophylaxie du tétanos chez les blessés de guerre. *Presse médicale*, 8 octobre 1914. Cyphose dorsale angulaire à type pottique au cours d'une attaque de tétanos. *Bull. et Mém. Soc. Chir.*, 7 juillet 1915.

Weiss et Gross. Notes de chirurgie de guerre. *Bull. et Mém. Soc. Chir.*, 27 janvier 1915.

CHAPITRE X

BLESSURES DES VAISSEAUX

En multipliant des lésions vasculaires au point qu'il n'est pas d'opérateur qui n'ait eu à en traiter une série plus ou moins importante, cette guerre a permis de vérifier les types des blessures artérielles et veineuses, d'en étudier et l'anatomie pathologique et l'évolution et si leur thérapeutique ne s'est pas enrichie de procédés nouveaux, on a contrôlé la valeur d'une méthode réparatrice théoriquement idéale mais qui n'a pas jusqu'ici légitimé les espérances qu'elle avait fait entrevoir, la suture.

Le principal et très sérieux progrès accompli a porté sur la prévention des hémorragies secondaires par l'exérèse des plaies.

Dans le cadre des *plaies* et des *contusions* se classent les traumatismes des vaisseaux par les projectiles ; je ne les envisagerai que d'une façon générale.

Blessures des artères.

Quelle que soit la nature des projectiles qui ait produit des blessures artérielles, la lésion s'est présentée sous l'aspect d'une *plaie latérale*, d'une *plaie perforante partielle*, d'une *plaie perforante totale*, d'une *section*, d'une *dilacération*. Ce sont celles que l'expérimentation cadavérique avaient étudiées et dont elle avait établi la proportionnalité.

Les tirs à courte distance si fréquents ont multiplié les sections ; les balles à impact large, les éclats d'obus, les gerbes esquilleuses, les dilacérations.

La *plaie latérale* représente soit une fente, soit une perte de substance comprenant le quart, le tiers, la moitié, les trois quarts du diamètre du vaisseau. On a vu sur les blessés que le segment lésé, sous l'influence de la rétractilité de la tunique moyenne, formait parfois un coude qui agrandissait encore la béance de la perte de substance. Le bord, contus, est soit taillé à l'emporte-pièce, plus souvent accompagné de déchirures des tuniques internes.

La *plaie perforante partielle*, lésion rarissime est la pénétration d'une artère par un minuscule éclat, par une esquille, la pointe d'une balle qu'on trouve bouchant l'ouverture. MM. MAUCLAIRE, SENCERT, LENORMANT en ont cité de nouveaux exemples. On peut la confondre avec la plaie latérale ou l'ulcération artérielle.

Perte de substance axile ou rapprochée de la périphérie de l'artère, la *plaie perforante totale* ou de *part en part*, si fréquemment observée dans les tirs d'expérience a été rarement vue sur les blessés, en raison de son excessive gravité. A la perte de substance peuvent s'ajouter des déchirures des tuniques internes.

La *section totale* est, avec la plaie latérale et la dilacération, la lésion la plus fréquente ; c'est elle qui domine dans les tirs rapprochés. Les extrémités de l'artère sont effilées, amincies, rarement nettes, les tuniques internes fissurées, déchirées plus ou moins loin, parfois rebroussées. Ces lésions prolongées des tuniques internes seront à rappeler à propos des *plaies béantes,* des *plaies sèches*, des *opérations conservatrices.*

Les *dilacérations* représentent, avec le summum des dégâts et plus d'irrégularité, de grandes plaies latérales, des sections étendues sur 3, 4, 5 centimètres et plus.

Ce sont là les lésions primitives et typiques; leur caractéristique est l'*extension du dégât au delà de la perte de substance apparente*. Quand le foyer s'est infecté surtout, des désordres distants accroissent encore cette extension ; des fragments de la paroi se sphacèlent régulièrement ou irrégulièrement, l'artérite rend la paroi friable à plus ou moins grande distance des pertes de substance et l'on voit des ouvertures irrégulières ou des altérations vasculaires prolongées parfois de 4 à 10 centimètres et plus.

On a confirmé l'observation de déchirures des tuniques internes produites par le mécanisme de l'étirement, et portant sur des points parfois très éloignés de la lésion directe, surtout à la suite des plaies d'obus [1], mais les balles peuvent également les déterminer. Enfin, il y aurait lieu parfois de tenir compte, pour expliquer le fait de ces lésions multiples, de la projection de tissus, en particulier d'esquilles, dans les cas de fractures très comminutives et aussi de l'action de semis de grenades.

Bien qu'il soit reconnu que les ouvertures des gros troncs artériels soient d'une extrême gravité, on s'est demandé dans chaque guerre si les hémorragies des gros vaisseaux autres que ceux du tronc avaient causé beaucoup de morts immédiates ou presque immédiates. Celle-ci ne nous a encore donné aucun renseignement à ce sujet. Un fait ressort, très intéressant, sans doute lié à la stabilité des fronts et à l'apport rapide des secours, c'est la fréquence relative des lésions des grosses artères vues et traitées dans les

---

1. Je dis confirmé car il est bon de ne pas oublier les exemples très remarquables qui en avaient été fournis et dont j'ai rappelé les principaux. *Traité de chirurgie de guerre*, t. II, p. 492.

formations sanitaires de l'avant. Sur ce point les enseignements de cette guerre sont d'une précision antérieurement inconnue, car au cours de l'exérèse des plaies, devenue en beaucoup de Centres habituelle, la constatation a été faite de visu. Après les larges débridements et les abrasions des parois des plaies, le traumatisme artériel ne pouvait échapper à l'observateur et l'intervention systématique, primitive, dans tout hématome, ne laissait pas davantage place au doute. L'expérience actuelle a fourni là une donnée précieuse et nouvelle.

C'est ainsi que M. le médecin-major H. Billet[1], dans une ambulance chirurgicale qui a fonctionné pendant les batailles sous Verdun, a dû pratiquer près de 300 ligatures pour des perforations latérales ou des sections. Il a reçu 5.000 blessés. Nous sommes loin de l'épreuve de Mandchourie pendant laquelle, d'après Follenfant, les ligatures primitives furent rarement pratiquées aussi bien pour les plaies d'obus que pour les plaies par balles[2].

Quoi qu'il en soit, le pronostic des lésions des gros vaisseaux est toujours d'une haute gravité.

Au point de vue de l'arrêt momentané ou définitif de l'hémorragie, de la fréquence des hématomes, de leur devenir, s'est accusée, au cours de cette guerre, la différence déjà notée antérieurement entre les plaies artérielles produites par les balles surtout tirées aux distances moyennes et éloignées avec orifices étroits et les plaies dues aux éclats un peu volumineux des obus.

Dans le canal étroit de la plaie des premières, avec orifices punctiformes, incisures des cloisons aponévrotiques, lésions minimes des masses musculaires plutôt écartées qu'abrasées, le sang éprouve des résistances qui limitent son issue, son épanchement et favorisent sa coagulation. On a vu une cicatrisation de la plaie vasculaire, terminaison exceptionnelle (Le Jemtel). D'ordinaire il se forme un hématome que le chirurgien traite de bonne heure le plus souvent, comme nous le verrons. Abandonné à lui-même l'hématome reste stationnaire, laisse une poche à paroi mal organisée ou se transforme en anévrysme artériel, en anévrysme artérioso-veineux si une veine a été simultanément intéressée ou bien il s'étend, se rompt ou s'infecte et donne lieu à des hémorragies secondaires dans les deux cas. L'infection est relativement rare à la suite de ces lésions par balles. Tout cela était connu et fut redit.

Quand, au contraire la plaie a été produite par une balle tirée à très courte distance et surtout par éclat d'obus, les orifices cutanés plus larges, les pertes de substance aponévrotiques et surtout musculaires, de véritables poches musculaires sont des canaux tout tracés pour faciliter l'issue du sang. Sa collection intra-tissulaire, rendra plus difficile sa coagulation; le danger encouru par le blessé sera, de ce fait, infiniment plus grand si la section

---

1. Communication orale.

2. Follenfant. Guerre russo-japonaise, Impressions chirurgicales. *Arch. de Méd. et de Ph. militaires*, t. XLVIII.

du vaisseau n'est pas complète et ses tuniques internes non rétractées ou
peu fissurées. L'hématome atteint d'ordinaire et plus vite, de grandes dimensions, son infection là est presque certaine, elle est la règle. Cependant dans
quelques cas l'hématome s'organise, se transforme consécutivement en anévrysme artériel ou artérioso-veineux. C'est à la hâte apportée dans les formations du front à une hémostase rendue si précaire par les caractères de la
plaie, à une hémostase spontanée si menacée par l'infection que de nombreux blessés ont dû jusqu'ici la vie aux chirurgiens. Dans la plupart des
cas, l'artère était sectionnée. Le médecin-major H. BILLET nous dit que chez
ses opérés, le plus souvent le bout supérieur du vaisseau se présentait sous
forme d'un battant de cloche saillant dans la plaie ou rétracté dans l'adventice.

Arrêt de l'hémorragie primitive. — Parmi les modes d'hémostase immédiate, le garrot a été toujours le plus usité. La bande élastique avec pelote
du sac des brancardiers, un lac constitué par le mouchoir, la cravate du
blessé, une ficelle, un cordon de soulier, la molletière ont souvent servi sur
le terrain, dans les tranchées ou au poste de secours, appliqués par le blessé,
ses voisins, les brancardiers, les médecins auxiliaires. Les moyens compliqués ont été délaissés.

On a beaucoup médit du garrot, on l'a accusé de produire fréquemment
des gangrènes ischémiques, de favoriser dans une large mesure la gangrène
gazeuse (OMBREDANNE), de provoquer par la compression exercée sur les nerfs
des troubles nerveux graves qui contribuent à nuire à la vitalité du membre
ou entraînent de gros et persistants déficits fonctionnels. M. PRAT de Nice,
s'appuyant sur plusieurs faits n'hésite pas à lui attribuer des paralysies dites
réflexes frappant d'impotence tout un membre. Tout cela est vrai, mais
comme ces accidents ne sont pas fatals, que le moyen en est moins respon-
sable que le personnel chirurgical, que la vie est là en jeu, le garrot survit
aux reproches. Il reste le moyen le plus simple, le plus à portée de tous d'arrêter une hémorragie immédiate grave. Aux chirurgiens à pallier les gros
inconvénients d'un mode qu'ils prisent à si haut degré qu'ils l'emploient
eux-mêmes et sans risques au cours de leurs interventions.

C'est sa persistance qui est nocive. Mais n'a-t-il pas été dit et répété que
les blessés qui ont subi des hémorragies graves arrêtées par la compres-
sion mécanique, doivent en première ligne attirer l'attention du chirur-
gien d'ambulance [1] ; n'ont-ils pas une fiche spéciale ces blessés porteurs de
garrots, fiche les signalant à l'attention de ceux qui, à l'ambulance de tri,
sont chargés de garder sur place les inévacuables ? Comment admettre dès
lors, qu'on ait pu voir, comme je l'ai vu, des garrots appliqués sur des
blessés évacués au loin et qui les avaient gardés depuis l'avant sans

1. Ed. DELORME. *Traité de chirurgie de guerre cité*, t. II, p. 500.

qu'on ait songé à remplacer ces garrots par une hémostase chirurgicale ?

On nous a appris que trop d'infirmiers, de brancardiers, de médecins auxiliaires prennent pour une hémorragie ce qui n'est que l'écoulement de sang normal, commun à toute plaie. Toute plaie devient ainsi justiciable du garrot. Le danger est relativement minime si le garrot est rapidement enlevé, il devient considérable si son application se prolonge, de là découle cet enseignement à inculquer au moins à ceux qui peuvent judicieusement en tirer parti : *de n'appliquer le lien constricteur ou le garrot que quand la plaie d'un gros tronc artériel est certaine ou très probable* (Sencert) [1].

La fréquence des grandes plaies dilacérées produites par les éclats de projectiles creux ou les balles tirées à courte distance a permis de reprendre un moyen que l'étroitesse des orifices des plaies produites par les balles tirées à des distances plus éloignées avait fait abandonner : la *compression directe* par des pièces de pansement. Celle-ci est précieuse pour l'arrêt des hémorragies dans les régions comme la base du cou et la racine des membres, où le garrot est inutilisable et en prenant ses points d'appui à distance on pallie, pour le cou, aux inconvénients de cette compression.

M. Sencert a appelé l'attention sur un moyen peu utilisé, l'obturation de la plaie extérieure par une *pince hémostatique*. Le sang sans doute produira sous la peau un hématome mais la quantité qui s'en perdra sera loin d'être l'équivalent de ce qui se serait échappé par la plaie et l'hématome sera vite traité par le chirurgien à l'ambulance.

Cet auteur cite le cas d'un blessé qui avait eu la carotide sectionnée ; la brèche cutanée avait 5 centimètres de long ; une pince hémostatique ferma la plaie extérieure et le blessé put subir un transport de 25 kilomètres pour arriver à l'hôpital où l'on pratiqua une ligature directe.

Ce moyen mérite d'être recommandé.

Aux modes d'hémostase *définitifs* représentés naguère par la ligature et ses succédanées, la torsion, la forcipressure, certains ont proposé d'adjoindre *l'occlusion directe de la plaie artérielle* par la suture, ou la restauration du du vaisseau par l'ablation de la partie lésée suivie d'une suture circulaire ou d'une transplantation d'une greffe vasculaire.

La *ligature* était et est restée le mode d'hémostase le plus employé, presque le seul employé, parce que étant à la fois *le plus simple* et *le plus sûr* il est plus susceptible d'une généralisation. On l'a pratiquée suivant les modes conseillés depuis longtemps. Après avoir assuré une hémostase préalable, on

---

1. Sencert, o. c, p. 30.

« Le personnel infirmier a trop souvent la terreur du sang. Il confond l'écoulement sanguin et l'hémorragie proprement dite, il applique trop couramment des garrots dont on ne voit que peu d'indications exactes. Nous avions pris, à l'ambulance, l'habitude de couper tous les garrots avant tout examen, et pour quelques blessures artérielles authentiques, combien de ces liens dont le principal rôle avait été de procurer des douleurs supplémentaires au blessé. Bien plus, nous en avons vu appliqués pour des plaies veineuses et mal appliqués entretenir précisément l'hémorragie qu'ils avaient pour but d'éviter. » Mérard. *Lyon chir.*, t. XII, p. 796.

rechercha dans la plaie débridée, et dans certains cas, par une incision classique, quand on la jugeait plus commode, l'artère *perforée latéralement, ou de part en part* ou *sectionnée*. Le nettoyage préalable et aussi complet que possible des caillots était de rigueur et si dans des tissus souillés et déjà infiltrés on avait quelque peine à découvrir le vaisseau, on se portait aux limites de la plaie et s'aidant des repères anatomiques, on dégageait médiatement l'artère pour arriver à sa séparation immédiate au-dessus et au-dessous de la perforation ou au niveau de la section. Dans le premier cas on pratiquait l'excision de la portion artérielle comprise entre les deux ligatures lesquelles répondaient bien à du tissu sain ; dans le second on faisait la ligature successive du bout supérieur qui se présentait souvent sous forme de massue agitée de battements et du bout inférieur parfois plus difficile à trouver et dont on réveillait l'hémorragie par l'éther (R. PICQUÉ). Puis on ébarbait au delà de la ligature la partie de l'artère altérée. Dans les deux cas le vaisseau se rétractait dans son adventice ; celle-ci s'accolait rapidement et isolait ainsi les ligatures du reste de la plaie.

Le procédé opératoire n'avait donc rien de différent de celui qui, de temps immémorial, a été communément employé.

Depuis que la pratique de l'exérèse des tissus contus des plaies est devenue habituelle pour les chirurgiens de l'avant, certains d'entre eux ont modifié la technique précédente. Ils considérèrent la ligature comme le second temps de l'intervention, le premier comprenant l'exérèse ; ce fut donc dans une plaie *préparée* qu'ils pratiquèrent la ligature. Ayant mis l'artère à nu, ils constataient *de visu* sa lésion en l'arrosant de sérum, recherchaient les limites de la déchirure des tuniques internes, de la contusion, soucieux de débarrasser l'artère de ses parties compromises, comme ils l'étaient de séparer les autres tissus susceptibles d'une nécrose. Ils estimaient que cette opération plus méticuleuse mettait mieux à l'abri d'une récidive hémorragique et surtout des thromboses étendues susceptibles d'obturer des collatérales importantes.

Le second procédé ne pouvait être généralisé, car il apparaît bien que chez un blessé dont une grosse artère vient d'être lésée, qui est en état d'anémie grave, il soit indiqué, en règle générale, de réduire pour lui la durée de l'intervention, celle de l'anesthésie, de limiter la perte de sang, d'éviter par le fait, celle qui résulterait de l'exérèse. Faire vite et se borner au nécessaire paraît la pratique à préférer ; c'est celle qui atteint le mieux le but.

La ligature double ou des deux bouts donne au blessé le maximum de sécurité, quant à l'arrêt définitif de l'hémorragie. Elle est bien supérieure sous ce rapport à la ligature distante, sans doute plus facile, mais qui menace de récidives hémorragiques par le bout inférieur. Sacrifiant plus de collatérales elle expose aussi davantage à la gangrène. La récidive hémorragique par le *bout inférieur* doit hanter le chirurgien qui recherche un vaisseau sectionné dans la plaie et par sa constance à le découvrir il surmontera les difficultés qu'il peut éprouver, dut-il le poursuivre un peu au delà de la plaie. Le plus *grand nombre des hémorragies* retardées est fourni par le bout inférieur des artères sectionnées. On l'a une fois de plus constaté.

Le principal danger de la ligature double, c'est la *gangrène ischémique*.

Il était admis avant cette guerre que la gangrène était assez fréquente à la suite de la ligature des gros troncs artériels et qu'elle l'était plus après celle des artères principales du membre supérieur qu'à la suite des ligatures du membre inférieur. On citait les proportionnalités de 15 p. 100 pour l'axillaire, de 5 p. 100 pour l'iliaque primitive, 25 p. 100 pour la fémorale et 15 p. 100 pour la poplité, mais ces chiffres fournis par les opérations pratiquées aussi bien pour des hématomes, des anévrysmes que pour des plaies récentes ne pouvaient donner la proportion exacte des risques de gangrène que la ligature de ces gros troncs fait courir aux blessés de guerre, à l'avant.

Relativement rares, avaient été les cas de gangrène qui dans les nombreuses formations sanitaires que j'ai visitées m'avaient été signalés à la suite de ces ligatures, alors même qu'on avait eu recours à des ligatures indirectes. Mais M. Sencert nous apporta là une précision :

Sur 70 ligatures qu'il a pratiquées dans une ambulance de l'avant, dont 10 de l'axillaire, 11 de la fémorale, 6 de la poplité, il n'a relevé que 2 cas de gangrène, l'un après la ligature de la fémorale, l'autre après l'occlusion de la poplité. Ces ligatures avaient toutes été faites dans les premières heures qui avaient suivi la blessure et sur des blessés qui ne présentaient pas de volumineux hématomes.

Une seconde statistique du même auteur affirme bien la différence des risques de la ligature faite, au contraire, pour des hématomes et la nécessité d'une distinction des deux catégories de cas ; sur 20 ligatures de gros troncs artériels pour hématomes, il observe la gangrène 6 fois : 2 fois sur 5 pour l'axillaire, 2 fois sur 10 pour la fémorale, 2 fois sur 5 pour la poplité.

La compression exercée par l'hématome sur les collatérales a donc sérieusement compromis la circulation en retour, d'où la déduction qu'il est indiqué de préférer les interventions très précoces. Ces faits montrent également que ni la contusion tant redoutée des plaies de guerre, portée à un haut degré sans doute sur les blessés de M. Sencert frappés à courte distance, ni la destruction possible de collatérales, ni le trouble apporté dans la circulation du membre et à son influx nerveux par l'application de garrots, n'assombrissent le pronostic autant qu'on pourrait le supposer.

Il serait à désirer que de nouvelles et nombreuses statistiques personnelles nous éclairent plus complètement sur ces points.

La torsion, autant que j'ai pu m'en informer, n'a point été utilisée et la *forcipressure*, plus rapide que la ligature, seule possible dans certaines plaies profondes, s'est montrée précieuse.

On attendait les indications que cette guerre allait nous fournir sur le degré d'utilité des opérations conservatrices de la perméabilité artérielle, des sutures dans les blessures par projectiles. Les faits antérieurs étaient insuffisants pour porter sur elles un jugement et leurs partisans comme leurs détracteurs d'ailleurs ne pouvaient guère, pour l'apprécier, que s'appuyer sur des aperçus théoriques. A l'heure actuelle les *sutures latérales* se comptent, les sutures *circulaires* ont été très exceptionnelles et je n'ai point connaissance de transplants tentés par des chirurgiens français. Et cependant, ni les occasions, ni le temps, ni l'habileté des opérateurs, ni leurs tendances à tenter ces séduisantes méthodes n'ont manqué et la pratique des exérèses des plaies offrait des conditions favorables pour la réussite. C'est, vraisemblablement, moins la délicatesse et la longueur de la technique, que la connaissance rapidement acquise d'une anatomie pathologique jusque-là ignorée qui a fait partager à la plupart des opérateurs les appréhensions des auteurs de chirurgie d'armée à accepter ce mode de traitement. La contusion de la paroi artérielle au delà des limites de la plaie, les irrégularités des couches internes exposent au thrombus si on les méconnaît et si on a soin de pratiquer au préalable des avivements, des excisions étendues, le calibre du vaisseau est considérablement réduit dans les plaies latérales, insignifiant dans les plaies perforantes ; enfin dans les sections on dépasse facilement les limites de l'écartement compatible avec un rapprochement sans tension (3 à 4 centimètres). Ce n'est donc que pour des plaies latérales étroites, pour des plaies perforantes produites par de très petits fragments de projectiles creux que l'artériorraphie était possible. M. Sencert, en disant de la suture primitive que c'est une méthode exceptionnelle, donne l'opinion générale.

M. Soubbotitch l'a pratiquée quelques fois, M. Pauchet y a eu recours deux fois, et ce sont presque les seuls qui l'aient faite.

Tout partisan qu'il soit de l'artériorraphie, M. Soubbotitch n'a pas trouvé occasion de recourir à la *suture circulaire*. Quant à la transplantation d'un segment détaché de la veine satellite, que le peu d'inconvénients résultant de la suppression partielle d'une grosse veine autorise à dégager, elle n'a pas été pratiquée jusqu'ici dans nos formations et ce ne sont pas ces exemples de transplants détachés d'une saphène ou d'une céphalique pour remplacer une fémorale ou une axillaire qui inciteraient à suivre cette voie.

Un des reproches adressés à ces opérations conservatrices, c'est le danger d'un échec lié à l'infection générale de la plaie et communiquée à l'artère suturée. On a remarqué que le même danger existe pour une ligature. Je pense que l'assimilation n'est pas possible. Une artère liée est rétractée dans son adventice, l'artère suturée reste en place. Par contre on pourrait remarquer que l'exérèse préalable et complète de la plaie réduit de beaucoup les risques de cet échec. On verra jusqu'à quel point, dans la suite, cet argument a pu peser sur la conduite des chirurgiens.

Arrêt spontané de l'hémorragie. Des hématomes, anévrysmaux ou artériels. — Le chapitre que les guerres récentes avaient forcé de leur ouvrir s'est singulièrement élargi pendant la guerre actuelle, car ces hématomes se sont montrés et continuent à se montrer fréquents.

Il n'est point de chirurgiens à l'avant ou à l'arrière qui n'ait eu à en traiter un certain nombre. M. Sencert leur a tracé une bonne description calquée sur les faits de sa pratique[1].

Si les plaies larges avec ouvertures vasculaires produites surtout par des éclats de projectiles creux donnent lieu plutôt à des hémorragies qu'à des hématomes ou à des anévrysmes, certaines à trajet oblique, profond ou vite comprimé, peuvent être suivies de la formation de ces tumeurs qui trouvent dans les trajets étroits des balles des conditions plus faciles et plus favorables de développement.

Ce développement peut être *rapide* ou *lent, considérable* ou *limité*. Ici entre surtout en jeu le siège superficiel ou profond des vaisseaux. Le sang qui s'échappe des vaisseaux fémoraux ou axillaires n'éprouve pas de la part d'un tissu cellulaire très décollable, d'obstacle sérieux qui s'oppose à son épanchement; il n'en est pas ainsi pour les vaisseaux tibiaux ou poplités profonds, cheminant dans des loges très bridées.

Les artères ne sont pas seules à fournir ces hématomes; ils peuvent être liés à des lésions des veines et le sang ne s'échappe pas de celles-ci sous la même pression. Une plaie large donne rapidement un hématome vaste; une hémostase spontanée peut en arrêter subitement le développement. Ces conditions expliquent les raisons de modalités qui ont des conséquences pratiques.

L'hématome *superficiel* fourni par des vaisseaux superficiels se traduit par une tuméfaction volumineuse, aux contours mal définis, non fluctuante, affirmant vite sa nature par une ecchymose très étendue qui gagne, pour un hématome axillaire par exemple, la face latérale du thorax, le dos, la région lombaire jusqu'à la crête iliaque (Sencert).

L'hématome *profond* gonfle la région, distend, durcit le membre sans donner de tuméfaction appréciable et l'ecchymose est rare ou tardive.

Mais la gêne apportée dans la circulation de ces membres amène bientôt dans les deux cas de l'œdème; plus vite s'accusent leur pâleur et un refroidissement notable. Puis le plus souvent, on note ces signes caractéristiques : le *mouvement d'expansion* synchrone aux pulsations du cœur; un *souffle discontinu* synchrone aux battements artériels, d'ordinaire fort, rude, aigu, au moins dans les premiers jours et plus tard plus grave, enfin la *suppression du pouls périphérique*. Les premiers de ces signes, malheureusement, ne sont pas constants.

Les hématomes *petits ou moyens* consécutifs le plus souvent à des plaies

---

1. O. c., p. 59 et suivantes.

par balles ou petits éclats, sont de développement lent et avec eux les signes précédents les plus caractéristiques peuvent être atténués ou manquer.

L'essentiel est de ne pas confondre ces hématomes avec un *phlegmon circonscrit*, un début de gangrène gazeuse ; l'élévation de la température, la crépitation seraient alors des guides si les signes propres de l'hématome artériel faisaient défaut. Au cours de cette guerre la méprise a été commise assez souvent comme elle l'avait été antérieurement ; elle peut avoir de graves conséquences. Pour l'éviter M. SENCERT a attiré l'attention sur deux signes dont il y aurait lieu de supputer l'importance dans ces cas difficiles : l'*immobilité du membre* que le blessé assure d'instinct ou par contracture involontaire, la *douleur* éprouvée quand on veut changer la position de relâchement prise ; puis une douleur d'apparition rapide, profonde, intense, persistante que la pression extérieure n'augmente pas et qui ne peut être due qu'à une distension profonde des tissus, enfin l'apparition rapide de *symptômes généraux graves*, des signes de schock. Aucune blessure plus que celle des gros vaisseaux ne détermine ces symptômes graves aussi rapidement et avec le même degré d'intensité.

Dans les formations du front où l'on peut surtout constater leurs terribles conséquences on a observé que les hématomes *volumineux* exposent le *plus souvent* à des accidents des plus graves : à l'*hémorragie retardée ou secondaire*, à la *gangrène ischémique* sèche ou plutôt humide, résultat combiné de la lésion artérielle et surtout de la compression exercée au loin sur les collatérales par les caillots, enfin à la *gangrène gazeuse*.

La gangrène ischémique peut être très rapide ; elle prend d'ordinaire la forme humide, c'est elle qu'on observe à peu près exclusivement (SENCERT). Elle s'accompagne communément de phénomènes généraux extrêmement marqués. D'ordinaire, en effet, à la gangrène ischémique s'allie la gangrène septique, surtout si la plaie a été produite par un éclat de projectile creux particulièrement infectant. Dans ce foyer contus, aux parois anémiées, rempli de sang, les éléments microbiens anaérobies trouvent un milieu favorable à un développement intensif et des plus rapides. Les observations faites au cours de cette guerre ont bien établi la relation étroite qui existe entre la fréquence de la gangrène gazeuse et ces hématomes diffus à accroissement brusque et considérable surtout lorsqu'ils compliquent une plaie d'obus.

Les *hématomes de dimensions moyennes ou petits* ont bien moins de tendance que les *hématomes volumineux* et superficiels à se compliquer de ces gangrènes septiques, à marche suraiguë, mais la question de volume est souvent ici dominée, par celle de l'infection. Les hématomes des plaies d'obus, de volume moyen ou petit, montrent plus de tendance à fournir des cas de gangrène que ceux des plaies par balles. Des chirurgiens du front affirment que les premières de ces blessures y prédisposent singulièrement. Dans les formations de l'arrière qui reçoivent surtout les cas bénins, ces hématomes ne semblent pas avoir eu ce degré de gravité.

Souvent aussi l'infection se présente sous la forme d'un *phlegmon diffus ou circonscrit*, mais là encore la marche est rapide et c'est déjà quelques heures, le lendemain, exceptionnellement plus tard (Sencert) que la peau rougit, est œdémateuse, que le membre gonfle, que la température s'élève. Cette infection localisée prédispose singulièrement à l'hémorragie secondaire.

Quand l'hématome moyen n'a point donné lieu à ces accidents, et il en est ainsi le plus souvent dans les plaies par balles, l'hématome s'enkyste, une poche isolable se forme et au bout de quelques semaines il s'est transformé en *anévrysme artériel traumatique*. L'œdème du membre a diminué en même temps que les douleurs et l'impotance fonctionnelle.

C'est sur des milliers de cas que ces processus ont été étudiés.

La tumeur anévrysmale artérielle, dure ou fluctuante, a un volume variant de celui d'un œuf de pigeon à celui du poing ; elle est animée de *battements*, de *mouvements d'expansion*, fait entendre un souffle rude ; battements et mouvements cessent par la compression artérielle centrale. Le *pouls* est plus faible et *retardé* ; la compression exercée sur les organes voisins, en particulier sur les nerfs, s'accuse par des douleurs d'intensité variable. L'anévrysme *artério-veineux* a des dimensions moindres, il est ordinairement mou et réductible, est animé de *mouvements d'expansion*, d'un *souffle* à renflement systolique, d'un *thrill*. Le pouls est faible, parfois imperceptible.

Dans les guerres récentes de mouvement, alors que les blessures par les balles étaient habituelles et que la précarité des installations n'offrait pas toute sécurité au point de vue antiseptique ou aseptique, certains avaient conseillé d'évacuer sur l'arrière les blessés atteints d'hématomes, fermant les yeux sur les dangers résultant d'un transport. Au cours de celle-ci, nos premiers mouvements de retraite ont poussé à l'arrière et souvent bien loin des blessés présentant les mêmes complications. Qui n'en a vu alors de nombreux cas dans les formations ? L'organisation des secours à l'avant, facilitée par la stabilité des fronts les a ensuite retenus et la fréquence et la gravité des infections des plaies d'obus a incité à les opérer de très bonne heure. Il n'y a plus d'hésitation pour les hématomes volumineux voire pour les hématomes moyens ou petits des plaies par éclats de projectiles creux et peut-être l'accord n'est-il pas loin de se faire pour les hématomes consécutifs aux blessures par les balles. Telle semble devoir être la règle, mais ici comme pour toutes les interventions chirurgicales, qui pourrait s'attendre à la voir toujours suivie ? D'ailleurs il est facile de supputer telles conditions qui empêcheraient de le faire.

Au point de vue de la facilité et de la technique de l'intervention, il y a lieu de distinguer les opérations hâtives faites le premier ou le second jour par exemple et les opérations pratiquées après la première semaine alors que la plaie est en pleine transformation. Dans le premier cas, la recherche des vaisseaux lésés est moins difficile. Elle doit néanmoins toujours rester une opération de chirurgien de carrière, car elle est souvent délicate, et l'enjeu est sérieux.

Il est des opérateurs très sûrs d'eux qui n'ont pas craint d'inciser ces hématomes sans recourir à une compression préalable par un garrot ou à la compression digitale. Jeu dangereux dont le blessé fait les frais. A la racine des membres, et au cou, il est même prudent de placer à distance sur le tronc principal un catgut qu'on soulève ou qu'on tord (ligature d'attente).

L'incision de recherche doit être large. Tout le monde s'entend sur ce point. Ce n'est plus l'incision de 6 à 8 centimètres qui met à nu une artère, sur le cadavre, c'est une plaie qui atteint ou dépasse les limites de la tuméfaction. Ici elle aura parfois la forme d'un lambeau (base du cou), là comportera la section d'un muscle épais ou d'un os, la clavicule (hématomes de l'axillaire). Bref on se donnera un jour plus que suffisant. Cette incision suit en tous cas les directions classiques.

Quand l'hématome est très récent, on s'en approche en reclinant ou en fendant les couches musculaires qui le recouvrent, puis on incise délibérément la poche et dans aussi peu de temps qu'on en met à le dire, on la bourre de compresses, on la débarrasse de ses caillots et on recherche le ou les vaisseaux. Où? A la partie supérieure de la plaie, dit-on. Là ou près de là, en effet, peut se trouver le bout supérieur s'il y a eu section et c'est de lui qu'il y a lieu de s'assurer tout d'abord, mais si l'artère a été échancrée ou perforée de part en part, l'orifice peut être central par rapport à la poche. J'ai proposé de s'inspirer du trajet de la plaie repéré. Les surfaces d'une section sont proches du trajet de la plaie et les perforations lui correspondent. D'ailleurs si on est sûr de la compression, c'est moins du bout central que du bout périphérique, des sections de collatérales, de sections veineuses qu'il y a lieu de s'assurer d'abord. Le sang qui s'en échappe gênerait l'opérateur pour la recherche de la lésion principale. La vue du vaisseau, celle de son nerf satellite, au besoin une diminution de la compression distante aident aux recherches de la lésion principale et au delà des surfaces de section, sur des points sains, au-dessus et au-dessous des perforations latérales ou centrales, des fils sont placés.

Quand l'hématome n'est pas opéré le premier jour, mais au cours de la première semaine ou des premières semaines l'opération est moins facile, plus délicate, le repérage des vaisseaux est plus incertain. La plaie à parois tomenteuses, friables, couverte des restes d'un raisiné noir caillotique qui la remplissait ne permet pas de voir aisément le vaisseau. Celui-ci est-il pincé? La pince dérape, elle a coupé les tissus, y compris l'artère ou la veine qu'elle enserrait, il faut la réappliquer et comme c'est chaque fois par un nouveau jet de sang provoqué qu'on en décèle la place, ces applications successives, outre qu'elles éloignent de l'acte décisif, augmentent les pertes de sang et font courir le risque de faire saisir à la pince des nerfs satellites. Aussi ai-je donné le conseil et pour avoir un guide et pour qu'on évite leurs blessures, de rechercher d'abord et avant tout, non le vaisseau, mais le *nerf satellite*[1]. L'artère ne se voit pas, le nerf satellite, à moins qu'il ne soit lui-même sectionné, se voit et se sent et quand on l'a trouvé on dégage, parallèlement à lui, ce qui résiste, et cela largement, dans le plan qu'occupe l'artère ; on isole *médiatement* ce qui *peut être*, ce qui, informe, *doit être* le paquet vasculaire et celui-ci libéré, on fait cesser la compression. Le sang renseigne sur le point occupé par l'orifice. Les fils sont placés sur des parties saines qui sont parfois très éloignées, de 6, 8, 10 centimètres et plus de la lésion la plus apparente.

Les parois de la poche, putrélagineuse, saignante, sont cautérisées ou avivées, assainies, et la plaie quelque peu rétrécie, pansée à plat. Elle sera bientôt réunie par seconde intention.

Dans le cas envisagé, il ne viendrait à l'idée d'aucun chirurgien de songer à employer d'autre procédé que la ligature et tous ceux qui ont vu ces artères mâchées, putrilagineuses, friables au loin éloigneront toute idée d'une restauration (suture, etc.). Indépendamment de l'étendue de la perte de substance, du peu de valeur des parois, il y aurait encore à redouter le contact du vaisseau restauré avec la surface d'une plaie de vitalité et d'asepsie incertaines. Quand l'opération est moins tardive, la suture semble plus indiquée ; malheureusement les avivements qu'impose ordinairement la contusion des bords des perforations latérales ou centrales et des sections ; les rétrécissements auxquels les avivements exposent pour les perforations ébarbées ou les pertes de substance des sections assainies, limitent singulièrement les indications des opérations restauratrices et rendent compte du nombre très réduit des cas ainsi traités jusqu'ici. Préparé avant la guerre à la pratique de la suture vasculaire, M. Sencert qui l'a entreprise plusieurs fois dans sa formation sanitaire a été obligé d'y renoncer[2].

Avant la guerre, on ne connaissait que 3 cas de suture artérielle faite dans ces cas d'hématome. Depuis la guerre, M. Sebileau a rapporté un cas de suture de la poplité. On dut amputer le membre, M. Couteaud a vu une artère dont une plaie latérale avait été suturée sans succès. MM. Pauchet et Lemaitre ont suturé avec succès la fémorale blessée. M. Soubbotitch accuse 5 succès et 3 échecs pour des sutures latérales et 5 succès sur 5 pour des sutures circulaires. Somme toute, jusqu'ici, mince est le total. M. Lenormant à l'autopsie de la cuisse d'un blessé chez lequel une poplité avait été suturée a constaté son imperméabilité.

Dans les cas assez nombreux d'hématomes que j'ai opérés, je n'ai pas trouvé

---

1. Ed. Delorme. Les blessures produites par l'armement français, etc. *Presse médicale.* 8 oct. 1914.

2. Sencert, o. c., p. 88.

l'occasion de faire des sutures. M. **Lemoniet** et combien d'autres ont fait la même observation.

C'est surtout la crainte de la gangrène qui hante la pensée des opérateurs attachés aux séduisantes opérations restauratrices. Les hématomes volumineux des gros troncs ne la provoquent que trop souvent. J'ai donné les chiffres de M. **Sencert**, ils montrent que cette complication est plus fréquente après les opérations que ces gros hématomes imposent, qu'après les ligatures immédiates. Le gros trouble apporté à la circulation collatérale par la compression des caillots, l'infiltration des tissus entre ici puissamment en jeu, d'où l'*indication formelle d'opérer au plus tôt* ; c'est le meilleur et le seul moyen d'atténuer un aussi désolant pourcentage.

A la suite des opérations quelque peu éloignées, la gangrène est moins fréquente ; la récupération collatérale s'est affirmée sur les blessés opérés et ceux chez lesquels elle ne s'est point faite ont dû être amputés ou sont morts. Ces perspectives ne sauraient être oubliées par ceux qui se montreraient trop tentés par une abstention primitive.

Des hémorragies consécutives. — A l'étude de ces hémorragies *retardées* survenant dans les premières quarante-huit heures, à ces hémorragies *secondaires* se montrant d'ordinaire dans le cours du premier ou du second septenaire et plus tôt pendant des transports, aux hémorragies *tardives* qui se manifestent même après un mois de traitement, cette guerre a peu ajouté et cependant elles ont été bien fréquentes au début à tel point qu'elles m'ont rappelé les tristes préoccupations, les angoisses des chirurgiens de 1870. On a pu regretter que des notions si précises fournies sur elles par nos devanciers aient été méconnues et s'étonner que d'autres aient été découvertes à nouveau.

Combien de fois n'ai-je pas dû rappeler dans des formations sanitaires la signification grave de ces écoulements sanguins légers, surtout successifs, croissant en abondance qui marquent comme les étapes du détachement d'un caillot ou d'un sphacèle des vaisseaux et leur pathogénie réelle trop fondue dans celle des hémorragies capillaires ou hémophiliques ; combien de fois n'ai-je pas dû insister sur la préférence qu'on doit accorder à leur meilleur traitement, la ligature. La fréquence des contusions artérielles était un fait bien connu et leur gravité établie ; on connaissait les lésions vasculaires par les esquilles et si on ne les avait pas rencontrées plus souvent c'est que la proportion des traumatisés était moindre. Par contre les pénétrations vasculaires par des petits projectiles obturant l'ouverture et donnant lieu à des hémorragies dès qu'on en pratiquait l'ablation, c'était là un fait nouveau, remarquable, mais rare. Les anciens ne connaissaient pas ces méfaits d'une grenaille anguleuse pulvérisée. Renouvelé était le dommage causé, sur des vaisseaux qui souvent ne demandaient qu'à se cicatriser, par cette pratique si généralisée de l'introduction dissociante des mèches dans le canal des plaies. Et elle se continue toujours. On avait dit la fragilité des hémostases spontanées, toutes les précautions qu'elles imposaient si on voulait se mettre à l'abri d'hémorragies retardées redoutables, qu'un mouvement, un effort, un heurt pendant un transport, le simple relèvement de la tension sanguine, la cessation de la contractilité ramenaient et tous les dangers des transports lointains de ces blessés dont le trajet de la blessure correspond à celui des gros vaisseaux. On n'a pas répété les mêmes remarques.

Ces hémorragies secondaires, le fait est depuis longtemps connu, sont liées dans la très grande majorité des cas : 1° à la désagrégation, dans un foyer infecté, du caillot obturateur d'une ouverture artérielle (perforations ou sections) ; 2° à la chute de l'escharre d'un vaisseau contus. Je rappellerai pour mémoire les longs développements que j'ai consacrés à ce sujet il y a près de trente ans[1].

Les observations reproduites à la Société de Chirurgie à l'occasion de la discussion soulevée par M. THIERRY n'ont donc que confirmé une donnée bien établie, celle du lien très étroit qui unit ces hémorragies à la blessure d'un gros vaisseau[2]. La statistique personnelle de M. HARDOUIN est ici démonstrative : sur 20 cas d'hémorragies secondaires, 18 fois il a trouvé une déchirure ou une ulcération de gros vaisseaux.

La souillure du pansement, le suintement du sang par la plaie, les petites hémorragies successives, tous ces phénomènes prémonitoires ne sauraient donc, sans exposer le blessé à un danger de mort, être considérés comme relevant de l'hémophilie (BILHAUT), d'une infection générale, d'une saignée capillaire en surface. Ces interprétations détournent le chirurgien du but qu'il a le devoir de poursuivre : *l'occlusion immédiate d'un vaisseau largement ouvert*. L'hémostase spontanée d'une perforation latérale, d'une perforation bipolaire d'un gros vaisseau, d'une ulcération latérale, cette hémostase déjà bien aléatoire dans une plaie aseptique est impossible dans une plaie infectée ; très difficile devient celle d'une section. Une compression même directe par le tamponnement arrête mécaniquement le sang, mais quel changement apporte-t-elle à la plaie vasculaire? Aucun. Est-elle, d'ailleurs, toujours et assez longtemps tolérable? Non. Et l'infection dissociante du caillot persiste et ne peut même que s'aggraver dans un foyer transformé en vase clos par des pièces de pansement.

C'est à la *recherche directe* de la lésion artérielle, à la *ligature double du vaisseau* au-dessus et au-dessous de la perforation, de l'ulcération latérale ou de la perforation bipolaire complétée par une section entre les deux ligatures, enfin c'est à une ligature des deux bouts dans les cas de sections qu'il faut s'adresser.

---

1. *Traité de chirurgie de guerre*, t. II, p. 604 et suivantes.
2. *Discussion à la Société de chirurgie*, 1914, p. 1223-24 et suiv., 1254 et suiv., 1283, 1317.

C'est là un mode de traitement si bien établi, et depuis si longtemps, si connu des chirurgiens, si classique, qu'on s'étonne qu'ils en discutent et en fassent ressortir les avantages et l'utilité car il est loin le temps où l'on se demandait si la ligature directe des artères pouvait être efficacement pratiquée à la surface des plaies suppurantes et l'on pouvait croire que les travaux de Nélaton avaient marqué sur ce point une étape inoubliable et définitive. Ce serait donc un recul que de faire aujourd'hui une exception pour les plaies infectées, une exception regrettable car la plaie infectée reste trop souvent la règle.

Aujourd'hui, comme autrefois, l'occlusion de la plaie, son tamponnement, la compression à distance par un garrot, un tube d'Esmarch ne sont que *moyens d'attente* et, *sans tarder*, un chirurgien doit aller à la recherche du vaisseau lésé, tâche parfois difficile, ingrate, c'est reconnu ; tâche réclamant et sang-froid et souvenirs anatomiques précis et constance, car l'opération est souvent longue et elle l'est plutôt quand ce ne sont pas les tronc principaux plus aisément découverts qui donnent, mais tâche donnant seule tout espoir de succès.

J'ai vu dans certaines formations, au début de cette guerre, tant étaient fréquentes les hémorragies secondaires, des garrots suspendus au milieu des salles de blessés, à la portée « relative » du personnel.

C'était une bonne mesure de précaution, mais combien insuffisante dans les centres manquant de chirurgiens ! C'était la démonstration poignante que dans les soins à donner aux blessés de guerre, l'installation hospitalière et le besoin qu'avait un personnel non médical de se dépenser n'étaient pas choses suffisantes. Sous le rapport de la prévention des hémorragies secondaires, le report des secours chirurgicaux à l'avant, les désinfections primitives rigoureuses, les ébarbements des plaies contuses qui mettent à découvert les vaisseaux compromis ont rendu et continuent à rendre d'incontestables services. Il s'est opéré, de ce fait, un changement subit, étonnant dans la fréquence des hémorragies secondaires et il y a lieu de le retenir.

Sur les techniques proposées ou suivies il est bon de s'arrêter un instant. Après l'application préalable d'un garrot ou une compression digitale à distance, ce qui est mieux, il est depuis longtemps posé en principe que la plaie doit être largement mise à nu, débarrassée franchement, rudement, de ses caillots, de ses bourgeons parfois très épais, curettée au besoin. Cette préparation n'est jamais trop complète car elle simplifiera la découverte de vaisseaux de second ordre, cause parfois insoupçonnée de l'hémorragie et elle contribuera indirectement à assurer le succès de la ligature en facilitant l'antisepsie ou l'asepsie de la plaie. Puis on devait rechercher la lésion des gros troncs, à tous seigneurs, tous honneurs. En fait, on les trouve le plus souvent atteints. On les dégageait et au-dessus et au-dessous de la lésion *bien vue* et en tissus sains et on les liait. La cessation de l'hémorragie à la levée de l'hémostase préventive à distance indiquait que l'opération était complète.

La recherche du bout inférieur, en cas de section, fait éprouver parfois bien plus de difficultés que celle du bout supérieur. Pour la première, le jet de sang qu'on fait réapparaitre à la levée momentanée de la compression distante aide beaucoup à trouver le bout supérieur tandis que le bout inférieur *bave* ou *ne saigne pas*. Qu'on ne méprise pas son suintement ; c'est l'annonce possible d'une récidive hémorragique et qu'il suinte ou ne saigne pas, il faut le lier. Sa compression de bas en haut, par « une sorte d'expression » déplace parfois, je l'ai constaté, un caillot mal soutenu et sur lequel il n'y a pas lieu de compter.

Il faut lier les deux bouts ou tout au moins *les forcipressurer* par des pinces à demeure. Telle était la règle, elle fut suivie par les uns, méconnue par les autres, mais même en s'en écartant, on n'innova pas.

M. Quénu commence, dit-il, à lier à quelque distance en tissu sain, quitte à parfaire l'opération. M. Tuffier va plus loin ; dans les plaies septiques, il lie au-dessus ; il lie encore au-dessus dans les régions peu abordables comme la face antéro-externe de la jambe. M. Sébilleau se fondant sur ce fait qu'on ne sait jamais si on pourra trouver le vaisseau au milieu de tissus profondément modifiés, ni dans quel état on pourra le trouver, croit plus sage, pour parer à toute éventualité, de mettre d'abord l'artère à découvert au-dessus de la région blessée, sauf à ne pas la lier si la nécessité ou l'utilité ne s'en font point sentir. C'est une ligature d'attente. D'autres ne mettront le tronc artériel à découvert que si leur première recherche a été insuffisante.

Ces opinions personnelles ne sauraient être interprétées dans le sens d'une atténuation de la valeur d'une règle solidement établie. Il est des cas où on ne peut la suivre, cela est certain, où la ligature distante, quelque précaire qu'en soit la ressource, sera la seule à utiliser[1], mais ce dont on doit bien se pénétrer, c'est que celle-ci ne doit être que procédé de *nécessité* après l'essai de la ligature directe, poursuivi avec une constance louable. Là le chirurgien porte la responsabilité de la vie du blessé. Il est toujours de saison de rappeler ici ce que je disais au sujet de cette ligature distante dans mon *Traité de chirurgie de guerre*[2]. Pendant la guerre d'Amérique, elle n'a pas donné un tiers de succès ; elle expose dans une proportion énorme à la récidive hémorragique ; compromettant parfois d'importantes collatérales, elle est plus souvent suivie de gangrène que la ligature directe ; elle a l'inconvénient d'exposer le chirurgien à mettre à découvert des vaisseaux de premier ordre quand ce sont des artères de second ordre qui ont été atteintes et dont la ligature eût pu suffire et un fait intéressant rapporté par M. Pozzi montre qu'on pourrait

---

1. M. Toussaint a porté sur les carotides une ligature pour arrêter des hémorragies palatines et dentaires ; M. Croisiels, de Blois, a lié la carotide primitive pour arrêter une hémorragie de la carotide interne blessée à la base du crâne.

2. O. c., p. 615.

être exposé à lier un tronc principal quand c'est une veine collatérale qui a été intéressée.

Son blessé frappé au bras par un éclat d'obus avait présenté sur le champ de bataille une hémorragie arrêtée par la compression avec un lacet serré, placé sur le pansement individuel. Du 4° au 9° jour il a *quatre* hémorragies dont deux en cours de pansement. Elles sont arrêtées facilement par la compression mais il est réduit à un état d'anémie extrême. M. Pozzi dégage sommairement les vaisseaux ; ils paraissent intacts. Il se borne à un tamponnement modéré de la plaie. Trois jours après, nouvelle hémorragie, le blessé est exsangue. Une dissection attentive montre que l'artère est intacte. C'était une veine collatérale présentant une section limitée, véritable plaie de saignée, qui avait fourni ces inquiétantes hémorragies.

Dans une plaie du cou ensanglantée par la blessure d'une branche de la carotide externe ou du tronc de la carotide interne, la ligature à distance de la carotide primitive ne saurait arrêter le sang dans le bout inférieur. Enfin et on ne l'a pas fait assez remarquer, il est des régions où des artères importantes sont superposées. Il en est ainsi à la paume de la main ; là les deux palmaires ont pu se présenter sur le même plan au projectile et la ligature simultanée de la radiale et de la cubitale peuvent ne pas suffire à assurer l'hémostase. A la base du cou, les troncs carotidiens, les troncs et branches sous-claviers se superposent. On n'a pas toujours pensé à cette superposition et des hémorragies fournies par la vertébrale, prises pour des hémorragies carotidiennes n'ont pas été refrénées par la ligature *directe du vaisseau* atteint [1].

En somme les faits récents ont confirmé l'observation ancienne. Les hémorragies secondaires ont été, dans la très grande majorité des cas liées à des lésions vasculaires temporairement hémostasiées (blessures ou ulcérations) et la règle d'obturer le vaisseau par une double ligature directe est restée fondamentale.

Sur des blessés très anémiés, aux plaies infectées, il ne saurait être question d'interventions vasculaires réparatrices. Dans nos formations, que je sache, il n'en a point été pratiqué.

On a relevé, dans des guerres antérieures, la fréquence d'hémorragies secondaires d'origine diathésique ; celles d'origine septicémique ont été observées, dans certaines formations, mais avant de leur faire jouer un rôle aussi

---

1. On a signalé plusieurs fois sur les grosses artères, des perforations multiples comme si elles étaient produites par de distantes plaques de sphacèle (HARDOUIN). Ces orifices multiples sont-ils les résultats de l'action d'esquilles projetées, de fragments de projectile à tel point subdivisés qu'ils ont littéralement labouré la totalité d'une région ? Il semble bien que le chirurgien ne puisse avoir en vue ici que les lésions multiples des vaisseaux *dans le foyer même* et alors sa conduite est simple et c'est celle qu'il suit le plus souvent ; il lie l'artère, à la limite de ce foyer.

Des autres plaies situées à distance, il ne peut se soucier que si elles s'accusent par une symptomatologie propre, autrement avec la préoccupation excessive de ces foyers multiples, d'ailleurs rares, on en arriverait à préférer la ligature dans la continuité et on échapperait à un mal pour tomber dans un pire.

important que celui qu'on pouvait leur attribuer autrefois et qu'on a rappelé, il eut fallu, pour chaque cas, le contrôle rigoureux de l'intervention et de son inefficacité. Trop de faits ont montré que des hémorragies persistantes, désespérantes, fournies par des plaies bourgeonnantes, rappelées par le moindre attouchement, n'étaient que des hémorragies *vasculaires* et non parenchymateuses. D'ailleurs rares ont été les cas dans lesquels la septicémie s'est présentée avec le caractère de persistante gravité que nous avions à déplorer autrefois. C'est là une question qui mérite d'ailleurs d'être reprise et ni les matériaux, ni le temps, ni la spécialisation des observateurs n'auront manqué pour la résoudre.

On a fait jouer jadis à certaines causes, en particulier à la débilitation générale amenée par les fatigues excessives, à l'alcoolisme. etc., un rôle prédisposant. Les blessés de cette guerre n'ont connu ni les privations ni les fatigues de bien de leurs devanciers. La question n'est donc pas, pour elles, à agiter, mais quand on a vu, comme moi, dans une région de l'Intérieur tristement renommée pour le nombre de ses alcooliques, des plaies chirurgicales infimes donner lieu à des hémorragies surtout veineuses, d'arrêt parfois très difficile, alors que dans aucune autre région on n'a observé le même phénomène, on est naturellement porté à admettre que l'alcoolisme puisse être une cause très favorisante de ces hémorragies.

Il est enfin une cause favorisante qui, pour moi, a un bien autre intérêt parce qu'elle comporte son remède, c'est l'abus, à l'arrière, de la pratique des mèches quotidiennement introduites par un personnel subalterne ignorant dans le trajet parcouru par les projectiles. Que de fois n'en ai-je pas vu qui étaient conduites avec une remarquable inconscience au contact de gros vaisseaux. Il n'est pas douteux que cette déplorable méthode n'ait puissamment contribué, par ses pressions mécaniques, au déplacement de caillots obturateurs, au détachement d'escarres de vaisseaux contus et par un arrêt apporté au libre écoulement de produits septiques, à la fonte de ces caillots, à la nécrose définitive de parties à vitalité incertaine, alors que l'élimination eût pu être limitée par des processus oblitérateurs si la plaie avait été plus ménagée. Il faut si peu de choses pour détruire les adhérences d'un caillot. Un blessé de M. Pozzi, frappé à la cuisse, étant assis sur son lit, est pris d'un éternuement le douzième jour ; c'est à ce moment que se produit une hémorragie fémorale. Un blessé de M. Hardouin présente une plaie en séton de la partie moyenne de la cuisse ; pour drainer le trajet, on enfonce une pince, et le sang jaillit à flot. La fémorale est liée à sa partie moyenne. Les récidives hémorragiques au cours de pansements ont été souvent dues à des déplacements de caillots.

Il est un point sur lequel une communication de M. Chaput a attiré l'attention, c'est la possibilité du retour de l'hémorragie d'une artère précédemment liée avec du catgut. Sur une fémorale celui-ci a été insuffisant ; il n'a pas rompu les tuniques et s'est montré inférieur à la soie. Certains ont conseillé, avant d'appliquer la ligature dans la continuité, de rompre les tuniques par une pince hémostatique. L'emploi trop constant de l'eau oxygénée, enfin, peut dissocier des fils de catgut avant la cicatrisation artérielle.

De l'anémie aiguë. — Les pertes abondantes de sang, immédiates ou consécutives, fréquemment observées surtout au début de cette guerre ont rappelé l'attention sur certains traitements de l'anémie aiguë, en particulier sur les *injections de sérum physiologique* et sur la *transfusion du sang*.

Injections de sérum physiologique. — Si la transfusion du sang est la méthode idéale de traitement de l'anémie aiguë des grands blessés de guerre, les injections de sérum constituaient le mode le plus simple, le plus à portée de tous. Et, en fait, elles ont été très communément employées.

Le *sérum* dit *physiologique de Hayem* (7 p. 1.000 de sel marin) a conservé les préférences du plus grand nombre. Il ne possède du liquide sanguin que son isotonie, mais il peut trouver dans le sang des hémorragiques les éléments de calcium et de potassium indispensables ; il joue un rôle mécanique, augmente la pression et excite le myocarde ; en fait il a rendu les plus signalés services.

A la 2ᵉ armée, M. J. GAUTRELET [1] a demandé qu'on lui substitue le *sérum de Locke*, seul physiologique qualitativement. Je rappelle que sa composition est la suivante : chlorure de sodium 8 grammes, chlorures de calcium, de potassium, bicarbonate de sodium ââ 0ᵍʳ,20, glycose 1 gramme, eau distillée 1.000 centimètres cubes.

Obtenu par simple dissolution, stérilisé par ébullition ou à l'autoclave, il peut être aisément préparé à l'avance dans toutes les formations de l'avant et de l'arrière.

Les injections se font à 35°. Elles sont inoffensives et bien tolérées. Elles augmentent vite la coagubilité du sang (FRÉGAUX).

M. SENCERT s'en est servi très avantageusement et en a recommandé l'emploi.

Dans les grandes hémorragies, la *voie veineuse* est préférable à la *voie hypodermique*. L'injection veineuse se pratique dans les veines superficielles du pli du coude ou dans la saphène au-devant de la malléole interne. La vacuité du vaisseau rend sa piqûre incertaine, parfois difficile, aussi les chirurgiens préfèrent-ils découvrir la veine par une minuscule incision, la dégager de quelques coups de sonde cannelée et, de visu, faire pénétrer l'aiguille dans son canal.

MM. WILLEMS et SENCERT ont recommandé l'emploi des canules courbes anglaises de 2 millimètres de diamètre à extrémité mousse et bisautée que nos

---

1. J. GAUTRELET. Traitement des anémies traumatiques par le sérum de Locke. *Réunion médicale de la 2ᵉ armée,* 5 juin 1915. *Presse médicale, Paris médical,* 1915.

confrères anglais introduisent dans la veine ponctionnée au bistouri. En quelques minutes on peut injecter 1 litre, 1 litre et demi de sérum.

D'ordinaire, disparaissent rapidement, les grands symptômes de l'anémie aiguë : la décoloration des lèvres, la pâleur générale, la dilatation pupillaire; la tension artérielle se relève franchement. Dans son ambulance M. SENCERT[1] a pu faire mesurer la pression artérielle au Vaquès par son collaborateur M. JOUSSEMET[2].

Transfusion du sang. — Trois procédés ont été utilisés, celui bien connu que MM. GUILLOT et DEHELLY avaient fait connaître avant cette guerre, d'ALEXIS CARREL, enfin un mode de transfusion directe plus simple que les premiers.

L. BÉRARD a chaleureusement conseillé la transfusion du sang dans les cas d'anémie grave par hémorragies secondaires. Les résultats immédiats qu'il a obtenus chez certains blessés, tous infectés et en état quasi agonique ont été remarquables.

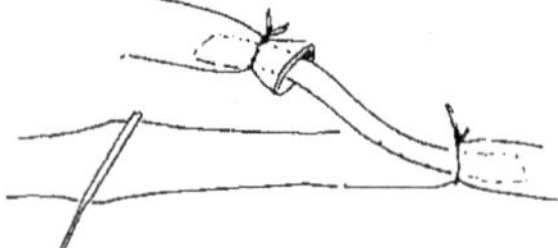

Fig. 149. — Transfusion directe avec les tubes paraffinés (d'après DE-HELLY).

Le tube fixé par une ligature à l'artère est introduit puis fixé dans la veine.

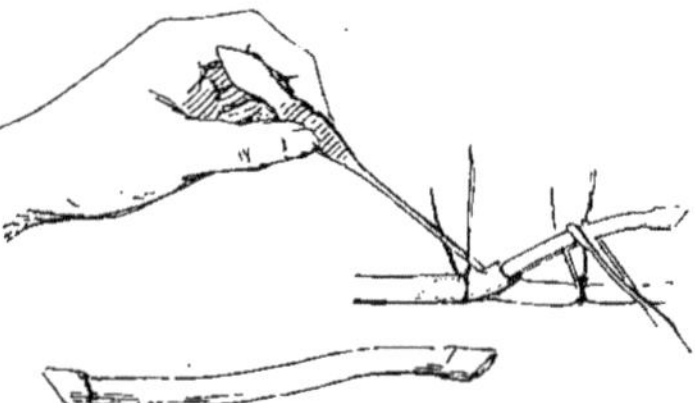

Fig. 150. — Transfusion directe avec les tubes paraffinés (d'après BÉRARD et LUMIÈRE).

Introduction de la canule à transfusion dans l'artère. Ligature d'attente au niveau du renflement supérieur de la canule, ligature serrée au-dessous de l'incision artérielle. Une canule est figurée isolément.

Il a, comme mode opératoire, donné la préférence à celui d'ALEXIS CARREL qu'il a légèrement modifié et dont il a bien fixé les temps[3].

Entre l'artère du donneur et la veine du récepteur le contact est assuré par des canules d'argent mince, de 45 millimètres de longueur courbées en forme d'S très allongé, terminées par de petits renflements olivaires destinés à retenir les ligatures et taillées en biseau mousse. Ces canules ont $2^{mm},5$, $2^{mm},3/4$, 3 millimètres de diamètre (fig. 150).

Ces canules sont stérilisées à 120° dans un mélange paraffiné et conservées dans des tubes de verre d'où on les extrait avec une pince spéciale.

Donneur et récepteur sont couchés horizontalement sur deux tables d'égale hauteur, les axes des corps étant parallèles, mais dirigés en sens inverse.

---

1. SENCERT, o. c., p. 46.

2. La pression maxima passait de 8 à 12, de 10 à 15, de 4 à 15, de 9 à 15, de 0 à 8, etc., tandis que la pression minima passait de 6 à 8, de 6 à 10, de 0 à 10, de 6 à 9, etc. De l'observation des blessés M. SENCERT a tiré la conclusion que chaque fois que la tension artérielle se relève franchement vite et se maintient élevée le pronostic est favorable; l'hémorragie est le facteur essentiel de l'hypotension ; dans le cas contraire le shock traumatique est en jeu.

3. Léon BÉRARD et Auguste LUMIÈRE (de Lyon). Une technique simple pour la transfusion du sang. *Presse médicale*, 2 septembre 1915.

Dans la gouttière du pouls, la radiale *droite* est isolée, liée périphériquement puis incisée latéralement au-dessus, de façon que la plaie ne dépasse pas la moitié de la circonférence du vaisseau. Une pince clamp placée au-dessus de la plaie, a au préalable assuré l'hémostase provisoire.

Le tube est introduit dans l'orifice artériel et fixé au-dessous du niveau de son renflement olivaire par un fil entourant l'artère.

La veine basilique ou céphalique du récepteur est choisie, comprimée par un lien, mise à nu, liée en bas, serrée en haut par une pince clamp ; un double fil est placé au-dessus du point où on l'incisera comme on l'a fait pour l'artère. Le bras du donneur est alors rapproché au point que l'extrémité de la canule touche le segment veineux.

On déserre légèrement la pince clamp radiale ; le sang expulsé purge la canule de l'air qu'elle renferme. On introduit, sans perdre de temps, l'extrémité libre de celle-ci dans l'orifice veineux ; on l'arrête par le fil d'attente circulaire ; on enlève les deux pinces clamps et on maintient les deux bras dans une position invariable pendant toute la durée de la transfusion.

En moyenne, dans une demi-heure, le donneur a pu fournir 600 grammes de sang. Chez le donneur, des vertiges, des sueurs, la décoloration des téguments et chez le récepteur la recoloration des muqueuses et la réapparition du pouls sont les signes qui feront interrompre la transfusion.

Jamais L. Bérard n'a observé l'hémolyse des globules sanguins chez les récepteurs, bien que infectés ils aient été prédisposés à cet accident.

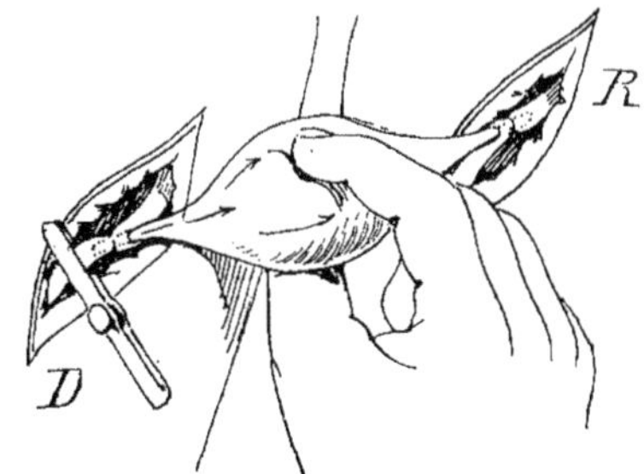

Fig. 151. — Transfusion indirecte
(d'après Pauchet).

La pince hémostatique a été posée du côté du donneur, l'opérateur presse l'ampoule pleine de sang qu'il expulse dans la veine du receveur. La manœuvre inverse recommencera (aspiration) et la manœuvre de propulsion suivra.

Les figures 149, 150, 151 schématisent la manœuvre des trois procédés opératoires.

On s'est étonné que la transfusion du sang n'ait pas été plus souvent utilisée au cours de cette guerre. Le procédé de Carrel l'a rendue facile. Le professeur Bérard, de Lyon, est un des rares chirurgiens qui l'ait pratiquée un certain nombre de fois. On l'a employée à la fois chez des blessés atteints à un haut degré d'anémie et aussi dans les cas d'infections graves. Pour certains, elle serait contre-indiquée dans ces derniers cas et devrait être réservée aux premiers.

Les injections de sérum physiologique qui, en dehors d'autres avantages, sont à la portée de tous, ont sur la transfusion une supériorité qui les ont fait préférer, mais elles ne suffisent pas toujours.

Des anévrysmes.

Beaucoup ont été frappés dès les premiers mois de la guerre, par les hématomes, les anévrysmes artériels et artérioso-veineux observés dans les formations de l'arrière lors des premières évacuations. Il n'était guère de grandes formations qui n'en présentassent et parfois plusieurs cas. Comme c'était là une complication tout à fait insolite dans la pratique commune, on s'en exagéra la fréquence. Ceux qui avaient souvenance des enseignements de la guerre de Mandchourie s'attendaient au contraire à les rencontrer plus souvent. En quelques mois, en 1915, on en publia 42 cas à la Société de Chirurgie et on s'en étonnait. Ce nombre cependant ne représentait qu'une faible proportion des interventions. C'est ainsi qu'alors je possédais 18 cas personnels non publiés et combien n'en avais-je pas rencontrés dont les opérateurs n'avaient point parlé. Mais tout cela réuni ne faisait pas très gros total relativement au nombre de blessés soignés.

D'après les faits publiés par les chirurgiens de l'arrière et relatifs au fonctionnement des premiers mois, on ne peut tirer de déductions sur la fréquence des hématomes, des anévrysmes artériels, des anévrysmes artériosoveineux. On en jugera par le tableau suivant :

NOMS	CAS OPÉRÉS	HÉMATOMES	ANÉVRYSMES ARTÉRIELS	ANÉVRYSMES ARTÉRIO-VEINEUX
MM. AUVRAY	15	1	7	7
DUVAL	18	»	1	7
SOUBEYRAN	11	9	»	2
QUÉNU	6	»	»	6
LE JEMTEL	18	6	6	5
GUIBAL	15	6	2	7

M. TOUSSAINT nous a donné une proportion partielle. Sur 2.000 officiers blessés il a relevé 2 cas d'anévrysmes artérioso-veineux, ce qui, sur un million de blessés, représenterait, disait-il, le chiffre de 1.000 cas.

Des soins plus complets et plus rapides ont bientôt considérablement diminué tout au moins le nombre des anévrysmes artériels et artériosoveineux. M. R. PICQUÉ, au cours de onze mois de pratique dans une ambulance de l'avant à gros rendement, n'observe pas un cas d'anévrysme sur 5.000 blessés. M. LENORMANT dans une formation active constate la rareté des anévrysmes artérioso-veineux à côté de la relative fréquence des hématomes.

Des anévrysmes artériels. — Ces anévrysmes se reconnaissent à leurs signes habituels et sont de diagnostic facile ; au début ils passent parfois inaperçus. Leur évolution peut être stationnaire ; on a cité quelques exemples de régression ; fréquemment ils augmentent de volume et entraînent des troubles circulatoires ou nerveux, aussi leur traitement chirurgical est-il pleinement justifié. C'est à lui qu'on a eu recours le plus souvent.

La poche, dense, est en général susceptible de clivage ; d'autres fois elle est si adhérente aux parties voisines qu'il faut la sculpter.

On a opéré généralement ces tumeurs onévrysmales quelques mois après le traumatisme quand on avait le choix du moment de l'opération.

Tous les modes de traitements classiques des anévrysmes artériels ont été utilisés, depuis les traitements palliatifs tels que la compression ou la ligature à distance jusqu'au traitement de choix, la ligature directe au-dessus et au-dessous du sac, sans ou avec extirpation de celui-ci.

Comme traitement d'attente, la compression ne pouvait être efficace et comme traitement définitif la ligature à distance qui compromet plus ou moins les collatérales, expose à la récidive et ne met pas un terme aux troubles résultant de la compression et de l'irritation des nerfs si souvent englobés dans la paroi du sac n'a guère été utilisée.

C'est à *ligature au-dessus et au-dessous du sac* qu'on s'est communément adressé. On l'a combinée presque toujours avec *l'extirpation du sac*.

La nécessité de la découverte de l'anévrysme par une très large incision, au besoin par des sections combinées a été reconnue ; l'utilité du dégagement préalable des nerfs satellites au-dessus ou au-dessous du sac, pour les bien ménager au cours de la dissection de celui-ci, s'est montrée évidente.

Ceux qui, de parti pris, ont fait l'extirpation du sac, ont lié l'artère dénudée un peu au-dessus et au-dessous de ce sac, ont porté des pinces entre les ligatures et le sac, ont dégagé celui-ci en suivant autant que possible un plan de clivage, et après avoir terminé sa dissection l'ont séparé par une section de l'artère entre les pinces et les ligatures.

D'autres ont commencé par procéder de même et après avoir dégagé le sac dans la plus grande partie de son étendue, l'ont ouvert, l'ont débarrassé de ses caillots et achevé sa dissection après l'avoir vidé. J'ai procédé ainsi plusieurs fois quand le sac était volumineux.

Quelques opérateurs ont cherché à combiner avec l'extirpation *du sac*, non la ligature, mais *l'obturation pure et simple d'une ouverture artérielle latérale* qui ne compromet pas la perméabilité du vaisseau. Dans ce cas, au-dessus et au-dessous du sac étaient placées transversalement des pinces à mors plats ou des fils d'attente, on incisait la partie exubérante du sac et on suturait par un double surjet la plaie artérielle sans avivement de ses bords. On a même, en cas de section totale de l'artère, conseillé une suture circulaire à la Carrel, après avivement.

M. P. DELBET, MM. MONOD et WANWETS avaient recherché, avant la guerre, le degré de gravité de la ligature suivie de l'extirpation du sac. Le premier n'avait relevé aucun cas de morts sur 86 opérés et les seconds avaient compté 3 p. 100 de morts sur 205. La léthalité n'est pas encore précisée pour les cas opérés au cours de cette guerre, mais d'après ce que nous en savons déjà, elle serait plus élevée.

A la suite de l'extirpation des anévrysmes des gros troncs artériels des membres, la gangrène n'aurait été constatée que dans la proportion de

4 p. 100 par MM. Monod et Wanwerts. M. Sencert la porte à 10 p. 100, comme moyenne, d'après l'examen de 95 cas, mais elle atteint 30 p. 100 pour les anévrysmes fessiers, 13 p. 100 pour les poplités, 11 p. 100 pour les axillaires et l'opération présenterait un haut degré de gravité quand elle porte sur l'origine de l'humérale. Aussi se basant sur ces faits; M. Sencert se demande si le chirurgien ne devrait pas s'évertuer à conserver la perméabilité artérielle par la suture, surtout quand les chances de rétablissement de la circulation collatérale sont aléatoires. Ces chances défavorables sont, pour

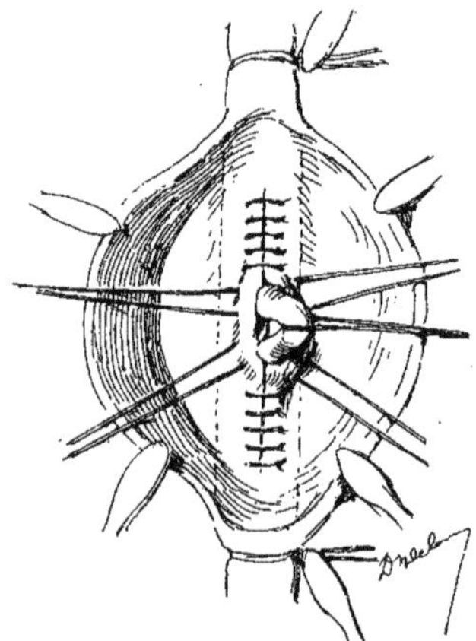

Fig. 152. — Anévrysmorraphie de Matas (d'après P. Delbet et Mocquot).

L'opération est amenée au dernier temps, à l'ablation de la sonde conductrice qui tirée par un fil forme une anse.
Deux fils sont placés au-dessus et au-dessous des points occupés par l'anse de la sonde et sont prêts à être serrés.

lui, l'âge du blessé, la circulation intense dans l'anévrysme révélée par l'ampleur du souffle, de l'expansion. Le peu de trouble apporté dans la circulation des membres, le volume des veines, l'état de la température, l'issue du sang par la piqûre de l'orteil, etc., constitueraient au contraire des éléments d'un pronostic moins fâcheux.

Les faits de M. Soubbotitch lui paraissaient bien engageants. Le chirurgien serbe avait personnellement pratiqué 13 artériorraphies pour anévrysmes artériels avec 10 succès et 1 résultat inconnu. Ces artérioraphies comprenaient 8 *sutures latérales* (3 échecs et 1 résultat inconnu) et 5 *sutures totales* avec 5 succès.

Ces opérations éminemment conservatrices, idéales, n'ont pas été poursuivies, même par des chirurgiens très désireux de s'engager dans cette voie.

L'étendue des pertes de substance artérielles, les modifications subies par l'artère, sa friabilité ou sa résistance cicatricielle ont paru des conditions éminemment défavorables. J'ai au début de la guerre pratiqué un certain nombre d'opérations d'extirpation de gros anévrysmes artériels et cherché chaque fois à me rendre compte de la possibilité d'une suture. Elle ne m'a pas inspiré confiance. En fait, on n'en cite que quelques cas.

Ingénieuse est l'opération de Matas. On l'avait recommandée aux chirurgiens d'armée avant cette guerre. M. Soubbotitch s'en montre très partisan. Je rappelle que dans un de ses modes opératoires, le chirurgien américain *suture* l'orifice s'il est *étroit* et capitonne le sac *fusiforme* et que si l'orifice est *large*, après avoir assuré l'hémostase provisoire du vaisseau, il *reconstitue la paroi artérielle (anévrysme sacciforme)*. Après l'ouverture du sac,

Matas, trouvant un orifice à tel point long et large que le rétrécissement de l'artère serait une conséquence forcée d'une suture latérale, se sert d'une portion de la paroi interne du sac pour reconstituer l'artère sur deux sondes introduites l'une dans le bout supérieur, l'autre dans le bout inférieur, et jouant le rôle de mandrins. Il suture la paroi ; quand les deux sondes sont serrées, il les retire et complète la suture directement (*anévrysmorraphie reconstructive*) puis il consolide cette première suture par une seconde (fig. 152).

M. Sencert a employé le premier procédé qui aboutit, somme toute, à une suture latérale. Les tissus étaient friables. Je ne sache qu'on ait utilisé le second jusqu'ici.

Après la suture directe, un calibre suffisant de l'artère est rarement obtenu. Or quand la circulation est insuffisante, l'impotence fonctionnelle du membre survient rapidement au moindre effort. L'*anévrysmorraphie réparatrice* laisserait plus de marge au rétablissement de la circulation.

La question n'est pas jugée.

Des anévrysmes artérioso-veineux. — Ils sont la conséquence ordinaire tantôt d'une abrasion (section latérale) de l'artère et de la veine sur leurs faces contiguës, tantôt d'une contusion des mêmes faces et de la fissuration ou de l'élimination d'une portion de ces vaisseaux. M. Sencert les rattache également à une section totale de la veine avec section latérale de l'artère ou inversement. Les balles les ont plus souvent produits que les éclats d'obus.

Les observations publiées nous ont à nouveau renseignés sur les caractères anatomo-pathologiques de ces anévrysmes artérioso-veineux. Ils ont été très variables. (Planche II.)

Très souvent il s'agissait de simples *phlebectasies* avec altération lointaine des parois de la veine, d'une angio-anastomose directe (Soubbotitch) ; fréquemment aussi la veine unie plus ou moins étroitement à l'artère présentait une dilatation sacculaire. Rarement on trouva une canalisation étroite faisant communiquer les deux vaisseaux (Guibal., P. Delbet) ; mais il existait plus souvent un sac intermédiaire. Parfois l'artère et la veine présentaient une dilatation localisée ; enfin M. Mauclaire avec une dilatation veineuse des dimensions d'une châtaigne a vu une poche distante, adventice, énorme.

L'orifice artériel était tantôt étroit, tantôt large, recouvert d'un endothélium (Soubbotitch), aux bords durs. Je les ai trouvés à tel point scléreux que je n'ai pu les traverser par l'aiguille.

Les deux segments artériels ont tantôt des dimensions sensiblement égales ; plus souvent le segment inférieur qui n'admet plus la même quantité de sang, est de calibre réduit. M. Soubbotitch qui a bien étudié l'anatomie pathologique de ces anévrysmes rappelle que le tronc de la veine est surtout dilaté sur le segment supérieur, alors que le segment centrifuge est de calibre plus réduit.

C'est que le sang artériel au lieu de s'engager dans le bout terminal de la veine remonte vers le cœur. Il en résulte : 1° l'absence fréquente de varico-

PLANCHE II

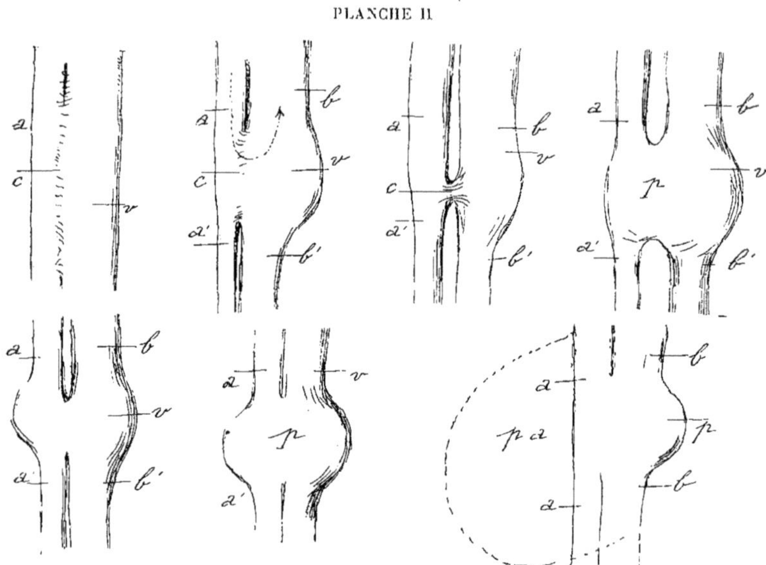

Divers types d'anévrysmes artérioso-veineux (schémas d'après les observations publiées).

Fig. 153. — Phlebarterie. Varice anévrysmale très commune. Adhérences étendues de l'artère et de la veine. *a*, artère ; *v*, veine ; *c*, communication masquée par les adhérences.

Fig. 154. — Anévrysme artérioso-veineux présentant les modifications de calibre des deux vaisseaux indiqués par M. Soubbotitch ; *a*, bout supérieur de l'artère dilatée ; *a'*, bout inférieur rétréci ; *b*, bout supérieur de la veine *v* dilatée ; *b'*, bout inférieur rétréci ; *c*, communication. La flèche indique la direction suivie par le sang, direction qui rend compte de la dilatation subie par les bouts supérieurs *a*, *b*, des vaisseaux, et du rétrécissement de leurs bouts inférieurs *a'*, *b'* ; *c*, communication.

Fig. 155. — Anévrysme artérioso-veineux avec canal communicant *c* ; *a*, bout supérieur de l'artère dilatée ; *a'*, bout inférieur rétréci ; *b*, bout supérieur de la veine dilatée ; *b'* bout inférieur rétréci.

Fig 156. — Anévrysme artérioso-veineux avec poche intermédiaire volumineuse ; les bouts supérieur et inférieur de l'artère *a*, *a'*, et les bouts inférieurs de la veine *b*, *b'*, présentent leurs dilatations ou rétrécissements habituels. Rare.

Fig. 157. — Anévrysme artérioso-veineux sans poche intermédiaire, et dilatation localisée des deux vaisseaux au niveau et à distance de la communication.

Fig. 158. — Anévrysme artérioso-veineux sans poche intermédiaire et grosse dilatation des deux vaisseaux sous forme de poche globuleuse au niveau de la communication (Froidet).

Fig. 159. — Anévrysme artérioso-veineux avec dilatation en poche localisée de la veine *v* et grosse poche adventice postérieure (cas de Mauclaire).

sités du côté des veines périphériques ; 2° la possibilité des troubles cardiaques (Sencert) ; 3° la propagation du thrill surtout vers le bout central.

La dilatation veineuse distante et localisée peut être énorme. La veine peut avoir doublé de volume. Au confluent jugo-sous-clavier M. Guibal a trouvé une dilatation des dimensions d'un petit œuf.

La circulation collatérale veineuse s'est le plus souvent dilatée d'une façon excessive, gênant à un haut degré l'acte opératoire. Des veines de dimensions très réduites ont pris le volume d'une plume d'oie, d'un manche de porte-plume. Enfin souvent les parois de la veine principale recouvertes d'un lacis veineux très dilaté qui les fait saigner au moindre dégagement[1] sont parfois devenues friables au point de se laisser couper par un fil d'attente modérément tendu ou par une pince hémostatique d'attente légèrement déplacée (Delorme, Duval).

M. Soubbotitch a insisté sur l'hématome péri-vasculaire plus ou moins enkysté qu'on trouve fréquemment dans les premières semaines et qui disparaît ensuite.

Mais tous les opérateurs ont signalé la fréquence du bloc adhérentiel qui unit au loin les deux vaisseaux entre eux et avec les tissus voisins. Cette gangue rend difficiles la dissection, la séparation des vaisseaux, assure leur béance, rend parfois aléatoire leur compression par les pinces, englobe les nerfs. Les gangues sont, dans certains cas, susceptibles d'une régression partielle qui simplifie l'opération. La séparation, facile quand l'anévrysme est récent, est difficile s'il est ancien.

Enfin on a confirmé le fait que les anévrysmes artérioso-veineux consécutifs aux coups de feu s'observent d'ordinaire après des blessures par balles et que leurs poches sont bien moins étendues que celles des anévrysmes artériels et des hématomes, ce qui se comprend aisément puisque ces dernières tumeurs peuvent se développer librement dans le tissu cellulaire[2].

Le *thrill* auquel donnent lieu ces anévrysmes, *thrill* perceptible à la main, en général diffusé au loin sur le trajet des vaisseaux surtout vers la racine du membre est si caractéristique que le diagnostic est banal. Le souffle systolique, la constatation d'une tumeur dure, ordinairement de volume réduit, peu expansible; ces signes étaient d'une très grande netteté sur les blessés que j'ai opérés.

L'opinion générale quant au pronostic de ces anévrysmes est celle que M. Toussaint exprimait à la Société de Chirurgie. Ce pronostic est bénin en général. Ils ont peu de tendance à s'accroître et les troubles, si ce n'est pour les anévrysmes artérioso-veineux du cou, sont dits souvent modérés[3]. Pour M. Sencert ils entraînent à la longue des perturbations plus ou moins importantes dans la circulation du membre et surtout dans le fonctionnement du cœur (œdèmes, cyanoses, douleurs, troubles nerveux, palpitations, essouffle-

---

1. Les veines des parois artérielles et veineuses, dans les communications artério-veineuses sont si dilatées en amont et en aval que le moindre attouchement les fait saigner et l'hémostase est pour ainsi dire impossible (P. Duval, o. c.).

2. A titre de curiosité je signalerai que M. Robineau a enlevé une balle incluse par sa pointe dans un anévrysme méconnu de l'iliaque externe, puis un éclat d'obus qui bouchait un anévrysme artério-veineux méconnu de la fémorale profonde.

3. Un blessé de M. Tuffier porteur d'un anévrysme artérioso-veineux de la fémorale fit la campagne de Verdun.

ment, tachycardie douloureuse). Cet auteur estime qu'on n'attache pas assez d'importance aux troubles cardiaques qui résultent de la projection du sang artériel dans le bout central de la veine. A titre d'exception sont à signaler les cas de guérison spontanée cités par MM. Pozzi et Routier.

Si l'on peut hésiter à opérer des anévrysmes artérioso-veineux ne donnant lieu à aucun trouble ou ceux pour lesquels l'opération comporte des risques qui ne sont pas en rapport avec les manifestations cliniques (anévrysmes abdominaux, pelviens, de la base du cou) les autres doivent être opérés et l'opération est formelle et urgente quand les troubles circulatoires et cardiaques sont importants.

S'opposer au passage du sang artériel dans les deux bouts de la veine est l'indication qu'on a remplie habituellement par la *quadruple ligature suivie de l'extirpation de la poche*.

Tel a été jusqu'ici le procédé de choix. La séparation des deux vaisseaux et la ligature du canal de communication, la suppression de la poche et la suture de la plaie artérielle ont également été proposées et le dernier mode a été exécuté[1].

La quadruple ligature a été pratiquée suivant les indications classiques : incision longue, mise à découvert de la poche, ligature du bout supérieur de l'artère au-dessus de la poche, ligature du bout inférieur de la veine, ligature du bout inférieur de l'artère, puis du bout supérieur de la veine. Extirpation du sac entre les quatre ligatures.

Mais avant d'en arriver à pratiquer les quatre ligatures, de grosses veines très dilatées ont gêné l'opérateur ; le dégagement du sac a commandé d'incessantes ligatures de veines et après l'extirpation de ce sac, des vaisseaux de même ordre imposent encore bien des hémostases.

L'hémorragie veineuse collatérale est là la source des difficultés, elle prolonge l'opération, expose à des pertes de sang parfois très importantes. Certaines de ces opérations nécessitent beaucoup de sang-froid.

Les adhérences intimes qui unissent parfois le sac aux tissus voisins ne permettent pas toujours son extirpation. Certains l'ont laissé en place ; on a dit qu'il s'affaissait. Si on persiste à vouloir l'enlever, il faut avant tout se préoccuper de la conservation des nerfs.

Ceux qui ont recherché le canal de communication artério-veineux, ceux qui ont tenté l'oblitération des plaies artérielles et veineuses ou de la plaie artérielle seule ont procédé de la façon suivante :

Dans le premier cas, après découverte du sac, des fils d'attente tirés ou tordus ou des pinces à mors plats ont été placés au-dessus et au-dessous du

---

1. La ligature de la veine au-dessus et au-dessous de l'anastomose vasculaire se présenterait comme premier moyen, d'autant que le sacrifice porterait sur le vaisseau dont l'arrêt circulatoire est le moins préjudiciable. Je ne sache pas qu'on l'ait employée. Soumise en effet à une tension d'autant plus élevée qu'une ligature double le limite de plus près, le segment veineux se dilaterait davantage.

sac sur les segments artériels et veineux, puis on a cherché, en isolant l'artère de la veine, le canal de communication. Pour ma part, je n'ai jamais réussi à en découvrir un et je ne sache pas que qui que ce soit ait été plus heureux.

Pour obtenir l'oblitération des deux orifices on a tenté la séparation, dans les cas de varice anévrysmale, mais les adhérences très intimes de l'artère et de la veine, la friabilité de celle-ci qui complique l'opération et enlève tout espoir de réunion solide, l'hémorragie que provoque ce dégagement ont fait délaisser ces tentatives par ceux qui y ont eu recours. Elles ne m'ont jamais réussi.

Reste alors la suture de l'orifice artériel, recherchée après incision de la dilatation veineuse entre les deux ligatures limitantes ou de la poche sur le trajet de la veine. L'incision de cette poche met à découvert l'orifice artériel. Porter sur lui une suture en surjet ou à points passés, à double plan est manœuvre tentante. Théoriquement elle serait réalisable; à de très rares exceptions près, ceux qui l'ont essayée n'ont pu la poursuivre. La perte de substance artérielle a paru trop étendue et la suture latérale ne pouvait qu'amener l'oblitération complète de l'artère ; les bords étaient ou friables ou trop résistants ou les vaisseaux étaient compris dans un bloc cicatriciel compact[1]. Je n'ai, pour ma part, trouvé qu'une fois, dans un cas d'anévrysme artério-veineux jugo-carotidien de la base du cou, que j'opérai à Chambéry avec l'assistance du médecin-major Tissot, une ouverture artérielle dont l'oblitération paraissait relever de la suture directe. L'orifice, sous l'endothélium, était bordé d'un tissu à tel point dense que je ne pus passer des fils. L'avis a été pour ainsi dire unanime à la Société de Chirurgie. Tout ceux qui ont parlé de cette suture l'ont jugée le plus souvent irréalisable qu'il s'agisse d'accéder aux orifices artério-veineux en séparant les deux vaisseaux ou en sacrifiant la paroi veineuse pour arriver sur l'artère.

Les faits que M. Soubbotitch a cités à la Société de Chirurgie semblaient tout à fait encourageants. 19 opérations d'*angiorraphies* pour anévrysmes artérioso-veineux lui avaient donné 14 guérisons, 1 guérison incomplète, 2 échecs, 1 résultat inconnu, 1 mort. D'après une statistique de M. Moxon, la suture latérale avait été faite 7 fois et avait donné 6 guérisons. Pour la poplité et la carotide primitive, cette opération idéale était surtout tentante. Je résume les rares cas que j'ai vu signalés :

M. Duccing a réalisé sur la poplité, la suture après l'excision de la veine. M. Mauclaire, dans un cas d'anévrisme jugo-carotidien, ne peut réussir à séparer les deux vaisseaux et renonce à la suture, mais pour un anévrisme poplité, après avoir sacrifié une partie de la veine, il réussit à suturer l'artère. Ultérieurement

---

1. MM. Walther, Bazy, Mauclaire, Quénu, Duval, Guibal, Rouvillois ont trouvé l'artère et la veine étroitement unies, confondues dans un bloc cicatriciel. M. Duval n'a vu qu'un cas sur 18 où la suture eût été possible. M. Auvray n'a pu la pratiquer à cause de la complexité et de l'étendue des lésions, etc.

les pulsations de la tibiale postérieure et de la pédieuse ne pouvaient être perçues.

M. Pauchet a pu séparer l'artère et la veine poplitée et suturer séparément les deux vaisseaux.

M. Cunéo a pu agir de même pour les vaisseaux fémoraux.

M. Piollet a suturé latéralement la carotide primitive après excision de la jugulaire.

Dans les cas de perforations de part en part comme dans les cas de section totale, c'est à la suture circulaire qu'on pouvait avoir recours.

M. Pauchet est un des rares chirurgiens qui, au cours de cette guerre ait fait une suture circulaire. Son opéré présentait un anévrysme artério-veineux de la poplité. La perforation avait sur l'artère et la veine un centimètre de long sur quatre à cinq millimètres de large. Il pratiqua la suture transversale de chaque vaisseau. Conservation des battements de la pédieuse.

M. Fredet dans un anévrisme poplité, réséqua un segment d'artère perforé et sutura les deux bouts.

M. Soubbotitch aurait pratiqué 21 fois cette opération.

Non seulement ces difficultés opératoires sont grandes, des interventions nouvelles ont été réclamées pour des hémorragies consécutives mais, après la suture, on n'est pas sûr que l'artère conserve sa perméabilité.

On n'a pas publié de cas d'anévrysmorraphie de Matas.

Nombreux, par contre, ont été les cas d'extirpation. MM. Auvray, Soubeyron, Rouvillois, Marquis, Guibal, Le Moniet, Baudet, P. Duval, Quénu, Le Jemtel, moi-même, et combien d'autres en ont pratiqué.

Pour les anévrysmes des membres la gangrène n'a pas été notée fréquemment.

MM. Monod et Wanwerts sur 167 cas d'extirpation partielle ou totale n'avaient noté que 2 cas de gangrène soit 1,7 p. 100.

M. Sencert nous dit que les extirpations faites au cours de cette guerre ont confirmé la rareté de cette complication.

Des plaies artérielles sèches. — Avant cette guerre, on avait observé des blessés chez lesquels de grosses artères abrasées par de volumineux projectiles ou par leurs éclats étaient restées béantes à la surface des plaies sans fournir d'hémorragies graves. J'avais rapproché ces faits empruntés à divers chirurgiens d'observations personnelles et j'avais rattaché l'absence d'hémorragie au rebroussement des tuniques ou à des lésions distantes de l'artère par élongation [1]. Cette guerre a ajouté un nombre important de cas ; les pratiques du parage des plaies en rendirent la constatation facile.

M. Latarjet a déposé au musée du Val-de-Grâce une de ces sections sèches de l'iliaque externe dues à la rupture des tuniques internes par élongation.

MM. Fourmestraux et Jumon ont rapporté un cas de section complète sèche des vaisseaux fémoraux. L'hémorragie ne se montra que le 7e jour.

1. *Traité de chirurgie de guerre*, t. II, p. 488.

L'histoire de ces plaies artérielles sèches qu'on trouvera bientôt fréquentes va se documenter à la Société de Chirurgie grâce aux observations de MM. FIOLLE, PLAUSON, P. DUVAL, POTHERAT, TUFFIER, ROUTIER, LENORMANT, SENCERT.

Des contusions artérielles. — Comme l'a remarqué M. SENCERT, l'épreuve actuelle a confirmé les caractères anatomo-pathologiques de ces contusions tels que je les avais décrits. On en a retrouvé les trois degrés. Ils résultent du contact direct d'un projectile à vitesse réduite et à surface lisse (schrapnel, balle) ou d'un contact tangentiel.

On a confondu la contusion directe avec l'étirement qui produit des lésions distantes portant surtout sur les tuniques internes tandis que la contusion comporte des altérations de la tunique externe qui aboutissent souvent au sphacèle.

On sait que les irrégularités des tuniques internes, dans les deux premiers degrés exposent aux thromboses et aux embolies.

M. SENCERT en a apporté la confirmation par un exemple intéressant :

Un blessé amené dans son ambulance atteint d'une plaie du cou par éclat de grenade ne présentait aucun signe de lésion vasculaire. Mises à nu, l'artère carotide et la veine jugulaire interne étaient intactes ; quelques jours après se produisait une hémiplégie produite par des embolies successives.

Le même auteur cite un cas plus curieux d'une dilatation de l'artère axillaire sur une étendue de plusieurs centimètres à la suite de ces contusions.

Les sphacèles localisés des artères contuses ont eu leur grande part dans la fréquence des hémorragies secondaires constatées surtout dans les premiers mois de cette guerre. Des traitements plus réguliers ont diminué le nombre de ces sphacèles et de leur complication hémorragique.

L'oblitération de l'artère par un caillot favorise sans doute l'apparition de la gangrène mais il n'y a pas lieu de la voir plus fréquente qu'après les ligatures primitives.

De ces contusions terminées par ulcération, sont à rapprocher les *ouvertures tardives des artères* que M. GRÉGOIRE a décrites et qui peuvent être produites par le sphacèle du vaisseau ou l'ablation d'un corps étranger.

En effet parmi les ouvertures tardives, certaines sont représentées par des plaies avec pénétration d'une seule paroi et obturation de l'orifice par un projectile qui en se détachant entraîne une hémorragie ou la formation d'une hématome. Dans la contusion, le sphacèle est le plus souvent lié à la suppuration de la plaie : dans ces pénétrations la plaie extérieure peut être cicatrisée quand la complication survient et on observe un hématome artériel.

Anévrysmes circonscrits, embolies, thromboses entraînant la gangrène du membre sont les accidents bien connus de ces contusions sur lesquelles

MM. Sencert, Grégoire, Bertein on rappelé l'attention en fournissant avec MM. Morestin et Monprofit des observations personnelles.

L'indication ancienne de lier l'artère dont le pouls a disparu et qui dans les plaies qu'on mettait à découvert pour les parer présentait les caractères de la contusion (ecchymoses pariétales, rétrécissement du calibre ou dureté localisée), cette indication a été saisie. M. Robert Picqué est même revenu, pour ces sétons périvasculaires, sur l'utilité du débridement explorateur que j'ai recommandé. Il s'est montré partisan de la ligature dans ces contusions. Elle met à l'abri de l'hémorragie consécutive, de l'embolie et de la gangrène par extension du caillot (Grégoire.)

On n'a pas, que je sache, repris la pratique de l'artériotomie ni celle de la suture après excision de la partie contuse. M. Sencert a conseillé, de compléter la ligature au-dessus et au-dessous de la partie contuse par l'incision axile de l'artère et l'ablation du thrombus.

De l'hémorragie suspendue. — Se basant sur cinq cas de blessures de l'humérale dont l'hémorragie avait été arrêtée par un pansement compressif, M. Moty a émis l'avis que, dans la presse des ambulances il paraissait indiqué de s'abstenir de rechercher une artère qui ne donnait plus et qu'on pouvait se contenter de tenir le blessé en observation. M. R. Picqué a fait ressortir que, même dans ces cas, la ligature constituait toujours l'une des indications fondamentales de la chirurgie de l'avant. Toute plaie périvasculaire doit être, pour lui, considérée comme suspecte et réclame la découverte du vaisseau. C'est la donnée classique.

Blessures des veines. — Les blessures des gros troncs veineux plaies latérales, plaies perforantes partielles, plaies perforantes totales, sections), ont présenté souvent la gravité des plaies des troncs artériels.

M. Auvray a cité un curieux exemple de plaie perforante partielle. Un petit éclat de projectile creux s'était arrêté dans la paroi de la jugulaire interne.

Les contusions n'ont pas fixé l'attention.

M. Séjournet se basant sur plusieurs observations personnelles, a préconisé la suture dans les plaies des grosses veines des membres et du cou. M. Schwartz accuse ses préférences pour la ligature qui n'a pas d'inconvénients.

MM. Phocas et R. Lefort ont fait des ligatures de veines dans des cas de phlébite.

Blessures simultanées des artères et des nerfs. — Ces blessures sont très fréquentes. Elles ont dans la genèse des troubles trophiques une part considérable que le professeur Laurent de Bruxelles, MM. Meige et A. Benisty ont bien fait ressortir et que je rappellerai.

L'expérimentation a montré que l'arrêt du sang dans de grosses artères est suivi de l'apparition de contractures. Celles-ci n'ont pas été, que je sache, signalées à la suite des ligatures.

BIBLIOGRAPHIE

Auvray. Quinze anévrysmes traumatiques opérés. *Bull. et Mém. Soc. Chir.*, 20 avril 1915.

Baudet. Anévrysme artérioso-veineux-jugulo-carotidien par éclat d'obus. Ligature des trois carotides et double ligature de la veine. Guérison. *Bull. et Mém. Soc. Chir.*, 1916, p. 2751. Disc. : MM. Tuffier. Mauclaire.
L. Bazy. Deux cas de ligature de la jugulaire interne. *Bull. et Mém. Soc. Chir.*, 9 mai 1916 (Rapport de M. Hartmann).
Bérard et Lumière. Technique simple pour la transfusion du sang. *Presse Méd.*, 2 septembre 1915, p. 335.
Berteix. Les oblitérations spontanées et immédiates des grosses artères des membres dans les plaies de guerre. *Presse Méd.*, 16 décembre 1915.
Bouquet (H.). La thérapeutique de guerre, les hémorragies secondaires. *Bull. Génér. thérapeutique.* T. CLVVIII, n° 7, mars 1915, p. 220-223.
Bousquet. Anévrysme artério-veineux de la fémorale. *Bull. et Mém. Soc. Chir.*, 9 février.
Broca. Hémorragies secondaires. *Journal des Praticiens*, 3 juin 1915.

Cauchois. Anévrisme artério-veineux de la terminaison des vaisseaux poplités. Rapport M. P. Delbet. *Bull. et Mém. Soc. Chir.*, 30 mars 1915.
Cawadias. L'exploration de la perméabilité des artères des membres par l'oscillomètre. *Bull. Acad. Méd.*, séance 23 novembre 1915, p. 591.
Corte. Anévrysme artérioso-veineux de la tibiale postérieure. *Bull. et Mém. Soc. Chir.*, 13 décembre 1916. Rapport M. Monod.
Couteaud. Nouveau signe des anévrysmes produits par les armes de guerre. *Bull. Acad. Mém.*, 17 août 1915. — Anévrysme fémoral d'origine phlébitique sur un moignon d'amputation. Ablation du sac. Transfusion du sang. *Bull. et Mém. Soc. Chir.*, 25 février 1915.
Croisieu. Ligature de la carotide primitive pour hémorragie tardive consécutive à une plaie par éclat d'obus de la carotide interne près de la base du crâne. *Bull. et Mém. Soc. Chir.* Rapport M. Mauclaire, 11 janvier 1916.

Dehelly et Guillot. La transfusion du sang. Paris, Maloine, 1916.
Delbet (Paul). Anévrysme artério-veineux des vaisseaux fémoraux au pli de l'aine par éclat d'obus. Incision. Ligature de l'artère. Suture latérale de la veine. Guérison. *Presse Méd.*, 23 septembre 1915.
Delorme (E.). Ligature de l'artère iliaque. *C. R. Acad. Sciences*, 10 septembre 1915.
Ducuing. Anévrysme artérioso-veineux du triangle poplité inférieur. Extirpation d'un fragment veineux, restauration de l'artère. Guérison intégrale. *Arch. Méd. Phar. mil.*, novembre 1915.
Duval. P. A propos de dix-huit anévrysmes traumatiques opérés. *Bull. et Mém. Soc. Chir.*, 23 février 1915. — Deux nouvelles observations d'anévrysmes artério-veineux de l'humérale et de la carotide primitive traitées par des ligatures multiples. *Id.*, 13 juillet 1915. — Disc. : MM. Routier, Broca, Morestin, P. Delbet, Mauclaire, Quénu, Walther, Tachard, Monod, Robert, Quénu.

Escat. Trois cas d'anévrismes artérioso-veineux. *Bull. et Mém. Soc. Chir.* Rapport M. Mauclaire, 1916, p. 2851.

Estor. Anévrisme artérioso-veineux du creux poplité traité par l'incision. *Bull. et Mém. Soc. Chir.*, 1915, p. 1859.

Falliès. Contribution à l'étude des anévrysmes consécutifs aux blessures de guerre. *Th. Paris.* 1915-16.

Fiolle, Léo, Delmas. Les plaies sèches des gros vaisseaux. *Bull. et Mém. Soc. Chir.* Rapport M. Duval, 10 octobre 1916.

Fredet. Perforation de l'artère poplité. *Bull. et Mém. Soc. Chir.* Rapport de M. J.-L. Faure, 16 novembre 1915.

Gardette (Jeanne). Les hémorragies secondaires comme complications des plaies de guerre. *Th. Lyon*, 1915-16.

Gautrand. A propos de trois cas de transfusion du sang. *Th. Montpellier*, 1914.

Gautrelet. Traitement des hémorragies traumatiques par le sérum physiologique de Locke. *Presse Méd.*, 23 juillet 1915.

Grégoire. Ischémie et nécrobiose des membres par thrombose artérielle traumatique. *Presse Méd.*, 25 avril 1915. — Ouverture tardive des artères dans les plaies par projectiles de guerre. *Presse Méd*, 27 septembre 1915.

Grinda. Considérations générales sur une statistique de 84 blessés de guerre. La chirurgie vasculaire à l'hôpital temporaire n° 14 (Nice). *Bull. et Mém. Soc. Chir.*, 1914, p. 1348. Rapport M. Faure.

Guibal. Anévrysme artério-veineux entre la carotide primitive gauche et le confluent jugulo-sous-clavier. *Bull. et Mém. Soc. Chir.*, 25 mai 1915. Rapport M. Quénu.

Guillot et Dehelly. La transfusion du sang. 1 vol, Maloine et fils, 1916.

Hallopeau. Deux plaies du cou opérées dans une ambulance. *Bull. et Mém. Soc. Chir.*, 19 janvier 1915.

Hardouin. Des hémorragies secondaires dans les traumatismes de guerre. *Th. Paris*, 1915-16.

Lannois et Patel. De l'oblitération du sinus latéral comme procédé d'hémostase veineuse dans les blessures de guerre de la région cervicale. *Lyon Chir.*, 1er octobre 1915.

Lapeyre. Deux observations de plaies artérielles. *Réun. Méd. Chir. 5e armée Presse Méd.*, 24 juin 1916. N° 48.

Laval. Anévrysmes traumatiques sur des artérioles musculaires. *Bull. et Mém. Soc. Chir.*, 1er décembre 1915.

Le Balle. Anévrysme artério-veineux de guerre. *Th. Paris*, 1915-16.

Lebat. Plaie de la région carotidienne par éclat d'obus. *Réun. Méd. Chir. 5e armée. Presse Méd.*, 13 mai 1916, n° 38, 1916.

Le Fort (R.). Ligatures veineuses dans les infections pyohémiques des membres. *Bull. Acad. Méd.*, 17 août 1915. — Plaie transthoracique par balle. Oblitération de l'artère axillaire. Gangrène de la main. *Bull. et Mém. Soc. Chir.*, 16 mai 1916.

Le Fur. Suture latérale de l'artère humérale pour blessure par balle. *Presse Méd.*, 6 mai 1915.

Leguéu. Anévrysmes artério-veineux de la fémorale. *Bull. et Mém. Soc. Chir.*, 15 février 1915.

Le Jemtel. Dix-huit anévrysmes traumatiques opérés. *Bull. et Mém. Soc. Chir.*, 23 novembre 1915,

Lemaître. Complications tardives des plaies vasculaires. *Réun. Méd. Chir. 5e armée. Presse Méd.*, 1er avril 1916, n° 31.

Le Monier. Quelques remarques à propos de quinze anévrysmes traumatiques opérés. *Bull. et Mém. Soc. Chir.*, 15 janvier 1916.

Lenormant. Plaies sèches des gros vaisseaux. *Bull. et Mém. Soc. Chir.*, 2248.

Letoux. Sur un hématome dû à la rupture de l'iliaque externe gauche. *Bull. et Mém. Soc. Chir.*, 3 octobre 1915. Rapport M. Tuffier

Maisonnet. Trois observations de blessures des vaisseaux du cou. *Réun. Méd. Chir. 5ᵉ armée. Presse Méd.*, 13 mai 1916, n° 38, 1916.

Mangini (Lazare). Hémorragies et ruptures des membranes profondes de l'œil par blessures de guerre sans altération apparente du globe. *Th. Lyon*, 1914-15.

Marquis. Sur l'intervention dans les anévrysmes artério-veineux de la carotide primitive et de la jugulaire interne. *Bull. et Mém. Soc. Chir.*, 24 octobre 1916. — L'hématome anévrysmal des plaies de guerre.

Mauclaire. Anévrysme artério-veineux des vaisseaux fémoraux. Suture vasculaire impossible. Résection. Guérison avec le genou en demi-flexion. *Bull. et Mém. Soc. Chir.*, 22 juin 1915. — Anévrysme artério-veineux axillaire. Ligature de l'artère sous-clavière, *id.*, 23 novembre 1915. — Anévrysme artérioso-veineux entre la jugulaire interne et la carotide primitive. *Bull. et Mém. Soc. Chir.*, 1916. — Anévrisme artério-veineux des vaisseaux axillaires à leur origine. Résection. Guérison. *Id.*, 7 mars 1916. — Anévrysme artério-veineux à la base du triangle de Scarpa. *Id.*, 23 mai 1916.

Mauclaire et Monod. Anévrysme artério-veineux axillaire traité par la résection. *Bull. et Mém. Soc. Chir.*, 23 novembre 1916.

Mériel. Anévrysme artério-veineux de l'artère axillaire. *Bull. et Mém. Soc. Chir.*, 29 décembre 1914.

Moiroud. Hématome diffus et non pulsatile du cou. *Réun. Méd. Chir. 6ᵉ armée. Presse Méd.*, n° 64, 1915.

Monod. Quelques considérations sur les anévrysmes traumatiques. *Bull. et Mém. Soc. Chir.*, 7 mars 1916.

Morestin. Plaie de la face. Fracture de la branche montante du maxillaire inférieur. Anévrysme diffus parotidien. Fistule salivaire. *Bull. et Mém. Soc. Chir.*, 31 août 1915. — Anévrysme de la carotide interne. *Id.*, 21 décembre 1915.

Motz. Hémostase des sections totales de l'artère humérale par simple pansement compressif. *Bull. et Mém. Soc. Chir.*, 3 novembre 1915, 12 janvier 1916. Disc. : M. Picqué.

Mouchet. Hématome anévrysmal du tronc du sciatique. Résection du nerf. *Bull. et Mém. Soc. Chir.*, 9 juin 1915. Rapport M. Walther. — Sur les plaies des vaisseaux par balles et éclats d'obus. *Paris médical*, 16 janvier 1915.

Murard. Les ruptures de l'artère humérale par balle. *Lyon Chir.*, décembre 1915.

Oudard. Hématome artério-veineux des vaisseaux poplités. *Bull. et Mém. Soc. Chir.*, 2 février 1916. Rapport M. Lenormant.

Pauchet. Deux anévrysmes suturés. *Bull. et Mém. Soc. Chir.*, 8 février 1916. — Du traitement immédiat des plaies vasculaires dans une ambulance de l'avant. *Id.*, 4 avril 1916. — Transfusion du sang. *Journal des Praticiens*, 20 février 1915. — Transfusion du sang. *Journal des Praticiens*, 20 février 1915.

Petit (G.). Le mécanisme histologique de la rupture tardive des artères. *Presse médicale*, 18 novembre 1915.

PetitDutaillis. Anévrysme artério-veineux entre l'artère et la veine poplitée. Hématome anévrysmal de l'artère humérale avec section incomplète du médian. *Bull. et Mém. Soc. Chir.*, 1915, p. 2408.

Phocas. Phlébite de la veine poplitée. *Bull. et Mém. Soc. Chir.*, 1ᵉʳ décembre 1915. — Hémorragie secondaire de la région de l'épaule. *Id.*, 28 décembre 1915.

Picqué (L.) et Rousseau-Langwelt. Anévrysme du pli du coude consécutif à une plaie par balle de schrapnell. *Bull. et Mém. Soc. Chir.*, 3 novembre 1914.

Picqué (L.). Anévrysme traumatique du pli du coude. Opération. Guérison. *Bull. et Mém. Soc. Chir.*, 19 janvier 1915.

Picqué (R.). Du traitement immédiat des plaies vasculaires dans les ambulances de l'avant. *Bull. et Mém. Soc. Chir.*, 22 mars 1916, p. 682. Disc. : MM. Pauchet, Souligoux.

Picquet. Rupture de l'artère fémorale par coup de feu. Gangrène de la jambe et du pied. Amputation de la cuisse. *Bull. et Mém. Soc. Chir.*, 19 juin 1915. Rapport M. Morestin. Disc. : MM. Schwartz, Morestin, Monprofit.

Pozzi. Anévrysme artérioso-veineux diffus de la carotide primitive. Guérison spontanée. *Bull. et Mém. Soc. Chir.*, 26 mai 1915.

Rendu (A.). Procédé simple et pratique de la transfusion du sang à l'aide d'une plume de poulet. *Lyon Chir.*, t. XII, n° 4, 1er octobre 1915, p. 561-564, 13 figures.

Rocher. Résultats de quatre interventions pour anévrysmes artérioso-veineux des membres. *Réun. Méd. Chir. 5e armée. Presse Méd.*, n° 31, 1916.

Routier. Guérison sans intervention d'une communication artério-veineuse entre la carotide primitive et la jugulaire. *Bull. et Mém. Soc. Chir.*, 7 décembre 1915.

Rouvillois. Anévrysme artérioso-veineux de la bifurcation de la carotide primitive droite et de la jugulaire interne. *Bull. et Mém. Soc. Chir.*, 1916.

Sébileau. A propos des dix-huit anévrysmes traumatiques opérés par P. Duval. *Bull. et Mém. Soc. Chir.*, 23 février 1915.

Séjournet. Plaies des veines. *Réun. Méd. Chir. 4e armée.* 25 février 1916.

Sencert. Les blessures des vaisseaux. Paris 1916. *Collection des Précis de Chirurgie de guerre*, 1 vol. Masson et Cie. Bibliographie étendue.

Soubeyran. Sur onze cas d'anévrysmes traumatiques. *Bull. et Mém. Soc. Chir.*, 28 avril 1915. Rapport M. Quénu.

Soubbotitch. Quelques considérations sur les anévrysmes traumatiques. *Bull. et Mém. Soc. Chir.*, 16, 22 février 1916, 1er et 28 mars 1916. Disc. : MM. Monod, Quénu. — Sur les anévrismes artérioso-veineux traumatiques. *Bull. Acad. Méd.*, 30 mai 1916.

Stassen et Vonckex. Les blessures latentes des paquets vasculo-nerveux dans une formation de l'avant. *Paris médical*, 1916, p. 540.

Tanton. Des hémorragies secondaires dans les blessures de guerre. *Bull. et Mém. Soc. Chir.*, 24 novembre 1914. *Id.* Quelques observations d'anévrysmes traumatiques, 1915, p. 2123, 2194. Anévrysmes traumatiques. Cure opératoire. Disc. : M. Toussaint. *Id.*, 2196.

Thiéry. Des hémorragies secondaires dans les blessures de guerre. *Bull. et Mém. Soc. Chir.*, 24 novembre 1914. Discussion.

Tissot. Hématome anévrysmal diffus dans les blessures de guerre. *Presse Méd.* t. XXIII, n° 6, février 1915, annexes p. 44-45.

Toussaint. Trois cas d'hémorragie secondaire de l'artère palatine, de la maxillaire interne et de l'artère dentaire inférieure dans les plaies infectées de la face par projectiles de guerre, trois ligatures de la carotide externe droite ; guérison. *Bull. et Mém. Soc. Chir. Presse Méd.*, 22 avril 1915. Disc. : MM. Potherat, Routier, Bazy, Duval, Tuffier, Phocas, Kirmisson.

Toutey (Eugène-Hippolyte-Léon). Étude sur les anévrysmes diffus traumatiques. *Th. Paris*, 1914-15.

Tuffier. Anévrysme constaté chez un blessé qui a fait la campagne dans l'infanterie avec son anévrysme. *Bull. et Mém. Soc. Chir.*, 1916, 2639.

Varda. Anévrysme traumatique de l'artère fémorale datant de 22 ans. Extirpation du sac. *Bull. et Mém. Soc. Chir.*, 1916, p. 2873. Rapport M. Mauclaire. Disc. : M. Potherat.

Viannay (M.). L'intervention précoce dans les blessures des artères par coup de feu. L'artériectomie préventive comme traitement de la contusion des gros troncs artériels. *Bull. et Mém. Soc. Chir.*, 1915.

Walther. Anévrysme artério-veineux du canal de Hunter. Résection de l'artère et de la veine. *Bull. et Mém. Soc. Chir.*, 19 janvier 1915. — Anévrysme artério-veineux de la loge parotidienne. *Id.*, 3 août 1915. — Anévrysme de la carotide en voie de résorption spontanée. *Id.* — Anévrysme de la sous-clavière. *Id.*, 20 octobre 1915.

WEILL (P.). Traitement des hémorragies par les sérums sanguins. *Presse Méd.*, 12 août 1915.

WILLEMS. Canule anglaise pour l'injection intra-veineuse de sérum physiologique. *Presse Méd.*, 3 février 1916.

CHAPITRE XI

DES BLESSURES DES NERFS

Cette guerre 'a apporté au chapitre des blessures des nerfs par les projectiles une contribution massive et de tout premier ordre qui fait le plus grand honneur à la neurologie et à la chirurgie françaises.

Ces lésions ont constitué par leur fréquence, leur diversité, la variété de leurs signes et de leurs traitements une surprise pour les neurologistes et les chirurgiens, mais bientôt, grâce aux efforts des uns et des autres, la symptomatologie s'est complétée à la suite de minutieuses et méthodiques investigations ; on l'a différenciée suivant la nature des lésions et leurs processus et la thérapeutique s'est enrichie de pratiques nouvelles. Les innombrables cas soumis à l'observation semblent avoir définitivement solutionné certaines questions ; d'autres restent encore litigieuses, telles celles relatives aux indications des traitements mais, petit à petit, la lumière se fait. La nécessité des interventions s'affirme chaque jour davantage et, à la fin de la période que j'envisage, les modes opératoires que j'ai conseillés, qui ont été si âprement critiqués, que d'autres passent sous un silence inacceptable, ces modes opératoires qui s'attaquent résolument aux obstacles intra-nerveux opposés à la régénération, gagnent de jour en jour des partisans plus nombreux.

L'histologie est venue en aide à la clinique ; elle a vérifié les caractères macroscopiques des lésions ; elle a contrôlé les résultats chirurgicaux immédiats, montré les différences fondamentales qui séparent, pour les espoirs des régénérations naturelles, les traumatismes des nerfs par coup de feu de ceux de la pratique commune. Enfin, en même temps que contre les paralysies et les phénomènes douloureux se multipliaient les tentatives opératoires, la prothèse venait, à titre de moyen définitif ou auxiliaire, corriger des déformations incompatibles avec le fonctionnement des membres ou rendre plus facile la tâche de récupération.

Les recherches cliniques de M. et Mme Dejerine et de M. Mouzon, de leurs élèves ; de MM. P. Marie, Meige, Foix, A. Bénisty, Léri, Sicard. Claude, A Thomas, Villaret, les études histologiques de MM. Nageotte,

P. Marie, Foix, Dejerine, Sicard et Jourdan, mes intertvenions originales celles de MM. Gosset, Témoin, Sicard et Dambrin, Dumas, Mauclaire, Walther, marquent surtout au cours de cette période. A côté d'eux se range une légion de laborieux chercheurs dont les noms seront rappelés dans ce chapitre.

Les grandes lignes directrices sont tracées ; le problème des blessures des nerfs par coup de feu n'est plus ni mystérieux ni troublant ; les faits, après une longue période d'attente nécessaire pour apprécier les résultats, montrent le danger d'un pessimisme décourageant ; ils classent la valeur des méthodes et nettement imputent à certains modes opératoires l'insuffisance du nombre des récupérations [1].

Ceux qui plus tard étudieront les phases qu'ont subies les interventions sur les nerfs feront bien d'opposer les pratiques communément suivies en 1914 à celles qui, depuis mes communications de janvier 1915, se sont progressivement imposées.

La *fréquence* des blessures des nerfs a frappé d'étonnement non seulement ceux qui n'étaient pas familiarisés avec les données de la chirurgie de guerre mais même ceux qui les possédaient. Le nombre des coups de feu tirés à des distances réduites qui s'accompagnent de dégâts étendus des parties molles, de projections d'esquilles aggravant les désordres de la balle, les blessures par des éclats d'explosifs qui, dans la profondeur des membres étendent les lésions, en discordance avec l'étroitesse des orifices cutanés, ces désordes excessifs ont contribué certainement à augmenter et le nombre et la gravité des traumatismes des nerfs au cours de cette guerre.

Quelle en est la proportion absolue ? Il serait impossible de l'établir à l'heure actuelle. M. Tinel estime à, au moins, 18 à 20 p. 100 les lésions des troncs nerveux dans les traumatismes des membres et cette proportion s'élèverait encore, pour lui, si on ne faisait abstraction des blessures légères pour n'envisager que les traumatismes graves. M. Mauclaire croit à une proportion de 10 à 15 p. 100. Je ne saurais apporter ici de chiffres, mais d'après mes constatations faites dans un nombre considérable de formations dans lesquelles, au début de cette guerre, je recherchais ces lésions, le nombre tout élevé qu'il ait été, n'atteignait pas cette proportion si

1. Pour se rendre compte du chemin parcouru, et de l'incertitude des premiers pas, à la fin de 1914 et jusqu'au commencement de 1916, je n'ai qu'à transcrire ce que, dans la Préface du livre de M. Tinel (*Blessures des nerfs*, 1916), dit le professeur Déjerine :

« Tous les chirurgiens et tous les neurologistes se rappellent encore quelle fut leur surprise pendant les premiers mois de la guerre, en présence des nombreuses blessures des nerfs périphériques qui affluaient dans nos hôpitaux.

« C'était là un vaste sujet dont les rares cas observés avant la guerre n'avaient pas permis une étude complète et l'incertitude de nos connaissances cliniques et diagnostiques sur la nature des lésions se compliquait encore d'un angoissant problème de thérapeutique.

« Nous nous sommes trouvés brusquement en face de faits si nombreux et tellement disparates que l'on comprend facilement l'hésitation de tous à les classer, à les interpréter et surtout à les déclarer justiciables ou non de l'intervention chirurgicale. »

l'on s'en tenait aux lésions des troncs nerveux intéressant le chirurgien.

Dans certains Centres neurologiques, la proportion a pu paraître, à certains moments, excessive. Elle était bien faite pour impressionner. C'est ainsi qu'au Centre neurologique de Vichy, M. BELOT, chef de ce Centre, compte en en août 1916, 178 cas et en septembre de la même année 220 ; que M. JAUGEAS au Centre de la IV° Région, en février 1916, en reçoit 156. A la fin de 1914, le nombre des traumatisés des nerfs était énorme. C'est que ces formations s'étaient séparées de presque tous leurs blessés atteints de lésions des parties molles, de nombre de leurs fracturés et que dans les Centres, spéciaux en 1915, 1916, s'attardaient toujours les paralysés non améliorés ou incurables, attendant les secours de la chirurgie ou la solution légale de leur situation militaire.

M. MORIN a, d'après 665 observations, relevé la proportion des lésions produites par les balles, les éclats d'obus, les schrapnels. Il en trouva 371 ou 80 p. 100 pour les premières, 79 ou 17 p. 100 pour les secondes, 11 ou 20 p. 100 pour les dernières : sur 36 cas, M. MAUCLAIRE, accusait 31 blessures par balles, et par éclats d'obus.

Les statistiques montrent une prédominance pour les nerfs du membre supérieur.

M. TINEL, sur les 628 cas qu'il a observés, compte 409 lésions des nerfs du membre supérieur contre 219, près de moitié moins, pour celles du membre inférieur.

Tous les nerfs ne sont pas également frappés. En contact direct avec l'humérus, dans l'impossibilité de fuir, en raison de sa torsion, exposé à la fois à l'atteinte directe des projectiles, des esquilles, à la pression des fragments et à l'englobement dans un cal, le nerf radial accuse des atteintes plus nombreuses. Sur 409 cas de lésions des nerfs du membre supérieur M. TINEL en trouve 146 pour le radial, à côté de 84 pour le cubital et de 67 pour le médian, les plus atteints après lui.

Sur 500 cas de blessures des nerfs des membres supérieur et inférieur, M. JAUGEAS en attribue 127 au radial, 110 au médian, 90 au cubital.

La statistique de MM. LARAT et LEHMANN, chefs du Centre neurologique du Grand Palais, est la plus démonstrative parce qu'elle comporte le plus grand nombre de faits : 1.500 cas.

D'après ces neurologistes, les paralysés des gros nerfs se rangent, quant à fréquence de leur atteinte dans l'ordre suivant :

Paralysés du radial	27 p. 100
— du médian	18 —
— du cubital	18 —
— du circonflexe	9 —
— du plexus brachial	2 —
— du sciatique poplité externe	14 —
— du sciatique ou du sciatique poplité interne	7 —

D'après ces auteurs les paralysies du côté gauche se rencontreraient plus souvent que celles du côté droit.

Les paralysies qui, cliniquement, traduisent d'ordinaire les lésions nerveuses sont les unes *immédiates* les autres *consécutives*. Il serait d'un haut intérêt au point de vue des indications et de la valeur du traitement d'être renseigné sur la proportionnalité des unes et des autres. Nous ne le sommes pas encore. M. MAUCLAIRE dit avoir observé souvent ces paralysies *consécutives*, les unes progressives, d'autres survenant seulement au bout de plusieurs semaines. Je crois, au contraire, que les paralysies consécutives sont rares.

La *classification* des lésions des nerfs a été très diversifiée et la chose est bien regrettable, car des lésions très disparates, des plus différentes les unes des autres, réclamant des traitements distincts ont été rangées dans le même cadre, rendant très difficile la tâche de celui qui désirerait les grouper en s'appuyant sur leurs analogies. Je me suis arrêté au début de la guerre, dans mon *Précis* et au bout de quelques mois dans ma communication à l'*Académie de médecine* à la *division anatomique*, basée sur la nature du traumatisme ou du traumatisme et du processus et, distingué des *sections totales*, des *sections partielles ou latérales*, des *perforations*, des *contusions*, des *compressions*, des *destructions étendues*. Cette classification s'appliquait aussi bien aux lésions primitives qu'aux lésions consécutives et guidait le chirurgien autant pour ses interventions immédiates que pour ses interventions éloignées et elle fournissait enfin le cadre tout désigné pour les descriptions minutieuses des processus de restauration ou d'aggravation, ma définies encore, histologiquement. Je persiste à croire que ces divisions sont celles auxquelles il faudrait en revenir d'autant que les interventions primitives, de plus en plus fréquentes, doivent les imposer.

Préoccupés, avant tout, des syndromes cliniques, nombre de neurologistes à la suite du Pr DEJERINE, de Mme DÉJERINE et de M. MOUZON ont adopté une classification *clinique* et ont englobé les différentes lésions dans les *syndromes* cardinaux *d'interruption*, de *compression*, *d'irritation*, des *syndromes dissociés*, pensant faciliter davantage la tâche du chirurgien et tracer par avance les bases de sa conduite ; mais, on a bientôt remarqué, pour ne prendre que cet exemple, que le syndrome d'interruption est commun à des lésions qui, macroscopiquement, détruisent la continuité du nerf et imposent la suture et à d'autres qui non seulement ne la détruisent pas, mais sont passibles d'une restauration physiologique.

D'autres, sans tenir assez compte des lésions originelles et s'attachant surtout aux premières apparences d'un nerf découvert par une incision exploratrice ont classé les lésions en *sections* et en *compressions*, attribuent théoriquement à la gangue fibreuse qui souvent entoure les nerfs, une action élective, capitale qui légitimement doit être rattachée, dans un grand nombre de cas, à des lésions très fréquentes du nerf lui-même.

Enfin, des neurologistes et des opérateurs n'ont pas de classifications fermes ; des histologistes se contentent de décrire des processus scléreux, intranerveux sans les rattacher, autant que possible, à un traumatisme originel, perdant de vue le filon conducteur qui les forcerait à distinguer des lésions dissemblables et qui leur donnerait les raisons de ces dissemblances. La *chéloïde* du nerf devient pour d'autres un *névrome* de *la continuité*, ailleurs une *sclérose transverse*, parfois une *chéloïde double* et distante alors qu'elles sont souvent les unes et les autres la traduction anatomo-pathologique d'une *perforation* ou d'une *contusion*.

Il faut vraiment bien connaître son sujet pour trouver sa voie dans le dédale, quand on n'a pas le fil conducteur *anatomique* qui est le meilleur guide du chirurgien.

Plusieurs aspects étaient bien faits pour frapper les premiers neurologistes et les chirurgiens qui se sont unis pour traiter des nerfs dont la paralysie ou de vives douleurs traduisaient la souffrance. Ce fut, en premier lieu, l'étendue extrême, l'épaisseur, la dureté d'une *gangue fibreuse* qui, pour les uns, affectait avec le nerf des rapports très étroits, sans le comprimer, qui le comprimaient sûrement aux yeux d'autres. Plus dense sur le trajet du projectile mais également diffusé à distance dans les interstices intermusculaires et dans le muscle, ce tissu scléreux périnerveux, d'aspect si particulier et si troublant fut rattaché par les uns à la brûlure (CLAUDE et TÉMOIN) hypothèse inadmisible puisqu'une balle tirée à bout portant ne peut brûler les tissus ; par le plus grand nombre elle fut regardée comme le reliquat cicatriciel d'une plaie qui le plus souvent avait abondamment suppuré. Mais certains avaient incidemment remarqué qu'on la constatait, cette gangue, même à la suite de traumatismes par balles qui s'étaient comportés aseptiquement et, bien plus, on avait noté qu'après des opérations très aseptiques qui avaient consisté surtout en ablations régulières de ces gangues, celles-ci s'étaient reproduites. Il était rationnel de faire la part d'un processus cicatriciel extérieur au nerf, mais il n'était pas seul et des observations ultérieures devaient montrer celle que le nerf lui-même prend à cette folle prolifération quand son nevrilemme a subi une solution de continuité (NAGEOTTE. DELORME).

Une seconde constatation a également surpris ce fut l'étendue des pertes de substance des sections, la propulsion des segments sous l'influence de la force divulsante du projectile, puis la fréquence des névromes dits de la continuité, sans solution de cette continuité du nerf.

Enfin une observation prolongée finit par détruire les trop grands espoirs qu'en souvenir du processus des plaies nettes, produites par les instruments tranchants, dans la vie commune, ou des plaies des vivisections, les espoirs qu'on avait conçus sur une récupération spontanée et qui influencèrent si abusivement la pratique. L'histologie un instant semblait leur avoir fourni une véritable confirmation, puis des examens ultérieurs et surtout l'immuabilité des paralysies firent ressortir toutes les conséquences d'un processus de cicatrisation des plaies des nerfs frappés par les projectiles, tout différent de celui des plaies des nerfs lésés par un instrument tranchant.

Dans mon Mémoire académique de janvier 1915 j'ai précisé les lésions d'anatomie pathologique *macroscopique* des nerfs.

M. NAGEOTTE ; MM. SICARD, IMBERT, JOURDAN, GASTEAU ; MM. SICARD et JOURDAN ; MM. CLAUDE, VIGOUREUX, DUMAS et PORAK ; PIERRE MARIE et FOIX ; leprofesseur, Mme DÉJERINE et M. MOUZON dans des mémoires, ces derniers, enfin, dans maintes observations remarquables publiées dans les *Bulletins* de *la Société neurologique* ont de leur côté bien montré *histologiquement* les différences qui séparent les deux groupes de blessures.

Dans les SECTIONS TOTALES l'écartement des deux segments est d'ordinaire notable. Primitivement, d'un névrilème coupé plus ou moins régulièrement s'échappent des fascicules. Au-dessus de la section, je l'ai indiqué et il y a bien longtemps, on peut constater souvent un glonflement névromateux immédiat.

A la période à laquelle on est surtout intervenu jusqu'ici, c'est-à-dire après plusieurs mois, le *segment supérieur* se termine par un *névrome* (pseudo-névrome) constitué surtout par la prolifération des cylindres-axes pelotonnés, rebroussés au-dessus d'une cicatrice fibreuse terminale, encapsulante, très résistante *(fibro-névrome)*. Sur le *bout inférieur*, les cylindres-axes dégénérés ne peuvent proliférer. Le névrome, quand il existe, est surtout constitué par la prolifération des cellules névrogliques non habitées (*gliome* de Nageotte). Là encore il y a une cicatrice terminale résistante, imperméable, encapsulante.

Ces deux cicatrices encapsulantes sont un obstacle puissant, le plus souvent *infranchissable* (DELORME) pour les cylindres-axes, éléments régénérateurs du bout inférieur.

Cette variété de *section complète* avec écartement plus ou moins notable des deux bouts, qu'on a appelé *discontinue* (CLAUDE) n'est pas la seule. Il en est une autre. Les deux segments dont les extrémités sont d'ordinaire peu renflées sont réunis par une *gangue continue* sur la valeur névritique de laquelle on a beaucoup discuté. La dissection y montre parfois quelques fascicules nerveux, le microscope y fait découvrir des cylindres-axes plus ou moins abondants, plus ou moins dissociés, très souvent flexueux, rebroussés. MM. NAGEOTTE, P. MARIE et FOIX ; SICARD et JOURDAN ; DÉJERINE ; CLAUDE, VIGOUROUX et PORAK et d'autres en ont poursuivi l'étude et tandis que les uns attribuaient aux cylindres-axes aberrants que cette gangue contient un rôle capital dans la réparation et affirmaient la nécessité de sa conservation, M. NAGEOTTE surtout doutait de leur utilité. Pour lui, un cylindre-axe aberrant est un cylindre-axe perdu. Ce n'est pas assez de constater dans un tissu de cicatrice des éléments nerveux pour affirmer leur rôle dans une restauration. Le devenir est plus qu'incertain. Il ne suffit pas de naitre, il faut se développer, or le tissu fibreux est atrophiant ; il faut compter avec le rebroussement des fibres nerveuses devant l'obstacle, avec le déraillement (A. THOMAS) avec la coque imperméable de bout inférieur, avec les fausses directions que peuvent prendre les cylindres-axes dans le bout inférieur au cas où la coque se laisserait traverser. *Seule une cicatrice linéaire et jeune est perméable,* une cicatrice étendue et très fibreuse ne l'est pas. Ce ne fut que tardivement qu'on s'accorda sur ces données que je m'étais evertué à faire ressortir et certains continuèrent à se refuser à les pas admettre.

A côté des *sections totales* il faut ranger les SECTIONS PARTIELLES que j'ai désignées sous le nom d'*échancrures* et de *sillons ;* ce sont des pertes de substance *latérales* avec écartement variable des deux bouts des fascicules sectionnés. Le sillon est évident peu après le traumatisme ; ultérieurement il est comblé par un fibro-névrome plus ou moins exubérant à la périphérie, adhérent par sa base au pourtour et au fond de la perte de substance nerveuse que la *discontinuité du névrilème* indique. Les fascicules sectionnés se comportent dans les sections latérales comme dans les sections totales et le fibro-névrome extérieur n'a pas plus de valeur réparatrice que celui des sections totales. Le nerf peut être excitable partiellement ; il ne l'est pas dans le territoire auquel étaient destinés les fascicules abrasés.

Les PERFORATIONS, lésion si spéciale aux traumatismes de guerre et dont j'ai précisé les caractères, sont des pénétrations de part en part (*perforations totales*) ou des pénétrations incomplètes (*perforations incomplètes*) avec séjour du corps vulnérant (fragment de projectile, esquille, fragment vestimentaire, etc.).

Peu de temps après le traumatisme, la perforation est reconnaissable à un *orifice d'entrée* névrilématique, le plus souvent *linéaire,* aux bords encrassés, noircis, à un *orifice de sortie* névrilématique plus large, plus ou moins béant, bourgeonnant, framboisé.

Ultérieurement, correspondent à ces orifices, des fibro-névromes ou des gangues, gangues neurotisées par des cylindres-axes plus ou moins aberrants. Et pendant qu'à l'extérieur le tissu fibreux s'organise, il se développe dans l'intérieur même du nerf ; il y constitue une cicatrice plus ou moins étendue, un *fibro-névrome dur,* le plus souvent de forme *olivaire.* Aux limites supérieures de la cicatrice intranerveuse, les cylindres-axes se rebroussent et à ses limites inférieures les gaines de Schwann s'oblitèrent. Aux limites *latérales* du névrome on peut trouver des fascicules sains comme des fascicules conservant des vestiges de leur forme primitive, mais altérés. Leur valeur est fonction du degré de contusion, d'étirement qu'ils ont subi lors du passage du corps vulnérant ; elle est surtout fonction de la vitesse et, du diamètre de celui-ci.

Sur les nerfs parfois dégagés de leur gangue se reconnaissent le plus souvent les orifices faits au névrilème.

J'ai appelé l'attention sur une variété de perforation des nerfs qui mérite une mention spéciale, dans mon mémoire sur les blessures du sciatique (Soc. Chir. 27 Janvier 1915). C'est la perforation de part en part non plus directe, mais *oblique*, la *perforation a'enfilade*. Elle se distingue de la première par l'étendue plus considérable des lésions, par un double névrome, avec intervalle intercalaire plus ou moins étendu. L'obliquité du trajet parcouru par le projectile, avant toute constation directe, permet déjà de la soupçonner.

Dans les perforations *incomplètes* avec séjour du corps vulnérant, on peut constater extérieurement un fibro-névrome ; intérieurement, un fibro-névrome encapsulant le corps étranger, et représentant la cicatrice du trajet.

Les CONTUSIONS, primitivement, se présentent sous l'aspect de nerfs hémorragiques, aplatis, parfois névromateux ; ultérieurement elles sont, dans les degrés élevés, caractérisées par un névrome intranerveux avec conservation du névrilème ou par un double névrome avec aplatissement du nerf dans leur intervalle.

La valeur du nerf est subordonnée au degré de l'attrition et de réaction consécutive. Le nerf légèrement contus peut se réparer ; dans les degrés élevés de contusion, le nerf est localement détruit.

Avec les sections latérales, et les perforations, les contusions ont été souvent englobées sous les noms de chéloïdes, de névromes de la continuité, de scléroses transverses, ou elles ont été méconnues quand on ne séparait pas étroitement le nerf de la gangue superficielle. Ces confusions contre lesquelles mes descriptions auraient dû mettre en garde ont été très regrettables au point de vue chirurgical.

Sous le nom de COMPRESSIONS ont été réunies les lésions les plus diverses. Une gangue épaisse est devenue synonyme de gangue compressive sans qu'on s'assurat bien de ses effets et des lésions intranerveuses qu'elle masquait et auxquelles on n'attachait pas l'importance qu'elles méritaient. Il est des cicatrices extra-nerveuses qui ont manifestement rayé, déprimé des nerfs, qui les ont enserrés au point de troubler localement leur circulation, leur nutrition, sans déterminer des altérations fondamentales ou graves des éléments nobles, mais le plus souvent il n'en était pas ainsi ; *la lésion intranerveuse était fondamentale*, comme je l'ai bien établi.

Je rappelle qu'à côté de ces traumas multiples et si différents que je viens de décrire, figurent enfin des DESTRUCTIONS *étendues* des nerfs. Elles s'observaient surtout dans les cas où ceux-ci étaient frappés par des éclats de gros projectiles. J'ai autrefois fait la part d'*étirements à distance*. MM. Mauclaire et Navarre ont décrit des sections avec dissociation de faisceaux fasciculaires latéraux. Ils rattachent cette dissociation à une sorte d'explosion à distance dans les tissus

Dans des traumatismes explosifs où non seulement le projectile mais *tout fragment de tissu*, tout *liquide rencontré* qui a subi l'impulsion de l'engin vulnérant accuse, étend les dégâts sur de grandes étendues ; ces contusions distantes associées le plus souvent à des pertes de substance aggravent les désordes directs du foyer central. Le fait bien connu méritait néanmoins d'être rappelé. M. Mauclaire a eu raison de ramener l'attention sur l'aggravation du pronostic que des contusions distantes impliquent.

Quelle est la fréquence de ces divers traumatismes ? Des statistiques précises n'ont été données, qu'après la période que j'étudie. Les opérateurs qui, au début, considéraient les sections totales comme relativement rares, les sections latérales comme exceptionnelles, et les compressions comme représentant la lésion de beaucoup la plus fréquente, ont été progressivement amenés à réduire le nombre des dernières, à considérer les trois groupes de blessures comme également fréquentes. J'ai, sur un gros nerf, le sciatique, trouvé un nombre de perforations supérieur à celui des sections.

Jusqu'ici, on ne s'est pas attaché à distinguer les perforations dans les statistiques.

Des signes d'interruption. — Symptomatologie. — Les lésions qui interrompent la continuité d'un nerf déterminent, indépendamment d'une douleur immédiate plus ou moins vive et qui n'a rien de caractéristique, des *signes d'interruption*, c'est-à-dire des troubles *déficitaires* se manifestant :

1° Par une *paralysie motrice complète, immédiate* si l'interruption est totale ; *partielle*, si l'interruption est partielle ; estimée *immuable, constante* si la nature n'en assure pas la réparation au bout de quelques mois.

2° Par une *paralysie sensitive*, une *anesthésie complète* ou *partielle*, signe moins constant à cause des suppléances fonctionnelles qui sont tellement variables qu'il est impossible d'établir, pour chaque nerf, un schéma pathognomonique des zones d'anesthésie complète (Déjerine).

3° Par une *réaction de dégénérescence* complète (R. D.) dans un territoire défini ; *immuable*, classique, qui s'établit graduellement au bout de deux à trois semaines environ et qui est caractérisée par : *a*) l'*inexcitabilité faradique et galvanique du nerf* ; *b*) l'*inexcitabilité faradique du muscle* ; *c*) l'*hypoexcitabilité galvanique au point moteur avec l'inversion polaire*, surtout par *la lenteur de la secousse*. Recherchée par un idoine, *à plusieurs reprises et en temps* voulu, le signe de la R. D. joint aux deux autres formait, au début de la guerre, un syndrome jugé suffisant pour assurer un premier diagnostic. L'examen de visu le confirmait ou l'infirmait dans les cas douteux ; ces derniers étaient plus rares d'ailleurs que certains l'avançaient.

Ces signes sont encore jugés *cliniquement suffisants* (SICARD ; *Société de Neurologie*), par de nombreux neurologistes et chirurgiens. Leur valeur a été rapidement affirmée par les constations faites au cours des opérations (DELORME).

Le professeur DÉJERINE, Mme DÉJERINE et M. MOUZON ont développé cette symptomatologie et l'ont minutieusement interprétée sous le nom de *syndrome d'interruption*. Ils ont insisté : 1° sur la *perte du tonus musculaire* se traduisant par la flaccidité du muscle, et l'attitude du membre abandonné à l'action des antagonistes des muscles paralysés ; 2° sur l'*absence de toute douleur à la pression des muscles ;* 3° l'*absence de douleur à la pression du nerf au-dessous de la lésion ;* 4° l'*abolition des réflexes ;* 5° l'*amyotrophie ;* 6° l'*exagération de l'excitabilité mécanique du muscle ;* 7° *certaines déformations*.

D'autres signes moins constants, d'apparition assez rapide ou plus ou moins tardifs, ont encore été donnés : *l'abolition de multiples réflexes* ostéopériostés, cutanés (BABINSKI, DÉJERINE); *l'abolition de la réflectivité musculaire* (myodiagnostic mécanique de SICARD)[1] ; *l'abolition des réactions sudorales* dans le territoire du nerf (CLAUDE et CHAUVET) réétudiée par PORAK ; les *ulcérations trophiques* (LÉRI) : la *diminution du nombre et du volume des poils ;* l'*hypotrichose* sur laquelle M. VILLARET a appelé l'attention ; les *modifications des empreintes digitales* (CESTAN, P. DESCOMPS, EUZIÈRE).

MM. PITRES, MEIGE ont critiqué la déduction, à leurs yeux, trop rigoureuse et trop favorable à l'intervention que MM. DEJERINE et MOUZON avaient tiré du syndrome basal en l'assimilant à un syndrome d'interruption *anatomique* alors que, pour eux, il n'a qu'une signification *physiologique*. MM. P. MARIE et FOIX ont avancé qu'une telle interprétation de ce syndrome avait abouti à des résections de pseudo-névromes suivies de sutures bout à bout dans lesquelles l'examen histologique avait montré des cylindre-axes et où la restauration était en voie de se faire spontanément (A. BENISTY).

Une attente suffisante de plusieurs mois, des examens répétés, l'immuabilité des signes déficitaires immédiats du début, *complétés par un examen direct* ont paru suffisants à la plupart des neurologistes comme aux chirurgiens pour leur faire admettre une *interruption anatomique* ou un *obstacle insurmontable à une restauration physiologique*, obstacle équivalent, somme toute, à une interruption anatomique.

1. SICARD et CANTALOUBE. Les réflexes musculaires de la main et du pied. *Presse médicale*, 3 avril 1916

Les signes fournis par cet *examen direct* sont si précieux pour le chirurgien qu'on pourrait s'étonner qu'ils n'aient pas été, aux yeux de beaucoup de neurologistes, surtout au début, prisés à leur juste valeur, mais là leur religion avait à s'éclairer. J'ai insisté sur ces signes *directs* :

Il est des lésions qui s'affirment d'elles-mêmes : 1° la séparation nette des deux segments du nerf ; 2° la déviation de l'un d'eux ; 3° la présence de névromes sur les bouts supérieur et inférieur ou sur l'un d'eux ; 4° un double névrome séparé par une gangue intermédiaire plus ou moins étendue sont des signes de *discontinuité anatomique*. Un névrome fusiforme, axile, doublant régulièrement ou presque le volume du nerf, incite déjà à penser au diagnostic d'*obstacle d'interruption totale* que fait admettre le syndrome clinique, de même qu'un névrome latéral fait songer à un *obstacle d'interruption partielle*.

L'aplatissement étendu d'un nerf réduit à son névrilème traduit le plus souvent un nerf inapte à reprendre son fonctionnement (*Contusion extrême*).

On a proposé pour déterminer le degré de perméabilité de la cicatrice d'un nerf à la conductibilité nerveuse, autrement dit la gravité anatomique et physiologique d'un obstacle intranerveux total ou partiel ou celui d'une gangue intermédiaire, divers procédés ou signes nouveaux, tels : l'*injection du bleu de méthylène* (Sicard), la *biopsie* (Sicard et Jourdan), l'*électrisation directe* (P. Marie, Meige, Gosset, Sicard, Baumel), *le pincement* (Sicard et Dambrin), la sensibilité aberrante cutanée, la sensibilité ou la contracture de muscles non innervés par le nerf interrompu (A. Thomas). A l'injection du bleu de méthylène qui en ne passant pas à travers une cicatrice laisse plus que des doutes sur la perméabilité de celle-ci ; à la biopsie qui sur le bout inférieur d'un nerf coupé ou, au-dessous d'un névrome de la continuité (névrome d'une perforation ou d'une contusion grave), montre la persistance de la dégénérescence vallérienne ; à la non conductibilité électrique d'une gangue ou d'une cicatrice intranerveuses, on a fait les objections qu'on a adressées au syndrome de MM. Dejerine et Mouzon et on pourrait les étendre au pincement. Ces modes d'exploration attestent, a-t-on dit, une interruption *physiologique* et non anatomique ; ils ne donnent pas la certitude que la lésion ne soit pas susceptible de s'amender. Mais, quand on a donné aux cylindraxes des mois et des mois pour franchir une cicatrice de quelques centimètres d'étendue alors qu'il est reconnu que leur poussée est des plus rapides et des plus actives, on est bien autorisé à penser, à moins d'être abstentionniste irréductible, il en fut, il en est toujours, et non des moindres, que l'absence de ces réactions donne les plus grandes probabilités d'une *interruption anatomique* de la conductibilité nerveuse.

J'ai recommandé de mon côté *l'exploration* du tissu cicatriciel par le *palper*, *l'exploration de visu du tissu cicatriciel* de la gangue *intermédiaire* de deux segments mal définis ou d'un *fibro-névrome intranerveux*. Le tissu fibreux dans les deux cas est d'ordinaire si dense ; son imperméabilité est si manifeste lorsque, sectionné par une incision axile, il se présente sous un aspect nacré, blanc, exsangue, sans montrer de fascicules reconnaissables à l'œil, qd'il n'y a guère place pour un doute. Et quand, après cette exploration longitudinale, cette imperméabilité est encore démontrée par *l'absence de fascicules* donnant, à des *coupes* exploratrices transversales, lentement conduites, des *saillies* qui essaiment régulièrement ces coupes en fournissant une *rosée sanguine*, on peut être assuré *que le tissu de cicatrice dense, fut-il traversé par quelques cylindres-axes, destinés d'ailleurs à disparaitre, ne vaudra pas, au point de vue de la récupération, une cicatrice transversale, linéaire, chirurgicale* (DELORME). Or c'est là le critérium que tout chirurgien consciencieux et éclairé a intérêt à trouver.

Ces signes directs fournis par mes modes d'exploration ont été fort critiqués ; ceux-ci étaient, a-t-on dit, dommageables ; on ne pouvait admettre les aspects que j'avais décrit. Des neurologistes en ont affirmé la valeur (SICARD, CHIRAY) ; *on n'a dans la suite rien trouvé de mieux*, a remarqué M. CHIRAY et de fait, à les rechercher, c'est ce que « *font tous les chirurgiens* », dit le même auteur en 1916.

Quoiqu'on en ait pensé, en pratique, les hésitations sont moins fréquentes que les considérations théoriques semblaient le faire croire. Quand un blessé régulièrement examiné et à plusieurs reprises par un idoine, un neurologiste et cela au bout d'un temps suffisant (de deux à trois mois) conserve de façon *immuable* une paralysie qui a été *immédiate*, dans un département musculo-cutané total ou partiel, avec un RD *persistante* et qu'avec cela les modes d'exploration décrits ont montré l'absence de conductibilié et de visu les caractères d'un tissu fibreux sans fascicules, exsangue et d'une densité telle qu'on peut l'affirmer imperméable, le diagnostic du chirurgien est net et l'intervention qui en découle légitimée. *Si on ne veut rien faire, on a trop de signes, si on veut intervenir, on en a assez.*

Signes de compression. — La presque constance des gangues fibreuses épaisses, périphériques a fait accorder, dès les premiers mois de la guerre une importance extrême à la compression. Je ne puis, pour ma part, accepter que sur plus de 200 cas d'altérations nerveuses fournis dans une statistique, 12 seulement aient été des sections totales et que le reste uniformément se rapportât à des compressions ne comportant que la simple libération du nerf (DUMAS). En m'appuyant sur une épreuve largement suffisante, j'ai très nettement précisé cette donnée très importante dans ma Communication académique du 19 janvier 1915 que la *gangue* périphérique, très souvent, *masque une lésion intranerveuse* et que cette lésion *a pour caractéristique une solution de continuité fasciculaire totale ou partielle*.

Tant qu'on n'aura pas fait la part de ce qui revient, dans le syndrome, à cette lésion directe d'une part, et d'autre part à la compression pure par la gangue périphérique, et c'est ce qu'on n'a pas assuré, le chapitre clinique de la compression donnera prise aux doutes et à la critique en raison de ses imprécisions. Pour moi, il est à reprendre complètement.

Une symptomatologie plus ou moins *tardive, progressive.* semble bien s'accorder avec l'idée qu'on se fait de l'action d'une cicatrice qui a mis quelque temps à accuser ses effets, mais rares sont ces cas et si on ne peut dénier que l'action de ce tissu cicatriciel périphérique ajoute parfois sa symptomatologie retardée à celle immédiate, persistante, déficitaire de la lésion primitive, vouloir cliniquement séparer les deux étapes, paraît très difficile sinon impossible. C'est *l'examen de visu qui seul pourrait fournir les éléments d'une interprétation.* La compression a besoin, pour acquérir toute sa valeur, avant tout, de s'étayer du contrôle et de la prise en considération de la lésion nerveuse concomitante. Tant qu'on n'aura pas tenu compte du deuxième élément, tout sera sujet à discussion.

Je rappelle que MM. DÉJERINE et MOUZON ont donné comme signes de la compression :

1° Une *paralysie motrice* plus ou moins complète, ordinairement aussi complète que le syndrome d'interruption ; plus rarement partielle.

Quant au signe capital, il y aurait donc, d'après ces auteurs, assimilation entre l'interruption et la compression[1] ;

2° Une *atrophie musculaire moins rapide et moins intense* que dans l'interruption complète ;

3° Une *conservation relative du tonus musculaire* ;

4° Une *réaction de dégénérescence toujours partielle incomplète, lente à se constituer* ;

5° Une *anesthésie variable* en intensité et en étendue, en général plus réduite et moins accusée que l'anesthésie de l'interruption ;

6° *L'absence de douleurs au niveau de la lésion,* comme l'absence de douleurs sur le trajet du nerf ou à la pression des masses musculaires ;

7° *L'absence de fourmillements à la pression sur le tronc nerveux* ;
8° *L'absence de troubles trophiques.*

On n'a pas insisté sur des signes constatés à l'exploration directe, dont j'ai vérifier l'importance :

1° *L'absence de névromes doubles, d'un névrome fusiforme, d'un névrome latéral* ;

2° *L'existence de dépressions localisées,* tantôt linéaires (brides, d'autres fois moins circonscrites ;

3° Une *diminution de consistance localisée ;* parfois *l'œdème du bout*

---

1. Mais il y aurait lieu de faire une part à la date d'apparition quand la chose est possible.

inférieur et le changement des caractères du nerf *à la levée de l'obstacle* lequel peut *reprendre en partie ou en totalité son volume.*

4° Le *retour très rapide*, parfois presque immédiat *de la sensibilité* d'une partie du territoire anesthésié.

En pratique, le diagnostic d'une compression est souvent difficile à établir même après la dénudation du nerf ; il l'est plus encore sans cette dénudation. L'incision exploratrice, par contre, peut lever les doutes. Elle est préférable à la conduite qui consiste à commencer par une libération simple du nerf, avec l'idée que les signes cliniques observés relèvent d'une compression, quitte à pratiquer une deuxième opération moins simpliste si la première n'a pas fourni le résultat attendu. Le nombre considérable de ces opérations consécutives affirme à la fois et les difficultés de ce diagnostic et l'utilité des explorations directes que j'ai recommandées.

Signes de lésions partielles ou complexes. — Sous le nom de *syndromes dissociés* MM. Déjerine et Mouzon ont décrit sommairement les signes des lésions partielles : paralysie dissociée qui atteindra exclusivement une partie des muscles innervés par le nerf, dans certains cas ; dans d'autres, signes diversifiés dans deux départements d'un même nerf ; là signes de régénération ou d'irritation.

C'est du rapprochement de l'analyse clinique de ces lésions partielles confrontée avec l'examen direct (Déjerine) du rapprochement de l'analyse clinique et des résultats positifs de l'examen électrique des fascicules conservés que MM. Pierre Marie, Meige et Gosset et nombre de neurologistes et de chirurgiens ont tiré d'intéressantes déductions sur la *topographie fasciculaire des troncs nerveux*, confirmations intéressantes d'études antérieures.

Les nerfs atteints par les projectiles ne traduisent pas exclusivement leurs lésions par des signes *cliniques* ou *directs* déficitaires ; ils les accusent assez souvent par une réaction excessive, *par des signes d'irritation*, ou de réaction moins anormale *(signes de régénération)*.

Signes d'irritation. — On a été frappé au début de la guerre par la fréquence des *phénomènes douloureux* chez les blessés atteints de lésions des nerfs. Irritation par des esquilles, par des parcelles métalliques, des agents infectieux, par le développement intranerveux d'un tissu scléreux ; tiraillements exercés sur le nerf par une insertion musculaire aberrante, par une cicatrice tendue dans certains mouvements, sont des mécanismes dont on n'a pas fait ressortir la fréquence relative. Les phénomènes douloureux coexistent tantôt *avec des paralysies*, d'autres fois ils se montrent *isolément* ; ils affectent le caractère *névralgique simple*, c'est le plus fréquemment observé, dans d'autres cas celui de la névrite *localisée* ou *ascendante*, ce qui est rare, si j'en juge par mon observation et le silence des observateurs, enfin celui de la névrite *sensitive* ou *sympathique suraiguës*. Au sujet de ces différentes formes nous avons obtenu jusqu'ici des précisions nouvelles.

Les douleurs, dans la *forme névralgique*, sont plus ou moins vives, irradiées sur le trajet du nerf, exacerbées par le mouvement. Elles ne s'accompagneraient pas d'anesthésie ni de troubles trophiques. Quand elle ne coexistent pas avec des paralysies, on ne constate qu'un peu d'affaiblissement et d'atrophie musculaires. Elles peuvent s'associer à des contractures et à de la sensibilité de la cicatrice.

Les *formes névritiques* sont circonscrites ou étendues ; elles affectent surtout la sensibilité et ne s'accompagnent pas toujours de paralysies. Non seulement le nerf est douloureux à la pression au niveau de la blessure et au dessous d'elle, mais il l'est aussi au-dessus et à distance ; la pression portée sur les plexus finit par être douloureuse et la moelle se prend. Les paralysies motrices et l'atrophie sont habituellement incomplètes. La durée est temporaire ou persistante et les degrés en sont variables.

Un des troubles qui, au cours de cette guerre, a beaucoup fixé l'attention, est relatif à certaines *contractures* (contractures douloureuses de M. Claude, mains figées

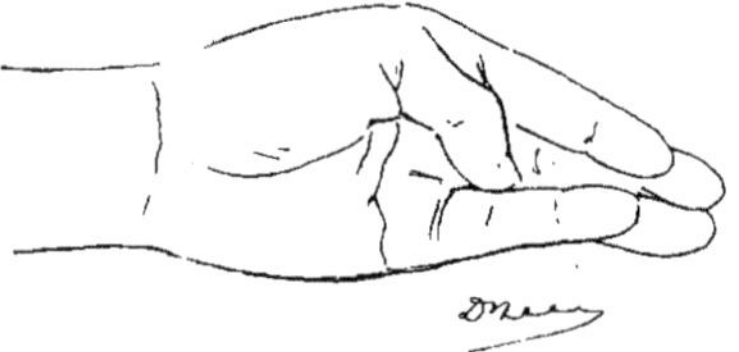

Fig. 160. — Main dite d'accoucheur.

de MM. Meige et A. Bénisty, acro-contractures de M. Sicard, contractures réflexes de MM. Babinski et Froment). Leur pathogénie est complexe mais il est certain qu'un certain nombre est le résultat d'une lésion irritative d'un nerf périphérique [1].

Cette contracture est presque toujours consécutive à des blessures légères ; elle coexiste avec des douleurs plus ou moins vives ; les réactions électriques sont à peu près normales, cependant il existe parfois de la lenteur à la secousse ; la contracture persiste souvent pendant le sommeil chloroformique, et elle s'accompagne de troubles vaso-moteurs (rougeur de la peau avec sueurs profuses ou pâleur avec sécheresse, hypertrichose, altérations des ongles, rétraction des aponévroses, hypoesthésie plutôt qu'hyperesthésie dans des territoires anatomiques précis). Les lésions du cubital, du médian ou de ces deux nerfs, semblent y donner surtout lieu, mais on l'observe à la suite de blessures d'autres nerfs (musculo-cutané, crural, plexus).

La forme *suraiguë* de la névrite, la *causalgie* bien connue depuis les descriptions que Weir Mitchell nous en a données après la guerre de

____

1. Particulièrement étudiées à la main ces contractures ont reçu des noms divers : mains d'accoucheur, main de lanceur de couteaux, de faiseur d'ombres chinoises, main en ciseaux, en patte de poules, main de l'annonciateur, du violoniste, de l'égreneur de chapelet etc. (Laignel-Lavastine et Courbon).

Sécession a été fréquemment observée et son étude a fourni les travaux importants de MM. P. Marie, Meige, A. Bénisty, Leriche, Sicard.

On n'avait guère à ajouter à la description symptomatologique, topique, de Weir-Mitchel, si sobre à la fois et si complète, devenue classique : à ces crises continues ou intermittentes, commençant le plus souvent à la tombée de la nuit ; se traduisant par des sensations de cuisson, de brûlure, d'élancements, ravivées, dans la forme suraiguë, par le moindre choc, un frôlement, un bruit, l'exposition à l'air, la vue de la lumière, une impression ; exaltant la sensibilité générale au point d'entraîner parfois un éréthisme que l'auteur américain a désigné sous le nom de *tétanos sensoriel,* crises troublant le caractère, déprimant les forces, poussant parfois aux idées de suicide.

Par contre, plusieurs faits ont été mis en lumière : 1° c'est que les lésions du médian, au membre supérieur et celles du sciatique poplité interne, au membre inférieur, y donnent surtout lieu ; 2° que les douleurs cuisantes et les troubles vaso-moteurs et trophiques qui les accompagnent paraissent dus à des lésions minimes en apparence, de ces troncs nerveux ; 3° que sur la main les douleurs, quand le blessé précise sa souffrance, sont localisées suivant un arc de cercle allant de la racine du pouce à la racine de l'index (Meige et A. Bénisty) ; 4° qu'elles sont rappelées surtout par des frôlements sur les points sensibilisés et même par des frôlements sur la main *saine* alors que des pressions énergiques ne les réveillent pas (A. Bénisty et Souques) [1] ; 5° qu'elles ne s'accompagnent pas de paralysie motrice vraie ; 6° qu'elles atteignent leur acmé au bout de quatre et cinq mois et qu'elles disparaissent, le plus souvent, d'elles-mêmes, sans traitement ou à la longue (Meige). Tel blessé qui peut serrer fortement un objet verra ses douleurs reparaître par le simple palper, le frôlement, la friction ; il ne les éprouvera plus si sa main est recouverte d'un gant de caoutchouc qui supprime l'évaporation cutanée (Souques). Le port du gant de caoutchouc supprime les douleurs que le frôlement de la main saine provoque (synesthésialgie).

Une observation prolongée a montré que si la causalgie était plus fréquente à la suite des blessures légères du médian et du sciatique, celles-ci n'étaient pas seules à la provoquer et qu'on pouvait l'observer après celles du cubital, voire du radial, du crural.

Weir-Mitchell avait circonscrit la zone de la causalgie de la main à la région du médian et du cubital, et pour le pied à la face dorsale, on a confirmé sa remarque.

A la description des troubles trophiques à marche aiguë (peau luisante, erythème, etc.), il n'a rien été ajouté.

La contribution apportée par les neurologistes et les chirurgiens français à la pathogénie de la causalgie, à son anatomie pathologique et surtout à son

---

1. C'est qu'en pareil cas on fait une sorte de névrothripsie. J'ai montré qu'une compression énergique et localisée est un des modes de traitement des plus efficaces des névrites.

traitement a été, comme nous le verrons, plus importante que celle fournie à
sa symptomatologie.

Signes de régénération. — Il était particulièrement intéressant de les
rechercher et parce qu'ils servaient d'élément pronostique et parce qu'ils
fournissaient des notions utiles pour juger de l'opportunité de certaines interventions. Un fait s'est confirmé, c'est la marche progressive et surtout
l'extrême lenteur de la régénération. La dégénérescence vallérienne des
cylindre-axes du bout inférieur, la dégénérescence ascendante, très limitée,
il est vrai, de ceux du bout supérieur, enfin la répercussion éprouvée par
la cellule d'origine en rendent compte.

Les cas de restauration rapide qui ont été cités par divers opérateurs ont
été mis en doute et expliqués à nouveau par des erreurs d'interprétation
(Déjerine), par la suppléance de muscles voisins, la sensibilité récurrente ou
collatérale. C'était déjà là les remarques faites par Letiévant. M. Walther, à
la Société de Chirurgie, a lui-même fourni cette explication dans un cas de
restauration qu'il avait supposé très rapide et qu'il considérait comme un
exemple de beau succès. On en est venu à poser en principe que pour
qu'on puisse affirmer une récupération véritable il fallait : 1° que celle-ci ait
été lente ; 2° que le retour ait suivi une *marche centrifuge*, puisque c'est de
haut en bas que se ranime la conductibilité nerveuse. Or la recherche de ce
dernier caractère a été communément négligée dans les observations présentées et pour les retours de la sensibilité aux terminaisons cutanées du
nerf on s'en est laissé fréquemment imposer par des sensations subjectives.

Pour éviter les erreurs d'interprétation, surtout regrettables quand on soumet le blessé à un examen médico-légal, plusieurs neurologistes ont donné
des signes de recherche rapide : impossibilité de faire le geste de montrer le
poing, de fléchir la dernière phalange de l'index, signes de paralysie complète du médian ; impossibilité d'étendre la main dans la position du serment
dans les paralysies des extenseurs ; flexion brusque d'un coude placé en
flexion à angle droit (Delorme) en cas de paralysie totale du radial, etc.

MM. Déjerine et Mouzon ont insisté sur les signes cliniques de ces récupérations fonctionnelles ; c'est sur le **nerf** : 1° l'apparition de *fourmillements provoqués par la pression* ; 2° le *retour de la conductibilité électrique* ; sur le
muscle : 1° le *retour du tonus* ; 2° la *diminution de l'atrophie musculaire ;*
3° la *réapparition des sensibilités musculaires ;* 4° les *modifications des
réactions électriques ;* 5° le *retour de la motilité volontaire ;* dans les tissus
et en particulier sur la **peau** : 1° le *retour de la sensibilité ;* 2° la *diminution
des zones d'anesthésie ;* 3° la *disparition des troubles trophiques.*

Le fourmillement, provoqué par la pression brusque ou la percussion du
tronc nerveux *au-dessous de la lésion*, signe le plus précoce et qui s'accuse
progressivement, se déplace vers la périphérie pendant qu'il s'éteint sur les

parties les plus élevées, a été considéré comme l'un des meilleurs signes et on a admis que : *tout nerf qui fourmille au-dessous de la lésion est un nerf qui se régénère en partie ou en totalité ; que l'absence de fourmillement sur toute l'étendue d'un tronc nerveux dégénéré traduit d'une façon à peu près certaine l'absence de régénération*[1].

M. A. Thomas s'est indirectement servi du même signe pour interpréter l'absence de régénération. La constatation du fourmillement en *dehors* du trajet du nerf indique l'égarement des cylindres-axes, par conséquent la présence d'un obstacle à une progression régulière réparatrice.

Le retour du tonus semble être, d'après J. et A. Déjerine et Mouzon le premier signe de régénération ; viennent ensuite l'apparition des sensibilités musculaires, puis la diminution de l'atrophie, enfin le rappel des mouvements volontaires avec un retour aux réactions électriques normales.

Il était admis depuis Duchesne de Boulogne, que le retour des mouvements précédait celui de contraction faradique. MM. P. Marie, Meige et A. Bénisty ont montré que le contraire peut être observé. On a donné l'explication suivante du fait : les bobines à fils fins provoquent des contractions avant les mouvements volontaires ; c'est le contraire qui est observé avec les bobines à gros fils, les plus employées.

Des sensations spontanées, un rétrécissement ou la disparition des zones d'anesthésie sont relevés simultanément.

Des paralysies partielles ou totales ne sont pas signification exclusive de lésions graves des nerfs ; on a été bientôt amené, soit après des examens cliniques, soit après des interventions, à reconnaître qu'à côté d'elles devaient se ranger des paralysies hystériques, phtiatiques ou fonctionnelles. *L'absence de réaction de dégénérescence constitue un signe distinctif de premier ordre.* MM. Babinski et Grasset ont insisté sur la fréquence des associations névroso-organiques, hystéro-traumatiques ; en fait, le diagnostic est en général possible, même dans ces derniers cas les plus embarrassants, d'autant que si les troubles sont accusés et persistants, l'exploration directe lève les doutes.

Le chirurgien, en présence de déformations des membres doublées d'impotences fonctionnelles a souvent à faire la part de ce qui peut revenir à une lésion nerveuse ou à des lésions musculaires, consistant en ruptures, en sections, en adhérences ou rétractions cicatricielles, à des sections ou des adhéde tendons. Par une étude un peu attentive et en s'aidant du secours de l'électricité, la distinction clinique est d'ordinaire facile. La dissociation est moins aisée quand il s'agit de lésions isolées du gros tronc artériel ou de lésions artérielles et nerveuses associées, que l'examen du pouls et l'étude de

---

1. Le signe important et capital de la régénération est le fourmillement. Tinel. o. c.

la pression artérielle révèlent. MM. Laurent, Foix, Meige et A. Benisty, Leriche, Stassen et Vorken ont insisté sur ces associations qui sont le résultat de lésions traumatiques simultanées ou de compressions par des gangues. M. Leriche a montré la part qui, dans les troubles observés, dans les impotences fonctionnelles, les déficits sensitifs, les réactions douloureuses, les troubles trophiques, appartenait à l'atteinte des filets nerveux sympathiques qui accompagnent ces gros vaisseaux. De la pathogénie à laquelle il s'est arrêté, il a déduit un mode de traitement particulier.

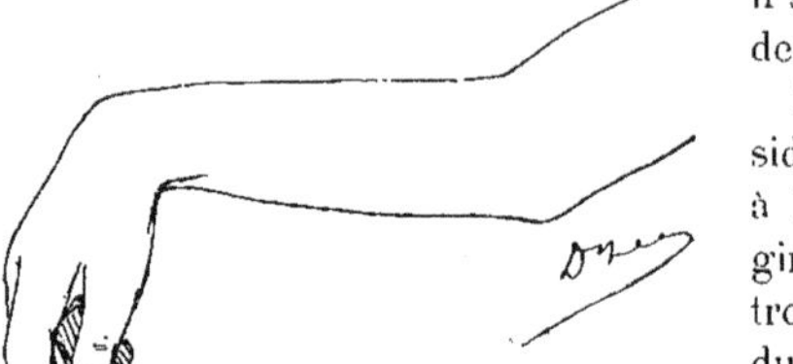

Fig. 161. — Déformation du poignet simulant une paralysie radiale.

M. Meige et M. A Benisty, considèrent la causalgie comme due à l'inflammation des fibres d'origine sympathique qui suivent les troncs nerveux, en particulier ceux du médian et du sciatique. Une irritation du tronc nerveux au niveau de la blessure se transmettrait, par des fibres centrifuges, jusqu'à la peau, aux corpuscules sensitifs de celle-ci, à ses glandes, à ses capillaires, d'où les vaso-dilatations par poussées successives, l'élévation de la température locale, la dénutrition des tissus par hyperfonctionnement. La plus grande fréquence des douleurs causalgiques à la suite des blessures du médian et du sciatique s'expliquerait par la plus grande abondance des fibres sympathiques dans ces troncs nerveux et dans les réseaux vasculaires qui les accompagnent. M. Leriche n'a pas pensé différemment.

Évolution Pronostic. — L'observation d'un grand nombre de blessés atteints de lésions des nerfs et recueillis dans les Centres neurologiques a montré que l'évolution et le pronostic de ces blessures, bien qu'il soit assez favorable, comportait cependant trois sortes d'évolutions curatrices et partant trois modalités dans le pronostic :

1° Une *rétrocession* assez rapide et complète des symptômes déficitaires du début ;

2° Une *disparition progressive* de la plupart des signes généraux importants du début, mais la *persistance* fréquente de *séquelles localisées* et *durables* correspondant vraisemblablement à des lésions localisées destructives ;

3° La *persistance absolue* ou presque complète de paralysies du début (lésions destructives graves).

Si le nerf montre une tendance bien remarquable et bien spéciale, à réparer le tissu noble qui lui est propre la réparation a ses limites. Dans les plaies par les armes de guerre, des conditions défavorables la dominent souvent, en particulier, la production rapide, exubérante du tissu fibreux, même dans les plaies aseptiques, surtout lorsque le névrilème a été ouvert, puis l'écartement des surfaces, d'où l'indication de ne pas compter, au delà de la mesure sur la réparation spontanée.

Il a été constaté et admis que la *réparation naturelle d'une section totale par projectile est, pour ainsi dire, impossible.*

D'un autre côté il deviendra de plus en plus évident, quand on n'écoutera que l'enseignement des faits, que les productions fibreuses intranerveuses étendues, dures, constituent un obstacle à la régénération et que la spécialisation conductrice fasciculaire en rend de plus en plus l'ablation indiquée et nécessaire.

M. Léri a estimé à 70 ou 80 p. 100 le nombre des blessés atteints de lésions nerveuses qui, traités par les moyens adjuvants usuels, guérissent; M. Tinel, dans un autre Centre neurologique fixe à 60 ou 70 p. 100 le chiffre des restaurations spontanées, mais il ajoute que 10 à 20 p. 100 des blessés eussent bénéficié d'une intervention qui, « accomplie d'une façon précoce aurait probablement permis une restauration plus rapide et plus complète ». Il ramène ainsi à 50 p. 100 le nombre des récupérations naturelles. Restent donc 50 p. 100 de blessés qui auraient eu besoin d'un secours chirurgical.

Quand on compare le chiffre des interventions qui seraient utiles ou indispensables à la proportion relativement faible de celles qui ont été accomplies, on se met à vivement regretter les conséquences d'une opposition systématique qui a nui à l'extension opératoire. Le nerf obéit à la loi commune. Un organe qui ne fonctionne pas perd sa vitalité; dans l'espèce, sa tendance réparatrice, surtout chez des soldats de tout âge. L'atrophie musculaire s'accuse, les muscles se sclérosent, les tendons, du fait des positions vicieuses s'allongent, les articulations s'enraidissent, aussi n'y a-t-il pas lieu de s'étonner si les opérations faites tardivement, tout souhaitables qu'elles soient néanmoins, donnent des résultats si différents de ceux fournis par des opérations plus hâtives.

Mais combien de blessés après dix, quinze, dix-huit mois et plus ont attendu ces interventions! Le professeur Déjerine avait avec moi et beaucoup d'autres affirmé ses regrets d'un pareil état de choses. On ne remonte pas vite des courants établis par des autorités neurologiques et chirurgicales qui font encore presque un dogme de l'abstention absolue ou relative.

M. Tinel porte à 8 ou 10 p. 100 la proportion des blessures nerveuses *irréparables*. Nous avons à être fixés sur ce point par des statistiques étendues qui doivent comprendre à la fois les cas de paralysies *totales immuables* et de paralysies *partielles* également *immuables*, alors qu'on ne tient pas compte des dernières.

Le pronostic des blesssures des nerfs est donc étroitement lié à la part qui est faite à l'action chirurgicale.

Des indications opératoires. — On a communément admis que les opérations ne devaient être entreprises qu'après la cessation de toute suppuration, l'asepsie de la plaie étant une condition *sine qua non* de leur réussite.

Quelques opérateurs ont cru pouvoir suivre une conduite différente : 1° dans les cas de douleurs vives (WALTTHER, MOUCHET, etc.), à la condition de pratiquer une incision large des tissus (WALTHER) ou d'atteindre le nerf par une voie détournée (R. LE FORT) ; 2° dans des cas de fistules osseuses de très longue durée et peu sécrétantes (Pr TISSIER de Lyon).

Pendant la période que j'envisage, les opérations pratiquées sur les nerfs ont surtout été considérées comme des opérations de l'arrière. La suppuration habituelle des plaies, la longueur du temps nécessaire pour permettre à certains troubles de s'atténuer, à certains signes de s'affirmer, à la réparation spontanée de faire son œuvre, semblaient imposer ces opérations retardées. Le report de la chirurgie à l'avant, l'asepsie opératoire immédiate des plaies a petit à petit, fait une place aux interventions primitives, *aux sutures après avivement*. Les altérations subies par le nerf n'étant pas exactement limitées aux dégâts apparents comme dans les plaies par instruments tranchants et ces altérations pouvant ultérieurement se traduire par des productions fibreuses, l'expérience montrera s'il y a bien avantage à se départir de la règle primitive. Jusqu'à plus ample informé on peut dire :

1° Dans une plaie contuse, récente, rendue aseptique, sont à suturer après avivement les nerfs qui présentent des *pertes de substance*.

2° Ultérieurement, l'intervention est indiquée quand le blessé présente une *paralysie motrice totale* qui, après avoir été immédiate, s'est montrée *immuable* avec une *réaction de dégénérescence totale* affirmée par plusieurs examens successifs : cette paralysie étant restée constante pendant plusieurs mois.

L'examen direct précise la nature de l'obstacle et la forme de l'intervention.

3° La même intervention paraît nécessaire dans les *paralysies partielles immuables* avec *réaction de dégénérescence partielle* également immuable (DELORME).

4° L'intervention a son utilité en cas de *douleurs vives et persistantes*, surtout dans les causalgies. L'examen direct fixe souvent la nature de cette intervention.

L'accord sur ces points tend de plus en plus à se généraliser.

I. Libération. — La *libération* des nerfs a été comprise jusqu'ici de deux façons différentes par les neurologistes et les opérateurs. Les uns se sont contentés de porter, sur la gangue cicatricielle qui entourait le nerf, le dégagement aux extrêmes limites périphériques de cette gangue, tenant

à conserver les cylindres-axes qu'elle pouvait contenir et qu'ils considéraient comme des éléments précieux de réparation ; les autres, au contraire,
dégageant le nerf au-dessous et au-dessus de la lésion en ont, par une dissection attentive, poursuivi la séparation circonférentielle en côtoyant le nerf
même. Le premier mode constituait une libération *périphérique,* le second
une libération *juxta-nerveuse.* Après cette libération, les partisans du dernier mode ne procédaient et continuent à ne procéder à des interventions
sur le nerf lui- même que quand celui-ci est sectionné. Peu d'opérateurs
admettent quelques exceptions à cette règle de la libération pure, du *désenclavement,* de la *neurolyse.*

Je considère, pour ma part, la libération comme utile et snffissante en
cas de compression pure. C'est à la libération juxta nerveuse qu'il faut
alors s'adresser.

Reprenant une pratique classique qu'ils ont perfectionnée, la plupart a,
après la libération périphérique ou juxta-nerveuse, *isolé* le nerf du foyer
cicatriciel afin qu'il ne puisse être compris à nouveau dans une gangue, si
celle-ci venait à se reconstituer. Seul M. Léo, confiant dans les suites d'une
opération aseptique qui ne produit pas de cicatrice a laissé systématiquement les nerfs dégagés en place, sans protection.

Dévier le nerf dans une masse musculaire saine, voire dans le tissu cellulaire sous-cutané, quand ce nerf est superficiel, est une pratique qui n'a été
suivie que par quelques-uns, que j'ai suivie moi-même. Le plus souvent on a
englobé le nerf dans une enveloppe spéciale faite d'un lambeau à base adhérente, taillé aux dépens d'un muscle voisin, replié en hamac, lâchement, et
fixé par quelques points de suture. Une greffe enveloppante a été reprise
dans l'aponévrose du tenseur du fascia lata. MM. Tuffier et Dumas ont
engaîné le nerf dans une masse de tissu adipeux, molle, élastique et souple,
qui est bien tolérée en général. Elle donne parfois une sécrétion graisseuse
au bout de quelques jours.

M. Bailleul s'est servi d'un lambeau de poche herniaire fournie extemporanément par un autre blessé opéré de cure radicale ; M. Chevrier a proposé d'employer une lame d'amnios.

On a repris l'enveloppement du nerf par une veine fournie par l'opéré
même. Je m'en suis servi ainsi que M. Berard et j'ai abandonné ce procédé.
M. Nageotte a condamné ce mode de protection parce que la veine se
laisserait traverser par les cylindres-axes. M. Léri a conseillé de revenir à
l'hétéro-greffe de veines formolées de Faramiti. MM. Gérard, Mauclaire,
Le Fort ont utilisé des lames de baudruche ou de caoutchouc, M. Claude a
vanté beaucoup ces dernières et les a fait employer d'une façon systématique
après avoir condamné les autres procédés de protection.

Alors que la libération était, sous le patronnage des neurologistes, la
méthode de choix, qu'à la Société de Chirurgie même elle était jugée dange-

reuse (QUÉNU) que les plus audacieux se contentaient, dans les cas de sections des plus nettes, d'avivements insuffisants, voire de simples rapprochements des segments, je conseillai en janvier 1915, en m'appuyant sur des interventions personnelles, non seulement de ne pas borner son action à la gangue périphérique mais de la *sacrifier, totalement,* à moins qu'elle ne contienne manifestement des fascicules sains. Pour moi, ce n'était pas la gangue qui réclamait, au dehors des cas de compression très manifeste, bien plus rares qu'on ne le pensait, l'attention de l'opérateur, c'était *la lésion même du tronc nerveux,* c'étaient les amas denses, épais, *imperméables* du nerf lui-même qui s'opposaient à la progression des cylindres-axes réparateurs, qu'il s'agisse d'une *section avec séparation apparente des deux bouts,* d'une *section totale avec gangue intermédiaire,* d'une *échancrure,* d'une *perforation de part en part,* d'une *coque d'enveloppe d'un corps étranger,* d'une *contusion suivie de la formation de névromes.* C'était sur ces amas fibreux, se présentant le plus souvent sous l'aspect de névromes durs au toucher, blancs, exangues ou peu saignants à l'incision, qu'il fallait, avant tout, porter l'exérèse par un acte « d'orfèvrerie chirurgicale », et que le nerf soit sectionné, perforé, sillonné ou contus, « surtout dans des plaies primitivement infectées, il fallait remplacer ce tissu fibreux par une *cicatrice chirurgicale linéaire, plus perméable* ».

Ces principes et les pratiques qui en découlaient, jugés révolutionnaires furent l'objet de critiques passionnées qui trouvèrent des échos en dehors des assemblées savantes. Le contrôle de leur valeur était cependant facile ; on s'en abstint pendant longtemps et ce n'est que devant l'insuffisance démontrée des opérations parcimonieuses ou extra-tronculaires qu'on en revint, petit à petit, sur des condamnations absolues, théoriques. Ceux qui n'ont pas voulu, aveuglé par la passion, se rendre à l'évidence et qui ont privés nos blessés des bienfaits d'une méthode déduite des principes généraux de la chirurgie réparatrice, porteront la responsabilité morale, de traitements manifestement insuffisants. Ma hardiesse n'était point incompatible avec la prudence et j'avais eu soin d'assurer aux blessés toutes garanties contre les excès auxquels toute méthode peut exposer.

La vérité a fini par s'imposer ; MA MÉTHODE est acceptée pour les *sections avec séparation apparente,* pour les *sections avec gangue intermédiaire, pour les sillons ;* certains y ont eu recours dans des cas de *perforations* désignés sous le nom *de névromes de la continuité* ou de *chéloïdes intra- nerveuses* et dans des cas *de contusion avec névromes ;* on a reconnu que pour des nerfs détruits dans une grande étendue avec ou sans conservation du névrilème, *l'excision* et *la suture directe* étaient préférables à la conservation se présentant avec l'étiquette de *neurolyse.*

II. **Interventions en cas de sections.** — En cas de *section complète* *sans tissu intermédiaire*, après découverte du nerf par une incision longue, séparation des deux bouts, généralement névromateux et excision du tissu cicatriciel extérieur, je sectionne, avec un couteau de Groëfe ou un ténotome chaque extrémité, transversalement, par *tranches successives* faites de 1 à 3 millimètres les unes des autres jusqu'à ce que j'aie rencontré le tissu *fasciculé, sain* ou d'apparence saine, reconnaissable aux caractères suivants : tranche vasculaire dont la section s'accompagne parfois d'une légère hémor-

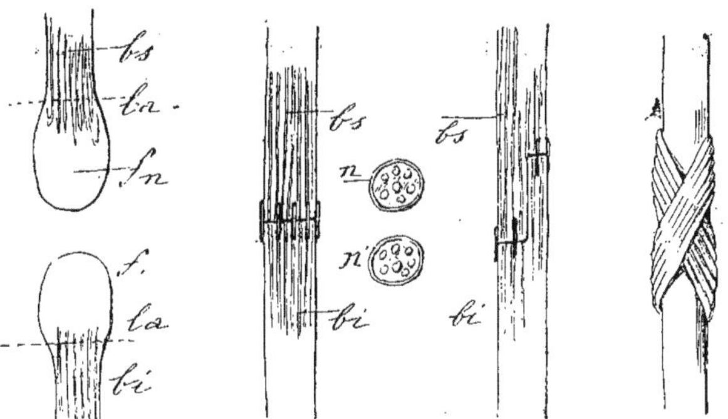

Fig. 162, 163, 164, 165. — Procédés de suture directe de l'auteur
en cas de sections discontinues.

Fig. 162. — Bouts supérieur *bs* et inférieur *bi* séparés ; *fn*, fibro-névrome supérieur ; *f*, fibrome inférieur ; *la, la*, limites de l'avivement en tissu sain sur chaque bout.

Fig. 163. — Résultat de la suture après avivement ; *n, n'*, aspect des tranches ; *bs, bi*, bouts supérieur et inférieur.

Fig. 164. — Avivement en escalier régulier quand les névromes n'occupent pas un plan régulièrement horizontal sur chaque tranche ; *bs*, bout supérieur ; *bi*, bout inférieur.

Fig. 165. — Encapuchonnement protecteur de la suture avec des catguts disposés en diagonale et non serrés étroitement.

ragie, tranche émaillée régulièrement des saillies jaunes bien reconnaissables de fascicules nerveux des dimensions normales ou presque normales[1].

Cela fait, je réunis les segments ainsi avivés et soigneusement mis en regard, sans torsion, par des sutures *névrilématiques* à points passés multipliées, faites au catgut n° 0 ou 00 ou avec des fils de soie fine ou de lin. Ces sutures assurent un affrontement régulier, linéaire, sans traction.

Je protégeai, au début de mes opérations, le nerf par les fils de catgut des sutures qui réunis en faisceaux étaient croisés mollement, en diagonale, sur une étendue de quelques centimètres.

L'originalité du procédé consistait surtout : 1° dans l'*avivement poussé rigoureusement jusqu'au tissu nerveux d'apparence saine* ; 2° *dans la recherche de ce tissu par des tranches successives* (4, 5, 6), *très peu*

1. Ed. DELORME. Sur les traumatismes des nerfs par les projectiles et les opérations qu'ils réclament. *Bull. Acad. Méd.*, 19 janvier 1915. *Bull. et Mém. Soc. Chir.*, janvier 1915.

distantes les unes des autres, soigneusement examinées, pour éviter tout sacrifice inutile.

A des avivements timides, irréguliers, imparfaits, attaquant mal l'obstacle je substituais un mode précis méthodique, rigoureux, offrant avec la perspective d'une cicatrice linéaire perméable toutes les chances d'une réparation.

Il suffit de jeter un coup d'œil sur les figures ci-contre, pour se rendre compte de la grande différence qui sépare des avivements si imparfaits

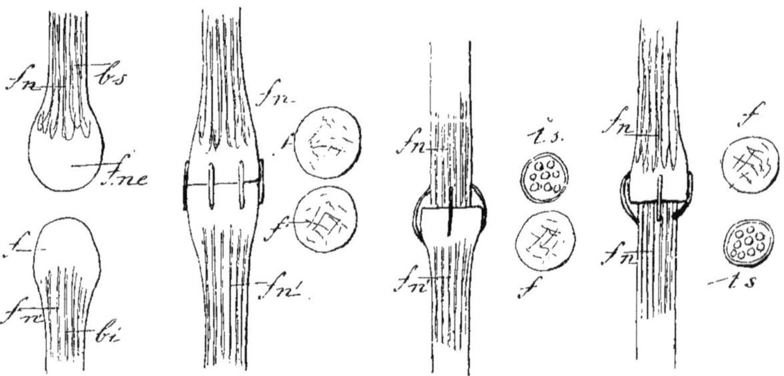

Fig. 166, 167, 168, 169. — Procédés défectueux des sutures directes en cas de sections.

Fig. 166. — Section discontinue ; *bs*, bout supérieur : *fn*, faisceaux nerveux à cylindres axes rebroussés ; *fne*, fibro-névrome de ce bout ; *bi*, bout inférieur ; *f*, fibrome du bout inférieur ; *fn'*, faisceaux nerveux du bout inférieur (schématique).

Fig. 167. — Avivement insuffisant, habituel, portant sur les fibro-névromes des deux bouts *f*, *f'*, aboutissant à un affrontement de deux tissus de cicatrice ; *fn*, *fn'*, tissu nerveux sain.

Fig. 168. — Avivement insuffisant, portant sur le tissu sain *ts* du bout supérieur *fn* et respectant le tissu fibreux *f* du bout inférieur ; *fn*, *fn'*, tissu nerveux sain ; *ts*, *f* aspect des coupes.

Fig. 169. — Avivement défectueux, portant sur le tissu sain *ts* du bout inférieur et respectant le tissu fibreux *f* du bout supérieur ; *fn*, *fn'*, tissu nerveux sain.

(Figures schématiques.)

qui ont été la règle depuis 1915 jusqu'a 1917, la différence qui les sépare de ceux que j'ai préconisés.

Que, par crainte d'ajouter à la grande perte de substance déjà subie par le nerf ou pour d'autres raisons on ait porté les sections à des hauteurs insuffisantes sur les deux extrémités terminales du nerf (fig. 166), on a mis en contact deux surfaces cicatricielles et on a laissé intacte la plus grande partie de l'obstacle qui s'opposait à la progression régulière des cylindres-axes (fig. 167).

Qu'on se soit contenté d'aviver comme il convenait le bout supérieur ou le bout inférieur du nerf sectionné sans toucher à l'autre (fig. 168 et 169), on a accollé une surface cicatricielle imperméable à une surface d'avivement en tissu sain. Pour avoir diminué de moitié l'obstacle à la progression régulière

des cylindres-axes, cet obstacle n'en était pas moins suffisant pour s'opposer
à toute régénération régulière.

C'était à l'avivement des deux bouts jusqu'en tissu sain qu'il fallait s'adresser quelle que soit l'étendue *de la perte de substance primitive, augmentée
du sacrifice prudent, à la fois ménager et résolu, créé par l'opérateur.*
C'est dans l'affirmation de ce principe et son application qu'ont consisté *l'originalité* et l'heureuse transformation imposée à la pratique par mon initiative
tant attaquée. Les faits ont affirmé que j'avais ouvert la vraie voie pour obtenir la régénération.

II. *Sections avec gangue intermédiaire.* — Les sections nerveuses faites par

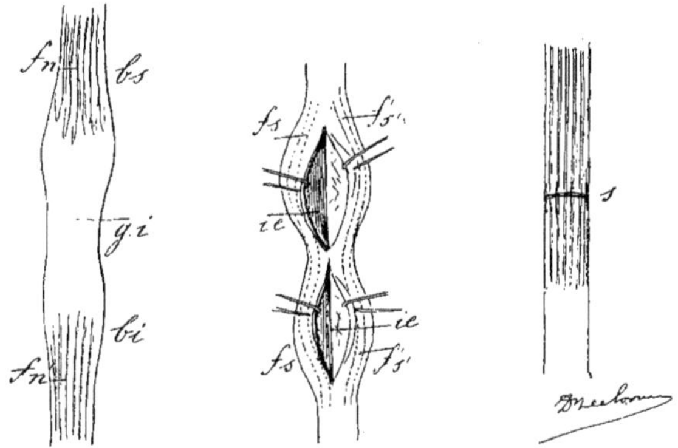

Fig. 170, 171, 172. — Procédés de dissection et de suture de l'auteur
en cas de section dite continue.

Fig. 170. — *gi*, gangue intermédiaire constatée entre les deux névromes des bouts supérieur *bs* et inférieur *bi*;

Fig. 171.   Incisions longitudinales *ie*, *ie*, exploratrices des névromes, vérification par des dissections longitudinales successives représentées par des lignes ponctuées, *fs*, *fs*. *f's'*, *f's'*, de la valeur nerveuse des névomes et de
la gangue.

Fig. 172. — Suture.

(Figures schématiques.)

les projectiles ne se présentent pas exclusivement sous l'aspect précis de deux
segments névromateux, aux axes parfois divergents, en somme aisément
reconnaissables après qu'on les a séparés de la trame cicatricielle superficielle
plus ou moins diffuse et peu épaisse qui les recouvre, ou sous l'aspect de deux
segments parfois unis par un tractus sans valeur neurotique. Après dissociation de cette trame superficielle, on constate que les deux bouts peuvent être
réunis par une gangue intermédiaire épaisse, continue. Par un artifice de
dissection, certains ont donné à cette gangue, les dimensions du nerf. A
cette façon de faire on a pu reprocher le sacrifice d'éléments réparateurs
excentriques compris dans la portion de gangue sacrifiée. D'autres, en présence de cette fibromatose, se sont abstenus et se sont contentés d'un désen-

clavement, d'une neurolyse distante. On a discuté longuement, je l'ai rappelé
sur la valeur de cette trame intermédiaire, elle est médiocre ou nulle et il
est facile de s'en assurer, de visu, en particulier par l'électrisation directe.
On a hersé le tissu fibreux des nerfs; enfin on a excisé longitudinalement
quelques tranches de ce nerf (Duroux).

Au moment où j'ai proposé mon mode opératoire personnel, on *s'abstenait*
après la constatation de la gangue intermédiaire, de toucher à cette gangue
et on pratiquait généralement une libération *distante*, respectueuse des
cylindres-axes aberrants.

Mon mode opératoire consista :

1° Dans la découverte du nerf par une longue incision ;

2° Dans sa libération, par la dissection de la gangue périnerveuse *au ras
du névrilème sur les deux bouts* ; et celle, sommaire et artificielle, de la
gangue intermédiaire à laquelle je donnais la forme du nerf (Fig. 170) ;

3° Dans l'*incision longitudinale* du tissu intermédiaire suivant son axe, incision unique ou double, pour m'assurer que ce tissu ne renfermait aucun fas-
cicule nerveux qu'il y aurait intérêt à conserver (fig. 171) ;

4° Après avoir constaté, par des dissections longitudinales, sculpturales,
patientes, successives, *fs*, *fs*, *f's'*, *f's'* (fig. 171), l'absence de fascicules continus, je pratiquais lentement, progressivement, une section *transversale* au
milieu de la gangue ; c'était encore nouvelle incision de contrôle. Je procédais
ensuite :

5° A des *sections successives par tranches* à 1, 2, 3 millimètres les unes
des autres, vers le bout supérieur, jusqu'à rencontre d'une tranche saine,
régulière, reconnaissable aux caractères déjà indiqués ;

6° Sur la moitié inférieure de la gangue et sur le bout inférieur j'agissais
de la même façon, avec la même lenteur, mais avec le souci constant,
absolu, de ne m'arrêter qu'à la découverte d'une tranche d'apparence saine.
Avant d'arriver à elle, je sacrifiais ainsi progressivement des magmas caséeux,
des dilatations kystiques, des fascicules anormalement volumineux, massifs ;

7° L'avivement terminé, je procédais à la suture comme dans le cas précédent (fig. 172).

Les incisions exploratrices longitudinale et transversale mettaient à l'abri
du sacrifice de fascicules sains aux cas où, au lieu d'avoir affaire à une section
complète, j'aurais été en présence d'un section incomplète avec conservation
de fascicules sains.

Cette fois encore, à une abstention qui ne pouvait être suivie que d'un
résultat nul ou très imparfait, je substituais une opération méthodique; l'obstacle massif d'une gangue qui devait s'opposer à la progression des cylindres
axiles aberrants ou les atrophier s'ils la franchissaient, était remplacé par
une cicatrice uniforme, linéaire, que l'histologie devait montrer perméable
alors qu'elle affirmait qu'une cicatrice étendue ne l'était pas.

Ces excisions ont été depuis répétées surtout, par MM. Gosset, Auvray, Mauclaire, Dambrin, Chevrier et bien d'autres. On n'a rien trouvé de mieux disait en 1916, M. Chiray, chef d'un grand Centre neurologique, pour reconnaître le siège et les limites du tissu nerveux sain que ces sections successives et « les chirurgiens, quels qu'ils soient n'usent pas d'un autre procédé »[1].

Comme l'étendue de la perte de substance traumatique primitive augmentée de celle que donne l'avivement laissait, entre le deux segments du nerf à suturer, un intervalle souvent important, de 4, 5, 6 centimètres et plus et que, d'un autre côté, la suture directe représentait à mes yeux, le meilleur mode d'affrontement, celui qui assurait le plus de chances de réparation, je conseillai (après les avoir employées et m'être assuré de leur innocuité) deux pratiques, qui comme l'acte opératoire et, plus peut être que lui encore, ont été violemment critiquées : 1° *Une attitude spéciale donnée au membre ; 2° le dégagement médiat du nerf, dans une étendue suffisante, au besoin grande, sur les segments*[2].

L'attitude spéciale, généralement en flexion, qui favorise si bien le rapprochement des deux segments et que je ne prolongeais que pendant quelques semaines, jusqu'à la consolidation de la cicatrice, allait, au dire de mes contradicteurs, devenir permanente, remplacer le trouble fonctionnel de la paralysie par une difformité plus grave et, d'un autre côté, si le nerf raccourci et tendu comme une corde cédait au moment où l'on cherchait à rétablir la position normale du membre, c'était la désunion, la déchirure de la suture et l'opération rendue inutile.

Il est reconnu que la position temporaire se réduit aisément, comme je l'avais affirmé ; souvent le blessé la fait disparaître de lui-même. Elle est conseillée et, en fait, utilisée partout[3].

Une remarquable et des plus démonstratives observations de MM. Sicard et Dambrin a montré que le retour à l'extension ne compromet pas la solidité de la cicatrice. Pour assurer une suture bout à bout du sciatique, après une résection de ce nerf dans l'étendue de 7 centimètres nécessitée par une section par coup de feu, la jambe est fortement fléchie sur la cuisse ; elle est remise, sans difficulté, en rectitude au bout de vingt jours. Au cours d'une nouvelle opération faite pour l'ablation d'un corps étranger, on examine le nerf. Il n'existait « aucune distension, aucune élongation cicatricielle »[4]. M. Mouchet a fait une constatation analogue.

La *dénudation des nerfs*, dans les pertes de substance étendues, s'est

---

1. *Archives du Service de santé* et *Revue neurologique. Travaux des Centres neurologiques*, 1916.

2. Ed. Delorme. Sur les procédés applicables aux blessures des nerfs par les projectiles. *C. R. Acad. Sciences*, 1917.

3. « Une telle suture comporte presque toujours un raccourcissement considérable du nerf auquel on pourra subvenir par la flexion des articulations voisines, comme l'a indiqué Delorme ». Tinel. *Blessures des nerfs*, o. c., p. 303.

4. Sicard. *Marseille médical*, 1er septembre 1916.

montrée sans conséquence fâcheuse sur les opérés. J'en avais déjà fait l'épreuve bien longtemps avant cette guerre. J'ai présenté, il y a longtemps, à la Société de Chirurgie un blessé chez lequel j'avais raclé le nerf sciatique *dénudé dans toute son étendue crurale* au sein d'un abcès tuberculeux. Il n'avait présenté aucun trouble fonctionnel.

La nutrition des nerfs est, avant tout, assurée par de gros vaisseaux qui les pénètrent en des points très distants et très précis ; ces vaisseaux résistent à un doigt qui les approche sans brutalité. Un nerf largement dénudé et avivé *saigne* et l'hémorragie ou le suintement sanguin gênent souvent l'opérateur. Cette constatation ruine l'argument de ceux qui soutenaient qu'une dénudation des segments du nerf devait en compromettre la vitalité [1].

Ces pratiques de la *position spéciale* donnée au membre et de la *dénudation des segments* nerveux en vue de faciliter la suture directe avaient pour heureuses conséquences de *rendre celle-ci possible dans la très grande majorité des cas de sections*. L'opposition rencontrée a eu, par contre, pour effet d'inciter les opérateurs qui n'associaient pas ces modus faciendi aux avivements tels que je les avais recommandés et qu'ils paraissaient nécessaires, à recourir à la *greffe*. Ils employèrent celle-ci pour réparer des pertes de substance qui étaient passibles de cette suture directe, alors que la greffe, inférieure à la suture directe, n'aurait dû être réservée qu'aux cas où l'étendue de la perte de substance était *excessive*. Tel opérateur très partisan de la greffe, l'a progressivement abandonnée pour les pertes de substance étendues, après avoir adopté la position spéciale et la dénudation des segments (DAMBRIN).

M. NAGEOTTE a recommandé de ne pas rechercher, par les sutures, un rapprochement excessif des deux surfaces avivées, celui-ci pouvant amener la déviation des fascicules, un défaut de concordance. Il conseille même de laisser plutôt un intervalle de un à deux millimètres entre les surfaces, espace qui permettrait aux gaines de Schwann conductrices des jeunes cylindres-axes de se développer plus régulièrement. J'ai toujours préféré l'affrontement exact, mais obtenu sans pression.

L'importance de plus en plus grande accordée à la topographie fasciculaire a incité à recommander très spécialement de mettre bien en rapport les surfaces symétriques des deux sections. Cela va de soi, c'est pour ma part ce que j'ai toujours fait.

Pour rétablir la continuité d'un nerf qui a subi une *perte de substance que l'affrontement direct ne peut combler*, on a eu recours à divers procédés presque tous décrits par les classiques : à la *suture à distance* de BAUDENS et ASSAKY, à la suture par des fils qui, dans l'hiatus laissé, servent, dit-on, de conducteurs (fig. 173) ; à la *suture tubulaire* avec des emprunts d'engainement

---

1. Ed. DELORME. *Progrès médical*, janvier 1918, et C. R. Acad. des sciences, 1907.

aux veines de veau formolées recommandées par FORAMITI et récemment par

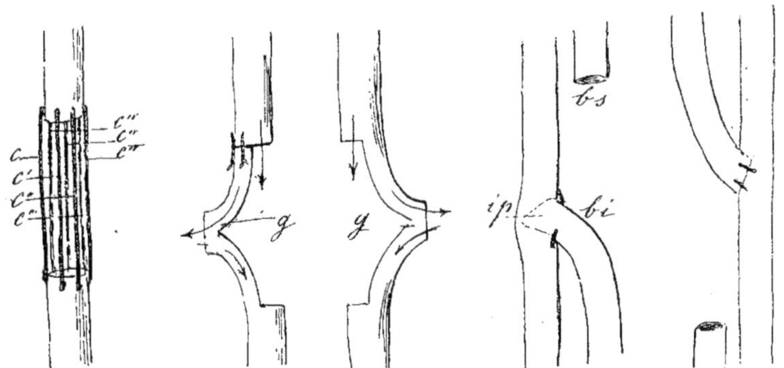

Fig. 173, 174, 175, 176, 177.

Fig. 173. — Greffe par approche (BAUDENS-ASSAKY) ; c, c', c'', c''', catguts.

Fig. 174. — Greffe g, par dédoublement du bout inférieur.

Fig. 175. — Greffe g, par dédoublement du bout supérieur. Un trait transversal manque en bas.

Fig. 176. — Greffe par pénétration du bout inférieur bi dans un nerf voisin ; ip, incision de pénétration ; bs, bout supérieur abandonné ; bi, bout inférieur.

Fig. 177. — Greffe par affrontement du bout supérieur à un nerf voisin.

M. LÉRI, aux trachées de poulet et d'oie durcies au formol (MAUCLAIRE), à l'en-

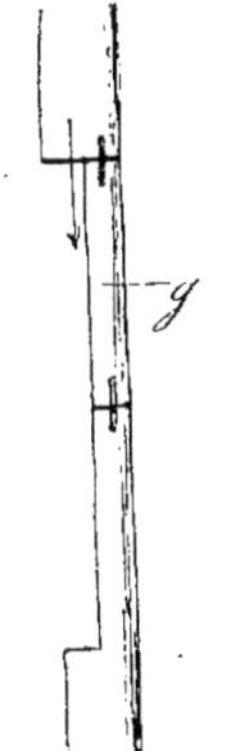 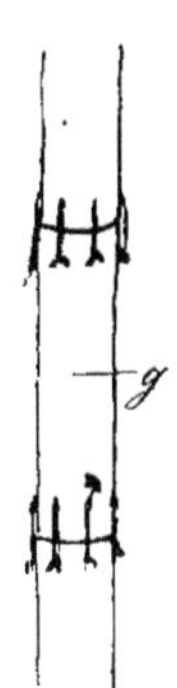 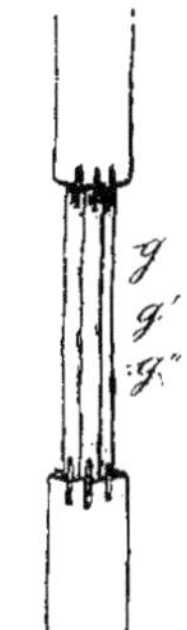

Fig. 178. — Autogreffe préle-
vée aux dépens du bout
inférieur. Le détachement
complet de la greffe évite la
barrière du renversement,
mais la greffe risque, par
défaut de nutrition, d'être
compromise.

Fig. 179. — Hétérogreffe empruntée à un amputé, à un
supplicié, et conservée dans
les solutions de Carrel. La
greffe est menacée de ré-
sorption et d'un défaut de
neurotisation.

Fig. 180. — Autogreffe préle-
vée aux dépens de nerfs
accessoires (nerf intercos-
tal, brachial cutané in-
terne). Les fragments sont
accolés et réunis en faisceaux pour constituer le
greffon (procédé préféré).

gainement dans une veine empruntée au blessé, aux *sutures en pont* reprises par M. Duroux et obtenues par la conservation de la traînée fibreuse qui parfois unit les deux bouts du nerf suturé (en *pont conjonctif*, opposable à la suture en *pont nerveux* dans laquelle un nerf voisin sert de conducteur, greffe par épissure de Duroux). Tous ces procédés sont incapables de donner une direction bonne et économique aux cylindres-axes.

Maints opérateurs se sont adressés à la *suture après implantation* dans un nerf voisin (fig. 176, 177), à la *suture par dédoublement* du bout inférieur (fig. 174), du bout supérieur (fig. 175), quand le dédoublement du bout infé-

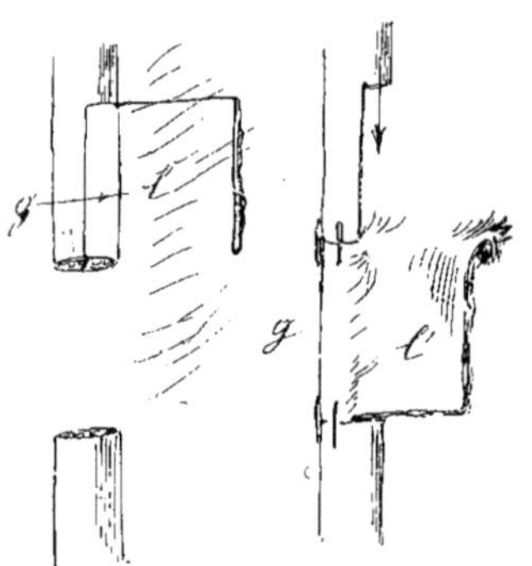

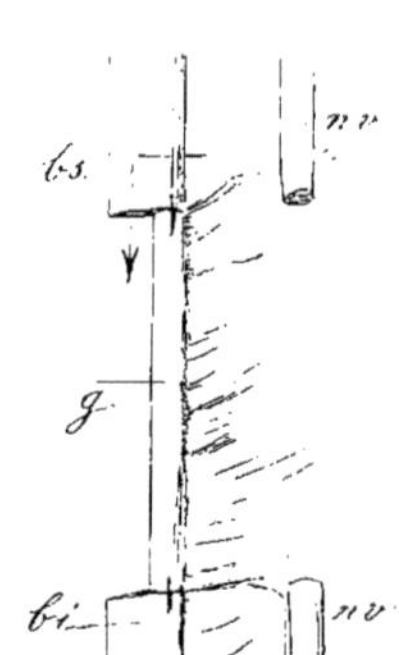

Fig. 181, 182. — Autogreffe vascularisée
de Sicard et Dambrin.

Fig. 181. — *g*, greffon pris aux dépens de la moitié du diamètre du bout supérieur ; *l*, lambeau.

Fig. 182. — *g*, greffon suturé, *l'*, lambeau pédiculaire replié.

Fig. 183. — Autogreffe vascularisée
prise aux dépens d'un nerf de
voisinage (Sicard-Dambrin).

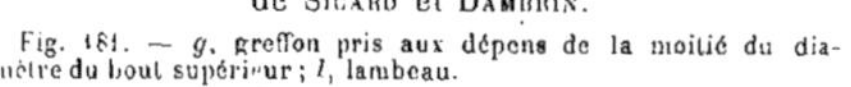

rieur était impossible ou au dédoublement des deux bouts réunis ; aux *transplants d'un nerf sur l'autre*, en particulier d'un nerf sensitif sur un nerf moteur, à l'*anastomose par lambeau nerveux* autoplastique comprenant le tiers ou la moitié de l'épaisseur du nerf (Scherren, Mauclaire , aux *anastomoses termino-terminales*.

Puis les *greffes* ou *transplantations*, les greffes *autoplastiques, homoplastiques, hétéroplastiques* ont, elles aussi, eu leur vogue (fig. 181, 182, 183).

MM. Sicard et Dambrin ont bien étudié les greffes autoplastiques qu'ils ont empruntées, pour le bras, soit au nerf blessé lui-même, soit à un nerf voisin, au brachial cutané interne, au musculo-cutané en conservant au greffon un pédicule vasculaire dans le nerf voisin (fig. 183).

M. Duroux sépare complètement le greffon mais le laisse adhérent à une nappe importante de tissu cellulaire pour en favoriser la nutrition. Il pratique ce qu'il appelle l'épissure.

On a conseillé d'emprunter sur-le-champ le greffon à un amputé (greffes homo-plastiques) soit à un nerf d'amputé conservé dans le liquide de Ringer Locke.

Nous n'étions pas fixés encore, en 1916, sur les résultats de ces dernières opérations. Un fait restait indiscutable cependant c'est qu'elles étaient inférieures à la suture directe.

Je dirai plus loin ce que j'ai pu obtenir de renseignements sur leurs suites. Ceux qui ont pratiqué des interventions sur les nerfs blessés par les projectiles, qui ont constaté les transformations cicatricielles étendues, profondes qu'ont subies les tissus de voisinage, ne peuvent que concevoir des craintes sur la vitalité et la reprise de ces greffes tandis que pour la réussite de la suture directe, la nutrition des segments n'est pas influencée par ces conditions extrinsèques.

III. **Interventions pour les lésions partielles** (sections latérales). — Pour

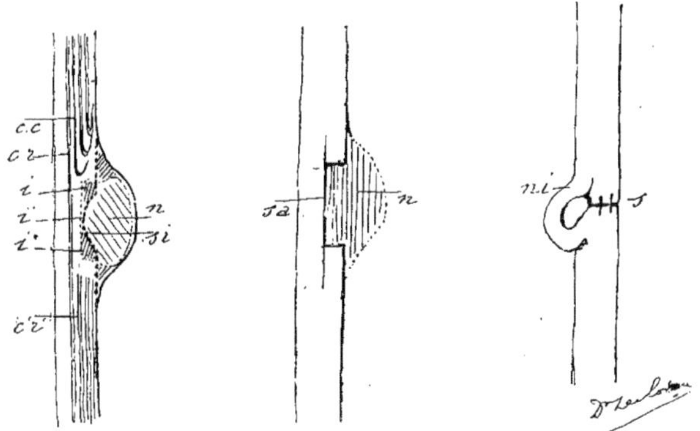

Fig. 184, 185, 186. — Procédés de l'auteur appliqués à des névromes latéraux excentriques. (Figures schématiques).

Fig. 184. — *n*, névrome latéral consécutif à une échancrure, un sillon *si* du nerf; *i, i', i''*, limites de l'induration à la base du sillon; *c, c*, faisceaux nerveux du bout supérieur; *cr*, leur rebroussement; *c'r'*, faisceaux du bout inférieur.

Fig. 185. — *n*, névrome abrasé; *sa*, sillon avivé avec soin, sans dépasser la limite du tissu fibreux dense de la base *i, i', i''*.

Fig. 186. — Suture du nerf. Aspect contourné de sa portion non entamée. La figure est à retourner.

les *sillons* et *échancrures*, qui consécutivement s'accusent par des névromes latéraux j'ai, dans mes Communications de janvier 1915, conseillé après avoir mis le nerf à nu et l'avoir débarrassé, au ras de sa surface, des adhérences périphériques tout à fait intimes qui l'unissent aux tissus voisins, de pratiquer *systématiquement*, par une dissection délicate, l'excision méthodique du tissu fibreux qui a comblé le sillon tracé par le projectile et, qui, en dehors en a dépassé les limites (fig. 184, 185, 186).

Cela fait, je recommandai de réunir exactement et sans tension, par des points de suture névrilemmatiques axiles, à points passés, les parties opposées et saines du nerf avivé. Dans le cas où l'on éprouverait des difficultés pour assurer le rapprochement des surfaces nerveuses, on dégagerait longitudinalement, dans une faible étendue, les deux portions du nerf qui ont subi l'avivement en suivant le plan de la base de l'échancrure et en ménageant avec soin les fascicules sains (fig. 185).

Et je remarquais que les névromes périphériques auxquels donnaient lieu ces sillons et échancrures pouvaient se confondre avec ceux des contusions, mais que la perte de substance du névrilème à la base du névrome permettait de distinguer ces deux lésions. Dans les contusions, le névrilème n'est pas détruit (fig. 187).

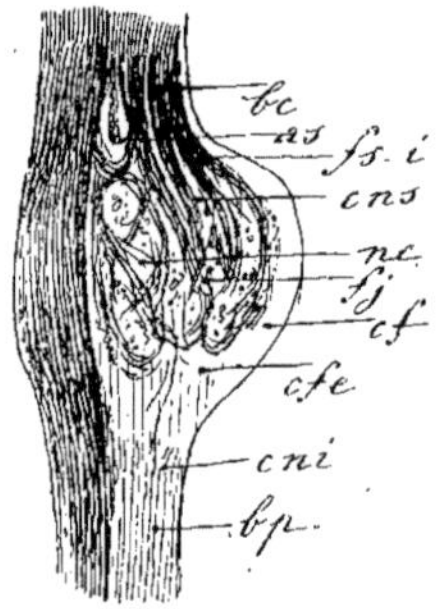

Fig. 187. — Constitution d'une chéloïde nerveuse latérale (d'après M. E. A. Déjerine et Mouzon). Les auteurs ont représenté le rebroussement des cylindres axes au niveau du névrome.

bc, bout supérieur, *bp*, bout inférieur ; *cns*, cal neural supérieur ; *cni*, cal neural inférieur ; *cfo*, coque fibreuse ; *cfe*, cal fibreux exogène ; *nc*, névrome encapsulé ; *as*, appareils spiralés et dégénérescences rétrogrades ; *fsi*, fascicules sectionnés ou interrompus ; *fj*, fibres jeunes. (Figure demi-schématique se rapportant à une contusion latérale.)

De même que dans les sections totales, dans ces sillons (sections partielles) on constate, sur les deux extrémités des fibres sectionnées, des coques fibreuses, encapsulantes qui constituent sur les fibres supérieures un obstacle à la progression des cylindres-axes et sur le bout inférieur un obstacle à leur admission dans les gaines de Schwann ; le névrome extérieur, fibro-neuritique témoigne à la fois de l'obstacle rencontré et des difficultés que les jeunes cylindres-axes aberrants éprouvent à trouver leur direction quand ils ne sont pas guidés.

L'histologie a, depuis, montré la constance, la résistance de cet obstacle et, après moi, le professeur Déjerine et le professeur P. Marie ont admis la légitimité de mon opération qu'ils ont, de leur côté, conseillée. Maints chirurgiens l'ont pratiquée ; elle est communément acceptée aujourd'hui.

Il ne pouvait en être autrement. Partout où se trouve ce tissu fibreux dense, partout il joue le même rôle d'obstacle à la progression des fibres nerveuses jeunes, le même rôle d'exclusion vis-à-vis d'elles, le même rôle atrophiant et à mesure que la *spécialisation des fibres nerveuses s'affirmait davantage, l'affrontement régulier des faisceaux sectionnés paraissait de plus en plus nécessaire.*

IV. Perforations. — Les nerfs atteints par les projectiles ne présentent pas que des sections complètes et des sections latérales ; ils ont, en particulier, subi des *perforations incomplètes* avec séjour de corps étrangers, des *perforations totales* ou de *part en part*, centrales ou latérales, des contusions ; j'avais bien distingué ces lésions, qui les unes et les autres donnent lieu à des *névromes sur le trajet du nerf* sans que celui-ci *ait subi de solution de continuité apparente*. Mais tandis que, dans la contusion l'absence d'une discontinuité névrilèmatique était le plus souvent relevée, dans les perforations, il y avait en réalité solution de continuité, d'où la présence de névromes diffus au niveau de celle-ci. Dans les deux cas d'ailleurs la lésion fondamentale

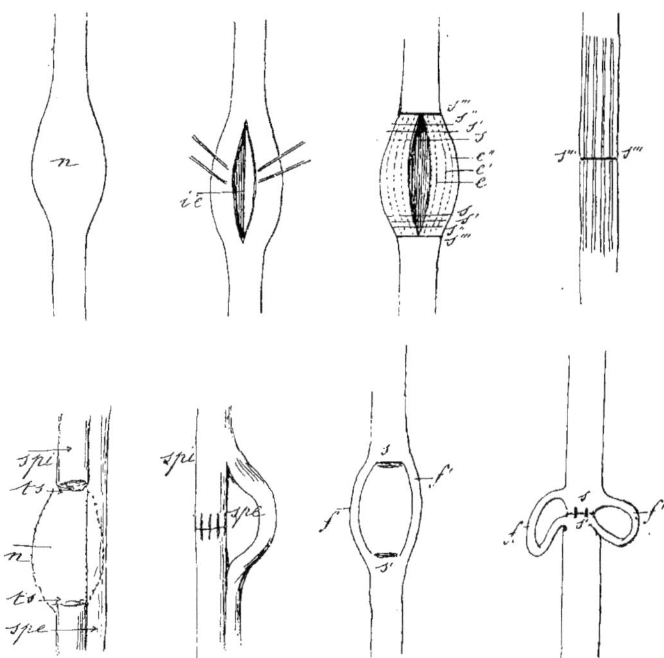

Fig. 188, 189, 190, 191, 192, 193, 194, 195. — Procédés de l'auteur applicables aux névromes olivaires fibreux, axiles, consécutifs à des perforations directes ou à des contusions extrêmes.

Fig. 188. — *n*, névrome axile olivaire.

Fig. 189. — *ic*, incision exploratrice.

Fig. 190. — Excision par dissection minutieuse excentrique faite couches par couches *e*, *e'*, *e''*, de la valeur neuritique du névrome; s'il est constitué par un fibrome uniformément dense, celui-ci est sectionné aux limites de la dissection par des tranches transversales *s*, *s'*, *s''*, jusqu'aux tranches de tissu nerveux d'apparence saine *s'''*, *s'''*.

Fig. 191. — Suture des tranches saines *s'''*, *s'''*.

Fig. 192. — Excision totale d'un névrome olivaire ayant intéressé exclusivement le sciatique poplité interne à la cuisse *spi* ; conservation du sciatique poplité externe *spe*, *ts*, *ts*, tranches saines du névrome *n*, figuré en pointillé.

Fig. 193. — Aspect du nerf après suture ; *spi*, sciatique poplité interne ; *spe*, sciatique poplité externe, formant une anse.

Fig 194. — Aspect d'un nerf sciatique après excision par tranches d'un fibrome dense central ; *f*, *f'*, faisceaux conservés ; *s*, *s'*, tranches saines.

Fig. 195. — Aspect d'un nerf après sa suture, *s*, *s*. Les faisceaux conservés forment deux anses divergentes *f*, *f'*.

intranerveuse importait surtout quant au traitement et si elle était constitué par un névrome *dur*, ce névrome imposait une excision.

Dans mes Communications[1] je réclamais : *l'ablation régulière et complète des tumeurs fibreuses plus ou moins centrales qui sont la suite de ces per-*

1. Communication à l'Académie de Médecine du 19 janvier 1915. et *Soc. Chir.*, o. c.

forations, l'avivement nerveux et une suture directe qui assurait la réunion des tubes sains ramenés au lieu et place d'une cicatrice constituant une sorte d'écran infranchissable, d'obstacle à la continuité nerveuse. Après avoir décrit les deux aspects du tissu fibreux rencontré, ainsi que les autres caractères de la lésion, je précisais l'acte opératoire que j'avais maintes fois pratiqué :

Après avoir très exactement libéré le nerf au ras de sa surface, au siège de la lésion et l'avoir tendu délicatement sur le plein d'une petite compresse de gaze ou sur le doigt, pour faire mieux éclater la blancheur du névrome et en mieux apprécier les limites (fig. 188), je pratiquais une *incision explora- trice,* longitudinale, suivant l'axe de la tumeur centrale ou périphérique (fig. 189). Cette incision me permettait de reconnaître si le tissu fibreux cicatriciel avait envahi toute l'épaisseur du nerf ou s'il n'en avait pénétré qu'une faible partie.

Cette constatation faite, et chaque lèvre de la plaie nerveuse étant écartée par un fin catgut, *je sculptais minutieusement, patiemment, lentement, en tâtonnant,* le tissu fibreux qui avait envahi le nerf, en évitant de dépasser les limites de ce tissu. Je procédais comme si j'enlevais délicatement couche par couche une petite tumeur avec les infinies précautions que réclame le tissu noble sur lequel j'opérais. La figure 190 montre en *e, e', e'',* de ces excisions successives.

C'est l'étendue de la masse fibreuse qui me servait de guide pour cette excision. J'étais amené soit : 1° à *réserver une partie latérale* du nerf, 2° *deux parties latérales* (fig. 194 et 195) ; 3° à pratiquer une *excision totale.* Mais toujours, en pareil cas, je m'assurais de son absolue nécessité en prenant soin de recourir à des sections successives transversales $s, s^1, s^2, s^3,$ (fig. 190) avant d'arriver à la section définitive d'avivement. J'évitais ainsi des pertes de substance inutiles.

Cela fait, les surfaces avivées en *tissu sain* étaient exactement suturées sans pression et le nerf suturé prenait une forme unie, — une forme légèrement renflée avec une ou deux anses latérales.

Je décrivais et figurais la modalité de l'opération telle qu'elle pouvait être imposée non plus par une perforation directe, perpendiculaire à la direction du nerf mais par une perforation en *enfilade* qui donne lieu à des lésions bien plus étendues que la première (fig. 196, 197, 198).

Ces opérations, comme celles que je réservais aux névromes des *contusions,* durs, scléreux, plus ou moins étendus, jouant toujours le même rôle d'obs- tacle infranchissable, furent d'abord, comme celles que j'avais proposées pour les sections totales, l'objet de réprobations. Le professeur DÉJERINE fut des premiers à accepter ces interventions pour ces indurations olivaires périphé- riques ou centrales qu'il appelait chéloïdes nerveuses. S'appuyant par contre sur la persistance possible de fascicules sains, le professeur MARIE les condamnait. La critique de M. P. Marie serait acceptable si on n'opposait qu'un seul et même mode de traitement à ces névromes qu'il dénomme *névromes de continuité*, l'excision totale d'un segment du nerf, mais puisque l'opérateur conserve, au besoin, les fascicules d'apparence saine, périphériques, qui sont très visibles et par conséquent de recherche facile, cette critique ne s'appuie plus sur une base solide et admissible. Qu'il soit *terminal, latéral ou central, le tissu fibreux, dense, a les mêmes conséquences. La spécialisation des fascicules que ce neurologiste a confirmée par ses recherches*

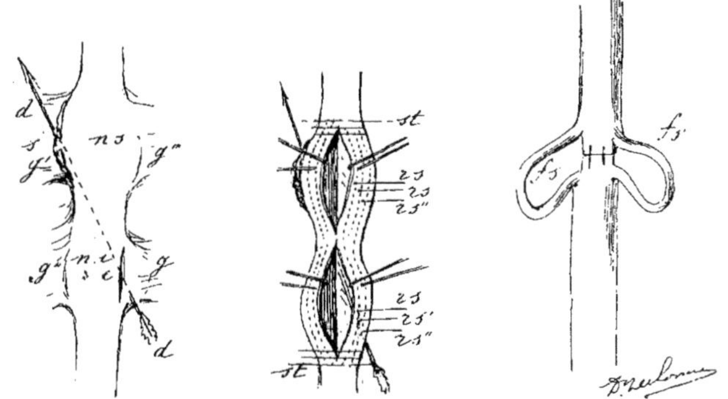

Fig. 196, 197, 198. — Procédés de l'auteur applicables aux névromes olivaires, axiles doubles, distants, symptomatiques, le plus souvent de perforations obliques.

Fig. 196. — *ns*, névrome supérieur ; *ni*, névrome inférieur ; *g, g'', g', g'''*, gangues fibreuses latérales correspondant aux perforations d'entrée *e* et de sortie *s*. La flèche *dd* indique la direction suivie par le projectile ; *e*, orifice d'entrée net ; *s*, orifice de sortie framboisé.

Fig. 197. — Incisions exploratrices des névromes, *rs, rs', rs''*, dissections exploratrices successives. En cas de transformation fibreuse totale, les incisions transversales *st, st*, font rechercher les tranches saines au niveau desquelles se fait la suture.

Fig. 198. — Si la dissection montre la persistance de faisceaux sains *fs, fs*, ceux-ci sont conservés et après suture le nerf prend la forme indiquée par la figure.

personnelles fournirait au contraire à mon-sens, un argument de plus en faveur de l'opportunité de ces opérations qui. déjà pratiquées par quelques opérateurs, reprises à l'étranger, finiront par être plus communément acceptées dans la suite.

Des *perforations incomplètes* avec séjour du corps étranger vulnérant, (fragments de projectiles, de vêtements, fragments osseux) ont été signalées par divers chirurgiens et neurologistes (Delorme, Mouchet, Hardouin, Rocher, Quénu, Mauclaire, Soulié, etc.), et ont fait l'objet d'ablations avec ou sans la coque enveloppante. J'en ai figuré des exemples dans ma Communication Académique. La figure 199 en reproduit un.

Rattachés à la lésion du début, les caractères des *chéloïdes nerveuses*, des *névromes de la continuité*, se comprennent aisément, les opérations qu'on dirige contre eux s'expliquent et leurs modalités sont de prévision facile. A les détacher de ces lésions originelles, pour le grouper dans un cadre unique on perd ces bénéfices, on s'expose à la confusion et à ne pas tenir compte de leur nocivité, ce que font les partisans exclusifs de la libération. Ceux-ci méconnaissent les ressources qu'une chirurgie avisée, délicate, prudente offre pour leur traitement. Ces confusions, il faut le reconnaître, se sont opposées à une extension bien rationnelle et bien utile de mes interventions en 1915-1916.

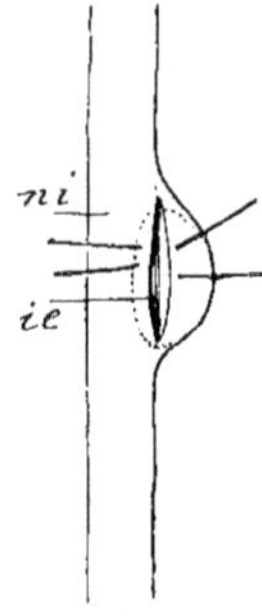

Fig. 199. — Névrome excentrique produit par un corps étranger. Incision, énucléation du corps étranger et du névrome.

V et VI. A côté des **contusions** se traduisant non plus par un névrome localisé mais par un ou deux *névromes* avec conservation du névrilème dans leur intervalle, réprésentant, en fait, une section et réclamant le même traitement, j'ai distingué, décrit[1] et divers opérateurs ont vu des **fibromes** *olivaires* nettement extériorisés **péri-névrilématiques**. Une dissection progressive, minutieuse, commencée à distance en suivant très exactement la surface du nerf, permet d'isoler celui-ci de ce « fibrome surajouté » excentrique qui, à la vue et au toucher, joue le névrome central. A son niveau, le nerf n'est que légèrement rétréci. Pour ne pas confondre ce névrome *excentrique* avec le *névrome interne* et éviter une incision exploratrice j'ai recommandé de pratiquer toujours une dissection minutieuse du nerf à sa périphérie avant de faire cette incision exploratrice.

VII. Les **englobements dans les cals** présentent, pour les traumatismes de guerre, cette particularité que très souvent le nerf a été atteint primitivement par le projectile ou des esquilles, en sorte que l'opérateur n'a pas seulement affaire à un nerf comprimé mais qu'il est en présence d'un nerf sectionné complètement, incomplètement perforé ou contus à des degrés divers.

VIII. *Des opérations et traitements des* **nerfs douloureux**. — Ces opérations ont varié suivant la conception qu'on s'est faite de la pathogénie de ces douleurs.

Ceux qui les attribuaient surtout à la compression du nerf par une gangue fibreuse compressive ou à son immobilisation, ont fait de la libération (WALTHER, CLAUDE et TÉMOIN, CLAUDE). Ce dégagement a souvent suffi ; d'autres fois le soulagement n'a été que temporaire. L'excision de tissu fibreux intranerveux ou des névromes terminaux a montré là son efficacité.

1. Communiation à l'Académie de médecine, o. c.

Il est surtout une variété de douleurs qui a réclamé des interventions ; c'est la variété *causalgique*. L'incision du nerf a été pratiquée (SICARD). Je ne sache pas qu'on ait eu recours à l'excision telle que la recommandait LETIÉVANT. Je l'ai conseillée en 1914, à Orléans, pour un blessé chez lequel les douleurs étaient intolérables.

M. SICARD a préconisé l'*alcoolisation du tronc nerveux* que M. DAMBRIN a fréquemment pratiquée sous anesthésie générale : on met le nerf douloureux à nu, on le libère du tissu cicatriciel environnant puis, à quelques centimètres au-dessus de la lésion osseuse, on injecte avec une aiguille fine 1 centimètre cube ou 2 centimètres cubes d'alcool à 60°. La douleur cesse le plus souvent immédiatement pour ne plus reparaître. J'ai été témoin des bons résultats de ce traitement.

M. LERICHE, se fondant sur une pathogénie d'origine sympathique de la causalgie, a pratiqué l'excision de la gaine nerveuse sympathique artérielle. Son exemple a été suivi par R. LE FORT et quelques autres chirurgiens avec des résultats divers.

Quoi qu'on en ait dit au début de la guerre, ces névrites douloureuses sont très tenaces. Mᵉ A. BENISTY attachée au service de M. P. MARIE à la Salpétrière disait à leur sujet en 1916, n'avoir pas encore vu de cas de guérison complète. Des chirurgiens pouvaient voir là une invite à rechercher plus souvent qu'ils ne l'ont fait la cause de la causalgie ; ils n'ont pas, que je sache, suivi cette voie.

Résultats des interventions sur les nerfs. — On serait tenté de penser qu'étant donné le nombre élevé des blessés opérés, dans des formations fixes, par des personnalités très intéressées à poursuivre et à faire connaître leurs résultats, nous serions depuis longtemps déjà en possession de statistiques étendues. Il n'en est rien. Les déplacements incessants des opérés pendant une période de récupération bien autrement longue que celle qu'on suppose communément, l'absence de renseignements techniques écrits, les indications des pièces légales, limitées trop sommairement aux résultats fonctionnels, rendent la documentation imparfaite. D'un autre côté les indications opératoires ont été diversement comprises ; les techniques ont été différentes non seulement d'un opérateur à un autre, mais pour le même chirurgien. Enfin viciant le tout, des résultats ont été si hâtivement communiqués à des sociétés savantes qu'ils ne pouvaient représenter la somme des améliorations ou des guérisons réelles et définitives. Pour toutes ces raisons, les statistiques à retenir sont peu nombreuses et il y a lieu surtout de tenir compte des dernières venues, or on comptait, à la fin de 1916, celles qui pouvaient nous renseigner pleinement.

Libérations. — En 1916, assez nombreuses sont les statistiques qui les groupent. C'est que la libération a été dès le début et est restée, pour certains, l'opération de choix. Mais les chiffres portent sur des opérations très disparates, des levées de compressions, des ablations de gangues qui masquaient des lésions tronculaires variées, c'est-à-dire des contusions, des sections latérales, des perforations, même des sections totales. Et puis il a été démontré par des opérations successives que les améliorations et les guérisons avaient besoin d'être contrôlées ultérieurement.

M. Cestan donne une proportion de 50 p. 100 de guérisons et d'améliorations et de 50 p. 100 de résultats nuls.

M. Wiart, sur 57 cas de compressions plus ou moins étroites, accuse 14 guérisons, 15 améliorations, 21 insuccès.

M. Dumas, pour le nerf radial relève 57 p. 100 de résultats nuls, ou résultats incomplets et 43 p. 100 de résultats complets.

M. Léri[1] très partisan de la libération dit, à la fin de 1915 que, « pour la masse des nerfs libérés les résultats lui ont paru, dans l'ensemble, inférieurs à ceux obtenus dans des cas analogues sans opération » et des opérations renouvelées lui ont montré que non seulement la gangue se renouvelait mais qu'elle s'était étendue depuis la première opération.

M. Claude qui a tant fait pour répandre la pratique de la libération, en 1916. renouvelle la même remarque au sujet de la reproduction de la gangue.

On a non seulement comparé mais opposé la libération à la suture. Ces deux opérations ne doivent pas s'adresser aux mêmes lésions.

Des faits de M. Wiart il est ressorti que les résultats avantageux de la libération s'obtiennent surtout dans les cas de lésions très légères des nerfs. L'amélioration est rapide. C'est ce que MM. Bisch, Auvray, Walther, Gosset, Mauclaire, Monsaingeon, Séjournet, Wiart et moi-même avions constaté.

Sur son opéré M. Séjournet observa une récupération de mouvements trois heures après l'intervention (Soc. Chir., 17 mars 1915). M. Wiart dans un cas de compression par une bride vit le lendemain de l'opération tous les mouvements reparaître (Soc. Chir., 17 février 1915).

Il ressort de ce qui précède que la libération des nerfs n'a pas donné tout ce qu'elle semblait promettre. En octobre 1915, dans son Rapport sur les libérations faites par M. Dumas, M. Tuffier considérait cette méthode dite conservatrice comme seule prudente et susceptible d'être efficace et M. Quénu. Delbet, Routier partageaient cet avis, insoutenable aujourd'hui.

Sutures des section totales. — En 1915, la suture réservée par la majorité des opérateurs et des neurologistes aux sections sans gangue intermédiaire, comportait le plus souvent, c'est le cas de le rappeler, des avivements insuffisants aussi c'était la période sombre.

M. Tuffier, le 6 octobre 1915, disait à la Société de Chirurgie : « Je ne con-

1. Léri. *Rev. Neurol.*, 1915, p. 1170.

mais pas un seul exemple de suture complète d'un nerf ou d'une résection avec suture ayant actuellement été suivie d'une récupération motrice ».

Dans le Centre neurologique de la XVe Région, à la fin de 1915, M. Sicard avouait que dans 37 sutures faites pour des sections, il n'avait observé ni amendement électrique, ni retour de la motilité.

M. Claude, dans un autre Centre (VIIIe Région), ne comptait pas de succès.

M. Léri disait n'avoir vu dans la X° que trois fois une restauration fonctionnelle peu discutable après la suture.

M. Sollier, en 1916, n'avait observé « aucun résultat satisfaisant dans les cas de section complète des nerfs, dans le grand Centre neurologique de la XIVe Région. A Rochefort M. Hesnard ne comptait que de très rares succès.

M. Wiart sur 19 cas de sutures complètes ou incomplètes n'avait obtenu aucun résultat avantageux, mais ses opérations étaient récentes.

M. Dumas, pour 56 cas de sutures du nerf radial, notait 90 p. 100 de résultats nuls et 10 p. 100 de cas de régénération incomplète.

En décembre 1915, M. Meige, à la Société de neurologie, se demandait si sans intervention, le même résultat eût été acquis. M. Déjerine, à ce postulata qui faisait le procès de la suture, répondait qu'on n'avait pas la démonstration clinique du fait et que les cas de récupérations étaient, d'après les signes cliniques, des compressions ou des interruptions partielles.

Des faits allaient répondre, M. Gosset accusait, dans 24 cas, 58 p. 100 de récupérations motrices ;

M. et Mme Déjerine, sur 8 cas, 50 p. 100 de succès ;

Plus tard, MM. Chiray et Roger ne comptaient déjà plus que 29 p. 100 d'insuccès ; sur 23 p. 100 des opérés il y avait eu restauration à la fois électriques et motrice ; sur 48 p. 100, des restaurations électriques simples sans restauration motrice volontaire et cette restauration faisait espérer la guérison.

M. Sicard observait 11 récupérations sur des sutures bout à bout.

MM. Sauvé, Aimes, Chevrier, Picot, Alglave, Dujarrier, Bec et d'autres chirurgiens de secteurs, sans citer des chiffres, se montrent très partisans de la suture, affirmant avoir été témoins de résultats encourageants, M. Chevrier s'élevait contre les obstacles opposés par les médecins eux-mêmes à l'intervention.

M. Tinel estime en 1916, à 12 ou 15 p. 100 les insuccès de la suture nerveuse, ce qui donnait une proportion de 85 à 88 p. 100 de succès et il observait dans une région où l'alcoolisme était facteur d'insuccès.

Dans ces résultats si foncièrement dissemblables entrait en jeu, sans doute la trop faible durée de l'observation, mais ce qui dominait c'était la technique imparfaite, c'est elle qui viciait ces résultats. M. Gosset n'hésita pas, après M. Sicard, à le relever à la Société de Chirurgie. Les avivements avaient été insuffisants ; on avait affronté des cicatrices et non des tranches de tissu sain comme je l'avais si formellement réclamé en janvier 1915, c'est-à dire à la période où se commençaient et se justifiaient les opérations. Technique pitoyable devait donner et donnait en réalité des résultats pitoyables.

La question est aujourd'hui résolue : *Dans les cas de sections totales des nerfs par les projectiles, la suture directe des deux bouts après avivement en tissu sain est très communément suivie de succès*[1]. Elle seule peut en fournir.

Une suture en tissu cicatriciel est condamnable. Toute prévention, désormais, doit céder devant l'épreuve des faits. .

Il n'est pas possible, en s'appuyant sur les statistiques de cette période, de supputer exactement la valeur des procédés de sutures même celle de la suture directe. Force est de s'en tenir à des impressions générales résumant une observation personnelle. Chaque jour elles sont plus favorables.

Pour MM. Déjerine, Gosset, P. Marie, le *dédoublement* est un mauvais procédé ; MM. Chiray et Roger nous disent qu'il échoue toujours. J'ai noté cependant quelques cas de succès comme pour la suture termino-terminale.

En dehors de la suture, c'est la *greffe* qui est le mode opératoire le plus recommandable, la greffe *autoplastique* et *homoplastique*. Ceux qui l'ont employée s'en louent (Gosset, Sicard et Dambrin, Déjerine), mais des résultats complets ne pouvaient nous être fournis dans le courant de 1916.

M. et Mᵐᵉ Déjerine, MM. Sicard, Dambrin, Gosset, préfèrent la greffe en segments agglomérés.

Les tentatives de réparations avec substances conductrices (catgut, gaine, etc.) sont abandonnées, comme les sutures latérales par approche.

M. Bérard ayant engainé les deux bouts d'un radial dans une veine céphalique a trouvé au bout de quatorze mois les surfaces de la veine soudées et celle-ci réduite à un tractus fibreux.

Dans les névromes de la continuité, le *hersage* qui avait eu un moment de grande vogue était condamné. « Il ne libère rien, ne restaure rien, dit M. Tinel, il ne fait que sectionner au hasard quelques fibres nerveuses dont la régénération devient incertaine ». Bien plus, il favorise la production du tissu fibreux aberrant et les pertes de cylindres-axes.

Quelques observations éparses et tardives de sutures latérales, pour des sections latérales, d'excisions de névromes de la continuité ne pouvaient donner la mesure de la valeur de ces opérations, que des faits bien plus nombreux, en 1917, allaient permettre d'étudier.

L'isolement des nerfs pour combattre les phénomènes douloureux, a donné quelques succès à M. Walther, à moi-même et à d'autres ; dans la forme

---

1. Je n'ai pas cru devoir m'appuyer sur des faits de guérisons quelque démonstratifs qu'ils soient, en particulier sur ceux présentés à la Société de Chirurgie par MM. Auvray, Michaux, Tanton, Mauclaire, Cazamian, Mouchet, Montaz, etc., parce qu'ils n'avaient pas la portée de l'expérience des neurologistes des Centres.

causalgique les beaux succès de M. Sicard ont été renouvelés en particulier par MM. Begouin dans le secteur de Bordeaux. M. Dambrin, de septembre 1915 à mars 1916, a fait 79 alcoolisations avec des succès presque constants.

La voie tracée par M. Leriche a été suivie par R. Le Fort et M. Cotte. M. Sencert a accusé un échec. M. Tinel dit avoir obtenu quelques succès de la sympathicectomie, dans des cas rebelles à d'autres traitements.

L'action chirurgicale n'a pas eu seule le monopole du traitement des lésions des nerfs et de leurs manifestations réactionnelles. Des méthodes médicales, en particulier, l'*ionisation*, la *radiothérapie*, les effluves du *radium*, les *substances sclérolysantes* ont été employées.

Ionisation d'iodure de potassium. — Déjà avant la guerre M. Bourguignon avait commencé des recherches sur la fonte du tissu de cicatrice par l'ionisation de l'iodure de potassium. Il les a reprises avec M. Chiray. Pour ces auteurs, l'action lysante de cette méthode est aussi puissante à l'égard du tissu cicatriciel péri-nerveux englobant et compressif que la libération. Cette ionisation a été employée avec succès par M. Sollier qui réserve la radiothérapie aux cicatrices douloureuses et par M. Ledoux, de Nantes.

Radiothérapie. — L'action sédative des rayons X et celle des rayons du radium, a été utilisée dans les cas de névrites douloureuses, de *causalgies* et de *paralysies* rattachées à des compressions par MM. Cestan et Descomps, Bonnus, Hesnard, Tinel, Bordier, Girard, Barcat, Mme Laborde[1].

M. Bonnus attribue au traitement radiothérapique 55 p. 100 de succès ; M. Barcat aurait été moins heureux. Mme Laborde avec les rayonnements de radium aurait compté un tiers de guérisons.

Traitement médicamenteux sclérolytique. — M. Cazamian a conseillé d'utiliser le pouvoir sclérolytique du salicylate de Thiosiamine (Thiosiamine) pour modifier les productions fibreuses extra et intranerveuses. Il aurait obtenu quelques succès. M. Tinel croit ce traitement indiqué également dans les irritations névritiques.

Traitements consécutifs. — L'acte chirurgical ne constitue qu'une partie du traitement et on s'expose à ne pas obtenir tout le bénéfice qu'on est en droit d'en attendre quand on ne le fait pas suivre, avec tout le soin et toute la constance voulue, de traitements complémentaires, de l'électrisation, du

---

1. *Soc. Méd. des Hôpitaux*, 13 octobre 1916, *Presse médicale*, 3 août 1916, *Société de chirurgie*, 8 août 1916.

La méthode consiste à faire passer un courant continu de 10 milliampères environ tous les jours, pendant une demi-heure, en appliquant une ou plusieurs électrodes négatives imbibées d'une solution d'iodure de potassium à 1 p. 100 sur la ou les cicatrices adhérentes. Le principe est de mettre dans la zone d'action du pôle négatif, tout le trajet du projectile.

massage, de la mécanothérapie passive d'abord et plus tard active, de la rééducation motrice, enfin du port d'appareils de prothèse[1]. Or combien ces traitements complémentaires ont été négligés !

On a bientôt reconnu la nécessité de doter les blessés paralysés d'appareils de prothèse, non plus pour pallier des déficits fonctionnels définitivement acquis mais pour contribuer à améliorer les résultats en cas de restauration motrice. Abandonnés à eux-mêmes, les segments déviés par la perte de la tonicité et de la contractilité d'un groupe de leurs muscles, provoquent l'extension des muscles paralysés et de leurs tendons, parfois la sclérose de ces muscles. Ce sont là des altérations qu'il faut s'évertuer à prévenir. D'un autre côté les antagonistes eux-mêmes dont l'action n'est plus compensée assurent souvent des déviations consécutives plus ou moins persistantes ; ils subissent des rétractions.

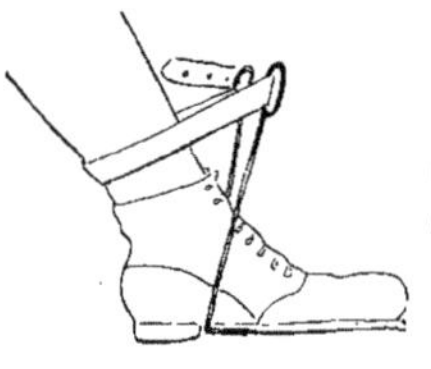

Fig. 200. — Appareil de prothèse du sciatique poplité externe de J. Privat et Belot.

Enfin c'est trop exiger de muscles qui commencent à reprendre leur tonicité et leur contractilité que de leur demander de soulever de lourds segments. Il faut leur venir en aide. On l'a fait en ayant recours à des appareils.

Dans l'application des appareils de prothèse *provisoires* on poursuit un double but : prévenir l'extension musculo-tendineuse, soulager des muscles insuffisants.

De nombreux modèles *simples*, de *réparation facile*, peu *coûteux*, *d'adaptation rapide* ont été réalisés par Mᵐᵉ Déjerine, MM. Tuffier, Pozzi, Meige, David et Cateau, Souques, Magerand et Donnet, Chiray et Dagnan-Bouveret, Froment et Muller, Cunéo, Robin, Gillot, Mouchet, pour le radial ; par MM. Wehrlin, Leullier pour le médian, par MM. Josserand et Sollier, Curtelles, Claude, Léri, Privat et Bellot, Dagnan-Bouveret, Robin, Souques, Megavand et Donnet pour les sciatiques.

M. Meige a étudié à la Société de Neurologie les conditions que doivent remplir ces appareils. Avec M. Rieffel il en a distingué deux types : l'*appareil pour incapacité temporaire* ou *appareil de rééducation* qui doit être différent de l'*appareil pour incapacité définitive*. Le premier doit être léger, très maniable et susceptible de se modifier au fur et à mesure que des progrès se manifestent ; le second doit rendre pratique l'activité *professionnelle*.

---

[1]. Le chirurgien de secteur Picot qui a bien insisté dans ses Rapports sur l'utilité des traitements complémentaires insiste d'une façon spéciale sur la nécessité des traitements électriques de longue durée. Il rappelle « qu'il a examiné trois sutures du sciatique pratiquées par le médecin inspecteur général Delorme et qui après *treize mois* de traitement électrique à Saint-Laurent-sur-Sèvre étaient complètement guéris ». Rapport d'août 1916. *Arch. Serv. santé.* Combien d'opérés n'ont pas, hélas, trouvé cette constance méritoire. Quand, dit M. Hesnard, l'inexcitabilité galvanique est absolue il faut des mois, voire des années avant que la réaction de dégénérescence devienne partielle. C'est, d'un autre côté, tous les jours et souvent plusieurs fois par jour qu'il faut mobiliser les articulations, pratiquer des massages.

En l'absence de toute récupération, après un traitement d'une durée suffisante et comportant au besoin une deuxième intervention, si la première était jugée imparfaite, on peut être amené à pratiquer des *anastomoses tendineuses* analogues à celles qu'on utilise dans les cas de paralysies infantiles. Ces opérations, que je sache, n'ont été pratiquées qu'en petit nombre.

Rarement aussi ont été utilisées pendant la période de 1914 à août 1916, des arthrodèses pour lutter contre des déformations paraissant irrémédiables et très gênantes pour le fonctionnement des membres.

Ostéotrophies consécutives aux traumatismes des nerfs par les armes de guerre. — C'est là un chapitre nouveau qu'a ouvert cette guerre. Les publications de MM. Sicard et Gastaud [1], Claude et Porak [2], de longs et substantiels Mémoires personnels ont montré la fréquence de l'ostéotrophie consécutive aux traumatismes des nerfs par les armes de guerre. Elle soulève des questions de thérapeutique que j'ai traitées [3].

MM. Sicard et Gastaud ont insisté sur la fréquence de ces ostéotrophies dans les paralysies du nerf médian et du nerf radial. MM. Claude et Porak, d'après leurs recherches, estiment que la dystrophie osseuse est beaucoup plus marquée dans les lésions traumatiques du plexus brachial que dans les lésions des troncs qui en naissent. Ils s'attachent à la discussion des théories pathogéniques. Ils admettent que la décalcification, laquelle n'est pas exclusivement constatée dans les cas de lésions nerveuses, ne saurait servir pour le diagnostic des paralysies organiques ou névropathiques.

Il ressort de recherches basées sur un examen de près de 100 blessés fait par M. Coste et moi, qu'on observe l'ostéotrophie à la suite des lésions *isolées* de n'importe quel tronc nerveux sans atteinte du squelette.

Que parmi les blessures des nerfs du membre supérieur, ce sont celles du médian qui exposent le plus à l'atrophie calcaire, mais que les troubles dystrophiques osseux ne présentent pas la délimitation osseuse départementale de ce nerf ;

Que les blessures du cubital et du radial y donnent très fréquemment lieu ; sur un total de 15 cas de blessures multiples des gros nerfs du membre supérieur nous l'avons trouvée 14 fois ;

Qu'elle a été relevée 41 fois sur 54 cas à la suite de lésions nerveuses

1. Sicard et Gastaud. La main ostéoporeuse dans les névrites du médian et du radial. *Bull. et Mém. Soc. Méd. Hôp.* Paris, 15 mars 1915.

2. Claude et Porak. Décalcification dans les paralysies des membres, organiques ou névropathiques. *Paris médical*, 1915, p. 321.

3. Ed. Delorme. De la décalcification consécutive aux traumatismes de guerre. Mémoire illustré de 13 planches in *Archives de Médecine et de Pharmacie militaires*, juillet 1916. Décalcification dans les traumatismes par les armes de guerre. Communication à l'Académie de médecine. 1er mai 1917. *Blessures de guerre. Les fractures.* Paris, Fournier, Librairie militaire, 1917.

anciennes des nerfs du membre supérieur, soit en chiffres ronds dans les 4/5 des cas.

Au membre inférieur, M. Coste et moi l'avons constatée 14 fois sur 17 blessés atteints de lésions du grand nerf sciatique; nous avons vu qu'elle a été moins fréquente à la suite de celles du sciatique poplité interne et du sciatique poplité externe. Au total nous l'avons relevée 23 fois sur 37 cas de blessures des nerfs du membre inférieur.

Elle a été à peu près constante et s'est présentée avec un plus haut degré d'accentuation lorsque le blessé présentait des signes de névrite douloureuse, de causalgie.

Pour moi, la pathogénie nerveuse est plus acceptable pour rendre compte de la genèse de l'ostéotrophie calcaire que les autres pathogénies invoquées, surtout si on ne se contente pas d'en localiser exclusivement l'épine provocatrice dans une lésion troncale, mais si on fait la part d'une lésion de filets secondaires. C'est peut-être dans l'irritation de filets musculaires et osseux qu'il faudrait chercher l'origine de maints cas d'atrophie calcaire observés dans les fractures non compliquées de lésion troncale certaine.

L'atrophie calcaire paraît manquer dans les paralysies dites réflexes ou pithiatiques.

Des recherches ultérieures montreront le parti qu'on pourrait en tirer pour établir un diagnostic de probabilité de la lésion nerveuse, et pour fixer son pronostic et sa marche.

Son étude, encore incomplète, mérite d'être poursuivie.

BIBLIOGRAPHIE

Auvray. Un cas de suture nerveuse suivie de restauration fonctionnelle complète. *Bull. et Mém. Soc. Chir.*, 9 mai 1916. — Paralysie du nerf sciatique poplité externe. Libération du nerf suivie de restauration fonctionnelle immédiate. *Bull. et Mem. Soc. Chir.*, 25 juillet 1916.

Babinski. Réflexes de défense. Etude clinique. *Rev. Neurol.*, mars 1915. — Sur les lésions des nerfs par blessures de guerre. *Revue neurologique*, mai, juin 1915. Disc. : Déjerine, Huet.

Babinski et Froment. Contractures et paralysies traumatiques d'ordre réflexe. *Presse médicale*, 24 février 1916.

Babinski et Heitz. Oblitérations artérielles et troubles vaso-moteurs d'origine réflexe ou centrale. Leur diagnostic différentiel par l'oscillométrie et l'épreuve du bain chaud. *Soc. Méd. Hôp.*, 20 avril 1916.

Babinski et Froment. Névrite irradiante et contracture réflexe *Soc. Méd. Hôp.*, 5 mai 1916. — Des troubles vaso-moteurs et thermiques d'origine réflexe. *Rev. Neurol.*, 2 novembre 1916.

Bailleul. De la greffe des sacs herniaires sous forme de gaines périnerveuses ou péritendineuses. *Progrès médical*, juillet 1915. *Paris médical*, 21 août 1915. — L'isolement des nerfs et des tendons au moyen de gaînes péritonéales greffées. *Paris médical*, 1915, p. 287.

BARCAT. Radiumthérapie des blessures de guerre. *Progrès médical*, 20 mai 1916.

BARNSBY. Retour de la motilité et de la sensibilité au bout de quatorze mois après résection de 2 centimètres du nerf et suture nerveuse dans un cas de section complète du nerf radial. *Réun. Méd. Chir.*, 1re armée, juillet 1916.

BASSET. Contribution à l'étude des plaies des nerfs des membres par projectiles de guerre d'après 14 cas opérés avec résultats éloignés. *Rev. Chir.*, avril, mai 1916.

BATTEZ et DESPLATS (R.). Des réactions électriques du nerf dans la compression nerveuse. La réaction de conductibilité. *Paris médical*, 1916, p. 544.

BELENSKI. Les symptômes sensitifs dans les sections anatomiques et physiologique des nerfs périphériques. *Presse médicale*, 17 février 1916.

BENISTY (Mlle Antonio). Formes cliniques des lésions des nerfs. 2 vol. *Collection horizon*, Paris, Masson, 1917.

BÉRARD. A propos des plaies des nerfs. Rapport WALTHER. *Bull. et Mém. Soc. Chir.*, 26 septembre 1916.

BONNAL. Extraction d'un éclat d'obus inclus dans les racines du plexus brachial. *Réun. Méd. Chir.*, 1re armée, avril 1916.

BONNUS. La radiothérapie des affections des nerfs périphériques et de leurs racines par blessures de guerre. *Paris médical*, 8 avril 1916.

BONVOISIN et PALFRAY. Installation économique d'électrothérapie avec des moyens de fortune. *Paris médical*, 1915, p. 152.

BRACQUEHAYE. Section du nerf médian droit ; suture immédiate du nerf. Retour partiel des fonctions du nerf. *Réunion Méd. Chir.*, 6e armée, novembre, décembre 1916.

CAZAMIAN et MONSAINGEON. Sur trois cas de suture nerveuse suivie de rétablissement des fonctions du nerf. Rapport KIRMISSON. Disc. : M. TUFFIER, MM. CHAPUT, BROCA. *Bull. et Mém. Soc. Chir.*, 24 novembre 1915.

CAZAMIAN (P.). De l'emploi de la fibrolysine dans les lésions des gros troncs nerveux par projectiles de guerre. *Presse médicale*, 11 novembre 1915.

CESTAN et DESCOMPS. La radiothérapie dans le traitement de certaines lésions traumatiques du système nerveux. *Presse médicale*, 25 novembre 1915. *Travaux des centres neurologiques*, novembre, décembre 1915, p. 1189.

Indications et résultats du traitement opératoire des lésions nerveuses. *Travaux des centres neurologiques*. *Rev. Neurol.*, novembre, décembre 1915, p. 1187.

CHAPUT. Névrome traumatique, névrite douloureuse. *Soc. Chir.*, 22 décembre 1915. — Plaie du nerf cubital par éclat d'obus, suivie d'une paralysie complète. Résection de deux centimètres de nerf. Suture nerveuse. Guérison fonctionnelle complète. *Bull. et Mém. Soc. Chir.*, 6 juin 1916.

CHARPENTIER (A.). L'instantanéité, caractère important des contractures réflexes provoquées par les blessures des extrémités. *Rev. Neurol.*, 2 mars 1916.

CHARTIER. Chronologie des manifestations de la restauration nerveuse. *Presse médicale*, 9 octobre 1916.

CHEMIN (A.). Etude clinique sur les sutures pratiquées après section totale des nerfs mixtes périphériques. *Th. Paris*, 1916.

CHEVRIER. Tissu conjonctif et amnios. *Bull. et Mém. Soc. Chir.*, 28 juillet 1915.

CHIRAY et ROGER. Des sutures nerveuses. *Bull. et Méd. Soc. Méd. Hôp.*, 21 décembre 1917.

CHIRAY, BOURGUIGNON, DAGNAN-BOUVERET. Interprétation des discordances entre les réactions électriques et les signes cliniques dans les lésions nerveuses périphériques. *Paris médical*, 2 septembre 1916.

CHIRAY et BOURGUIGNON. L'ionisation dans le traitement des cicatrices adhérentes simples ou compliquées de contractures des membres. *Presse médicale*, 3 août 1916.

CHIRAY. *Travaux des centres neurologiques*, novembre, décembre 1916.

CLAUDE. Lésions traumatiques des nerfs. Travaux des Centres neurologiques. *Rev. Neurol.*, novembre, décembre 1915, p. 1157.

CLAUDE (H.). Sur les lésions des nerfs périphériques dans les plaies par armes à feu.
Bull. et Mém. Soc. Méd. Hôp., 4 décembre 1914. — Résultats des interventions opératoires dans 100 cas de lésions traumatiques des nerfs. *Bull. Acad. Méd.*, 1915,
t. LXXIII, 3e série, 16 février.

CLAUDE, VIGOUROUX et DUMAS. Etude anatomique de 100 cas de lésions traumatiques
des nerfs. *Presse médicale*, 4 mars 1915.

CLAUDE (H.), DUMAS (R.) et PORAK (R.). Adaptation fonctionnelle par suppléance
dans les paralysies traumatiques des nerfs. *Presse médicale*, 10 juin 1915.

CLAUDE (H.) et PORAK (R.). De la décalcification osseuse dans les paralysies des
membres. *Paris médical*, 18 septembre 1915.

CLAUDE (H.) et LHERMITTE. La névrite extenso-progressive dans les lésions traumatiques des nerfs périphériques. *Bull. et Mém. Soc. Chir.*, 7 juillet 1916.

CLUZET. L'examen électrique des paralysies. *C. R. Acad. Sc.*, 28 juin 1915.

CORYLLOS et PECKER. Séméiologie et traitement des troubles fonctionnels dus à la
striction des troncs nerveux par du tissu cicatriciel dans les plaies de guerre.
Presse médicale, 11 février 1915.

CUNÉO. Les appareils à prothèse musculaire dans les paralysies des nerfs des
membres. *Soc. Chir.*, 15 mars 1916.

DAGNAN-BOUVERET. Appareil de prothèse fonctionnelle pour les paralysies radiales.
Soc. Neurol., 4 mai 1916. — Appareil de prothèse fonctionnelle pour les paralysies
du plexus brachial. *Soc. Neurol.*, 6 janvier 1916.

DAMBRIN. Rapports sur le fonctionnement du secteur chirurgical de Marseille.
Archives du Service de Santé, voir SICARD.

DELORME (Ed.). Traitement des blessures des nerfs par les projectiles. *C. R. Acad.
Sc.*, 13 janvier 1915. — Sur les traumatismes des nerfs par les projectiles et les opé-
rations qu'ils réclament. *Bull. Acad. Méd.*, 19 janvier 1915. Discussion : MM. BA-
BINSKI, POZZI, DÉJERINE, P. MARIE ; 26 janvier, MM. RÉYNIER, DÉJERINE, DELORME ; 2 février,
MM. POZZI, SCHWARTZ, BABINSKI, QUÉNU, DELORME, POZZI. — Sur les blessures des nerfs
par projectiles et en particulier sur les blessures du sciatique. *Soc. Chir.*, 23 mars
1915, p. 175 et suiv. Discussion : GOSSET, ROUTIER, LEGUEU, DELBET (P.), QUÉNU, MOU-
CHET, WALTHER, PICQUÉ, MAUCLAIRE, JEANNE, WALTHER, AUVRAY.

DELORME (Ed.). Sur les procédés opératoires applicables aux blessures des nerfs.
C. R. Acad. Sc., 26 mars 1917. — Chirurgie des nerfs. Blessures des nerfs par les
projectiles. Sur la suture dans les cas de sections. *Progrès médical*, 16 février 1918.

DÉJERINE (J.). Les radiculites. *Soc. Neurol.*, mars 1916.

DÉJERINE (Mme). Suture des nerfs et restauration de la fonction. *Soc. Chir.*, 8 décembre 1915.

DÉJERINE (M., Mme). Présentation d'un appareil destiné à remédier à la paralysie
des extenseurs des doigts, du pouce et du poignet. *Soc. Neurol.*, 18 mars 1915.

DÉJERINE (M., Mme) et MOUZON. Les syndromes cliniques des lésions des gros troncs
nerveux des membres par projectiles de guerre, syndrome d'interruption complète
du nerf. Syndrome de restauration du nerf. Indications opératoires. *Soc. Neurol.*,
10 mars 1915. — Les lésions des gros troncs nerveux des membres par projectiles
de guerre. — Les différents syndromes cliniques et les indications opératoires.
Presse médicale, 1915, 10 mai, 8 juillet, 30 août. — Le diagnostic de l'interruption
complète des gros troncs nerveux des membres. *Presse médicale*, 4 mars 1916. —
Le diagnostic de l'interruption complète des troncs nerveux. *Presse médicale*,
22 mai 1916. — Résultats de la suture nerveuse dans deux cas de paralysie du nerf
sciatique poplité externe avec syndrome d'interruption complète. *Soc. Neurol.*,
18 mars 1915. — Contribution à l'étude des localisations intratronculaires des
membres. *Soc. Neurol.*, 15 avril 1915. *Rev. Neurol.*, juillet 1915, p. 619. *Soc. Neurol.*,
3 juin 1915, *id.*, p. 593. — Evolution comparée des symptômes dans trois cas de lésions
du grand nerf sciatique par projectile de guerre, *id.*, p. 605. — Retour de la motilité dans un cas de section du nerf radial par projectile de guerre traité par la
suture. Restauration sensitive encore défectueuse. *Soc. Neurol.*, 29 juillet 1915. —

Présentation d'un appareil destiné à remédier à la paralysie des extenseurs des doigts, du pouce et du poignet. *Soc. Neurol.*, 18 mars 1917. — Un cas de section du nerf médian avec syndrome de restauration, etc. *Soc. Neurol.*, 6 janvier 1916. — *Bibliographie complète* in *Rev, neurol.*, janvier 1916.

Discussion : 1º Sur la *valeur des signes cliniques* permettant de reconnaître dans les blessures des nerfs périphériques : A, la section complète d'un nerf; B, sa restauration fonctionnelle. Réunion de la Société de Neurologie de Paris et des représentants des Centres neurologiques militaires, 6 et 7 avril 1916. Rapporteur : M. Pitres. Discussion : MM. Claude, Villaret. H. Meige, A. Thomas, Tinel, Descomps, Babinski, Froment, A. Léri, Huet, Boveri. *Rev. Neurol.*, avril, mai 1916, p. 477.

2º Les caractères des *troubles moteurs* (paralysies, contractures, etc.) dits fonctionnels et la conduite à tenir à leur égard. Rapporteur : M. Babinski. Discussion : MM. Babinski, Grasset, Sicard, H. Claude, Jumentié, J. Camus, A. Thomas, Tinel. H. Meige, G. Guillain, G. Bourguignon, G. Roussy, Charpentier, Lortat Jacob, H. Verger, Sollier. Froment, Babinski, H. Meige. Babinski, Alquier, H. Dufour, Dide, Boveri, Mairet, Pieron. *Rev. Neurol.*, avril, mai 1916, p. 524.

3º Sur les *accidents nerveux* déterminés par la déflagration des fortes charges d'explosifs. Rapporteur : M. Ch. Vincent. Discussion : MM. Clunet, Sollier, Guillain, Roussy et Boisseau, Soucques, Sicard, Léri, Claude, Lortat-Jacob, Feuillade, H. Meige, Dumas, Dupré, Laignel-Lavastine, Leroy, Mallet, Rebierre, Du Roselle et Oberthur. Dido, Poret. *Rev. Neurol.*. avril, mai 1916, p. 575.

Delherm et Dausset. Les névrites chez les blessés de guerre et les agents physiques. *Paris médical*, 1915. p. 145.

Ducosté. Les contractures d'amont, *Réunion Méd. 4º armée. Journal Méd.*, Bordeaux, 1615. Les contractures dans les lésions nerveuses périphériques ; le syndrome des nerfs sensitifs périphériques. *Soc. biol.*, 24 juillet 1915.

Dujarrier, Bourguignon et Perfère. Suture totale du sciatique poplité externe (Réapparition des mouvements volontaires au bout de dix mois). *Bull. et Mém. Soc. Chir.*, 27 juin 1916. — Suture totale du sciatique poplité externe. Réapparition des mouvements au bout de dix mois. Suture partielle du sciatique poplité interne. Réapparition des mouvements sept mois après la blessure, *id.*, 8 août 1916. Discussion : MM. Broca, Delbet, Routier, Hartmann.

Dumas (R.). Libération des nerfs et leur mobilisation en tissu sain. *Progrès médical*, juin 1915. — De la libération des nerfs et récupération fonctionnelle. *Bull. et Mém. Soc. chir.* de Paris, 8 février 1916.

Dupré. Schœffer et Le Fur. Syndrome tétanoïde persistant secondaire à une plaie du sciatique droit compliquée d'un tétanos aigu grave. *Soc. Neurol.*, 3 juin 1915.

Durante. A propos de la régénération des nerfs. *Réun. Méd Chir.*, XVIº région, 30 juin 1917.

Duroux. Des paralysies des nerfs périphériques dans les blessures de guerre. *Rev. de Chirur.*, mars 1916.

Duroux et Couvreur. Contribution expérimentale à l'étude des sections et restaurations nerveuses. *Presse médicale*, 14 décembre 1917.

Duval (P.). Sur les blessures des nerfs par les projectiles. *Bull. et Mém. Soc. Chir.*, 12 mai 1915.

Duverney. Contractures réflexes. *Paris médical*, 23 octobre 1915.

Foisy. Plaie par balle de l'articulation du poignet avec section du nerf cubital. *Réun. Méd. Chir. 6º armée*, 10 janvier 1914.

Froment. Un nouveau type d'appareil de prothèse pour paralysie du médian, 29 juin 1916. — La préhension dans les paralysies du nerf cubital et le signe du pouce. *Presse médicale*, 21 octobre 1915.

Froment et Muller. Appareil de prothèse pour paralysie radiale définitive. *Soc. Neurol.*, 29 juin 1916.

Froment et Wehrlin. Un appareil de prothèse pour paralysie du médian. *Soc. Neurol.*, 7 octobre 1915.

Fromont. Lésions du sciatique par projectiles de guerre à la fesse et à la cuisse ayant une direction tangentielle au nerf ; systématisation de ces lésions, paralysies totales ou partielles du groupe musculaire antéro-externe de la jambe. *Soc. Neur.*, 1er juillet 1915.

Frouin. Sur la suture des nerfs. *Soc. biol.*, 16 décembre 1916.

Gosset. Section complète du nerf radial gauche datant de cinq mois : suture nerveuse ; retour des mouvements volontaires après cent cinquante jours. *Bull. et Mém. Soc. Chir.*, 1er mars 1916.

Gosset, Pascalis et Chartier. La recherche du nerf radial au bras. *Presse médicale*, 21 janvier 1915.

Gougerot et A. Charpentier. Troubles réflexes et paralysies réflexes consécutifs aux blessures des extrémités. *Rev. Neurol.*, 2 mars 1916.

Grasset. Les psychonévroses de guerre. *Presse médicale*, 1er avril 1915.

Guillain (G.) et Barré (A.). Les contractures ischémiques. *Réun. Méd. 6e armée*, 12 janvier 1916. — Les contractures dans la pathologie nerveuse de guerre. *Bull. et Mém. Soc. Méd. Hôp. Paris*, 21 janvier 1916. — Forme clinique spéciale de la névrite ascendante. *Réun. Méd. Chir. 6e armée*, 10 janvier 1916. — La névrite irradiante. *Soc. Méd. H.*, 2 avril, 26 mai 1916.

Halipré. Décalcifications post-traumatiques. Evolution des lésions. Comparaison des clichés recueillis à trois et quatre ans de distance. *Rev. Méd., Normandie*, 25 juillet 1914.

Hardouin. Notes sur deux observations de section nerveuse complète traitée par la suture avec récupération fonctionnelle. *Bull. et Mém. Soc. Chir.*, 15 mars 1916. — Sur la fréquence des lésions du médian à l'avant-bras dans les blessures légères par projectiles, 7 juillet 1915.

Hesnard. Les irradiations symétriques dans les lésions traumatiques des plexus nerveux. *Presse médicale*, 18 mai 1916. — Note sur la radiothérapie des blessures des troncs nerveux. *Paris médical*, 18 mars 1916. — Le traitement local et la radiothérapie locale des blessures des troncs nerveux. *Arch. Elect. Méd.*, de Bergonié, 1916.

Imbert. Les lésions traumatiques des nerfs. Considérations opératoires. *Presse médicale*, 6 mai 1915.

Ichlondsky (Abraham-Yanka). Contribution à l'étude des lésions des nerfs périphériques du membre supérieur par projectiles de guerre. *Th. de Paris*, 1914-15.

Jeanne. La déformation du pouce dans la paralysie cubitale. *Bull. et Mém. Soc. Chir.*, 23 mars 1915.

Jourdan et Sicard. Etude macroscopique et microscopique des lésions des nerfs par blessures de guerre. *Presse médicale*, 29 juillet 1915.

Jumentié. Un cas de pied douloureux par lésion traumatique. *Soc. Neurol.*, 3 juin 1915.

Kaletzky. Contribution à l'étude des paralysies du plexus brachial. *Th. Toulouse*, 1915.

Laborde. Action du radium sur une bride cicatricielle, etc. *Bull. et Mém. Soc. Chir.*, 21 juillet 1915. — Action du rayonnement du radium sur les blessures de guerre. *Paris médical*, 10 juin 1916.

Lapicque. Procédés nouveaux d'électro-diagnostic. *C. R. Acad. Sc.*, 22 novembre 1915.

Larat. Considérations sur l'électro-diagnostic de guerre. *Paris médical*, 2 septembre 1916.

Larat et Lehmann. Les blessures des nerfs. Electro-diagnostic et traitement électrique. *Paris médical*, 1915, p. 138.

Laurent (O.), de Bruxelles. Les blessures latentes de l'artère humérale. *Bull. Acad. Méd.*, 30 mars 1915. — Rétrécissement artériel et varices compliquant les blessures nerveuses anciennes des membres. *Bull. Acad. Méd.*, 25 mai 1915. — Technique de la libération des nerfs blessés. *Paris médical*, 31 juillet 1915.

Laignel-Lavastine et M. Foy. Main d'accoucheur, etc. *Soc. Neurol.*, 2 mars 1916. Disc. : M. Déjerine, MM. Foix, H. Meige.

Laignel-Lavastine. Lésions traumatiques des nerfs. Travaux des centres neurologiques militaires. *Rev. Neur.*, novembre, décembre 1915, p. 1166.

Lebar. L'hypertrichose dans les traumatismes des membres avec ou sans lésion nerveuse. *Paris médical*, 29 janvier 1916.

Leclerc et Tixier, Un cas de paralysie totale du plexus brachial droit compliquée de paraplégie spasmodique. *Bull. Soc. Méd. Chir. XIV° région*, janvier, juin 1916. Disc. : Bourcard.

Le Fort (R.). Blessure du nerf sciatique par éclat d'obus. Réparation spontanée. *Réun. Méd. Chir. 1re armée*, juin 1916. — Contusion profonde et massive du membre inférieur. Intervention sur le sympathique périvasculaire. *Bull. Acad. Méd.*, 16 mai 1916. — Accidents pseudo-tétaniques chez les blessés atteints de lésions des nerfs compliquées de corps étrangers. *Bull. Acad. Méd.*, 17 août 1915.

Le Fur. Vingt cas de chirurgie nerveuse pour blessures de guerre. *Soc. des chirurgiens de Paris*, 11 juin 1915.

Léo. Blessures des nerfs par projectiles de guerre. 42 interventions. *Soc. des chirurgiens de Paris*, 11 juin 1915.

Léri (A.). Quelques considérations sur les traumatismes des nerfs périphériques par blessures de guerre. d'après 400 cas et 75 opérations. *Soc. Neur.*, 18 mars 1915. — L'électrisation directe des troncs nerveux au cours des interventions pour blessures des nerfs. Ses données pratiques. *Paris médical*, 1915, p. 134. — Blessures des nerfs. — Travaux des centres neurologiques militaires. *Revue Neurol.*, décembre 1915, p. 1169. — Sur la forme douloureuse des lésions traumatiques du sciatique et sur une déformation spéciale et constante du pied dans ces cas « pied effilé ». *Bull. et Mém. Soc. Méd. H. Paris*, 22 octobre 1915. — La paralysie radiale du chemin de fer. *Réun. Méd. 4° armée*, 28 janvier 1916.

Léri et Roger. Contractures post-traumatiques. *Paris médical*, 1er janvier 1916. — Un cas de blessure du nerf honteux interne. *Soc. Neur.*, 1er juillet 1915.

Leriche. De la causalgie envisagée comme une névrite du sympathique et de son traitement par la dénudation et l'ablation des plexus nerveux péri-artériels. *Soc. Neurologie*, 6 janvier 1916. Disc. : H. Meige, *Presse médicale*, 20 avril 1916. — L'arthrodèse par astragalectomie temporaire dans le pied équin ballant après destruction étendue du nerf sciatique poplité externe. *Bull. et Mém. Soc. Chir.*, 3 octobre 1916. — De l'élongation des plexus nerveux périvasculaires dans certaines affections douloureuses des nerfs. *Lyon Chir.*

Long (M. et Mme). Sur quelques affections douloureuses des membres avec troubles trophiques diffus, consécutifs à des plaies de guerre, *Rev. Neur.*, mai, juin 1915.

Lortat Jacob et Sézary. Rétraction des membres paralysés par section des nerfs. *Bull. Acad. Méd.*, 28 décembre 1915.

Marie (P.). L'individualité clinique des nerfs périphériques. *Revue d. Neurol.*, mai, juin 1915. — Des résultats fournis par l'électrisation directe des troncs nerveux dans la plaie opératoire chez les blessés atteints de traumatismes des nerfs. *Bull. Acad. Méd.*, 9 février 1915.

Marie (P.), Gosset et M. Meige. Les localisations motrices dans les nerfs périphériques. *Bull. Acad. Méd.*, 28 décembre 1915.

Marie (P.) et Benisty. Paralysie par lésions traumatiques des nerfs radial et médian. *Soc. Neurol.*, 5 novembre 1914. — Une forme douloureuse des blessures du nerf médian par plaie de guerre. *Bull. Acad. Méd.*, 16 mars 1915.

Marie (P.) et A. Benisty. Individualité clinique des nerfs périphériques. *Soc. Neur.*, 18 mars 1915. *Revue Neur.*, mai, juin 1915. Disc. : MM. Foix, H. Meige, Huet.

MARIE (P.) et FOIX. Etude histologique des lésions des nerfs par blessures de guerre. Disc. : DÉJERINE. *Soc. Neurol.*, 6 janvier 1916. — Indications opératoires fournies par l'examen histologique des nerfs lésés par plaie de guerre. *Presse médicale*, 31 janvier 1916. — Sur une forme spéciale de parésie paratonique des muscles moteurs de la main. *Bull. et Mém. Soc. Méd. Hôp. Paris*, 10 février 1916.

MARION. Restitution *ad integrum* à la suite de la suture des nerfs. *Bull. et Mém. Soc. Chir.*, 1er décembre 1915. Disc. : M. QUÉNU. Cas de M. FRANÇAIS.

MASSARY (de). Causalgie du sciatique, résection des filets sympathiques accompagnant l'artère ischiatique, section de cette artère, amélioration puis guérison lente. *Rev. Neurol.*, 12 octobre 1916.

MAUCLAIRE. Suture nerveuse tubulaire avec des trachées de petits animaux. *Bull. et Mém. Soc. Chir.*, 8 décembre 1915.

MAUCLAIRE. Résultats éloignés de quatre interventions pour plaies du plexus brachial. *Bull. et Mém. Soc. Chir.*, 9 juin 1915. — Désenclavement du radial et isolement du nerf avec une lamelle de caoutchouc en forme de gouttière. *Bull. et Mém. Soc. Chir.*, 9 juillet 1915, p. 1445. — Compression fibreuse particlle du tronc du nerf sciatique. Paralysie limitée au sciatique poplité externe, appareil élastique simplifié pour les paralysies du sciatique poplité externe. *Bull. et Mém. Soc. Chir.*, 2 février 1916. — Contusion ou commotion à distance du nerf crural. Retour très tardif de la contraction musculaire. *Bull. et Mém. Soc. Chir.*, 28 juillet 1915.

MAUCLAIRE et NAVARRE. Plaies tangentielles de l'avant-bras. Eclatement à distance du nerf médian. Névromes tardifs. Ablation. *Paris médical*, 9 octobre 1915.

MENDELSOHN. De la valeur diagnostique et pronostique de l'examen électrique des nerfs sectionnés ou comprimés. *Bull. Acad. Méd.*, 23 février 1915. — Retour de la motilité dans un cas de suture du nerf radial sectionné par un projectile de guerre. *Soc. Neurol.*, 2 décembre 1915. Disc. : Mme DÉJERINE, H. MEIGE, Mme DÉJERINE, FOIX, Mme DÉJERINE.

MEIGE (H.). Il faut favoriser les restaurations motrices à la suite des blessures des nerfs au moyen d'appareils appropriés. Disc. : M. HUET. *Soc. Neurol.*, 29 juillet 1915. — Les tremblements consécutifs aux explosions. *Rev. Neurol.*, février 1916.

MEIGE (H.) et A. BENISTY. Sur l'importance des lésions vasculaires associées aux lésions des nerfs par projectiles de guerre. *Soc. Méd. Hôp.*, 12 mars 1915. — Sur les formes douloureuses des blessures des nerfs périphériques. *Soc. Neurol.*, 1er juillet 1915. — Les signes cliniques des lésions de l'appareil sympathique et de l'appareil vasculaire dans les blessures des membres. *Presse médicale*, 6 avril 1916.

MORAT. A propos des blessures de guerre. Conditions de restauration des fonctions des troncs nerveux sectionnés. *Lyon médical*, 2 février 1915.

MORIN. Considérations sur les traumatismes de guerre des nerfs périphériques. *Thèse de Paris*, 1915.

MOUCHET. Note sur les blessures des nerfs des membres par projectiles de guerre. *Bull. et Mém. Soc. Chir.*, 13 janvier 1915. — Hématome anévrysmal du tronc du sciatique. *Soc. Chir.*, 9 juin 1915.

MOUCHET et ANCEAU. Appareil pour paralysie radiale. *Bull. et Mém. Soc. Chir.*, 18 mars 1916.

MONNIER (Jules). Contribution à l'étude de la récupération nerveuse dans les sections complètes suivies de sutures. *Th. Lyon*, 1915-16.

MONSSAINGEON. Inclusion du nerf radial dans une cicatrice. Paralysie radiale totale, libération, réapparition immédiate de la motilité et de la sensibilité. *Bull. et Mém. Soc. Chir.*, 23 février 1916.

MOUTIER (François). Un type clinique nouveau de paralysie traumatique. La névrite douloureuse du brachial cutané interne. *Soc. Neur.*, 29 juin 1916.

MINSKER. Contribution à l'étude des œdèmes névritiques. *Th. Montpellier*, 1914.

NAGEOTTE. Le processus de cicatrisation des nerfs. *Revue Neurol.*, juillet 1915. — Quelques faits et quelques considérations au sujet de la cicatrisation des nerfs. *Bull. Soc. biol.*, 1915, p. 102. Sur le processus de cicatrisation des nerfs, *id.*, avril 19 ;

le processus de la cicatrisation des nerfs, *id.*, 15 mai, 12 juin ; évolution du mode de groupement des neurites, dans les cicatrices nerveuses 10 juillet ; développement de la gaine de myéline dans les nerfs périphériques en voie de régénération, 20 novembre 1915. Substance collagène et névroglie dans la cicatrisation des nerfs, 15 avril. Les moyens de réunion d'un nerf sectionné, 3 juin 1916.

OMBREDANNE. Lésions nerveuses paraissant considérables sans troubles fonctionnels. *Bull. et Mém. Soc. Chir.*, 3 avril 1917.

PHOCAS. Paralysie cubitale ayant déterminé par inhibition une impotence de la main avec les signes cliniques d'une paralysie du médian. *Bull. et Mém. Soc. Chir.*, 4 avril 1916. — Fracture partielle du grand trochanter gauche par balle avec lesion grave du sciatique. Vérification du nerf sciatique qui présente une tuméfaction dure, contenant dans son intérieur une grande quantité d'esquilles osseuses. Amélioration sensible. *Bull. et Mém. Soc. Chir.*, 16 mai 1916.

PICQUET, de Sens. Retour de la motilité et de la sensibilité après suture nerveuse dans un cas de section complète du nerf radial. *Bull. et Mém. Soc. Chir.*, 11 juillet 1916.

PITRES. Sur les processus histologiques qui président à la cicatrisation et à la restauration fonctionnelle des nerfs traumatisés. *Journal de Méd. de Bordeaux*, décembre 1915.

PORAK. L'épreuve de la sudation provoquée dans le diagnostic et le pronostic des lésions des nerfs. *Réunion Méd. Chir. 6° armée*, 10 avril 1916. *Presse médicale*, 20 mai 1916.

LE POITTEVIN. Contribution à l'étude des troubles trophiques causés par le refroidissement et la compression. Notes de guerre. Hiver 1914-1915, 1915-16. *Th. Paris*, 1915-16.

POTY (Claude-Marius). Les blessures du grand nerf sciatique par projectiles de guerre et leur traitement. *Th. Lyon*, 1914-15.

POZZI. Appareil contre la paralysie radiale et l'impotence des extenseurs des doigts. *Bull. et Mém. Soc. Chir.*, 30 mars 1915.

PRIVAT et BELOT. Appareil de prothèse pour paralysie du nerf radial et sciatique poplité externe. *Soc. Neurol.*, 29 juin 1916.

QUÉNU. Enclavement du nerf radial au milieu de tissu cicatriciel, libération du nerf, rétablissement des fonctions dès le lendemain. *Bull. et Mém. Soc. Chir.*, 2 février 1915. Discussion : MM. P. DELBET, MAUCLAIRE.

RAVAUT. Les blessures indirectes du système nerveux déterminées par le vent de l'explosif. *Presse médicale*, 26 août 1915 ; sous un autre titre. *Bull. Acad. Méd.*, 22 juin 1915.

REVUE DE NEUROLOGIE, 1915-1916. *Neurologie de guerre*. Fascicules de mai, juin 1915, de novembre, décembre 1916. — Mémoires originaux, analyses, bibliographie complète. Paris, Masson et Cie.

ROUTIER. Fracture du quart inférieur du bras gauche par gros éclat d'obus extrait de la partie supérieure de l'avant-bras, paralysie radiale totale qui disparait spontanément. *Bull. et Mém. Soc. Chir.*, 4 avril 1916. — Appareil simple pour remédier à la paralysie radiale. *Bull. et Mém. Soc. Chir.*, 23 mai 1916.

ROUSSY. Plaies des nerfs par blessures de guerre. *Soc. Neurol.*, 18 mars 1915. — Note sur le mode de récupération de la sensibilité après suture ou libération des nerfs périphériques pour blessure de guerre. *Soc. biol.*, 20 mars 1915. — Note sur le mode de récupération de la sensibilité après suture ou libération des nerfs périphériques des blessés de guerre. *Soc. biol.*, 20 mars 1915.

SALVA-MERCADÉ. Section complète du nerf médian par un projectile, suture nerveuse, restauration de la fonction le 4° jour. *Bull. Acad. Méd.*, 2 février 1915. Discussion : M. BABINSKI, 9 février.

Sicard, Imbert, Jourdan et Gastaud. Contribution à l'étude médico-chirurgicale des blessures des nerfs. *Presse médicale*, 25 février 1915, p. 59. — La chirurgie des nerfs sous le contrôle direct de l'injection colorée, de la biopsie et des réactions électriques (bio-histo-physiologie). *Bull. Acad. Méd.*, 1915, t. LXXIII, 3ᵉ série, 16 février.

Sicard. L'alcoolisation tronculaire comme traitement de certaines réactions sensitives ou motrices des nerfs blessés. *Soc. Neurol.*, 29 juillet 1915. *Rev. Neurol.*, 1915, p. 789. — L'alcoolisation tronculaire au cours des acromyotonies rebelles du membre supérieur. *Paris médical*, 1916, p. 509. — Blessures de guerre. Traitement de certaines algies et acro-contractures rebelles par l'alcoolisation nerveuse locale. *Bull. et Mém. Soc. Méd. Hôp.*, Paris, 30 décembre 1915. — La pratique des blessures nerveuses périphériques de guerre pendant une année. *Bull. et Mém. Soc. Méd. Hôp.*, 16 décembre 1915. — Sutures nerveuses. Conférence faite le 5 janvier 1916, à la *Réunion Méd. Chir. de la XVᵉ région. Paris médical*, 19 février 1916.

Sicard et Coutaloube. Les réflexes neuro-musculaires du pied et de la main (myodiagnostic mécanique), *Soc. Méd. Hôp.*, janvier 1916, XIV. *Bull. et Mém. Soc. Chir.*, Paris, 14 janvier 1916. *Presse médicale*, 3 avril 1916.

Sicard et Dambrin. Sutures et greffes nerveuses. Rapport de Gosset. *Bull. et Mém. Soc. Chir.*, 1916.

Sicard et Imbert. La bande de caoutchouc et l'alcoolisation locale des nerfs dans le traitement des contractures par blessures de guerre. *Bull. et Mém. Soc. Méd. Hôp.*, 16 avril 1915.

Sicard. Acromyotonies rebelles traitées par l'alcoolisation tronculaire. *Paris médical*, 3 juin 1916.

Souques. Synesthesalgie de la main, dans les névrites douloureuses du médian, son traitement par le gant de caoutchouc. *Soc. Neurol.*, 6 mai 1915. — Section complète du radial, suture de ce nerf, retour de la motilité. *Soc. Neurol.*, 29 juin 1916.

Souques, Megevand et Odier. Retour de la motilité et de la sensibilité après suture nerveuse dans un cas de section complète du nerf radial. Discussion : M. Foix. *Soc. Neurol.*, 4 mai 1916. MM. Souques, Megevand et Donnat, appareils pour paralysie radiale, *Soc. Neurol.*, 29 juin 1916.

Sponowsky et Grunspan (Mˡˡᵉˢ). Un cas de section presque complète du nerf sciatique. Retour de la motilité volontaire et de l'excitabilité électrique cinq mois après. *Soc. Neurol.*, 6 mai 1915. Discussion : M. Huet.

Stassen et Vorken. Plaies simultanées des nerfs et des vaisseaux. *Paris médical*. 1916, p. 543.

Tanton. Fracture de l'humérus droit par coup de feu vicieusement consolidée avec paralysie radiale, résection économique, libération du radial, ostéoclasie manuelle secondaire. Guérison complète. *Bull. et Mém. Soc. Chir.*, 5 janvier 1916. — Quelques observations de chirurgie des nerfs. *Bull. et Mém. Soc. Chir.*, 5 janvier 1916.

Thomas (A.). Hypertonie musculaire dans la paralysie radiale en voie d'amélioration. *Soc. Neurol.*, 29 juillet 1915. — Hypermyotonie ou contracture secondaire dans les paralysies des nerfs périphériques par blessures de guerre. *Paris médical*, 2 septembre 1916. — Topoparesthésies cicatricielles, Examen des troncs nerveux et des cicatrices dans les blessures des nerfs. *Paris Chirurgical*, 1916, p. 535. — La forme de la contraction iodo-musculaire dans les lésions des nerfs périphériques, la décontraction lente. Mécano réaction de dégénérescence. *Soc. biol.*, 22 janvier 1916. — Restauration défectueuse des fibres sensitives. Topoparesthésies, synesthésies. *Soc. Neurol.*, 3 février 1916.

Tinel. Blessures des nerfs. 1 vol., Paris, Masson 1916. — Le signe du fourmillement dans les lésions des nerfs périphériques. *Presse médicale*, 7 octobre 1915.

Toussaint. Paralysie du membre inférieur datant de six mois Ablation d'une balle S'incluse dans la cuisse au voisinage médiat du sciatique intact. Guérison rapide et intégrale. *Bull. et Mém. Soc. Chir.*, 7 avril 1915. — Extraction après localisation radiographique d'un shrapnell ayant coiffé le crural et d'une balle S. lesant le médian et le radial. Guérison. *Bull. et Mém. Soc. Chir.*, 7 avril 1915.

TUFFIER. Traitement d'une paralysie radiale par un appareil prothétique très simple. *Presse médicale*, 13 mai 1915. *Soc. Chir.*, 12 mai 1915.

TÉMOIN. Importance de l'examen des blessés au point de vue des troubles de motilité et sensibilité. Utilité de l'intervention précoce dans tous les cas de paralysie des membres consécutive aux blessures de guerre. *Soc. Chir.*, 16 décembre 1914. Disc. : MM. QUÉNU, SOULIGOUX, ROBERT, WALTHER, SAVARIAUD, QUÉNU, SCHWARTZ.

Travaux des centres neurologiques militaires : Revue neurologique, n° de novembre et décembre 1915. *Neurologie de guerre :* Salpêtrière : professeur DÉJERINE, bibl. ; professeur Pierre MARIE, bibl. ; GOSSET. La Pitié : BABINSKI, FROMENT, bibl.; Villejuif, SOUQUES ; 8° Région (Bourges), H. CLAUDE ; 9° Région (Tours), LAIGNEL-LAVASTINE; 10° Région (Rennes), ANDRÉ LÉRI ; 13° Région (Vichy), LORTAT-JACOB ; 14° Région (Lyon), Paul SOLLIER ; 15° Région (Marseille), SICARD ; 16° Région (Montpellier), GRASSET ; 17° Région (Toulouse), CESTAN ; 20° Région (Nancy), SPILLMANN ; 10° armée, G. ROUSSY ; 6° armée, G. GUILLAIN, bibl. ; manquent 18° Région (Bordeaux), 12°, 11°, etc.

Revue neurologique : décembre 1916, n° 11, 12. *Neurologie de guerre :* DÉJERINE, bibl. ; P. MARIE, bibl. ; BABINSKI, bibl. ; SOUQUES, bibl. ; LAIGNEL-LAVASTINE, bibl. ; 3° Région (Évreux), M. FRANÇAIS ; 8° (Bourges), CLAUDE, bibl. ; 9° (Tours), VINCENT ; 10° (Rennes). CHIRAY. bibl. ; 13° (Vichy), LORTAT-JACOB, bibl. : 14° (Lyon), SOLLIER ; 14° (Lyon), JEAN LÉPINE ; 15°, SICARD ; 16° (Montpellier). GRASSET, M. VILLARET, bibl., MAIRET, bibl. ; 18° (Rochefort), MESNARD, bibl. ; 19° (Alger), POROT ; 6° armée, GUILLAIN, bibl. ; 2° armée, LÉRI, bibl.

VIGNES. Les blessures des nerfs par projectiles de guerre. *Bibliographie analytique des travaux récents* in *Revue de Pathologie comparée*, juin 1915, Maloine.

VILLARET. Contribution à l'étude des troubles du système pileux et de la sudation spontanée des membres au cours des lésions traumatiques de guerre des nerfs périphériques. *Soc. Méd. Hôp.*, 26 novembre 1915. Contribution à l'étude des troubles du système pileux et de la sudation spontanée des membres au cours des lésions traumatiques de guerre des nerfs périphériques. *Bull. et Mém. Soc. Méd. Hôp.*, 30 décembre 1915. *Soc. Neur.*, 6 janvier 1916.

WALTHER. Intervention chirurgicale dans les lésions des troncs nerveux par projectiles de guerre. *Bull. Acad. Méd.*, 10 novembre 1914. — Fracture de l'humérus, paralysie radiale, 6 janvier, 13 janvier 1915. — Fausses éventrations par paralysie partielle des muscles de l'abdomen à la suite de blessures de guerre. *Bull. et Mém. Soc. Chir.*, 29 février, 5 avril 1916. — Présentation de blessés atteints de lésions des nerfs. *Soc. Neurol.*, 4 février 1915. *Rev. Neur.*, mai, juin 1915. — Lésion du nerf radial par balle, libération du nerf remontant à onze mois sans aucune amélioration. *Bull. et Mém. Soc. Chir.*, 22 mars 1916. — Retour tardif de douleurs ayant nécessité une nouvelle intervention chez un blessé opéré pour une paralysie radiale avec douleurs et complètement guéri pendant un an. *Bull. et Mém. Soc. Chir.*, 11 juillet 1916.

WEILL (Albert). Ce que l'on ne doit pas ignorer en électrothérapie de guerre. *Paris médical*, 1915, p. 126.

WIART. Résultats éloignés de soixante-dix observations pour lésions traumatiques des nerfs pratiquées depuis plus de trois mois. *Bull. et Mém. Soc. Chir.*, 28 juillet 1915. Rapport de Ch. WALTHER.

ZIMMERN. Quels renseignements nous fournit la réaction de dégénérescence dans les blessures des nerfs. *Presse médicale*, 1915, p. 122.

CHAPITRE XII

LES FRACTURES DIAPHYSAIRES.

Avec ses tirs rapprochés et l'emploi excessif des projectiles d'artillerie, la guerre actuelle a multiplié au delà de toute prévision, les traumatismes graves des os ; loin d'être l'exception ceux-ci sont devenus la règle.

Elle a, par une épreuve à nulle autre pareille, affirmé, dans le traitement des fractures, la supériorité générale de la conservation, l'honneur de la chirurgie militaire française.

Elle a consacré la valeur des remarques faites dès le début sur la simplicité de la marche et la bénignité des fractures produites par les balles du fusil aux distances moyennes et éloignées ; elle a opposé la gravité des fractures produites par les éclats des projectiles d'artillerie à cette bénignité.

Elle a confirmé les acquisitions de l'expérimentation au sujet des types de fracture par balles; elle nous a fait mieux connaître ceux déterminés par les éclats des obus ; elle a fourni des signes cliniques. Avec une documentation imposante elle a fixé les caractères des déplacements, a montré la fréquence des troubles trophiques osseux, fourni des précisions sur le siège varié des séquelles. La radiologie qui, dans aucune guerre antérieure, n'a connu l'extension et la régularité de fonctionnement qui lui ont été ménagées dans celle-ci, a apporté là, à la chirurgie, un concours de tout premier ordre. Pour l'étude des lésions osseuses, comme pour la recherche des corps étrangers, cette épreuve a scellé l'alliance étroite et nécessaire du radiologiste et du chirurgien.

La conduite à tenir au sujet des fragments et des esquilles a subi des revirements bien connus de nos devanciers. A la conservation totale, à la conservation partielle se sont opposées les ablations partielles et totales. La contention s'est enrichie de quelques modes et appareils nouveaux. La stabilisation des fronts a déterminé, pour l'immobilisation primitive, des choix qu'eut réprouvés la guerre de mouvement.

A la fin de la période que j'envisage s'affirment les succès d'une action chirurgicale très originale, poursuivant, par une pratique nouvelle, la prévention de l'infection osseuse et l'assimilation de la fracture ouverte et de la fracture fermée.

La fréquence inouïe des tares consécutives a mis à l'épreuve les traitements complémentaires de la mécanothérapie et de la physiothérapie et précisé les limites et l'étendue de leur action.

Fréquence. — Comme dans les luttes antérieures, les fractures des diaphyses ont, depuis le début de cette guerre, constitué le traumatisme le plus préoccupant pour les chirurgiens.

Nous ne possédons pas encore de statistiques étendues pouvant nous fixer sur leur proportionnalité par rapport aux autres blessures, mais jusqu'à plus ample informé et sauf contrôle, on peut estimer qu'elles représentent le tiers des traumatismes *soignés* dans les formations sanitaires, les cinq sixièmes de ceux dont les cures se prolongent et qu'elles entrent pour les quatre cinquièmes dans les causes d'invalidité[1].

Tandis que les blessés de l'abdomen fournissent l'effrayante mortalité que l'on sait, que les blessures du cerveau sont tout particulièrement sévères comme celles des hiles pulmonaires et du cœur, les fracturés constituent avec les traumatisés atteints de lésions du crâne, de blessures bénignes de poitrine et surtout de plaies des parties molles, le stock qui bonde les formations de l'avant et celles de l'arrière.

M. LAPOINTE, sur 4.000 blessés qui sont passés dans son ambulance de première ligne, en Argonne, relève 547 cas de fractures.

Pendant cette guerre, la proximité des combattants a multiplié, au delà de toute mesure et d'une façon tout à fait inattendue, les fractures des types très comminutifs ; par contre se sont opposées à elles des fractures par balles de type relativement simple, analogues à celles des guerres de Louis XV, de la République et de l'Empire ; ces fractures étaient produites par les balles rondes de schrapnels. Les explosifs ont fourni à notre observation, en nombre épouvantable, toutes les variétés de traumatismes osseux qu'ils peuvent produire. Avec la subdivision extrême des petits explosifs, les fractures doubles et triples n'ont pas été des raretés. Enfin la généralisation de l'emploi de la mitrailleuse, les tirs derrière les épaulements ont rendu fréquentes et les fractures multiples et certaines localisations.

La guerre des mines, les explosions, ont multiplié les fractures communes. Il y a lieu d'en tenir compte dans la lecture des radiographies.

DES LÉSIONS OSSEUSES PRODUITES PAR LES PROJECTILES

Je n'ai pas vu, ni entendu parler de lésions des diaphyses par les armes blanches.

Il y a bien longtemps déjà, j'ai distingué les traumatismes osseux que pro-

1. Ed. DELORME. *Blessures de guerre. Les Fractures*, Paris. Fournier, 1917.

duisent les projectiles en : 1° *contusions ;* 2° *félures et fissures ;* 3° *fractures par contact ;* 4° *fractures par perforation, ;* 5° *fractures par gouttière ;* les fractures par contact, par perforation ou par gouttière pouvant être simples ou comminutives.

Cette classification avait été acceptée, après mon enseignement au Val-de-Grâce par M. le professeur Ferraton, et reprise par quelques auteurs étrangers ; certains chirurgiens allemands l'avaient même démarquée.

Elle était conforme à ce qu'enseignait l'anatomie pathologique cadavérique et les observations faites au cours de plusieurs guerres en avaient montré le bien-fondé et l'utilité. L'expérience de celle-ci a fait ressortir ceux-ci avec plus d'évidence encore. D'où vient donc qu'un certain nombre de confrères, militarisés ou non, rejettent expressément et contrairement aux faits, toute distinction entre les fractures par les projectiles et celles de la pratique journalière, s'obstinant à maintenir pour les deux groupes la division classique des dernières en *fractures simples* et en *fractures compliquées, comminutives.* Evidemment cette classification plus élémentaire est plus aisée à retenir ; elle est dans la mémoire de tous puisqu'elle fait partie des souvenirs de tout étudiant, mais on pourrait s'étonner que deux ans d'observation n'aient pas forcé à rompre avec une tradition scolastique de tous points regrettable. Si ma classification n'avait qu'une valeur théorique, il n'y aurait pas lieu d'insister sur la préférence qu'elle mérite, mais son intérêt pratique est, pour tout esprit non prévenu, évident. Le groupe des fractures comminutives de la classification commune réunit des lésions très dissemblables, quand on l'applique aux fractures par coup de feu ; elle ne fournit, entre autres, aucune indication sur les adhérences des esquilles, n'apporte aucune notion sur l'emplacement des esquilles libres ; elle incite à dédaigner la recherche de signes que la radiologie rend facile et prive des renseignements si précieux que la connaissance du type de la fracture donne sur l'origine et les points de localisation des séquelles osseuses, lesquels sont subordonnés en grande partie à la direction des lignes fissuriques, comme je l'ai montré.

Faudra-t-il attendre la sanction d'une nouvelle guerre et d'un nouveau démarquage à l'étranger ? J'aime mieux penser que les développements nouveaux dans lesquels une observation renouvelée et très importante me permet d'entrer ainsi que de nouveaux témoignages, entraîneront les convictions.

MM. Gross et Weiss familiarisés avec la chirurgie de guerre, disaient, au commencement de 1915, avoir rencontré tous les types de fractures par coup de feu. Le professeur agrégé H. Billet du Val-de-Grâce, dans des démonstrations faites au front en 1916, opposant chaque dessin des types que j'ai décrits, à des pièces recueillies sur des blessés de sa formation, affirmait que la similitude était absolue. M. Willems de Gand ne les aurait pas tous rencontrés, dit-il. On pourrait penser que son expérience avait été insuffisante ; je suis assuré au contraire que ses divergences s'expliquent par des confusions. Dans ses descriptions je retrouve tous mes types. Je puis en dire autant pour celles de M. LERICHE, j'y reviendrai. La radiologie en fournissant une masse documentaire énorme, un contrôle visuel auquel aucun examen clinique ne saurait être comparé et pour la fréquence et pour la précision, a solutionné la question. Depuis le début de la guerre, j'ai recherché avec le plus vif intérêt ses enseignements et je puis assurer que rien n'est à changer à une classification et à des descriptions antérieures basées sur un nombre imposant de pièces. Les descriptions qui vont suivre sont surtout la synthèse de l'examen de 45.000 radiographies que j'ai vues à la date d'aujourd'hui.

Il est évident, pour tout esprit non prévenu, que dans leur ensemble, les fractures par coup de feu diffèrent des fractures communes aussi bien au point de vue anatomo-pathologique qu'au point de vue du pronostic et du traitement.

Les contusions. — Elles résultent du choc direct ou indirect, du *contact* des projectiles. Des tirs rapprochés les rendent sans doute moins fréquentes que des tirs distants, mais la balle ricochée, la balle de schrapnel surtout, les projectiles d'artillerie, les petits éclats d'explosifs à force vive réduite sont bien faits pour les produire. J'aurais dû en voir beaucoup, tous nos confrères auraient dû en voir beaucoup, mais nous ne sommes pas plus avancés qu'avant cette guerre pour les reconnaître. Elles n'ont pas de signes directs. La radiographie ne donne même pas de signe différentiel précis permettant de les séparer des fêlures et des fissures puisque celles-ci ne se décèlent pas toujours à la radiographie et l'ostéomyélite localisée ou généralisée peut être commune à la contusion et à la fêlure non décelable.

J'ai vu sur quelques belles radiographies des marques de tatouages de plomb sur des points osseux contus, des éraflures irrégulières localisées résultant de la pulvérisation des couches les plus superficielles de diaphyses, mais y avait-il concomitamment des fêlures et des fissures ?

Aujourd'hui comme autrefois la contusion osseuse passe inaperçue tant qu'on n'a pas à la constater, de visu, au cours d'une intervention, ce qui est exceptionnel.

Des fêlures et des fissures. — Assez fréquentes sans doute sont les fêlures et les fissures comme les contusions, mais beaucoup passent inaperçues malgré l'examen radiologique.

Dans les formations importantes et les centres radiologiques j'en ai vu de bien remarquables exemples. Sur des plaques radiographiques elles se montrent plus évidentes encore que sur les épreuves photographiques. Sur les premières elles donnent des traînées noires, linéaires, verticales (fissures symétrique et opposée) ou obliques; les unes et les autres sont des esquisses de fractures par contact; sur les secondes elles apparaissent sous forme de lignes plus ou moins larges d'un blanc éclatant ou grises.

J'en ai observé des cas sur toutes les diaphyses, sur les plus petites, comme sur les plus grandes. Elles sont très nettes sur le tibia, le cubitus, le radius. La radiographie en a simplifié le diagnostic sans apporter toujours des certitudes.

J'ai constaté qu'on ne les recherchait pas assez sur les diverses faces des os. Si on les découvre sur l'une des faces, on ne les recherche ni à l'extrémité du plan passant par le contact (contact direct), ni à l'extrémité du plan perpendiculaire (contact tangentiel) (fig. 202). Sur les os à trois faces, on ne prend pas les épreuves isolées de chacune de ces faces.

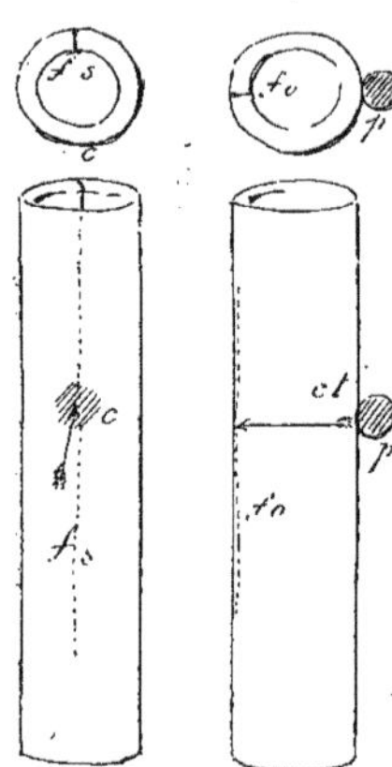

Fig. 201, 202. — (DELORME).

Fig. 201. — c, contact direct ; fs, fissure symétrique.

Fig. 202. — ct, contact tangentiel ; p, projectile ; fo, fissure opposée.

Des fractures proprement dites.

(Fractures par contact, par perforation, par gouttière.)

Ce sont là les lésions habituelles et quant à l'ordre de fréquence, la fracture par perforation vient en première ligne. C'est à elle surtout que s'applique le terme vague de fracture comminutive.

Les enseignements de cette guerre ont pleinement confirmé les données classiques antérieures relatives à la comminution des fractures par coup de feu ; elle a montré :

1° Qu'une fracture diaphysaire est en général d'autant plus comminutive que le projectile qui l'a produite est animé d'une plus grande vitesse (DELORME) ;

2° Que le foyer est d'autant plus court, mais aussi d'autant plus comminutif, en général, et les esquilles d'autant plus multipliées et moins adhérentes que la vitesse, la force vive du projectile sont plus grandes (DELORME).

Chaque jour on a eu la démonstration de la vérité de ces principes dans les formations où l'on recevait les fracturés les plus graves et où on pouvait se rendre compte des conditions de la lutte. L'évidence est surtout frappante quand il s'agit de balles, car avec elles il est plus facile de se renseigner sur une vitesse restante, surtout quand on a affaire à des fractures par perforation centrale dans lesquelles le projectile a communiqué sa course à la totalité du diamètre osseux et a étendu ses effets à des esquilles libres qui ont complété, aggravé son œuvre.

Des fractures par contact. — J'ai été surpris par le nombre de ces fractures que j'ai vues dans les formations sanitaires et que la radiographie permet aujourd'hui de diagnostiquer si bien. Elles étaient banalement désignées sous le nom de fractures et par le fait confondues avec les perforations et les gouttières.

Cette fréquence ne tenait pas à ce qu'à l'arrière on avait évacué et radiographié des fractures moins sévères, car j'avais fait cette remarque dès le début de la guerre, sur des blessés de toutes catégories frappés au cours de nos premières luttes et évacués en bloc ; de plus il vint un moment où tout fracturé fut évacué sur des Centres où la plupart du temps on l'a soumis à la

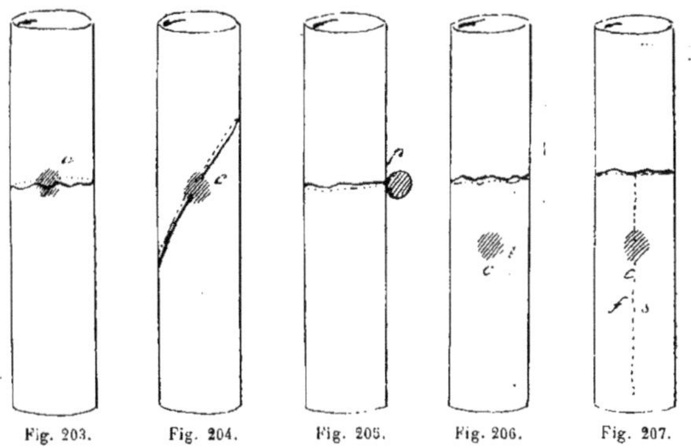

Fig. 203.   Fig. 204.   Fig. 205.   Fig. 206.   Fig. 207.

Fractures par contact transversales et obliques, directes et indirectes (DELORME).

Fig. 203. — Fracture transversale par contact direct ; c, point de contact du projectile.
Fig. 204. — Fracture oblique par contact direct ; c, point de contact du projectile.
Fig. 205. — Fracture transversale par contact tangentiel ; p, projectile.
Fig. 206. — Fracture transversale par contact indirect ; c, contact distant.
Fig. 207. — Fracture transversale par contact indirect ; c, contact, fs, fissure symétrique.
Figures schématiques (*Précis de Chirurgie de guerre*).

radiographie, or même à la période ultérieure il fut très souvent facile de faire un diagnostic rétrospectif de fracture par contact.

Ces fractures se montrent, en fait, relativement fréquentes[1] et comme elles ressemblent à celles de la pratique journalière et que les fractures communes ne sont pas très rares dans les tranchées, on ne doit accepter comme *fractures par contact*, à l'examen de la radiographie seule, que celles dans lesquelles le projectile est resté dans le membre plus ou moins au contact de l'os. Sa déformation si caractéristique, son aplatissement régulier s'il s'agit d'une balle de schrapnell ou d'un lingot de balle cuirassée, contribuent encore à en assurer le diagnostic.

Elles sont produites par toutes les variétés de projectiles, mais on pouvait s'attendre à ce que le contact des balles de schrapnell à surface d'impact

---

1. Divers chirurgiens ont fait la même constatation au sujet de leur fréquence, M. WILLEMS, de Gand, entre autres, mais dans leur groupe, il range des lésions diverses. Sa classification n'a rien de rigoureux.

large, déformables, à vitesse réduite, les entraîne le plus souvent et c'est en effet ce que montrent les radiographies.

Les collections radiographiques font reconnaître *souvent des fractures transversales et obliques par contact* sur les os denses de l'avant-bras ; sur le péroné, le fémur, l'humérus. Elles ne sont pas rares sur le tibia, les os de la main et du pied. Les expériences cadavériques m'avaient permis d'en distinguer deux variétés, les *fractures indirectes* et les *fractures directes*. Dans les premières le projectile a frappé l'os à une certaine distance du siège de la fracture. Sur les radiographies, on voit parfois le projectile arrêté à une certaine distance de cette dernière, mais rien ne dit qu'il ait frappé l'os à ce niveau. C'est le médecin traitant qui a relevé les rapports du trajet de la blessure avec le siège de la fracture qui peut lever les doutes et affirmer un diagnostic (fig. 203 à 207).

En général, ces fractures, à en juger d'après mes constatations, ne s'accompagnent pas toujours d'aussi grands déplacements que ceux des fractures de la chirurgie journalière, soit que le biseau oblique soit plus court, moins acéré, soit plutôt pour la raison que j'ai fait ressortir, que là le projectile fracture l'os sans déplacer lui-même les fragments contrairement à ce que fait la cause vulnérante commune, au large impact, au contact moins instantané ou agissant comme sur le fémur ou l'humérus, dans une chute de haut, ou par une pression propulsante.

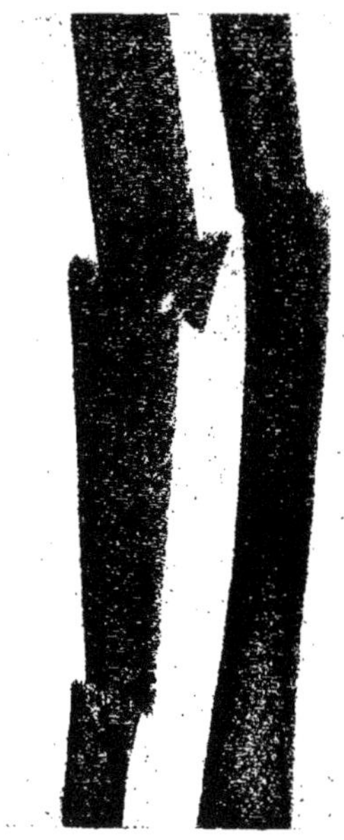

Fig. 208. — Fracture transversale unique et double des os de l'avant-bras.

Au stock important de fractures *par contact* transversales et obliques produites directement par les projectiles s'ajoutent quelques fractures aux longues esquilles qui n'ont pas, sur leur longueur, perdu leur contact, leur engrènement, et qui se sont séparées à l'une de leurs extrémités sur l'un des fragments; puis et surtout les *fausses fractures* tranversales, celles qui du fait des excisions diaphysaires faites par le chirurgien ont remplacé des fractures de types plus compliqués, enfin quelques fractures *doubles* et triples, dont je parlerai plus loin.

Fractures à grandes esquilles par contact. — Résultant de *contacts* tangentiels ou directs, ces fractures sont fréquentes.

J'ai distingué cinq types de ces fractures. Des pièces typiques déposées au Musée de Val de Grâce affirmaient la légitimité de ces distinctions. Les épreuves radiologiques de cette guerre les confirment. Sur elles on les retrouve avec une proportionnalité et une netteté variables. Ce sont les balles de schrapnell qui les ont reproduit le plus souvent

D'après mes constatations c'est le premier type, *la fracture à deux grandes esquilles* en X, dites aussi fractures en ailes de papillon (fig. 209) et une variété dans laquelle l'une des esquilles est surtout dessinée, puis le 4ᵉ type,

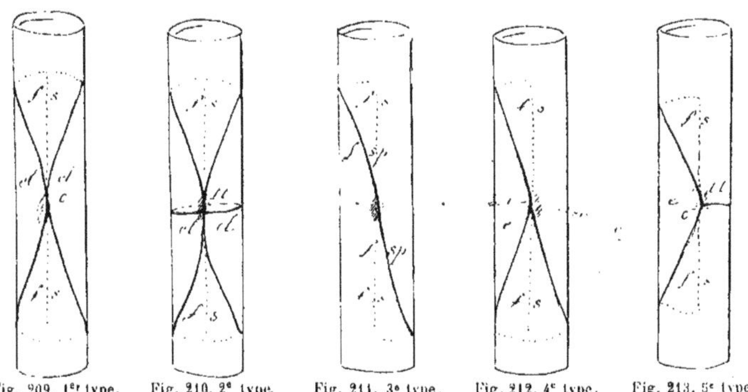

Fig. 209, 1ᵉʳ type.   Fig. 210, 2ᵉ type.   Fig. 211, 3ᵉ type.   Fig. 212, 4ᵉ type.   Fig. 213, 5ᵉ type.

Fractures par contact à grandes esquilles (DELORME).

Fig. 209. — 1ᵉʳ type. — c, contact ; cl, cl, les deux esquilles latérales; fs, fissure symétrique.

Fig. 210. — 2ᵉ type. — Subdivision des deux esquilles latérales cl el, par un trait transversal tt (rare).

Fig. 211. — 3ᵉ type. — Fracture spiroïde fsp, fsp, fissure spiroïde sur la face frappée ; fs, fs, fissure longitudinale symétrique sur la face symétrique (rare).

Fig. 212.   4ᵉ type. — Fracture en V cunéenne à une esquille c ; c, contact ; fs, fissure (symétrique fréquente).

Fig. 213. — 5ᵉ type. — Fracture à une esquille avec subdivision transversale du reste de l'os (rare).

Figures schématiques (*Précis de Chirurgie de guerre*).

soit la fracture en V cunéenne à une grande esquille (fig. 212) qui sont les plus habituelles.

Viennent après et loin le 5ᵉ type, c'est-à-dire la fracture à une esquille avec subdivision transversale du reste de l'os, la fracture spiroïde (3ᵉ type) (fig. 213) et la fracture à grandes esquilles subdivisées transversalement ou obliquement par le milieu, également très rare (fig. 210).

Je n'ai point à revenir sur des descriptions antérieures et je me contenterai d'opposer aux schémas que j'avais reproduit dans mon *Précis de Chirurgie de guerre* d'après les dessins de pièces de mon Traité, les quelques radiographies ci-contre qui semblent elles-mêmes schématiques tant elles sont précises (fig. 214, 215, 220, 221, 222, 223).

Je ne voudrais pas multiplier les divisions à l'infini, mais il y a lieu cependant de s'arrêter à des variétés intéressantes, or parmi celles-ci sont à ranger certaines fractures à une seule grande esquille, soit que les traits de la deuxième soient mal limités soit qu'ils n'existent pas en réalité. Je les avais déjà signalées autrefois (fig. 214).

A côté des types simples, *non comminutifs,* sans déplacement ou avec des déplacements souvent limités, j'ai rangé les fractures par contact à *types comminutifs* relevant des précédents, surtout du premier et

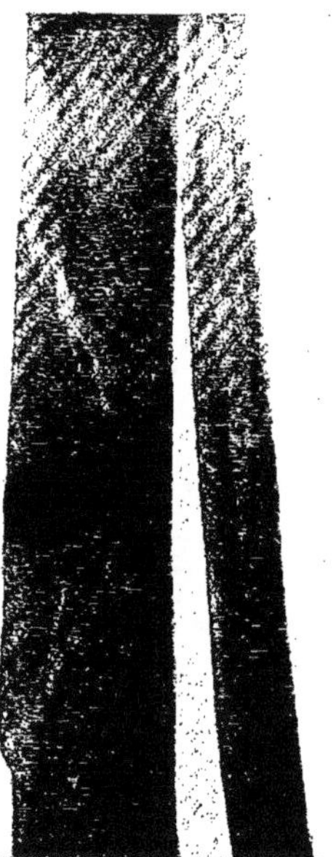

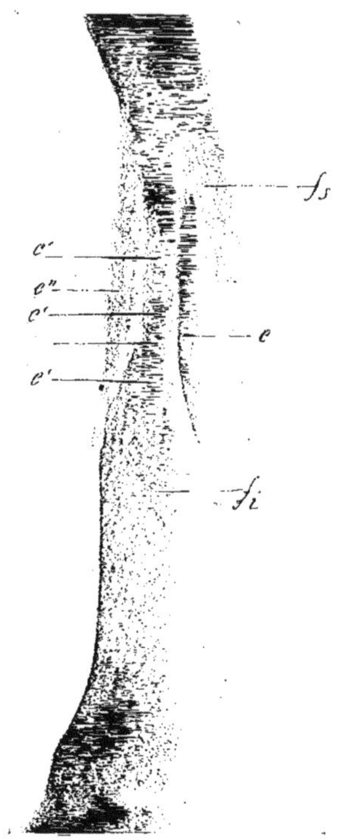

Fig. 214. — Fracture du tibia par contact à une esquille en aile de papillon subdivisée. Balle de schrapnel au point frappé.

Fig. 215. — Fracture par contact du corps de l'humérus à deux esquilles latérales.

fs, fragment supérieur en rotation et en abduction ; *fi*, fragment inférieur maintenu dans l'axe du membre. On distingue bien sa pointe *p* ; *e*, l'une des esquilles latérales adhérentes ; *e'*, *e''*, *e'*, premier groupe de subdivisions de la deuxième esquille ; *e''*, deuxième subdivision de la même esquille.

dans lesquelles les deux esquilles ou l'une d'elles sont subdivisées deux ou trois fois par des traits fissuriques parallèles à ceux qui délimitent les esquilles principales et par des traits transversaux ou obliques, répondant à des points divers de ces esquilles subdivisées. Ces fractures sont susceptibles des déplacements des fractures comminutives par perforation mais elles se distinguent néanmoins par le signe précis que la radiographie révèle très souvent pour toute fracture par contact, signe tiré de *la forme des extrémités fragmentaires ;* ces extrémités sont *aiguës, sans perte de substance,* sans orifice puisque l'os n'a pas été pénétré (fig. 222).

Depuis qu'il m'a frappé, j'ai recherché ce signe avec soin un grand nombre

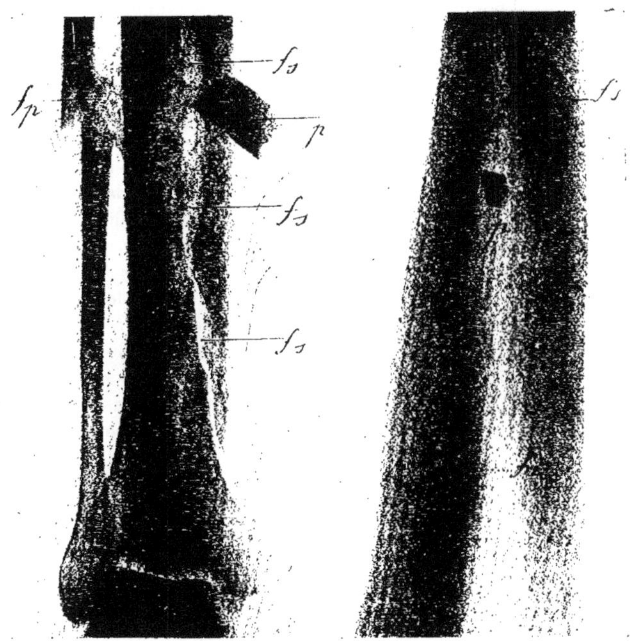

Fig. 216, 217. — Remarquables exemples de fractures spiroïdes du tibia et du fémur.
Fig. 216. — *p,* éclat d'obus ; *fs, fs, fs,* fissure tibiale à bords écartés ; *fp,* fracture du péroné tronsversal.
Fig. 217. — *p,* éclat d'obus; *fs,* fragment supérieur séparé du fragment inférieur *fi.*

de fois, je l'ai très ordinairement retrouvé. Or il n'est pas indifférent de le constater, puisque dans les fractures par contact, les *adhérences des esquilles latérales* même subdivisées *sont maintenues* primitivement sur toute la circonférence de l'os, tandis qu'il n'en est pas de même dans les perforations, ce qui est important à constater et à retenir, au point de vue pratique.

J'ai vu sur plusieurs radiographies, au point de contact, une ou plusieurs esquilles déplacées, comme défoncées ; *c'est un stade intermédiaire entre la fracture par contact simple et la fracture par perforation incomplète ou d'une seule paroi avec séjour du projectile dans le canal médullaire.*

J'ai depuis le début de la guerre, utilisant tous les matériaux mis à ma disposition dans les formations que j'ai visitées, étudié avec soin les déplacements des fractures de chaque os en particulier et pour chaque groupe de fracture. Les fractures par contact à grandes esquilles ont en général des déplacements plus limités que les fractures par perforation de même type et même que les fractures communes. Les grandes esquilles constituent des sortes d'attelles immobilisantes ; elles opposent un obstacle plus ou moins grand au déplacement des fragments contre lesquels elles s'appliquent ou dont elles restent d'autant moins distantes que le chirurgien a pris plus de soin de les en rapprocher. En sorte que l'un des meilleurs moyens de combattre ces déplacements c'est d'agir avant tout et médiatement sur les esquilles, conseil que j'ai donné le premier, que j'ai répété sans cesse et qui est loin d'être suivi partout (fig. 220 et 221).

Les déplacements *latéraux* excentriques de ces esquilles que ce groupe de fractures par contact présente (ainsi que les fractures par perforation similaires), apportent un élément au diagnostic de ces fractures et permettent de les reconnaître, même après guérison. J'en ai fait maintes fois la convaincante démonstration. Sur une longueur de 6 à 10 centimètres et plus, l'os est régulièrement élargi et à l'extrémité du gonflement cylindrique total ou hémidiaphysaire

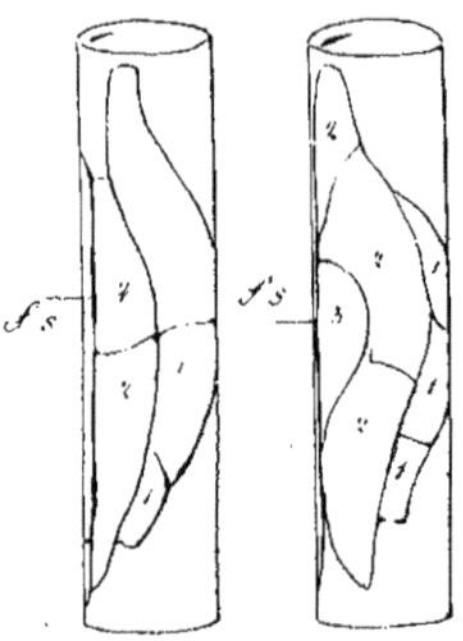

Fig. 218 et 219. — Fractures par contact à grandes esquilles (types comminutifs), subdivision des esquilles principales (DELORME).

(lorsqu'une grande esquille est seule bien délimitée) qu'il présente, on sent à la pression, deux, trois ou quatre pointes esquilleuses (fig. 221). J'ai à diverses reprises et tout récemment encore, dans l'étude que j'ai consacrée aux fractures, attiré l'attention sur cette particularité doublement utile à relever et parce qu'elle met sur la voie du diagnostic de la variété de la fracture et parce qu'elle ne permet pas de confondre un cal volumineux et qui est l'expression d'une faute de traitement, d'un cal sain somme toute, avec un cal pathologique, avec une ostéomyélite circonscrite. L'erreur là a été commune.

Non seulement sur les blessés et en particulier sur les fracturés du fémur, par une palpation attentive exercée sur les faces du membre perpendiculaires au trajet parcouru par le projectile, on arrive à sentir la saillie de ces pointes esquilleuses et à percevoir, par le ressaut éprouvé, la dépression qui les sépare des fragments auxquels ils correspondent, mais de plus, quand les esquilles sont excentriquement écartées de leurs fragments, si les doigts après avoir perçu les saillies esquilleuses extrêmes suivent les lignes diagonales qui réunissent ces dernières, ces doigts s'enfoncent dans la rainure des fissures en X démesurément écartées. J'ai, en particulier, fait cette épreuve bien

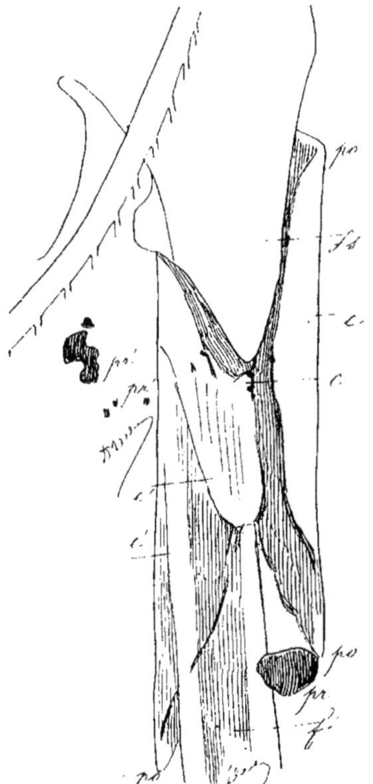

Fig. 220. — Fracture par contact du femur à deux grandes esquilles latérales *e, e', e'*. L'esquille interne *e'e'* est subdivisée. (D'après une radiographie du service du professeur Lejars).

Le contact du projectile *pr* déplacé et aplati est signé par une marque métallique en *c*; *pr pr', pr'*, fragments du projectile. On remarquera : 1° les points *po, po, po*, saillants des deux grandes esquilles et l'absence de déplacement en dehors du fragment supérieur calé qu'il est par la grande esquille externe. Le membre est maintenu dans une simple gouttière.

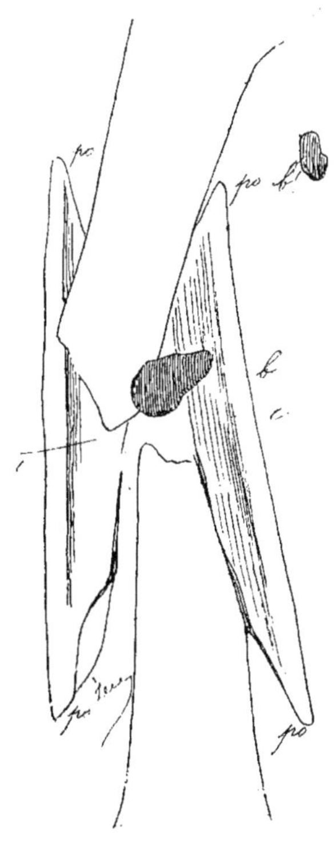

Fig. 221. — Fracture par contact du fémur à deux grandes esquilles latérales *e, e*.

b, culot de balle correspondant au foyer de la fracture. Ce culot présente la déformation caractéristique du contact. Les esquilles latérales coincent les fragments et limitent leur déplacement ; *po, po, po, po* les quatre pointes des grandes esquilles. Trois surtout sont très saillantes.

des fois à la cuisse, à la suite de coups de feu antéro-postérieurs (fig. 221).

J'insiste sur les particularités de ces fractures à grandes esquilles par contact : *extrémités fragmentaires acérées, gonflement cylindroïde, pointes esquilleuses en nombre variable, parfois dépression perçue sur la ligne fissurique largement béante ; déplacement limité.*

L'action plus brusquement brisante des éclats de projectiles explosifs, quand ils sont animés de vitesses extrêmes, se traduit parfois, dans ces fractures par contact, par la production de fissures à direction moins courbe, plus droites, plus anguleuses, souvent moins prolongées que les fissures qui communément sillonnent les faces de l'os, mais la disposition générale n'est

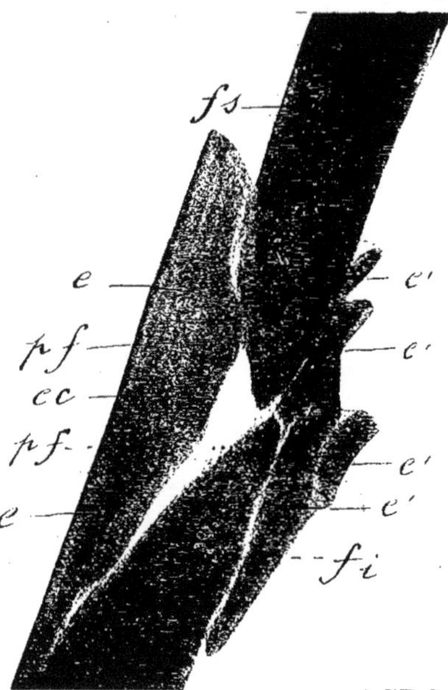

Fig. 222. — Remarquable exemple d'une fracture par contact du corps de l'humérus à grandes esquilles, sans déplacement fragmentaire notable.

pf, pf, pointes des fragments supérieur et inférieur ; *fs* et *fi*, l'une des esquilles latérales *e*, *e*, non subdivisée, l'autre *e'e'e'e'* subdivisée.

pas modifiée. Faut-il joindre à cette remarque que certaines semblent se déjouer de toute règle, sans qu'on puisse en trouver l'explication. Mais ces faits sont rares et n'infirment pas la portée des données générales.

Quelle que soit la variété de fracture par contact à laquelle on a affaire, il n'est pas exceptionnel que le projectile qui a produit ces fractures reste au contact ou à peu de distance de l'os dans les parties molles, surtout s'il s'agit de balles de schrapnell ou d'éclat d'obus. J'ai dit que ces fractures étaient fréquentes, elles le furent moins qu'autrefois à la suite des tirs par balles parce que les distances des combattants étaient très rapprochées, mais la balle de schrapnell ou l'éclat d'obus a au delà remplacé les contacts directs du projectile du fusil.

DES PERFORATIONS. — Je rappelle que j'en ai distingué et qu'on en admet deux espèces : les *perforations incomplètes ou d'une seule paroi* et les *perforations complètes ou des deux parois de la diaphyse*.

Perforations incomplètes. —

J'ai vu quelques cas de *perforation d'une seule paroi* diaphysaire avec inclusion du projectile dans le canal médullaire ; ces cas sont rares. M. le professeur Tixier de Lyon m'a montré dans son service la radiographie d'une perforation humérale incomplète. J'en ai vu sur le tibia, sur le fémur ; des auteurs en ont signalé quelques exemples. On sait que ces perforations sont prolongées le plus souvent par des fissures en X (DELORME) (fig. 224).

Avant d'affirmer ces perforations incomplètes ou d'une paroi, il est indispensable de prendre plusieurs épreuves radiographiques, l'une de face, l'autre de profil, sans cela on pourrait s'exposer à chercher dans un canal médullaire une balle logée simplement dans les parties molles et se détachant sur l'os. La constatation de grandes fissures sur une seule radiographie semblerait devoir donner des présomptions en

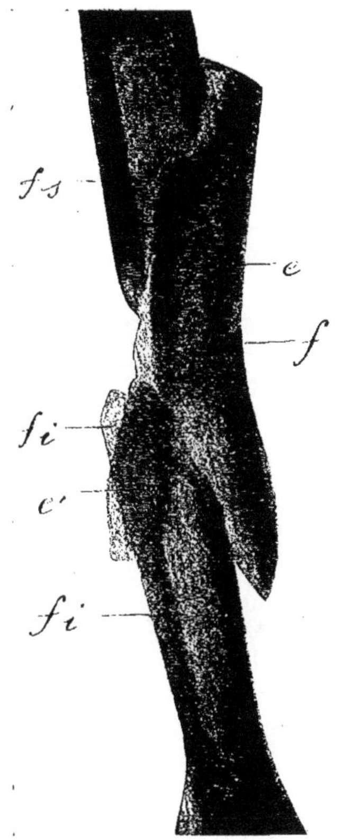

Fig. 223. — Fracture par contact de l'humérus à grandes esquilles latérales.

fs, fragment supérieur ; *fi*, fragment inférieur ; *e*, l'une des esquilles latérales adhérente ; *f*, siège d'une fissure de subdivision ; *e'*, la subdivision inférieure de la deuxième esquille latérale ; la subdivision supérieure a été enlevée.

faveur d'une perforation incomplète puisque la perforation d'une paroi est une fracture de type simple à fissures d'ordinaire radiées, mais la fracture par contact a les mêmes radiations et la balle donne dans ce dernier cas les mêmes impressions sur une seule épreuve que dans les cas de perforation incomplète. Il faut les deux épreuves pour éviter une intervention viciée par une erreur de diagnostic.

Perforation complète — Je n'ai point vu jusqu'ici de perforation nette, sans fissure ni félure d'un corps diaphysaire, sur le nombre considérable de radiographies que j'ai examinées. La chose ne m'a point surpris puisque je n'avais pu en produire expérimentalement et qu'une fracture par perforation n'est qu'*une fracture par contact avec une perforation surajoutée*. La radiographie montrerait-elle une perforation nette sans fissure qu'on ne pourrait affirmer en posséder un exemple, puisque des fêlures peuvent ne pas être rendues par elle. Il est entendu que je ne parle ici que du corps diaphysaire compact et non du bulbe osseux dont la constitution architecturale plus ou moins analogue à celle d'une épiphyse et qui a des réactions différentes ; mais même sur les bulbes la perforation sans fissure est exceptionnelle.

D'après les constatations radiologiques et les descriptions, les types de perforations totales qui ont été le plus souvent observés sont ceux à deux grandes esquilles latérales (fig. 225). La comminution souvent n'était pas telle que les deux esquilles latérales aient été subdivisées ; d'autres fois elles l'étaient par les traits secondaires bien connus.

C'est surtout dans les perforations totales *centrales* que les deux esquilles latérales se présentaient d'égale longueur, tantôt adhérentes, peu ou pas déplacées latéralement (fig. 233). D'autres fois, subdivisées par le milieu et fragmentées dans le sens de l'axe par des fissures plus ou moins longitudinales (fig. 231), ces esquilles se montraient sur certains blessés et sur les radiographies, attenant à l'os par leurs extrémités distales, mais écartées, voire parfois *relevées* ou même *retournées* par celles de leurs extrémités qui répondaient au trajet parcouru par le projectile formant deux

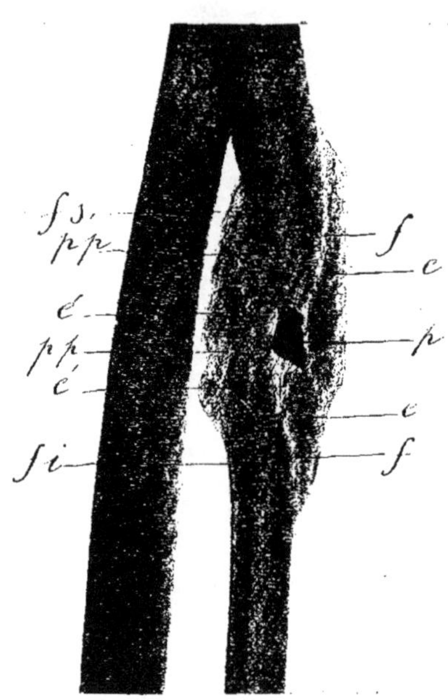

Fig. 224. — Fracture par perforation incomplète du cubitus. Séjour du projectile dans le foyer de fracture.

fs, fragment supérieur ; *fi*, fragment inférieur ; *p*, projectile ; *ff*, fissures obliques délimitant la grande esquille latérale *ee* subdivisée ; *e'*, *e'*, la deuxième esquille latérale masquée par d'abondantes productions périostiques ; *pp*, *pp*.

arcs réguliers[1] et donnant au foyer osseux une forme globuleuse (fig. 232).

Ces déplacements extrêmes avec relèvement ou retournement d'esquilles latérales subdivisées s'observaient dans les fractures produites à courte distance par des projectiles animés d'une grande force vive, surtout par les balles.

A côté de ce type à deux esquilles latérales régulières, délimités par des fissures complètes et larges, ou par des fissures incomplètes et non déhiscentes, il n'était pas rare de voir sur les radiographies une fracture par perforation totale non plus exactement centrale mais plus ou moins périphérique. La partie

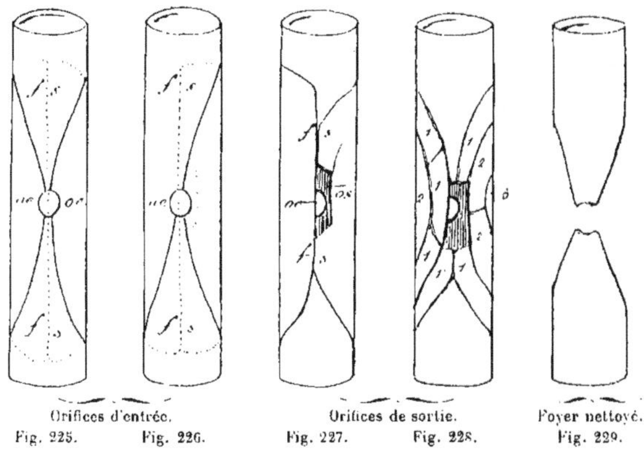

Fractures par perforation complète (DELORME).

Fig. 225. — Fracture à deux grandes esquilles latérales ; *oe*, orifice d'entrée ; *fs, fs*, fissure symétrique.
Fig. 226. — Fracture en V ; *oc*, orifice d'entrée ; *fs*, fissure symétrique.
Fig. 227, 228. — Orifices de sortie des fractures des figures 226 et 227. Sur la figure 228 subdivision des esquilles
Fig. 229. — Foyer nettoyé. Echancrure des fragments (*Précis de Chirurgie de guerre*).

du cylindre osseux la plus résistante était sillonnée de fissures délimitant incomplètement une grande esquille adhérente, tandis que le reste du cylindre représentait une esquille plus courte, ordinairement peu déplacée, subdivisée ou pulvérisée en son milieu ; deux vestiges triangulaires restaient adhérents, l'un au fragment supérieur, l'autre au fragment inférieur. On a parlé d'esquilles en forme de flèche. Il s'agissait des extrémités des esquilles latérales adhérentes aux fragments. Les partisans de l'esquillotomie latérale ont trouvé, en les enlevant, des conditions favorables pour l'ouverture du canal médullaire qu'ils poursuivent.

Les interventions sur les foyers de fractures par perforation ont permis de

1. J'ai constaté ces soulèvements sur des fractures sans solution de continuité du membre, ce qui indique que ce ne sont ni les mouvements imprimés à ce membre ni la contraction musculaire qui, en rapprochant les fragments, les ont produits.

constater assez fréquemment la présence de petits fragments libres ou de poussière osseuse dans le canal médullaire du fragment inférieur. Certains étaient les déchets de l'orifice d'entrée osseuse. Quant aux esquilles de l'orifice de sortie osseuse, toujours *libres, courtes*, on les a trouvées là où depuis longtemps elles avaient été classiquement situées, c'est-à-dire : soit tout contre cet ori-

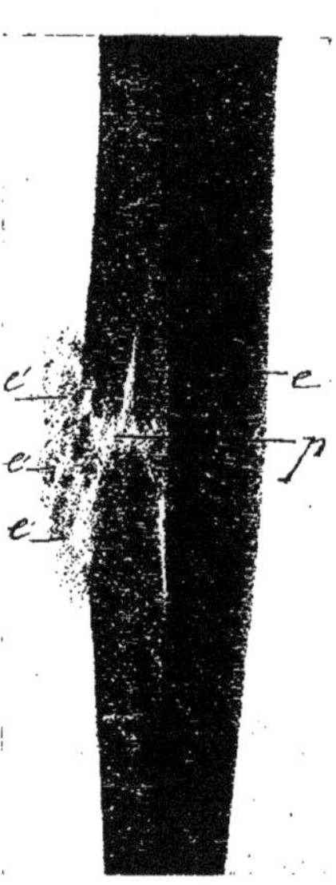

Fig. 230. — Fracture par perforation complète du cubitus par une balle.

p, perforation ; *c*, l'une des esquilles latérales subdivisée. Le trait de subdivision transversale correspond, comme d'ordinaire, à la perforation ; *c'*, *c'*, *c'*, la deuxième esquille latérale plus subdivisée, déplacée latéralement ; ses segments sont englobés dans une prolifération ostéo-périostique.

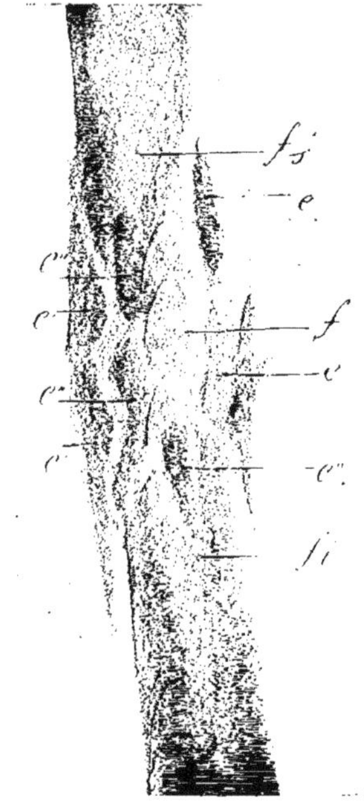

Fig. 231. — Fracture par perforation complète, comminutive du fémur.

fs, fragment supérieur ; *fi*, fragment inférieur ; *f*, foyer : *c c*, l'une des grandes esquilles latérales ; *c' c'*, l'une des subdivisions longitudinales de la deuxième grande esquille ; *c'' c''*, l'autre subdivision longitudinale de la même esquille. La radiographie prise exactement dans le sens de la direction du projectile n'a pas accusé la place des esquilles libres, qu'une radiographie prise dans un sens perpendiculaire eut montrée. On les devine dans le foyer *f*. On remarquera l'absence de déplacement fragmentaire malgré la comminution de l'os.

fice, soit à peu de distance ou plus rapprochées de la peau, soit projetées en cône dans le canal de sortie. Il en était ainsi dans les foyers de fracture à types explosifs dont cette guerre fournit chaque jour de nouveaux exemples. N'étaient même pas rares les foyers presque totalement nettoyés et presque réduits à leurs fragments supérieur et inférieur.

L'examen radiologique comme la recherche directe situent ces esquilles *libres*, si différentes de siège, des esquilles adhérentes, lesquelles sont toujours latérales, tandis que ces *premières répondent à la deuxième partie du trajet cutanéo-osseux*, donnée fondamentale que trop méconnaissent.

En somme, les fractures par perforation complète qu'elles soient décelées par l'exploration directe ou reconnues à l'examen radiologique, plus précis, sont représentées : 1° par des perforations simples avec des *esquilles*

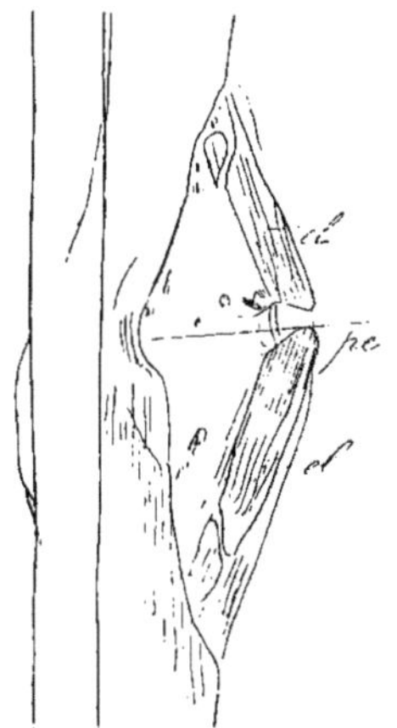

Fig. 232. — Perforation complète du tibia.

Déviation excentrique des deux grandes esquilles. La déviation est plus apparente sur l'esquille antérieure subdivisée que sur l'esquille postérieure masquée par le péroné ; *el, el,* esquille antérieure subdivisée et déplacée ; *pe,* échancrure représentant la moitié de l'orifice de la perforation.

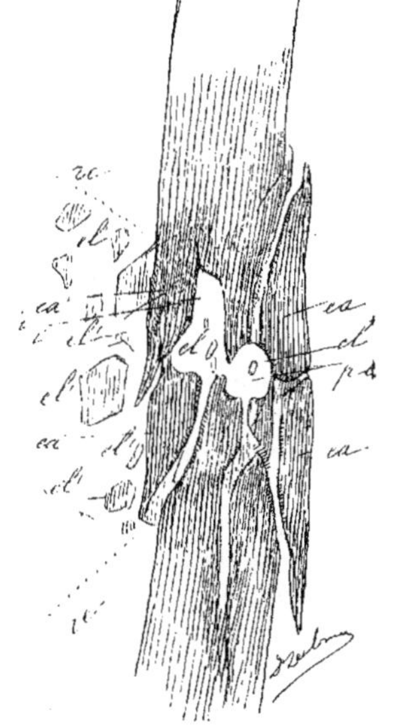

Fig. 233. — Fracture par perforation complète du fémur comminutive avec esquilles projetées.

La radiographie a été prise non pas directement mais obliquement ; *ea, ea,* l'une des esquilles adhérentes segmentée. Une dernière est encore attachée au fragment inférieur ; *ea', ea',* l'autre esquille latérale subdivisée ; la portion *ii* manque ; *pe,* perforation régulièrement ronde ; *el, el, el', el', el', el', el',* esquilles libres plus petites que les esquilles adhérentes ; *re, re,* limites du cône de projection des esquilles.

latérales typiques, égales ou inégales, en ailes de papillon, adhérentes, souvent engrenées avec esquilles libres insignifiantes comme nombre et proches de l'orifice de sortie osseux ; 2° par des perforations à esquilles latérales légèrement déplacées avec les mêmes esquilles libres à la place que je viens d'indiquer ; 3° par des perforations avec esquilles latérales subdivisées, déhiscentes, en arc, en globe partiel ou total mais toujours adhérentes, avec esquilles libres du canal de sortie souvent projetées dans les parties molles ; 4° par des perforations de type explosif avec foyer plus ou moins complètement nettoyé, plus ou moins réduit à ses deux fragments, avec esquilles libres en partie disparues, en partie projetées au loin et encastrées dans les parties molles d'un vaste canal conique de sortie ; 5° par des perforations non plus centrales mais latérales avec deux esquilles latérales adhérentes, subdivision fréquente de l'esquille la plus courte, fragmentation et libération de son centre, adhérence de ses extrémités triangulaires aux deux fragments.

Ranger dans le cadre des perforations, des fractures d'apparence aussi dissemblables que des perforations de type simple, à grandes esquilles non subdivisées, puis des fractures très comminutives avec esquilles projetées. voire des foyers nettoyés, paraît au premier abord excessif et, cependant c'est bien leur cadre naturel. Il en est de la fracture comme d'une maladie, d'une pneumonie, par exemple, qui a des modalités légères, de gravité moyenne ou d'emblée très sévères. Ces variétés de fractures, malgré leurs dissemblances, ont des *caractères génériques communs* que l'expérience de cette guerre a une fois de plus bien fait ressortir : la *présence d'esquilles libres dans le canal cutanéo-musculo-osseux de sortie* et plus ou moins proches de l'orifice de sortie osseux (fig. 233), la *perte de substance osseuse irrégulière de la deuxième paroi* traversée, surtout caractéristique au toucher quand la continuité de l'os n'a pas été interrompue ; un *orifice de sortie cutané ordinairement agrandi* et surtout ce signe que la radiographie révèle si bien et que j'ai décrit[1] : la présence suivant le plan du trajet parcouru par le projectile de la *perte de substance arrondie* ou *ovalaire* que la diaphyse a subie sur sa *première paroi traversée* (fig. 233) si la fracture a été produite par une balle et la *brisure* plus ou moins nette, transversale, oblique, de la pointe des deux fragments si le projectile était un fragment d'obus ou de grenade.

Qu'on examine de nombreuses radiographies et l'on retrouvera ces caractères typiques. La *fracture par contact* a des *fragments* **pointus** ; s'il existe un écartement entre eux, celui-ci n'a pas de forme régulière et la gouttière a une **échancrure ovalaire**, épousant partie seulement du diamètre de la balle ou une échancrure irrégulière (éclats d'obus) et cela sur la périphérie de la diaphyse et, non pas plus ou moins près du centre de cette diaphyse.

Des gouttières. — Les constatations que j'ai faites jusqu'ici m'ont montré que *les gouttières* constituent encore un groupe très bien défini, quel que soit le nom sous lequel on les baptise, ou suivant lequel on les débaptise. Celles de crêtes ou des bords, fréquentes sur les os de l'avant-bras, sur le tibia, sur le péroné, sont rendues très évidentes par la radiographie.

Sur les os de l'avant-bras et le péroné elles *s'accompagnent d'ordinaire de fractures transversales ou obliques.*

Parfois soit sur ces os ou sur les autres, la gouttière ou l'échancrure osseuse coïncide avec des fissures axiles sillonnant une ou plusieurs faces. en parti-

---

1. *Précis de chirurgie de guerre*, p. 75.

culier la face perpendiculaire au contact. La radiographie ne révèle pas toujours ces fissures, voies possibles de transmission d'infections.

Parfois la gouttière de la crête est isolée sans fêlure et sans fracture, c'est exceptionnel.

On sait que comme les gouttières des crêtes et des bords, les gouttières du **corps** des diaphyses ne consistent pas seulement en une échancrure, mais que la gouttière se complique de fissures qui ont les directions de celles des types à grandes esquilles ou du type en V ou cunéen.

Ces fissures ne sont pas toujours traduites sur les radiographies : par

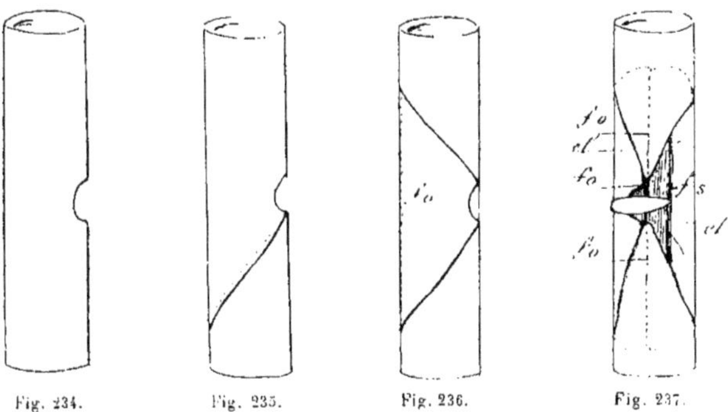

Fig. 234.   Fig. 235.   Fig. 236.   Fig. 237.

Fractures par gouttière (DELORME).

Fig. 234. — Gouttière de crête ou de corps diaphysaire sans fissure.

Fig. 235. — Gouttière de crête avec fissure oblique.

Fig. 236. — Gouttière avec une ou deux esquilles latérales.

Fig. 237. — Figure montrant la brèche que fait la balle dans la grande esquille. La balle effleure par sa pointe à la fissure symétrique (*Précis de Chirurgie de guerre*).

contre ces dernières montrent sur les épreuves prises perpendiculairement à la direction suivie par le projectile une perte de substance généralement ovalaire, tache grise sur la plaque, pâle sur l'épreuve photographique. On s'attachera à reconnaître sur cette tache la fissure opposée. De profil, l'échancrure se dessine nettement.

J'ai rappelé que souvent le projectile creusait sa gouttière dans une esquille courte, secondaire, correspondant au trajet (fig. 237). On découvre les débris adhérents de cette esquille secondaire sur les radiographies, à proximité de l'échancrure. Ces radiographies montrent une *poussière*, un *semis d'esquilles ténues*, insignifiantes, négligeables, ne se révélant que par du flou sur la plaque et l'épreuve photographique.

Telles sont les apparences de ces gouttières qui sont en général, de type peu ou moyennement comminutifs et ne s'accompagnent pas de grands déplacements.

En somme après une nouvelle étude très approfondie, basée à la fois sur un nombre considérable de blessés et sur un nombre imposant de radiographies, j'ai constaté que cette guerre n'avait jusqu'ici apporté aucun élément nouveau à l'étude des types depuis longtemps et solidement établie. Les éclats de projectiles creux, malgré leurs formes, leurs dimensions, leurs vitesses variables n'ont même point amené, dans la répartition générale des dispositifs, un élément de perturbation dont il y ait lieu de tenir compte. C'est que l'os est toujours là avec sa constitution architecturale, qui réagit suivant des lois physiques devant une atteinte très circonscrite. Et si certains de nos confrères avaient eu en mains des pièces osseuses dont la radiographie aurait bien traduit les lésions, si d'un autre côté ils avaient toujours bien interprété ce que celle-ci permettait de voir, ils n'eussent pas supprimé la gouttière ou ne l'eussent pas confondue par exemple avec des fractures à une esquille, perdant le bénéfice d'une indication chirurgicale précieuse en cas d'infection. Ils n'eussent pas non plus confondu la fracture à deux esquilles inégales avec la fracture à une esquille.

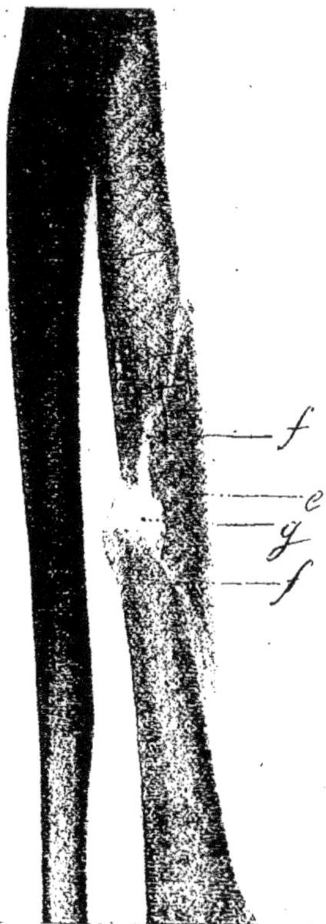

Fig. 238. — Fracture par gouttière du radius.

g, gouttière ; *e*, grande esquille unique ; *f. f*, ses fissures obliques limitantes, un pont périostique a uni les fragments supérieur et inférieur.

Pour tout observateur qui voudra bien étudier avec soin un nombre suffisant de radiographies et les comparer à des pièces anatomiques, il sera manifeste que MM. Willems de Gand, Leriche et d'autres ont fait ces confusions et ont mal interprété leur vision.

La fissure est la porte de sortie que l'infection médullaire prend pour se répandre dans les groupes musculaires cloisonnés, quand la fracture n'est pas largement ouverte. Rien que ce seul fait imposerait qu'on en sache bien et qu'on en repère les positions. J'ai montré que de plus, fait nouveau, c'est sur son trajet que bien des nécroses consécutives se constatent et qu'elle doit servir de guide pour rechercher ces dernières. Si on a en tête la direction de ces fissures, on prévient par un acte décisif et rapide une diffusion dont le

chirurgien non averti ne comprend pas la genèse. Une gouttière du bord interne du tibia fait craindre, en cas d'infection, pour qui connaît l'anatomie pathologique des lésions des diaphyses par coups de feu, un phlegmon de la région postérieure de la jambe et de la région antérieure; il sait que cette gouttière s'accompagne souvent de fissures longitudinales postérieures et externes; il saura la signification d'une douleur profonde, d'une sensation de tension, d'un œdème du pied, coïncidant avec un état fébrile et le bistouri sera dirigé à temps en bon lieu. Sans notion préalable, on sera expectant au détriment du blessé. Si la fracture dite à une esquille est considérée comme une fracture par gouttière, on saura que les deux traits obliques qui limitent l'esquille vont se perdre sur une *fissure opposée,* porte de sortie possible des éléments infectieux médullaires et si des accidents phlegmoneux surviennent, les collections purulentes se formeront d'abord dans les loges musculaires situées dans le plan perpendiculaire au trajet du projectile. Considérez cette esquille comme un bloc et vous perdez l'indication chirurgicale précieuse.

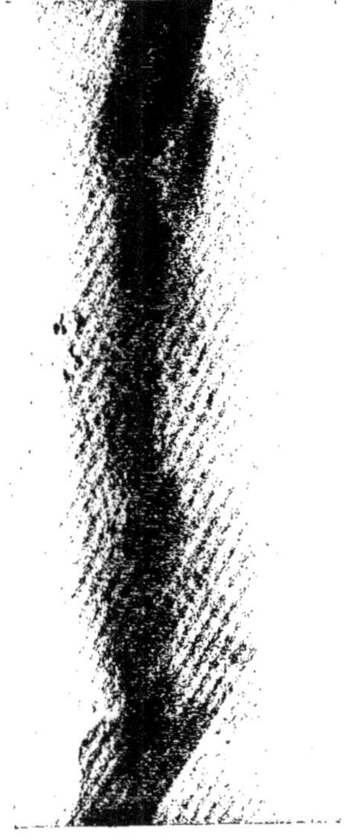

Fig. 239. — Fractures multiples du corps de l'humérus produites par de nombreux fragments de mitraille.

Fréquence relative des types. — Si j'en juge par les radiographies, les blessés que j'ai vus, les nombreux écrits que j'ai consultés, le nombre des fractures à grandes esquilles à type simple, peu comminutif, qu'elles appartiennent aux fractures par contact ou par perforation, ont été fréquemment rencontrées. Les perforations ont été la règle et sur les radiographies, même prises à une date éloignée, il est très habituel de les reconnaître.

Les foyers de perforation, nettoyés incomplètement ou complètement, c'est-à-dire débarrassés de leurs esquilles et réduits à leurs fragments ont été souvent observés, étant données les conditions de tir.

On a vu des fragmentations excessives portant sur la plus grande partie de la longueur d'une diaphyse, résulter de l'action de projectiles explosifs qui produisent des fractures rapprochées dont l'ensemble amène la subdivision étendue (fig. 239). M. LERICHE[1] et moi-même avons étudié des fractures *doubles* et *triples* à foyers distants, sur le même os, dues à des projectiles multiples agissant chacun pour leur compte.

Les fractures transversales, obliques ont été nombreuses, les gouttières non exceptionnelles.

D'après mes constatations[2], les fractures sans solution de continuité osseuse ou avec solution de continuité, mais sans déplacement notable des fragments se sont montrées très fréquentes, à quelque catégorie qu'elles appartiennent (fractures par contact, par gouttière, perforations peu cominutives). Dans les fractures par gouttière les fragments, habituellement, n'étaient pas ou n'étaient que peu déviés.

Le nombre des fractures avec déplacement a cependant été bien plus élevé que celui des fractures sans solution de continuité, mais nous manquons sur ce point de précisions.

Sur les blessés évacués hâtivement, à la suite des premières batailles, mais aussi sur d'autres, des fractures méconnues se sont révélées ultérieurement par de la mobilité anormale et des déformations. J'ai eu connaissance de plusieurs de ces faits et vu de ces fracturés qu'on avait considérés d'abord comme atteints de simples plaies des parties molles. Il s'agissait de fractures du fémur engrenées et révélées à la suite d'un mouvement de torsion. Dans les guerres antérieures on avait déjà signalé de pareils faits. J'en ai pris acte pour recommander souvent, surtout à l'heure où la radiographie n'avait pas multiplié ses installations au degré où elle l'a fait depuis, *de surveiller très attentivement tout blessé chez lequel un projectile s'était creusé un trajet en rapport avec une diaphyse.* La radiographie, en révélant des fractures par contact, sans déplacement, préviendra, dans une certaine mesure, ces méprises, mais je doute qu'elle les prévienne absolument car dans les expériences cadavériques il arrive qu'après rugination du périoste, on ne les découvre pas toujours et la ligne fissurique ne s'accuse sur la pièce, qu'au bout d'un certain temps par une ligne rouge.

Des foyers osseux. — Les tirs à distances rapprochées, qu'il s'agisse de tirs du fusil, de la mitrailleuse, des obus, des projectiles à main, ont multiplié les types très comminutifs, dans une proportion ignorée de nos devanciers.

---

1. LE RICHE. *Les Fractures*, o. c.
2. Ed. DELORME. *Blessures de guerre. Les Fractures*, o. c., p. 115.

Par contre les balles de schrapnel, les petits éclats, les unes et les autres à forces vives atténuées, ont remplacé, dans une certaine mesure, les balles à force vive amoindrie tirées à grandes distances, qui donnaient lieu à des types peu comminutifs, mais le remplacement n'a pas été avantageux car le

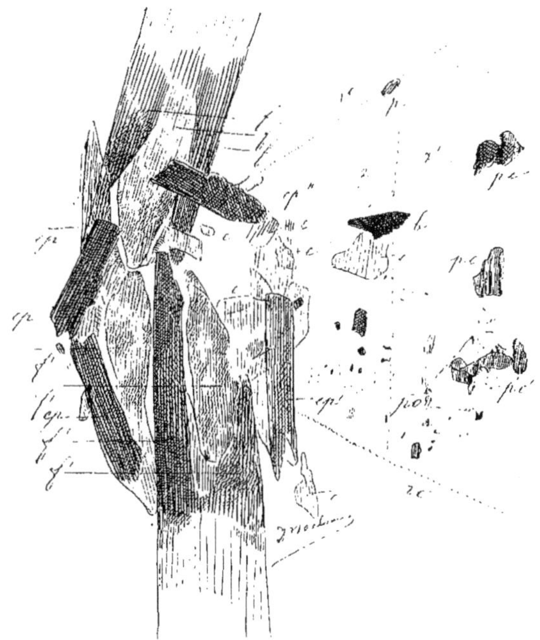

Fig. 240. — Remarquable exemple d'une fracture par perforation complète, très comminutive, du fémur. d'après une radiographie. Coup de feu explosif.

f, f, f, fragment supérieur ; *f', f'. f'. f',* fragment inférieur ; *cp, cp, cp,* esquille externe subdivisée, adhérente, peu déplacée ; *cp', cp'',* esquille interne ; le fragment *cp''* a été retourné pointe en bas ; *rc, rc',* limites de la gerbe d'esquilles et de projectiles projetés. On remarquera sa forme conique à pointe émoussée correspondant à l'os et les deux zones *z, z'* occupées, la zone *z,* surtout par les esquilles libres *c. c, c, c,* la zone *z'* par les fragments du projectile, en particulier par les fragments d'enveloppe *pc, pc, pc.* Le lingot de la balle est à la limite des deux zones. Malgré l'effrayant dégât osseux, les fragments et les esquilles périostées *cp, cp',* ont été peu déplacées, certaines sont en contact direct avec les fragments et confondues avec eux.

foyer s'est trouvé infecté par la présence de corps étrangers vestimentaires qui manquaient dans les plaies par balles de fusil tirées à ces distances.

Une balle qui traverse une diaphyse se dévie, se fragmente, propulse des esquilles, agrandit le plus souvent son orifice de sortie cutanéo-musculaire et cela d'autant plus que sa fragmentation, la séparation des esquilles et leur propulsion ont été plus grandes.

Il a été établi depuis longtemps que l'état de *comminution* qui souvent existe sans solution de continuité de l'os, se révèle par une crépitation localisée mais surtout par l'augmentation des dimensions de l'orifice de sortie comparées à celles de l'orifice d'entrée (Delorme). La radiographie fournirait encore là des renseignements utiles, mais on ne peut toujours y avoir recours et ce sont les dimensions exagérées de l'orifice de sortie comparées à celles de l'orifice d'entrée qui ont servi le plus souvent de guide au chirurgien pour juger de la gravité *anatomique* du foyer osseux, de l'opportunité de l'extraction primitive des esquilles libres et de l'utilisation d'autres modes de traitement (désinfection spéciale, forage, etc.).

La comparaison des deux orifices d'entrée et de sortie cutanés doit toujours être faite dès l'arrivée du blessé.

L'orifice *d'entrée*, l'ouverture du canal cutanéo-musculo-osseux d'entrée du projectile est tantôt à tel point tenu qu'on l'a appelé ponctiforme (d'Erraton), tantôt large au point d'admettre l'index ou le pouce. Cet orifice conduisait à une simple incisure ou à une perte de substance aponévrotique ordinairement souillée, plus étroite que la perte du substance musculaire sous-jacente.

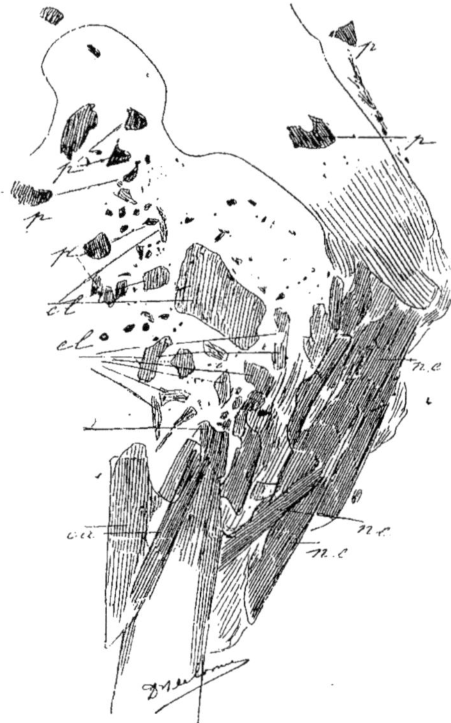

Fig. 241. — Remarquable spécimen d'une fracture par perforation complète, très comminutive, du corps du fémur (d'après une radiographie du professeur Tixier de Lyon). Coup de feu explosif.

ne, ne, ne, nombreuses subdivisions de la grande esquille externe qui réunit le fragment supérieur au fragment inférieur ; *ea,* esquilles encore adhérentes de la subdivision de la grande esquille interne qui a fourni la gerbe d'esquilles libres, projetées *el, el;* fragments du lingot et de l'enveloppe de la balle, *p, p, p, p.* La pointe du fragment inférieur indiquée par un trait horizontal porte la trace de l'échancrure laissée par la perforation. On remarquera sur la figure que la gerbe d'esquilles libres projetées s'est arrêtée moins loin que celle des fragments de la balle.

Cette incisure était réduite, dans les cas où l'orifice cutané est ponctiforme, à une pénétration difficile à retrouver. On arrivait au foyer osseux. En cas de fracture compliquant une plaie borgne, en cul-de-sac, le projectile restait au contact de ce foyer ou en était distant, logé qu'il était dans un diverticule.

Le canal cutanéo-musculo-osseux de sortie avait d'ordinaire plus souffert que le canal d'entrée. C'est lui qui recélait les esquilles libres, les fragments d'une balle divisée. Les dégâts musculaires, si ce n'est dans les cas de plaies punctiformes, étaient notables, parfois effrayants, les aponévroses étaient plus ou moins largement ouvertes. Du sang coagulé remplissait les hiatus musculaires à parois contuses, anémiés ou hémorragiques et gonflés parfois au point d'obturer le canal.

L'étendue des plaies de sortie, les débridements faits plus encore pour

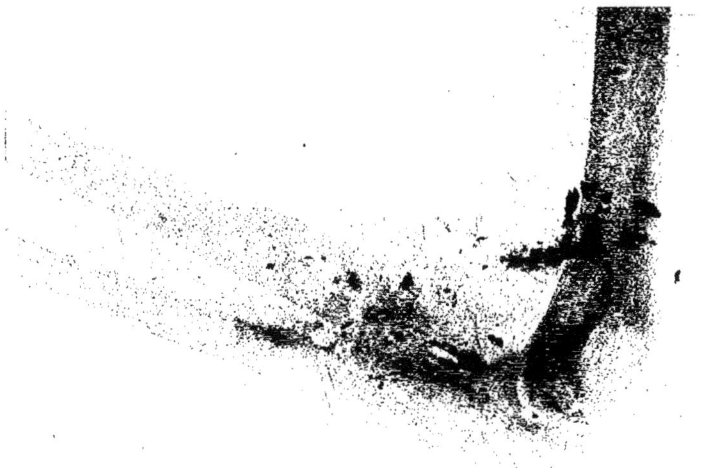

Fig. 242. — Fracture atypique (type explosif) de l'extrémité supérieure des deux os de l'avant-bras produite par un projectile très fragmenté.

assurer la désinfection primitive des foyers que pour extraire les esquilles libres, les parages réguliers, les épreuves radiographiques ont rapidement permis de bien étudier les foyers fracturaires et de familiariser les chirurgiens avec des aspects bien différents de ceux des fractures communes. A l'extrême limite des lésions on vit : 1° ces cloaques de foyers plus ou moins nettoyés des fractures à types explosifs dans lesquels, au fond d'un large cône à base cutanée, large au point d'admettre un poing et plus, flottent deux extrémités osseuses et où dans les parois du cône aux muscles pantelants, souillés, brunâtres, herniés, ont pénétré des esquilles à des profondeurs de 2, 4, 8, 10 centimètres et plus, des esquilles courtes, tranchantes, libres, et des débris de projectiles ; 2° avec ces foyers à parois tapissées d'une ou de deux grandes esquilles très subdivisées dont chaque élément représente une sorte de touche mobile crépitante, et qui donne la sensation d'un sac de noix quand on presse l'ensemble de dehors en dedans. Dans un canal de sortie largement ouvert on trouve encore là des esquilles projetées et souvent des fragments d'un projectile divisé ; 3° ensuite ces foyers peu ouverts de fractures par perforation, de type simple, et de gouttières à esquilles libres *sédentaires* ; 4° enfin des fractures par contact à grandes esquilles peu ou non subdivisées, et toujours adhérentes.

Dans les types comminutifs, le *canal médullaire* renferme parfois de petites esquilles détachées ; la moelle est contuse tantôt dans une faible étendue (HEITZ-BOYER), tantôt au loin, si l'os a été fissuré à grande distance.

Les reproductions ci-contre de radiographies traduisent bien les lésions osseuses des foyers de fractures de type explosif. Je n'en pouvais montrer de plus remarquables que celles des figures 240 et 241 fournies par des fémurs. Sur la première, on voit distinctement la projection en forme de cône, *re*, *ré*, d'esquilles libres, courtes *ce*, provenant de l'une des grandes esquilles latérales dont il ne reste que les segments *ep' ep"* proches des fragments supérieur et inférieur. Dans le cône *re*, *ré*, les parties de la balle subdivisée sont restées plus

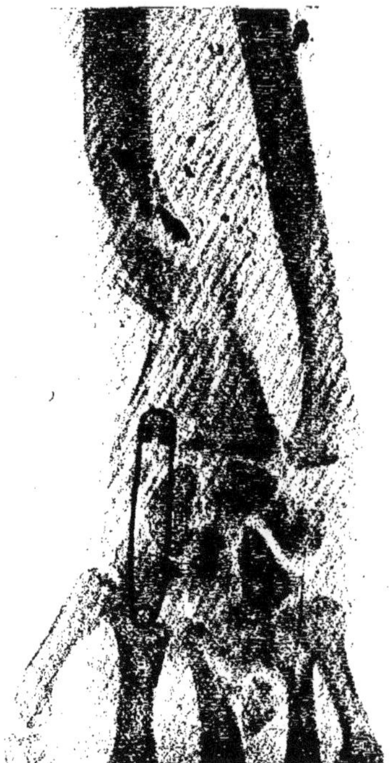

Fig. 243. — Fracture atypique (type explosif) de l'extrémité inférieure du radius produite par une balle. Fracture corpo-métacarpienne.

rapprochées de l'orifice de sortie que les esquilles libres. La deuxième esquille latérale *ep, ep*, a fourni des fragments étendus, non ou peu déplacés. Sur la figure 244 la part prise par l'une des grandes esquilles latérales à la production des esquilles libres projetées est des plus nettes. De cette esquille latérale il ne reste que le fragment *ea* adhérent au fragment inférieur. Le reste a contribué à fournir la plus grande partie des esquilles libres *el*. L'autre grande esquille latérale *ne ne*, *ne*, bien que très subdivisée formait un pont adhérentiel entre les fragments supérieur et inférieur.

On retrouve, comme sur la figure précédente, le même cône à base excentrique à la fracture, de petits éclats de la balle p, p, p, p et là encore ces éclats métalliques sont plus éloignés du foyer fracturaire que les esquilles libres.

On voit enfin les mêmes gerbes d'éclats de projectiles sur les figures 242, 243 de fractures de type explosif plus atypiques

Enfin la figure 233 page 557 montre une fracture par perforation avec un foyer d'esquilles libres plutôt déplacées que projetées dans le canal de sortie et la figure 231 page 556 une fracture par perforation laisse supposer un foyer d'esquilles libres sédentaire.

Les dimensions des orifices cutanés et surtout de l'orifice de sortie renseignent souvent, avant toute constatation directe ou sans elle, sur l'état plus ou moins comminutif de la fracture. FERRATON a rappelé que, comme je l'avais depuis longtemps établi, à l'orifice ponctiforme par balle correspondait d'ordinaire une fracture simple et l'ensemble des observateurs a confirmé nos remarques, qu'à un orifice de sortie des dimensions de l'index et du pouce répondait une fracture comminutive à foyer complexe, à esquilles libres, si l'orifice d'entrée était étroit, ce qui indiquait que le blessé avait bien été atteint par une balle tirée de plein fouet. Avec les éclats de projectiles creux, les dimensions orificielles étroites ne sont pas toujours en rapport avec des lésions anatomiquement légères (de GAULEJAC).

Faisant la synthèse des lésions osseuses produites habituellement par les diverses variétés de projectiles, M. TOUBERT les a classées ainsi :

Type simple de fractures par balle d'infanterie. — Les orifices sont étroits, les esquilles grandes et adhérentes, les tissus mous peu meurtris et peu infectés. La guérison est celle des fractures fermées.

Type complexe de fracture par balle d'infanterie (balle ricochée ou tirée de près). — Les orifices sont larges, les esquilles subdivisées, déplacées, les tissus voisins dilacérés ; les corps étrangers nombreux, l'infection est fatale.

Type simple de fracture par projectile d'artillerie, produit en particulier par la balle de schrapnel de peu de vitesse. La fracture est peu ou pas esquilleuse, les dégâts environnants sont minimes. L'infection bien qu'atténuée est assez fréquente. L'évolution est très analogue à celle du type simple de fracture par balle d'infanterie.

Type habituel de fractures par fragments de projectiles d'artillerie ou similaires. — Cas toujours complexes, même s'ils paraissent simples, fractures très comminutives avec périoste décollé, moelle dilacérée, esquilles soulevées et transportées, tissus avoisinants déchiquetés, corps étrangers multiples et infectants. Infection rapide en tissus peu vivaces.

Type complexe des fractures par projectiles d'artillerie lourde ou similaires, produit par les éclats volumineux (obus d'artillerie lourde animés d'énormes vitesses, bombes d'aéroplanes). Ce sont des lésions d'écrasement. Gravité extrême.

Le type comminutif des fractures produites par les balles est en général plus sévère, anatomiquement parlant, que celui produit par les obus. Ses esquilles sont plus nombreuses et plus courtes. Le type explosif par balle tient le haut de l'échelle quant à l'intensité du dégât osseux sans que son pronostic soit, pour cela, comparativement aggravé.

Il a été communément remarqué, surtout depuis les luttes de la guerre des tranchées que les *fractures par éclats d'obus étaient de types plus simples que les fractures par balles*. Les esquilles des premières sont plus longues, plus adhérentes, les esquilles libres moins nombreuses. Ce sont là les caractères d'une lésion osseuse produite par un projectile animé d'une plus faible vitesse.

Même dans la forme très grave des fractures par éclats de gros projectiles, dans le cas de broiement avec pertes de substance étendues des parties molles la fracture est souvent de type simple ou relativement simple. Les esquilles sont adhérentes. Cet état ne saurait être perdu de vue. Ces fractures se rapprochent des fractures par broiement de la vie civile.

Aux yeux de ceux qui prennent leurs termes de comparaison dans les traumatismes fracturaires de la pratique journalière, les fractures par coup de feu, par leur extrême étendue ou leur comminution devaient laisser et ont laissé au premier abord, à des chirurgiens non avertis, une impression de gravité immédiate qui souvent les a influencés dans leur pratique. Leur base d'appréciation était la fracture transversale alors que celle du chirurgien d'armée est plutôt la fracture à grandes esquilles non subdivisées. Combien de fois ne m'a-t-on pas représenté, sur des blessés, ces dernières fractures comme étant tout particulièrement graves, alors que l'expérience a depuis longtemps montré qu'elles sont si bien disposées pour une consolidation régulière et facile. Des radiographies, des dessins fournis aux sociétés savantes, des descriptions donnent comme fractures sévères, anatomiquement parlant, des fractures à une esquille latérale adhérente, à peine déplacée ou une gouttière à esquille longue, en connexion complète avec le périoste et les fragments. Il fallut du temps pour se familiariser avec ces aspects spéciaux, les comminutions communes, les extensions fréquentes des fissures pour donner au traumatisme osseux de guerre sa signification pronostique réelle. Il fallut que des cas nombreux de guérison viennent à l'avant, comme à l'arrière, démontrer qu'un type anatomique sévère ne comporte pas forcément un pronostic définitif grave et qu'il ne saurait autoriser l'adoption de traitements radicaux. La guerre actuelle, tout en faisant la part de cette gravité immédiate *anatomique*, a montré surabondamment que les foyers les plus comminutifs se réparent généreusement et vite, dans la majorité des cas, que ce qui fait la gravité réelle de ces fractures, c'est moins leur comminution que leur infection. Or, malheureusement, ces fractures produites en très grand nombre par des éclats de projectiles creux divisés au contact du sol, par des balles ricochées, véhicules de réserves infectieuses, chargées de débris de vêtement et de peau particulièrement souillés, avec des orifices de sortie larges ouvrant de nouvelles portes à la contamination et des parois attrites, des foyers sanguins favorables au développement de la flore microbienne, ces fractures contribuèrent pendant les premiers temps, du fait de leurs réactions, à confirmer dans l'idée de la légitimité d'un pronostic sévère, attribuable surtout à la comminution. Cette fâcheuse impression ne s'est pas maintenue et on a ultérieurement fait la part des deux éléments : la comminution, l'infection qu'on peut combattre.

Du traitement des fractures diaphysaires. De la conservation. — Dès le début de cette guerre, la conservation a été conseillée comme règle dans le traitement des fractures par balles tirées de plein fouet[1]. On a étendu abusivement aux fractures par les *éclats d'obus* les traitements presque abstentionnistes proposés pour les premières et dont les faits ultérieurs ont consacré l'opportunité. Dès les temps lointains, tout chirurgien d'armée a séparé dans sa pratique les premières à peine infectées, des secondes toujours infectées. Après les critiques passionnées, la vérité s'est fait jour, la justice a fait son œuvre et remis les choses au point. On a vite fait la distinction des cas qui se réclamaient d'un désinfection rapide, d'un débridement. La fréquence de l'infection dans les fractures produites par les éclats des projectiles d'artillerie a incité de bonne heure à généraliser la pratique délaissée du débridement préventif. Profitant d'une expérience acquise dans le traitement des plaies des parties molles, on a traité la fracture par la désinfection chimique continue, puis par le parage, par la désinfection chirurgicale du foyer, pendant que certains reprenant des procédés anciens, recouraient, à la suppression de ce foyer, à la résection diaphysaire. La conservation pure et simple a maintenu toujours sa prédominance sur toute autre méthode de traitement, parce qu'elle est à la fois la sauvegarde de la vie du blessé et d'un membre ultérieurement utile, malgré les désordres qu'il a subis.

Dès le début et plus communément pendant la période de 1914-1916, cette conservation a comporté primitivement : 1° la *désinfection du foyer fracturaire après ou sans débridement ;* 2° *l'ablation des corps étrangers infectants* et *des esquilles libres ;* 3° la *réduction* et *l'immobilisation.*

L'incision ou les incisions de débridement faites, les plaies furent désinfectés par des agents divers, le foyer osseux fut mis à découvert, débarrassé de ses esquilles libres et drainé et le membre fut immobilisé. Variés et quant à leur fréquence et quant à leur forme, furent les pansements consécu-

---

1. Ch. DELORME. Conseils aux chirurgiens. Communication à l'Académie des sciences, 10 août 1914. Je rappellerai ici que je fus appelé, à Blaye, au début de la guerre, à soigner un groupe de ces fractures des plus sévères en apparence et pour lesquelles on avait été d'avis que 60 amputations ou désarticulations étaient indispensables. Je n'ai amputé aucun de ces blessés et je les ai quittés en excellent état. *Presse médicale,* 8 octobre 1914.

tifs et le blessé, suivant les exigences des moments, fut ou traité sur place, dans les formations stabilisées, au moins pendant le temps nécessaire pour le mettre à l'abri des réactions infectieuses graves ou évacué plus rapidement, ou enfin conservé plus longtemps encore à l'avant. Tels furent les principes communément adoptés. Ce sont ceux qui étaient consacrés par bien des épreuves anciennes ; les modalités d'application ont seulement différé de celles auxquelles des devanciers s'étaient attachés.

J'ai à m'arrêter maintenant un peu longuement aux pratiques admises depuis août 1914 jusqu'à août 1916.

Désinfection primitive. *Débridement préventif.* — Les conditions des premières luttes, les exigences des évacuations imposant des soins hâtifs avaient fait accepter, au début, comme une nécessité, l'expectation non seulement pour les fractures produites par les balles ayant déterminé des orifices étroits, mais pour celles à orifices cutanés élargis et le débridement, comme la désinfection profonde, souvent quelque peu retardés dans leur exécution, étaient réservés aux cas dans lesquels l'infection s'était déclarée. Pour les fractures produites par les éclats d'obus, les balles de schrapnel à orifices petits et moyens, il en fut souvent de même. Quel enseignement comporta cette épreuve ? Le rôle de l'expectation fut bientôt jugé excessif et préjudiciable. Il fut excessif parce que l'attente de soins appropriés fut communément trop prolongée, mais il en ressortit que les fractures produites par les balles laissant des orifices étroits comportaient une marche simple, souvent aseptique ; que la même marche s'observait parfois pour les fractures produites par les schrapnels, mais que le plus souvent le foyer infecté réclamait des débridements hâtifs, que ceux-ci devaient être la règle pour les fractures par éclats d'obus et par balles à orifices très élargis. Devant l'expérience des faits, le débridement réclamé d'ailleurs le plus souvent pour la recherche primitive des esquilles libres, s'imposa *primitivement*, hâtivement, *dans toute plaie fracturaire par éclats de projectiles d'artillerie* et bientôt pour *toute plaie fracturaire à orifices de sortie élargis par balles*. Le report de la chirurgie à l'avant, la stabilité des fronts, la rapidité des secours permirent la généralisation de ce débridement *préventif*.

Pour les uns, le débridement primitif consista dans l'agrandissement du *canal de sortie* par une incision profonde, longitudinale, axile, de 8 à 10 centimètres, parfois plus longue, anatomique, ménageant vaisseaux et nerfs. Elle servit à deux fins, comme préventive de l'infection, comme accès sur les *esquilles libres, toujours logées dans le canal de sortie* et cette incision sembla suffire.

D'autres, en particulier FERRATON, recommandèrent de débrider également, le *canal d'entrée*, réceptacle presque constant de parcelles vestimentaires, de terre, de tous détritus infectants apportés par des balles déformées, ricochées, basculées, par les éclats d'obus, par les balles de schrapnel, les éclats de grenade, et que l'aponévrose d'enveloppe ou les cloisons aponévrotiques arrêtaient. Cette pratique s'imposa.

Quelques-uns, en particulier MM. DELANGLADE et GATELLIER, sans abandonner le débridement des deux canaux, d'entrée et de sortie, réclamèrent une incision supplémentaire, constante, anatomique, faite de parti pris dans une région dépourvue de vaisseaux et de nerfs importants, l'incision externe à la cuisse, par exemple. Il est facile de concevoir que si ces incisions conduisent directement sur le foyer, très souvent elles le découvrent au niveau des esquilles adhérentes qu'il ne faudrait pas tenter d'enlever et qu'elles n'aident pas, d'une façon générale, aussi communément à la désinfection et à l'ablation des esquilles libres que les premières incisions.

Puis on a connu les délabrements agressifs de longueur énorme, les incisions transversales larges, coupant muscles et nerfs, les incisions en H (CHAPUT) suivies d'excisions, les résections de tranches musculaires. Le débridement avec ces excisions a perdu son caractère de pratique simple et préventive de l'infection, pour devenir le temps préliminaire d'un acte chirurgical complexe poursuivant le même but. Je reviendrai sur ce point.

A l'avant, on a trouvé, non sans raison, excessifs et inutiles ces délabrements énormes, longitudinaux ; à l'arrière j'ai vu combien ils prolongeaient les guérisons et nuisaient au fonctionnement du membre.

Ces incisions de débridement faites, avec les précautions d'asepsie nécessaires, ont été considérées comme un acte à réserver aux chirurgiens des formations ambulancières fixes.

Désinfection. — Pour la désinfection antiseptique, régulière, du foyer, les préférences allèrent à l'eau oxygénée ou à l'éther. L'eau oxygénée, outre sa valeur antiseptique indéniable offrait l'avantage de débarrasser mécaniquement le canal de la plaie des corps étrangers et en particulier des fragments de vêtement qui la souillaient. A son défaut on employa souvent l'eau permanganatée et on combina non moins souvent l'emploi simultané des deux solutions pour augmenter le dégagement tumultueux de gaz.

Une recommandation fut vite donnée : ne pas pousser l'injection de lavage avec force, pour ne pas aggraver les dégâts.

L'éther fut versé dans le foyer fracturaire de façon à constituer un bain d'une durée de quelques minutes ; d'autres le remplacèrent par l'alcool, l'alcool iodé. La solution phéniquée faible, la solution de nitrate d'argent à 1/200000 ou au 1/300000 (CAZIN), les solutions d'hypochlorite ont été très employées suivant la méthode de Carrel Dakin ou avec le bock. M. MENCIÈRE utilisait les solutions désinfectantes communes avant de recourir à son liquide d'embaumement.

Après les grands lavages de déblaiement, d'épuration mécanique autant qu'antiseptique on passait au troisième temps, à l'ablation des esquilles libres, non sans avoir asséché la plaie, l'avoir attouchée à la teinture d'iode (FERRATON) ou avec d'autres topiques énergiques. Certains ont fait suivre la désinfection, d'un raclage de la plaie, d'un curettage, d'un écouvillonnage à la compresse ou à la curette (CHAPUT, WEISS et GROSS, CUNÉO, PICQUÉ, DELANGLADE et GATELLIER...)

D'autres, pour les foyers de fracture, comme pour le pansement des parties molles sont restés attachés à l'emploi du sérum physiologique, de l'eau bouillie, des solutions manganiques, de l'eau salée, de sérums, etc.

Après la désinfection et l'extraction des esquilles libres, le *drainage du foyer* était un complément nécessaire. On l'assura communément avec des drains résistants mais avant tout *volumineux*, des dimensions de l'index, en petit nombre, parfois en nombre excessif, non perforés sur leur longueur, s'arrêtant le plus souvent au foyer même, parfois le traversant de part en part (WEISS et GROSS, DELANGLADE et GATELLIER). J'ai vu, à l'arrière, les inconvénients de ces gros drains, maintenus longtemps en place, transosseux, pénétrant des foyers qu'on ébranlait lors de leur nettoyage et de leur réapplication. On ne s'est point contenté de ces drains maintenus en place, calés par des gazes chiffonnées, non tassées; quelques-uns ont cru qu'il fallait en compléter l'effet par de larges excisions, des résections de tranches musculaires et on est allé jusqu'à préférer ces excisions au drainage après désinfection. Je suis de ceux qui sont restés attachés au drainage commun, non transosseux.

Ablation des esquilles libres. — C'est à cette ablation que le plus grand nombre s'est arrêté. Ces esquilles courtes ne dépassent pas en dimensions 1 à 2 centimètres (VILLARD); elles correspondent au canal de sortie et ont abandonné l'orifice osseux (DELORME). FERRATON a dû faire une distinction entre les esquilles mobiles et les esquilles libres. L'esquille mobile mais non complètement libre est un fragment osseux à conserver primitivement car il peut servir à la réparation. Plus loin, je parlerai des ablations *totales* des esquilles. Par opposition avec cette pratique je citerai celle de ceux qui enlèvent le moins possible d'esquilles libres craignant d'être entraînés à en sacrifier d'autres (CAZIN).

Le professeur DURAND de Lyon et M. COTTE de Lyon, avec lui, ont conseillé de comprendre souvent, dans l'ablation *primitive, quelques esquilles adhérentes correspondant au point d'impact*. Mal nourries par le périoste, compromises dans leur vitalité par le choc du projectile, M. DURAND les a vues s'éliminer d'ordinaire après avoir déterminé des accidents septiques plus ou moins sérieux. Pour lui, sont également à enlever les esquilles adhérentes placées de telle sorte qu'elles se présentent au chirurgien comme un obstacle empêchant d'atteindre le foyer de la fracture qu'elles recouvrent.

La suppression devient alors une nécessité opératoire (FERRATON)[1]. C'est le premier pas fait dans la voie de l'esquillotomie de drainage. Cette pratique paraît tout à fait recommandable. Mais pour ce qui est des esquilles adhérentes du point d'impact, des précisions seraient nécessaires pour éviter des ablations inutiles[2]. Dans les foyers communs de fractures, les esquilles perpendiculaires au trajet sont ordinairement adhérentes si ce n'est dans la fracture à deux esquilles inégales, la plus courte ayant été broyée à son milieu et ses fragments de subdivision restant plus ou moins proches du trajet osseux (DELORME). Les esquilles libres, ce n'est pas trop de le répéter, correspondent au canal de sortie musculo-cutané.

Quelques chirurgiens ont systématiquement excisé les pointes des fragments d'un coup de gouge ou avec la scie, pour qu'elles ne restent pas agressives (FERRATON, PICQUÉ, COTTE, etc.).

Certains ont procédé à un curettage de la cavité médullaire des deux fragments dans une faible étendue en vue de la débarasser de ses éléments infectieux (GROSS et WEISS, DELANGLADE et GATELLIER, DESJARDINS, PICQUÉ, HEITZ-BOYER...). Ce curettage prudemment conduit peut servir à débarasser mécaniquement le canal médullaire du fragment inférieur, de petits fragments osseux, qui ont pu être propulsés dans son intérieur.

Au cours de l'intervention nécessitée par l'ablation des esquilles libres, les éclats de projectiles creux, les balles entières ou subdivisées, reconnaissables à l'examen direct digital, à l'examen radiologique quand il est possible, sont enlevés, s'ils sont accessibles et assez volumineux. L'extraction des premiers surtout a été jugée particulièrement indiquée, étant donné qu'ils sont ou imprégnés de germes infectants ou en contact avec des parcelles vestimentaires dont la nocivité n'a été que trop éprouvée.

Après l'ablation des esquilles libres et l'attouchement des parois du foyer avec un antiseptique, on procédait, avant ou après la réduction et l'immobilisation, à l'application d'un pansement extérieur aseptique, ordinairement sec.

Pansements. — Avant de parler de la question si importante de la réduction de la fracture et de son immobilisation, je m'arrêterai à la question des premiers *pansements.*

Alors que CARREL n'avait pas encore conseillé sa méthode qui comporte le contact incessant d'un antiseptique puissant avec le foyer fracturaire, beaucoup s'étaient bornés à la pratique des lavages et des pansements antiseptiques souvent renouvelés, une ou deux fois au moins dans les premiers jours en utilisant les topiques du pansement du début. Puis, au bout de quelques

---

1. *Bull. et Mem. Soc. Chir.*, 2 juin 1915.

2. Le professeur DURAND, de Lyon, distingue dans le foyer de fracture trois zones : l'une centrale, de comminution, deux zones concentriques de fissures limitant des esquilles adhérentes de grand volume qu'il faut toujours respecter. La première est somme toute le foyer d'esquilles libres, les deux autres les grandes esquilles.

jours, ils avaient recours soit à des pansements moins renouvelés, soit à des pansements rares. J'ai préconisé les derniers. MM. FERRATON, GANGOLPHE et bien d'autres s'en sont montrés partisans, tout en étant disposés à revenir aux pansements fréquents, au cas où des douleurs locales, la fièvre, l'abondance de la sécrétion commandaient d'en discontinuer l'usage. Les pansements rares mettent souvent à l'abri des mobilisations intempestives et douloureuses du foyer, mobilisations qui nuisent à la consolidation et en provoquant des effractions, amènent des infections se traduisant par de grandes oscillations de la température. Je ne puis oublier ce que sur ce point l'expérience des premiers mois de cette guerre m'a journellement appris.

Les pansements iodoformés ont là compté des partisans.

FERRATON a fait ressortir les abus auxquels les grands pansements préparés à l'avance et appliqués par la force de l'habitude avaient entraînés.

Si la méthode de Carrel Dakin n'a pas simplifié le traitement, elle a eu pour résultat incontestable d'étendre les limites de la conservation dans les cas les plus graves et d'obtenir les guérisons avec moins de risques qu'avec la pratique commune. Après un premier essai qui n'avait pas donné pleine satisfaction, elle a permis de franchir, sans accidents redoutables, la première période d'infection dès qu'à l'emploi souvent continu de l'antiseptique, elle a joint le débridement primitif, l'extraction des corps étrangers, des esquilles libres, voire les excisions du trajet contus des parties molles et la suture secondaire. Les six derniers mois de la période que j'envisage lui avaient été, en général, favorables, mais malgré les efforts faits pour la répandre et les conditions propices à son application, elle n'avait pas encore l'extension qu'elle obtint ultérieurement.

Le parage des plaies des parties molles préconisé à la fin de 1916 par M. GAUDIER s'est étendu aux foyers fracturaires. Les essais ont été très encourageants mais ce n'est qu'à la fin que cette méthode originale s'est répandue et qu'elle a bien affirmé sa valeur, sans cependant supplanter la pratique commune qui vient d'être décrite.

Réduction de la fracture. — La réduction qui ordinairement poursuit la disparation ou l'atténuation des déplacements fragmentaires et esquilleux (esquilles adhérentes) avant l'immobilisation dans des appareils est, en général, facile. Elle fut obtenue avec le chloroforme ou en commençant l'anesthésie avec le kélène, mode préféré parce que plus rapide dans son action et moins excitant.

La perte de substance osseuse, l'attrition musculaire, la stupeur locale facilitent bien des réductions primitives. Maints chirurgiens, dans leurs écrits, ont exagéré les difficultés de la réduction.

Pour certains os et certaines fractures, en particulier celles du fémur, dans des formations stabilisées où le chirurgien était maître de son temps et de ses soins, on a conseillé de préférer à la réduction immédiate, la réduction *lente* et *continue* obtenue en quelques jours. Certains appareils ont rendu cette dernière possible et M. ALQUIER en a montré les avantages. Mais cette méthode n'est pas susceptible de généralisation et c'est aller trop loin, à mon sens, et méconnaître les nécessités de la chirurgie de guerre, que de penser qu'elle puisse remplacer la réduction en un temps.

Les facilités éprouvées communément pour l'obtention d'une réduction immédiate ne sauraient faire oublier les difficultés qu'on peut avoir à la maintenir. M. MARQUIS a insisté sur le rôle pernicieux que joue à ce point de vue la *contracture secondaire*, sollicitée si aisément par les déplacements fragmentaires et esquilleux, facilitée dans son action par une contention imparfaite, en particulier par celle des appareils plâtrées à anses (MARQUIS).

Dans les pertes de substance étendues, circonférentielles, telles que les présentent des fractures du type explosif, les uns, surtout au membre supérieur, ont rapproché les fragments, d'autres confiants dans une ostéogenèse réparatrice généreuse ont, pour combler le vide laissé par le traumatisme, rétabli la longueur du membre. Nous ne sommes pas exactement fixés sur la valeur de l'une ou de l'autre méthode.

De l'immobilisation. — Cette question si importante a passionné bien des chirurgiens en France, incité à la recherche de nouveaux moyens, provoqué des formules exclusives, sans qu'une solution définitive ait pu être obtenue alors que des conditions très spéciales semblaient devoir faciliter cette dernière. La stabilisation des fronts, des secours chirurgicaux continus apportés aux fracturés à proximité de leur point de chute, ont permis à certains appareils de prendre une place qu'ils n'eussent pu occuper dans des luttes de tout autre caractère que la guerre des tranchées. L'appareil provisoire ou de transport a, d'une façon moins continue qu'autrefois, été utilisé et a souvent passé au second plan ; la distinction reste cependant pratiquement bien maintenue entre les appareils d'immobilisation provisoire, les appareils de transport et les appareils d'immobilisation définitive.

Les bienfaits d'une immobilisation primitive, puis régulièrement continuée s'est affirmée par une énorme expérience ; ils ont été accusés par un grand nombre de chirurgiens ; par contre, les inconvénients, voire les dangers d'une immobilisation insuffisante ont été mis en évidence, avec une netteté non moins grande. Douleurs vives et incessantes, contractions accusant des déviations fragmentaires, hémorragies provoquées par le contact de fragments ou d'esquilles acérées contre les vaisseaux ou le déplacement des caillots, puis infections renouvelées s'accusant par des ascensions de température, tel était le lot commun des accidents observés sur des fracturés mal contenus.

1° *Appareils provisoires*. — Au cours des premières luttes, souvent par nécessité, on utilisa pour le transport des blessés aux premières formations, les appareils d'immobilisation extemporanés bien connus constitués par des pièces d'habillement ou d'équipement ou les appareils des cantines régimentaires. Parfois, dans la hâte d'un relèvement et d'un transport à distance, la contention fut, il faut le reconnaître, défectueuse. Avec la guerre des tranchées, les pièces contentives des postes de secours ou de leurs annexes, les attelles de bois ou de métal, la toile métallique, le tissu de store, les gouttières à la Mayor, des gouttières de zinc de Raoult-Deslongchamps,

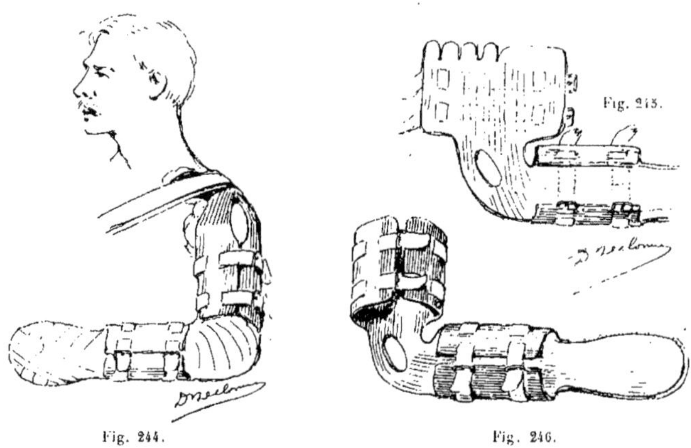

Fig. 244. Fig. 246.

Gouttières à valves de Delorme pour la contention des fractures du membre supérieur.

La figure 244 représente un appareil avec deux prolongements supérieurs, pour la contention des fractures hautes de l'humérus avec déplacement difficile à réduire.

La figure 245 montre la gouttière à valves sans prolongements supérieurs. Des digitations faites à la pièce supérieure par le chirurgien, digitations repliées puis matelassées, et prenant appui dans l'aisselle peuvent, au besoin, servir à la contre-extension. La pièce antibrachiale à des valves repliées à angles droits.

La figure 246 montre une gouttière servant surtout pour la contention des fractures de l'extrémité inférieure de l'humérus, du coude et de l'avant-bras (modèle règlementaire),

celles à valves de zinc ou d'aluminium (Delorme) ont été communément employées.

Quelques-uns imaginent des moyens contentifs extemporanés, faits avec des boites métalliques, des portions de cheneaux, des fils de fer tordus à la façon de Matignon, etc., car la proportion des fracturés ne fut pas toujours en rapport avec les ressources réglementées du matériel ou les facilités d'un renouvellement.

2° *Appareils de transport.* — Après les premières batailles, les appareils à attelles, les gouttières de fil de fer surtout, quelques gouttières de Raoult-Deslongchamps, des appareils en toile métallique ou en store, servirent pour l'évacuation des fracturés sur l'arrière. Il n'était guère question alors d'appareils plâtrés et le stock de gouttières à valves en zinc ou en aluminium n'était point confectionné. Plus tard les appareils en store, les gouttières à

valves en aluminium, tout approvisionnement en feuilles de zinc étant difficile, enfin les appareils plâtrés furent préférés.

Les appareils en store se montrèrent avantageux, MM. Pauchet et Sourdat,
Lapointe les ont vantés; les gouttières de fils métalliques insuffisamment
contentives ont été jugées déplorables,
alors même qu'elles étaient abondamment matelassées. Appliquées con·
venablement, calculées à la taille des
sujets, les gouttières de Raoult-Delongchamps et surtout mes gouttières
à valves furent reconnues bonnes
(fig. 247) et les appareils plâtrés complets fenêtrés, les appareils à anses
servirent surtout quand les évacuations furent régularisées, les trains
sanitaires bien organisés et que furent
transportés des blessés ayant fait un
séjour de quelque durée dans les formations de l'avant.

Des enthousiastes des appareils
plâtrés ont regardé les appareils complets ou à anses comme appareils de
choix et tout autre appareil détestable
pour le transport. Les gouttières métalliques à valves n'ont point trouvé
grâce devant eux. M. Calot de Berck,
tout partisan qu'il soit de l'appareil plâtré fenêtré, considère mes gouttières à
valves comme très pratiques, à la fois
comme appareils provisoires ambulan-
ciers, et comme appareils de transport.

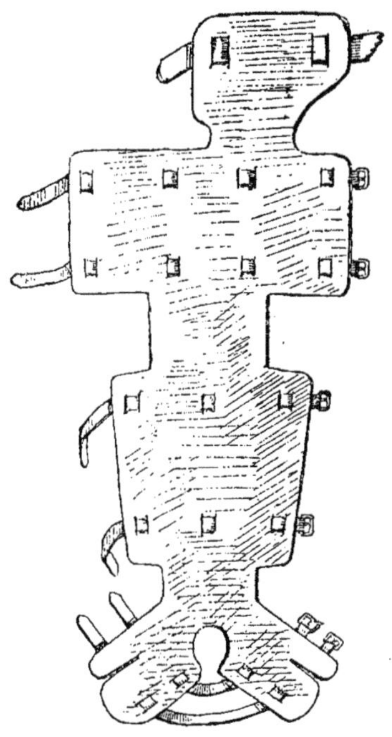

Fig. 247. — Gouttière métallique à valves de
Delorme pour la contention des fractures
hautes de la cuisse et de la hanche.

Des médecins-chefs d'HoE bien
placés pour porter sur elles un jugement autorisé, les ont appréciées[1].
M. Mauclaire a reçu à Paris des fracturés de cuisse qui, avec des gouttières
convenables, n'avaient point souffert du transport. Mais je ne suis pas

1. Le médecin aide-major de régiment Georges (Th. Lyon, 1916), s'exprime ainsi au sujet
de ces gouttières. Pour l'immobilisation provisoire du membre supérieur, la gouttière thoraco-
brachiale en aluminium du Pr. Delorme est l'appareil de choix. Chevrau-Lagrèze préconise
ces gouttières comme appareil primitif et il ne les déconseille avec tant d'autres comme appareil d'immobilisation définitive que parce qu'on est obligé, dit-il, d'enlever l'appareil pour
panser le blessé, ce qui est une erreur de pratique comme je le montrerai. M. l'inspecteur
général Chavasse les a recommandées. Elles sont réglementaires.

MM. Georges et Wolfromm chargés d'un hôpital d'évacuation qui a, en deux mois, évacué
50.000 blessés, se louent beaucoup des gouttières de zinc. Les blessés qui souffraient étaient
ceux chez lesquels la coaptation de l'appareil et sa striction avaient été primitivement insuf-

étonné qu'elles aient pu soulever des critiques. A côté de celles que j'ai vu très régulièrement appliquées sur des blessés arrivant à l'arrière, j'en ai vu d'autres à tel point façonnées, modifiées, appliquées irrégulièrement qu'il m'était difficile de reconnaître mes modèles : portion pédieuse des appareils de jambe ou de cuisse retournée ou supprimée, appareils exigus ou excessifs, non matelassés, *dépourvus de lacs*, etc. etc., le tout marquant et l'ignorance et l'inhabileté de ceux qui les avaient placées, car on ne saurait invoquer ici les nécessités d'un transport hâtif. Il est aussi rapide d'appliquer convenablement un appareil quand on sait les conditions qu'il doit remplir et qu'on a eu soin de se préparer à sa manœuvre, que d'en appli-

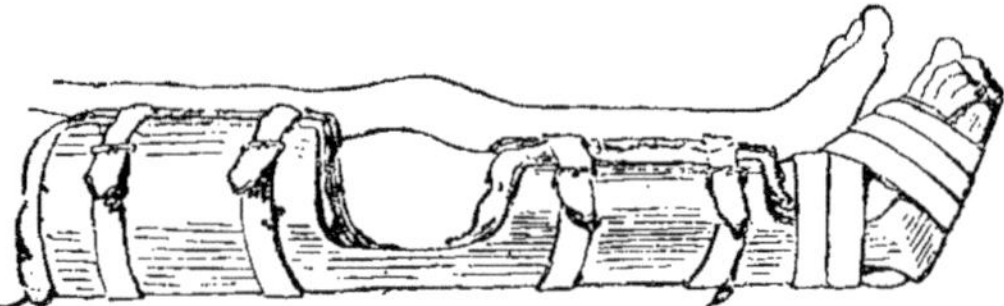

Fig. 248. — Gouttière métallique à valves de Delorme pour la contention des fractures basses de la cuisse, pour celles du genou et des fractures graves de la jambe avec déplacements notables..

quer un de façon défectueuse. Tant vaut la main qui le manie, tant vaut l'instrument[1].

Ces gouttières représentent d'excellents appareils contentifs, qui ont fait leurs preuves et dont on aurait très grand tort de se priver car malgré les facilités exceptionnelles que la nature des opérations militaires a offert pour

fisantes. Il est certain que la striction d'un appareil contentif appliqué sur un blessé qui doit subir un transport quelque peu prolongé doit être plus étroite que celle du même appareil appliqué sur un blessé qu'on traite dans une formation et souvent cette striction a été imparfaite.

Les différents modèles de gouttières (gouttières en aluminium surtout) nous ont donné toute satisfaction (MAISONNET). Les fractures sont immobilisées (ambulance chirurgicale de l'avant) dans des gouttières de Delorme et évacuées le jour même. Ce n'est qu'un traitement provisoire, le seul pratique et expéditif dans une ambulance de l'avant (*Archives du service de Santé*. Fasc. II. Vol. II).

1. Surpris, comme il devait l'être, par l'énorme proportion de fractures évacuables, le Service de santé, en septembre 1914, allait d'urgence commander de 35 a 40.000 gouttières métalliques en fil de fer. J'obtins qu'on les remplaçât par des gouttières à valves et au cours d'une mission à Paris, je fus chargé de m'intéresser à leur confection, autant que possible en aluminium moins malléable, sans doute, mais plus perméable que le zinc aux rayons X. Cette perméabilité était condition alors recherchée. Le zinc d'ailleurs manquait. Les plaques d'aluminium elles-mêmes étaient très rares et dans Paris une seule maison pouvait en fournir. Il ne devait donc pas être question d'abuser du métal sous peine de ne pas atteindre le but. C'est la raison pour laquelle je me contentai d'indiquer, pour la cuisse, un appareil ne remontant pas au-dessus de sa racine, non prolongé par le T qui prend point d'appui sur le bassin conformément à mes indications antérieures. D'ailleurs, avec beaucoup d'autres, je considérais les fracturés du 1/3 supérieur de la cuisse et de la hanche comme des intransportables en règle générale. Dans mon *Précis de chirurgie de guerre* ne disais-je pas : « Les fractures de cuisse. en particulier, sont de ceux qui devraient être traités sur place. » C'est la raison pour laquelle, pour les fractures de l'humérus. je supprimai les ailes qui prolongent en haut la gouttière pour le membre supérieur et pour les fractures de jambe. je me contentai de prolonger les deux valves par une plaque poplitéenne remplaçant les deux valves crurales raccourcies que j'employais d'ordinaire et qui servent dans ces fractures à immobiliser le genou.

le transport des fracturés, facilités qui ont très avantagé d'autres modes de contention, on ne voit pas, quand on juge la question sans parti pris, ce qu'on pourrait reprocher sous le rapport de l'immobilisation, à un appareil qui *embrasse la presque totalité de la circonférence du membre fracturé*, qui *l'abrite des heurts* comme le casque protège le crâne, qui, grâce aux lacs, *suit le retrait* du membre ou son *expansion*, qui permet une *surveillance de tous les instants* et qui, en cas de nécessité, *s'enlève en un clin d'œil*, sans la moindre perte de temps. Comprimant les muscles, il *prévient leur action déviatrice sur les fragments et les esquilles*. Au point de vue contentif, il ne saurait être comparé qu'au plâtre total dont il

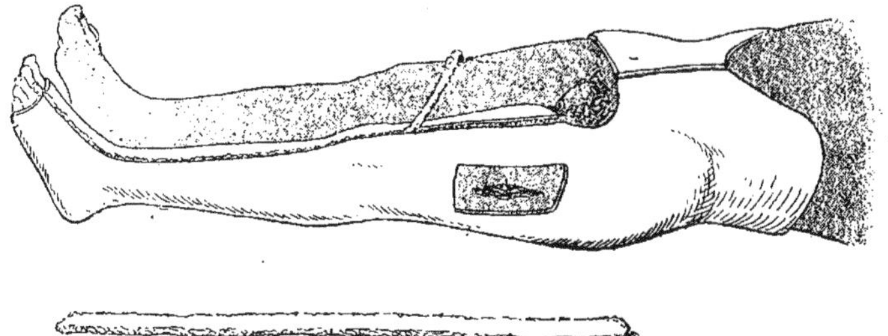

Fig. 249. — Appareil plâtré de transport de Calot pour toutes les fractures
du membre inférieur.

n'a pas les graves inconvénients à cette période. On ne lui saurait imputer, quand on tient compte des défectuosités possibles d'une application par un personnel non exercé et dans un moment de très grande presse, les très rares lésions vasculaires qu'on a dit déterminées, au cours d'un transport, par le déplacement de fragments ou d'esquilles mal contenues. Lorsqu'avec tant de passion que certains le font, ils discutent et discréditent à tort des méthodes et des appareils, ils ont le triste mérite de priver de nombreux blessés de ressources utiles.

Se rend-on compte, à l'arrière, des difficultés qu'ont éprouvées maintes fois des chirurgiens de l'avant, lorsqu'une évacuation précipitée leur a été imposée par le bombardement d'une ambulance ou d'une formation plus stable et que leurs fracturés étaient soumis à l'extension continue ou à tout autre

D'ailleurs il était entendu que les médecins des formations restaient libres de modifier ces appareils dans le sens bien connu, puisqu'ils devaient avoir à leur disposition des feuilles d'aluminium et de zinc pour leur confection, comme pour celle des gouttières complètes de Raoult Deslongchamps. Ce stock d'appareils était donc un stock de *nécessité* et non de choix et il ne m'appartint pas dans la suite, pour des raisons très diverses, de les transformer. CONVE-NABLEMENT PRÉPARÉES, *avec leurs dimensions premières, basées sur le principe de l'immobilisation des deux articulations extrêmes, munies de leurs lacs, recouvrant des pansements disposés à même sur le membre, sans que ceux-ci soient fixés par des bandes circulaires, lesquelles obligent à retirer ce membre de l'appareil et par le fait à imprimer de douloureuses et inutiles secousses au foyer fracturaire ; dans ces conditions ces appareils ne méritent aucun des reproches que leur ont adressés des inventeurs qui pour faire ressortir les grands mérites de leurs appareils ont, suivant une déplorable mais commune coutume, déprécié ceux des autres* traitement ne comportant point l'usage d'appareils contentifs rigides? La fixité de tant de formations au cours de cette guerre des tranchées et la facilité des évacuations ferait trop méconnaitre, si l'on n'y prenait garde, les exigences de la chirurgie de guerre en l'assimilant trop à la pratique commune.

Ceux qui, non pas à l'arrière, où la critique est aisée et manque de base, mais à l'avant où l'on suppute la valeur de toute contingence, ont dû, à la suite d'affaires meurtrières, immobiliser un grand nombre de blessés en vue

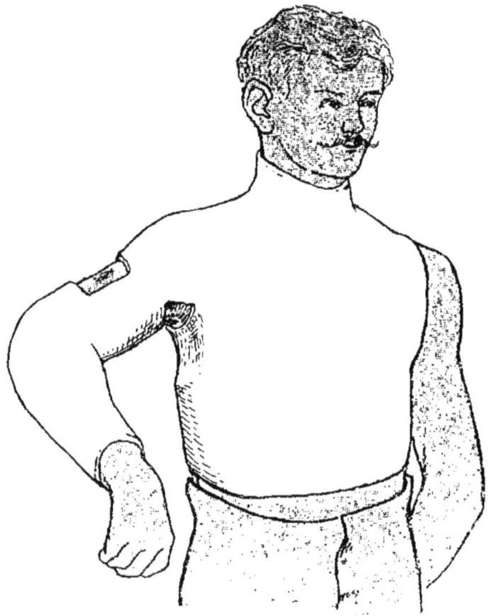

Fig. 230. — Appareil pour fractures de l'humérus de Calot.

d'un transport et on en a compté un certain nombre de ces luttes après la bataille de la Marne, savent qu'il est matériellement impossible de façonner un nombre important d'appareils plâtrés, quel qu'en soit le modèle, dans un court espace de temps; qu'on ne peut, avec eux, satisfaire aux exigences de la contention d'un grand nombre de fractures; qu'il est dangereux, à la période primitive, d'appliquer un appareil fixe sur un membre qu'on ne peut surveiller. Les partisans des appareils plâtrés ne demandent-ils pas, pour la plupart, un répit de quelques jours pour appliquer un appareil définitif, redoutant les strictions excessives ou les contentions insuffisantes, or ce répit peut-on toujours le leur accorder?

M. Calot, qui s'est constitué le partisan enthousiaste des appareils plâtrés fenêtrés demande qu'on les surveille *toutes les quatre heures*, au cours d'un transport et tel, qui les prise de si haut qu'il s'insurge contre tout autre appareil que l'appareil plâtré à anses, recommande de n'appliquer ces derniers que la *veille du jour du transport*, comme si on avait toujours le choix de son heure, dans les grands mouvements des blessés.

Quant aux appareils à anses, on sait combien ils pèchent au point de vue de leur contention, en particulier lorsqu'il s'agit d'une fracture du membre inférieur. Il n'est pas permis de méconnaître les avantages des appareils plâtrés, surtout quand il s'agit d'évacuations non massives, bien surveillées, non précipitées, mais, dans d'autres conditions, ils ne présentent pas de supériorité indiscutable. Au lieu de dénigrer systématiquement tel ou tel appareil de transport, au point d'en demander la suppression, quand l'expérience n'en donne pas le droit, il me paraît plus sage d'en corriger les défauts, d'en perfectionner l'application et de tirer parti de leurs avantages dans les conditions qui semblent les plus favorables à leur emploi. L'épreuve de cette guerre a montré que le store, la gouttière métallique de zinc ou d'aluminium, les appareils plâtrés fenêtrés ou à anses sont, d'une façon générale, de bons appareils de transport, quand ils sont bien faits et surveillés. C'est la gouttière métallique à valves et l'appareil plâtré à anses qui ont surtout été employés.

3° *Appareils définitifs.* — Quatre principes avaient guidé nos devanciers, dans la recherche des appareils définitifs pour les fracturés par les armes de guerre ; ce sont eux qui ont inspiré ceux qui se sont attachés à trouver de nouveaux types ; c'est la façon dont ils réalisent ces principes qui peut servir à apprécier la valeur de leurs modèles.

Ces appareils doivent : 1° assurer une *immobilisation permanente* et *complète ;* 2° une *compression latérale sur les esquilles ;* 3° *rendre facile l'application et le renouvellement des pansements ;* 4° *assurer l'extension* quand elle est nécessaire.

D'autres conditions, pour moins pressantes qu'elles soient, sont à rechercher : être de fabrication simple et peu coûteuse, être susceptibles d'une généralisation, permettre la surveillance incessante du membre, laisser les articulations distantes libres.

L'expérience a montré que si, pour le membre supérieur, le choix n'était point difficile et s'il pouvait s'exercer sur maints appareils, très différents les uns des autres, pour le membre inférieur, surtout pour la cuisse, l'idéa n'était point encore réalisé. Les appareils plâtrés à fenêtres, les appareils plâtrés à anses, les gouttières et cadres métalliques, divers modèles d'appareils extensifs ont été prônés peu ou prou.

Autant que j'ai pu le constater, la *gouttière plâtrée*, les *attelles plâtrées* ont été peu utilisées. On n'en comprend pas l'abandon.

1° *L'appareil plâtré complet fenêtré* a été souvent employé. Pour assurer une immobilisation complète, on a reconnu qu'il fallait prendre au loin des appuis. Pour les fractures hautes du membre supérieur on a embrassé le thorax ; pour les fractures hautes du membre inférieur, le bassin et l'abdomen. Sous une couche d'ouate épaisse que recouvrait la gaze

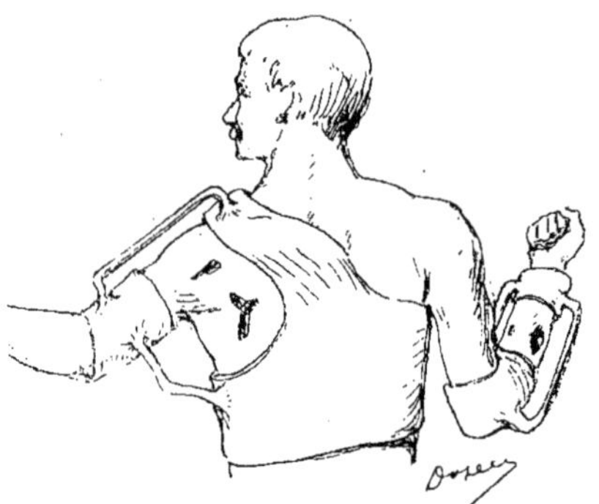

Fig. 251. — Appareils plâtrés à anses pour fractures de l'avant-bras et de l'épaule.

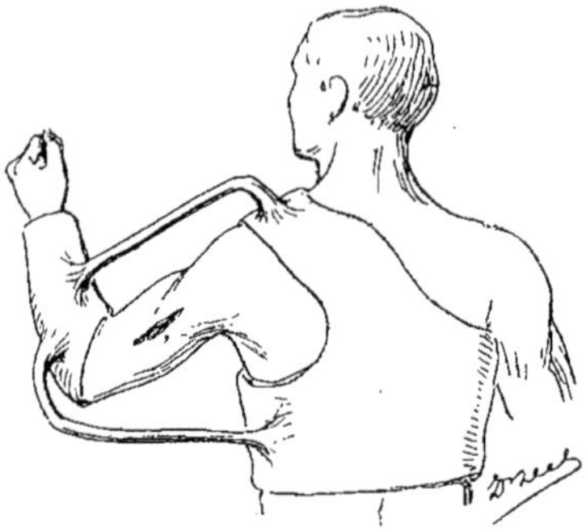

Fig. 252. — Appareil plâtré à anses pour fracture du bras (d'après LANCE).

plâtrée, la contention était incertaine, rapidement défectueuse ; on l'a remplacée par un tissu (caleçon, jersey), un taffetas imperméable. On a constaté que les fenêtres qui, quand elles étaient larges, exposaient au gonflement local, pouvaient être souvent d'étendue restreinte, dans les 9/10e des cas, pour M. CALOT.

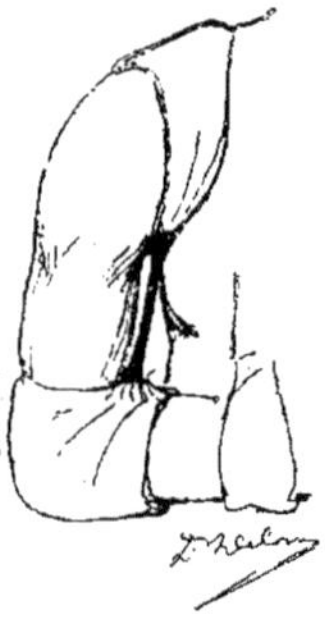

Ce chirurgien qui a consacré à l'appareil plâtré complet de multiples et intéressants articles qu'il a réunis dans son livre, s'est longuement et avec beaucoup de sens pratique, arrêté aux précautions multiples qui permettent d'obtenir de ces appareils le maximum de garanties avec le minimum d'inconvénients. Il les divise, à l'occasion, par une double section longitudinale, transformant l'appareil complet en un appareil bivalve, amovo-inamovible, qui permet l'expansion du membre et sa surveillance ; c'est l'idée de PORT ; il consolide l'appareil par des attelles de bois, propulse les fragments et les esquilles, au niveau des fenêtres, par des tampons complémentaires sur lesquels s'appuient des attelles ; ce sont des perfectionnements heureux.

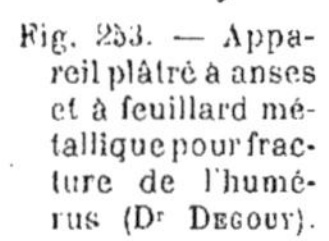

Fig. 253. — Appareil plâtré à anses et à feuillard métallique pour fracture de l'humérus (Dr DEGOUY).

2° Des *appareils plâtrés à anses*. — Connus bien avant la guerre, recommandés dès son début, surtout par M. GOURDET de Nantes qui a puissamment contribué à les répandre, ces appareils se composent de deux coques plâtrées plus ou moins étendues, embrassant, l'une, le segment de membre correspondant au fragment supérieur et à son articulation, l'autre

le segment de membre comprenant le fragment inférieur et son articulation.
La partie circonférentielle du membre blessé répondant à la plaie est laissée

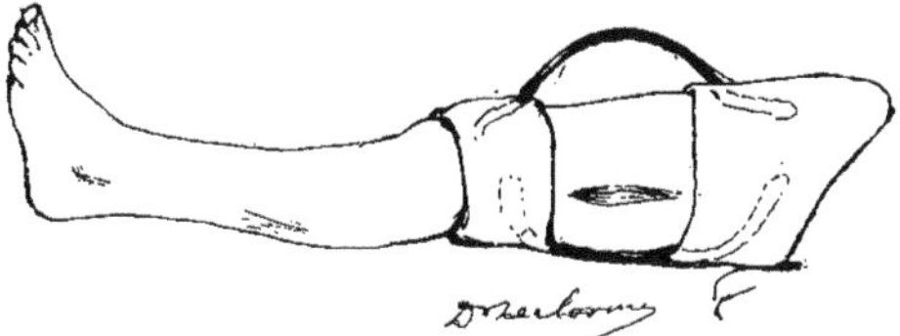

Fig. 254. — Appareil plâtré à anses et à double feuillard métallique pour fracture de la cuisse
(Dr Degouy).

libre pour assurer les pansements. Les deux coques sont réunies par des
attelles plâtrées courbes renforcées par des fils de
fer. Tel est l'appareil type. D'autres ont leurs coques
réunies par des tringles ou des feuillards droits ou
coudés, continus ou discontinus et extensibles
(fig. 253, 254, 255, 256, 257, 258, 259).

Il a subi de nombreuses modifications. C'est ainsi
que les coques qui, primitivement exerçaient leur action contentive sur les fragments et leurs articulations ont été, par certains, étendues aux segments sus
et sous-jacents. Pour une fracture de cuisse, à la partie
moyenne, la gaine plâtrée supérieure s'est prolongée
sur le bassin, la gaine inférieure sur la jambe et même
sur le pied; pour une fracture du bras, l'enveloppe
plâtrée supérieure a entouré le thorax et l'inférieure
s'est parfois prolongée sur tout l'avant-bras (fig. 252).

Développé au delà des dimensions primitives, par
convenance ou par nécessité, l'espace laissé libre
entre les deux coques en est venu parfois à s'étendre
au point que les appuis ont dû être pris non plus sur
les segments fracturés mais sur les segments voisins.

M. Pouliken de Brest supprime toute armature
dans les anses plâtrées; d'autres remplacent les fils
de fer des anses par des feuillards coudés, en forme
d' ⌶ renversé, les deux branches terminales de l'H
étant noyées dans le plâtre après avoir été courbées et
la branche verticale constituant l'anse. On reconnaît

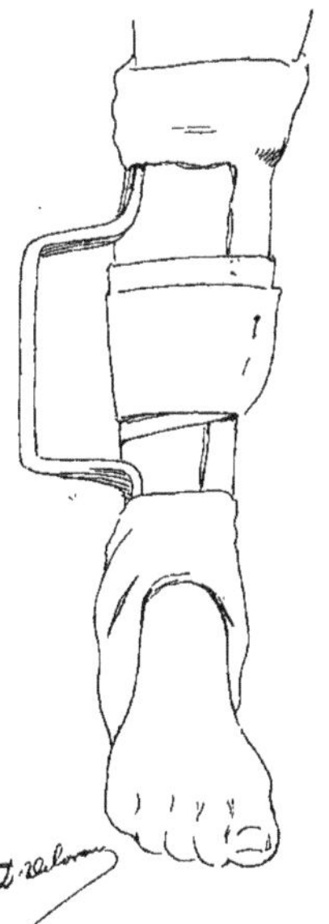

Fig. 255.
Appareil à anse combiné
avec un appareil de
marche du professeur
Pierre Delbet.

au feuillard l'avantage de permettre de prendre des appuis éloignés. Deux
anses latérales réunissaient les coques dans l'appareil primitif, on les a réduites
à une, modification peu heureuse qui favorise les déplacements latéraux.

Certains croient, au contraire, devoir utiliser trois anses. Ils les veulent larges pour pallier au déplacement, à la chute en arrière des fragments ; ils ont soin d'appliquer là une plaque métallique non coudée, amovible, recouvrant le pansement.

3° Des *gouttières métalliques de zinc et d'aluminium*. — Je n'ai vu

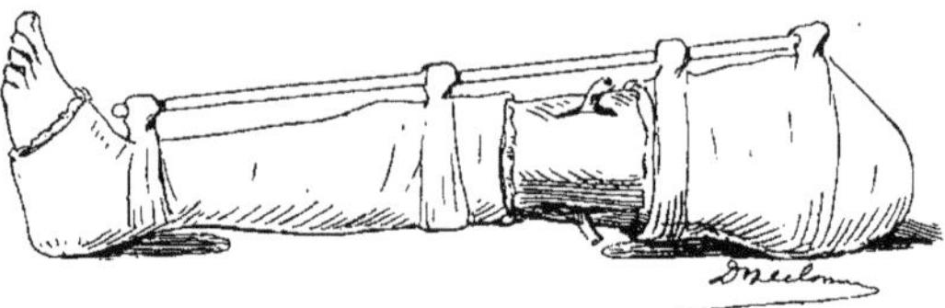

Fig. 256. — Appareil à une tringle droite pour fracture de cuisse.

qu'exceptionnellement employer les gouttières métalliques de Raoult-Deslongchamps comme appareil définitif, pour le traitement des fractures. Par contre les gouttières à valves que j'avais préconisées dans mon *Traité* et mon

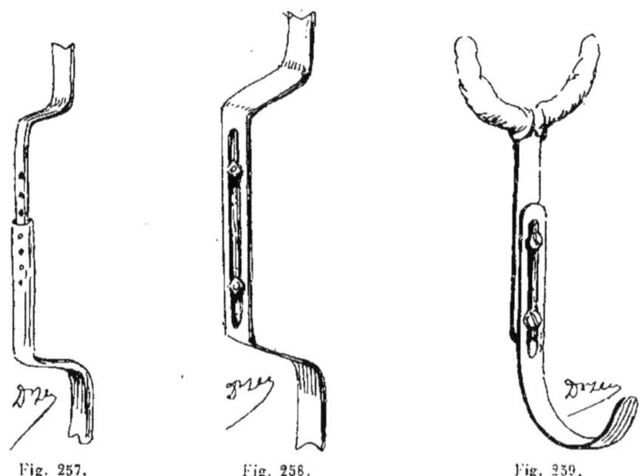

Fig. 257.   Fig. 258.   Fig. 259.

Tiges articulées pour appareils à fractures (ALQUIER).

Fig. 257. — Tubes se pénétrant.
Fig. 258. — Lames métalliques à glissières.
Fig. 259. — Appareil à glissière extensif et contre-extensif pour fracture de l'humérus.

Précis de Chirurgie de guerre ont été très utilisées surtout dans les formations de certaines Régions du Territoire et pour les fractures du membre supérieur comme pour celles du membre inférieur. Elles ont remplacé avantageusement les gouttières communes auxquelles trop de praticiens restaient attachés et se sont substituées très souvent aux appareils plâtrés.

Je n'ai pas à revenir sur ma description, mais ce que je tiens à préciser, c'est : 1° que ces appareils, pour les fractures des tiers moyen et supérieur de la cuisse et pour la hanche, étaient prolongés sur le bassin par un T large ; 2° que chaque fois que l'extension était nécessaire l'appareil se prolongeait sur la hanche et que des échancrures et coudures correspondant à l'ischion et à la branche ascendante, fixées par un large spica, assuraient la contre-extension pendant qu'une traction exercée sur le pied (rapproché de la semelle plantaire par des bandes) *produisait l'extension*, comme l'avait recommandé Raoult-Delongchamps auquel ce dispositif avait été emprunté ; 3° que chaque segment valvulaire était doublé d'un coussin ouaté recouvert d'un taffetas gommé ; 4° que *le membre fracturé n'était jamais pansé après avoir été détaché de l'appareil ;* bien plus, que le *premier pansement*, comme la *première intervention*, étaient pratiqués communément, le blessé étant placé dans l'appareil même, car c'est pour moi un principe auquel je suis resté très attaché, d'immobiliser, *avant tout*, un membre fracturé et de le contenir ensuite d'une façon amovo-amovible.

4° En isolant bien, par de l'ouate non hydrophile, les parties voisines de la plaie on assurait le lavage des plaies dans l'appareil.

Nous ne reverrons plus, parce que l'expérience est venue, ces temps où l'immobilisation des fracturés était et précaire et intermittente et où les souffrances de ces blessés étaient incessantes et atroces au point de leur arracher des cris et de les priver de sommeil. Des centaines de praticiens pourraient témoigner que les gouttières à valves bien immobilisantes, aux valves suffisamment serrées et surveillées dans leur contention, n'imposant aucun déplacement pour les pansements se sont montrés alors excellentes. Encore est-il utile, pour qu'on en tire tout le parti voulu, qu'elles soient et régulièrement taillées et bien appliquées. Or pour un appareil définitif, le chirurgien n'est plus autant soumis aux contingences de temps, d'adaptation du matériel que pour un appareil de transport et il peut se renseigner.

J'ai très souvent, pour faire la démonstration de la sûreté de l'immobilisation et pour donner confiance aux blessés, soulevé une cuisse bien contenue dans sa gouttière et l'ai laissée retomber à quelque distance sur ma main sans que ceux-ci n'éprouvent de secousse douloureuse. Je ne crois pas que l'expérience puisse se renouveler avec tout autre appareil si ce n'est peut-être avec un appareil plâtré complet et récemment appliqué.

Je ne puis résister au désir de citer une observation qui sans doute convaincra de la valeur de ma gouttière à valves à titre d'appareil immobilisant. Elle réduira l'objection avancée sans cesse par des critiques qui ne l'ont pas appliquée ni vu appliquer et qui établissent entre elles et des gouttières à la Mayor une assimilation inacceptable.

L'immobilisation que permet ma gouttière à valves, capitonnée et serrée par ses lacs a eu cet heureux et pour ainsi dire constant résultat de faire en quelques jours tomber la température des fracturés et, avant, de faire cesser les douleurs incessantes, parfois atroces résultant d'une contention imparfaite ; c'est la démonstration de la sûreté, de l'efficacité et de la contention qu'elle procure.

A l'hôpital de F. le C. j'arrivai un soir de novembre 1914 au moment où deux confrères cédant à d'impérieuses instances d'un malheureux blessé qui tenait par-dessus tout à voir cesser des douleurs atroces renouvelées à chaque pansement, se demandaient s'ils allaient pratiquer une amputation de cuisse sous-trochantérienne ou une désarticulation coxo-fémorale. Le cas était extrême. Le fémur frappé à la partie moyenne présentait une fracture à grandes esquilles de 15 à 18 centimètres ; la cuisse était sillonnée de longues incisions, la suppuration était profuse ; le genou atteint d'arthrite suppurée avait été arthrotomisé et il fournissait lui aussi, du pus en abondance. Pour des hémorragies secondaires la fémorale avait été liée au triangle de Scarpa. Le blessé était anémié, scepticémique. Devant la gravité de l'intervention et songeant à la part que les souffrances continues avaient pu avoir dans la précarité de l'état général, je déconseillai l'amputation à condition que le traitement me fut momentanément confié. Mes confrères y consentirent. Le blessé fut endormi. Je plaçai une gouttière à valves bien garnie, je lavai largement tous les cloaques, les attouchai avec la solution du chlorure de zinc au 1/10°, supprimai la plupart des gros drains, recouvris les plaies de gaze, d'une nappe de la poudre désinfectante que j'employais si souvent pour les pansements rares et d'ouate et l'appareil étant fortement serré, surtout au niveau du genou, suivant mon habitude, pour obturer mécaniquement tous les cloaques, le blessé fut réveillé. Apprenant qu'il n'avait pas été amputé, qu'il conservait un membre qui allait ramener ses souffrances, il fut déçu, pleura à chaudes larmes et reprocha qu'on ne se soit pas rendu à son désir. Il ne se calma un peu que quand il apprit que des pansements rares succéderaient aux pansements fréquents. Il dormit la nuit qui suivit mon intervention et les nuits suivantes, la température tomba le second jour et sans interventions complémentaires, en continuant le même traitement, mes confrères obtinrent la guérison de ce blessé que je retrouvai à Sées, dans le service du Dr Homey en avril 1915, méconnaissable, avec le genou ankylosé et sans déformation osseuse notable de la cuisse.

Il me remercia chaleureusement de mon initiative et de n'avoir pas cédé à ses désirs.

J'ai, un très grand nombre de fois, dans les formations des XIVᵉ, XIIᵉ, IVᵉ, XIᵉ, XVᵉ Régions, de 1914 à 1916, affirmé, par l'épreuve, la valeur contentive de cet appareil amovo-inamovible, montré les facilités qu'il offre pour le renouvellement des pansements, le rapprochement des esquilles et la mobilisation hâtive des articulations. Il s'est créé de lui-même et bien aisément de nombreux partisans. A Paris, MM. Le Fur, Bonneau s'en sont servis en supprimant la portion pédieuse et en la remplaçant par le mode qui sert habituellement à la traction continue. M. Pouliken de Brest a imité leur exemple récemment. Dans les ambulances du front, des partisans de l'appareil plâtré l'ont utilisé souvent comme appareil d'attente pendant les premiers jours (Delanglade, Gatelier, etc.).

Des cadres métalliques. — Dans un cadre métallique fermé à ses deux extrémités, de la forme d'un long et peu large rectangle est placé le membre fracturé qui repose, de distance en distance, sur des bandelettes larges lui

constituant une sorte de hamac. Cet appareil dérivé de celui bien ancien de
La Faye, chirurgien du temps de Louis XV, repris et apprécié pendant la

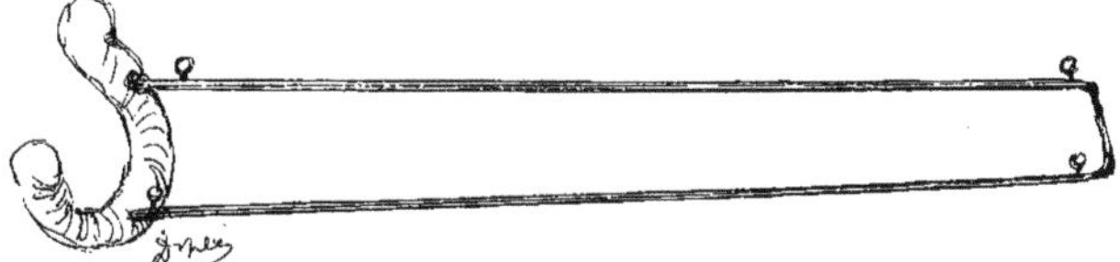

Fig. 260. — Appareil de Blacke pour fracture du membre inférieur.

guerre d'Amérique, a connu, au cours de cette guerre, un regain d'actualité.

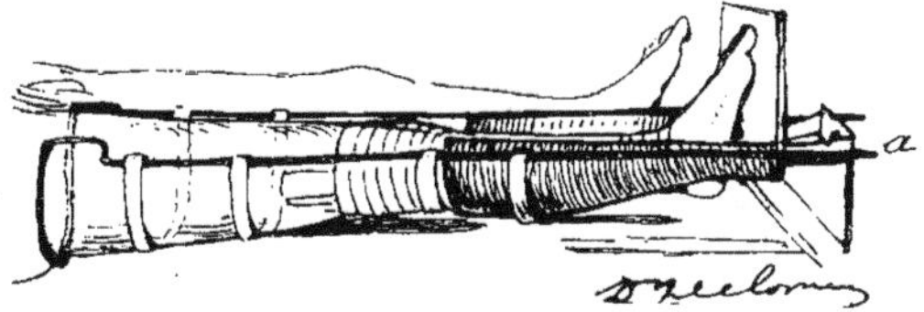

Fig. 261. — Appareil de Cruet pour fracture de cuisse.

Marion pour le membre supérieur a fourni un de ces cadres, en aluminium ; le
chirurgien Blacke de New-York, Cruet et
d'autres ont recommandé ou utilisé un appareil de cette sorte. Ces cadres métalliques
ont été surtout préconisés pour les fractures
de cuisse et on les a disposés pour assurer
l'extension et la contre-extension. La partie
supérieure épousant les sinuosités du pli fes-
sier, de l'ischion et de la branche pubienne,
assujettie au bassin, assure la contre-extension ; l'extension est exercée sur la jambe, le
pied et une corde terminée par des poids glisse
sur la terminaison pédieuse du cadre.

Appareils à extension continue. — Les
appareils de ce groupe ont utilisé deux modes
d'extension continue : 1° l'un ancien, celui qui
confie l'extension à des poids légers ou lourds
et dont dérivent les appareils de Tillaux, de

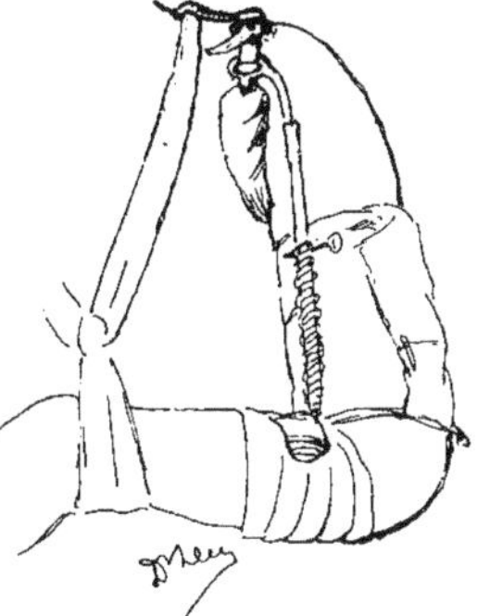

Fig. 262. — Appareil extensif du
professeur Pierre Delbet pour
fracture de l'humérus.

Hennequin, pour le membre inférieur, de Vallas pour le membre supérieur ;
2° l'autre plus récent, dans lequel l'extension et la contre-extension sont obtenues grâce au *déplacement de tiges gemellées.*

Les premiers sont trop connus pour que j'en rappelle ici les dispositions, les seconds plus récents, se sont multipliés entre les mains de MM. QUÉNU, PIERRE DELBET, SOULENCQ, de SANTA MARIA et CALONNE, DUCUING, MANSON, ABADIE D'Oran, GAYET et THERON, VIGNARD de Lyon, ALQUIER et d'autres.

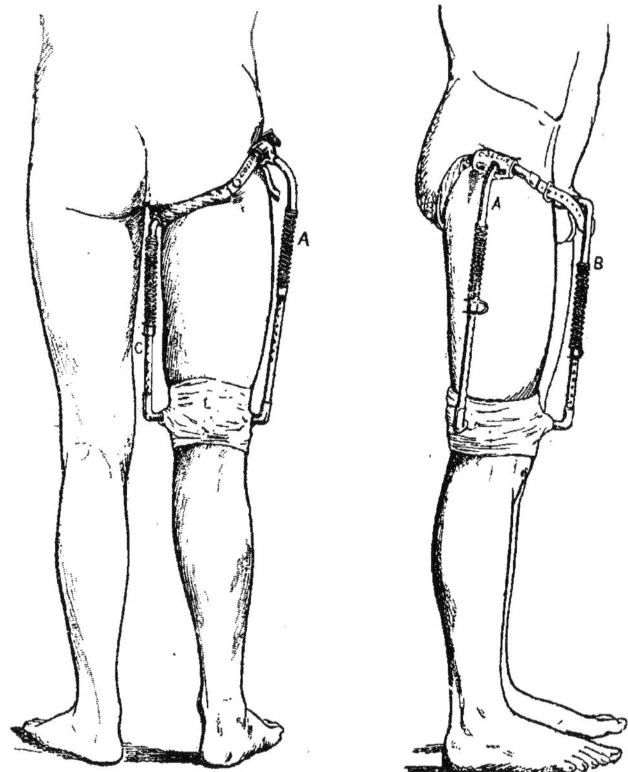

Fig. 263. — Appareil de DELBET pour les fractures de cuisse.

Réduits à leur plus simple expression, ces appareils sont les analogues des appareils à anses métalliques avec cette différence que les anses ne sont pas courbes et qu'elles sont extensibles au lieu d'être fixes.

Au membre supérieur, un arc plâtré prend point d'appui dans l'aisselle; un demi-bracelet recouvre l'avant-bras fléchi et deux tiges emboîtées l'une dans l'autre et susceptibles d'être fixées en des points divers de leur longueur, assurent l'extension. C'est la disposition de l'appareil de M. Pierre Delbet.

Au membre inférieur, pour la cuisse par exemple, l'appui contre-extensif est constitué par un arc métallique ischio-pubien ou un corset plâtré embrassant

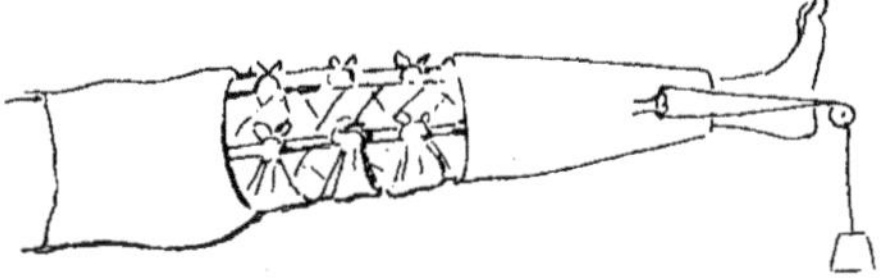

Fig. 264. — Appareil de Gaʏɛᴛ et Théʀoɴ (de Lyon) fait avec des tubes de fonte se pénétrant.

le bassin, et l'appui extensif par un appareil plâtré moulé sur les condyles fémoraux ou s'étendant plus bas.

C'est sur ces deux appuis que se fixent les tiges à emboîtement ou à arrêts.

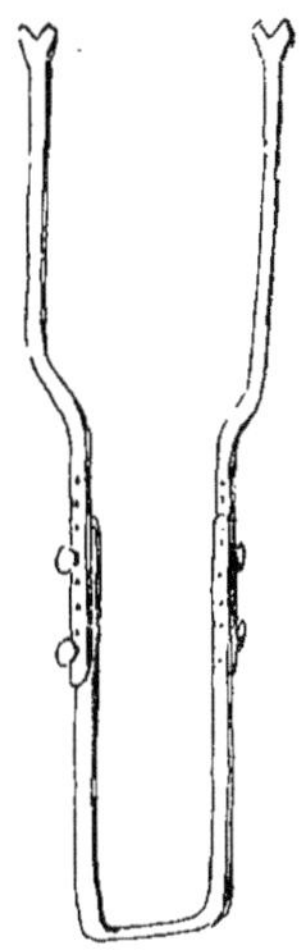

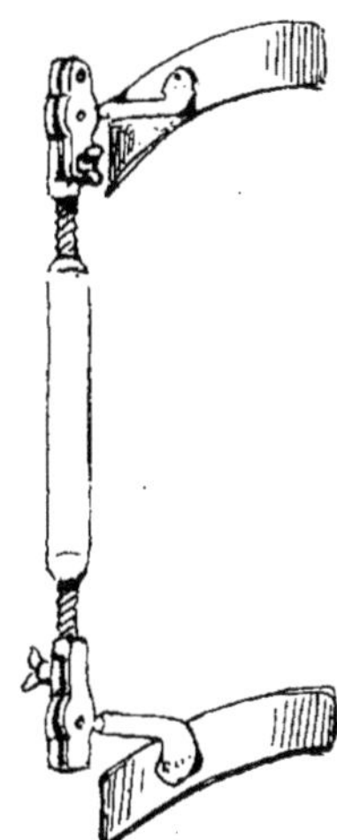

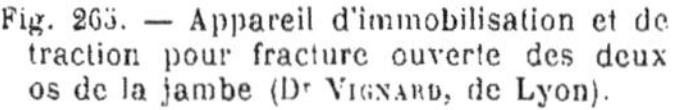

Fig. 265. — Appareil d'immobilisation et de traction pour fracture ouverte des deux os de la jambe (Dʳ Viɢɴᴀʀᴅ, de Lyon).

Fig. 266. — Appareil universel de Sᴀɴᴛᴀ-Mᴀʀɪᴀ pour fractures des membres.

Elles sont d'ordinaire au nombre de deux et placées latéralement ; parfois il y en a trois, deux latérales, l'autre externe (Pierre Delbet).

Dans leur ingénieux appareil, MM. de Santa-Maria et Calonne non seulement réalisent l'extension mais ils corrigent les déformations latérales et par rotation.

Valeur des principaux appareils définitifs employés pour la contention des fractures par les armes de guerre. — A lire les appréciations si exclusivement favorables des partisans de ces groupes d'appareils ou de certains inventeurs de modèles, il semblerait difficile de porter un jugement sur les uns et les autres. Certains les trouvent parfaits, incomparables, d'autres les déprécient et inversement. Il serait plus juste et plus vrai de reconnaître qu'ils ont tous des avantages et des inconvénients, qu'ils ont leurs indications et leurs contre-indications. Tel appareil très avantageux pour corriger une grosse difformité, se montrera inutile lorsque la difformité sera absente ; tel facilitera mieux que tout autre des pansements délicats et répétés qui n'aura plus le même degré d'utilité si on a affaire à une fracture de guérison facile, presque aseptique. En sorte que je crois qu'il est bien plus intéressant de supputer leur valeur propre ou leurs inconvénients que de les opposer les uns aux autres dans la pensée d'établir des rangs de préférence.

1° Pour des blessés peu infectés et traités sur place, présentant des fractures de réduction facile, des plaies peu étendues, les *appareils plâtrés fenêtrés* sont précieux. Saisissant et maintenant le membre dans un moule inaltérable, rigide, qui lui impose une forme normale, ils satisfont pleinement à la première condition d'un appareil : bien assurer l'immobilité. Or cette immobilité qui prévient les douleurs, les déplacements irritants et infectants vaut le meilleur des antiseptiques. Pour M. Calot l'appareil plâtré fenêtré est l'appareil contentif le plus pratique pour l'avant, pour l'arrière et le transport : « Le plâtre suffit à tout et ne peut être remplacé par rien ». C'est le cri d'enthousiasme et de reconnaissance d'un praticien habile, habitué à tirer le meilleur parti d'un instrument d'ailleurs bon, mais cette appréciation si élogieuse ne résiste pas au contrôle des faits.

Avec une fracture dont les fragments ont tendance à se déplacer, alors même qu'on se prive du revêtement ouaté épais qui se tasse si facilement, ces appareils exposent à des déformations durables, et si la sécrétion de la plaie est abondante, ils s'infectent aisément, rendent la surveillance difficile. C'est bien connu. Beaucoup de ceux qui ont adopté l'appareil plâtré fenêtré ne l'appliquaient qu'au bout de quelques jours, alors que les pansements fréquents n'étaient plus si utiles. Il s'accorde mal avec la pratique de l'irrigation. Qu'on l'emploie quand même dans ces cas, soit, mais on sait les inconvénients auxquels il expose et il faut s'attendre à de nombreux remplacements pénibles et parfois nuisibles pour le blessé.

Enfin dans les formations encombrées on lui a reproché d'être d'application lente et c'est exact[1].

La plupart des partisans de l'appareil plâtré fenêtré total et continu ou

---

1. M. Calor répond à l'objection de la lenteur d'application en affirmant qu'un praticien aidé de 4 à 5 infirmiers expérimentés (on ne peut s'attendre à les trouver partout), en peut construire 50 par jour. Il se charge pour sa part d'en placer 150 par jour. Peu de chirurgiens pourrait rivaliser avec lui d'habileté.

bivalve reconnait qu'il est prudent de ne pas l'appliquer de suite, mais d'attendre que la période d'infection aiguë soit passée. Et alors c'est un autre appareil et souvent la gouttière métallique à valves qui pendant cette période d'attente devait servir et a servi. On sait combien les fractures, surtout celles des membres inférieurs sont menacées d'accidents infectieux à marche rapide et sous leurs formes les plus graves de phlegmons diffus, de phlegmons gangréneux, de gangrène gazeuse. Masquer le membre, qu'il y a lieu au contraire de surveiller de très près, c'est faire courir de grands risques au blessé.

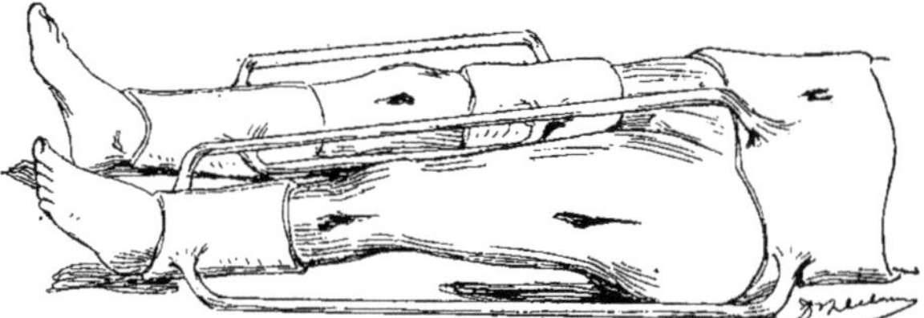

Fig. 267. — Appareils à deux triangles et à anses pour fractures du membre inférieur (genou à droite et cuisse à gauche), appareil trop distant pour la fracture de cuisse.

En somme ces appareils sont bons. A mon sens, leur emploi est conditionné dans leurs indications. Ils ne sont pas panacée générale.

2° Les *appareils plâtrés à anses* se sont recommandés par les extrêmes facilités qu'ils offraient pour les pansements. En quelque point que siège la plaie, son pansement, les lavages, certaines interventions d'ordre secondaire et localisées sont très aisés. De ce fait, depuis le milieu de l'année 1915 surtout, ils ont joui d'une vogue extraordinaire auprès d'un grand nombre de chirurgiens. Des enthousiastes ont dit : c'est l'appareil de choix, quelques autres, exclusifs, auraient voulu voir disparaitre les autres appareils, qui conservaient, malgré tout, les préférences d'autres confrères.

Mais il y a eu l'ombre au tableau. Ils sont compliqués, difficiles et longs à construire. Tel de ces appareils demande plus d'une heure, parfois deux heures pour sa confection quand le praticien n'est pas tout particulièrement exercé à les préparer. C'est beaucoup de temps, dans une formation surchargée de blessés. Ils sont encombrants, exposent par leurs pièces excentriques à des heurts et quand on a parcouru les formations, on constate qu'on s'est attaché souvent à les compliquer sans raison [1].

1. M. MARQUIS dans la *Presse médicale* (17 janvier 1916) s'exprime ainsi à leur sujet : « La nouveauté des appareils à anses a mieux mis en relief leurs mérites que leurs inconvénients. Pour que l'expérience d'hier profite à la pratique de demain, il faut garder le souvenir de ces fractures de cuisse qui après l'ablation de l'appareil à anses présentaient 6 centimètres et plus de raccourcissement ».

« Que reste-t-il donc à l'actif des plâtres à anses? Le seul prestige de la chose compliquée. Une qualité aussi négative suffira-t-elle à faire oublier leur imprécision si flagrante et tous leurs autres défauts ». CALOT, o. c., p. 134.

Le principal reproche qu'on leur a adressé, et il est capital et il est impossible d'en atténuer l'importance, car on n'a eu que trop à l'éprouver, c'est qu'ils n'assurent que très imparfaitement la contention de la fracture. Si on se donne beaucoup de place pour le pansement, on perd d'autant ses points d'apppui pour l'immobilisation des fragments. Le membre diminuant rapidement de volume, l'ouate se tassant, les longues tiges osseuses mal soutenues se dévient et leur déviation entraîne celle des esquilles adhérentes. Le cal est vicieux.

M. Calot a signalé le déplacement fréquent et facile, en arrière, de ces esquilles dans les fractures de cuisse. Il se forme là « un précipité d'esquilles » Des partisans déclarés de ces appareils ont reconnu le défaut. Ils conseillent l'application d'une attelle postérieure métallique à chaque pansement. Le résultat n'est pas pleinement acquis. Faciliter le pansement de la plaie est bien, mais c'est trop souvent aux dépens de l'immobilisation que ces facilités sont obtenues et s'il en est ainsi déjà quand les appuis sont rapprochés, l'inconvénient s'accuse quand ceux-ci sont distants, indirects, qu'ils portent sur des points éloignés. Et alors des articulations nouvelles sont reprises dans l'appareil, emprisonnées et menacées de s'enraidir (fig. 267).

Enfin, on doit remarquer pour eux, comme pour les appareils fenêtrés, que souvent ils ne sont pas immédiatement applicables et beaucoup de ceux qui les employèrent, ne s'en servirent qu'après les trois, quatre, cinq premiers jours, ou après le huitième, dans le cas de fractures aseptiques et, du sixième au quinzième jour pour, les fractures produites par les projectiles d'artillerie (Lance). C'est encore souvent la gouttière qui a permis de franchir le mauvais pas.

3° *Des gouttières métalliques à valves.* — Je n'ai cessé de faire ressortir, m'appuyant sur les résultats de la partie la plus active de ma carrière, résultats que cette guerre a confirmés, que les appareils *amovo-inamovibles* sont précieux. Ils permettent la surveillance incessante du membre, l'application aisée des pansements, la compression médiate, au besoin progressive, de dehors en dedans sur les esquilles adhérentes, par des tampons ouatés au besoin renforcés par de petites attelles, la compression directe par les mêmes moyens sur les fragments déviés ; ils sont extensifs si on juge l'extension nécessaire, s'appliquent rapidement, se modifient au gré du chirurgien si on les fait tailler dans des feuilles métalliques mises à sa disposition. Ils assurent bien l'immobilisation, suivent le membre fracturé dans ses développements comme dans ses retraits, enfin ils se laissent traverser par les rayons X.

Malgré les facilités extrêmes que l'écartement des valves offre pour l'application de la majorité des pansements, les rapports de certaines plaies avec la partie fixe de la gouttière compromettent cette facilité. Pour la conserver, on a perforé là la gouttière, comme on le fait pour un plâtre (Le Fur, Bonneau) Les critiques adressées à ce mode d'immobilisation ont porté surtout sur les douleurs et les déplacements osseux qu'il provoque au cours des pansements et sur l'insuffisance de la contention.

Pour ce qui est des douleurs et des déplacements au moment des pansements, une confusion bien gratuite a été établie là entre la gouttière ordinaire et la gouttière à valves. Je le répète, jamais *gouttière ne doit être déplacée et dans mes mains n'a été déplacée, pour assurer les pansements* et lors de l'application des compresses de gaze et de l'ouate que la striction de l'appareil maintient, j'ai soin de placer celles-ci longitudinalement, pour que leur ablation se fasse sans secousses. Je glisse la gouttière sous le membre fracturé après nettoyage extérieur et désinfection de la plaie et une fois placée je ne la change plus. Les pansements se font après écartement des valves et si les coussins recouverts de taffetas se souillent, je les nettoie *in situ*.

Il est inadmissible qu'on accuse une carapace métallique embrassant la presque totalité d'un membre, de mal assurer une immobilité liée à la *striction de lacs à boucle* que le chirurgien a sous la main et peut resserrer à volonté. On comprend qu'un appareil inamovible qui restera fixé dès son application comme l'appareil complet, puisse mériter pareil reproche; il est inapplicable à la gouttière à valves si la striction est suffisante et surveillée. J'ai toujours serré mes appareils assez pour assurer une bonne contention et m'en suis bien trouvé. Le chirurgien doit savoir parfois résister à certains blessés pusillanimes et à des craintes personnelles que rien ne justifie. Tout s'apprend, même l'application si simple d'une gouttière métallique à valves. Mais combien l'ont critiquée qui jamais ne l'ont appliquée, ni pris la peine de la voir appliquée [1].

Je ne saurais trop le répéter, quand les plaies ne correspondent pas à la partie fixe de l'appareil et qu'elles ne sont ni très grandes ni très secrétantes, cet appareil est bon.

4° *Les cadres métalliques.* — Par la facilité qu'ils donnent pour les pansements et l'extension, ces appareils sont des plus recommandables. La contension fragmentaire, avec eux, laisse par contre à désirer et ceux qui les emploient n'ont cure des compressions médiates que réclament des esquilles latérales.

5° *Appareils à extension continue par les poids.* — Employés de préférence dans la pratique commune pour le traitement des fractures de la cuisse

---

1. Dans un nombre considérable de formations de villes importantes j'en ai fait tailler sur place, le plus souvent en empruntant la main-d'œuvre militaire, l'autre étant absente. Des infirmiers ouvriers en fer, des blessés, en avaient bientôt établi un stock réalisant une économie notable sur les gouttières en fil de fer déplorables, mais toujours conservées à cause des facilités de leur emploi. Une gouttière en fil de fer coûte de 5 et 15 francs suivant qu'il s'agit d'une gouttière du membre supérieur ou du membre inférieur; une gouttière de zinc construite ainsi revient de 1 à 2 francs et, aisément, désinfectable elle peut servir à plusieurs blessés. On peut en tailler cinq du membre supérieur et inférieur dans une feuille de zinc n° 13. Forcé à moins d'économie de métal qu'au début et du reste ayant à remplir des indications spéciales sur des blessés de cuisse atteints de fractures hautes que je n'eusse pas jugés transportables, mes appareils de cuisse se prolongeaient alors sur le bassin.

fermées, ils se recommandaient tout naturellement, dès le début, aux nombreux chirurgiens que cette guerre a mobilisés et qui avaient à traiter des fractures dans les formations stables de l'arrière. Quand l'avant s'est stabilisé, cette pratique s'est étendue à l'avant. A voir se généraliser ainsi l'emploi de cette méthode dans le traitement de nos fractures, la chose paraît d'autant plus inexplicable que ses partisans les plus déclarés l'ont toujours réservée aux fractures fermées. On ne comprend pas en effet qu'on imprime journellement et parfois plusieurs fois par jour des secousses et des déplacements étendus, douloureux et compromettants pour la consolidation osseuse, à des membres fracturés, en vue du pansement de leurs plaies, sans parler des déplacements involontaires ou imposés par des exigences naturelles.

A supposer que cette extension suffise à corriger des déplacements fragmentaires axiles, suivant la longueur, corrige-t-elle ceux suivant l'épaisseur, les antérieurs, les latéraux, les rotations? Quels sont ceux qui emploient les *huit* lacs complémentaires chargés de prévenir ceux-ci et que M. CALOT réclame. Je n'ai vu nulle part cet arsenal accessoire. Et le refoulement des attelles esquilleuses vers les fragments, qui les fixe si bien, en attendant une soudure par le cal la plus étroite possible, partant la plus vite assurée, la plus solide, la plus régulière, ce refoulement que je ne cesse de réclamer depuis le début de la guerre et dont on commence seulement à comprendre l'utilité, qui l'assure là où il n'y a ni constriction circulaire ni action propulsive de dehors en dedans localisée par des tampons à la fois solides et élastiques? L'extension continue n'en a cure.

Avec elle on n'a en vue que le rétablissement de la longueur du membre; mais c'est, on pourrait dire enfantin, de le rechercher avec un poids de 5 kilogrammes alors que des poids lourds de 15, 20, 30, si exceptionnellement supportés, sont incapables de le réaliser et que M. PAUL DELBET montre que pour réduire telle fracture de cuisse sous chloroforme, il faut parfois une traction de 150 kilogrammes. C'est donnée classique qu'au bout de quelques jours ce rétablissement est impossible; Malgaigne l'avait déjà démontré. Mais tout cela est lettre morte, l'extension continue est la méthode qu'on a apprise, c'est la seule qu'on a vu utiliser, c'est la seule qu'on emploiera, alors même que les conditions de l'emploi sont toutes différentes de celles de la pratique civile.

Le résultat? Il a été et reste généralement *déplorable*.

Si j'en juge par l'examen du très grand nombre de blessés que j'ai vus, on n'a pas le droit, d'une façon générale, d'être satisfait des résultats qu'a donnés jusqu'ici le traitement des fractures, en particulier de celles dont la contention est difficile ou délicate, c'est-à-dire des fractures de la cuisse. Dès les premiers mois de cette guerre, je les avais constatés, ces résultats désavantageux, et c'était la raison pour laquelle je demandais que les fractures de cuisse soient toujours soignées par des chirurgiens de carrière et que je faisais porter aux praticiens une grosse part de responsabilité dans les cals difformes observés.

Ces résultats qui vont être si dommageables et pendant tant d'années pour l'Etat et pour les blessés, sont en grande partie une conséquence de l'indifférence, voire du dédain apportés dans nos Ecoles et les services hospitaliers au traitement de cette variété de traumatismes. Absorbés par leurs interventions opératoires, pris par d'autres soucis, les chirurgiens de renom désignés pour instruire les élèves abandonnent à des aides parfois étrangers à ces services, la préparation et la surveillance des appareils ; la déligation chirurgicale à laquelle les anciens avaient donné large place à côté de la médecine opératoire était délaissée dans l'enseignement. A l'Ecole d'application du Val-de-Grâce à l'époque où elle recevait des Docteurs en Médecine de toutes les Facultés, mes collègues et moi étions chaque année, dans l'obligation de reprendre un enseignement complètement négligé, de corriger une mentalité dont nous prévoyions les conséquences. J'ai vu au cours de cette campagne ce dédain et cette insuffisance s'accuser par l'abandon, dans des formations de l'arrière, de la préparation et de la surveillance des appareils des fracturés de cuisse par des éléments féminins riches de bonne volonté, mais de connaissances techniques, élémentaires !

La proportion élevée des fracturés, leur répartition au petit bonheur, au début, sans qu'il soit tenu compte des aptitudes chirurgicales des médecins traitants ont contribué, de leur côté, à augmenter ce bilan énorme, déplorable de raccourcissements, de déviations, de cals difformes, de raideurs articulaires, d'ankyloses. Avec une pratique plus étendue, cet état de chose s'est en partie corrigé ; l'expérience, l'habilité sont venues ; on a vu que le *traitement de fractures constituait la grosse tâche du chirurgien d'armée*, qu'elle était plus délicate, plus variée, plus digne d'intérêt qu'on ne se l'imaginait, de conséquences plus hautes qu'on ne l'avait supposé ; un changement notable a été constaté dans les résultats, mais je ne crains pas de le dire, ce changement n'est pas encore ce qu'il devrait être et c'est à nos yeux un devoir pour les chefs du Service de santé et les chirurgiens consultants, de veiller à ce que les blessés et l'Etat bénéficient là des compétences, fixent celles-ci à la poursuite des buts qu'ils ont à atteindre et se montrent exigeants sur les résultats. Il n'est point besoin de longs examens pour se renseigner. Le sort des fracturés, je persiste à le dire, dépend de la valeur de ceux qui les soignent et du souci qu'ils en prennent personnellement et entre une série d'invalidités des graves intérêts du blessé et de l'Etat si compromis, et des considérants moins importants, la conduite à tenir n'est pas hésitante. Le blessé n'a pas assez de garanties avec la formule : le praticien relève de sa conscience et de son savoir.

M. CALOT, lui, fait porter la faute de cet état de chose à la technique utilisée quand ce savoir n'est qu'égal à la bonne volonté de l'opérateur.

Pour les fractures de cuisse, dans des services de maîtres reconnus, de praticiens soucieux de leurs résultats, attachés à leurs blessés, le *cal en crosse*, saillant en dehors, avec des raccourcissements allant jusqu'à 6, et parfois 8, 10 centimètres est terminaison habituelle. Et l'on accepte ces résultats avec une sorte de fatalisme !

J'ai vu, il est vrai, des cas qui ne rentraient pas dans la règle, des guérisons sans raccourcissements notables et sans cals exubérants, mais à examiner les choses sans parti pris, force est de reconnaître que ces cas rentraient dans le cadre des fractures sans déplacement marqué, parfois engrenées, somme toute, simples ou à grandes esquilles formant attelles, etc. La méthode a bénéficié d'un succès facile qu'on eut pu obtenir de toute façon.

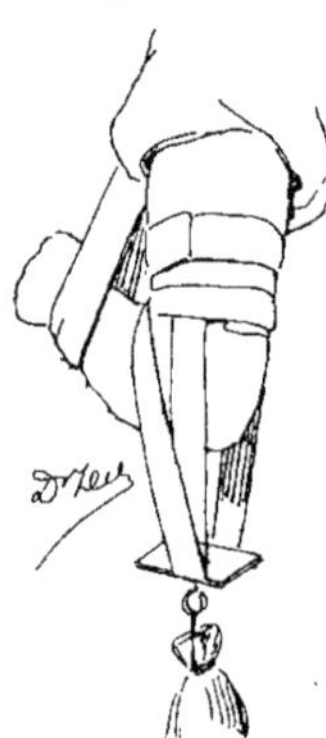

Fig. 298. — Appareil extensif pour fractures de l'humérus (professeur Bérard de Lyon).

D'après ce que j'ai vu, et l'observation a été des plus importantes, ma conviction est faite, cette méthode n'est pas à conseiller pour les fracturés de la cuisse. Les appareils à extension continue à faible poids ou à poids lourds ne sont pas des appareils de chirurgie de guerre. Les indications qu'ils recherchent sans les obtenir, sont, en général, plus sûrement réalisés par d'autres appareils plus simples. Beaucoup se sont contentés de simples appareils contentifs (attelles, cadres, gouttières) (fig. 270) et ils s'en sont loués. Ils suffisent dans un certain nombre de cas.

Pour le bras, les grands déplacements axiles sont rares, la réduction s'en

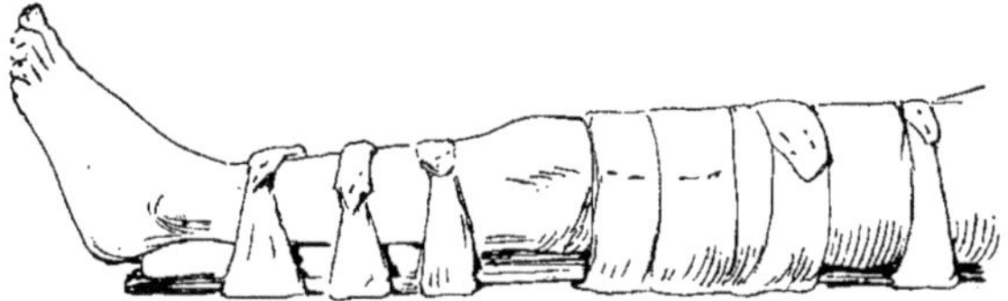

Fig. 269. — Appareil simplement immobilisant de Duvernay pour fracture compliquée de la cuisse (attelle postérieure).

obtient facilement, la contention suffit d'ordinaire à maintenir cette réduction, en même temps qu'elle assure le rapprochement des esquilles.

J'ai vu de nombreux blessés munis d'appareils dans lesquels l'extension était assurée au niveau du coude par des poids ballants — que le blessé enlevait souvent, me disait-on, en dehors des salles — ou par des enroulements de mètres de plomb au niveau du coude. Les résultats n'étaient pas différents de ceux obtenus par une réduction primitive suivie d'une contention (fig. 268).

La présence de plaies à la partie postérieure du membre inférieur est un grand obstacle à l'emploi de l'extension continue suivant le mode commun.

On a conseillé de traiter, par la gouttière, les fractures de cuisse, celles pour lesquelles l'extension semble la plus indiquée, pendant les premières semaines, et par l'extension continue quand les plaies sont guéries, mais alors, comme le fait remarquer M. CALOT, l'extension est inutile car on n'a plus d'action sur le foyer fracturaire.

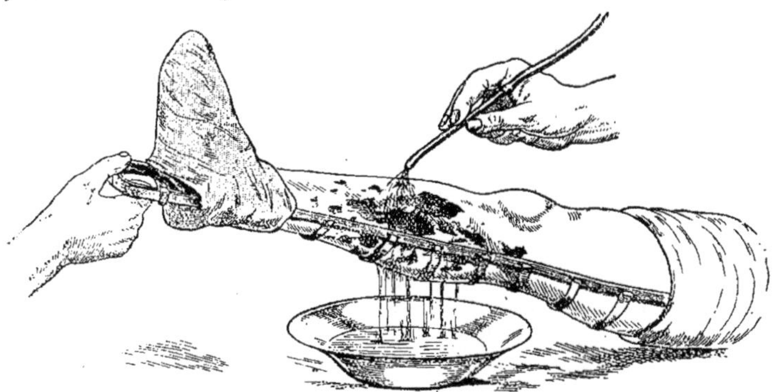

Fig. 270. — Appareil de MARION confectionné avec les attelles en aluminium, permettant les lavages de la plaie.

Appareils à extension continue à tiges extensibles. — Avec leurs tiges rigides et distantes de la surface du membre, avec les gaines plâtrées qui, dans certains modèles, servent d'appui, ils se rapprochent des appareils à anses; la surface du membre est libre, les plaies sont facilement pansées. C'est un réel avantage.

Le bruit fait autour de certains d'entre eux est tel qu'on pourrait croire que l'appareil à extension continue à tiges extensibles est l'appareil type pour la contention des fractures par armes à feu du membre supérieur et du membre inférieur. La lumière a attendu 1915 pour nous éclairer. Mais il faudrait d'abord établir : 1° *que l'extension est de toute nécessité ;* 2° en second lieu que *l'extension seule fait disparaître tout déplacement.*

Or ceux qui ont observé beaucoup de blessés de guerre et je dois me ranger parmi eux, savent qu'un grand nombre de fractures du membre supérieur et du membre inférieur n'ont besoin que d'un appareil contentif immobilisant pour se consolider régulièrement. Voilà pour le premier point. Le second est solutionné par les aspects fournis par un nombre important de radiographies. Celles-ci restent le criterium, en dépit des critiques connues ;

or l'examen de ces radiographies montre que la correction suivant la longueur est loin d'être constante et que la correction suivant l'épaisseur, l'est peut-être moins encore alors que le type de fracture est simple, et le blessé soigné par un chirurgien de carrière. Voilà ce que j'ai vu un grand nombre de fois, le fait n'est pas contestable[1].

Et l'on comprend qu'il en soit ainsi. C'est par des pressions latérales extérieures — les moyens directs étant mis à part — et par rien autre, qu'on lutte contre des déviations latérales, fragmentaires et esquilleuses. Or, ceux qui ont imaginé ces appareils, à part MANSON[2] n'ont eu cure de réaliser ces pressions. Et une réduction primitive régulière et complète serait-elle maintenue par une tension idéale des tiges qu'on ne serait pas autorisé à l'espérer constante, définitive? Plus l'extension sera forte, moins elle sera tolérée. Le chirurgien sera désarmé par le blessé lui-même ; ou bien il passera outre et ce sera l'escharre ischiatique, ischio-pubienne ou condylienne. J'ai observé dans maintes formations de ces blessés qui avaient été évacués au cours du traitement ; dès leur arrivée, ils avaient *demandé* à être débarrassés de leurs appareils parce qu'intolérables ou ulcérants.

Une extension lente, progressive, comme l'a recherchée M. ALQUIER, assurerait-elle mieux la tolérance? C'est possible. Quelques faits le faisaient espérer. Avec les constructions actuelles, elle ne donnerait pas sûrement satisfaction pour la correction des déviations latérales.

Ces appareils ont eu leurs succès dans des cas de traitement même difficile mais avec raison, on leur a, de divers côtés, reproché d'être insuffisamment contentifs, d'exposer à des compressions mal supportées, à des escarres ischiatiques ou fémorales (condyliennes), de n'être pas toujours applicables vu le siège de la fracture (CRUET, GALLAND), de nécessiter une grande surveillance, d'être fragiles (LANCE). Ceux qui, véritables appareils de luxe, ont besoin de sortir de l'atelier d'un constructeur d'instruments de chirurgie, sont coûteux et non susceptibles de généralisation. Ils ont leurs indications spéciales.

M. CALOT me semble dans le vrai quand il considère ces appareils comme inférieurs à l'appareil plâtré total.

L'épreuve d'ailleurs se continue et elle prononcera, mais il en est de cette méthode comme de beaucoup d'autres. Elle ne s'imposera pas parce qu'elle donnera des résultats avantageux dans des mains très spécialisées dans ses applications et tout particulièrement attentives. Les exigences de la pratique de la chirurgie d'armée sont tout autres[3].

---

1. Je constate que sur ce point mon opinion est partagée, après contrôle des résultats, par divers chirurgiens, par MM. MARQUIS, DEGUY et bien d'autres.

2. MANSON se sert d'une gouttière métallique postérieure qui comprime les tissus dans l'étendue de l'espace libre laissé par l'appareil ; alors l'ensemble est un appareil enveloppant ni fixe, ni mobile.

3. Prônés en particulier par MM. LAMARE, MARSCHAK et BLANCO, ALQUIER, VIDAL, MORNAND, les

L'appareil de MM. DE SANTA-MARIA et CALONNE est très ingénieux. Il corrige les déplacements dans tous les sens, mais il est compliqué. M. ABADIE s'est, dans son appareil pour fractures de l'humérus, servi de la traction de tubes de caoutchouc.

Pour les fractures de la cuisse, le professeur PIERRE DELBET a préconisé deux appareils utilisables pour la marche, en cours du traitement. L'un est un spica plâtré appliqué sur la fracture réduite. Bien modelé sur l'ischion et sur le genou, sans descendre au-dessous du milieu de la jambe, il fixe l'extension obtenue par la traction; l'autre (1915) est l'appareil à tiges métalliques écartées par des ressorts à boudin.

MALGAIGNE s'était déjà élevé contre l'emploi des appareils de marche. Il considérait cette pratique comme téméraire et exposant à des risques. HENNEQUIN les condamnait. Je les ai vu souvent employer par RAOULT-DESLONGCHAMPS, sans insistance, pour donner confiance à ses fracturés. M. CALOT fait remarquer que leur utilité est contestable[1]. Les congestions hypostatiques sont rares, chez les jeunes gens; l'emprise sur le genou exposerait à sa raideur et la consolidation serait plutôt retardée...

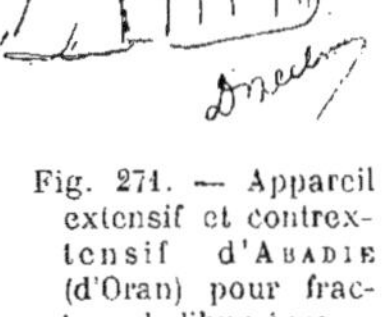

Fig. 271. — Appareil extensif et contrextensif d'ABADIE (d'Oran) pour fracture de l'humérus.

La conclusion qui semble ressortir de l'examen impartial des faits c'est :

1° Qu'aucun des modes actuels de contention definitive des fractures communes par coup de feu ne donne de satisfaction absolue ;

2° Que chaque groupe a ses avantages et ses inconvénients et qu'il appartient au chirurgien de s'inspirer des conditions de fonctionnement et des cas d'espèces, pour assurer des choix qui peuvent être très variables suivant ces circonstances et les catégories de blessés.

Des déplacements osseux. — L'épreuve de cette guerre semble bien avoir montré que les déplacements des fragments dans les fractures par coups de

appareils du professeur Pierre DELBET ont été à la *Société de chirurgie* l'objet de nombreuses communications, observations et remarques. M. ALQUIER s'est arrêté à la question des escarres. Sur 9 fracturés qu'il a traités et dont il a parlé au cours d'une Communication, il n'a pas eu d'escarres. Les appareils sont enlevés sur les blessés évacués en raison du petit nombre d'appareils dont on dispose. M. ALQUIER aurait soigné 450 fractures. M. MORNARD a soigné 10 fracturés sans voir d'escarres.

M. LANCE, o. c., parlant du traitement des fracturés de cuisse à l'ambulance avec l'appareil DELBET, nous dit « qu'il est fragile, dans bien des cas mal toléré et donnant une escarre périnéale ». M. CRUET, au sujet de son emploi sur des blessés hospitalisés, dit n'en pas user parce « qu'il n'est pas applicable aux fractures graves du 1/3 supérieur ou du 1/3 inférieur du fémur, car les points osseux manquent; de plus cet appareil n'est pas toujours toléré, l'escarre ischiatique est loin, pour lui, d'être une rareté.

1. « Faire marcher d'emblée les blessés qui ont une fracture compliquée de cuisse, c'est un jeu brillant mais un jeu dangereux, au double point de vue de la plaie et de l'infection et de la correction de la fracture. » CALOT, o. c., p. 263.

feu ne sont pas, d'une façon générale, aussi fréquents, aussi étendus et aussi irréductibles que le sont ceux des fractures communes[1]. Je l'ai fait ressortir et crois en avoir trouvé les raisons dans l'impact moins étendu pour les premières, dans l'action moins prolongée de la cause vulnérante, dans l'absence de pressions axiles souvent violentes (chutes), dans les dilacérations musculaires, enfin dans le rôle de contention joué par les grandes esquilles. J'ai reproduit des radiographies remarquables de fractures correspondant à des points où sur le fémur et l'humérus, en particulier, les déplacements sont la règle et où il était visible que l'une de grandes esquilles, véritable *attelle intérieure* avait prévenu la déviation fragmentaire.

Les déplacements des fragments sont parfois atypiques, le plus souvent ils sont typiques. Je les rappellerai en temps et lieu. Ils sont aussi fréquemment latéraux qu'axiles et c'est sur les membres à un seul os, sur l'humérus et surtout sur le fémur qu'ils sont le plus habituels. Quant aux déplacements des grandes esquilles ils sont à la fois axiles c'est-à-dire répartis sur la longueur ou latéraux c'est-à-dire accentués suivant l'épaisseur; les derniers sont les plus fréquents et souvent les seuls. Les grandes esquilles sont alors écartées de l'axe de l'os et il n'est pas rare de les voir former un double arc à convexité extérieure quand elles sont divisées par leur milieu, que la perforation a été centrale et un seul arc quand celle-ci a été périphérique. Ces aspects que la radiographie traduit bien sont à retenir. Ils doivent préoccuper le chirurgien, l'inciter à adopter la pratique qui consiste à assurer sur elles des pressions médiates, pratique que j'ai si souvent recommandée et qui commence à être acceptée.

On aurait le droit de s'étonner du nombre des difformités susceptibles d'être prévenues ou corrigées qu'ont accusées les radiographies bien interprétées fournies par les blessés des premières années de cette guerre. Il parait inadmisible qu'elles n'aient pas davantage préoccupé. C'est, qu'à des soins insuffisants, s'est joint le souci trop exclusif du pansement des plaies, lequel constitue, pour certains, le principal de la cure, c'est qu'on a eu trop de confiance dans des appareils imparfaits, trop peu surveillés; c'est qu'on n'a pas assez tiré parti du contrôle de la radiologie. Lorsque celle-ci peut apporter son concours, toute fracture devrait être radioscopiée ou radiographiée dans son appareil, après l'application de celui-ci, vérifiée par une nouvelle épreuve après un transport, contrôlée toujours dix à quinze jours après la pose de l'appareil, c'est-à-dire au commencement de la consolidation alors qu'une correction est encore possible. C'était pour faciliter cet examen que le Service de santé avait cru devoir remplacer, par l'aluminium, le zinc de ses gouttières.

1. Ed. DELORME. Des fractures par coup de feu et en particulier de leurs déplacements, *Archives de Médecine et de Pharmacie militaires*, 1916-1917.
Chirurgie de guerre. Les Fractures, 1 vol. Paris, Fournier. o. c.

La réduction des déplacements a été le plus souvent recherchée en une seule séance, sous anesthésie ou sans anesthésie, avant la pose de l'appareil. La stabilité des fronts a souvent permis dans les fractures du fémur, de la poursuivre en plusieurs séances successives rapprochées du moment de la fracture (ALQUIER).

On a fait trop bon marché, à un moment donné, de la correction dite esthétique. A s'en trop désintéresser on en est arrivé à se contenter de résultats fort imparfaits entraînant des racourcissements notables, des déviations terminales nuisibles au bon fonctionnement du membre. Il y a lieu d'attendre de la constitutton des centres spéciaux pour fractures qui fonctionnent depuis 1915 des guérisons moins passibles de critiques.

En résumé, d'après mes constatations, l'épreuve conduite jusqu'ici a montré : que la correction des déplacements fragmentaires et esquilleux ne préoccupait pas toujours autant qu'elle aurait dû le faire.

Que les appareils utilisés ne présentaient pas toujours les conditions voulues pour maintenir la correction primitive (appareils plâtrés à anses).

Que si la correction fragmentaire était obtenue par des tractions axiles et parfois latérales, le rapprochement des grandes esquilles et des fragments par des pressions localisées, exercées de dehors en dedans, n'était que rarement recherchée.

MODES PARTICULIERS DE TRAITEMENT DES FRACTURES

ESQUILLECTOMIE TOTALE, RÉSECTION DIAPHYSAIRE. — L'idée de la simplification des foyers de fracture par l'ablation de toutes les esquilles, qu'elles soient libres ou adhérentes et par l'excision des extrémités des fragments est une pratique bien ancienne. Pour le traitement des fractures par armes à feu, elle remonte au temps de PARÉ. Dans toutes les guerres elle a eu ses partisans. Des chirurgiens de l'Empire, pour en prévenir les conséquences, combinaient cette excision avec la greffe osseuse immédiate empruntée à l'animal. Après l'épreuve de la guerre d'Amérique, SPILLMANN et moi l'avions condamnée[1]. Je l'avais déconseillée au début de cette guerre. Inspiré par les souvenirs d'OLLIER qui cependant l'avait utilisée, sans succès, en 1870, M. LERICHE[2] surtout l'a reprise et s'en est fait l'apôtre dans ses écrits et par sa pratique, en insistant sur la nécessité, pour en obtenir des succès, de conserver avec le plus grand soin la couche ostéogénique du périoste, de n'utiliser que la rugine tranchante et d'entamer avec soin la couche superficielle de l'os.

---

1. SPILLMANN. art. Résection du Dictionnaire encyclopédique des sciences médicales ; Ed. DELORME, art. Résection du Dictionnaire de Médecine et de chirurgie pratiques. *Traité de chirurgie de guerre*, t. II, *Précis de chirurgie de guerre*, 1914.

2. LERICHE. *Traité des fractures*, o. c. *Lyon chirurgical*, 1915, o. c.

M. Chaput a prôné la résection diaphysaire et a, pour l'épreuve, fourni des résultats que M. P. Duval a critiqués. MM. Calot, Mencière et beaucoup d'autres se sont élevés contre les « désossements ». Nombreux sont ceux qui y ont eu recours en 1915 et 1916, surtout pour les fractures des os superficiels, des os de l'avant-bras, du tibia, de l'humérus; le parage primitif des foyers fracturaires a beaucoup incité à cette pratique.

Le programme est net, l'idée fondamentale paraît juste et heureuse : transformer la fracture compliquée en une fracture simple, prévenir l'ostéomyélite, les accidents tardifs liés à la nécrose et, à la période suppurative, assurer la désinfection complète du foyer.

Mais le foyer fracturaire de nombre de fractures par coup de feu est étendu ; à en atteindre les limites, on peut être entraîné à sacrifier la moitié ou les deux tiers d'une diaphyse et si l'excision n'atteint pas la terminaison des fissures, l'intervention reste incomplète. Après de pareils sacrifices la réparation n'est pas la règle. Sur ce point, le nombre épouvantable de pseudarthroses présenté par ces désossés a statué. J'ai visité toutes les formations sanitaires d'une Région où ces opérations avaient été généralisées, les résultats étaient déplorables dans l'ensemble, et j'en ai vu nombre de semblables dans plusieurs autres Régions. M. P. Duval a cité des faits, mais c'est l'ensemble surtout qui compte, car à des faits malheureux on peut en opposer de remarquables. M. Leriche en a cité de tels; il en a obtenu plus que tout autre et on en comprend aisément la raison, étant donné le soin extrême qu'il apporte à l'intervention, mais ces cas ne sauraient faire oublier l'énorme série de ceux qui ont, à un moment donné, bondé les formations de l'arrière ou les Commissions de réforme avec des pseudarthroses étendues, de guérison longue et incertaine. Combien, séduits par des résultats brillants primitifs verraient leur zèle se tempérer s'ils avaient, à l'arrière, à compléter leur intervention première, s'ils avaient à voir défiler devant des Commissions de réforme tant de ces désossés et s'ils voulaient bien s'arrêter, à titre de comparaison, à tous ceux qui, avec des lésions primitives similaires, ont guéri plus simplement.

M. Leriche[1], qui a préconisé l'esquillectomie primitive totale, conseille également de recourir systématiquement à cette opération à la période intermédiaire, c'est-à-dire à une époque rapprochée du traumatisme et cela dans tous les cas de suppuration fracturaire, datant de moins d'un mois.

Après radiographie, les ouvertures déjà faites sont reprises, la plaie à nouveau nettoyée, ébarbée, puis les esquilles libres ou oubliées sont enlevées ainsi que toutes celles dont la présence empêche l'étalement du foyer osseux, ce qui traduit pratiquement, correspond à :

1° L'ablation de toutes les esquilles d'un foyer comminutif et à la régulari-

---

1. R. Leriche. L'esquillectomie sous-périostée large primitive dans le traitement des fractures par projectiles d'artillerie. *Presse médicale*, 14 septembre 1916.

sation à la scie des extrémités fragmentaires, c'est-à-dire à la résection diaphysaire typique ;

2° L'ablation d'une esquille latérale dans les fractures plus simples à grandes esquilles ; la fracture est transformée en demi-gouttière à bords nets.

M. Leriche considère que l'esquillotomie large, et il appelle ainsi l'ablation de toutes les esquilles, est chirurgicalement nécessaire ;

Qu'elle est physiologiquement permise à condition d'être exactement sous-périostée, au sens où l'entendait Ollier ;

Qu'elle doit être faite dans toutes les fractures par projectiles d'artillerie, de façon à assurer constamment une évolution aseptique immédiate et définitive du foyer de la fracture et, par la suite, la réparation aseptique de la solution de continuité ;

Qu'il faut substituer à la crainte injustifiée des pseudarthroses, la terreur trop peu commune encore des ostéites subaiguës ou chroniques du cal qui rendent si sombre le pronostic des fractures insuffisamment opérées et qui toutes pouvaient être facilement évitées.

Pour lui, il ne faut pas attendre l'élimination osseuse lente, il faut la prévenir et on la prévient par ces ablations larges.

Entre la pratique du chirurgien lyonnais et celle de M. R. Picqué il n'y a que des nuances.

R. Picqué qui, lui aussi, préconise la systématisation de l'ablation esquilleuse *primitive*, l'*hémiesquillotomie*, la propose dans les cas de *fractures produites par les projectiles d'artillerie ou les balles mortes* si sujettes à l'infection. Ces fractures sont à grandes esquilles. R. Picqué sacrifie l'une d'elles comme Leriche.

Si la fracture est infectée, il va plus loin, il conseille de faire une résection diaphysaire totale, quelles qu'en soient les conséquences.

Dans les fractures très comminutives produites par des balles tirées de plein fouet, à courte distance ou déviées, à foyer presque nettoyé, il conseille le nettoyage complet, la résection diaphysaire.

Il s'abstient, pour les fractures des portées moyennes, rares pendant la guerre des tranchées, auxquelles il oppose la conservation pure et simple[1].

Ces pratiques ont trouvé des adeptes, elles ne se sont pas généralisées, elles ont même été plus critiquées qu'admises. Si l'on peut concéder que, dans le foyer très comminutif d'une perforation centrale à foyer nettoyé, on se débarrasse de toutes les esquilles projetées accessibles, et d'extrémités fragmentaires très meurtries, parce que le foyer est *court*, si l'on conçoit une ablation régulière des esquilles libres et des esquilles très peu adhérentes d'une fracture moins comminutive mais suppurée, il est difficile d'accepter qu'en vue d'un drainage préventif ou effectif on sacrifie une grande esquille si

---

1. R. Picqué. *Soc. Chir.*, 18 juillet 1916.

utile à la réparation, alors que par des soins plus simples, l'expérience l'a
prouvé surabondamment, on arrive à juguler l'infection et qu'après le traumatisme il est impossible de préjuger du sort des esquilles même peu adhérentes.

D'ailleurs n'aurait-on pas, si dans une fracture à grandes esquilles une sévère
infection médullaire se déclarait, le recours possible des trépanations hâtives
moins mutilantes et suffisantes dans des cas d'ostéomyélite généralisée
commune. Je ne sache pas qu'on ait songé à ce mode de traitement, à titre de
ressource en réserve.

Les partisans de ces esquillotomies larges arguaient de leurs guérisons
rapides. Les guérisons le sont en effet si on les considère comme obtenues
quand les plaies sont fermées, mais elles le sont moins si on tient compte
du temps nécessaire pour le traitement des pseudarthroses. La question n'était
pas absolument solutionnée en 1916 ; le débat restait pendant entre le camp
conservateur et les partisans de ces interventions.

ESQUILLOTOMIE DE DRAINAGE. — J'ai parlé, à propos des esquilles, de l'intervention qui consiste, dans les foyers osseux comminutifs des perforations
à enlever les *esquilles déplacées vers le centre du foyer*. Elles mettent
obstacle à sa mise à découvert, et à son drainage régulier. Sur l'utilité de cette
ablation esquilleuse de drainage il ne semble pas qu'il y ait de désaccord, la
conservation de ces esquilles dans un foyer dont elles contribuent à aggraver
les accidents infectieux ne pouvant qu'être aléatoire et temporaire. Par contre
on n'a pas accepté, que je sache, la pratique de M. DURAND de Lyon qui
enlève les portions adhérentes de l'esquille latérale la plus subdivisée des
perforations latérales et des gouttières. Ces esquilles servent à la constitution
du cal, dans la très grande majorité des cas, les radiographies le démontrent.

CONSERVATION ET ASEPSIE DES ESQUILLES LIBRES. — M. SÉNÉCHAL a pratiqué
plusieurs fois et avec succès la recherche des esquilles libres et leur réunion,
par une ligature. Après aseptisation il les réunit et les interpose entre les fragments. Le nombre des cas ainsi traités n'était pas suffisant pour permettre
d'apprécier la valeur de cette méthode mais ce chirurgien affirme avoir
obtenu d'intéressants résultats. S'ils se multipliaient, ils fourniraient l'argument péremptoire condamnant la résection diaphysaire.

OCCLUSION IMMÉDIATE DU FOYER, OCCLUSION SECONDAIRE

M. GAUDIER a étendu sa méthode de parage des plaies contuses au traitement
des fractures.

Après l'abrasion, par dissection attentive, des tissus contus, il plaçait au contact de la lésion osseuse une mèche de gaze imbibée de la solution aqueuse de violet de méthyle à 1/1000° tiède qui, préalablement, avait été versée dans le foyer. Réunion de la peau autour de la mèche de gaze. Celle-ci était enlevée au bout de vingt-quatre heures et si elle était dépourvue d'odeur, en particulier de celle du pyocyanique, on complétait la suture de la peau. La fracture était rapidement transformée en fracture fermée. Tel était l'avantage de cette méthode, encore trop peu employée en août 1916 pour qu'on puisse l'apprécier en toute connaissance de cause. Elle avait été surtout utilisée sur des blessés présentant des plaies peu infectés et amenés rapidement à l'ambulance (CHEYRAU-LAGRÈZE) [1].

MM. SENCERT, MONTPROFIT, LERICHE, LEMAÎTRE, BARNSBY, BAZY fils, GRÉGOIRE, LEPAGE avaient suivi l'exemple de M. GAUDIER tandis que de son côté CARREL réalisait l'un des plus beaux résultats de sa méthode par la fermeture secondaire des fractures ouvertes. M. DEPAGE qui adopta la pratique que ce dernier recommandait, présenta en 1916 à l'Académie de médecine et à la Société de Chirurgie un ensemble de faits des plus convaincants qui montraient jusqu'à quel point la réunion secondaire des foyers des fractures en modifiait le pronostic et en simplifiait le traitement.

SUTURE PRIMITIVE OU RETARDÉE. PLAQUES DE LAMBOTTE. MANCHONNAGE

Des tentatives de *sutures primitives* ou *retardées* des fractures par coup de feu ont été faites par les chirurgiens français au cours des années 1914, 1915, 1916. Elles n'ont point été nombreuses, mais ceux qui se sont arrêtés à ce mode de traitement se sont montrés très convaincus : 1° de leur innocuité alors même que la coaptation métallique avait été recherchée à la période suppurative ; 2° de leur efficacité. Dans ces fractures il ne saurait être question de tolérance absolue. La suture, la plaque, le manchon doivent être enlevés quand la consolidation est acquise. Une condition de tolérance est pour M. PAUL DELBET le maintien de l'ouverture du canal médullaire.

L'opportunité de la suture et de l'application primitive de plaques de Lambotte a été discutée à la Société de Chirurgie par MM. QUÉNU et TUFFIER à l'occasion d'une présentation de M. P. DUVAL. La conclusion n'a pas été favorable.

Je ne connais pas d'emplois, en série, de la suture *primitive* au fil métallique ; par contre MM. VIGNARD, BONNEAU, PAUL DELBET ont, sur un nombre de blessés déjà imposant, employé les plaques de Lambotte et M. A. DESJARDINS a remplacé sutures et plaques par le manchonnage.

Dans un mémoire publié dans le *Lyon médical*, M. VILLARD a préconisé

1. Thèse Bordeaux, 1916.

l'ostéo-synthèse primitive qu'il a pratiquée nombre de fois avec des plaques de Lambotte. Il affirme l'innocuité et l'opportunité de ce mode de traitement. Pour lui, les appareils plâtrés sont insuffisamment contentifs, ils exposent à des accidents de compression circulaire, ne permettent pas la surveillance du membre blessé. L'immobilisation assurée par les gouttières est imparfaite et à chaque pansement on produit de nouveaux déplacements. L'ostéosynthèse n'est pas passible de ces critiques.

D'après lui, dans des plaies menacées d'infection ou déjà infectées, les plaques, contrairement à ce qu'on pourrait penser, n'accentuent pas les accidents septiques ; elles les atténuent ou les préviennent. Dans les cas rapportés, il s'agissait le plus souvent de fractures à esquilles relativement étendues. Les réductions ont été « très imparfaites anatomiquement ». Les plaques étaient réunies par un nombre de vis minimum, recouvertes par le périoste et les muscles ; elles ont été enlevées lorsque la consolidation était bien obtenue, entre cinquante et cent jours.

Ce chirurgien considère que la suture avec les plaques est indiquée : 1° dans les fractures avec grands déplacements ; 2° dans les fractures difficilement maintenues ; 3° dans les fractures avec grosses pertes de substance ou très esquilleuses.

M. Bonneau a eu recours 22 fois à des sutures avec les plaques de Lambotte ; 11 ont été faites dans les premiers jours qui ont suivi la fracture. Les résultats dit-il, n'ont pas toujours été des succès, mais ils ont été, dans l'ensemble, satisfaisants.

Ce chirurgien s'est servi de plaques de zinc ou d'aluminium de 1 millimètre d'épaisseur qu'il a façonnées lui-même et qu'il a taillées peu larges. Il a sacrifié le périoste aux points de leur application pour obtenir une adhésion plus complète. Si elles ont parfois provoqué une nécrose lamellaire, les plaques n'ont pas donné lieu à des signes marqués d'intolérance. Elles ont été maintenues en place de trois à cinq semaines. Pour M. Bonneau l'ostéosynthèse est applicable aux fractures par coup de feu dont les fragments ne peuvent être maintenus en bonne position.

Il donne dans son mémoire ses observations et s'arrête au procédé opératoire.

M. Paul Delbet dans un travail important basé sur 31 observations est également partisan de l'ostéosynthèse primitive ou retardée avec les plaques de Lambotte. Il précise avec soin les indications opératoires pour chaque os et chaque variété de fracture.

D'une façon générale il recommande l'opération quand les fragments de la fracture sont de réduction ou de contention difficiles, telles les fractures du tiers inférieur et du tiers supérieur du fémur, celles du tiers inférieur de l'humérus avec déviation du fragment inférieur.

M. Paul Delbet n'hésite pas à appliquer des plaques dans des fractures avec perte de substance complète et notable. Il rend au membre sa longueur et compte sur le bourgeonnement des extrémités osseuses et la prolifération périostique pour combler l'espace interfragmentaire.

Ses succès sont encourageants.

M. Paul Delbet n'utilise pas la pince préhensive et fixatrice de Lambotte ; il fait disparaître le chevauchement fragmentaire avec les mouffles ; il regarde comme une condition indispensable de succès l'ouverture large du canal médullaire.

Manchonnage. — M. Abel Desjardins s'est montré à tel point partisan de l'ostéosynthèse primitive dans le traitement des fractures qu'il ne se reconnaît plus le droit, a-t-il dit, de soigner les fractures par les anciennes méthodes orthopédiques (plâtre, gouttières, extension continue, etc.). L'ostéosynthèse réalise d'une façon complète et immédiate la contention parfaite des fractures. Pour l'obtenir M. A. Desjardins s'est adressé à une méthode à laquelle il a donné le nom de *manchonnage*. Les deux fragments sont enroulés par un anneau de maillechort percé de trous pour assurer le drainage et qu'on serre par deux écrous.

Le périoste est conservé sur les fragments mis à nu ; la cavité médullaire est curettée. Limité par le manchon circulaire, le cal se développerait en longueur. L'immobilisation immédiate est telle qu'un fracturé du fémur peut, après application de l'anneau, soulever immédiatement le membre blessé. Le corps étranger serait ordinairement toléré.

M. Desjardins a pratiqué un certain nombre d'ostéosynthèses primitives par son procédé.

M. Lapointe, à une Réunion d'armée, M. Bonamy à la Société des Chirurgiens de Paris n'ont pas partagé l'enthousiasme de M. Desjardins quant à la généralisation de l'emploi de l'ostéosynthèse primitive. Ils la limiteraient aux fractures de réduction et de contention difficiles et M. Bonamy n'y aurait recours qu'après quinze jours, trois semaines, c'est-à-dire après qu'une asepsie relative de la plaie a été obtenue.

M. Chaput a proposé de fixer les deux fragments par une tige métallique engagée dans le canal médullaire. Nous ne connaissons pas ses résultats.

Il n'est pas possible de porter un jugement définitif sur les tentatives de coaptation mécanique primitives. Le nombre des cas est insuffisant ; ils sont divers, pas toujours suivis. A voir les reproductions radiographiques on n'est pas toujours convaincu de l'utilité d'une contention métallique ; une autre aurait pu suffire. Une expérience ultérieure plus complète nous renseignera sans doute davantage, mais d'ores et déjà un fait semble acquis. C'est que dans des plaies infectées ou menacées de l'être, les sutures sont tolérées plus qu'on ne le pensait, à condition que le canal médullaire reste ouvert. Un fait de Paul Delbet est sous ce rapport des plus démonstratifs. Dans les cas de fractures à type simple, à grosse déformation irréductible, qui tôt ou tard semblerait devoir imposer une rectification, on peut admettre que l'intervention puisse aussi bien être indiquée primitivement que consécutivement, mais dans l'un comme dans l'autre des cas, la fixation métallique ne devrait être que *temporaire* c'est-à-dire ne pas se prolonger au delà de l'obtention d'une consolidation. C'est la méthode de Lambret qui a eu les préférences.

DE L'ESQUILLOTOMIE INTERMÉDIAIRE. — Avec les modes de traitements habituels des fractures, les premiers symptômes réactionnels sont ceux des parties molles ; la réaction osseuse est plus tardive ; ordinairement elle s'accuse au cours des trois premières semaines lorsque la plaie a été infectée et que le chirurgien n'a pu absolument se rendre maître de l'infection. La suppuration reste persistante et anormalement abondante. Dans cette période et après cette constation, les chirurgiens conformément à la tradition, ont largement ouvert le foyer de la fracture et l'ont débarrassé de tous les corps étrangers accessibles, source non plus seulement d'une irritation directe comme on le croyait autrefois, mais souvent réceptacles ou réserves, plus ou moins massifs de produits microbiens. Les esquilles *libérées* sont alors enlevées. Certains sont allés plus loin, comme nous venons de le voir, mais l'ensemble s'est borné à ces ablations, est resté économe de dégâts, voulant avant tout éviter la pseudarthrose, quitte à revenir par une ou des interventions ultérieures sur le foyer, après que la nature s'était elle-même débarrassée de toutes les portions osseuses compromises dans leur vitalité et en fait, dans la majorité des cas ce traitement a suffi. L'exploration au stylet après désinfection préalable est là de rigueur et la radiographie est un auxiliaire si précieux qu'il y a lieu de l'employer chaque fois qu'on le peut. Elle rend compte de la nature des corps étrangers restés dans la plaie, elle a permis souvent l'extraction de fragments de projectiles qui entretenaient une suppuration à tort imputée à la présence d'esquilles.

GREFFE. — Comme je dois étudier dans un chapitre d'ensemble les traitements complémentaires des fractures, je ne m'arrêterai pas ici aux traitetements de la pseudarthrose par la greffe, à la réparation des pertes de substance énormes, qui pratiquement doivent être distinguées de celle-ci. C'est alors que je rechercherai ce que la greffe osseuse, véritable os de reprise immédiate, de conservation intégrale et définitive, pour les uns, tuteur d'échafaudage, tube de prothèse destiné à disparaître par la résorption de ses éléments cellulaires, pour les autres, a fourni comme résultats.

Je ne puis m'y intéresser ici que comme mode de traitement primitif. J'ai dit que des chirurgiens du premier Empire avaient employé la greffe hétéroplastique *immédiate* après les résections diaphysaires. Je ne sache pas que les chirurgiens français l'aient utilisée comme telle après les résections ou les pertes de substance traumatiques étendues. Et cependant l'épreuve méri-

terait d'être tentée. La greffe autoplastique primitive employée d'après le mode
d'Abbée pourrait, sur un tibia par exemple, servir à deux fins : à titre de
moyen de contention provisoire et comme agent de réparation directe ou tout
au moins de conduction. C'est peut-être sur cet os qu'elle serait le plus indiquée et qu'elle fournirait ses meilleurs résultats et il semble bien que le
parage d'une plaie fracturaire tel qu'on le pratique aujourd'hui, autoriserait
pareille tentative.

PRONOSTIC. — Dès les premières luttes on constata une fois de plus la différence capitale qui séparait, au point de vue de la marche comme du pronostic,
les fractures produites par des balles de fusil tirées de plein fouet, aux distances ordinaires de combat, et celles résultant de l'action des projectiles d'artillerie. Les premières, de guérison facile, comportaient un pronostic bénin
tandis que pour les autres, il était souvent sévère, toujours à réserver.

Sous le rapport du pronostic, les fractures à type complexe par balles d'infanterie tirées à courte distance, s'assimilaient, pour la plupart des chirurgiens, aux fractures par les projectiles d'artillerie.

Parmi celles-ci, des distinctions étaient néanmoins à établir. Les fractures
dues à des balles de schrapnel, avaient souvent un pronostic analogue à celui
des fractures du type simple des balles d'infanterie, sans doute parce que
dans certaines conditions de tir, la vitesse et partant la commination et la
complication vestimentaire étaient moins à redouter.

L'éclat d'obus ordinaire, lui aussi, produisit souvent des fractures moins
sévères que l'éclat d'obus explosif.

Les fractures par éclats de grenades confondirent leur pronostic avec celui
des fractures par les éclats de projectiles creux ; on en fut surpris, étant données les trompeuses apparences d'orifices cutanés étroits.

Les fractures multiples que les éclats de grenade ou d'obus déterminaient
assez fréquemment, affirmèrent une gravité supérieure et les écrasements une
gravité exceptionnelle.

Se différencièrent également les fractures du membre supérieur, de celles
du membre inférieur : les premières se montrèrent infiniment moins graves,
les secondes beaucoup plus dangereuses.

L'infection accusa vite son rôle prépondérant. De tous les traumatismes des
membres, on reconnut que c'étaient les fractures qui exposaient le plus aux
accidents infectieux sévères et en particulier à la gangrène gazeuze. Et comme
ces accidents étaient d'éclosion rapide et par contre susceptibles d'être
fréquemment jugulés par un traitement chirurgical hâtif, l'organisation de
prompts secours, de soins appropriés, l'immobilisation sur place affirmèrent
leurs bienfaits. L'évolution subie dès la fin de 1914 grâce au report de la
chirurgie à l'avant, évolution à laquelle j'eus ma grande part, évita les dangereuses erreurs auxquelles eussent exposés les transports rapides des frac-

turés à l'arrière, réclamés à la Société de Chirurgie. L'expérience progressivement acquise dans le traitement de traumatismes dont l'importance n'avait pas antérieurement assez arrêté l'attention, puis les soins de techniciens éprouvés contribuèrent à atténuer une gravité primitivement excessive. Certains en ont reporté le bénéfice à l'emploi d'appareils qui, pour eux, auraient imprimé au traitement une véritable révolution ; la révolution était plutôt dans le changement subi par des praticiens mieux avertis, plus sûrs de tous leurs moyens et pénétrés de l'étroite et constante surveillance que ces traumatismes fracturaires réclament.

On admit bientôt que tout le pronostic des fractures pivote autour d'une condition fondamentale : le degré d'infection primitive et que entrent alors en jeu, pour pallier ou aggraver le pronostic, l'agent d'infection, le degré d'attrition des tissus et le vase clos.

Comme le remarque M. PLISSON, malgré la gravité des dégâts des parties molles dans des fractures de type explosif par *balles*, avec des orifices de sortie des dimensions du poing et parfois supérieures, la guérison s'obtient bien si elles sont traitées à temps. Leur infection n'est pas profonde ; celle-ci est étalée en surface, le foyer osseux est largement ouvert : or, dans la marche d'une fracture compliquée c'est la lésion des parties molles qui compte surtout.

Les bombes à tringle, lancées par le fusil et éclatant à courte distance du blessé donnent encore ces effets explosifs, mais ils sont plus graves. Les fragments de projectile très souillés restent ordinairement au contact immédiat de la fracture. On trouve là une bouillie osseuse mêlée à de la terre, à de véritables morceaux d'étoffes taillés à l'emporte-pièce et coiffant le projectile, réalisant et la semence infectieuse abondante, l'attrition et le vase clos (PLESSIS et de GAULEZAC).

Enfin les petits éclats de bombe qui font parfois de très petits orifices d'entrée analogues à ceux des balles tirées à distance, en se creusant au contact de l'os, en vertu d'un mouvement giratoire, des entonnoirs remplis de débris musculaires, de sang, de fragments de vêtement surtout, réalisent, avec des lésions osseuses de caractères variables, un traumatisme voué aux pires complications et dont le pronostic dut rester réservé.

Je ne saurais trop le redire, parce que c'est là la déduction la plus importante qui ressort de l'expérience acquise au cours de cette guerre : une relève prompte, les soins rapides apportés aux grands fracturés schockés, l'immobilité rigoureuse des foyers, le traitement sur place confié à des chirurgiens de carrière, une expérience longuement acquise, une confiance absolue dans les ressources de la conservation, ont eu une influence considérable sur le pronostic des fractures. Néanmoins celui-ci est resté grave, plus grave en général qu'on ne l'eût supposé et cela pour deux raisons principales : *l'intensité des dégâts, la fréquence de l'infection*. Aussi les luttes à courte distance qui accentuent au plus haut degré les désordres, qui apportent de gros obstacles à une relève prompte et entraînent l'encombrement des ambulances, se signalent-elles par une mortalité particulièrement élevée. Sur 547 fracturés graves traités par M. LAPOINTE dans une ambulance du front de l'Argonne, à la suite des combats acharnés et incessants, souvent corps à corps, les 3/5 subissent des interventions conservatrices ou des exérèses radicales. Les premières donnent une mortalité de 28,5 p. 100, les secondes de 29,7 p. 100. Sur 13 amputés de la cuisse, 12 succombent ; sur 84 blessés atteints de fractures ou fracas du fémur de toute variété, 41 sont morts, plus de la moitié. Gravité des blessures, relève tardive, péril fécal, fonctionnement chirurgical difficile, toutes les conditions fâcheuses se trouvaient là réunies[1]. C'est l'envers de la médaille, et on le voit souvent, il est à opposer à une face trop brillante présentée par d'autres observateurs.

Les méthodes d'antisepsie chimique, précoces et continues, que CARREL en particulier imposa, ont apporté, outre leur efficacité propre, des habitudes de constante application et M. DEPAGE, par les résultats de sa pratique, à la fin de notre période, en a, de façon frappante, montré les très précieux avantages. On a fini par comprendre que le fracturé de guerre, ce blessé grave, celui qui, de tous, doit, dans l'ensemble, concentrer les soins les plus entendus, ne saurait être abandonné à n'importe qui et qu'il doit représenter le *lot désigné des chirurgiens de carrière*. L'intérêt diversifié qu'un praticien cherche à se ménager dans un ensemble épidémique de traumatismes, doit ici céder la place à la valeur du rendement. Or aucun n'a autant d'importance que celui qu'on peut obtenir pour les fracturés. Autrement comprise, la situation se complique dans les premiers stades ; elle s'aggrave dans l'avenir de séries de tares, de traitement difficile, parfois impossible, menaces de pertes d'activité pour le blessé, de pertes budgétaires pour l'Etat.

Les épreuves malheureuses du début, au cours desquelles des soins réguliers ont trop manqué, ont affirmé toute la puissance réparatrice des foyers fracturaires, quelque soit leur état comminutif, chez les blessés jeunes ; la rapidité de la transformation, sous des soins entendus, en quelques jours, de foyers très infectés ; le relèvement d'un état général très compromis après quelques heures de repos et une piqûre de morphine.

Le pronostic s'est transformé du jour où la chirurgie de l'avant n'a évacué les fracturés que quand il n'y avait plus de dangers pour eux.

AMPUTATION. — Le courant, qu'au début de cette guerre j'établis en faveur de la conservation, a contribué puissamment, pour un temps, à réduire le nombre des amputations. M. SOULIGOUX l'a bien fait ressortir à la Société de Chirurgie. On ne saurait supputer l'abus qu'en eussent fait,

1. LAPOINTE, o. c. *Bull. et Mém. Soc. Chir.*, 21 avril 1915.

sans la pression morale imposée, des praticiens incités à voir, à l'avant, des indications pressantes d'amputations immédiates dans les fractures par coup de feu, soit du fait de l'extension des dégâts osseux, soit du fait d'une comminution extrême mais localisée ou de destructions importantes de parties molles, et, à l'arrière, des motifs d'exérèse radicale dans des suppurations que des incisions appropriées ou la constance dans les soins pouvaient éviter.

Sur un nombre considérable de fracturés que j'ai vus, je n'ai pratiqué ou fait pratiquer que quelques amputations, pour des gangrènes bien affirmées : j'ai rappelé que désigné pour pratiquer 60 amputations et désarticulations à des fracturés récents infectés, je n'avais amputé qu'un médius qui ne tenait plus. J'ai vu, par contre, des formations trop riches d'amputés, alors que dans les formations voisines remplies de blessés de même catégorie, on n'en comptait pas. C'était toujours le blessé qui avait tort : « Il était si infecté ». Mais l'opération radicale était-elle le seul moyen de combattre cette infection et le taux infectieux n'était-il pas trop laissé à l'appréciation de praticiens relevant de leur conscience, d'une conscience non éclairée ? Combien de fois le mot du chirurgien de Louis XIV, Dionis, n'est-il pas revenu à ma mémoire, lui qui disait que des chirurgiens de son temps supputaient l'importance de leurs campagnes par le nombre d'amputations qu'ils avaient fait. Ce qui se passait à l'arrière se passa à l'avant, mais l'abus ne fut pas la règle, puis l'expérience vint ; elle parla, convainquit et imposa la conservation comme règle générale de traitement des fractures par balles, même des plus graves, ainsi que des fractures par éclats d'obus. Les documents suivants sont faits pour entraîner la conviction.

A l'avant, en 1914, sur plus d'un millier de blessés qui passent dans son ambulance et qui pour beaucoup sont des fracturés, MIRAMOND DE LA ROQUETTE ne pratiqua que quelques amputations. R. PICQUÉ n'en fait point.

FERRATON s'inspirant des enseignements des guerres antérieures et de celle-ci, recommande de n'amputer qu'en cas de gangrène.

Le professeur DURAND sur 27 fracturés graves, ne voit que deux amputations immédiates d'indiquées par l'étendue et la complexité des lésions.

A l'arrière, le professeur BÉRARD de Lyon, dans des services où les fracturés graves et récents se sont sans cesse succédés n'a pratiqué que quelques amputations.

J'ai dit que M. GANGOLPHE suivait la même pratique sur des fracturés similaires et il affirme ses tendances dans un remarquable article du *Lyon chirurgical*.

M. VALLAS, sur un nombre considérable de blessés graves soignés comme ceux de MM. BÉRARD et GANDOLPHE, du début du traumatisme à la guérison, et comprenant beaucoup de gros fracturés, ne pratique que 6 amputations.

M. LE FUR sur un nombre de fracturés importants et graves, ne fait pas d'amputation et guérit tous ses blessés. M. Cazin obtient de constants succès de la conservation [1].

L'étendue et la complexité excessives de certaines lésions produites par les éclats de projectiles creux et par des balles à effets explosifs, des complications infectieuses relativement fréquentes et tout particulièrement graves ont fait considérer comme excessives les tendances conservatrices données comme bases générales du traitement. Des chirurgiens de carrière, témoins, à l'extrême avant, de désordres considérables bien faits pour les impressionner, se sont reprochés de n'avoir pas assez amputé en supputant la mortalité grande que fournissait ces traumatismes traités par la conservation. Ils ont repris le couteau, les séries noires d'autrefois se sont renouvelées. Je rappelle que sur 13 blessés amputés de cuisse pour de gros délabrements fracturaires, M. Lapointe compte 12 morts. M. Lenormand perd 42 amputés sur 63. Sur 36 blessés chez lesquels l'amputation pouvait être discutée, M. Marquis (de Rennes) en conserve 20 et sur 16 amputations il compte 8 morts et 8 guérisons,

Même en dehors des cas de traumatismes extrêmes dans lesquels l'amputation est une ressource ultime, de nécessité pour ainsi dire absolue, et où la léthalité se regrette, mais ne se discute pas, l'amputation s'est — à s'en tenir aux faits connus — montrée grave, plus grave qu'on le pensait généralement au début, en sorte qu'il sembla bientôt tout indiqué de ne pas la faire sortir de ses applications en tant que traitement de dernière ressourc, Bien des chirurgiens de carrière ont fini par le reconnaître : l'amputation, à l'avant comme à l'arrière, a été trop fréquemment pratiquée surtout par ceux qu'une expérience antérieure n'avait pas suffisamment avertis. La statistique de M. Marquis montre combien cette expérience est nécessaire puisque sur 36 blessés susceptibles d'être amputés, il n'a consenti à faire le sacrifice du membre que 16 fois.

C'est que, dans les traumatismes extrêmes qui seuls semblent imposer l'amputation, si l'état local est sévère, l'état général ne l'est pas moins et si l'amputation simplifie le premier, elle risque de compromettre le second. C'est le schock qui est terrible sur ces blessés. Sur 14 amputés, Lenormand perd 12 opérés et il remarque que la plupart ont succombé très rapidement au schock. Quelques-uns sont morts moins hâtivement et ont succombé à des infections septiques. Sept, sur les douze morts, avaient été amputés pour des lésions multiples. D'où l'avis de différer quelque peu l'amputation pour per-

---

1. Je m'arrête dans cette énumération tant serait longue la liste des partisans de la conservation dans les fractures même les plus sévères des grandes diaphyses traitées par la conservation, que le traumatisme ait été produit par des balles à effets explosifs ou par de gros éclats de projectiles creux. Mention spéciale doit cependant être faite des résultats remarquables que, dans le courant de 1916 surtout, M. Dépage a obtenus grâce à l'emploi de la méthode de Carrel. Non seulement ces résultats ont été obtenus plus rapidement et plus simplement, mais ils englobent des cas que certains conservateurs convaincus eussent certainement traités par l'amputation.

mettre au blessé, traité de façon appropriée, de se relever de son état de commotion générale.

Répudier l'amputation serait illogique et inadmissible. Il est des cas qui imposent cette opération que tout chirurgien de carrière n'exécute qu'à son corps défendant. Il est des segments de membres que les blessés eux-mêmes ont sacrifié sur le champ de bataille, pendant cette guerre comme dans les guerres antérieures; il est des membres qui en raison du siège, de la gravité, de la multiplicité des désordres, ne sauraient être conservés, mais combien nombreux sont, surtout dans la guerre actuelle, les cas dans lesquels la décision varie suivant l'expérience et le tempérament de l'opérateur. Il n'est pas inopportun de rappeler à ceux qui seraient tentés surtout de se laisser trop exclusivement hanter par l'idée de l'opération *simplificatrice* que celle-ci apporte son contingent important de gravité et que dans cette guerre, comme auparavant, l'amputation, dans le cas de fractures, n'est indiquée *immédiatement* que :

1° Dans les cas de lésions extrêmes, d'abrasions étendues et simultanées des os et des parties molles avec destruction du tronc artériel principal et début de gangrène.

2° Dans les cas de complication de gangrène gazeuse envahissante, ayant résisté aux traitements plus simples.

3° *Consécutivement*, en cas de septicémie aiguë ou chronique, après avoir épuisé toutes les autres ressources thérapeutiques.

Je reviendrai ultérieurement sur cette question de l'amputation.

De la **radiographie** *appliquée à l'étude des fractures par coup de feu, à leur diagnostic, à leur traitement.* La radiologie qui s'est tant développée au cours de cette guerre, avait déjà, de 1914 à 1916, rendu d'inestimables services dans l'étude des fractures par coup de feu et l'on sentait que ses services méritaient d'être plus utilisés qu'ils ne l'avaient été jusqu'alors.

Elle a apporté une contribution fort importante à l'histoire de ces fractures; elle a contrôlé et confirmé ce que l'expérimentation avait appris sur les fractures par balles, a complété ce que nous savions des dispositifs des fractures par les éclats de projectiles creux ; elle nous a donné des précisions sur la fréquence des diverses catégories des lésions osseuses, des divers types de fractures. Elle a complété l'œuvre de la chirurgie expérimentale qui n'avait pu nous faire connaître que les déplacements mécaniques ; prêtant son concours à l'examen clinique, elle nous a fixés sur les déplacements de cause musculaire. Elle a pleinement fait ressortir les dissemblances considérables qui séparent les traumatismes osseux de la chirurgie de guerre de ceux de la pratique journalière.

Elle nous a éclairés sur la marche de ces fractures, la constitution des cals, a fait la part de l'ostéite et de l'ostéomyélite dans les cals volumineux, révélé la fréquence de l'ostéotrophie, a permis de saisir les rapports de celle-ci, avec des lésions nerveuses concomitantes; elle se montre chaque jour précieuse pour la recherche de la nature et du siège des séquelles.

Mais c'est surtout pour le diagnostic et le traitement que son aide est particulièrement précieuse, aussi, ne saurait-on trop tirer parti des ressources qu'elle offre au chirurgien.

Elle rend facile le diagnostic des fractures incomplètes, des fractures partielles sans solution de continuité; elle permet de situer les esquilles libres, peu déplacées dans le canal de sortie, celle des corps étrangers métalliques qui compliquent les foyers fracturaires, enfin elle avertit le chirurgien de déplacements qu'il lui serait très souvent difficile de reconnaître sans elle, surtout dans les segments à muscles volumineux, et qu'il a à corriger.

Les renseignements qu'elle fournit, sous ce dernier rapport, ne sont pas toujours interprétés comme il conviendrait, surtout parce que radiologistes et chirurgiens ne s'appliquent pas assez à connaître les caractères anatomo-pathologiques des fractures par coup de feu et parce qu'ils se contentent trop d'une seule épreuve prise dans le plan du trajet suivi par le projectile, alors qu'une épreuve prise dans un plan perpendiculaire serait tout aussi utile et que parfois trois épreuves, dans des sens divers, seraient nécessaires (avant-bras). Il faut avoir une connaissance bien approfondie des dispositifs des fractures par coup de feu, quand elles sont comminutives, pour faire, sur une seule épreuve, la part de ce qui appartient à chaque paroi osseuse que la plaque superpose. L'importance du concours apporté par le radiographe est tel que malgré le développement inattendu qu'a pris la radiographie dans les formations du front et de l'arrière, ce développement peut, à certains, paraître encore insuffisant.

La radiologie apporte au fracturé un témoignage irrécusable de son traumatisme, souvent indispensable pour la constitution ou le contrôle de son dossier médico-légal. Au début de cette guerre, on pensait que le blessé avait droit à la possession de ce témoignage, comme il a droit à la conservation du projectile qui l'a atteint. On a reconnu de graves inconvénients à cette façon de faire et il a été recommandé de s'abstenir de lui délivrer une épreuve ou un calque et même de lui donner tous renseignements à ce sujet.

Ostéomyélite aiguë et subaiguë. — Nous ne sommes pas encore fixés sur la fréquence de l'ostéomyélite aiguë et subaiguë au cours de cette guerre.

Si j'en juge par l'examen d'un nombre important de fracturés des premières luttes, elle aurait été rare, même sur des sujets très infectés. Des radiographies, d'un autre côté, et j'en ai vu un chiffre considérable, montrent, en très petit nombre, des signes marqués d'une ostéomyélite étendue chronique, qui aurait succédé à une ostéomyélite aiguë et subaiguë. Les accidents infectieux du premier mois qui se constatent au niveau ou à proximité des foyers fracraires reconnaissent communément pour cause l'infection des parties molles ou du foyer esquilleux proprement dit, plutôt qu'une infection du canal médullaire. La très grande rapidité avec laquelle ces accidents cèdent après l'incision des collections purulentes en témoigne; un canal médullaire ne se désinfecte pas si vite. Au début de la guerre, je disais que cette complication était relativement rare. Après l'expérience acquise, je confirme cette assertion.

Des soins antiseptiques réguliers et rapides, même sans être poussées jusqu'au parage des plaies, contribuent évidemment à éloigner cette complication, mais elle n'était point fréquente, ai-je-dit, sur les blessés des premières luttes, de sorte qu'il y a lieu de penser que l'ouverture primitive, traumatique, du foyer osseux dans les fractures par perforation, par gouttière et dans maintes fractures par contact contribue autant, sinon plus, que tout autre condition à en préserver les blessés.

Les cas dans lesquels j'ai constaté les apparences radiologiques de l'ostéomyélite semblaient appartenir aux contusions osseuses simples ou avec fissures et à quelques fractures par contact sans déplacement c'est-à-dire à des lésions osseuses avec canal médullaire non ou mal ouvert. Les signes radiologiques étaient circonscrits à quelques centimètres de la longueur du cylindre osseux ou à toute son étendue. Ces signes sont peu recherchés, c'est regrettable. Quel fond y aurait-il lieu de faire sur les apparences que donnent les abcès intra-médullaires qui, sur les plaques, se traduisent par des noirceurs plus ou moins étendues, arrondies ou oblongues, soit globuleuses et grandes, soit multiples et circonscrites, et sur la photographie s'accusent par des taches blanches; de quel secours rapide pourraient être et les proliférations périostiques diffuses, et les amincissements, variés dans leur degré, de la coque osseuse, enveloppante de la diaphyse. Ce sont là des points sur lesquels nous aurions à être fixés, car nous ne sommes plus au temps où l'ostéomyélite ne se reconnaissait qu'à des signes cliniques. A la période séquestrale, la radiographie nous fournit, sur l'épreuve photographique, une noirceur très marquée du cylindre osseux avec irrégularités de sa bordure. Dans cette noirceur, on reconnaît assez bien ou mal les séquestres. C'est à une période moins avancée qu'il est surtout intéressant d'être fixé sur le diagnostic. Aussi quand on a lieu, en raison des rapports des plaies avec une diaphyse, en raison de la fièvre et de l'empâtement dur et profond, de penser à une ostéomyélite, l'épreuve radiologique est à rechercher car elle peut contribuer à inciter le chirurgien à s'arrêter au premier traitement indiqué : la trépanation large au niveau du point contus, s'il s'agit de contusion simple ou avec fissures, la trépanation au point de contact, en cas de fracture par contact, avec le sacrifice, au besoin, de quelques esquilles courtes, si la première ouverture du canal n'était pas jugée suffisante.

Il est à désirer que cette question de l'ostéomyélite consécutive aux fractures par coup de feu reçoive des éclaircissements. Elle est encore imprécise, insuffisamment étudiée, pour l'ostéomyélite aiguë ou subaiguë, et nous verrons, à propos des séquelles osseuses, à quelles irrégularités dans le traitement exposent des notions imparfaites sur sa fréquence et son siège.

De la décalcification *consécutive aux traumatismes de guerre.* — Etudiée par MM. Claude et Sicard dans ses rapports avec les lésions nerveuses, par moi dans un long mémoire inséré dans le numéro de juillet 1916, des *Archives de Médecine et de Pharmacie militaires*, cette complication des blessures par armes à feu s'observe fréquemment dans les cas de fractures mais elle ne leur est pas spéciale. Assez communément recherchée chez les accidentés du travail, elle n'avait pas assez fixé l'attention dans les traumatismes de guerre jusqu'à la fin de 1916.

Sa caractéristique est la plus grande transparence de l'os. — La radiographie la décèle mieux que la radioscopie, mais celle-ci suffit pour un examen rapide.

Diminution du tissu compact, élargissement du canal médullaire de la diaphyse des deux fragments ou d'un seul, surtout de l'inférieur ou du plus court ; *accentuation puis atténuation des travées architecturales vers le bulbe* ; teinte plus ou moins noire de la cavité médullaire sur la plaque, plus ou moins blanche sur l'épreuve photographique, tels en sont les caractères principaux. Parfois, et sur les os des extrémités, l'aspect est *endeuillé,* il y a alternances rapprochées de blanc et de noir. Sur les épiphyses et les os courts, le pourtour est arrêté par un trait net, blanc sur la plaque, noir sur la photographie, trait qu'on ne trouve pas aussi précis sur un os sain. Là aussi l'épreuve peut-être *endeuillée.* Avec l'*accentuation de la ligne osseuse périphérique,* coïncident : l'*accentuation relative des travées, l'agrandissement des espaces qui les séparent, l'augmentation de la transparence de l'os,* à la fin, la *disparition possible des travées et la persistance des interlignes articulaires.*

L'un des caractères les plus curieux et bien connu de cette décalcification c'est son apparition *distante,* voire sa généralisation fréquente à tous les os du membre atteint et, dans ces cas, ce sont les épiphyses métacarpo ou métatarso-phalangiennes, les os courts, les épiphyses des grosses articulations qui signalent le mieux cette généralisation. Il est bon, pour éviter toute erreur, de comparer leurs apparences à celles des os sains.

Complication parfois assez récente, plus souvent quelque peu tardive, la décalcification, l'ostéotrophie calcaire surajoute ses aspects à ceux que les processus de réparation, l'ostéite, l'ostéomyélite ont imprimés aux fragments, aux esquilles, au cal. On la constate également sur les cals anormaux, exubérants, sur les coques ostéomyélitiques, sur les cals soufflés[1].

On la reconnaît très souvent sur les extrémités fragmentaires des fractures qui ont subi des ablations larges d'esquilles, sur les extrémités des foyers nettoyés.

Etat transitoire, subissant une période d'ascension et de descente, elle présente des aspects variés encore mal connus dans cette dernière. J'ai montré certaine de ses curieuses apparences révélant une restauration architecturale différente de la constitution normale.

J'ai donné des renseignements sur un degré de fréquence qui ne saurait être constant. Dans des Centres radiologiques éloignés, recevant des convalescents, on la trouve dans un tiers ou la moitié des cas à l'état limité, localisée à partir du foyer, ou généralisée au membre atteint. C'est donc, comme je l'ai fait remarquer, *une séquelle très fréquente des traumatismes de guerre, en particulier des traumatismes anciens des os.*

On n'est fixé ni sur sa date d'apparition, ni sur sa durée. J'ai discuté ses conséquences, apprécié les contrindications qu'elle peut apporter aux déraidissements articulaires, et fait entrevoir celles qu'elle oppose au traitement chirurgical des pseudarthroses qu'elle tendrait à ne faire tenter qu'à des dates ou rapprochées ou éloignées du traumatisme.

Des examens nombreux pratiqués avec M. le D' Corte de Lyon sur des blessés examinés au point de vue de leurs lésions nerveuses par M. le D' Larat nous ont montré, une fois de plus, les liens très étroits qui lient la décalcification aux blessures des nerfs, alors que les os n'ont subi aucune atteinte, et que son apparition est à la fois plus hâtive et son accentuation plus marquée dans les cas de névrites.

L'étude de cette complication n'est pas encore complète. J'ai signalé dans mon Mémoire, les points encore obscurs de son histoire. Les Centres radiologiques, les hôpitaux dépôts en nombre considérable fourniraient pour son étude des ressources de toutes sortes, mais les radiologistes ne sont pas les seuls qui aient à s'y intéresser. Elle soulève des questions que les chirurgiens doivent solutionner. Les uns et les autres se doivent de marquer là leur trace dans l'intérêt de la science française et il serait bien regrettable que la mine de matériaux, d'une richesse incomparable qui leur est fournie, ne soit pas utilisée comme elle le mérite.

J'étudierai ultérieurement les cals, les séquelles ostéitiques et neuritiques et les séquelles articulaires.

---

1. Ed. Delorme. *De la décalcification consécutive aux traumatismes de guerre.* Archives de Médecine et de Pharmacie militaires, t. LXVI, n° 1, 54 pages avec 13 radiographies, L. Fournier, o. c.

BIBLIOGRAPHIE

ABADIE, d'Oran. Appareil à extension continue pour fracture de l'humérus de fabrication extemporanée. *Bull. et Mém. Soc. Chir.*, 30 juin 1915. — Appareil à extension continue pour fractures de l'humérus de fabrication extemporanée. *Presse médicale*, 15 juillet 1915. — De quelques appareils plâtrés permettant les pansements. *Presse médicale*, 4 novembre 1915.

ALARY. Contribution au traitement des fractures exposées de la cuisse. *Arch. Méd. et Pharm. Mil.*, août 1915.

ALQUIER. Traitement des fractures compliquées. *Réunion Méd. Chir.*, 4° armée, 18 juin 1915. — Dix-sept fractures de cuisse traitées par l'appareil Delbet. Rapport P. DELBET. *Bull. et Mém. Soc. Chir.*, 22 septembre 1915.

Appareil Delbet. Bull. et Mém. Soc. Chir., XLI. MM. SOULIGOUX 319, MARCHAK 1158, 1591, 546, MORNARD 1906, WALTHER 1064, BLANCO 1596.

AMIEUX. Appareil destiné à mobiliser précocement les membres inférieurs dans le lit du blessé. *Paris médical*, 1916.

BABILLOT. De la conduite à tenir dans les grosses fractures comminutives du fémur. *Progrès médical*, juillet 1915.

BARBARIN. La transformation de nos appareils plâtrés en chirurgie de guerre. *Progrès médical*, 20 août 1916.

BARDET. Traitement des fractures des membres par blessures de guerre. *Réun. Méd. Chir.*, 5° armée, 16 octobre 1915. *Presse médicale*, 18 novembre 1915. FURSTER, *id.*

BÉRARD. Une méthode simple de traitement des fractures de l'humérus par armes à feu. *Presse médicale*, 6 mai 1915.

BERGASSE. Quelques remarques sur six mois de fonctionnement d'un hôpital d'évacuation. *Presse médicale*, 15 avril 1915, p. 126.

BERNARD (A.). Le plâtre circulaire pour l'évacuation des blessés présentant des fractures compliquées. *Progrès médical*, 5 juillet 1916.

BILHAUT. Chirurgie conservatrice dans les grands traumatisme de l'appareil locomoteur. *Réunion Méd. Chir.* 2° armée, 19 juin 1915.

BLACKE. Appareil pour le traitement des fractures compliquées au fémur. Rapport M. TUFFIER, disc. : M. ROUTIER. *Bull. et Mém. Soc. Chir.*, 2 juin 1915.

BONAMY. Contribution à l'étude du traitement des fractures par l'ostéosynthèse. *Soc. des Chirurgiens de Paris*, 7 janvier 1916. *Paris Chir.*, janvier 1916.

BONNEAU. Contribution à l'étude de l'ostéosynthèse à la plaque. *Soc. des Chirurgiens de Paris*, mars 1916. — Appareil pour fractures compliquées du membre inférieur. *Soc. des Chirurgiens de Paris*, 18 février 1916.

BOUSQUET (H.). Note sur une variété de carton très apte à la confection d'appareils. *Bull. et Mém. Soc. Chir.*, 1915.

BRISSET. Réclamation de priorité au sujet des appareils plâtrés à feuillard présentés par DUFOURMENTEL. *Bull. et Mém. Soc. Chir.*, 28 avril 1915.

CATHALA. Des fractures des membres par armes à feu et de leur traitement. *Th. Montpellier*, 1914.

CAZIN, LEFUR, BONAMY, PERAIRE, BLANC (H.). Traitement des fractures du fémur par armes de guerre. *Société des Chirurgiens de Paris*, janvier 1915. *Paris Chir.*, janvier 1915.

CAZIN (Maurice). Traitement des fractures du fémur par blessures de guerre. *Société des Chirurgiens Paris*, 12 février 1915. Disc. : MM. MAYET (A.), BLANC, PERAIRE, LE FUR.

CHAPUT. Traitement des fractures diaphysaires de cuisse par coup de feu. Disc. : KIRMISSON, P. DELBET, QUÉNU. *Bull. et Mém. Soc. Chir.*, 5 mai. P. DUVAL, 12 mai. CHAPUT, 26 mai. FERRATON, 2 juin 1915.

Chaput. L'extension continue dans les fractures compliquées de jambe par l'oreiller. *Presse Méd.*, 30 novembre 1914.

Crépin. Contribution à l'étude du traitement des fractures des membres (Critique de l'appareil Santa-Maria Salonne). *Th. Paris*, 1914-15.

Cruet. Un appareil commode et de soutien pour le traitement des fractures compliquées de la cuisse. *Paris médical*, 1916.

Dambrin et Zimmern. Fracture de l'avant-bras et du coude. Rapport Mauclaire. *Bull. et Mém. Soc. Chir.*, 30 juin 1915.

Deguy. Appareil pour fracture de l'humérus. *Réun. méd. chir. 4° armée, Presse méd.* 28 février 1916. — Les appareils en plâtre armé dans la chirurgie de guerre. *Paris, médical*, 1916.

Dehelly. La pâte de Beck dans l'obturation des fractures par projectiles de guerre. *Réun. méd. Chir. 6° armée. Presse médicale*, 1916.

Desjardins (A.). Traitement des fractures compliquées par le manchonnage métallique. Disc. : M. Lapointe. *Réun. méd. Chir. 4° armée. Presse med.*, 1er juillet 1915. — De l'ostéosynthèse dans le traitement des fractures. *Soc. des chir. de Paris*, 14 janvier 1916, *Paris Chir.* Disc. Bonamy. — Traitement des fractures ouvertes par manchonnage des fragments. *Réun. méd. Chir. 4° armée. Presse médicale*, 17 juin 1917.

Delanglade et Gatelier. Traitement des fractures des membres par projectiles dans une ambulance de première ligne. *Bull. et Mém. Soc. Chir.*, 14 avril 1915, p. 856.

Delbet (Pierre). Appareil à extension pour les fractures de cuisse. *Bull. Acad. méd.*, 5 janvier 1915.

Delorme (Ed.). Précis de chirurgie de guerre, Paris, Masson 1914. Communications citées : Conseils aux chirurgiens. *C. R. Ac. Sc.*, 10 août 1914. *Bull. Acad. Méd.*, 1916. Une mission de cinq jours à la citadelle de Blaye. Des blessures produites par l'armement français. *Presse méd.*, 8 octobre 1914. De la décalcification consécutive aux traumatismes de guerre. *Arch. med.*, et *Pharm. milit.*, 1916.

Dufourmentel. Fractures ouvertes. Sur l'immobilisation continue des fractures, par les appareils plâtrés armés de feuillards. Rapport : M. J.-L. Faure. Discussion : Chaput.

Duval (P.). Fracture du fémur par arme de guerre. *Bull. et Mém. Soc. Chir.*, 10 novembre 1915. Obs. : MM. Quénu, Tuffier.

Ducuing. *Presse médicale*, 31 août 1916.

Duvernay. Une méthode simple et pratique pour l'immobilisation des fractures du fémur. *Paris médical*, 1915, p. 116.

Faure (J.). Sur quelques appareils pour fractures compliquées de la cuisse. *Presse médicale*, 20 mai 1915.

Ferraton. Traitement des fractures diaphysaires de cuisse par coup de feu. *Bull. et Mém. Soc. Chir.*, 2 juin 1915 et *Lyon chirurgical*, 1915.

Fiessinger. Traitement des fractures diaphysaires. *Journal des Praticiens*, 6 fév. 1915.

Galland et Lamarre. Appareil à extension pour le membre supérieur. *Bull. et Mém. Soc. Chir.*, 1915.

Gangolphe (M.). Lésions osseuses et articulaires par armes à feu. *Lyon chirurgical*, t. XII, n° 4, 1er octobre 1915, p. 443-470, 10 fig.

Gayet et Therox. Un appareil d'immobilisation et d'extension continue permettant les pansements antiseptiques pour fractures compliquées de la cuisse. *Lyon chirurgical*, t. XII, nos 3, 1, 9, 1915.

Grégoire (R.). Traitement des fractures de l'humérus. *Paris médical*, sept. 1915.

Guelpa. Appareil pour fractures compliquées des cuisses et des jambes. *Bull. et Mém. Soc. méd. Paris*, 11 décembre 1914.

Kahn. Quelques observations de fractures des os longs dans les blessures de guerre. *Th. de Paris*, 1914-15.

Lamare. Notes pratiques pour l'application de l'appareil à extension pour fractures de cuisse de M. le professeur P. Delbet. *Presse médicale*, 2 décembre 1915.

Lance (M.). Traitement à l'ambulance des fractures ouvertes, et des arthrites purulentes des membres par les appareils plâtrés à anses armées (Rapport : M. J.-L. Faure). *Bull. et Mém. Soc. Chir.*, 1915. — Appareils plâtrés à anses pour le traitement à l'ambulance des fractures ouvertes et arthrites suppurées. *Paris médical*, 1915.

Laurent. La suture métallique dans les fractures compliquées du fémur et de l'humérus. *C. R. Acad. Sc.*, 6 mars 1916. *Bull. Acad. Méd.* 1916.

Lapointe, La conservation et les opérations mutilantes pour fractures. Broiements et arrachements des grands segments des membres. Documents d'une ambulance divisionnaire. Rapport M. Mauclaire. Disc. : MM. Pauchet, Baudet, Tuffier, P. Delbet. *Bull. et Mém. Soc. Chir.*, 21 avril. Lenormant, 12 mai 1915.

Le Fort et Darcissac. Production en un temps des fractures de cuisse. *Bull. et Mém. Soc. Chir.*, 1er décembre 1915.

Lechaux. Les fractures des os longs des membres en chirurgie de guerre. Etude de 828 cas traités dans une ambulance de première ligne. *Th. Paris*, 1915-16.

Leclerq. Appareil à extension continue pour fracture de l'humérus. Rap. M. Walther. Disc. : MM. Michon, Routier. *Bull. et Mém. Soc, Chir.*, 25 mai 1915.

Leriche (R.). Résultats de l'esquillectomie sous-périostée primitive dans les fractures diaphysaires par coup de feu. *Lyon chir.*, t. XII, n° 6, 12, 1915. — Des résections très étendues de l'humérus (désossement partiel du bras), etc., t. XII, n° 4, 10, 1915.

Lévy. Appareil d'immobilisation des fractures ouvertes et des plaies articulaires. *Réun. Méd. Chir. 5° armée, Presse médicale*, 23 mars 1916.

Maxson. Appareil d'immobilisation pour fractures compliquées du fémur. *Presse médicale*, 25 mars 1915, *Bull. Ac. Méd.*, 23 mars 1915.

Marchack. Fracture de cuisse traitée par l'appareil de M. Pierre Delbet. Rap. M. Mauclaire. *Bull. et Mem. Soc. Chir.*, 7 avril 1915. — Fracture de cuisse traitée par l'appareil Delbet. *Bull. et Mém. Soc. Chir.*, 29 novembre 1916.

Marion. Attelles en aluminium pour fractures et plus spécialement pour les fractures compliquées. *Presse médicale*, 14 janvier 1915.

Marquis. La réduction au maximum de l'amputation extemporanée des membres dans une ambulance de l'avant. *Bull. et Mém. Soc. Chir.*, 24 février 1915. — Les trois principaux ennemis des fractures de guerre. *Réun. Méd. Chir. 5° armée*, 27 novembre 1915, *Presse Médicale*, 17 janvier 1916.

Martin. Appareils plâtrés à feuillards pénétrants pour le traitement des fractures ouvertes. *Bull. et Mém. Soc. Chir.*, XLI, 1915, p. 1392.

Matignon. Appareil de fortune de fabrication extemporanée pour contention et immobilisation des fractures. *Presse médicale*, 22 avril 1915, 131. — Note sur des appareils de fortune. — Appareils de fortune de fabrication extemporanée pour contention et immobilisation des membres en campagne. *Bull. et Méd. Soc. Chir.*, 1915 (Rapport de M. Faure).

Mériel. Esquillotomie large et pseudarthrose. *Lyon Chir.*, 22 janvier 1916.

Mornard. Dix-neuf cas de fractures de jambe traitées par la méthode de Delbet. *Bull. et Méd. Soc. Chir.*, 6 octobre 1915.

Mossé et Lamare. Description et application de l'appareil du professeur P. Delbet pour les fractures de l'humérus. *Presse médicale*, 12 novembre 1914, p. 675.

Okinczyc. Fractures compliquées et infectées. De la ligature et de la suture osseuses amovibles dans les fractures en chirurgie de guerre. Rapport Hartmann. *Bull. et Mém. Soc. Chir.*, 1915.

Pech. Atrophie osseuse calcaire consécutive aux fracas osseux par projectiles de guerre. *Lyon chirurgical*, t. XII, n° 4.

Phelip. Fracture spontanée de l'extrémité inférieure de l'humérus au cours du lancement d'une grenade. *Réun. Méd. Chir. 6° armée, Presse Méd.* 28 février 1916.

Picqué (L.). De la conservation des membres dans les plaies des parties molles et les fractures diaphysaires. *Bull. Ac. Méd.*, 13 octobre 1914.

Picqué (R.). Principes généraux et résultats du traitement des fractures diaphysaires par coup de feu. *Réun. Méd. Chir. 5ᵉ armée. Presse Méd.*, 30 décembre 1915. — Du traitement des lésions diaphysaires par coup de feu dans une ambulance de l'avant. *Bull. et Méd. Soc. Chir.*, 1916, p. 1743.

Plisson (L.). Les lésions des grandes diaphyses des membres par coup de feu. *Lyon chirurg.*, T. XII, n° 5, 1915.

Pouliquen, de Brest. Plâtres à anses sans armature. *Presse médicale*, 15 avril 1915. Simplification dans l'application de l'appareil de Gourdet.

Pozzi et Perret. Traitement des fractures de cuisse. *Revue de chirurgie*, 2 février 1916.

Prat. Nouvel appareil de contention pour les fractures ouvertes et les arthrites du membre inférieur par blessures de guerre. Rapport M. Hartmann. Disc. : MM. Quénu, Tuffier. *Bull. et Mém. Soc. Chir.*, 28 avril 1915.

Prunier et Picard. Traitement des fractures de l'humérus par l'appareil à extension de Pierre Delbet. *Bull. et Mém. Soc. Chir.*, 1ᵉʳ mars 1916.

Quénu. Sur une variété grave de fracture par éclatement de l'extrémité supérieure du tibia par projectiles de guerre. *Bull. et Mém. Soc. Chir.*, 30 mars 1915. — Fractures de cuisse traitées par l'appareil de Delbet. Les gouttières métalliques constituent un mauvais moyen d'immobilisation pour l'évacuation des fracturés. *Bull. et Mém. Soc. Chir.*, 1916.

Renon. Traitement des fractures du fémur. *Réun. Méd. Chir. 4ᵉ armée*, 23 juin. *Presse médicale*, 26 août 1915.

Rigot. Gouttières en plomb pour fractures. *Presse médicale*, 18 février 1915.

Rosenblith. Une attelle plombo-caoutchoutée pour traitement des fractures. *Bull. Acad. Méd.*, 1915, t. LXXIV, p. 503. — Attelles pour fractures compliquées. *Bull. Acad. Méd.*, 2 novembre 1915.

Santa-Maria et Calonne. La réduction et la contention des fractures compliquées des huit segments des membres. *C. R. Acad. Sc.*, 10 janvier 1916. Appareils de Santa-Maria et Calonne. *Progrès médical*, décembre 1915.

Sénéchal. Iconographie des appareils plâtrés pour fractures compliquées. *Presse médicale*, 30 novembre 1915.

Senlencq. Appareil auto-extenseur pour fracture compliquée de la cuisse. *Paris médical*, 1915.

Tadoroф. Considérations sur quelques cas de conservation des membres en chirurgie de guerre. *Th. Paris*, 1914-15.

Toubert. Au sujet du traitement immédiat des fractures en chirurgie de guerre. *Réun. Méd. Chir. 5ᵉ armée. Presse médicale*, 30 décembre 1915, Platon id.

Transport des fracturés. Discussion MM. Delbet, Quénu, Tuffier, Souligoux. *Bull. et Mém. Soc. Chir.*, XLI, 324, 325, 326.

Vidal. Le traitement des fractures de guerre dans les ambulances divisionnaires. *Paris médical*, 1916.

Vignard. L'immobilisation des fractures compliquées. *Presse médicale*, 28 janvier 1915.

Villard (E.). De la fixation métallique des fragments osseux dans les fractures compliquées, etc. *Lyon Chirurg.*, t. XIII, n° 1, 1916.

Walther. Réparation spontanée d'une large perte de substance de l'humérus. *Bull. et Mém. Soc. Chir.*, 12 mai 1915.

Wilmann. Le traitement des fractures compliquées des os longs par projectiles de guerre. *Th. Paris*, 1915-16.

CHAPITRE XIII

BLESSURES DES ARTICULATIONS

Considérations générales. — Si on envisage d'ensemble la question des blessures des articulations, au cours de la guerre actuelle, on remarque que l'accentuation des traumatismes par les balles tirées à courtes distances, et par les éclats des explosifs à grande force vive, la presque constance des infections des plaies produites par les fragments des projectiles d'artillerie et les balles déviées ont beaucoup assombri le pronostic de ces blessures ; que, dès le début, on a établi une distinction entre les lésions produites par les projectiles d'artillerie et les balles déviées et celles dues à l'action des balles tirées de plein fouet.

La radiologie, les constatations directes faites au cours des interventions ont permis de bien étudier les caractères anatomo-pathologiques de ces blessures, surtout des lésions osseuses, et on fut d'autant plus incité à le faire que ces caractères devaient servir de critérium pour le choix des traitements. Mais rien d'important n'a été ajouté à ce que l'expérimentation nous avait appris.

Aucune contribution sérieuse n'est à relever au sujet des signes et du diagnostic de ces blessures.

A propos du traitement, tous les modes classiques sont repris, successivement préconisés, discutés, délaissés, puis remis en honneur : la conservation, l'amputation, le débridement simple par l'arthrotomie précoce ou médiate, la résection typique ou atypique préventive, précoce ou retardée. Mais une acquisition de tout premier ordre s'ajoute désormais à la thérapeutique des plaies articulaires par les projectiles ; c'est une acquisition bien française, dérivée de la méthode générale également française, du parage, de l'assainissement primitif, hâtif, de la plaie. Favorisée dans ses applications par le report de la chirurgie active à l'avant et la stabilité des fronts, elle transformera, à un degré inconnu jusqu'alors, le pronostic des blessures du genou, par exemple, dont les lésions sont à la fois les plus fréquentes et les plus dangereuses. Avec elle, la thérapeutique va se modifier, l'abstention et l'amputation laisseront de plus en plus la place à un traitement conservateur actif.

Fréquence. — Nous ne sommes pas encore bien fixés sur la proportionnalité des blessures des articulations en général, sur celles des membres supérieurs et inférieurs et de chaque articulation en particulier. C'est un vide à combler.

D'après ses observations, M. Leriche estime que les lésions articulaires évidentes sont présentées par le tiers des blessés retenus après *triage* dans les formations de l'avant ; qu'elles peuvent compter pour moitié dans les ambulances divisionnaires[1].

M. Varay remarque que la proportion des lésions articulaires augmente dans les luttes de mouvement. Par rapport aux blessures des membres, elles représentent *un dixième* dans sa statistique et *un vingt-deuxième* sur les blessés immobilisés. Ce sont les lésions du genou qu'il observe surtout chez ces derniers. Elles donnent le total des plaies de l'épaule et du coude.

Cette fréquence a varié d'ailleurs suivant les formations. Les broiements articulaires arrêtés à la première ligne et y fournissant une mortalité considérable, ne se retrouvaient plus guère dans les ambulances de seconde ligne ou dans les hôpitaux d'évacuation (Leriche).

Classification. — Au sujet de la classification, à la fois si nécessaire pour grouper statistiquement les cas et les distinguer quant aux traitements qui leur sont applicables, les uns se sont arrêtés aux distinctions classiques : 1° blessures des parties molles, de la synoviale, des extrémités osseuses ; ou 2° blessures non pénétrantes, pénétrantes simples, pénétrantes avec lésions osseuses ; 3° ou plaies articulaires sans lésions osseuses, avec lésions osseuses extra ou intra-articulaires, enfin juxta-épiphysaires ; d'autres plus préoccupés des conséquences pronostiques, des décisions à prendre au point de vue du traitement et de l'évacuation, se sont 4° contentés de séparer les blessures articulaires par balles des blessures articulaires par projectiles d'artillerie et parmi les dernières, ils ont distingué des plaies synoviales, des lésions osseuses produites par des éclats petits, moyens ou gros, des fracas, des broiements.

Caractères anatomo-pathologiques des lésions. — Dans les descriptions on a reproduit des aspects bien connus : les orifices cutanés ponctiformes, les incisures ligamenteuses (balles tirées de plein fouet), les orifices cutanés et aponévrotiques agrandis pouvant admettre un ou deux doigts, à bords d'ordinaire souillés et, comme lésions osseuses, des contusions, des sillons, des gouttières, des perforations périphériques ou centrales avec séjour du projectile, des perforations totales ou de part en part, des broiements osseux avec orifices de sortie énormes (*effets explosifs*), des lésions diverses de la diaphyse avec irradiation articulaire.

---

1. Leriche. *Traitement des fractures. Fractures articulaires.* o. c., p. 15.

La grande force vive de projectiles tirés souvent à des distances courtes a communément apporté aux perforations la caractéristique bien connue des lésions produites aux distances rapprochées : la complication fissurique. Rares ont été les perforations sans fissures et si les exceptions n'ont pas manqué à la règle établie des lésions osseuses le plus souvent non ou peu irradiées quand le projectile n'a pas dépassé la portion franchement épiphysaire (Delorme), fig. 272 et 273, cette règle a été à nouveau affirmée par les faits

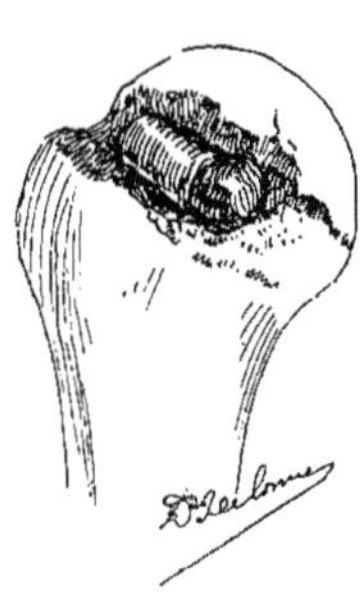

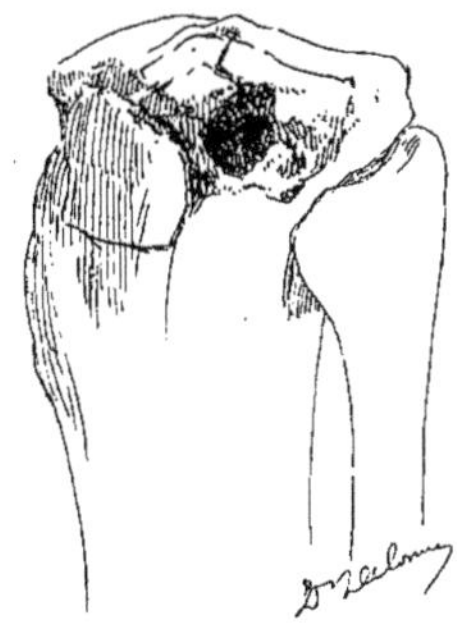

Fig. 272. — Sillon profond de la tête humérale au niveau et au-dessus du col anatomique par une balle S. Lésion limitée sans irradiation vers la diaphyse. (Pièce du Dr Martin, déposée au Musée du Val-de-Grâce.)

Fig. 273. — Perforation de l'extrémité supérieure du tibia par un projectile dans la portion épiphysaire sus-jacente au cartilage d'accroissement. Tunnellisation. Lésions comminutives mais limitées. (Pièce du Dr Martin, déposée au Musée du Val-de-Grâce.)

dans la majorité de cas [1] ; une perforation extra épiphysaire s'est traduite par une fracture de type diaphysaire (fig. 274).

S'est aussi bien affirmée la tendance, depuis longtemps démontrée par l'expérimentation, la tendance qu'ont les perforations bulbaires, proches du niveau des cartilages d'accroissement, à s'accompagner de fissures qui, en suivant la direction des fibres architecturales de l'os, se prolongent vers la diaphyse en fournissant des *coins* osseux à sommet distant de l'interligne, le plus souvent adhérents, parfois libérés, uniques ou fragmentés, unilatéraux et d'étendue limitée quand la perforation est latérale, souvent bilatéraux et plus grands quand celle-ci est centrale, coins antérieurs, postérieurs ou antérieurs et postérieurs. Non seulement, on n'a là rien ajouté de nouveau, en dépit de la forme catégorique et primesautière de tant de descriptions, mais on n'a que trop souvent ignoré ou méconnu cette notion, ce qui a entraîné à trans-

---

1. *Précis de Chirurgie de guerre*, o. c. Le type anatomique, dit M. Varay, est nettement commandé par les qualités balistiques du projectile et la situation et la nature du point osseux percuté ; le cartilage de conjugaison est la directrice de ces lésions classiques (épiphysaires, épiphyso-diaphysaires, arthro-diaphysaires).

40

gresser des bases bien rationnelles d'interventions et incité parfois à recommander de bien singuliers et inadmissibles procédés de résections atypiques. Dans le livre que j'ai consacré aux fractures, comme dans mon mémoire des *Archives de Médecine et de Pharmacie militaires*, j'ai, pour chaque articulation, figuré des exemples de ces fragmentations cunéennes.

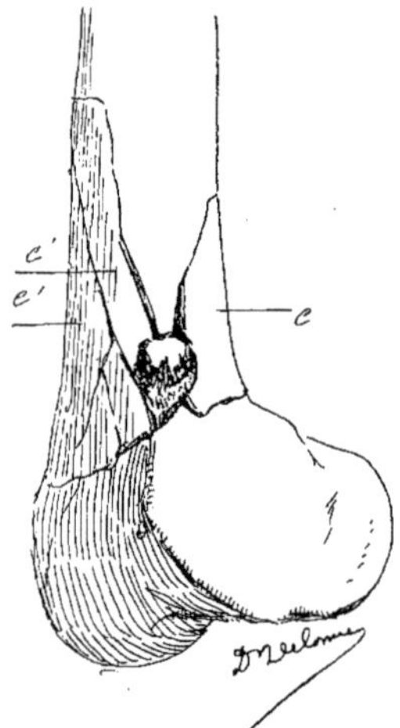

Fig. 274. — Perforation de l'extrémité inférieure du fémur par une balle près de l'articulation. Type de lésion diaphysaire. Fissures délimitant deux esquilles latérales. (Pièce du Dr Martin, déposée au Musée du Val-de-Grâce.)

c, l'une des esquilles, l'esquille *e' c'* est subdivisée. Les fissures inférieures s'arrêtent à la ligne du cartilage.

Des projectiles volumineux, des balles animées de très grandes vitesses ont aggravé souvent les dégâts osseux à un point tel qu'il semblait ne plus être d'intérêt pratique de reconnaître le type de la lésion : la comminution extrême commandant, sans discussion, l'exérèse radicale ou l'abandon. Même dans ces cas et malgré l'extrême comminution osseuse, un rapprochement synthétique était néanmoins possible le plus souvent avec le type basal. Un exemple frappant est fourni par le dessin ci-contre d'une pièce du musée du Val-de-Grâce sur laquelle on reconnaît la segmentation bicunéenne du tibia (fig. 277).

Sur ses blessés, M. Robert Picqué a observé que les lésions osseuses limitées à l'une des extrémités épiphysaires étaient plus fréquentes que les lésions biépiphysaires (7/8°). M. Leriche a fait la même remarque.

Les lésions uniépiphysaires circonscrites, partielles se seraient également rencontrées bien plus souvent (R. Picqué) que les lésions comminutives et étendues, donnée bien importante, trop méconnue et de nature à assurer une réaction contre la pratique abusive d'excisions primitives systématiques. Or sur 42 cas de cet auteur, 36 étaient relatifs à des lésions par balles ricochées ou par projectiles d'artillerie, c'est-à-dire à des traumas communs.

On a observé quelques cas de lésions biépiphysaires alors qu'une seule épiphyse avait été directement frappée. La figure 277 en est un bon exemple. Le mécanisme de ces fractures n'a pas arrêté l'attention.

Ont été signalées, parmi les lésions synoviales ou péri-articulaires curieuses, des contusions fibro-synoviales aboutissant à des chutes d'escarres et à l'ouverture consécutive de la jointure, variété qui n'est acceptable qu'après une constatation de visu et, parmi les lésions périphériques, tendineuses, représentées le plus souvent par des contusions, des abrasions partielles, des perforations linéaires, on a relevé des cas de sections totales alors même que la masse tendineuse était volumineuse. C'est ainsi qu'au cours d'interventions, on a vu le tendon du triceps huméral totalement divisé par une balle ; le triceps crural, le tendon rotulien, le tendon d'Achille également sectionnés par des projectiles. On en a pratiqué la suture. Je n'ai point à revenir ici sur les lésions vasculaires et nerveuses.

La complication du séjour des projectiles (balles de fusil, de schrapnels surtout, d'éclats d'obus ou de grenade) a été loin d'être exceptionnelle, soit

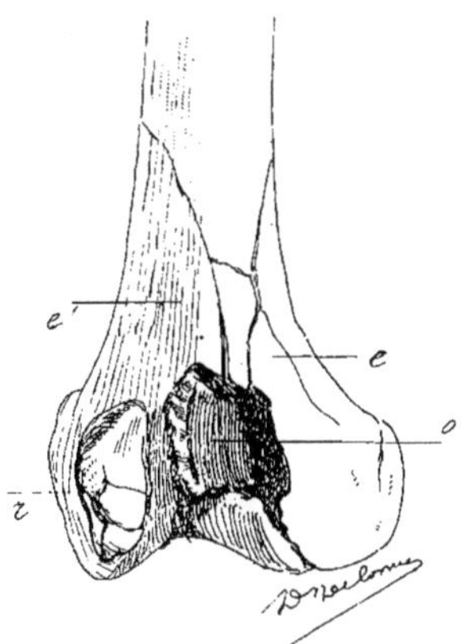

Fig. 275. — Perforation incomplète de l'épiphyse fémorale inférieure. (Pièce du Dr Martin, déposée au Musée du Val-de-Grâce.)

o, éclat d'obus qui a érodé et fissuré la rotule r. — Séparation bicunéenne c, c'.

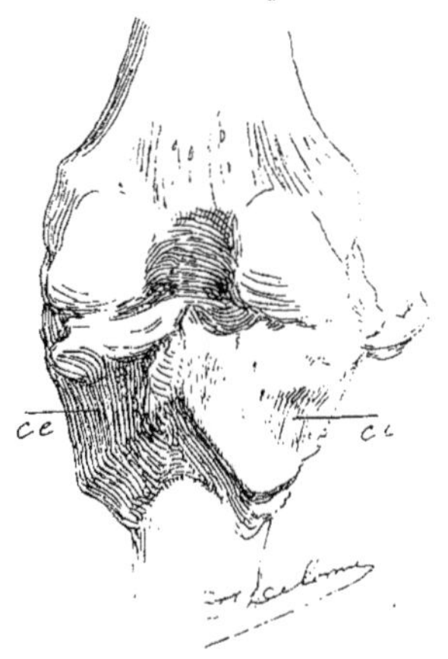

Fig. 276. — Perforation incomplète de l'extrémité supérieure du tibia en avant. (Pièce du Dr Martin, déposée au Musée du Val-de-Grâce.)

Formation de deux coins latéraux ci, ce solidement consolidés. Ankylose osseuse.

que ces projectiles se soient arrêtés dans les tissus péri-articulaires, dans la cavité synoviale, dans l'interligne (genou) ou et le plus souvent dans les extrémités osseuses. En pareil cas la synoviale n'était pas toujours ouverte (genou), distinction dont on a fait ressortir l'utilité pratique. Les projectiles ne se sont pas toujours bornés à produire une lésion osseuse fondamentale simple ou communitive, ils ont assez souvent, comme les interventions directes l'ont bien fait ressortir, détaché et rendu libres des fragments osseux, qui, chose curieuse, n'ont pas toujours joué le rôle de corps étrangers et se sont parfois ultérieurement soudés, d'autres fois une véritable poussière osseuse ; trop fréquemment ils ont abandonné dans la jointure, de la terre, du sable, des gâteaux ou des effilochures vestimentaires, voire des objets insolites (PLATON).

Signes des blessures pénétrantes. — Aux signes des blessures pénétrantes simples et compliquées de lésions osseuses : rapports des plaies extérieures avec l'article, écoulement de synovie pure ou plutôt mêlée au sang, hémarthrose, on a fait, une fois de plus, des objections depuis bien longtemps connues et qui tendaient à conclure que ces signes n'ont que la valeur de symptômes de probabilité. La discussion est oiseuse, la cause étant entendue depuis longtemps et en fait, chaque fois que ces signes ont pu être relevés ils ont été tenus pour importants, surtout pour les articulations non recouvertes de couches épaisses de muscles.

Je ne vois guère signalé dans les observations, l'écoulement de synovie pure mais, par contre, est souvent noté l'écoulement, par une plaie large du genou, par exemple, de synovie mêlée de sang. On a rattaché à la blessure de la synoviale un écoulement de liquide mêlé de gouttelettes huileuses ; je l'ai considéré plutôt comme un signe de lésion osseuse. Les douleurs éprouvées pendant les mouvements ont été souvent signalées.

L'épanchement intra-articulaire, l'hémarthrose est fréquemment indiqué. Elle est d'apparition plus rapide et plus volumineuse quand les os ont été intéressés. La chose va de soi.

Les plaies extérieures ne conduisent pas toujours sur l'article, elles sont

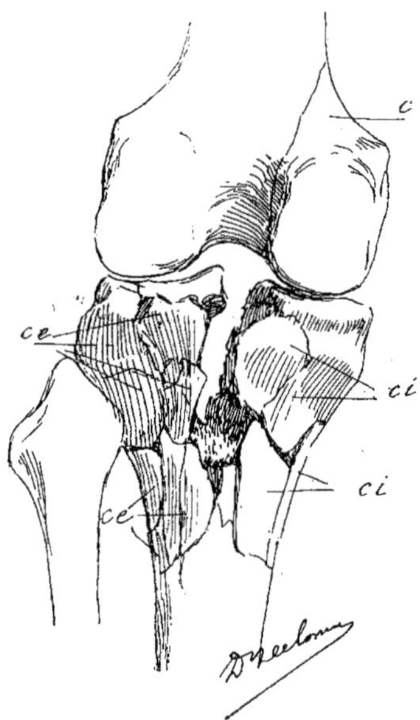

Fig. 277. — Perforation complète de l'épiphyse tibiale supérieure au-dessous du niveau du cartilage d'accroissement. Lésion osseuse des plus comminutives. (Pièce déposée au Musée du Val-de-Grâce par le D⁽ʳ⁾ Martin.)

On reconnaît cependant que l'ensemble des fragments tibiaux représente deux coins *ci*, *ce*. Le condyle interne du fémur et sa base sont séparés également en coin par une fissure *c* (fracture indirecte).

parfois éloignées. La radiologie a apporté des précisions au diagnostic de la pénétration. La constatation d'un projectile arrêté dans une interligne, engagé partiellement ou complètement dans une épiphyse, la vue d'un dégât osseux, d'un fragment déplacé, d'une fissure large et béante affirment la pénétration et préjugent de la nature du dégât, mais, souvent, la radioscopie et la radiographie n'ont pu renseigner d'une façon suffisante et tous ceux qui en ont parlé ont fait la remarque, qu'en général, la lésion était presque toujours plus grave que ne l'indiquait ce mode d'examen. Quoi qu'il en soit, c'est encore là un bien utile moyen de diagnostic et de contrôle et pour en tirer tout le parti voulu, il est indispensable d'examiner la jointure suivant plusieurs plans.

L'exploration directe a de plus en plus été employée pour lever tout doute et révéler la nature exacte des lésions. L'exérèse systématique de tout trajet contus et infecté et d'autre part le danger d'une infection propagée par un canal péri-articulaire abandonné à lui-même incitaient, *a fortiori*, à pratiquer cette exploration directe d'une jointure et en faisant l'exérèse progressivement, successivement, sur chaque couche de tissus traversés, depuis la peau, quitte à s'arrêter si arrivé à la synoviale, l'opérateur la trouvait intacte, on ne courait pas le risque de nuire au blessé (GAYET).

Le foyer osseux découvert, le diagnostic de la fissuration, de sa propagation n'est pas aisé, car la plupart des fissures sont sous-périostées ; une mobilité fragmentaire, l'amorce des fissures vue dans le foyer nettoyé, des connaissances précises sur les propagations suivant la portion d'os atteinte pouvaient là aider l'opérateur.

Enfin très souvent le diagnostic s'affirmait de lui-même. Par une plaie largement ouverte, la lésion articulaire était évidente. D'autres fois, c'étaient les signes communs de la fracture qui la révélaient.

On a généralement proscrit l'exploration au stylet.

Marche. Réactions articulaires. — Il a toujours été admis que le danger des lésions articulaires par les projectiles dépendait de leur infection, de l'arthrite septique. On en avait recherché surtout la cause dans une origine extérieure. Cette guerre a démontré que l'infection est, dans la majorité des cas, non indirecte, aérienne, mais *directe* et que *l'agent contaminant réside dans la plaie même.*

L'épreuve nouvelle a, dès le début, confirmé une donnée antérieurement établie, à savoir : que l'arthrite grave, préoccupante pour le chirurgien, menaçante pour le blessé est rare après les blessures par les balles tirées de plein fouet ; qu'elle est au contraire fréquente, très habituelle, mais non fatale comme certains l'ont affirmé, à la suite des blessures par les projectiles d'artillerie et par les balles déviées.

Cette épreuve a, une fois de plus, montré la haute gravité des arthrites de certaines articulations larges, profondes, serrées (genou, hanche, coude).

Les formes de cette arthrite en ont été variables, allant de la réaction légère qui se traduit par une hydarthrose, une hémohydarthrose, par des signes généraux nuls ou atténués, par la chronicité de l'arthrite plastique jusque par l'arthrite suraiguë, éminemment septique. On a vu de ces plaies articulaires se compliquer très rapidement d'infection gazeuse. M. R. PICQUÉ nous a dit qu'elles prédisposaient même tout particulièrement à cette infection et la bactériologie en a donné la raison.

L'arthrite purulente, septique, a affecté deux débuts, suivi deux marches bien connues : une marche rapide après deux ou trois jours d'attente, parfois une marche plus rapide encore, suraiguë. On a vu l'arthrite, et une suppuration putride se montrer au bout de quelques heures. Ordinairement il n'en a pas été ainsi ; le début et la marche ont été moins bruyants ; elle apparaissait du deuxième au quinzième jour comme je l'avais déjà noté. Elle était plus lente à se manifester quand elle était propagée de la diaphyse à l'articulation.

Si la bactériologie qui, pour la première fois, au cours de cette guerre, a affirmé l'étendue et l'utilité de ses enseignements, si la bactériologie, dis-je, n'avait fait que montrer la fréquence et la nature d'une infection que, sans elle, la clinique révélait déjà ou faisait pressentir, elle n'aurait eu qu'un rôle effacé ; mais elle a fait plus ; elle a apporté des précisions qui ont eu une influence prépondérante sur la conduite des chirurgiens.

Elle a spécifié :

1° Qu'il est des parties de la région articulaire qui représentent les foyers localisés d'infection originaires : c'est le trajet cutanéo, celluloso, aponévrotique d'entrée, essaimé par des produits terriens ou vestimentaires souillés ; c'est le recessus où se sont arrêtés, avec le projectile infectant, l'éclat d'obus ou de grenade, le schrapnel, la balle déviée, les gâteaux vestimentaires et les effilochures du vêtement.

2° Que là, comme dans toute plaie, la pullulation microbienne réclame un certain temps pour s'effectuer, pour de circonscrite et d'aisément accessible à nos moyens thérapeutiques, se diffuser. Cette *période d'attente*, cette période désignée pour une action prophylactique efficiente, remplaçant la période purement expectante d'autrefois, a été habilement mise à profit par les chirurgiens et la donnée scientifique a eu des conséquences pratiques et pronostiques de tout premier ordre. Il n'est que juste de remarquer que c'est au médecin-major Policard que doit en être attribué tout d'abord le mérite.

3° La bactériologie a montré, constatation troublante, que des réactions articulaires vives se traduisant par des épanchements abondants, pouvaient être aseptiques. La conséquence qui en découle est, qu'en pareil cas, la clinique doit, avant tout, inspirer la décision du chirurgien.

4° L'agent infectant apporté par le projectile et les fragments du vêtement a été communément le b. perfringens ; la présence du streptocoque était habituelle et celle du pyocyanique assez fréquente.

Bactériologiquement, nous n'étions pas fixés, en 1916, d'une façon ferme, sur les limites de temps que comportait la période prémonitoire. Cliniquement et depuis longtemps on savait, comme je le rappelais plus haut, que cette période pouvait être variable puisqu'on avait observé — et on les observait toujours — des arthrites suraiguës et aiguës, se manifestant déjà très bruyamment en quelques jours ; des incisions d'arthrotomies très précoces faisaient sortir d'articulations du genou, par exemple, des liquides louches, putrides ou purulents, moins de vingt-quatre heures après la blessure et à côté de ces cas à évolution rapide, il en était d'évolution lente. Dans l'incertitude, le chirurgien devait donc, dans la conduite de sa prophylaxie active, procéder *rapidement, pour ne pas s'exposer à être devancé.*

Les abcès et phlegmons étendus à distance, résultant d'une effraction capsulo-synoviale, d'une infection lymphatique, d'une *propagation directe par la voie fissuraire,* ont été très fréquemment observés surtout à la suite des blessures par éclats de projectiles d'artillerie. Ils ont, avec l'épanchement articulaire et souvent plus que lui, constitué le danger principal de l'infection.

Pour chaque articulation, la donnée est classique, les réactions distantes ont leurs centres de localisation, leurs voies d'extension, les voies de choix pour leur évacuation. Ce n'est pas le lieu de s'y arrêter ici. M. CHAPUT a insisté sur certains des signes de ces suppurations distantes ; un œdème très prononcé du membre blessé, l'issue du pus à travers les orifices des plaies à la suite d'une pression, d'une expression du membre commencée à distance, la persistance d'une température élevée malgré un drainage régulier, une immobilisation rigoureuse et des pansements rares ou, au contraire, des lavages fréquents.

M. FOISY a décrit, dans des cas de blessures articulaires, surtout compliquées par la présence de projectiles, des réactions articulaires se traduisant sous l'aspect d'une *arthrite chronique à forme de pseudo-tumeur blanche.* En quelques semaines, l'articulation devient globuleuse, la synoviale s'épaissit, il y a peu ou pas de liquide dans l'articulation. L'atrophie musculaire est très rapide; il y a de l'adénopathie, une fièvre modérée. La rétrocession est lente, même quand le corps étranger a été extrait et l'ankylose en serait la terminaison. On a proposé contre cette forme l'*ignipuncture* et la *synovectomie profonde* (DELORE et KOCHER).

. *Pronostic.* — Le pronostic des blessures articulaires produites par les projectiles devait subir des oscillations en rapport avec la nature des traumatismes, celles des soins donnés aux blessés. Ceux que guidait l'expérience des guerres antérieures pouvaient avancer, au début de celle-ci, que le pronostic des lésions pénétrantes simples ou sans dégâts osseux notables *produites par les balles,* était relativement bénin (DELORME, FERRATON) et l'épreuve nouvelle a confirmé le fait. Une balle tirée de plein fouet, à distance, dans une articulation, a guéri le plus souvent par un traitement simple. Même les partisans déclarés des interventions ont dû le reconnaître.

Il ne devait plus en être de même des lésions produites par les balles *déviées,* par les *éclats de projectiles creux,* parce qu'elles étaient primitivement infectées dans la majorité des cas, mais ici surtout la nature des soins, leur promptitude, leur continuité ou leur discontinuité et leur valeur ont apporté un élément d'atténuation ou d'aggravation facile à prévoir et à expliquer.

Sur des blessés comme ceux de nos premières luttes, atteints de lésions des grosses jointures, souvent pansés tardivement, et sommairement, qui avaient dû subir un premier transport dans des conditions particulièrement lentes, heurtées, difficiles qui, sans arrêts, allaient être évacués au loin, pour être soumis, à l'arrière, à des immobilisations imparfaites, à des traitements défensifs de valeur bien diverse, les complications infectieuses ne pouvaient qu'être et fréquentes et graves. Par contre sur les blessés de fronts bientôt stabilisés, transportés à courte distance, avec moins d'aléas et de heurts, soumis à l'action et à la surveillance immédiates de chirurgiens de carrière, cette infection déjà devait se montrer moins redoutable. Je ne veux pas atténuer les pertes que cette toute première période de quelques mois, nous a values; elles ont été cruelles. D'après ce que j'ai vu dans un nombre considérable de formations, il me semble qu'on en a forcé la mesure; on l'a fait ultérieurement surtout, en invoquant le témoignage de gros déchets, pour préconiser des traitements préventifs ou rapides qui n'avaient pas besoin, pour se soutenir, de s'étayer de cet ensemble regrettable. Même sur ces premiers blessés atteints de lésions des grandes articulations infectées, des chirurgiens de carrière, à l'arrière, se ménageaient de beaux succès qui n'étaient qu'exceptionnels, cela s'entend, entre les mains de chirurgiens d'occasion dont la principale et trop facile ressource était d'ailleurs l'amputation retardée.

Combien de noms de ces chirurgiens de carrière ne pourrais-je citer après ceux de Gangolphe, de Kirmisson, de Lejars, de Mauclaire, de Vignard, de Launay, de Villar, de Tavernier, de Rocher, partisans déclarés de la conservation. J'ai vu un nombre considérable de ces grands blessés atteints d'arthrite; j'ai été appelé à rétablir des situations bien compromises et je l'ai fait toujours sans dépasser des limites de la pratique conservatrice.

Avec une organisation régularisée, les choses changent d'aspect et de conséquences, sur le front stabilisé. L'immobilisation devient immédiate et rigoureuse, l'*arthrotomie précoce*, les complications suppuratives distantes sont poursuivies; les succès se multiplient. Au commencement de 1915, M. Sencert ne nous disait-il pas que sur 11 blessés présentant des lésions de grandes articulations, en en éliminant deux qui présentaient des lésions multiples, 9 avaient guéri, 6 après des arthrotomies seules avec ou sans ablation de fragments osseux, que 3 avaient dû être réséqués après échec de l'arthrotomie et que ces 3 réséqués avaient guéri. Ultérieurement, le même opérateur ne comptait que 4 morts sur 97 blessures articulaires dont 54 du genou. La chirurgie reprenait ses droits et ses succès attendus en reprenant sa place. Un peu plus tard, toujours sur le front stabilisé, M. Launay, partisan de l'arthrotomie rapide faite sur des blessés amenés tôt dans sa formation, sur des blessés soumis à un nettoyage minutieux des plaies, à l'ablation des corps étrangers, surveillés sur place, nous dit, en parlant des lésions de l'articulation du genou, dont les plaies sont le plus sévères : « Quelques jours de fièvre, le temps d'éliminer les tissus mortifiés par le traumatisme et tout rentre dans le calme ».

L'arthrotomie unique, classique, l'arthrotomie large plus mutilante, la résection primitive qui compte ses partisans déclarés pour un groupe important de traumatismes osseux articulaires, puis le parage de la plaie articulaire surtout, apportent successivement leur part d'atténuation à un pronostic jusque-là toujours très préoccupant.

Grâce à la dernière méthode, il est remarquable de constater combien, à mesure que l'expérience s'affirme et que cette chirurgie préventive, aux actes précoces, décidés, précis parce qu'ils sont guidés par la bactériologie et une connaissance plus parfaite des lésions osseuses, combien dis-je, le pronostic se transforme et s'améliore. La lésion de l'articulation du genou que des chirurgiens d'ambulance traitent systématiquement en 1914, 1915, 1916 par l'amputation donne des satisfactions inespérées. Là, la sécurité a presque remplacé le péril.

Mais ce n'est pas seulement au point de vue de la conservation de la vie que de beaux résultats sont obtenus, ils le sont encore quant à l'utilité ultérieure, de la jointure. Là où la raideur et l'ankylose n'étaient que trop fréquentes, une mobilité absolue ou étendue est conservée et, avec la rapidité de la guérison, les atrophies musculaires sont peu accusées et susceptibles de disparition. Dans aucune guerre antérieure, situation pareille n'a été même entrevue pour les lésions articulaires graves. Ai-je besoin de remarquer que le pronostic différa totalement pour les blessures articulaires du membre supérieur et du membre inférieur.

Certains pourront peut-être s'étonner que je ne donne pas ici de statistiques de mortalité générale. Je ne puis le faire parce que les documents sont actuellement insuffisants et en serait-il autrement que les chiffres imposeraient de trop longs commentaires explicatifs puisque la gravité des lésions articulaires dépend d'une foule de conditions dont il serait impossible de peser l'importance (milieu, moment des interventions, nature des soins, etc.), sans entrer dans de longs développements.

M. LERICHE a, au point de vue pronostic, distingué trois sortes de plaies articulaires : 1° celles de l'ambulance divisionnaire ; 2° celles des hôpitaux de 2ᵉ ligne de l'avant ; 3° celles de quelques grandes villes de l'arrière près du front et des hôpitaux auxiliaires. Les premières, éminemment graves réclament surtout l'amputation et la désarticulation ; leur pronostic est très sombre ; les secondes, représentent des lésions moyennes, les dernières des lésions légères. Cette distinction ne saurait être acceptée sans quelques réserves. L'arrière, à certains moments, n'a pas reçu que des blessés légers ; il a reçu des blessés de toutes catégories évacués de l'avant, surtout des blessés moyens et légers. Il est évident qu'on doit en tenir compte dans les statistiques.

Traitement, ses phases. — Dans la période que j'envisage, le traitement des lésions articulaires a subi des phases diverses.

1° Une première phase, celle du début, est *expectante* ; c'est une phase de conservation mais insuffisamment armée. Elle ne prévient rien, elle a laissé l'infection se déclarer et heureux est le blessé chez lequel celle-ci est hardiment combattue dès qu'elle survient. C'est la phase de l'*arthrotomie retardée, curative*. Les circonstances l'imposent en partie, en 1914. Ce sera celle qu'ultérieurement auront encore à traverser les blessés qui ne pourront bénéficier de soins rapides, assurés par des chirurgiens de carrière.

2° En 1915, on établit communément une distinction entre les lésions synoviales ou osseuses sans fractures, causées par les *balles tirées de plein fouet* à distances non rapprochées et les mêmes lésions produites par des *éclats de projectiles creux*. Aux premières, une antiseptisation superficielle et une immobilité rigoureuse suffit ; aux autres une désinfection plus complète, plus profonde est nécessaire ; à elle s'ajoutera une esquillotomie si des fragments osseux sont séparés. C'est la *phase de l'arthrotomie, surtout précoce, avec ou sans esquillectomie*.

3° Mais tandis que certains se contentent de cette arthrotomie ou non combinée à l'esquillectomie, d'autres se montrent moins ménagers d'exérèse osseuse. Pour eux, l'esquillotomie est insuffisante pour assurer la désinfection de la jointure ; le drainage préventif qu'elle représente est imparfait ; c'est à la *résection primitive* qu'il faut s'adresser. Nous voilà revenus aux conceptions de BAUDENS, aux épreuves des guerres d'Amérique, des guerres allemandes, mais on méconnaît les enseignements qu'elles nous ont fournis, les réactions auxquelles elles ont donné lieu, même à une époque où la chirurgie était moins armée qu'elle l'est aujourd'hui. Dira-t-on que les désordres osseux étaient alors moins graves, plus limités, moins infectés ? Ce ne serait pas exact. Quoiqu'il en soit, reparaît encore là une distinction entre des partisans d'une résection *atypique* qui limitent l'excision aux dégâts mêmes et les partisans d'une *résection* plus radicale, *typique* qui invoquent à la fois la sécurité plus grande que donne une excision plus étendue et un résultat ultérieur supérieur, l'exérèse partielle d'une extrémité articulaire exposant à des déviations consécutives [1].

La discussion entre la résection et l'arthro-esquillotomie pouvait se soutenir quand la lésion osseuse, d'extension lésionnelle moyenne, était réellement comminutive, *a fortiori* très comminutive. L'utilité de l'excision ne paraissait pas,

---

1. Cette résection les uns la veulent précoce (BÉRARD et BARGAVEL), d'autres la réclament surtout pour certaines articulations, le genou (DELORE et KOCHER) ; le coude (LERICHE), etc.

là, douteuse, si les dégâts ne dépassaient pas les limites physiologiques, classiques, de la résection. L'aseptisation paraissait difficile, par une intervention réduite, pour un foyer à esquilles séparées, pour des portions osseuses à surfaces contuses, de vitalité douteuse, foyers préparés d'ostéite et de nécrose, mais s'en tenait-on là ? Qu'on lise les observations et l'on pourra s'étonner de l'extension abusive que les partisans nouveaux de cette opération lui ont souvent donnée. Sous ce rapport ils n'ont pas été plus ménagers que bien des devanciers. Devant la sécurité qu'elle leur promettait, ils n'ont pas hésité à en étendre les indications à des lésions osseuses partielles, non dissociantes, ne présentant aucun caractère comminutif, à de simples sillons, à des perforations en cul-de-sac avec séjour d'un corps étranger accessible, d'extraction facile, à des perforations épiphysaires de part en part sans éclatement notable, toutes lésions susceptibles d'être assainies par une intervention plus simple, ne pouvant laisser le moindre doute sur la vitalité de l'extrémité osseuse lésée et sur la réparation naturelle du dégât. D'ailleurs la démonstration de l'inutilité de ces interventions était bien fournie par la comparaison des résultats des partisans de la résection systématique appliquée à ces cas légers et des partisans de l'arthrotomie précoce combinée avec l'avivement des parties molles et osseuses contuses et infectées. *Quoad vitam*, ces résultats étaient identiques.

Ces deux modes d'intervention ne devaient donc pas s'opposer l'un à l'autre ; ils représentaient des degrés applicables à des lésions d'intensité différente ; à celles, très comminutives, devait être réservée la résection, aux lésions minimes, l'arthrotomie et le traitement direct de la lésion, mais pour conserver cette gradation il eut été bon d'adopter une incisision exploratrice plus ménagère que l'incision en U de Mackensie ouvrant largement un genou, par exemple. L'emploi de cette incision n'a pas d'ailleurs entraîné que les partisans de la résection à un dégât préalable excessif. Des partisans de l'arthrotomie ont employé communément cette incision d'*arthrotomie large* pour traiter les mêmes lésions superficielles, des ragades osseuses, des lésions minimes de cartilages ou d'épiphyses, pour l'ablation de corps étrangers superficiels, très accessibles. Ils ne sont montrés conservateurs que pour le deuxième temps de leur intervention. Les grandes incisions ne font pas toujours les grands chirurgiens.

4° L'année 1915 voit naître un mode de traitement original, aux débuts discrets, dérivé de la méthode générale du parage des plaies.

Il est exprimé dans la formule : Le canal cutanéo-osseux d'une plaie articulaire se traitera comme le canal cutanéo-musculaire d'une plaie des parties molles, par un avivement. L'excision portera sur les orifices cutanés, aponévrotiques, sur la synoviale, sur le trajet osseux jusqu'à rencontre du tissu sain. La synoviale étant asséchée, les corps étrangers seront extraits avec soin.

C'est le genou, d'accès plus facile que celui des autres articulations, de lésions également plus sévères, puisque, jusqu'en 1916, il était des formations où on les croyait toujours justiciables de l'amputation, c'est l'articulation autorisant par conséquent des tentatives plus osées, qui va bénéficier du nouveau mode de traitement. On l'appellera l'*arthromie large* (Delore et Kocher). Elle ne sera guère appliquée aux articulations profondes comme l'épaule et la hanche, aux articulations serrées comme le coude et le cou-de-pied. MM. Delore et et Kocher disent l'avoir utilisée dès le mois de mai 1915. MM. Chevassu, Sencert, Gaudier suivirent cette pratique en 1915, mais c'est surtout en 1916 après la communication de M. Loubat, sous le patronage de MM. Tuffier, Duval, Tanton que la méthode est acceptée. Elle profite de la faveur avec laquelle était alors accueillie la méthode plus générale du parage des plaies dont elle n'était qu'un dérivé. Au début on terminera l'intervention par un drainage par une mèche ou un drain. Une confiance dans l'asepsie du trajet légitimée par les résultats négatifs de l'examen des liquides du drain et par la marche clinique fait bientôt supprimer les drains. M. Sencert proscrit drains et mèches dès 1915 et parle déjà de suture complète. C'est à un *parage complet suivi de suture totale* de la plaie qu'on en viendra généralement, à la condition expresse que le blessé soit opéré assez tôt, qu'il reste sur place, qu'il continue à recevoir les soins du chirurgien qui l'a opéré et qu'il soit l'objet d'une surveillance des plus attentives. Cependant dans certains cas, quelques-uns resteront fidèles au drainage ou proposeront, comme M. Fieux, comme MM. Tanton, Alquier et Vellemin de maintenir, dans quelques cas, une ouverture temporaire de sûreté, réalisée par l'accolement de la synoviale à la peau (arthrostomie).

Le retour à la conservation s'accuse donc de plus en plus, mais sous une forme active. On se pénètre davantage de l'idée que le tissu épiphysaire aux canaux larges et multipliés, diverticulaires, véritable tissu éponge, est peu accessible aux agents désinfectants ; qu'il se laisse bien plus aisément pénétrer par le pus que le tissu diaphysaire, qu'il offre des conditions plus favorables à la résorption, qu'il est moins généreux pour la réparation osseuse quand il est divisé ou simplement contus que le tissu diaphysaire. Les devanciers le supprimaient par la résection primitive, mais on se demande alors si pareil sacrifice était indispensable pour prévenir l'arthrite ? Ne suffit-il pas, pense-t-on, pour éviter l'infection de faire l'ablation attentive des corps infectants qui ont pénétré l'épiphyse, de la débarrasser, par un avivement précoce, de ses parties attrites ou infiltrées au lieu d'attendre ses réactions spontanées, lentes, incertaines, menaçantes par leurs conséquences et quand déjà elle est infectée localement, imprégnée de pus, n'est-il pas encore suffisant de l'ébarber, de la gouger, de l'assainir mécaniquement? L'idée était en somme la même que celle qu'avaient poursuivie les partisans de la résection primitive mais que de différence dans l'acte chirurgical ! La première était radicale dans sa conception et son application, l'autre opportuniste et pour la première le résultat, quant au fonctionnement de la jointure, ne pouvait être comparé à celui donné souvent par la seconde : la mobilité normale, active, d'une articulation solide.

Dès lors, à la fin de notre période, les lésions se groupent ainsi au point de vue du traitement :

1° Les plaies punctiformes, par balles, relèvent primitivement de l'expectation après désinfection de la plaie d'entrée et de sortie, et immobilisation rigoureuse, voire compression (DELORME, GAYET, GANGOLPHE, etc.);

2° Les plaies synoviales par projectiles infectants (balles de schrapnell, éclats d'obus explosifs ou de grenade) se traitent par l'excision primitive du trajet et l'ablation des corps étrangers ;

3° Les blessures articulaires avec lésions osseuses légères et moyennes se réclament de l'arthrotomie, du *parage* des parties molles et des os avec ou sans esquillotomie. Ce parage ainsi compris suffit dans la majorité des cas. S'il paraît insuffisant, en raison de la nature comminutive des dégâts, la résection est là ;

4° Aux dégâts moyens, très comminutifs, localisés, s'appliquera la *résection typique* ou *atypique;*

5° Aux lésions extrêmes, désignées sous le nom de *broiement,* sera réservée l'*amputation.*

6° Aux gros désordres osseux qui, par eux-mêmes, pourraient être encore l'objet de tentatives conservatrices, si ils n'étaient pas aggravés par l'atteinte des vaisseaux et des nerfs principaux du membre et la menace de la gangrène, sera opposée l'*amputation.*

7° De gros dégâts épiphyso-diaphysaires étaient considérés comme restant sur *la limite de la conservation ou de l'amputation.*

Mais les faits montrèrent bientôt que pour que la conservation pratiquée suivant le mode nouveau puisse donner jusqu'à 60 succès sur 64 cas de blessures de grandes articulations, de celles du genou (P. DUVAL) il fallait réaliser la condition que l'arthrotomie, mécaniquement épuratrice, se pratiquât dans *les premières heures, moins de trente-six heures après le traumatisme.* Et comme on n'a point de limite précise, pas plus que de critérium pour savoir combien durera la période d'attente, propice à l'intervention, pendant laquelle l'infection reste localisée, *plus l'intervention sera rapide, plus sûrs et plus constants seront les succès.*

Pour M. DUVAL qui s'appuie sur des recherches bactériologiques de M. VAUCHER, l'infection de la séreuse est *relativement* tardive au genou. Pour cette articulation, par exemple, de quinze à trente heures après le traumatisme il y a réaction cytologique du liquide synovial mais pas encore de pullulation microbienne. Alors qu'un projectile est inclus dans cette jointure, et que l'examen des parois de la cavité qui le loge accuse la présence du perfringens, le liquide articulaire peut rester stérile, même vingt-quatre heures après la blessure. Il faut en rester à la règle précédente : *action la plus hâtive possible, sans attendre.*

Malgré les progrès accomplis dans le fonctionnement des formations sanitaires pour assurer le transport rapide des blessés, leur accès dans des ambulances spécialisées, susceptibles d'assurer une hospitalisation continue, sous la direction des opérateurs du début, malgré ces progrès, trop nombreux devaient être, malgré tout, les blessés qui ne pouvaient bénéficier d'une opération hâtive, minutieuse et longue, s'accordant d'ailleurs mal avec les exigences d'une affluence considérable de traumatisés et, à l'arrière, l'infection s'était déjà produite. Il était enfin des cas où, malgré l'intervention, parce qu'elle était par la force des choses incomplète, cette infection devait survenir. C'est à l'*arthrotomie* qu'on a eu alors recours. Mais cette arthrotomie, on l'a faite large et certains n'ont pas hésité à préconiser l'extirpation de la synoviale, l'*arthrectomie*. La *résection retardée* trouva là encore ses indications et on hésita d'autant moins à la faire qu'on avait moins de raisons de compter sur la vitalité des fragments et qu'on constatait une infection déjà étendue.

On a attiré l'attention sur des réveils d'arthrites chez des blessés chez lesquels une première intervention semblait avoir calmé les accidents. L'articulation est restée fistuleuse et sournoisement l'infection osseuse progresse ; l'opérateur s'en étonne quand la persistance de la fièvre, une nouvelle poussée l'incitent à intervenir. A ces blessés arrivés au seuil de la septicémie (QUÉNU), la *résection intermédiaire* ou *ultérieure* ouvre les perspectives d'un secours. Parfois l'étendue des désordres ou l'état général du blessé imposeront l'*amputation ;* pour certains c'était la méthode de choix.

Les articulations serrées comme le coude, comme le cou-de-pied sont de drainage difficile ; nombre d'opérateurs, surtout ceux de l'École lyonnaise, en particulier M. LERICHE, ont proposé la *résection dite de drainage ;* la crainte de l'ankylose a fait, pour le coude, recommander la résection à titre de *résection orthopédique préventive*. Je reviendrai bientôt à ces questions.

L'extraction des projectiles intra-articulaires a été considérée par nombre d'opérateurs comme une indication urgente d'intervention, d'arthrotomie. Il n'est pas douteux qu'un éclat de projectile infectant ne soit, en général, une cause d'aggravation de la blessure et que son ablation doive faire partie de l'intervention pratiquée en vue d'assurer la désinfection synoviale ou osseuse, à condition que la recherche en soit facile ou qu'elle ait pu être simplifiée par la radioscopie. Nombre, d'opérateurs ont, de parti pris, parce que mal renseignés sur le siège des corps étrangers, laissé sans les poursuivre, des projectiles, avec l'arrière-pensée d'une ablation ultérieure et très souvent les blessés n'ont pas eu à pâtir de cette façon d'agir.

De l'Expectation. — L'expectation pure, dont les indications ont été, d'abord, je le répète, abusivement étendues, en partie par nécessité et aussi parce que l'expérience, à leur sujet, n'avait pas prononcé encore, comme elle le fit dans la suite, l'expectation a été mieux comprise dès les premiers mois de 1915, sans cependant que toute hésitation et toute discussion ait cessé à son sujet.

Pour les plaies produites, en dehors des courtes distances, par les balles tirées de plein fouet, c'est-à-dire pour les *plaies à orifices ponctiformes*, sans lésion osseuse ou avec lésion osseuse légère, l'expectation fut de règle et les résultats qu'elle fournit furent très généralement satisfaisants. Ce ne fut que quand des accidents infectieux survenaient qu'on eut recours à l'arthrotomie.

L'immobilisation immédiate, fut de rigueur : elle fut regardée comme indispensable ; certains y joignirent la compression ouatée ; quelques-uns l'emploi de la glace.

Le pansement était aseptique ou antiseptique après badigeonnage iodé. En cas d'hémarthrose, la conduite différa. Tandis que les uns comprimaient ou attendaient, d'autres ponctionnaient, même systématiquement (PLISSON), conduite que par ailleurs on réprouva en l'accusant d'être parfois suivie d'accidents. On réserva communément la ponction aux cas d'hémarthrose abondante, douloureuse, avec réaction fébrile légère. Si l'examen bactériologique accusait la présence de germes, des chirurgiens arthrotomisaient sur le champ ; d'autres (DURAND, VIANNAY) accordaient, comme importance, la priorité aux signes cliniques.

Il parut sage, en raison de la possibilité d'accidents et malgré leur rareté, de traiter le blessé sur place, d'éviter pour lui tout transport irritant et rendant difficile une surveillance effective.

Pour les plaies par *balles de schrapnels* et par *petits* éclats d'obus, quelques-uns étaient expectants ; d'autres, et ce fut le plus grand nombre, considéraient l'abstention primitive comme dangereuse. La fréquence de l'essaimage infectieux, l'incertitude du lendemain, la perspective souvent menaçante de l'évacuation firent, et avec raison, proposer l'*arthrotomie immédiate* comme traitement de choix. Celle-ci s'imposait en cas de plaies plus larges produites par les éclats moyens, les balles déviées, les balles tirées de près. Le passage de drains à travers les plaies fut jugé insuffisant ; s'il assurait l'issue des liquides, il laissait dans la plaie les réserves infectieuses.

De l'arthrotomie. — L'arthrotomie est aux articulations ce que le débridement est aux blessures des parties molles. Elle a été, comme nous l'avons vu, suivant les idées des chirurgiens et les exigences des situations, *préventive, immédiate, précoce ou plus ou moins retardée* ; elle a réalisé, comme le débridement tout l'acte opératoire ou n'en a constitué que le premier temps.

L'expérience de cette guerre a montré que dans les variétés de traumatismes auxquelles elle était applicable, et où elle pouvait suffire, il la fallait *très précoce*, faite si possible dans les douze ou vingt-quatre premières heures et que complétée par une désinfection mécanique ses indications devaient considérablement s'étendre. On est allé jusqu'à la croire pour ainsi dire toujours suffisante [1].

Elle a été jugée *inutile, primitivement*, dans les blessures articulaires produites par les balles tirées de plein fouet, à distance (*plaies à orifices ponctiformes*) mais pour le plus grand nombre des chirurgiens elle a été, par contre, regardée comme *nécessaire, indispensable* dans les autres traumatismes.

En tant qu'*incision d'exploration primitive*, elle permît de mieux reconnaître le caractère des désordres osseux et de décider sûrement de l'opportunité de la conservation, de la résection, de l'amputation. Pour bien remplir le but elle devait être *large* et pour bien ménager l'article, être autant que possible portée aux *points classiques* de choix.

En cas où le traitement conservateur était décidé, elle fut, au début, associée aux pratiques de désinfection alors en usage (lavages antiseptiques, nettoyage aseptique ou antiseptique) plus tard elle fut combinée avec le parage articulaire et la suture (DELORE, KOCHER).

Après avoir servi à l'exploration immédiate, elle permettait d'assurer : 1° la recherche des corps étrangers métalliques infectants, l'ablation des gâteaux ou effilochures vestimentaires ; 2° le traitement des lésions osseuses légères ; l'évidement, à la curette, des *écrasements*, des *dépressions trabéculaires*, des *ragades* périphériques souvent pénétrées par les effilochures vestimentaires, le curettage des *perforations*, l'ablation des portions cartilagineuses ou osseuses détachées, des esquilles libres. Ainsi conduite, elle était *prophylactique* de l'arthrite.

A la période *primitivo-retardée*, après vingt-quatre heures, quarante-huit heures, elle remplissait les mêmes indications et pouvait, avec moins de succès prévenir cette arthrite.

A la période de *suppuration de l'article*, l'arthrotomie devint *curatrice* en assurant l'écoulement du pus, en prévenant dans une certaine mesure sa diffusion, en faisant tomber les phénomènes réactionnels généraux. Elle servit très utilement, en cas de lésions synoviales pures, rares ; combinée à l'esquillectomie pour les lésions osseuses légères compliquées ou non par la présence du projectile, même en cas de fractures comminutives ; mais alors, son efficacité fut discutée par les partisans de la résection qui estimaient que l'excision totale était supérieure à l'arthrotomie comme opération de drainage, assertion non douteuse lorsqu'il s'agissait d'articulations serrées et peut-être pour les articulations profondes. Quoi qu'il en soit, il fut admis que quand, au

---

1. Quand une plaie articulaire peut être traitée immédiatement, c'est-à-dire après quelques heures, la résection typique n'est jamais nécessaire (LARDENNOIS, août 1916). O. C.

bout de quelques jours, de huit jours (LEMAITRE) l'arthrite ne cédait pas, il ne fallait pas s'attarder et qu'il y avait lieu de prendre un autre parti.

En somme le débridement articulaire fut réellement efficace surtout à titre *prémonitoire ;* plus qu'aucune autre méthode, il ménageait le fonctionnement de l'article. Son efficacité s'accrut quand il se combina avec le parage articulaire. Il méritait donc l'extension qu'il prit.

L'esquillectomie qui en était le complément, devait, théoriquement, ne porter que sur les portions osseuses détachées. Il fut loin d'en être toujours ainsi. M. LERICHE estimait que cette esquillectomie devait être réservée exclusivement aux cas de lésions pariétales. En général, on l'appliqua à toutes les esquilles *libres*.

De la résection. — La *résection immédiate* a été considérée par M. LERICHE comme le type d'une opération de nettoyage nécessaire pour toutes les lésions qui ne sont pas de simples fractures pariétales ou des sétons par balles à orifices ponctiformes, pour tous les cas où la fracture déséquilibre l'articulation.

En général on n'a regardé la résection primitive comme indiquée, que dans les cas de comminution fracturaire très accusée d'une extrémité ou des deux extrémités articulaires, alors que par l'ablation des esquilles on s'exposerait à obtenir des surfaces irrégulières qui entraîneraient une déviation de l'article et compromettraient son dynamisme ultérieur. La résection ne serait qu'une esquillectomie totale épiphysaire, complétée par un régularisation fragmentaire.

Sans méconnaître les avantages qu'elle offre au point de vue de l'ablation de tous corps étrangers, de la simplification de la cure, de la prévention ou de la disparition des accidents infectieux, et de la facilité du traitement, on ne l'a préférée à l'esquillotomie que dans les cas précités. On a trouvé cette dernière suffisante, plus rapide, plus économique, plus accessible à la grande masse des opérateurs, et souvent préférable au point de vue fonctionnel [1].

A la période fébrile, *intermédiaire*, on l'a accusée de donner des résultats incertains en cas de lésions osseuses assez importantes, voire d'aggraver l'infection et on a considéré des interventions osseuses, plus parcimonieuses les incisions larges des collections purulentes comme suffisantes (GANGOLPHE). L'état général du blessé entrait là en jeu. Certains se sont imposé un ordre dans les interventions ; à l'arthrotomie insuffisante, ils ont fait succéder la résection, puis l'amputation. Cette conduite, en apparence prudente, n'a point été, en général, du fait de ses atermoiements, de ses hésitations, favorable au blessé et l'amputation, en cas d'insuccès du traitement conservateur (arthro-

---

1. M. TAVERNIER considère la résection comme mutilante dans les cas récents et périlleuse chez les blessés anciens, *infectés*.

41

tomie), a paru préférable, surtout pour les articulations dont les lésions sont particulièrement sévères.

Dans les *lésions épiphyso-diaphysaires comminutives*, qui imposent des excisions primitives étendues, le plus grand nombre a préféré la conservation ou l'amputation à la résection. Au membre supérieur la résection l'emporta sur l'amputation, du fait de la conservation de la main quand les deux opérations s'opposaient. Au membre inférieur on eut plutôt recours à l'amputation, mais quelques-uns, M. GOSSET entre autres, se sont loués de la résection, l'excision osseuse dut-elle être très étendue.

L'opération typique est préférable pour M. LERICHE ; elle prévient tout déplacement et assure un meilleur fonctionnement de la jointure. D'autres, MM. POTHERAT, R. PICQUÉ, par contre, ont préconisé la résection atypique. Ce fut l'opinion parisienne (PICQUÉ). M. CHAPUT a imaginé des procédés qui n'ont pas été suivis (résection en escalier, etc.). Ils exposaient à des déviations consécutives.

Au point de vue de la *technique*, on n'avait, pour faire bien, qu'à se conformer à la pratique si éprouvée d'OLLIER. M. LERICHE plus que tout autre n'a cessé de rappeler les grands avantages de la conservation de la capsule, des ligaments, des tendons et muscles péri-articulaires, ceux de l'emploi de la rugine *tranchante*. Il s'est élevé avec raison contre les résections parostales trop employées, compromettantes pour les éléments anatomiques de la région, compromettantes pour le fonctionnement ultérieur du membre.

On a rapproché les surfaces, parfois on les a fixées par des sutures (membre inférieur) ; à la période intermédiaire on a réclamé l'écartement temporaire (CHAPUT, BOUSQUETTE, VIANNAY. Le drainage a été presque proscrit pour les opérations primitives (LERICHE) ; les drains devaient être courts et n'être maintenus que pendant quelques jours. Pour les résections secondaires ou ultérieures, on a reconnu l'utilité de ces drains.

On a souvent été incité à utiliser les plaies produites par les projectiles pour accéder à l'article. Cette pratique, en réalité, a exposé à de bien regrettables sacrifices. On conseilla de ne s'y arrêter que quand la plaie était très large. On demanda de toujours recourir à l'incision classique (LERICHE) et de n'utiliser les plaies assainies que pour assurer le drainage.

Relativement aux fissures irradiées sur la diaphyse, la conduite a varié. Pour les excisions primitives on a cru pouvoir les négliger parce qu'elles ne sont pas infectées. Elles commanderaient seulement des précautions pour la section osseuse (LERICHE). Il n'en était plus de même quand la résection était pratiquée à la période intermédiaire ou ultérieure. On s'est demandé alors si un avivement ne suffirait pas, s'il n'est pas préférable de poursuivre leur terminaison grâce à une excision ou d'amputer. Beaucoup ont pensé que la conservation périostéo-osseuse qu'assure la rugine tranchante ménageait l'espoir d'une restauration. C'est dans ce dernier but et pour ces fractures qu'on a conseillé les résections retardées.

En général les sections partielles d'une extrémité articulaire ont donné des résultats médiocres. Pour le genou par exemple, on ne peut accepter cette pratique à laquelle certains se sont attachés et qui consista dans une excision portant sur une seule extrémité articulaire, sans avivement de la surface cartilagineuse opposée. Il est évident que toute soudure est impossible en pareil cas et qu'il y a à craindre, si elle ne s'effectuait pas, des déviations consécutives puisque partie des liens articulaires et des soutiens musculaires ont été sacrifiés. On a parfois implanté l'extrémité diaphysaire dans l'extrémité spongieuse sous-jacente quand, sur la première l'abrasion osseuse avait dû être large,

Les résultats des résections intra-fébriles ont été différemment interprétés jusqu'en 1916. Excellents pour les uns et, en particulier, pour M. Leriche, ils étaient par d'autres regardés comme peu satisfaisants *quoad vitam* et quant au fonctionnement du membre.

Les *soins consécutifs* ont joué, le fait était à prévoir, un grand rôle dans la valeur des résultats définitifs. Combien n'ai-je pas vu de blessés réséqués par des opérateurs habiles — le tracé des cicatrices opératoires, la cicatrice de première intention, la conservation des muscles en témoignaient — et le résultat était l'ankylose. Ces faits étaient si fréquents, pour le coude par exemple, que j'en étais venu à conseiller l'interposition de tissus mous entre les surfaces. Avec une mauvaise technique, des pertes osseuses excessives, des lésions nerveuses concomitantes, l'insuffisance de soins consécutifs compte parmi les causes habituelles des insuccès. On est revenu aux prescriptions d'Ollier sur la direction de ces soins consécutifs (mobilisation rapide ou lente, faite par le chirurgien). M. Leriche proscrit les exercices mécanothérapiques. L'expérience a montré qu'il ne faut pas trop compter sur la jeunesse des opérés pour prévenir les articulations ballantes après des excisions osseuses trop étendues.

Les résultats les meilleurs ont été obtenus à la suite des résections primitives bien conduites.

De l'amputation. — Elle a été, à la période *primitive*, réservée, en général, aux énormes délabrements des articulations avec blessures des vaisseaux et des nerfs, ou encore aux fractures épiphyso-diaphysaires des plus sévères. Au membre supérieur, beaucoup se conformant aux préceptes classiques ont poussé la conservation jusqu'aux limites les plus extrêmes, tandis qu'au membre inférieur, pour le genou, l'exérèse radicale fut, jusqu'en 1916, employée d'une façon très abusive. En 1915, les deux tiers des amputés de cuisse avaient subi leur opération pour des blessures du genou. Le même abus se constata pour les opérations faites à la période suppurative, intermédiaire et secondaire.

De l'Immobilisation. — Qu'on s'adresse pour elles au traitement conservateur pur, à l'expectation, à l'arthrotomie, à la résection, *toutes les lésions articulaires*, surtout celles compliquées de fracture, réclament l'immobilisation *immédiate, continue, rigoureuse*. Sa nécessité a été hautement reconnue. « L'immobilisation aussi absolue que possible, dit M. Gangolphe, est le meilleur moyen de prévenir et de combattre les complications dues aux plaies par armes au feu. Elle prime même l'asepsie[1]. »

L'oubli trop fréquent de cette indication capitale ou sa défectueuse application ont eu des conséquences regrettables qui ont frappé tous ceux ayant fréquenté les formations sanitaires. Que de fois n'ai-je pas vu des traumatismes aggravés parce que cette indication n'était pas remplie. Par contre combien n'ai-je pas fait mettre fin et mis fin moi-même à des douleurs affreuses et sans cesse ravivées, même en dehors de tout pansement, à un éréthisme se prolongeant de longues heures après celui-ci, à des élévations de température persistantes, à des suppurations abondantes, par l'application d'un *pansement bien contentif, rare,* COMPRESSIF et d'une gouttière *maintenue en permanence*. J'ai vu des blessés du genou réclamer l'amputation pour se soustraire au supplice que leur ménageait une gouttière classique de fil de fer dont on les sortait plusieurs fois par jour, à chaque pansement.

En 1916, avec MM. Loubat et Gross, on voit l'immobilisation rigoureuse discutée. Ils ne sont pas écoutés, malgré la spécialisation de leur traitement.

Les appareils employés ont été divers. La *gouttière métallique* a été communément employée au début. Insuffisamment contentive, elle a été proscrite par le plus grand nombre des chirurgiens.

Les *gouttières plâtrées* ont eu leurs partisans. Les chirurgiens lyonnais, M. Lericue entre autres sont restés très attachés à leur emploi comme appareil primitif et de transport. On les apprécia moins à la période suppurative.

Les *gouttières en bois* construites sur le modèle de celle de J. Boeckel ont été prisées. On a vanté celle de M. Leblanc, de Besançon, faite d'une planche évidée.

Mes gouttières à valves pour le membre supérieur et le membre inférieur ont été très employées. J'en ai répandu l'usage dans un grand nombre de régions du territoire et les ai moi-même beaucoup utilisées. Elles ont également beaucoup servi à l'avant.

Très contentives, permettant la surveillance des segments du membre supérieur et inférieur, mettant à découvert la région articulaire qu'il est facile de panser, sans faire *sortir le membre blessé de l'appareil*, d'application rapide et non gênantes, elles ont été très appréciées par ceux qui les ont employées d'une façon rationnelle et conformément à ma pratique ou à mes

---

1. En somme, dit M. Gangolphe, l'impression qui se dégage des faits de chirurgie osseuse et articulaire que j'ai pu observer, c'est l'importance prédominante de l'immobilisation rigoureuse, o. c.

conseils. Bien loin de mobiliser la jointure au cours des pansements comme certains ont pu le faire, méritant en cela des reproches qui ne sauraient être reportés sur l'appareil, je dispose les pièces de ce pansement de façon que leur remplacement puisse s'effectuer sans imprimer au membre la moindre secousse. Je capitonne la région blessée avec une couche d'ouate épaisse sur laquelle j'ai l'habitude d'exercer une *compression régulière* et *serrée* après avoir eu soin de disposer des tampons ouatés stérilisés au niveau des culs-de-sac synoviaux pour en assurer l'*occlusion* et l'*adhésion*. Cette *compression localisée* à laquelle j'ai recours, depuis des séries d'années, m'a toujours paru avoir un rôle fort important pour prévenir ou limiter les réactions locales et les diffusions distantes et je n'ai eu qu'à m'en louer.

L'appareil plâtré à anses a eu les préférences d'un grand nombre de chirurgiens. Il n'est pas douteux que l'appareil de GOURDET ou ses nombreux dérivés n'ait présenté de sérieux avantages, qu'il n'ait facilité l'application et le renouvellement des pansements, mais on a remarqué qu'au bout de peu de temps, la contention des deux segments du membre n'est plus si régulière qu'elle l'était au début ; enfin l'inamovibilité et l'étendue des anneaux plâtrés masquent des régions susceptibles d'être envahies par le pus, régions dont la surveillance doit être incessante et dont l'accès doit rester facile au bistouri si on ne veut s'endormir dans une fausse sécurité. Excellents pour des plaies à marche régulière, ils sont moins parfaits pour les plaies infectées réclamant des soins plus variés que les premières. Quoi qu'il en soit cet appareil a rendu de signalés services.

Quant aux *pansements*, ils ont varié suivant les cas. Dans les plaies étroites par balles, on s'est communément contenté d'une désinfection des orifices à la teinture d'iode et, en cas de réaction articulaire, constatée à la levée des pansements, on s'est parfois adressé à la *ponction* suivie d'injection d'éther iodoformé.

Des plaies larges ont été traitées, comme les plaies opératoires, par les mêmes topiques et les mêmes procédés : les assèchements directs sans antiseptiques, les lavages et pansements humides au sérum physiologique, à l'alcool, à l'éther, à l'oxycyanure de mercure, à la liqueur de Labarraque, à l'eau iodée, à l'eau oxygénée, permanganatée, au violet de méthyle alcoolisé.

Les attouchements avec les solutions phéniquées fortes, avec celles de chlorure de zinc ont été délaissés.

On s'est servi de l'*irrigation continue*, assez souvent chlorurée ou au Dakin, à laquelle on a fait, à un moment donné, succéder l'*irrigation discontinue ;* l'irrigation discontinue à l'éther a eu les préférences de quelques-uns.

Dans les plaies suppurantes M. LERICHE a vanté l'héliothérapie et l'air chaud.

On a fait abus du drainage ; on a multiplié les tubes à l'excès ; on les a voulu énormes, excessifs, gynécologiques ; on les a employés par habitude et maintenus au delà du temps ou ils pouvaient être utiles[1]. Leur suppression amenait rapidement la guérison des plaies. J'en ai fait moi-même maintes fois l'épreuve. On les a, non sans raison, accusés de perpétuer l'infection. Certains ont fini par les proscrire après leurs interventions.

Les mèches temporaires mises par les chirurgiens, surveillées par eux, rapidement enlevées, ont leur utilité. Confiées à un personnel subalterne et trop permanentes elles ont eu de très graves inconvénients. Partout où je suis passé, j'ai cherché à en proscrire l'usage.

Nombre de chirurgiens ont recommandé les pansements rares. Les chirurgiens lyonnais, moi-même, avons insisté sur leurs avantages.

Je reviendrai ultérieurement, à propos de chaque articulation, sur maintes particularités relatives surtout à l'anatomie pathologique, à la symptomatologie, au pronostic, aux traitements et à leurs résultats, à la question de l'évacuation et, dans un chapitre spécial, sera envisagée leur terminaison trop fréquente, je veux parler des raideurs articulaires et des ankyloses. Je décrirai les moyens qui ont été préconisés et employés pour combattre ces dernières.

BIBLIOGRAPHIE

Bérard et Barjavel. Traitement des arthrites suppurées du genou par plaies de guerre. *Presse médicale*, 1915, p. 385.

Bosquette. Traitement précoce des plaies du genou à l'exception des éclatements osseux. *Lyon Chir.*, juillet-août 1916.

Bouteiller. De la résection dans les membres broyés par les plaies de guerre. *Th. Bordeaux*, 1916.

Chaput (H.). Drainage des arthrites suppurées du membre inférieur. *Paris chirurgical*, 1916, p. 559. — Diagnostic des arthrites suppurées consécutives aux fractures par projectiles. *Presse méd.*, 1915, p. 124.

Cumont (de). Des projectiles de guerre. Corps étrangers articulaires. *Th. Paris*, 1914-1915.

Delagénière. Des résections articulaires en chirurgie de guerre. *Journal de Médecine et de Chirurgie pratiques*, 10 avril 1916.

Delore et Kocher. Traitement des plaies pénétrantes du genou. Notes recueillies dans une ambulance. *Presse méd.*, 25 novembre 1915.

Delorme (Ed.). Précis de Chirurgie de guerre, chap. viii, p. 89. — Des blessures produites par l'armement français. *Presse médicale*, 8 octobre 1914. Des fractures. 1 vol. Fournier, *o. c.*

Depage. Contribution à l'étude des plaies articulaires. *Soc. Chir.*, 29 novembre 1916.

---

1. M. Leriche dit avoir retiré du genou d'un blessé qui avait une lésion rotulienne, $1^m,35$ de tuyau de caoutchouc de gros calibre. Il s'élève contre l'emploi de ces drains à la période primitive.

Desplas et Chevalier. Résultats des interventions précoces dans des plaies articulaires par projectiles de guerre. *Lyon Chirurgical,* janvier, février 1916.

Dupont. Plaies pénétrantes du genou traitées par l'immobilisation et l'application de glace. *Réun. Méd. Chir.,* 1re armée, janvier, février 1916. *Presse méd.,* 1916, p. 173. Disc. : MM. Weil, Baudet, Lefort, Barnsby, Bousquet, Perrin, Bousquet.

P. Duval. Traitement des plaies de guerre du genou sans lésions osseuses ou avec fractures intra-articulaires (grands fracas exceptés) par l'arthrotomie large systématique et la fermeture totale de l'articulation à l'auto chir. 21, *Soc. Chir.,* 4 octobre 1916. — Traitement des plaies de guerre articulaires avec lésions osseuses par la conservation (genou et coude) à l'auto chirurgicale 21, *Soc. Chir.,* 15 novembre 1916.

Foisy. Plaies pénétrantes avec projectiles intra-articulaires. *Réun. VIe armée,* 10 janvier 1916. *Presse méd.,* 1916, p. 149. Les plaies articulaires par projectiles de guerre in *La pratique de la chirurgie de guerre aux armées.* Paris, Vigot frères, 1916, p. 145.

Fresson Plaies articulaires. *Réun. IVe armée,* 10 septembre 1915. *Presse méd.* : 27 septembre 1915, p. 374-445. Disc. : MM. Chevassu, Schwartz, 22 octobre 1915. MM. Potherat, A. Desjardins Viannay, Vouzelle, Bréchot.

Gangolphe. Les lésions osseuses et articulaires par armes à feu. *Lyon Chir.* 1er octobre 1915.

Gaudier et Montaz. Plaies de l'articulation du genou traitées par l'excision des tissus attrits et la suture primitive. *Journal des Praticiens,* 3 juin 1916.

Gayet (G.). Traitement des plaies pénétrantes du genou dans une ambulance chirurgicale de l'avant. *Lyon Chir,* janvier, février 1916.

Gross (Georges.) A propos du traitement des plaies articulaires dans les ambulances de l'avant. *Soc Chir.,* 18 octobre 1916.

Guenard. Plaies articulaires. *Réun. Méd. chir.,* IVe armée, 31 décembre 1915. Disc. : Marchack.

Haller. Des plaies articulaires par projectiles de guerre. *Bull. et Mém. Soc. Chir.,* 1916, p. 1404. Rapport : M. Walther.

Kirmisson. De la valeur des résections dans la chirurgie de guerre. *Bull. et Mém. Soc. Chir.,* 12 avril 1916.

Lance. Les appareils plâtrés à anses pour le traitement à l'ambulance des fractures ouvertes et arthrites suppurées. *Paris médical,* 1915, p. 277. — Arthrites purulentes. Traitement à l'ambulance des fractures ouvertes et des arthrites des membres par les appareils plâtrés à anses. Rapport : M. J.-L. Faure, *Bull. et Mém. Soc. chir.,* 1915, p. 876.

Lardennois. Par le traitement des plaies articulaires de guerre. *Soc. méd. chir.* Ve armée, *Presse méd.,* août 1916.

Leriche. Fractures articulaires, 1 vol. Paris, Masson et Cie. — Sur la résection primitive dans les fractures articulaires. *Lyon Chir.,* 1er octobre 1915.

Launay. Discussion sur les plaies articulaires de guerre. *Soc. Chir.,* 31 mai 1916, p. 129.

Lemaitre. Les plaies articulaires en chirurgie de guerre. *Réun. Méd. chir.* Ve armée, 30 octobre 1915. *Presse méd.,* 1915, p. 524. Conduite à tenir dans les cas de plaies articulaires par blessures de guerre. *Soc. des Chir. de Paris,* 18 février 1916. Disc. : M. Lefur.

Levy. Appareil d'immobilisation des fractures ouvertes et des plaies articulaires. *Réunion Méd. Chir.* Ve armée. *Presse méd.,* 1916, p. 133.

Loubat. Traitement des plaies articulaires du genou dans les ambulances de l'avant. Rapport de M. Tuffier, *Soc. chir. Bull. et Mém. Soc. chir.,* 18 juin 1915.

Moirand. Neuf observations de plaies articulaires du genou. Rapport : M. Tuffier. Disc. : MM. Quénu, P. Delbet, Kirmisson, Tuffier. *Bull. et Mém. Soc. chir.*, 28 juin 1916.

Nové-Josserand et Tuffier. Valeur fonctionnelle des membres ayant subi des résections des grandes articulations pour blessures de guerre. *Acad. Méd.*, 16 mai 1916.

Picqué (R.). Du traitement immédiat des plaies articulaires dans une ambulance de l'avant. *Bull. et Mém. Soc. Chir.*, 1916, p. 930. Disc. : M. Kirmisson. — Pronostic et traitement des plaies articulaires (statistique de 30 cas). *Réun. Méd. chir V^e armée. Presse méd.*, 13 janvier 1916, p. 13.

Picqué (L.). Sur une série de plaies articulaires par coup de feu. *Bull. et Mém. Soc. Chir.*, 1914, p. 142.

Pilon. Indications thérapeutiques des plaies articulaires par projectiles de guerre. *Réun. Méd. chir. Ire armée.* Disc : Dupont, Barnsby, Kocher, Perrin, Barnsby. *Presse méd.*, 1916, p. 173.

Prat. Nouvel appareil de contention pour les fractures ouvertes et les arthrites par blessures de guerre du membre inférieur. *Bull. et Mém. Soc. chir.*, 1915, p. 982. Rapport : M. Hartmann. Disc. : MM. Quénu, Tuffier, Hartmann, 986, 987, 988.

Rocher. Résultats opératoires et fonctionnels dans 17 résections de grandes articulations. *Réun. Méd. chir. V^e armée, Presse méd.*, 31 août 1916, p. 385.

P. Santy. Quelques observations de plaies articulaires du genou traitées dans une ambulance de l'avant. *Lyon Chir.*, janvier, février 1916.

Schvartz et Mocquot. Traitement des plaies articulaires dans les ambulances. Rapport : M. Quénu. *Bull. et Mém. Soc. Chir.*, 1916, p. 1333.

Tavernier. Indications et valeur de l'arthromie dans les plaies du genou par éclat d'obus. *Lyon Chir.*, 1916, p. 616.

Tessier et Barbarin. Les résections de drainage des grandes articulations dans les plaies de guerre. *Reun. Méd. chir. V^e armée, Presse méd.*, 1916, p. 384. et *Soc. des Chir. de Paris*, 3 mars 1916.

Tisserand (G.). Comment améliorer le pronostic des lésions articulaires du genou en chirurgie de guerre. *Lyon Chir.*, janvier, février 1916.

Toubert. Au sujet du traitement immédiat des blessures articulaires en chirurgie de guerre. *Reun. méd. chir. V^e armée, Presse méd.*, 1916, p. 12.

Toussaint. Sur le traitement des plaies articulaires de guerre. *Bull. et Mém. Soc. Chir.*, 2 août 1916.

Varay. Plaies des articulations par projectiles de guerre, dans une ambulance immobilisée de l'avant. *Lyon Chir.*, 1er novembre 1915.

TABLE DES MATIÈRES

CHAPITRE III

DES BALLES ET DES ENGINS VULNÉRANTS

CHAPITRE IV

DES SECOURS, LEURS CARACTÈRES, LEURS RENDEMENTS.
LEURS PERFECTIONNEMENTS

CHAPITRE V

DES LÉSIONS DES PARTIES MOLLES PRODUITES PAR LES PROJECTILES 244

CHAPITRE VI

DES CORPS ÉTRANGERS 313

CHAPITRE VII

GANGRÈNE GAZEUSE 364

CHAPITRE VIII

INFECTIONS DIVERSES 405

CHAPITRE IX

LE TÉTANOS 412

CHAPITRE X

BLESSURES DES VAISSEAUX 448

CHAPITRE XI

DES BLESSURES DES NERFS 486

CHAPITRE XII

LES FRACTURES DIAPHYSAIRES 540

CHAPITRE XIII

BLESSURES DES ARTICULATIONS 620

TABLE DES MATIÈRES

ÉVREUX

IMPRIMERIE CH. HÉRISSEY

4, RUE DE LA BANQUE, 4

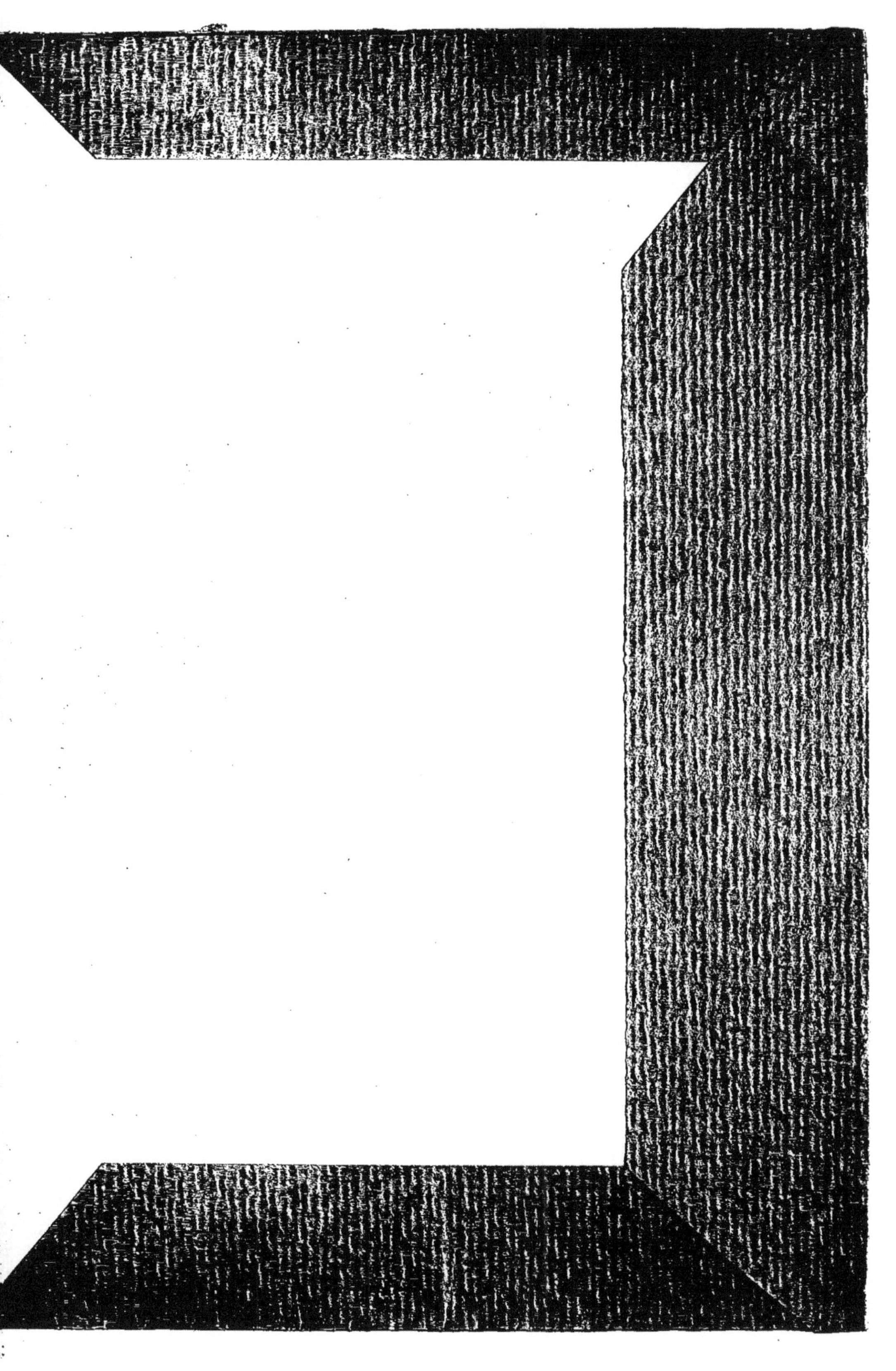